中西医结合
微创治疗踇外翻及相关病症

主　编　温建民

副主编　温冠楠　豆以彪　桑志成　程　程

编　委（按姓氏笔画排序）

马显志　王　蓓　王朝鲁　白志强　成永忠　毕春强　吕　达
孙卫东　孙世栋　孙永生　李昌宁　豆以彪　佟　云　余志勇
张　帅　张鹤礼　陈　思　林新晓　耿成武　徐颖鹏　桑志成
梁　朝　蒋科卫　韩金昌　程　程　温建民　温冠楠　谢　飞

人民卫生出版社
·北　京·

图书在版编目（CIP）数据

中西医结合微创治疗踇外翻及相关病症 / 温建民主编．
北京 ：人民卫生出版社，2025．11．-- ISBN 978-7-117-38806-1

Ⅰ．R682.1

中国国家版本馆 CIP 数据核字第 2025XK2168 号

中西医结合微创治疗踇外翻及相关病症

Zhongxiyi Jiehe Weichuang Zhiliao
Muwaifan ji Xiangguan Bingzheng

主　　编：温建民
出版发行：人民卫生出版社（中继线 010-59780011）
地　　址：北京市朝阳区潘家园南里 19 号
邮　　编：100021
E - mail：pmph @ pmph.com
购书热线：010-59787592　010-59787584　010-65264830
印　　刷：人卫印务（北京）有限公司
经　　销：新华书店
开　　本：889 × 1194　1/16　　印张：28
字　　数：771 千字
版　　次：2025 年 11 月第 1 版
印　　次：2025 年 12 月第 1 次印刷
标准书号：ISBN 978-7-117-38806-1
定　　价：259.00 元
打击盗版举报电话：010-59787491　E-mail：WQ @ pmph.com
质量问题联系电话：010-59787234　E-mail：zhiliang @ pmph.com
数字融合服务电话：4001118166　E-mail：zengzhi @ pmph.com

主编简介

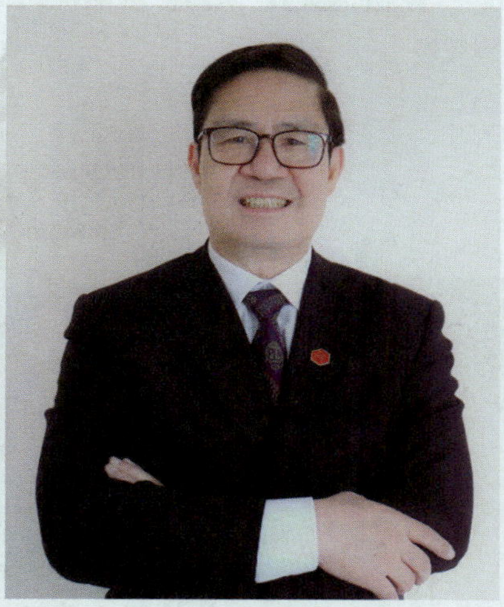

温建民，男，主任医师，教授，博士生（后）导师，第七批全国老中医药专家学术经验继承工作指导老师，首都名中医，全国医药卫生系统先进个人，首批全国优秀中医临床人才。毕业于广州中医药大学，曾在澳大利亚留学3年。中国经济社会理事会理事，第十一、十二届全国政协委员，北京市朝阳区人大代表，北京科技大学天津学院中医研究院原院长、大健康学院原院长。北京四惠中医医院名誉院长。曾任中国中医科学院望京医院矫形外科、骨关节二科、创伤二科主任，享受国务院政府特殊津贴，卫生部有突出贡献中青年专家，国家中医药管理局骨伤科重点学科学术带头人，中国中医科学院中西医结合骨伤科学科带头人。世界中医药学会联合会骨关节疾病专业委员会主任委员，中华中医药学会外治分会名誉主任委员。深圳市政府医疗卫生三名工程"温建民教授名医团队"学科带头人。主持的"中西医结合治疗拇趾外翻及相关畸形"，获得国家科学技术进步奖二等奖。完成国家及省部级课题20余项，获国家专利8项，在国内外核心期刊发表论文260余篇。擅长：中医健康养生调理康复，中西医结合治疗骨折、脱位及并发症，颈、肩、肘、腕、腰、髋、膝、踝、足部疾病，骨与关节疑难杂症。

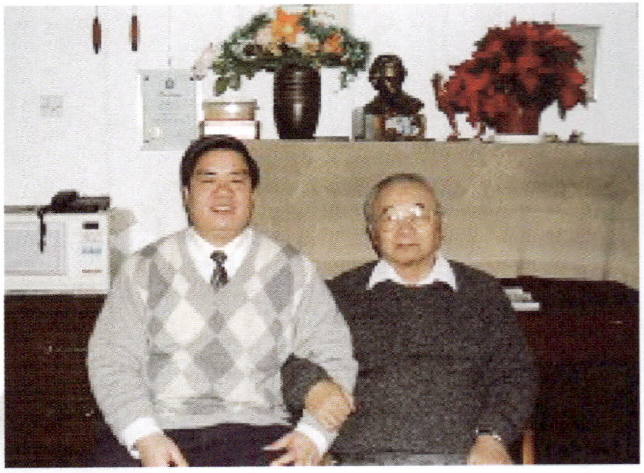

与中国足踝外科奠基人陈宝兴教授

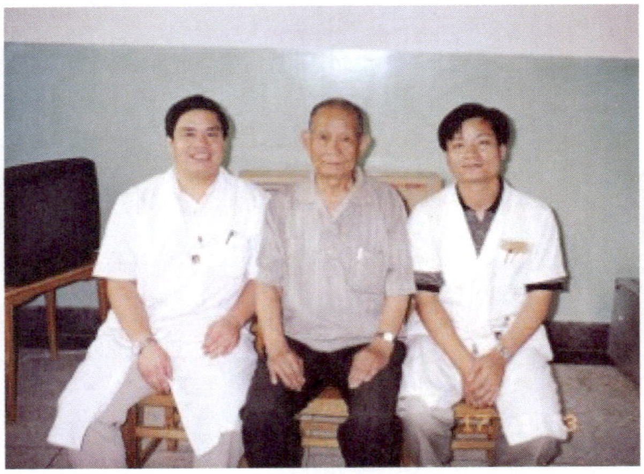

与尚天裕教授（中间）
（左一：温建民；右一：林新晓）

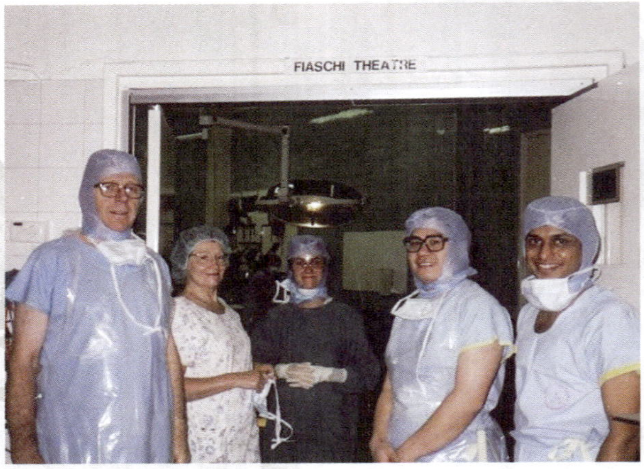

1993 年在澳大利亚悉尼医院与 Dr. J. Eill 团队行关节置换手术（左一：Dr. J. Eill；右二：温建民）

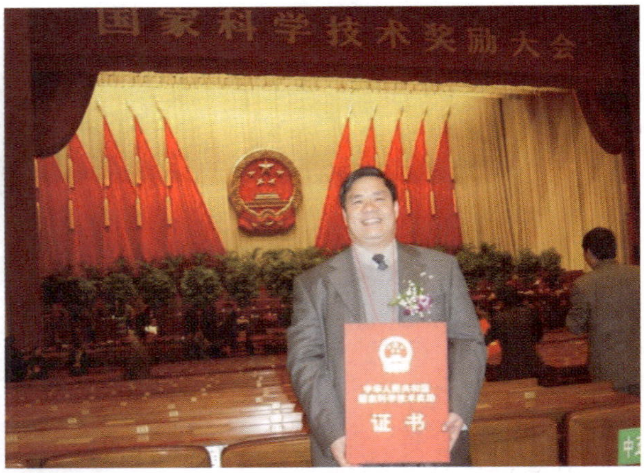

温建民教授在人民大会堂领奖
（主持的“中西医结合治疗拇趾外翻及相关畸形”研究获 2002 年国家科学技术进步奖二等奖）

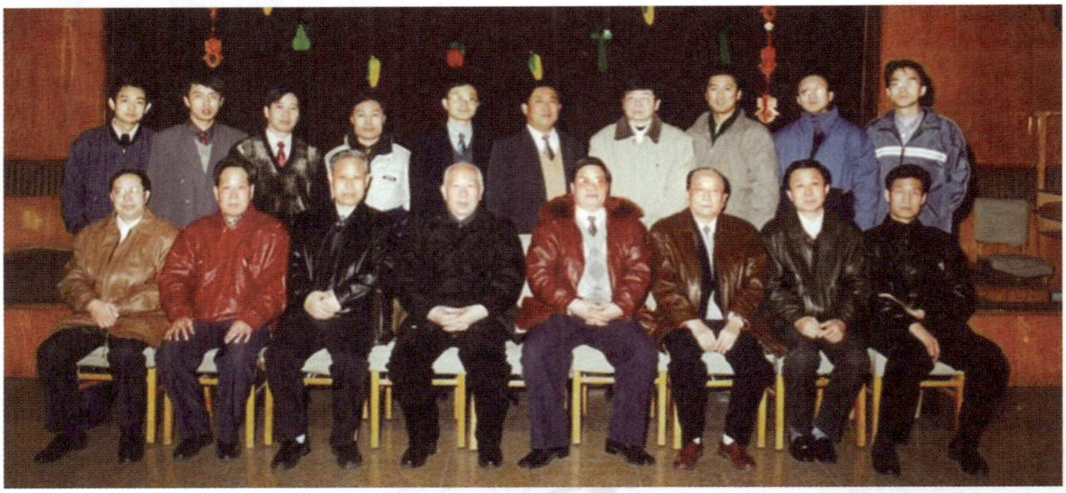

“小切口治疗踇外翻临床研究”课题鉴定专家与温建民等课题组成员合影留念
（第一排从左向右：王庆一、钱民全、孙呈祥、张致身、温建民、王澍寰、王正义、秦泗河）

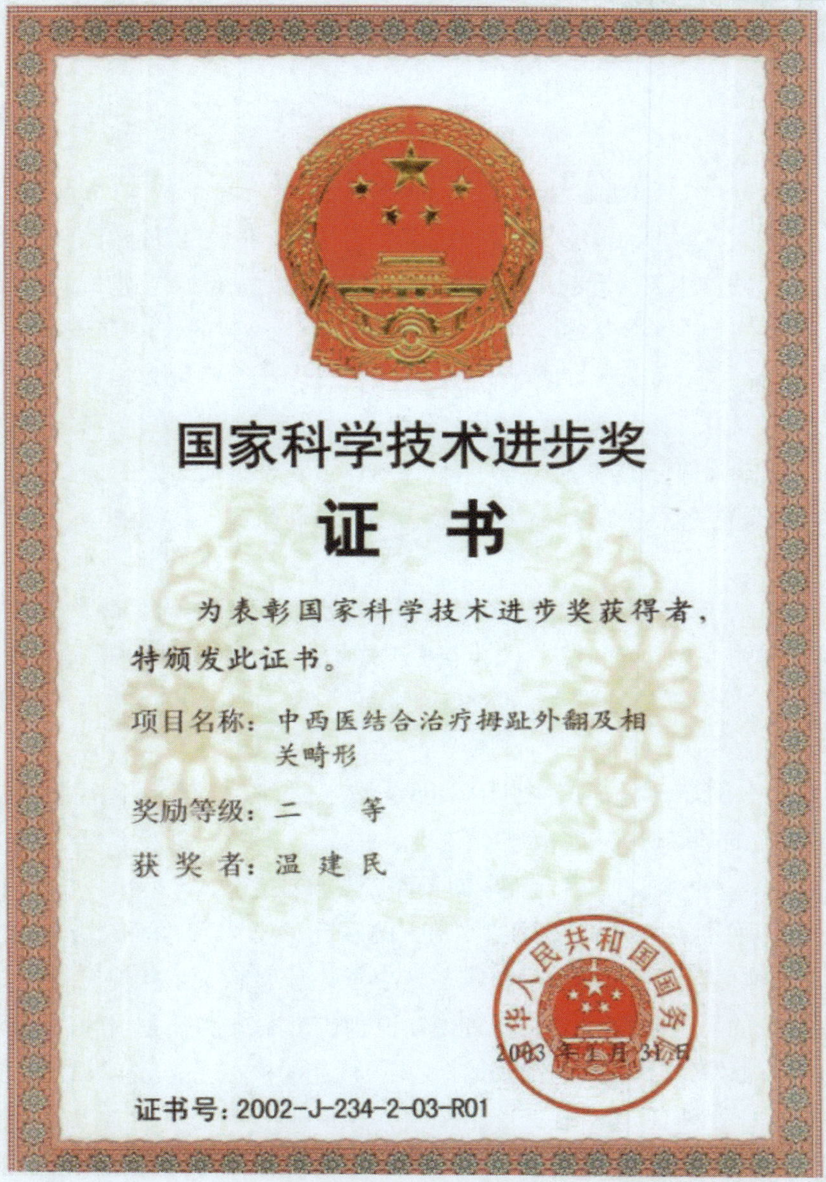

国家科学技术进步奖

证　书

为表彰国家科学技术进步奖获得者，特颁发此证书。

项目名称：中西医结合治疗拇趾外翻及相关畸形

奖励等级：二　等

获 奖 者：温 建 民

中华人民共和国国务院

2003年1月31日

证书号：2002-J-234-2-03-R01

2002 年国家科学技术进步奖二等奖证书

内容提要

本书聚焦中西医结合微创治疗踇外翻及相关病症这一核心领域，以温建民教授团队30余年临床与科研经验为基石，系统梳理并深度剖析了该领域的诊疗方案、技术要点、操作规范、术后管理及并发症预防策略，同时对踇外翻传统手术的常用术式进行了全面且细致的梳理，为临床实践提供了"传统与创新"双维度的技术参考。

全书遵循"基础 - 临床 - 科研"的逻辑架构，分为上、中、下三篇共16章，形成完整的知识体系：

上篇（第1~4章，基础部分）：立足临床根基，系统阐释足部疾病诊疗的核心基础知识，涵盖足部解剖结构、临床常用检查方法、足部相关疾病生物力学的最新研究进展等内容，为后续临床诊疗与科研探索筑牢理论基础。

中篇（第5~14章，临床部分）：聚焦临床实践核心需求，深入讲解踇外翻及相关病症的病因病理机制、中医理论指导体系、精准诊断方法、专用器械研发成果，以及针对踇外翻、跖痛症、小趾内翻等病症的特色诊疗体系，同时兼顾其他相关足部病症的诊疗方案，为临床医生提供"中西医结合、微创为主"的完整诊疗路径。

下篇（第15~16章，科研部分）：着眼学科发展与技术创新，系统介绍跖痛症诊疗体系的科研成果、踇外翻及相关病症的基础研究与临床转化进展、相关医疗器械的研发历程与技术突破，以及团队学术思想的总结与传承，为科研工作者与临床创新者提供方向指引。

本书始终秉持"实用性为核心、原创性为特色"的宗旨，深度凸显中西医结合微创治疗在踇外翻及相关病症领域的独特优势——既融合中医辨证施治的整体思维，又依托现代微创技术的精准高效。全书采用"图文并茂"的呈现方式，力求实现理论知识、临床实践与科研创新的深度融合，帮助广大读者全面、系统地掌握中西医结合微创治疗踇外翻及相关病症的核心理论与实操技能。

本书主要适用于骨外科、骨伤科临床医生及相关专业研究生，尤其为基层骨科医生提供了兼具"临床指导性"与"科研参考性"的实用工具，可助力其在日常诊疗与科研实践中提升专业能力，更好地服务于足部疾病患者。

序　一

我与温建民教授相识已有30余载，曾经作为全国政协委员共同为推动中医药事业发展贡献自己的力量，也见证了他在治疗骨伤科疾病特别是治疗踇趾外翻及相关病症的不懈探索历程，今得知新作《中西医结合微创治疗踇外翻及相关病症》即将出版，不胜欣然。

温建民教授是第七批全国老中医药专家学术经验继承工作指导老师，首都名中医，长期从事骨伤科疾病临床、教学及研究工作。温建民教授早年从广州中医药大学毕业，分配至中国中医科学院骨伤科研究所（后合并到望京医院）工作，他作为国家中医药管理局第一批全国优秀中医临床人才，具有坚实的中医临床实践和理论功底。20世纪80年代末，他又远赴澳大利亚学习西医骨科3年，这为他以后进行中西医结合的临床和科研工作奠定了基础。学成后，他响应国家号召，毅然选择回国发展中医学事业。回国后，他培养了一大批优秀的学生，学生中很多都已成长为骨科、骨伤科专业领域的专家。

温建民教授认真践行习近平总书记“传承精华，守正创新”的嘱托，几十年如一日，爱岗敬业，甘于奉献，精研中医理论，努力学习现代科学和医学知识，不懈寻求中西医的结合点，躬身实践，疗效颇佳。他勤于思考，勇于探索，善于在临床工作中发现问题，从细微处着眼，选择了被人们认为不起眼的常见病踇外翻治疗作为研究突破点，并长期坚持，终于取得突破，创立了中西医结合踇外翻治疗新方法，并逐步建立完善了一整套学术体系，不仅在学术领域获得了国家科学技术进步奖二等奖等成绩，更为广大患者解除了病痛，具有很好的社会效益。本著作是他中西医结合微创治疗踇外翻及相关病症学术体系的结晶，具有很强的创新性。

《中西医结合微创治疗踇外翻及相关病症》一书分为基础、临床和科研3部分，不仅包括了踇外翻及相关病症治疗的解剖、影像和生物力学等必要的基础知识，还详细介绍了踇外翻及相关病症诊疗体系，包括手术关键技术、围手术期处理、中医药应用及康复调理等。本书是温建民教授团队40年经验之精华，具有很高的临床实用价值。此外，科研部分的相关基础和临床研究，也是本书的一个亮点，从中可以看出温教授带领团队通过将临床和科研相结合，为其学术创新提供支撑和证据，推动踇外翻及相关病症诊疗体系不断发展完善的历程。温建民教授通过对踇外翻及相关病症的研究，成功探索出集成创新 - 疗效安全评估 - 循证评价 - 推广应用 - 机制解析这一中西医结合研究骨伤科疾病的新途径，也为中医骨伤学科传承创新发展提供了宝贵经验。

我相信该书的出版，不仅为骨科、骨伤科的医务人员提供了很好的参考，更为广大踇外翻患者带来了福音。

在本书付梓之际，应温建民教授之邀，是以为序。

原卫生部副部长、国家中医药管理局原局长 余靖

2024年春于北京

序　二

温建民教授是我国足踝外科开创者之一。他创立了中西医结合治疗踇外翻及相关畸形的新方法，荣获国家科学技术进步奖二等奖，为我国足踝外科事业的发展与壮大做出了很大贡献。温教授年逾花甲，笔耕不辍，最近又有新书付梓，荣幸受邀为该书作序，欣然命笔。

在当今医学领域，微创外科因其损伤小、患者康复快以及良好的美容效果，近年来发展迅速。温教授在微创技术治疗足外科疾病方面，经过几十年的探索，积累了丰富的临床经验，不断进行改革和创新，将中医传统正骨手法、"裹帘法" 外固定等中医理念融入微创技术的治疗方案中，创立了中西医结合治疗踇外翻及相关畸形的新方法，将传统医学积淀千年的智慧与现代医学的创新手段相互交融，为疾病防治开辟了新的视野。该书是笔者从医 40 年来对中西医结合治疗踇外翻及相关疾病诊疗经验的系统性总结。

温建民教授结合自己的临床经验和研究成果，对书中内容进行了精心的组织和编排，系统介绍了踇外翻的中西医病因、病理机制，以及足踝部的解剖、影像学检查等知识。详细阐述了中西医结合治疗各种踇外翻相关足部疾病的诊断和治疗方案，从非手术治疗到手术治疗，从药物治疗到康复治疗，无不包罗其中。此外，本书还提供了大量的临床案例和图片，生动形象地展示了中西医结合治疗踇外翻的实践成果和经验，帮助读者更好地理解和掌握足踝外科的知识和技能。

中医学以调理气血、舒筋活络为法，强调治本；而现代医学则更关注病理解剖与生理功能，以手术矫形为主。如何将二者有机结合，发挥各自优势，提高治疗效果，是摆在医学界的一大挑战。作者针对这一挑战，进行了深入研究与实践。他们运用中医的整体观念与辨证施治策略，结合西医精准手术与康复理念，创新性地提出一系列治疗方案。通过大量的临床案例与实践经验，证明了中西医结合治疗踇外翻的显著优势。

《中西医结合微创治疗踇外翻及相关病症》是一本详实、实用的足踝外科学书籍，对于广大医学从业者来说是一本非常有价值的参考书籍。这本书不仅是对过去的研究和实践的总结，更是对未来发展的期许和展望。希望通过本书的出版，能够进一步推动中西医结合治疗踇外翻的研究和实践，为更多的患者带来福音。同时，也希望广大医学工作者能够从中汲取智慧，共同为人类的健康事业贡献力量。在此，我代表广大医学同道，向本书作者表示由衷的敬意与祝贺。

中国人民解放军总医院骨科医学部主任、中国工程院院士　唐佩福
2024 年孟春于京华

前　言

踇外翻是足踝外科的常见病、多发病，临床表现为慢性、进行性、不可逆的踇趾外撇，以及与跖趾关节脱位相关的前足疾病。自从19世纪该病被报道以来，国内外矫形外科医生对其进行了广泛探讨和研究，创立了200多种术式，但一直存在损伤较大、并发症多、疗效欠佳等问题。因此，研究一种简便、效验的矫治方法，是广大骨科医师的追求，也是踇外翻患者的强烈愿望。从1983年到1993年这10年间，我在研究西医各派学说及手术方法的基础上，在中医阴阳平衡理论、筋骨理论、小夹板纸压垫治疗骨折成功经验的启迪下，结合现代科学技术，创立了中西医结合微创与手法整复治疗踇外翻及相关病症的新方法。该方法包括4大技术：①微创切骨（磨骨、截骨）手法整复术；②裹帘外固定术；③围手术期中医药运用；④康复调护。经过临床实践，以及生物力学、解剖学的研究后证实，该疗法矫正畸形满意，解除痛苦明显，可有效提高患者的生活质量，优良率达98.5%。因此，该项目也获得了2002年国家科学技术进步奖二等奖。该技术不打钢针、螺钉和钢板，也不打石膏，术后即可下地活动，这些方法与西医A0学派内固定治疗骨折的理念不太符合，所以该疗法在推广之初，受到部分骨科专家的质疑。我带领团队通过循证医学、解剖学、生物力学、有限元分析、细胞生物力学等研究，证实其安全性、科学性、有效性、实用性，回答了部分骨科专家的质疑；同时，也从中医的筋束骨、筋骨并重、筋出槽、骨错缝、阴阳平衡等理论入手，阐明其与踇外翻及相关病症的关系，丰富发展了中医学术体系。相关研究已获23项国家、省部级科研项目支持，并获省部级奖项4项。

踇外翻最常见的伴随症状是跖痛症。为解决这一问题，从2000年开始，我带领团队对其进行了深入系统的临床研究。首先，从临床及影像学表现将跖痛症分为Ⅰ~Ⅳ期。针对该病的主要病机——“跖骨头下陷”，提出“陷者升其位”“高者就其平”的治疗原则；根据跖痛症的不同分期，确定了不同的治疗方案：Ⅰ期采用足垫或微创责任跖骨头颈截骨手法抬高术；Ⅱ期采用开放责任跖骨头颈截骨抬高术；Ⅲ期采用开放责任跖骨近端截骨短缩内固定术；Ⅳ期采用开放跖趾关节切开复位克氏针固定加责任跖骨基底截骨短缩内固定术。形成了跖痛症科学化、系统化和规范化的分期诊疗体系，临床应用，效果显著。

2003年，中西医结合微创治疗踇外翻研究成果被国家中医药管理局列为全国推广项目。到目前为止，我们已经举行了20多期学习班，推广这项技术。来自全国各地近2 000名医生参加过培训，100多家医院开展此项目。鉴于目前微创治疗踇外翻的各种乱象，我们有义务、有责任将几十年的研究成果和临床经验介绍给同道，这将对规范微创治疗踇外翻起到很好的推动作用。

自20世纪80年代初，我开始研究踇外翻这一病症，到现在已有40年，回忆走过的历程，感慨万千，深感创立一个中西医结合新疗法并在临床运用推广实属不易。因此，非常感谢多年来一直支持、关心微创治疗踇外翻研究项目的领导和专家，感谢原卫生部部长张文康，原卫生部副部长、国家中医药管理局原局长佘靖，中国中医科学院骨伤科研究所、望京医院几任所长和院长：丁继华、蒋位庄、朱云龙、胡荫奇。还要感谢王澍寰院士、孟和教授、王正义教授对本项目的悉心指导和支持，特别感谢我国足踝外科奠基人陈宝兴教授，是他带我进入了踇外翻研究领域。最后，感谢为微创治疗踇外翻项目医教研工作做出贡献的团队成员，感谢家人付出的一切。

中国中医科学院望京医院　温建民
2024 年 3 月于北京

目录

上篇 基础篇

中篇 临床篇

下篇　科研篇

上篇

基础篇

第一章
足部解剖

第一节　足部骨骼

足部是人体负重、行走和吸收震荡的结构，由 7 块跗骨、5 块跖骨和 14 块趾骨组成，彼此间有关节和坚强的韧带相联结。跗骨相当于手的腕骨，但较腕骨粗大，砌合紧密，构成足的底部。每块跗骨有 2 个或多个关节面，与相邻跗骨形成关节；跗骨分为近侧列及远侧列，前者有距骨、跟骨，后者有足舟骨，内、中、外侧楔骨及骰骨。跖骨相当于手的掌骨，其底部膨大，呈楔形；体部呈管状，远端较细，近端较粗；跖骨前部为跖骨头，有凸起的关节面，与趾骨底相关节。第二跖骨最长，第五跖骨底向外突出，形成第五跖骨粗隆，位于足外侧缘中部皮下，是足部的骨性标志之一。趾骨相当于手的指骨，除踇趾为两节外，其余各趾均为三节，每节趾骨分底、体及滑车关节面三部分（图 1-1）。

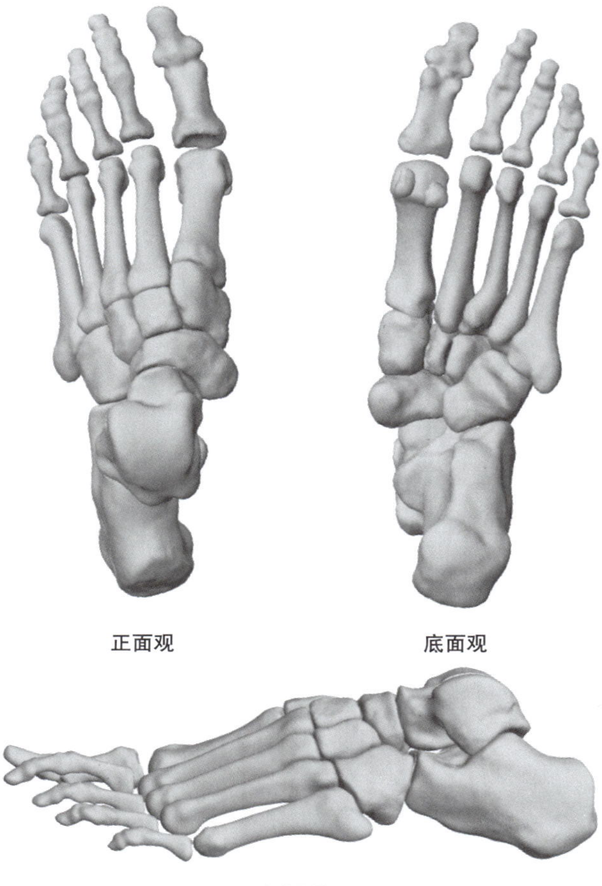

图 1-1　足部骨骼示意图

一、足部各骨的解剖特征

（一）距骨

距骨位于胫、腓骨下端的踝穴内，分为体、颈、头三部分。距骨体呈不规则的立方形，其上面隆起，中间凹进，两边突出形成鞍状，前宽后窄，称为滑车，与胫骨下端构成关节，经过距骨体的轴线与距骨头的轴线相交约 20°。当足在背伸位时，距骨的宽部进入踝穴，与胫腓骨下端的关节面正好嵌合，此时踝关节最稳定。但当足处于跖屈位时，距骨体较宽的前部滑出关节之外，而较窄的后部进入踝关节，此时踝关节不再稳定，所以在此位置时踝关节最容易受到损伤，如下楼梯或踢足球时摔倒。滑车内侧的半月形关节面与内踝相关节，外侧的三角形关节面与外踝构成关节。距骨头位于距骨前端，斜向前内下方，远端凸出的关节面呈半球形，与舟骨相关节；底面有前跟关节和中跟关节，分别与跟骨的相应关节面相关节。头后侧变细，称为距骨颈，它的上、下面粗糙，有滋养孔。距骨颈与足轴线形成向内的 15°~20° 角。距骨体下面有后跟关节面，与跟骨后距关节面相关节。后跟关节面和前中跟关节面有一条自后内斜向前外的沟，称为距骨沟，与跟骨侧的跟骨沟形成骨性隧道——跗骨窦，窦内有距跟骨间韧带、距跟关节滑膜。窦的后部狭小，为跗骨管。体的后端突向后下方，称距骨后突，其上有一斜钩，斜钩内有䠀长屈肌腱通过，此沟将距骨后突分为内侧结节和外侧结节，外侧结节是距腓后韧带的附着处，内侧结节是三角韧带浅层胫距后韧带的附着点。有时内侧结节与跟骨载距突之间会形成纤维软骨相连或骨化成骨桥。距骨无肌肉附着，仅有滑膜和关节囊与相邻骨联结（图 1-2）。

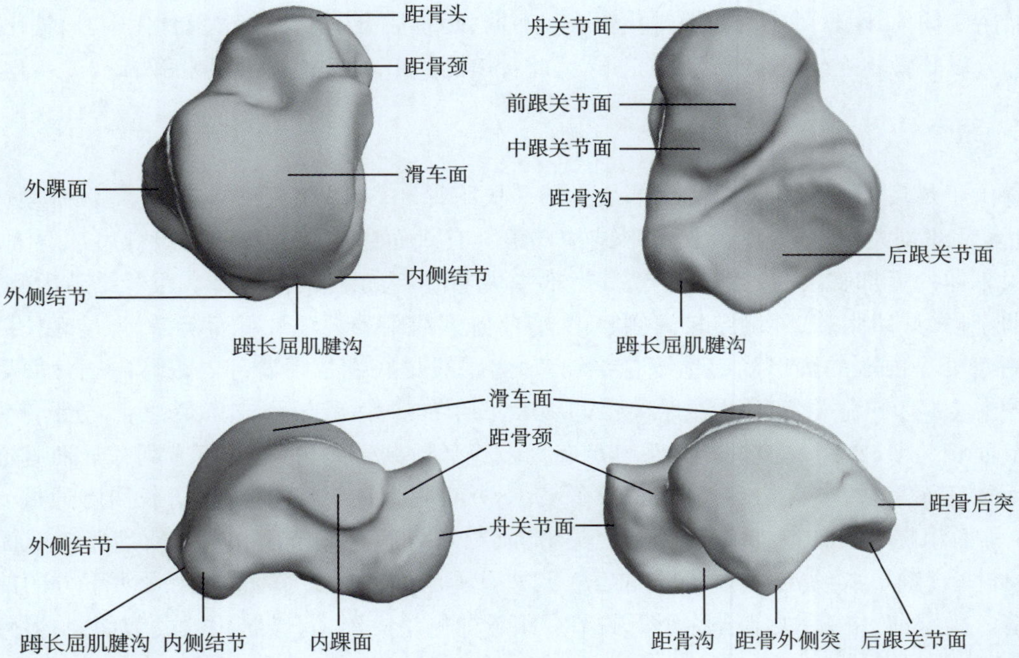

图 1-2　距骨

距骨头的血运主要有两个来源，一是由胫前动脉或足背动脉发出的颈上动脉，从距骨颈的上面进入，滋养距骨头的内上部；一是由外踝前动脉、腓动脉穿支或两者的吻合袢发出的跗骨窦动脉的分支，从距骨颈的外下面进入，滋养距骨头的外下部。距骨体的血液供应主要来自跗骨管动脉，跗骨管动脉常发自胫后动脉，分成足底动脉的起始部，发出 3~4 个分支，从距骨颈的下面进入距骨体，向上外弓走行，供应距骨体的中 1/3，其发出的内侧分支，供应距骨体的内 1/4；而由跗骨窦动脉发出的分支，从距骨体的前外面进入，供应距骨体的外下面和大部分后关节面；胫后动脉跟支和腓动脉跟支在后结节形成血管网，滋养距骨的后结节；足背动脉还发出 1~2 个分支进入距骨颈的上面，滋养距骨滑车前上面的中部。此外，内外踝周围有广泛的血管网，距骨的骨膜上也存在着丰富的血管网，借助这些通路及血管网相互交通，以滋养距骨。正常情况下，距骨的血液供应是比较丰富的。由于距骨的血管孔位于其上、外、下面及距骨体内面，其中距骨颈下面最多、最大，因此在距骨颈处骨折并伴有显著脱位时，距骨最容易发生缺血性坏死。所以在临床上遇到此类情况时，要尽可能在第一时间使骨折解剖对位，并做有效固定，以避免距骨缺血坏死的发生（图 1-3）。

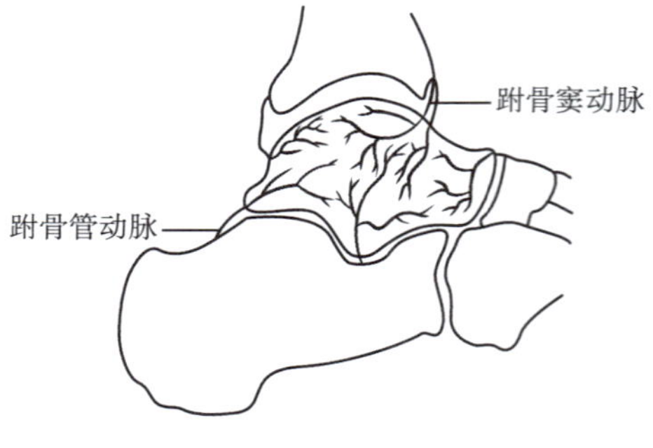

A. 距骨的血管分布

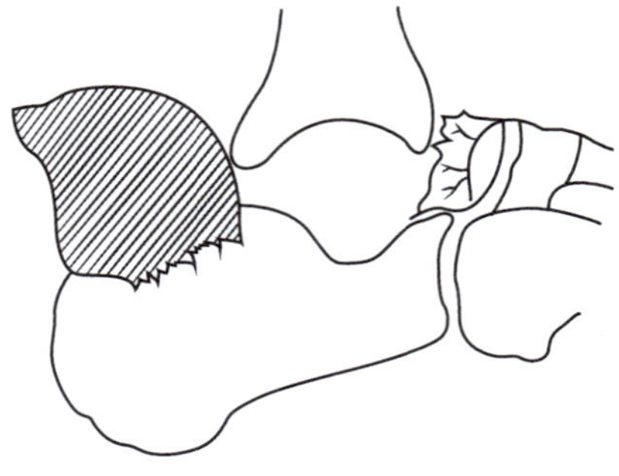

B. 距骨颈骨折并伴有显著脱位时，距骨最容易发生缺血性坏死

图 1-3 距骨的血运特点

在胎龄 3 周前，距软骨出现初级骨化中心。有时，距骨后突出现一个次级骨化中心，骨化后，与骨的其他部分以软骨相连或完全分离，称三角骨，此骨单侧的出现概率常是双侧的两倍。

（二）跟骨

跟骨位于足后部，距骨下方，是足部最大的一块跗骨，由一薄层骨皮质包绕丰富的松质骨组成，前部窄小，后部宽大，呈不规则的长方形结构。跟骨有六面和四个关节面。跟骨后部宽大，称为跟骨体。跟骨体的后部膨大，称跟骨结节，其后部中央毛糙，为跟腱的附着部。跟骨结节内侧突较大，有䠴展肌、趾短屈肌附着，外侧突较内侧突小，有小趾展肌附着。跟骨下面粗糙，为足底长韧带和足底方肌附着处。前端的圆形隆起称跟骨小结节，为跟骰足底韧带附着部。跟骨内侧骨面呈弧形凹陷。跟骨中 1/3 有一扁平突起，为载距突，其上方是凹形的中距关节面，支持距骨颈，与距骨头下方的中跟关节面相关节，载距突前下方为跟舟足底韧带或弹性韧带附着处，其下有䠴长屈肌腱通过。跟骨外侧面宽广而平滑，也有一突起，称为滑车突，下方有腓骨长肌腱沟，有腓骨长肌腱通过。跟骨上方后 1/3 骨面粗糙，中 1/3 为卵圆形的后距关节面，与距骨后跟关节面相关节。后距关节面向前倾斜，与身体垂直轴形成约 45° 角。跟骨前 1/3 上方有一小的前距关节面，与距骨头下方的前跟关节面相关节。距跟前、中、后关节合称距下关节。跟骨前侧呈方形，有鞍状跟骰关节面，与骰骨相关节（图 1-4）。

跟骨前突的最高点至后关节面最高点连线与后距关节面切点至跟骨结节上缘连线相交构成的夹角，称为跟骨结节关节角（Böhler 角）。此角正常为 28°~40°，一般约为 35°。跟骨骨折时，此角减小，甚至出现负角。跟骨前突的最高点至后距关节面最高点连线，与跟骨的骰关节面切线的交角即 Langre 角，正常约为 98°。当跟骨骨折时，此角减小。

中距关节面与后距关节间有一向外侧开口较宽的沟，和距骨相对的距骨沟组成一条漏斗形隧道称跗骨管，跗骨管内有血管、神经通过。此隧道前外侧喇叭形的开口称为跗骨窦，有趾短伸肌附着。跗骨管内有距跟骨间韧带将两骨连接，其前外侧部分特别坚强，连接于距骨颈下外侧和跟骨上面之间，足内翻时紧张，可防止足过度内翻。此外，跗骨窦还含有脂体、距跟关节滑膜，并常有一滑膜囊。

踝部内翻扭伤后，常继发跗骨窦处疼痛及压痛，并伴有小腿感觉异常等，称为跗骨窦综合征。可能因骨间韧带损伤愈合后的瘢痕、脂体增厚、滑膜嵌顿或无菌性炎症引起。

在跟骨进行穿针固定时，可在内踝尖与跟结节连线中点进入，由于小腿后部重要血管、神经均经踝管进入足底，穿刺针宜自内向外，避免损伤血管、神经。

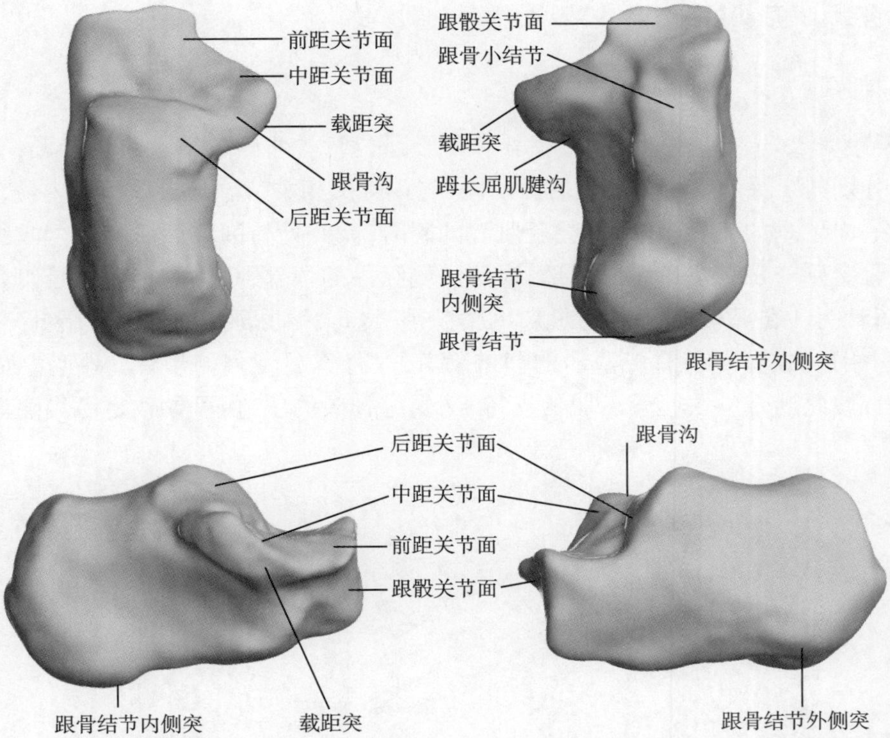

图 1-4　跟骨

跟骨主要由松质骨构成，外面仅有薄层皮质骨，其骨小梁按所承受压力和张力方向排列为固定的两组三束，即压力骨小梁和张力骨小梁。压力骨小梁分为前后两束。前束从跟骨沟部后的皮质层发出，向前下方走行。后束从跟骨后关节面后的皮质层发出，作扇形向后方跟骨结节走行。张力骨小梁薄且长，沿跟骨两侧和下面分布。其两端呈扇状向上扩散，大部分停止在前两束骨小梁的远端，少部分入跟骨结节和跟骰关节面的皮质层。两组骨小梁之间形成一骨小梁稀少的三角区域，称为跟骨中央三角。当人从高处坠落，足跟着地后，此三角区常发生骨折而被压缩。跟骨是足内、外纵弓的共同后臂，骨折后将影响足弓和足部负重（图 1-5）。

跟骨的血供来自多支动脉，其上面前部的血液供给来自足背动脉的动脉弓，上面后部的血供来自腓动脉和胫后动脉之间的跟骨上吻合支。跟骨内侧面的血供来自胫后动脉和足底外侧动脉的分支。下面来自足底外侧动脉的跟骨下分支。外侧面则由腓动脉的侧支供应。跗骨管和跗骨窦动脉、跗外侧动脉各分支，分布于跟骨前 1/3 的背侧部。跟骨血液供应非常丰富，骨折后容易愈合。但由于其为松质骨，且被骨小梁分成了多个小格，一旦细菌感染，容易大量繁殖，引起骨髓炎，且不易治愈。

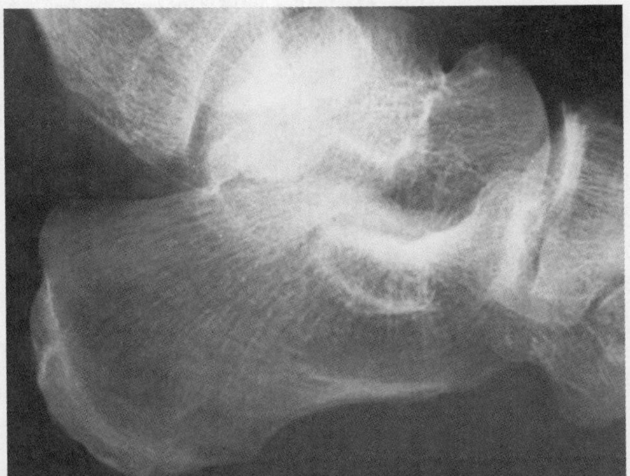

图 1-5　跟骨骨小梁

胚胎 3 月时跟骨的骨化中心出现，以后在跟骨远侧部分出现次级骨化中心。跟骨结节骨骺出现的年龄，一般男性为 7~11 岁，女性为

5~10 岁；愈合年龄，一般男性为 14~19 岁，女性为 13~18 岁。

（三）足舟骨

舟骨位于距骨头与 3 块楔骨之间，呈扁平舟形，内侧宽、外侧较窄。前面隆凸，有 3 个大小不同的关节面，分别与 3 块楔骨相关节。后面凹陷，与距骨头相关节。舟骨位于足内侧纵弓的中央部分，其内缘有一向下垂的舟骨粗隆，为胫后肌腱的附着部，此处易因胫后肌的猛烈收缩引起撕脱骨折，要与副舟骨鉴别。舟骨位于跗骨中部，为足内侧纵弓的顶部，身体的重力经足舟骨向前传递至第一、二、三跖骨头。在跖侧有坚强的跟舟足底韧带，将舟骨的跖侧、内侧面与跟骨载距突的前缘和内侧端牢固相连，在背侧仅有较薄弱的韧带附着，故外伤后背侧韧带首先撕裂。如胫骨后肌瘫痪或松弛无力，使此韧带失去胫骨后肌的支持，又受距骨头的压迫，可导致足弓塌陷而形成扁平足（图 1-6）。

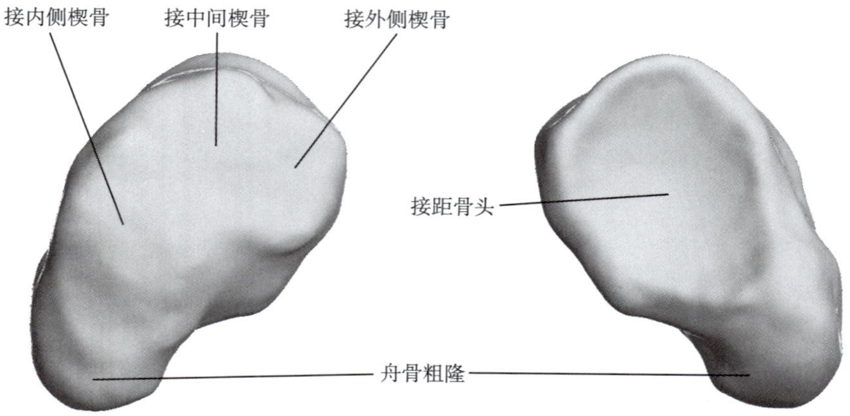

图 1-6　足舟骨

足舟骨的血液供应大部分来自足背动脉和足底内侧动脉的分支在舟骨外周组成丰富的骨膜动脉网。在背侧，由发自足背动脉的跗内侧动脉、跗外侧动脉和舟背支供应。在跖侧，由足底内侧动脉和跗外侧动脉足底支供应。

足舟骨骨化中心出现的年龄，男性为 1~4 岁，女性为 2~3 岁。

（四）骰骨

骰骨作骰状，呈不规则形，后面有鞍状跟骰关节面，与跟骨相关节，它的下内角凸向后，以托跟骨的前端。前面较窄，有一垂直的嵴，将骰骨前面分为内、外侧两部，分别与第四、第五跖骨底相关节。内侧面中部的上方，有卵圆形关节面，与外侧楔骨相关节，后方关节面接舟骨，内侧面的其余部分粗糙，有骨间韧带附着。骰骨的下面有一沟，有腓骨长肌腱通过，其后的突起名为骰骨粗隆，位于跟骨平面以下（图 1-7）。骰骨有稳定足弓、限制跟骨旋前的作用。

骰骨动脉分别来自跗外侧动脉、腓动脉穿支、外踝前动脉和足底外侧动脉的分支，在骰骨的表面连成骰骨骨膜动脉网。

骰骨骨化中心出现的年龄，男女均为出生后 1~6 个月。

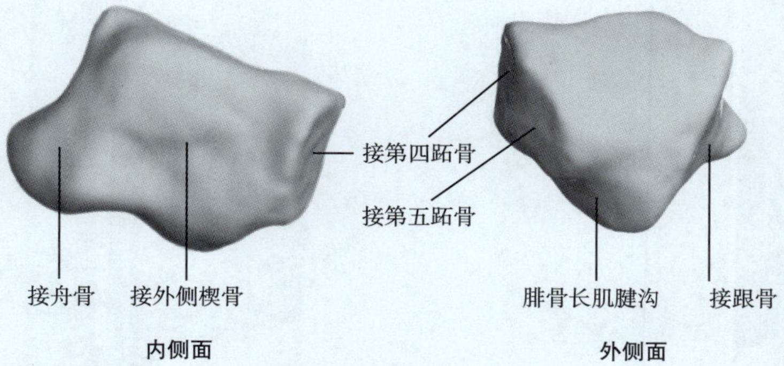

图 1-7 骰骨

（五）楔骨

位于足舟骨与第一至第三跖骨之间，共有三个，呈楔形。内侧楔骨最大，尖朝背侧、宽面朝向跖侧。其后侧有梨形凹陷关节面，与舟骨相关节。其前方肾形关节面与第一跖骨底相关节。内侧面粗糙，位于皮下。此面前部跖侧有一浅沟，有胫骨前肌腱通过。外侧面凹陷，与中间楔骨相关节。外侧面的前部与第二跖骨底相接，其余部分粗糙，有骨间韧带附着。内侧楔骨背面狭窄，有韧带附着。跖面粗糙，有腓骨长肌、胫骨前肌和部分胫骨后肌腱附着。中间楔骨最小，宽面向背侧，尖朝跖侧。前面关节面较为平滑，与第二跖骨底相关节。后面有三角形凹陷关节面，与舟骨相关节。内侧面的背侧和后缘，有关节面与内侧楔骨相关节。外侧面的后缘有关节面与外侧楔骨相关节。背面粗糙，为韧带的附着部。跖面锐薄而粗糙，有肌和韧带附着。外侧楔骨介于中间楔骨与骰骨之间，宽面朝向背侧，尖朝向跖侧。前后两面均有三角形关节面，分别与第三跖骨和舟骨相关节。内侧面后部有关节面与中间楔骨相关节。内侧面前部的关节面与第二跖骨底相接。外侧面后背部有关节面与骰骨相关节。外侧面前背部的关节面与第四跖骨底的内侧面相接。背面呈长方形，表面粗糙，有韧带附着。跖面钝圆，为肌的附着部（图 1-8）。内、外侧楔骨的宽面朝上，窄面朝下，中间楔骨则正好相反，三者互相嵌合，其前方形成马蹄形凹槽，第二跖骨底嵌入其中，最为固定。内侧楔骨有时分为上下两块。

内侧和中间楔骨的骨化年龄，男性为 2~4 岁，女性为 7 个月至 1 岁。中间楔骨男女均为 6 个月至 1 岁。

楔骨的动脉丰富。在背侧，主要由发自跗内、外侧动脉和弓状动脉的返支供应。跖侧主要由足底内侧动脉深支供应。跖侧与背侧的动脉相连成楔骨骨膜动脉网。

（六）跖骨

跖骨有 5 块，均为短管状骨，分为底、体和头 3 部。跖骨的前端膨隆、呈球状，称为头，前端有隆起的关节面，与近节趾骨基底部相关节。头的周围呈结节状，为跖趾关节囊和韧带附着处。各跖骨的后端略膨大，呈楔形，称为底，后方有关节与跗骨相关节。跖骨底部相接，背、跖面均粗糙，有韧带附着。头与底之间为体部，体部呈管状，远端较细，近端较粗，头和体之间狭窄的部分称为颈部。第一跖骨短而粗，也最坚强，在负重中起重要作用。第一跖骨头关节面延伸到跖骨头的跖侧，被一条纵行骨嵴分割成两个斜形关节面，称为跖籽关节面，与第一跖骨底部的两籽骨形成跖籽关节，骨嵴称为籽骨间嵴，具有限制籽骨移位的作用。第一跖骨底的跖面有一粗隆，为腓骨长肌及部分胫前肌的附着部。第一跖骨底呈肾形，与内侧楔骨相关节。第二跖骨最长，底有 4 个关节面，分别与内侧楔骨、中间楔骨、

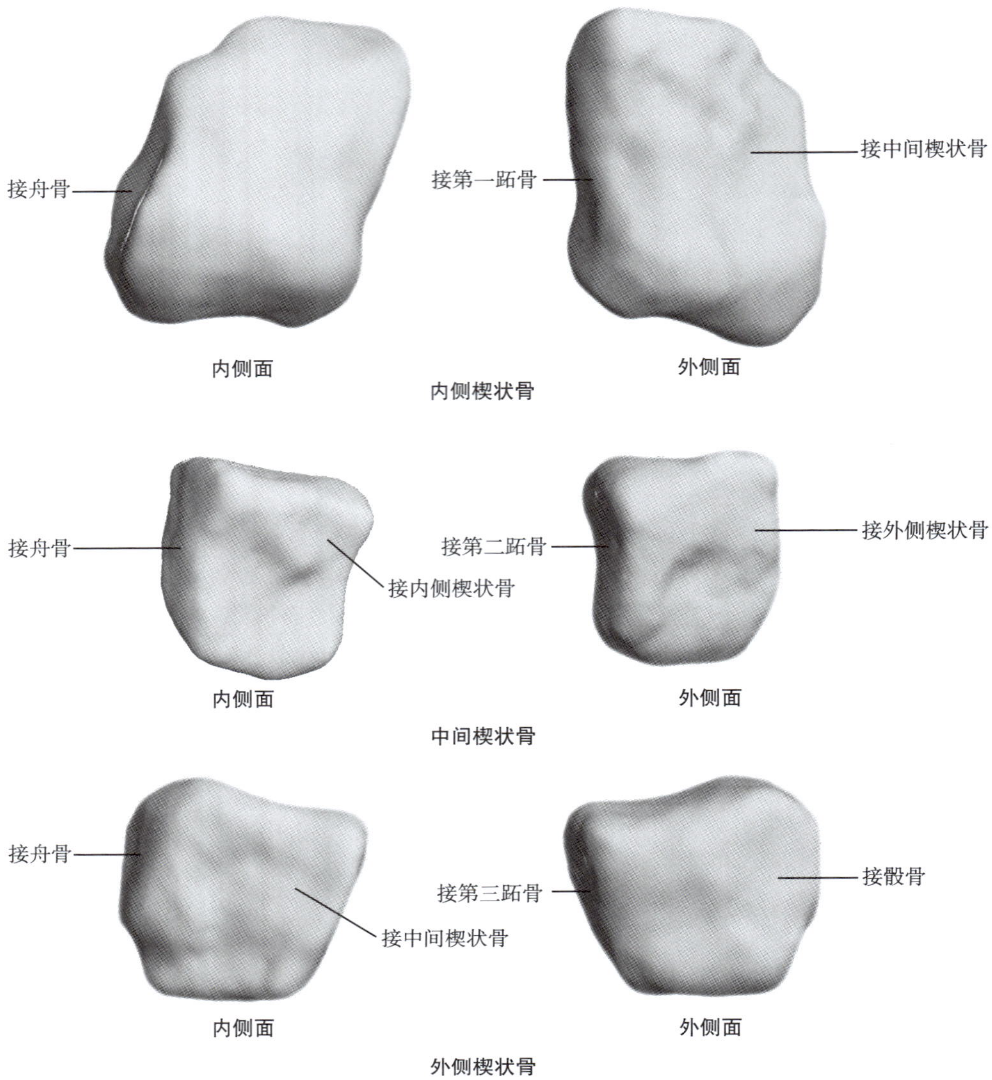

图 1-8　楔骨

外侧楔骨，以及第三跖骨底相关节。第二跖骨底嵌于 3 块楔骨形成的马蹄形凹槽中，较为稳固，对跗跖关节的稳定起重要作用，可防止足的前半向内、外侧移动。第三跖骨底与外侧楔骨相关节，底的内、外侧各有小关节面与第二跖骨底和第四跖骨底相接。第四跖骨后面接骰骨。底的内侧，前、后各有一关节面，分别与第三跖骨底和外侧楔骨相关节。第五跖骨体略扁平，后面接骰骨，内侧接第四跖骨底，第五跖骨基底外侧有一突起，称第五跖骨粗隆，为腓骨短肌腱的附着点，是足部重要的骨性标志。粗隆远侧骨干有第三腓骨肌附着。起自跟骨结节外侧突的小趾展肌，围绕第五跖骨底，常附着其上，然后向远侧止于小趾近节趾骨底。当足内翻扭伤时，腓骨肌腱反射性收缩可以导致第五跖骨基底骨折，要注意与第五跖骨的骨骺相鉴别（图 1-9）。第一、二跖骨底之间无关节，亦无任何韧带连接，具有一定的活动度，而第二至第五跖骨间均有关节相连，并借背侧、跖侧及侧副韧带相连接，比较固定，其中以第二、三跖骨最为稳定，因此在足部外伤时，易发生第二至第五跖骨同时脱位。

跖骨的动脉主要来自足底弓、跖底动脉、跖背动脉、滋养动脉、后穿支和足背动脉网的远侧弓，它们的骨膜支在各跖骨的外周，互相连接形成近、远侧动脉环和骨膜动脉网，跖骨骨膜纤维层动脉浅丛的毛细血管袢，分布于跖骨近、远侧关节软骨缘。

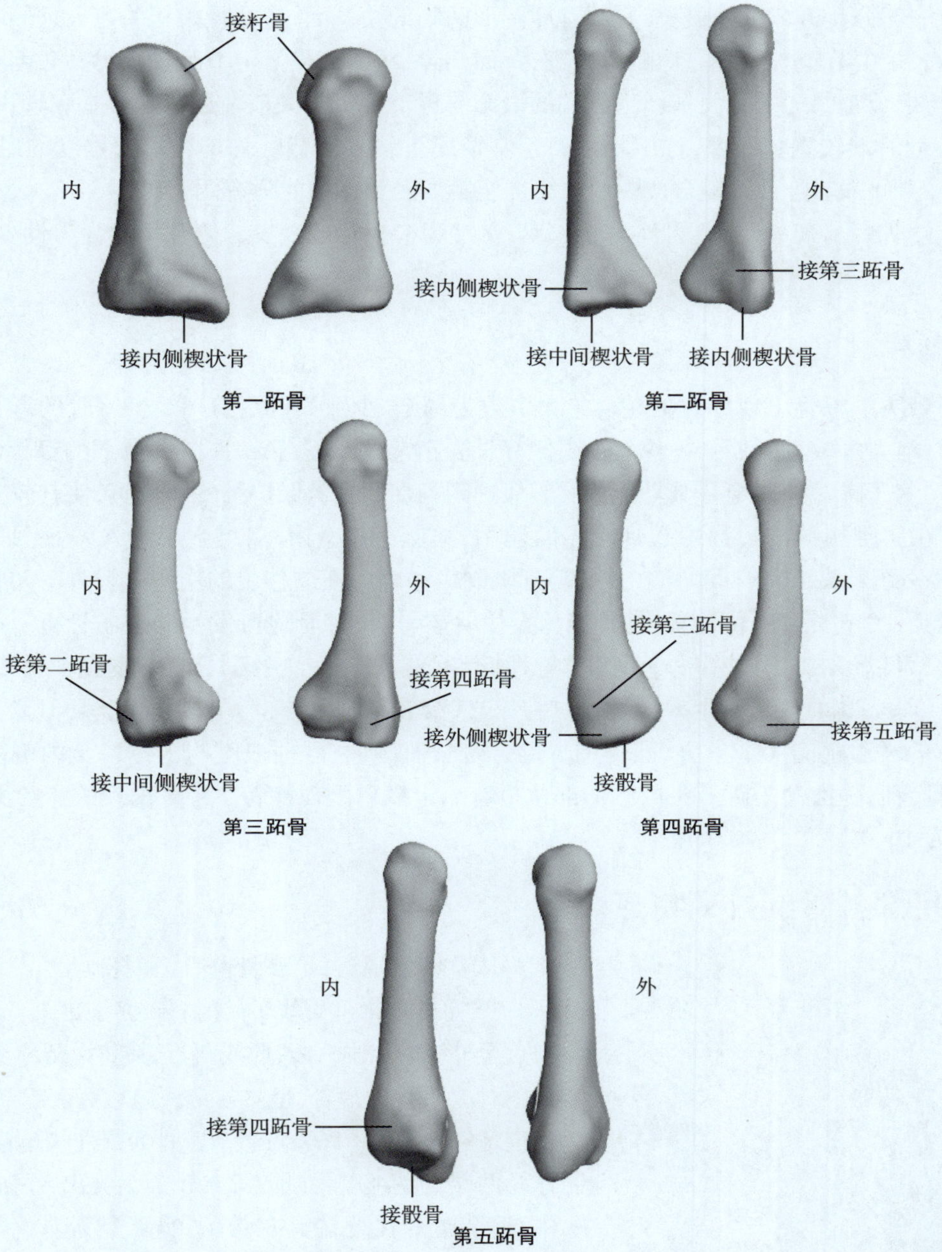

图 1-9　跖骨

跖骨近侧骨骺出现的年龄，男性为 2~4 岁，女性为 7 个月至 3 岁；其愈合，男性为 16~19 岁，女性为 15~16 岁。第 2、5 跖骨远侧骨骺出现年龄，男性为 2~5 岁，女性为 1~4 岁；其愈合，男性为 16~18 岁，女性为 15~16 岁。第五跖骨基底常有一个次骨化中心，一般在 8 岁后出现，男性平均为 11~14 岁，女性则为 9~11 岁，男性在 15 岁愈合，女性在 12 岁愈合。正常第五跖骨的骨骺线越过第五跖骨基底的粗隆，与骨干平行，此骨骺线向近侧不至跗跖关节，向内不至第四、五跖骨间关节，此为其与骨折的鉴别点。

（七）趾骨

趾骨位于足骨的最末端，除踇趾为两节外，其余四趾均为 3 节。趾骨与指骨近似，每节趾骨分为底、体、滑车三部分。近节趾骨最长，底部有卵圆形凹陷的关节面，与跖骨头相关节。远侧端呈双凸滑车，中部凹陷，接中节趾骨基底。体略扁而细，背面凸隆，跖面凹陷。中节趾骨短小。底部有两个凹陷的关节面，与近节趾骨远端相关节。远侧端的滑车与远节趾骨相关节。远节趾骨基底较宽，接中节趾骨。末节趾骨前端较宽且粗糙，称甲粗隆。正常情况下，中、末节趾骨均有不同程度的退化，呈结节形。第五趾的中、末节趾骨可融合成一块。第二至第四趾骨也可能只有两个。

趾骨近端骨骺出现的年龄，男性为2~4岁，女性为7个月至3岁。愈合年龄为男性16~19岁，女性15~16岁。

（八）籽骨

第一跖骨头下籽骨出现率为100%，绝大多数为两个，少数人群只有一个。籽骨的形状在正位片多为椭圆形，绝大多数人群外侧籽骨大于内侧籽骨。正常情况下，第一跖趾关节下的籽骨包含于关节囊内，牢固附着于踇短屈肌上。其功能为：①保护踇长屈肌；②保护第一跖骨头，使其较其他跖骨头稍抬起；③在肌腱屈伸的过程中起到支点的作用，类似于一个滑车，增强了踇长、短屈肌腱的力量；④分布在第一跖骨头下籽骨间嵴的两侧，起到限制第一跖骨横向移位的作用。籽骨与跖骨头之间可以发生滑囊炎、关节炎或脱位，内侧籽骨尚可发生骨软骨炎，籽骨也可发生碎裂或骨折。如果骨化中心没有闭合，可以形成二分或多分籽骨，需与骨折鉴别。胫侧籽骨的二分籽骨发生率为7%~11%，而腓侧籽骨则<1%，其中双足发生率为25%。在第二、第五跖趾关节也可有小的籽骨，但意义远没有第一跖趾关节的大。趾间关节下方、骰骨下方的腓骨长肌腱内、胫前肌腱与内侧楔骨内侧面相贴的部位，以及胫骨后肌腱滑动于距骨头内侧的部位也有一定概率出现籽骨。籽骨出现的年龄男性约为11岁，女性约为10岁。

二、足部各骨的排列特点

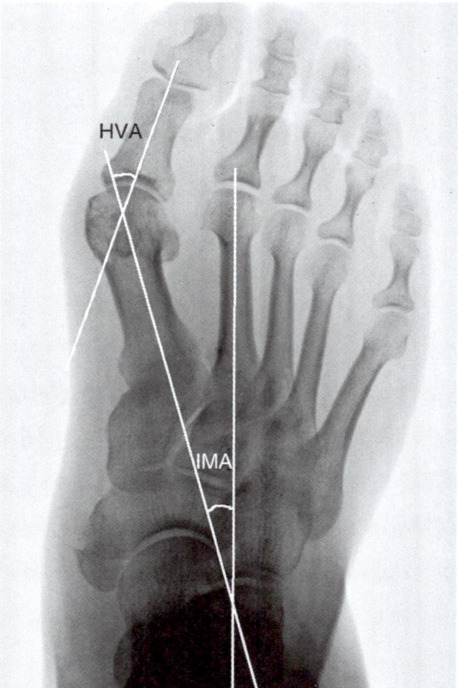

图1-10　跖骨间角和踇外翻角

从整体上观察，足部骨骼有下列特点：

1. 足的内缘呈直线，外缘斜行，终于足跟。自足的内缘中点至外缘中点画一线，此线斜行，其前为跖骨及趾骨，其后为跗骨。跗骨为短骨，呈立方形，各具六面，起到支持体重、稳定足骨的作用。跖骨及近节趾骨为圆柱状短管状骨，有一体及两端。足趾以踇趾或第二趾最为突出，小趾最不显著。中、远节趾骨在近端具有骨骺，实际上为退化骨。小趾的中、远节趾骨常愈合为一骨。

2. 跖骨中，第一跖骨最短、最粗，亦最坚固。第二跖骨较长，在足背最突出，第五跖骨底在足的外侧最为突出。第一、二跖骨轴线之间的夹角称为跖骨间角（intermetatarsal angle, IMA），正常为6°~12°，也有报道为6°~10°。第一跖骨与踇趾近节趾骨之间的夹角称为踇外翻角（hallux valgus angle, HVA），正常为15°~20°。大于此角度即为踇外翻（图1-10）。

3. 按足的功能解剖部位，足的骨骼可分为3组，后组为跟骨及距骨，中组为其他5块跗骨，前组为跖骨和趾骨。

4. 足舟骨与内侧、中间、外侧楔骨有3个关节面相接。骰骨与外侧楔骨及足舟骨之间另有关节面相接。第二跖骨底并非方形嵌于3块楔骨之间，而为斜形，斜面向外。第三、四、五跖骨底亦不在同一平面，由于外侧楔骨超越骰骨，同时骰骨接第四、五跖骨的面互相倾斜，故骰骨的尖端与第五跖骨底相嵌合。足部骨骼是许多小腿下行肌腱及足内在小肌的附着处。

5. 足部的整体结构类似于三脚架，跟骨、第一跖骨和第五跖骨分别为三脚架的三条腿，足底腱膜相当于三脚架底部的拉杆。跖骨间夹角与足弓的高度相关，当足弓较高时，就像收拢的三脚架，两脚相互靠拢，跖骨间夹角较小，当足弓塌陷以后，就像被撑开的三脚架，两脚相互分开，跖骨间的夹角变大（图1-11）。

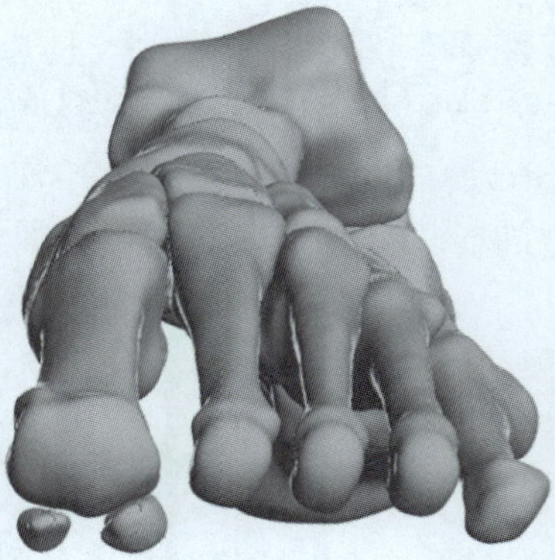

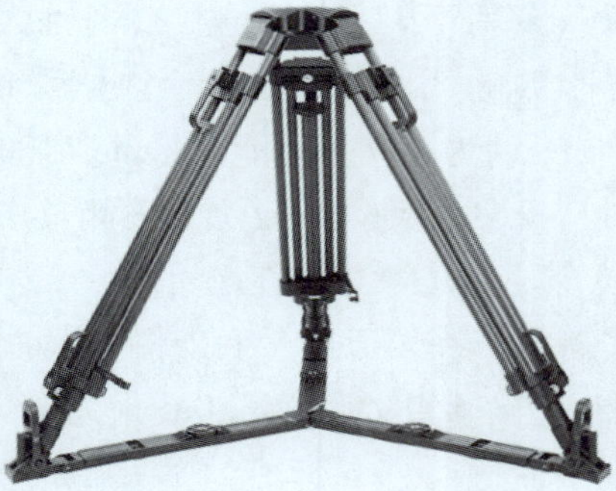

图1-11　足部结构的特点

三、足部骨骼的变异

人体上有许多结构不同于通常的解剖结构，又不构成病理情况，称为解剖变异或正常变异。足踝部骨骼变异较多，正确认识这些变异对于疾病的诊断及鉴别诊断具有重要意义。

（一）额外骨

在骨骼骨化过程中，有时会出现独立的骨化点。这些独立的骨化点，一般很快与骨的主要部分融合而消失。但少数情况下，这些骨化点终生保持独立而成为额外骨。这种额外骨实质上是正常骨化过程破坏的结果，应认为系偶然情况。

1. 胫下骨　胫下骨就是位于胫骨尖端的独立骨化点。其多位于胫骨下端内踝尖端，常为两侧对称发生，临床注意不要误诊为骨折。通常于7~8岁出现，在10~11岁时与内踝相融合。

2. 腓下骨　机制与胫下骨相同，即位于腓骨外踝部单独存在的骨化点，也多为两侧对称发生。

3. 副舟骨　又称胫外侧骨，常在平足症患者身上看到，位于足舟骨内侧缘附近，大部分是双侧对称发生，发生率约为4%~14%。

副舟骨形状、大小各不相同，一般为锥体形或四方形，并具有平坦的基部。少数呈边界清晰的圆形或卵圆形骨块，不附着于舟骨上，但可以尖端与胫骨连接，有时甚小，只为豆粒状的小骨片或更小。此外，副舟骨亦可作为舟骨体的一部分，舟骨粗隆被纤维软骨分开，有一长颈与距骨头的胫侧相连，称为前蹲趾或分叉舟骨，在低等哺乳动物身上有类似情况。有人认为副舟骨是独立存在于舟骨粗隆的孤立钙化点，通常当该骨存在时，没有舟骨粗隆，或者不明显。胫骨后肌腱可附着于副舟骨上，此时可因牵引力线发生改变，正常足纵弓失去支持，足弓变平，而发生疼痛。但其与平足症的因果关系仍被怀疑，不少有副舟骨的患者足纵弓并不降低。

4. 舟上骨　舟上骨多在舟骨的后上缘附近，常为两侧对称发生，一般见于成年以后。其大小如豌豆，呈圆形或卵圆形，边界清楚。借一清晰的透明带与舟骨粗隆相分隔。此骨较少见，出现概率仅为0.1%。

5. 距上骨　位于距骨前上缘，大小如豌豆，多呈圆形。在距骨上常有与之对应的凹陷。此骨与距骨滑车突关系密切，是一种很少见的变异，有时可完全独立。

6. 第二跟骨　位于跟骨前上缘，恰在跟、舟、骰三骨的结合处，其形状呈三角形或四边形。因其常为跟骨边缘上的延长部分，故称为第二跟骨。此骨较罕见。

7. 三角骨　其为独立的距骨后突，由独立骨骺透明软骨的原基形成。位于距骨后下缘，一般呈三角形，有时也呈圆形或四方形，大小如豌豆，出现概率为8%~10%，多为两侧对称。三角骨可与距骨联合在一起，也可和距骨相互分离。

8. 跖间骨　多见于第一、二跖骨之间，绝大多数为双侧都有。其形状、大小与构造都不相同，可表现为较大的骨突，也可只是在X片上刚刚看到，或可独立，或可与邻近骨融合。多有第一背侧骨间肌附着其上。有人认为跖间骨可能为足部多趾的退化物，所以有时可看到非常像趾状的跖间骨。

9. 楔间骨　极少见到。一般位于内侧及中间楔骨之间，大小如豌豆。个别案例中，呈现为两个豌豆形小骨，位于外侧楔骨与骰骨之间。

10. Vesalius骨　在第五跖骨底外侧和骰骨的角状间隙中，有时有一额外骨，由独立骨骺产生，以后与第五跖骨底愈合。此骨系Vesalius最先描述，以其命名。此骨甚为罕见，被认为是爬行纲第六跖骨的遗迹。

11. 载距小骨　是在跟骨载距突后上侧的额外骨，极为罕见。患者行走时常感足内侧疼痛，这种症状的出现可能与外伤有关，以后发现有小骨突起，有的在足内翻时有酸痛，并有轻度活动限制。此骨可在单侧或双侧发生，多数并无明显症状，前后位X线片上呈三角形，骨质突起与载距突之间无间隙，载距突显著向内后上方突出，在足外旋位45°时，其影像与距骨的关系更为清楚。根据X线的表现，可归纳为两种类型：

（1）融合型：载距小骨与距骨间有副关节形成。

（2）独立型：在载距突的后上方有一分离的副骨，不与载距突后部融合。

（二）先天性足部骨骼变异

有的足部骨的变异是因先天骨骼异常造成的，如骨桥、多趾、短跖骨等。

1. 骨桥

（1）跟距骨桥：跟距骨桥是由跟骨的载距突向后上方增大，与距骨体内侧向内下方增大的骨块相连而成。两骨可完全融合，也可借软组织或软骨相连，有的甚至形成关节。跟距骨桥绝大多数发生在内侧，也可发生在跟骨结节和距骨体后上缘之间。也可两侧均有骨桥。关于形成跟距骨桥的原因有不同说法。有人认为跟骨和距骨的软骨基质未完全分离是引起骨桥的原因，也有人认为载距突后方存在的载距小骨是造成跟距骨桥的主要原因。

（2）距舟骨桥：其原理和跟距骨桥相同，但较跟距骨桥少见。

除此之外，还可有跟骨与舟骨，楔骨与骰骨，楔骨与第一、二跖骨或所有跗骨之间的骨桥形成，但均比较罕见。

2. 多趾畸形　多趾可发生在跖骨上，也可发生在跗骨上。可以仅是一肉赘，也可是一个完整的足趾，畸形程度不一，多呈两侧对称性，与遗传有关。多见于小趾，也可见于踇趾。多趾分出处可有相应跖骨或趾骨变宽，也可呈T形或Y形。多趾有独立的动脉供应营养，做多趾切除术时，应注意相应血管神经的处理。

3. 第一跖骨过短　又称为Morton趾，因1948年最早由Morton描述而得名。这种畸形多为两侧,第一跖骨短缩,第二跖骨负重。当足内旋时身体重量集中于第二跖骨,使第二跖骨增厚,第一跖骨在内侧楔骨与中间楔骨间活动度增加,第一跖骨头易出现变形,甚至无菌坏死。因此,此类患者再合并踇外翻时,不宜行第一跖骨处的截骨手术治疗。

（三）其他足部先天性畸形

1. 先天性跖骨内翻　正常时,由第一跖骨轴线与第二跖骨轴线所形成的跖骨间角不应超过 10°,如超过,可认为有原发性跖骨内翻存在。先天性跖骨内翻临床表现为足前部的内收、内翻畸形,出生时不易被发现,仅在出生后头几个月（平均为 2~8 个月）由于胫骨前肌腱的强力牵引,逐渐明显。另外,还可有足弓变高,严重者,足的外缘隆起。

2. 先天性踇内翻　先天性踇内翻畸形,踇趾在跖趾关节向内侧成角,可以达到 90°。一般为一侧,常伴有一种或多种畸形或异常：①第一跖骨短粗；②额外骨或足趾；③第一、二跖骨间角增大,踇趾与第二趾分开；④一个或多个外侧跖骨内翻；⑤在踇趾内侧有一坚实的纤维带伸向第一跖骨底。

3. 裂足　一般只有单一裂沟,向近侧延伸,甚至抵达跗骨。一个或多个足趾及相应部分跖骨缺如,跗骨可异常,尽管程度不同,第一、第五趾列一般总存在,如跖骨部分或完全缺如,其相应足趾亦缺如。

第二节　足部关节及韧带

足部的 26 块骨之间,形成众多的关节,以满足足部的不同功能要求。骨关节之间连接得十分稳固,除关节囊外,还有许多韧带加强（图 1-12、图 1-13）。

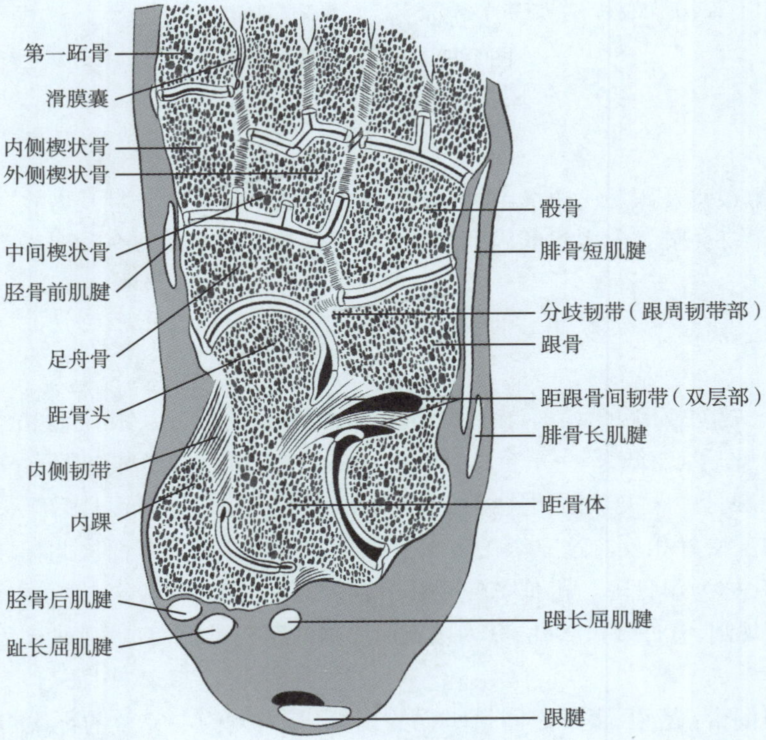

图 1-12　中后足的主要关节

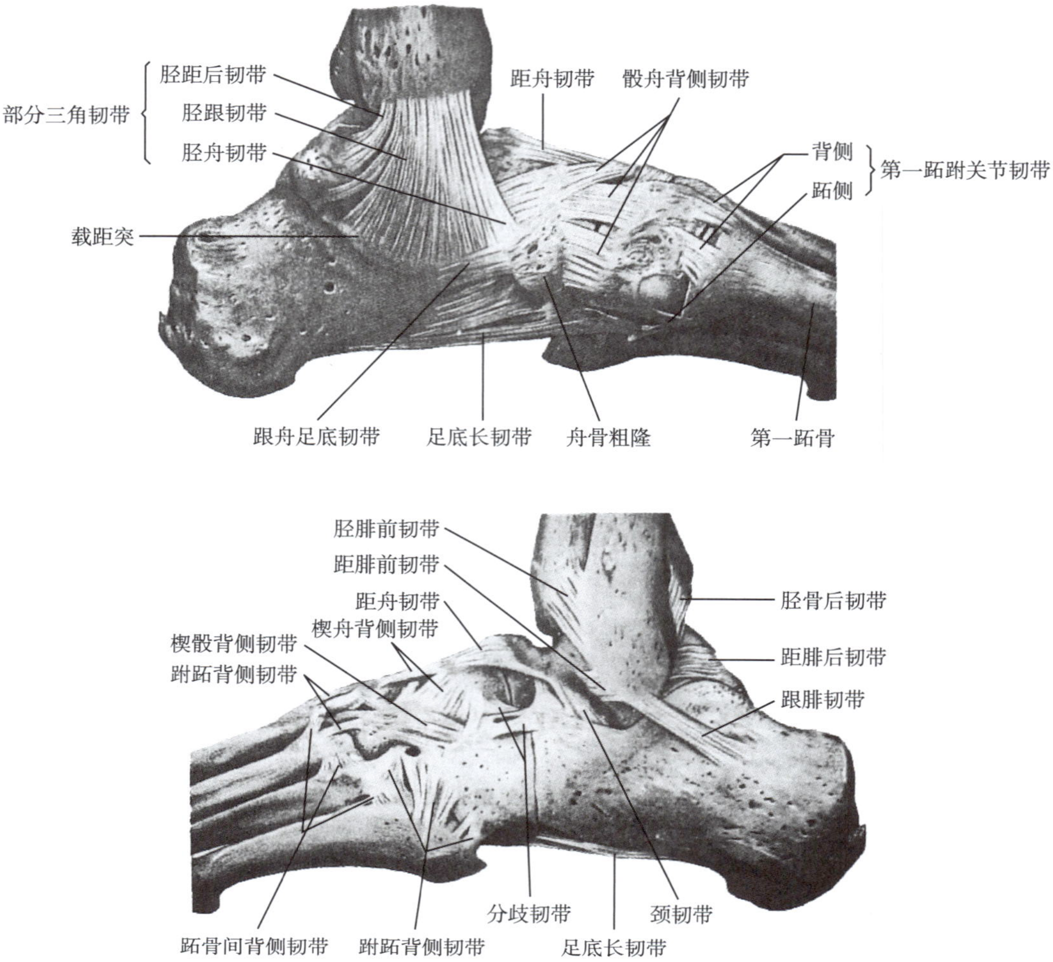

图 1-13　踝足部主要韧带

一、后足

后足有距下、距跟舟及跟骰三个关节，它们的主要功能是使足内外翻及内收、外展。距下关节也称距跟关节，和距跟舟关节一起主足的内外翻运动；距舟及跟骰两关节合称跗横关节，主足的内收与外展。

（一）距下关节

1. 组成　距下关节位于跟骨稍前，由距骨体全部、距骨颈一部分及跟骨前 2/3 构成。跟骨的上面分为三部分，前 1/3 比后 1/3 低，呈一平台，内侧有一小的关节面，称为跟骨前距关节面，其后与跟骨内侧载距突上较大的跟骨中距关节面相连续；跟骨中 1/3 向上突起，称为跟骨后距关节面，与前两个关节面向下凹进的情况恰好相反。这三个关节面与距骨下端相应的关节面彼此相连。在中、后关节面之间形成一条隧道，称为跗骨窦。跗骨窦外侧开口较大，但内侧开口较窄，恰在内踝之下及载距突之后。跗骨窦的壁不规则，有许多血管孔，其内被宽而坚强的距跟骨间韧带及脂肪组织所充满。

2. 韧带

（1）距跟骨间韧带：是距、跟骨之间最坚强的韧带，其内侧为一完整的纤维带，但外侧被含有血管、神经的脂肪垫分为前后两束，有时有一个小的滑膜囊，前束位于跟骨前距关节面后方，向上前外止于距骨颈下面，后束位于跟骨后距关节面前方，向上后外止于距骨后跟关节面前方。距跟骨间韧带将距下关节分为两半，两面均覆以滑膜。该韧带位于小腿负重轴线的延长部，在距下关节各向运动中均起作用，承受牵引及扭转，足外旋时紧张，内旋时松弛。跟腓韧带、距跟骨间韧带及窄小的距跟外侧韧带对距下关节的稳定性很重要，除非跟腓韧带及距跟外侧韧带断裂，否则距跟骨间韧带一般不会受伤；如有损伤，一定伴有距小腿关节外侧韧带复合损伤，在距小腿关节严重外伤时应注意检查。

（2）距跟前韧带：位于关节囊外，连接跟骨上面与距骨颈，由跟骨上面的颈嵴向内上，恰在趾短伸肌的前方，止于距骨颈外下面的结节。此韧带与水平面成 45°，强韧而具有弹性，也能限制足的内翻。

（3）距腓前韧带：自外踝前面及胫腓联合下端向内下，止于距骨颈。

（4）跟腓韧带：起自外踝尖向内下，并向后成 30°，止于跟骨外侧面，恰在腓骨肌结节后上方，部分被腓骨肌腱所覆盖。

3. 运动　距下关节的三个关节面绕同一单轴运动，类似一斜铰链，由后外下方斜向前内上方，其活动轴是舟状骨内背侧到跟骨外跖侧的连线，该轴与足中线成 16°，与水平面成 42°。其构造类似于阿基米德螺旋的一段，即右距下关节像一个右手螺丝，而左距下关节像一个左手螺丝。由于这一斜轴关系，小腿的旋转运动将使足跟部向相反方向旋转，即小腿外旋时引起跟骨内翻，小腿内旋时引起跟骨外翻。距下关节的活动范围各家意见不一，但内翻要大于外翻。正常足在平地行走时内外翻活动范围为 6° 左右，平足者可达到 9°。其内翻的动力主要来自胫前肌和胫后肌，外翻的动力来自腓骨长肌和腓骨短肌。

距下关节和踝关节常协同活动，有人将踝关节和距下关节称为踝关节 - 距下关节复合体，当其中一个关节活动受限时，另一关节活动则增加。如在踝外旋时，踝关节的活动减少，而距下关节的活动则增加，当踝关节内旋或处于中立位时，踝关节本身活动增加而距下关节活动则减少。正是由于此两关节的相互代偿、协调一致，才使得足能在不同地面上自如行走及运动。距下关节的活动对足的内、外翻运动非常重要，这部分畸形无论是先天还是后天，均对足的功能及运动有所影响。

（二）距跟舟关节

1. 组成　由于距舟关节与跟距关节的前关节面相连，所以距舟关节又称距跟舟关节。该关节为球窝关节，对足的内、外翻有很大作用，但因为受周围骨骼及韧带的限制，并不能如一般的球窝关节那样自由活动。距舟关节的“球”由距骨头的凸面构成，“窝”由舟骨后面、跟骨前、中距关节面及横过它们之间的跟舟足底韧带构成。关节囊附着于关节软骨周缘，前部较薄，后部较厚。距跟舟关节和跟骰关节合称跗横关节。

2. 韧带

（1）跟舟足底韧带（跳跃韧带）：与距小腿关节内侧三角韧带前部相连，由载距突至舟骨，恰好将距骨头托住，因此是支持足弓的重要部分。其下面又被胫骨后肌腱支持，距骨体正位于内侧纵弓的顶点，假若胫骨后肌瘫痪，跟舟足底韧带的负担增大，日久牵引可能引起平足症。

（2）分歧韧带：起于跟骨上面的前部，前行分为两支，分别止于舟、骰二骨。内侧部分（跟舟韧带）前行止于舟骨外侧面，外侧部分（跟骰韧带）向前附着于骰骨上面。分歧韧带是连接中跗关节的重要韧带。

3. 运动　足的内外翻并非发生于距小腿关节，而是多发生于距跟舟关节，但剧烈活动多伴有距小腿关节运动，因此内翻、内收、跖屈或外翻、外展、背伸常一同发生。距跟舟复合关节的运动为一单纯屈戌关节运动，足的整个距下部分围绕一斜经距骨头的轴线旋转。屈戌关节的运动面与轴线垂直，作用于关节的不同外力虽然可为斜行方向，但与球窝关节不同，永远围绕轴线产生顺时针或逆时针旋转,关节永远作用于关节合力的平面。在屈戌关节,当外力与轴线成直角时,运动的效力最为明显,如与轴线一致,则降为零。

(三)跟骰关节

1. 组成　为跗横关节的一部分,由跟骨前部的凸形关节面与骰骨后部的凹形关节面相连而成。关节囊附着于关节软骨周缘,关节腔有时与距跟舟关节相通。该关节面的内侧被分歧韧带的外侧部分(跟骰韧带)所加强,腓骨长肌腱在它的下面是一个重要支持结构。跟骰关节和距跟舟关节构成跗横关节,关节线弯曲如横置的“~”形,内侧部凸向前,外侧部凸向后。两关节腔互不相通,在解剖学上实为两个独立的关节,临床上常沿此关节线施行截肢手术。

2. 韧带

(1)足底长韧带:起于跟骨结节内、外侧突的前方,深部纤维止于骰骨;浅部纤维行于深部纤维的前部,止于第二、三、四跖骨底,深浅二部纤维之间形成一条沟,有腓骨长肌腱通过。足底长韧带越过跟骰及骰跖关节的下面,有支持足外侧纵弓的作用。

(2)跟骰足底韧带:起于跟骨下面前端的圆形隆起,止于骰骨沟。呈扇形,被足底长韧带所覆盖。

3. 运动　足内、外翻时,跟骰关节可出现轻微的滑动与旋转。

上述3个关节虽然在解剖的构造上是分开的,但在功能上是统一的。足极度跖屈时,距小腿关节只有少许内翻足的作用。在这3个关节中,就足的内、外翻运动来说,距下关节最为重要,如这个关节被固定,足的内、外翻作用就要减少很多。距跟舟关节也很重要,跟骰关节只作为足内、外翻运动的辅助部分。在先天性马蹄内翻足矫形中最常用的三关节融合术,即是通过在跟距、距舟、跟骰这三个关节上截骨,从而达到矫正马蹄足内翻之目的。

二、中足

(一)楔骰舟关节

1. 楔舟关节　由舟骨的前关节面和三个楔骨的后关节面构成,关节囊附于关节面的周缘,关节腔与第二、三跗跖关节及第一、二跖骨间关节相通。关节周围有舟楔背侧韧带和舟楔跖侧韧带。固定该两条韧带的为起于舟骨,止于楔骨背、跖侧的短小韧带。短小韧带坚强牢固,与舟楔背侧韧带和舟楔跖侧韧带共同维持楔舟关节的稳定。

2. 舟骰关节　一般为韧带联合,位于舟骨的外侧缘与骰骨的内侧缘之间。关节囊与楔舟关节相移行,关节腔相通。关节周围有三条韧带:骰舟背侧韧带起自舟骨上面,斜向前外方,止于骰骨上面;骰舟足底韧带为一强韧的韧带,起自舟骨下面,向外止于骰骨的内侧面及下面;骰舟骨间韧带为强韧的横行韧带,联结于骰、舟骨的相对面之间。

3. 楔骰关节与楔间关节　楔骰关节位于外侧楔骨外侧缘与骰骨的内侧面之间,三个楔骨之间为楔骨间关节,有共同的关节囊及关节腔,并与楔舟关节相通。关节周围有楔骰背侧韧带、楔间背侧韧带、楔骰跖侧韧带、楔间跖侧韧带、楔骰骨间韧带及楔骨间韧带。

(二)跗跖关节

由前方5块跖骨及后方4块跗骨(3块楔骨及1块骰骨)共同构成的关节称为跗跖关节,由骰跖关节和楔跖关节组成,又被称为Lisfranc关节。骰跖关节为骰骨前面与第四、五跖骨底之间构成的关节;楔跖关节由楔骨前面与跖骨底所构成,包括内侧楔骨与第一跖骨底构成的马鞍状关节和中间楔骨、外侧楔骨与第二、三跖骨底构成的平面关节。

跗跖关节周围有跗跖背侧韧带、跗跖跖侧韧带及楔跖骨间韧带保护。跗跖背侧韧带由一些扁宽的纤维束组成，分别联结于内侧楔骨的外侧缘与第二跖骨底的内侧缘之间，中间楔骨与第二跖骨底之间，外侧楔骨与第二、三、四跖骨之间，以及骰骨与第四、五跖骨底之间。跗跖足底韧带为一强韧的纤维束，分别联结于内侧楔骨与第二、三跖骨底之间及骰骨与第四、五跖骨底之间。楔跖骨间韧带共3条，分别联结于内侧楔骨外侧面与第二跖骨底的内侧缘之间、中间楔骨与第二跖骨底之间及外侧楔骨底与第三、四跖骨底之间。

除第一跗跖关节外，其余四个跗跖关节均排列为向外的斜面，与中轴倾斜约60°，足跖内翻时，体重正是通过跗跖关节面分布于跖骨头上。跗跖关节为正常足横弓的重要组成部分，其脱位或骨折会引起足的功能障碍。在足旋转时，跗跖关节为足部的最弱点，易引起骨折或脱位。跗跖关节一旦发生骨折、脱位便会引起足横弓塌陷，导致足的功能障碍。因此，临床需重视足跗跖关节骨折、脱位的处理。严重的跗跖关节脱位还可损伤足背动脉，但不一定影响足的血供，除非胫后动脉和足底外侧动脉同时遭受损伤才会引起足部坏死，这种血管损伤只在前足遭受外旋暴力后才会发生，如前足内旋或旋后，主要的血管反而松弛。

跗跖关节为平面关节，可做轻微的滑动及屈伸运动，依靠内侧及外侧的跗跖关节还可做轻微的内收与外展运动。

（三）跖骨间关节

第二至第五跖骨基底之间形成跖骨间关节，共有三个，无独立的关节囊和腔，常与跗跖关节相通。跖骨背侧韧带呈膜状，联结第二至第五跖骨底的上面；跖骨足底韧带很强韧，联结第二至第五跖骨底的下面。跖骨骨间韧带由横行强韧的纤维束构成，联结第二至第五跖骨底相对的骨面。

跖骨间关节只能做轻微的滑动。

三、前足

（一）跖趾关节和跖籽关节

跖趾关节由跖骨头和近节跖骨底构成，属球窝关节，可进行矢状面上的屈伸和水平面上的内收、外展活动。但主动内收、外展活动基本上不能完成。其关节囊松弛，上薄下厚，背侧为伸肌腱所加强，两侧为扇形侧副韧带，起自跖骨头两侧的结节，斜向前下方，止于近侧趾骨底的两侧及足底韧带。跖侧被连接跖骨头与近节趾骨的韧带所加厚，与跖骨深横韧带相融合，横行连接各跖骨头。跖趾关节的主要活动为跖屈及背伸，最大背伸范围发生在行走启动时，而在正常行走时几乎无跖屈活动。

在跖趾关节中，以第一跖趾关节的活动度最大，结构也最复杂。现简要介绍如下：第一跖骨头远端呈椭圆形，与近节趾骨基底的凹形关节面构成第一跖趾关节。跖骨头关节面延伸到跖骨头的跖面，中间隆起，称为籽骨间嵴，两侧形成纵沟，与跖骨头跖侧的胫腓侧籽骨形成跖籽关节。籽骨和籽骨间嵴的存在，阻挡了跖骨头的横向移动。每个籽骨底被纤维软骨性的籽骨垫所包绕，附于第一跖骨颈。第一跖趾关节的关节囊松弛，上薄下厚。关节两侧的侧副韧带起于跖骨头两边的背侧结节，呈扇形斜向前下，止于近节趾骨的基底部。悬韧带从跖骨头两边的背侧结节向跖侧止于两籽骨。跖腱膜的分支止于两籽骨，参与构成关节囊并起到屈肌腱滑车面的作用。深部有跖横韧带，连接跖腱膜和跖骨头相邻部分（图1-14）。

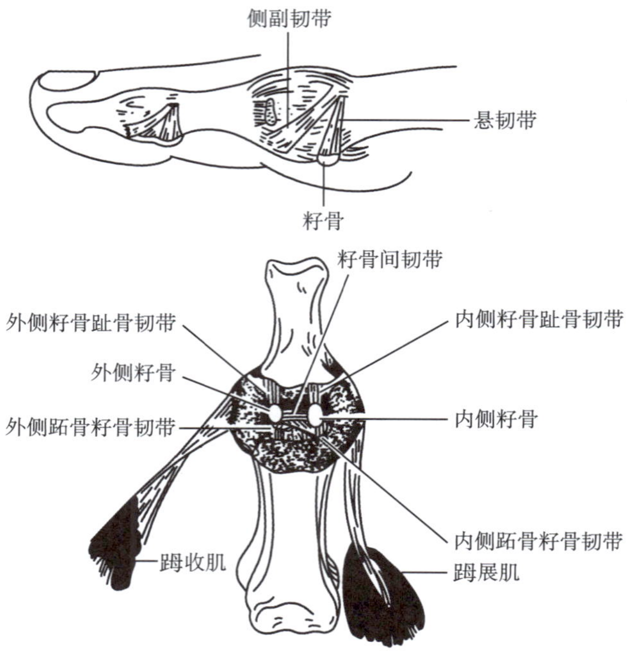

图 1-14 第 1 跖趾关节的解剖结构

第一跖趾关节附近有六条肌腱通过或附着。踇长屈肌腱在第一跖骨头跖侧两籽骨间形成的沟内通过，并向远侧止于远节趾骨底。踇短屈肌在跖趾关节跖侧分为内外侧腱两部分，内侧腱与踇展肌相融合，外侧腱与踇收肌止点相融合，分别经籽骨止于远节趾骨底内、外跖侧面，与跖侧关节囊合在一起。踇长伸肌腱通过关节背侧止于远节趾骨背侧，踇短伸肌腱止于近节趾骨基底背侧。跖骨头并无肌腱附着，如果跖骨头受外力影响发生移位，肌腱之间的平衡则被打破，从而出现第一跖趾关节畸形。

正常人的第一跖趾关节主动背伸可达 50°~60°，被动活动可达 90°，主动跖屈可达 30°~40°，被动活动可达 40°~50°。踇趾有一定的外翻倾斜度，一般为 14°~15°。另外，尽管踇趾有外展肌和内收肌，但正常情况下跖趾关节没有侧方活动。

踇趾跖籽关节由第一跖骨头的两个小关节面（隔以籽骨间嵴）与内、外侧籽骨形成，每个籽骨呈椭圆形，大小如豌豆。籽骨在胚胎 8~10 周出现，5 岁时骨化，从中心向外，具有短骨特点。每个籽骨底被纤维软骨性的籽骨垫所包绕，附于第一跖骨颈。关节囊相当宽，可允许踇趾背屈，而在跖屈时则变为隐窝。此关节由内、外侧跖动脉提供血供，可作前后滑动。成人第一跖骨头跖侧关节面的形状及位置常不对称，向外移位。有踇外翻或足底痛时，关节面的形状常发生改变，医生要做的首先是恢复第一跖骨头与籽骨的关系，改变力线，而非复位。

（二）趾间关节

趾间关节如同指间关节，由近侧趾骨的滑车与远侧趾骨底构成。关节囊的两侧有侧副韧带，联结在趾骨滑车侧面与趾骨底侧面。关节上面的膜状背侧韧带，其两侧与胫、腓侧副韧带相融合；关节下面的纤维软骨板状的足底韧带，其两侧与胫、腓侧副韧带相融合。趾间关节属于屈戌关节，仅能做屈、伸运动。前者运动范围较大，后者因受屈肌腱及足底韧带的限制，运动范围较小。

综上所述，足部关节大致可以分为两类：①“边与边”相接的关节，参与构成足的横弓。足底韧带甚为坚强，不但位于足底，并向背侧延伸至骨间，形成骨间韧带，这些关节的背侧韧带较为薄弱。骨与骨相连的关节面接近背侧，同时平坦，可允许做少量滑动。这些关节在下部借胫骨后肌腱、腓骨长肌腱及踇收肌斜头等来稳定。②“端与端”相接的关节，参与构成足的纵弓。骨与骨间的关节面为软骨面所覆盖，无骨间韧带，其足底韧带亦较坚强，背侧韧带甚为软弱，有时具有副韧带。这种“端与端”相接的关节一般与“边与边”相接的关节相连。

第三节　足部肌肉及腱鞘

运动足的肌肉及其肌腱，包括起于小腿止于足与足趾的外在肌（或称小腿肌），和起于足止于足趾的足内在肌。足部肌肉的功能主要是维持足弓和协调足外在肌的屈、伸肌，保持足在活动时的平衡和稳定。

一、外在肌

足的外在肌由位于小腿前侧的胫骨前肌、趾长伸肌、踇长伸肌及第三腓骨肌，小腿外侧的腓骨长、短肌，以及小腿后侧的腓肠肌、比目鱼肌、跖肌、踇长屈肌、趾长屈肌、胫骨后肌、腘肌等肌肉组成。这些肌肉在运动中负担大部分体重，管理足的运动，能支持足弓，既可使足背伸和跖屈，又可使足内翻、外翻和内收、外展（图 1-15）。

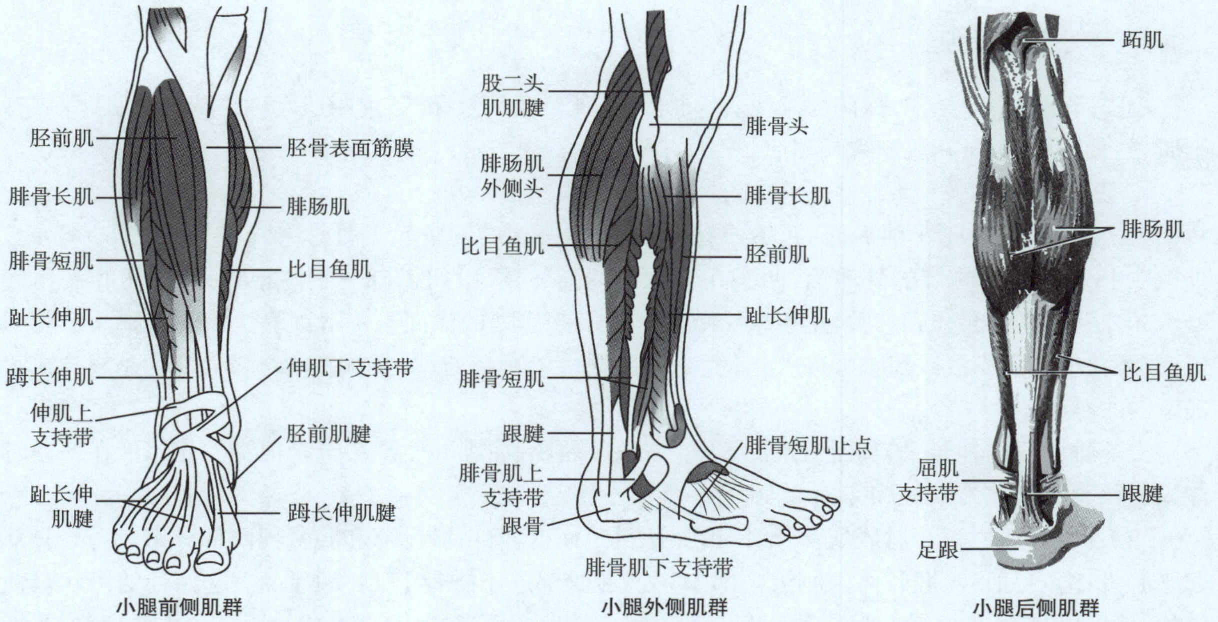

图 1-15　足的外在肌

（一）小腿前肌群

小腿前肌群为足的伸肌，包括胫骨前肌、趾长伸肌、踇长伸肌和第三腓骨肌。

1. 胫骨前肌　位于小腿前外侧皮下，贴于胫骨外侧面，起于胫骨外侧面的上 2/3 及其邻近的小腿骨间膜，向下移行于长腱，经小腿横韧带和十字韧带深面，止于内侧楔骨内侧面和第一跖骨基底部。

胫骨前肌由腓深神经支配，作用为背伸足，并使足内翻、内收，还可帮助维持足的内侧纵弓。

2. 趾长伸肌　为半羽肌，位于小腿前外侧，起于腓骨前面上 2/3 和邻近骨间膜、胫骨上端，经前肌间隔及小腿深筋膜，在足部分为四条肌腱，止于二至五趾，其中间束止于中节趾骨底的背侧，两侧束止于远节趾骨底背侧。趾长伸肌由腓深神经支配，能伸二至五趾及背伸足。

3. 踇长伸肌　位于胫骨前肌和趾长伸肌之间，其上部被胫骨前肌和趾长伸肌所掩盖。起于腓骨内侧面下 2/3 及其邻近的骨间膜，向下移行于长腱，经十字韧带深面，止于踇趾末节趾骨基底部的背面。踇长伸肌由腓深神经支配，作用为伸踇趾，并使足背伸和内翻。

4. 第三腓骨肌　此肌细小，有人认为它是趾长伸肌的一部分。起于腓骨前面下 1/4，邻近小腿骨间膜，向下形成一细小腱束，经趾长伸肌腱的外侧、伸肌支持带的深面至足背，止于第五跖骨底的背侧面及趾长伸肌腱。第三腓骨肌由来自趾长伸肌的神经支配，能背伸及外翻足。

（二）小腿外侧肌群

外侧肌群包括腓骨长肌和腓骨短肌。腓骨长肌起于腓骨头、腓骨外侧面上 2/3 和小腿深筋膜，腓骨短肌起于腓骨外侧面下 2/3 及前后肌间隔，在小腿中部腓骨长、短肌互相掩叠并移行为肌腱，两肌肌腱经外踝的后面转向前，在跟骨外侧面分开，短肌腱向前止于第五跖骨粗隆，长肌腱绕至足底，斜行至足内侧，止于内侧楔骨和第一跖骨底。腓骨长肌由腓浅神经支配，少数个体除由腓浅神经支配外，还受腓深神经支配。其作用是使足外翻和屈踝关节（跖屈）。腓骨短肌由腓深神经支配，其作用为使足跖屈、外翻、外展。此外，腓骨长肌腱和胫骨前肌腱共同形成“腱环”，有维持足横弓的作用。

（三）小腿后侧肌群

小腿后侧肌群包括浅、深两层。浅层为腓肠肌、比目鱼肌及跖肌，前两肌合称小腿三头肌；深层有腘肌、胫骨后肌、趾长屈肌与踇长屈肌。

1. 浅层肌

（1）腓肠肌：位于小腿后面，起始处有内、外两个头。内侧头起于股骨内侧髁上的三角形隆起，外侧头起于股骨外侧髁的外侧面，两头在下行中逐渐靠拢，中间仍有一条沟相隔，两头间的夹角为 25°~30°，至小腿中部合成总腱，止于跟结节。内侧头起始处的深面有一滑液囊。该囊与膝关节腔相通，故膝关节腔的积液或积脓可进入此囊。外侧头内常有一籽骨，X 线检查时可被误认为是异物或膝关节内的游离体。

支配腓肠肌的神经来自胫神经的分支。该肌有屈膝、屈踝并使踝关节稍内翻的作用。在站立时能固定踝关节和膝关节，防止身体前倾。

（2）比目鱼肌：位于腓肠肌深面，因形如比目鱼而得名，由腓骨部和胫骨部两部分组成。胫骨部起于胫骨比鱼目肌线、胫骨体内侧缘中部 1/3 处，腓骨部起于腓骨上 1/4 的后面。起始处的弓状腱性结构跨过小腿后面的血管、神经，称比目鱼肌腱弓。该肌向下移行为扁腱，成为跟腱的主要部分，其抵止处的深面有一跟腱囊。

比目鱼肌由胫神经支配，与腓肠肌、跖肌协同起到提跟骨的作用。

（3）跖肌：位于腓肠肌外侧头与比目鱼肌之间，肌腹细小呈梭形，起于股骨外上髁及膝关节囊，肌腱单独止于跟骨内侧面或移行于跟腱的内侧部。Schlicht 根据跖肌的止点不同，将其分为 4 种类型：

Ⅰ型：占 65%，跖肌腱经跟腱前方单独止于跟骨顶端。

Ⅱ型：占 25%，跖肌腱邻近跟腱内侧止于跟骨。

Ⅲ型：占 5%，以一宽阔的肌腱止于跟腱末端的内侧及其邻近跟骨。

Ⅳ型：占 5%，在跟骨以上止于跟腱。

跖肌对人类来说是一退化的肌肉，缺如率为 8%，其功能意义不大，因此常用跖肌腱作为自体移植材料。当屈膝关节时，跖肌可牵引膝关节囊向后。跖肌由胫神经支配，可协助腓肠肌和比目鱼肌起到提跟骨的作用。

2. 深层肌 胫骨上端后面有腘肌，其下方由内向外为趾长屈肌、胫骨后肌及踇长屈肌。

（1）腘肌：起于股骨外上髁、膝关节半月板及关节囊，肌束向内下方止于腘线以上胫骨后面的骨面。腘肌起始处与膝关节囊之间有一恒定的肌囊，此囊常与膝关节滑膜囊相通。腘肌受胫神经支配，其作用为屈膝关节、使小腿旋内及紧张膝关节囊。

（2）趾长屈肌：位于胫骨后肌内侧，起于胫骨后面内侧中 1/3 及小腿筋膜深层，向下移行为较长的肌腱。该肌腱在内踝上方越过胫骨后肌后面与其交叉，于胫骨后肌腱与踇长屈肌腱之间经屈肌支持带的深面至足底，然后经踇长屈肌腱的浅面行向前外侧，分为四条腱束，穿过趾短屈肌腱，止于第二至第五趾末节趾骨底。

该肌由胫神经支配。其作用为使足跖屈，内翻和屈第二至第五趾。

有时会出现副趾长屈肌，根据国外相关资料显示，其出现率为 12.4%。该肌以 1~2 个头起于趾长屈肌、踇长屈肌、胫骨后肌的肌纤维及小腿深筋膜等处。在踝管内，肌纤维经血管神经束的浅面进入足底，止于趾长屈肌腱及足底方肌。副趾长屈肌可压迫踝管内的血管、神经，是导致跗管综合征的因素之一。

（3）胫骨后肌：位于趾长屈肌与踇长屈肌之间，起于骨间膜后面的上 2/3 及邻近的胫、腓骨骨面，至小腿远侧 1/3 移行为扁腱。胫骨后肌腱经内踝后面的沟、屈肌支持带的深面至足底，止于舟骨粗隆、3 块楔骨的跖面及第二至第四跖骨底。胫骨后肌由胫神经支配，是主要的足内翻肌及内收肌，并可使足跖屈，同时还有维持足内侧纵弓的作用。

（4）踇长屈肌：位于小腿深层肌的外侧，内侧为胫骨后肌，外侧为腓骨长、短肌，是深层肌中最大的一块，覆盖胫骨后肌的大部分。该肌起于腓骨后面下 2/3 及邻近的骨间膜，向下移行为肌腱，经屈肌支持带的深面至足底，与趾长屈肌腱交叉后向前止于踇趾末节趾骨底。踇长屈肌由胫神经支配，有屈踇趾和使足跖屈、内翻的作用。

二、内在肌

足的内在肌不如手的内在肌发达，主要作用是稳定和支持体重，大多纵行，可加强足的纵弓。足内在肌分为足背肌和足底肌。

（一）足背肌

足背肌包括趾短伸肌和踇短伸肌，这两块肌肉共同起于跗骨窦前方，起自跟骨的上面、外侧面及伸肌下支持带，肌腹扁平向前内侧方，至第五跖骨粗隆平面移行为肌腱。它前行分为四腱，内侧的一条前行，止于踇趾近节趾骨底，为踇短伸肌。其余三腱在第二、三、四趾的近节趾骨背面与趾长伸肌相应的腱合成伸肌腱扩张部，之后又分为 3 束，中央束止于中节趾骨底的背侧，两侧束前行合而为一，止于远节趾骨底背侧。此扩张部同时接受足底的蚓状肌与骨间肌腱，其构造与手指背侧的伸肌腱扩张部相似，但在功能上远不如后者重要。踇短伸肌、趾短伸肌受腓深神经支配。两肌有伸踇趾跖趾关节及二至四趾跖趾关节和趾间关节，协助踇长伸肌和趾长伸肌伸趾的作用（图 1-16）。

（二）足底肌

足底肌分为 3 群，即内侧群、外侧群和中间群（图 1-17~ 图 1-20）。

1. 内侧群

（1）踇展肌：踇展肌位于足底浅层。起始于跟骨结节内侧突，经屈肌支持带的下缘、舟骨粗隆和足底肌腱，沿足内侧缘前行，移行为扁腱，与踇短屈肌内侧头合并后，止于踇趾近节趾骨底的跖面和内侧面。踇展肌由足底内侧神经支配，有外展、微屈踇趾及维持足弓作用。

（2）踇短屈肌：位于踇长屈肌腱的外侧及深面，与第一跖骨相贴。起始于内侧楔骨的跖面，肌束向前分为内、外两个肌腹，两肌腹之间的沟内有踇长屈肌腱通过。内侧肌腹与踇展肌合并于一腱，止于踇趾近节趾骨底跖面的内侧；外侧肌腹与踇收肌斜头合成一腱，止于踇趾近节趾骨底跖面的外侧，两肌腱内各含有一玉米粒大小的扁形籽骨，位于近节趾骨底的跖面。踇短屈肌由足底内侧神经支配，其作用为屈踇趾近节趾骨，并参与维持足弓。

（3）踇收肌：包括斜头和横头。斜头紧贴骨间肌，起始于足底长韧带、腓骨长肌腱纤维鞘、第二至四跖骨底跖面，呈纺锤形，肌束向前内斜行；横头较小，起始于第三至第五跖趾关节囊，肌纤维横行向内，至踇趾跖趾关节后方与斜头会合成总腱，与踇短屈肌外侧腹共同止于踇趾近节趾骨底跖面的外侧。踇收肌由足底外侧神经深支支配，有内收、屈踇趾的作用。

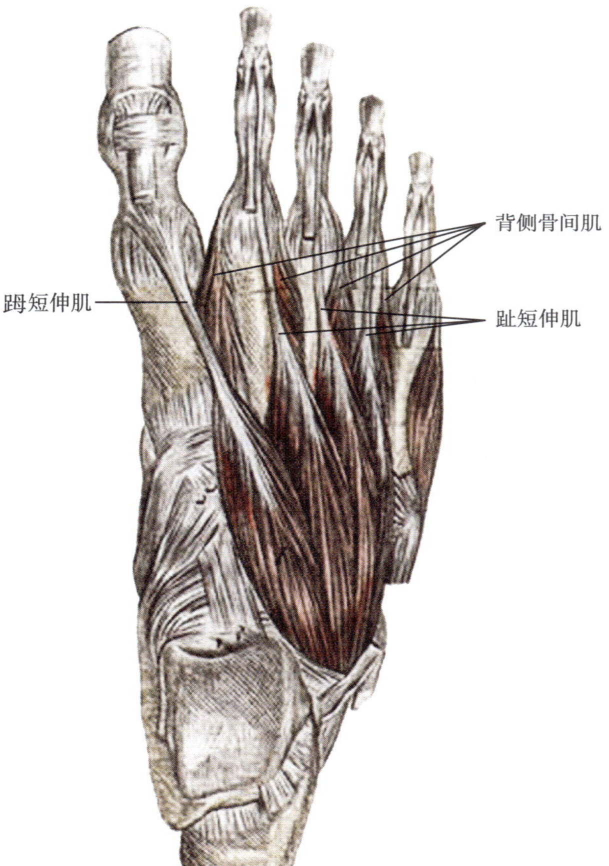

图 1-16　足背肌

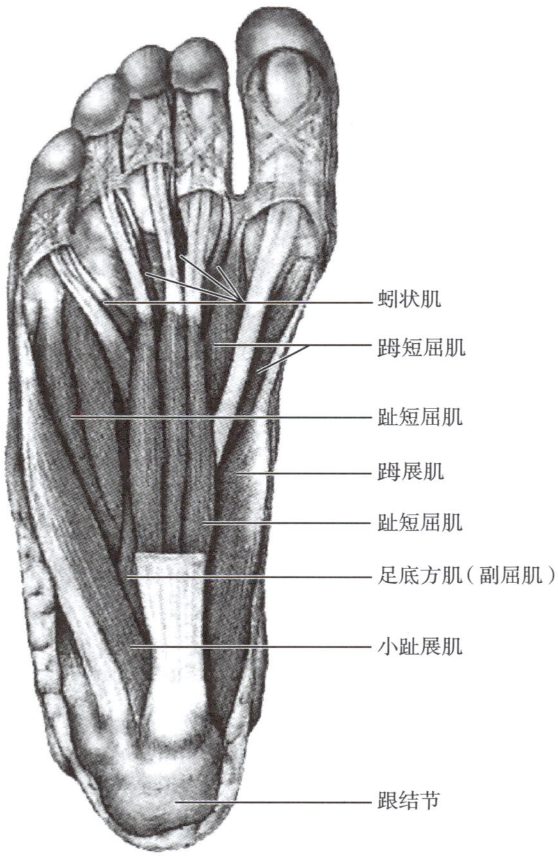

图 1-17　第一层足底肌

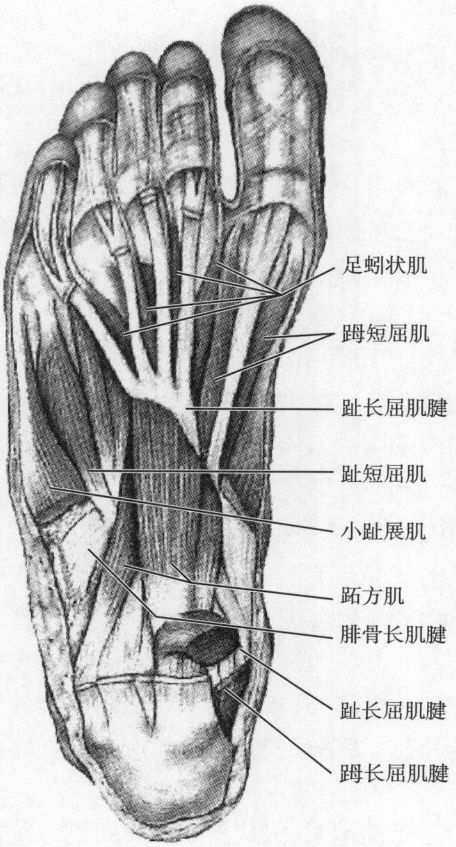

图 1-18　第二层足底肌

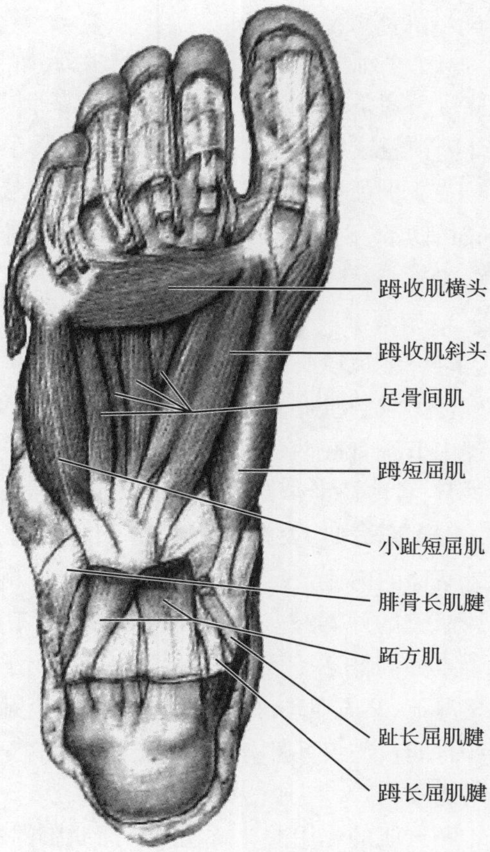

图 1-19　第三层足底肌

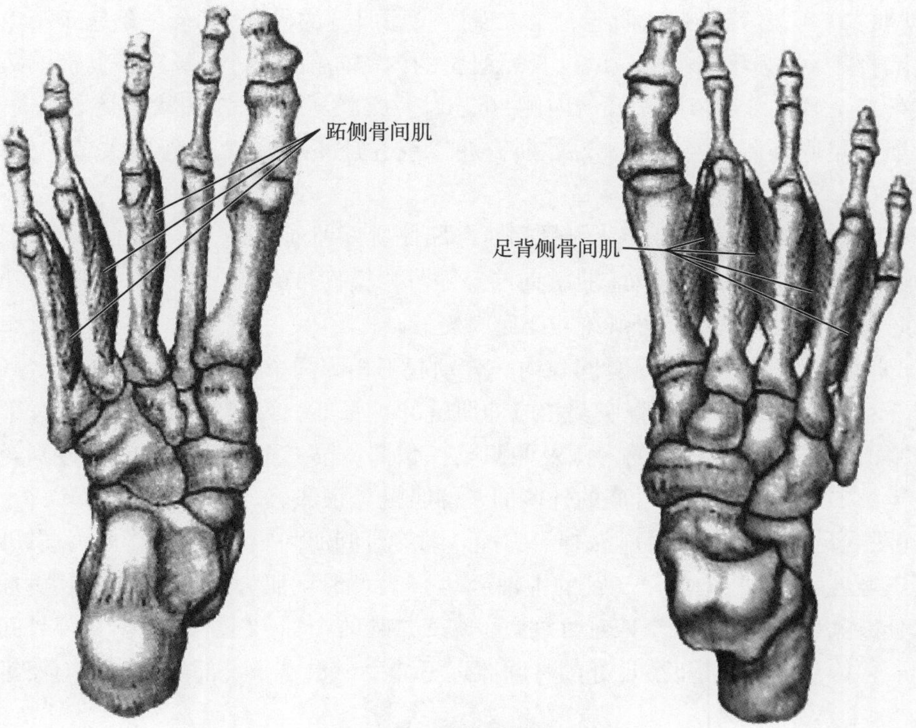

图 1-20　第四层足底肌

2. 外侧群

（1）小趾展肌：位于足的外侧缘，起始于跟骨结节足底面，起端一部分被趾短屈肌覆盖，肌纤维向前移行为两条肌腱，外侧腱止于第五跖骨粗隆，内侧腱止于小趾近节趾骨跖面的外侧。小趾展肌受足底外侧神经或足底内侧神经支配，有外展小趾的作用。

（2）小趾短屈肌：位于足底外侧缘的前端，小趾展肌前部的内侧，该肌起始于第五趾骨底跖面及足底长韧带，止于小趾近节趾骨底跖面的外侧。小趾短屈肌受足底外侧神经支配，其作用为屈小趾的跖趾关节。

3. 中间群

（1）趾短屈肌：呈梭形，位于足底中部，足底腱膜深面。起始于跟骨结节内侧突和足底腱膜。向前移行为四条肌腱，各肌腱经趾长屈肌腱的浅层，并共同进入趾腱鞘，在鞘内分为两束，止于第二至第五趾中节趾骨底两侧。趾短屈肌由足底内侧神经支配，其作用为屈第二至第五趾跖趾关节及近侧趾间关节，且能协助牵拉足纵弓的前后两柱，参与维持足纵弓。

（2）跖方肌：又称副屈肌，是斜方形的小扁肌。位于足底中部，有内、外两头，内侧头较宽大，起自跟骨下面的内侧及足底长韧带的内缘，外侧头起自跟骨下面的外侧及足底长韧带，两头会合后止于趾长屈肌腱的外侧缘。跖方肌的形态可有很多变异，外侧头可缺如，内侧头可大小不等，此肌在跟骨的附着点亦高低不一。跖方肌可有副头，起自腓骨，距踇长屈肌远近不等，或直接位于此肌后面。大多数情况下，跖方肌均终于踇长屈肌腱发至趾长屈肌腱深面的腱性扩张部分；极少终于趾长屈肌腱的外侧缘，如有，亦仅系部分；终于趾长屈肌腱至第五趾腱束的较为罕见。胚胎证明，跖方肌应是踇长屈肌的附属结构。

跖方肌的作用并非矫正趾长屈肌腱的牵引方向，而是在行走足离地时，能代替趾长屈肌腱继续使足趾屈曲，此时距小腿关节背屈，趾长屈肌需要放松，但跖趾及趾间关节仍需跖屈，跖方肌内侧头正是为适应此种矛盾需要而出现的肌肉。

（3）蚓状肌：有 4 条，第一蚓状肌起自第二趾趾长屈肌腱的内侧，其余三条起于第二至第五趾趾长屈肌腱的相对缘。各蚓状肌经相应的趾长屈肌腱的内侧向前，跨过跖骨深横韧带的跖面移行为肌腱，向上绕过第二至第五趾近节趾骨底的内侧，止于趾背腱膜。第一、二蚓状肌受足底内侧神经支配，第三、四蚓状肌受足底外侧神经支配。蚓状肌有屈二至五趾跖趾关节、伸趾间关节的作用，并可使第二至第五趾内收。

（4）骨间肌：包括跖侧骨间肌和背侧骨间肌。跖侧骨间肌有 3 块，位于外侧 3 个跖骨的间隙中。分别起始于第三至第五跖骨的内侧面，肌腱向前经跖骨深横韧带的足背侧，绕过第三至第五趾近节趾骨底的内侧面并止于内侧，其中部分纤维止于趾背腱膜。

背侧骨间肌有 4 块，位于 4 个跖骨间隙内。分别起于相邻两个跖骨的侧面，向前经跖骨深横韧带的足背侧，止于第二至四趾近节趾骨底及相应伸肌腱的扩张部。第一背侧骨间肌绕过第二趾的近节趾骨底之内侧面，止于该节趾骨底的内侧及伸肌腱扩张部。第二至四背侧骨间肌分别经过第二至四趾骨外侧，止于第二至四趾近节趾骨底的外侧面及伸肌腱扩张部。

足部骨间肌受足底外侧神经及腓深神经支配。跖侧骨间肌为内收肌，其作用为屈跖趾关节，伸趾间关节，使第三至五趾内收（向着第二趾的中轴运动）；背侧骨间肌为外展肌，其作用为屈第二至四趾的跖趾关节，伸趾间关节，使第二至四趾外展（远离第二趾的中轴）（图 1-21）。足部骨间肌的支配大致与手部相同，但因足趾功能退化，足部的骨间肌远不如手部重要。足部的小肌肉对于维持足弓有一定重要性。

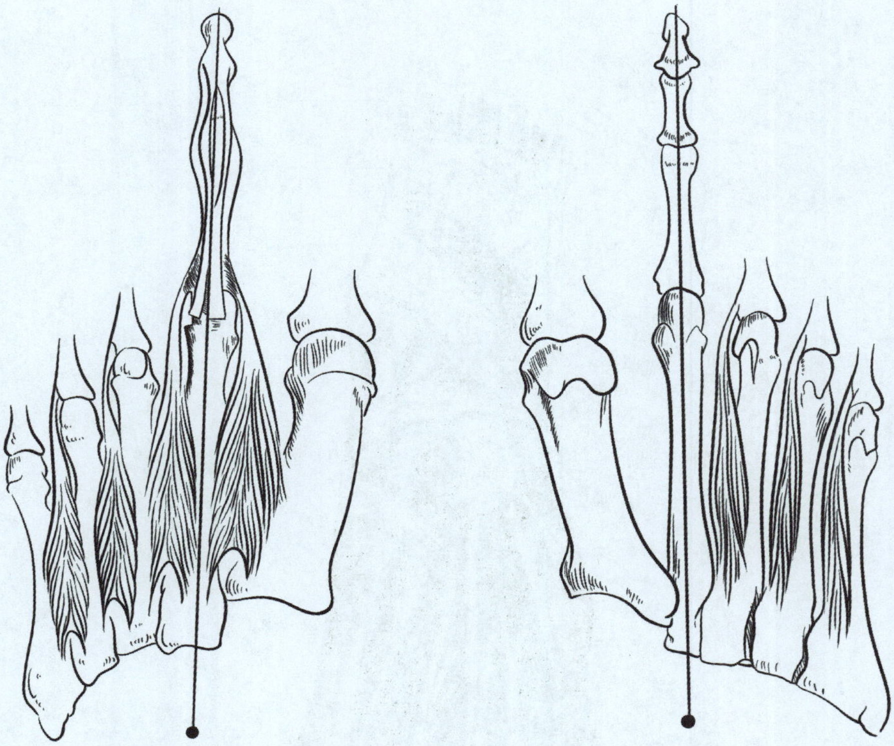

图 1-21　骨间肌的作用

A. 背侧骨间肌主要是外展作用；B. 跖侧骨间肌主要是内收作用

三、腱滑膜鞘

肌腱在摩擦较大的部位，如踝部、趾部等常包绕腱鞘。腱鞘包括腱纤维鞘和腱滑膜鞘。纤维鞘对肌腱起到约束和滑车作用，踝关节周围及足底肌腱的腱纤维鞘较薄弱，趾部腱纤维鞘较发达。腱滑膜鞘位于腱纤维鞘内，由滑膜构成，分为脏层和壁层，两层之间含有少量滑液，利于肌腱滑动。

（一）足背腱滑膜鞘

足背有三个独立的腱滑膜鞘，位于伸肌上、下支持带的深面，从内向外分别为胫骨前肌腱鞘、踇长伸肌腱鞘及趾长伸肌腱鞘，分别包绕各伸肌腱的周围。胫骨前肌腱鞘自伸肌上支持带的上缘至其止端的稍上方。踇长伸肌腱鞘从伸肌上支持带稍上方向下至第一跖趾关节。趾长伸肌腱鞘从伸肌上支持带的下缘向下至外侧楔骨中点，包绕趾长伸肌腱和第三腓骨肌腱，趾长伸肌腱在鞘内已分为至第2~5趾的腱束和第三腓骨肌腱（图 1-22）。

（二）足内侧面腱滑膜鞘

足内侧面的腱滑膜鞘位于屈肌支持带的深面，内踝后下方，从前向后分别为胫骨后肌腱鞘、趾长屈肌腱鞘及踇长屈肌腱鞘。胫骨后肌腱鞘自内踝上方 4cm 到舟骨粗隆，狭窄性腱鞘炎常发生在内踝后方。趾长屈肌腱鞘从内踝上方 2.5cm 向下至足舟骨平面。踇长屈肌腱鞘从内踝平面至第一跖骨底（图 1-23）。

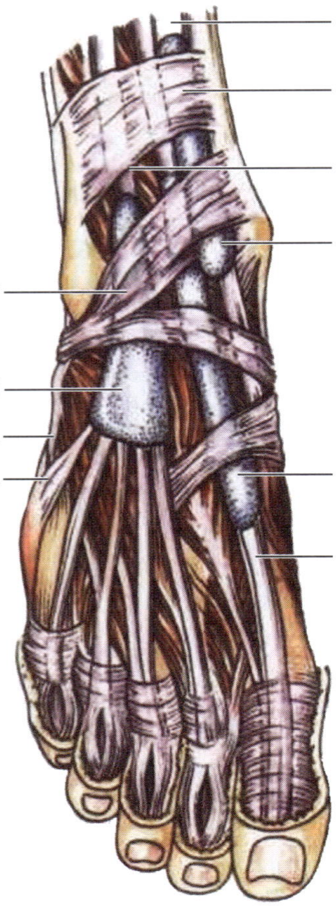

图 1-22　足背腱滑膜鞘

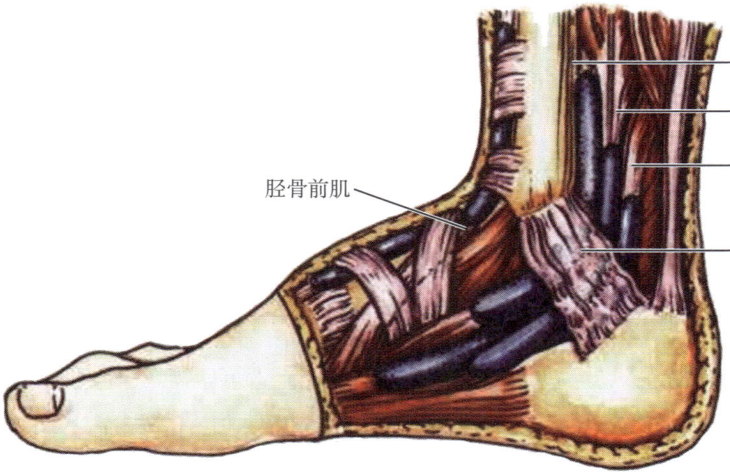

图 1-23　足内侧腱滑膜鞘

（三）足外侧面腱滑膜鞘

腓骨肌腱鞘位于腓骨肌上、下支持带的深面，起于外踝尖上方 5cm 处，最初为一总鞘，包绕腓骨长、短肌腱，经腓骨肌上支持带的深面下行至跟骨外侧面时分为两鞘，分别包绕腓骨长肌腱和腓骨短肌腱。腓骨短肌腱鞘在腓骨长肌腱鞘的上方，终止于外踝尖下 4cm 处。腓骨长肌腱鞘随肌腱转移至足底（图 1-24）。

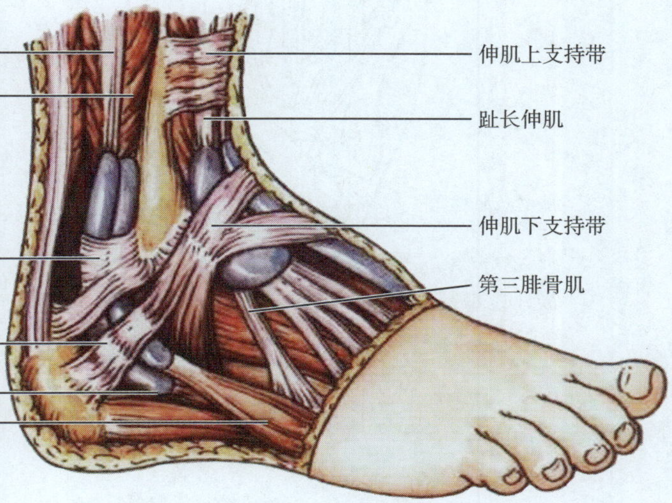

图 1-24 足外侧腱滑膜鞘

（四）足底腱滑膜鞘

胫骨后肌腱鞘由踝部延伸至舟骨粗隆。趾长屈肌腱鞘由踝部延伸至足底中部，踇长屈肌腱鞘由踝部延伸至第一跖骨中部。腓骨长肌腱足底鞘包绕腓骨长肌腱足底段，位于骰骨跖面的腓骨长肌腱沟与足底长韧带所围成的骨纤维管内（图 1-25）。

（五）趾腱鞘

趾腱鞘与指腱鞘相似，包括腱纤维鞘和腱滑膜鞘。

1. 趾腱纤维鞘　趾腱纤维鞘为骨纤维管，由趾深筋膜增厚形成。鞘前端附着于远节趾骨底，后端与足底腱膜的分叉融合。鞘的顶壁为趾骨，下壁为纤维束，纤维束和筋膜在侧方附着于近、中节趾骨侧缘和趾间关节的韧带。纤维鞘的纤维走向不同，近、中节趾骨处的纤维束较强韧，横行走向，称纤维鞘环状部。趾间关节处的纤维束斜行，较薄弱，称纤维鞘交叉部。腱纤维鞘包绕相应的趾长、短屈肌腱和踇长、短屈肌腱。

2. 趾腱滑膜鞘　趾腱滑膜鞘位于腱纤维鞘内，从跖趾关节的近侧延伸至中节趾骨平面，为一双层圆筒状结构。壁层衬于腱纤维鞘的内面，脏层包裹在肌腱的表面。脏、壁两层在骨面与肌腱之间相移行，形成腱纽。腱纽为营养肌腱的血管、神经进入的通路。脏、壁两层之间的腔隙为滑膜腔，正常情况下腔内含少量滑液，滑液可营养肌腱、减少屈肌腱在活动时的摩擦，以使其在鞘内活动自如（图 1-26）。

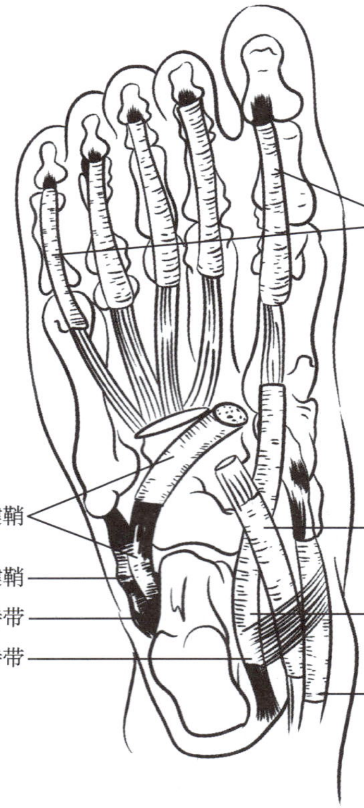

图 1-25 足底腱滑膜鞘

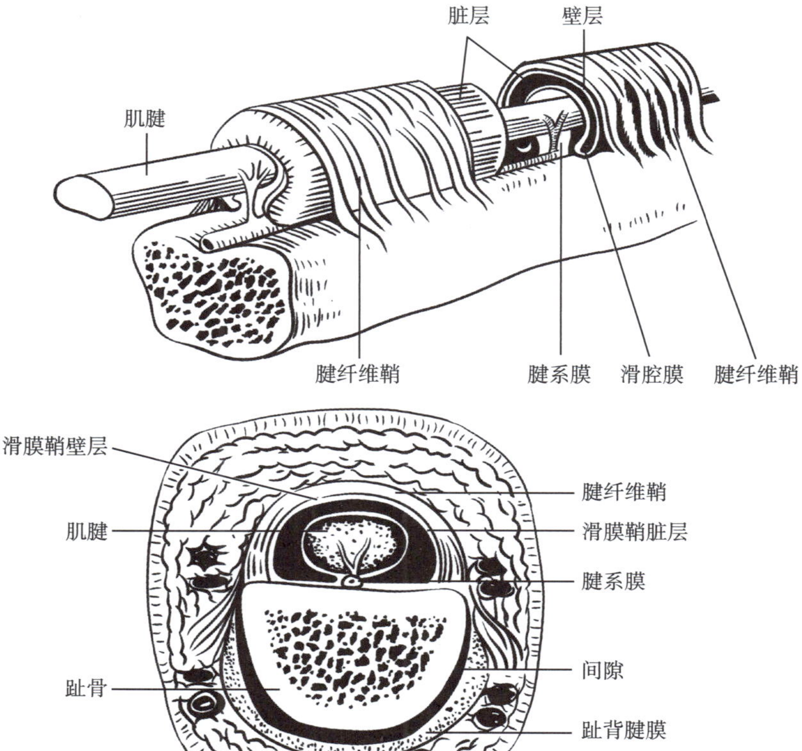

图 1-26 趾腱鞘模式图

第四节　足部血管及淋巴

一、足部的动脉

足部的血供主要来自胫前动脉延续的足背动脉，以及胫后动脉的分支——足底内侧动脉和足底外侧动脉。

1. 足背动脉　胫前动脉行至伸肌支持带下缘，易名足背动脉，继续向踝关节前方，经踇长伸肌和趾长伸肌之间前行，与腓深神经伴行，至第一跖骨间隙分为第一跖背动脉和足底深支。沿途分支有外踝前动脉、内踝前动脉，跗内、外侧动脉，跗骨窦动脉，弓形动脉等。弓形动脉又可分出第二至第四跖背动脉，但常缺如（图 1-27）。

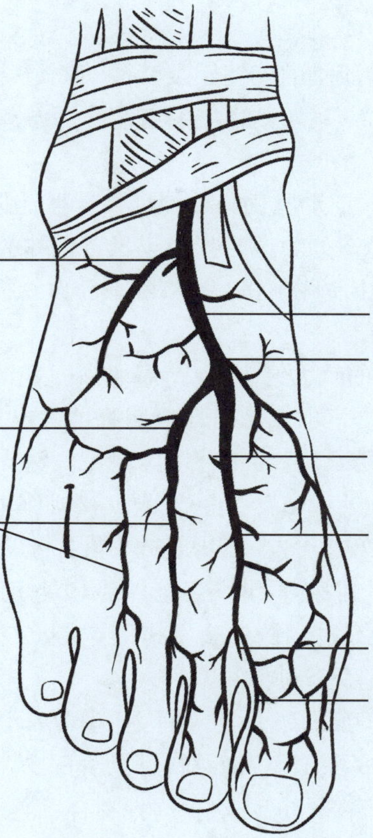

图 1-27　足背动脉及其分支

足背动脉有下列分支：

（1）外踝前动脉：多为一条，两条时则分别起自胫前动脉和足背动脉。此动脉经趾长伸肌和第三腓骨肌腱深面，分布于踝关节外侧、跗骨窦和趾短伸肌起始部，与腓动脉穿支降支和跗外侧动脉吻合。

（2）内踝前动脉：起点在踝关节下方 5cm 处，经踇长伸肌腱和胫骨前肌腱深面，分布于踝关节内侧，并与胫后动脉和足底内侧动脉分支吻合。

（3）跗内侧动脉：在距骨附近发出，有 1~3 支，动脉经踇长伸肌腱深面至足内侧缘，分别抵达胫骨前肌止点的前后，并与内踝网相连。

（4）跗外侧动脉：是足背动脉较大的分支，多为 2 支，常为第二至第四跖背动脉的来源。多数在距骨颈附近发出，少数由高位（踝关节）和低位发出。该动脉行于趾短伸肌和踇短伸肌的深面至足外侧缘，沿途发出分支至趾短伸肌、跗骨和跖骨间隙，并与弓形动脉、外踝前动脉、足底外侧动脉和腓动脉穿支等吻合。

（5）跗骨窦动脉：通常为 2 支，一支在外踝下缘处，另一支在趾短伸肌深面，分别称近侧和远侧跗骨窦动脉。近侧跗骨窦动脉多为外踝前动脉或腓动脉穿支的细小分支，远侧跗骨窦动脉起自跗外侧动脉，与距骨的血供有关。

（6）弓形动脉：弓形动脉常缺如。发出后于趾长、短伸肌腱深面外走行，与跗外侧动脉和足底外侧动脉分支吻合，形成动脉弓，动脉弓向近侧发出小支，参与足背网，向远侧发出第二、三、四跖背动脉，沿第二、三、四跖骨间隙的背侧骨间肌表面前行，到跖趾关节附近，各分为两支趾背动脉，沿相邻两趾的毗邻缘前行，至趾端与对侧同名动脉吻合，第四跖背动脉另发一支到小趾外侧。

（7）足底深支：为足背动脉的终末支之一，在第一跖骨间隙近侧端，穿第一骨间肌至足底，与足底外侧动脉吻合成足底动脉弓。

足背动脉位置表浅，可于踇长伸肌腱的外侧触及其搏动。足背动脉外径大、可游离部长，临床做皮瓣移植时大都主张用它作为血管蒂，利用其供应的组织作为游离移植及第二足趾游离移植再造踇趾的皮瓣血供。

足背动脉可缺如，但即使缺如，胫前动脉仍延续到足背。当足背动脉末端与第一跖背动脉及足底动脉弓不直接连续时，即为足背动脉缺如。这时相当于足背动脉的血管极细，且走行偏离正常位置，被踇长伸肌腱覆盖，波动不易触得。所以在临床上，判断下肢血管损伤，是否发生筋膜室高压时，仅靠触摸足背动脉是不够的。

2. 足底外侧动脉　为胫后动脉的较大终支，自踇展肌深面进入足底后，斜向外侧，穿行于趾短屈肌和跖方肌之间，至第五跖骨底的前外侧，在第五跖骨粗隆前发出小趾固有趾底动脉后转向内侧，行于第三、四肌层之间，至第一跖骨间隙近端，与足背动脉之足底深支吻合成足底弓。足底外侧动脉有皮支、肌支和小趾趾底固有动脉等分支，分布于足底外侧皮肤、肌肉。

3. 足底内侧动脉　为胫后动脉较小分支，于踝管内由胫后动脉分出后，与足底内侧神经伴行，沿足底内侧缘前行，起始时行于踇展肌的深侧，继而经踇展肌和趾短屈肌之间前行，最后沿踇长屈肌腱下缘至踇趾胫侧，分支至踇趾两侧及足底内侧皮肤。其深支在第一、二、三趾间隙与跖底动脉支吻合，有时与足底外侧动脉支吻合，形成足底浅动脉弓。

4. 足底动脉弓：足底动脉弓位于足的跖面，位置很深，紧贴跖骨底及骨间肌。足底弓的形成主要有两型：Ⅰ型，由足底外侧动脉和足底深支吻合而成，且足底深支常居优势（占 71%），吻合部位在第一跖骨间隙处或在足底中间部和外侧部；Ⅱ型，缺少这种吻合，而被足底外侧动脉与足背动脉中间小的吻合所代替。足底弓向上发出 3 支穿动脉，经第二、三、四跖骨间隙近侧部、背侧骨间肌两头之间上行，与相应跖背动脉吻合，沟通足背和足底血运，足底弓向前发出 4 支跖底动脉，前行于跖骨间隙内，与骨间肌相贴。至跖趾关节附近，每支跖底动脉各分为 2 支趾底动脉，至相邻各趾的相对缘，并于各趾末端相互吻合成网。每一跖底动脉远侧端靠近分叉处，又发一前穿支，与各跖背动脉远端相交通，进一步保证各趾血运。

5. 跟内侧动脉支　为腓动脉的延续，主要营养足跟部的皮动脉，起点为内踝与跟骨结节内侧突连线的中点，位于内踝尖之后。做跟部手术时要注意保护，否则有发生跟部皮肤坏死的可能。

足底动脉及其分支如图 1-28 所示。

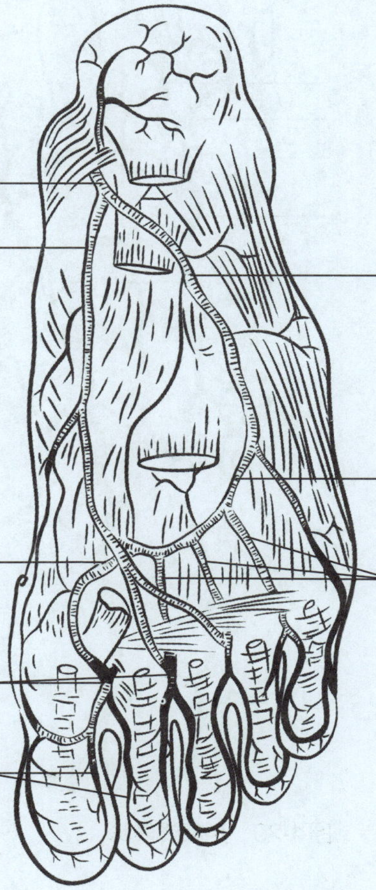

图 1-28 足底动脉及其分支

二、足部的静脉

踝足部的静脉有深静脉和浅静脉两组，均有较丰富的静脉瓣，深浅静脉间有许多交通支相连，浅静脉位于皮下组织中，深静脉与伴行动脉同名。现将踝足部常见的浅、深静脉分别介绍如下：

（一）足背静脉

1. 浅静脉　足背浅静脉呈网状，位于皮下浅筋膜中，于足背内侧缘汇成大隐静脉，在足背外侧缘汇成小隐静脉，大、小隐静脉间的静脉在足背远侧形成弓形的静脉弓，横过足背远侧，接受由趾背静脉吻合而成的 3~4 支跖背静脉、踇趾内侧缘趾背静脉、小趾外侧缘趾背静脉及来自足底的小静脉。足背浅静脉弓的属支有趾背总静脉、小趾外侧趾背静脉、踇趾内侧趾背静脉，及足内、外侧缘静脉（图 1-29）。

2. 深静脉　足部的深静脉有两条，与同名的动脉伴行，位于动脉两侧，接受足部深部的静脉属支。静脉干与浅静脉间吻合少，对足背皮肤及足趾的静脉血液引流作用不大，在第一跖骨间隙基底部的穿支，是连接足背深、浅静脉弓的主要途径。最后，静脉汇入小腿的胫前、胫后及腓静脉。

浅静脉与深静脉之间有交通支，常以直角方向回流。有瓣膜阻止血液向浅静脉倒流，当瓣膜失去作用，如浅静脉曲张时，深静脉血液会倒流回浅静脉，引起下肢肿胀、疼痛等。

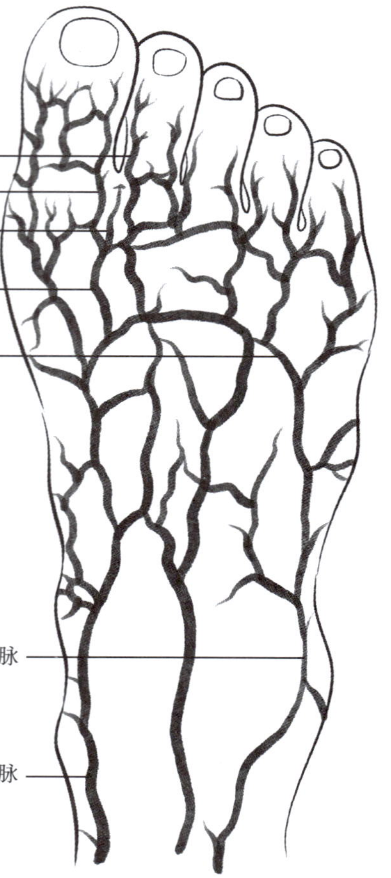

图 1-29　足部浅静脉

（二）足底的静脉

1. 足底浅静脉　其回流途径有 5 条：

（1）通过皮动脉的伴行静脉汇入足底内、外侧静脉。

（2）足内侧浅静脉经足内侧缘汇入足背浅静脉，再回流至大隐静脉或直接汇入大隐静脉。

（3）足外侧浅静脉经足外侧缘汇入足背浅静脉，再回流至小隐静脉，或直接汇入小隐静脉。

（4）足跟部的浅静脉汇入跟腱两侧的浅静脉，或经交通支汇入胫后静脉和腓静脉。

（5）足前部的浅静脉汇入足底的浅静脉弓，此弓位于跖趾关节关节线或其后方的皮下，借头间静脉与深部静脉和足背静脉弓交通。

2. 足底深静脉

（1）足底内侧静脉：大多为 1 条，极少数人为 2 条，其长度与动脉相近，外径均较同名动脉粗。静脉远端与足底静脉弓间有较粗大的吻合，近端约在足底内、外侧动脉的分叉处汇入胫后静脉。

（2）足底外侧静脉：大多为 2 条，少数为 1 条，另有部分人群近侧分为 2 条，远侧合成 1 条。静脉远端延续至足底，近端在内踝后下方与足底内侧静脉汇合后注入胫后静脉。足底静脉弓有 2 条，分别位于足底动脉弓的远侧和近侧，远侧者细小，近侧者粗大，弓内未见瓣膜。弓的外侧端移行于足底外侧静脉，内侧端与足背静脉深支相续，两者相接处在第一跖骨间隙内。静脉有静脉瓣，开口朝向足背，保证足底深静脉流向足背。跖底静脉后端汇入足底静脉弓的近侧弓。

三、踝足部的淋巴

足部与小腿的淋巴管分为浅淋巴管和深淋巴管，浅淋巴管分布于浅筋膜的脂肪层中，收纳皮内及皮下淋巴，沿浅静脉走行，通常由几条浅淋巴管汇合成直径为0.3~0.6mm的集合淋巴管，注入局部浅淋巴结；深淋巴管收纳肌肉、肌腱、筋膜、骨和关节的淋巴，沿深部血管走行，多注入局部深淋巴结。两层淋巴管网相互交通，浅层淋巴管网与深层淋巴管网汇合，在皮下组织形成淋巴管丛，由淋巴管丛发出集合淋巴管，再沿大隐静脉和小隐静脉走行，注入足部及小腿局部淋巴结。集合淋巴管有实用价值，与大小隐静脉有规律性的伴行关系，可根据静脉的位置寻找相应的集合淋巴管。

小腿的浅淋巴管分为内侧组、后组和外侧组。内侧组数量最多，起于第1~3趾，从足内侧缘走向足背，伴行大隐静脉，大部分汇入腹股沟淋巴结；后组伴小隐静脉上行，汇入腘淋巴结浅组；外侧组数量最少，起于第4、5趾骨及足外侧缘，参与内侧组上行。深淋巴管多与深部血管伴行，最后都直接注入腹股沟淋巴结（图1-30）。

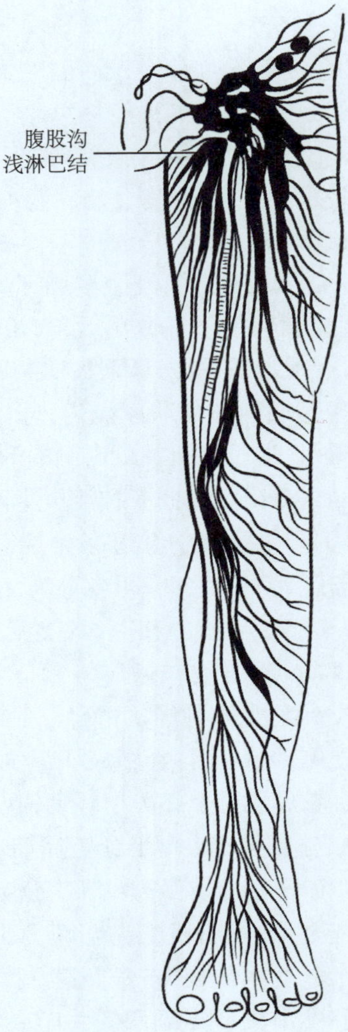

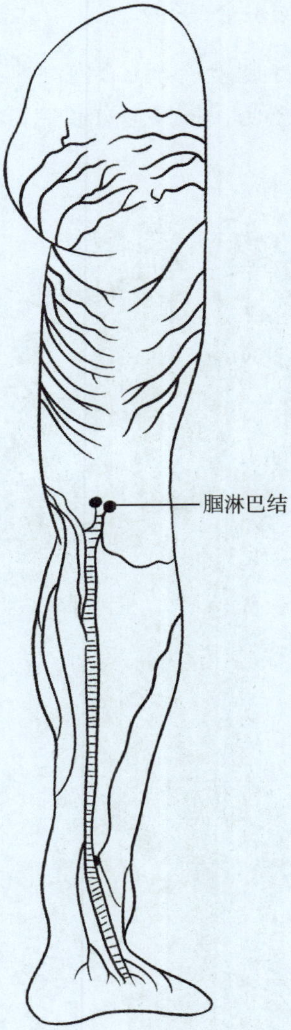

图1-30 踝足部的淋巴

足肌的大部分集合淋巴管沿肌内和肌间的血管走行，有 3 种基本走行：①沿足底血管向内侧走行，汇入沿胫后血管走行的集合淋巴管。②沿足背血管分支出前上方，走向足背近侧，汇入沿胫前血管走行的集合淋巴管。③穿过深筋膜浅出，汇入皮下集合淋巴管，沿大隐静脉走行的集合淋巴管上行。

下肢的深淋巴管有腓静脉淋巴管、胫前淋巴管和胫后淋巴管，行于血管神经鞘内。深淋巴管的数量较浅淋巴管要少，但管径粗大，多在 0.3mm 以上。

足踝部淋巴管阻塞后，可引起淋巴回流障碍，淋巴液滞留引起组织间隙肿胀，即淋巴水肿。其慢性过程表现为皮肤过度角化，皮下组织及筋膜过度增生、肥厚及硬化，所以又称此为象皮病。

第五节　足部神经

一、胫神经

胫神经在小腿下端分出跟内侧神经皮支，该皮支穿分裂韧带，分布于足跟内侧皮肤。胫神经与胫后动脉在内踝后方一同穿过分裂韧带深侧，进入足底，分为足底内、外侧神经。两神经所形成的角度较同名动脉小，粗细大致相等，但有时足底内侧神经较足底外侧神经大，足底的神经分布较动脉恒定（图 1-31）。

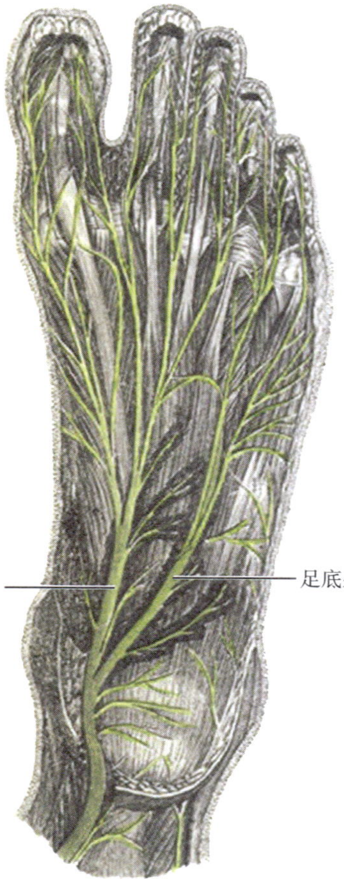

图 1-31　足底神经

1. 足底内侧神经　相当于手掌的正中神经，从分裂韧带下方分出后，与足底内侧动脉相偕行，达䠀展肌深侧，经䠀展肌与趾短屈肌之间，穿行于足底内侧的肌间隔内，分支支配䠀展肌、趾短屈肌、䠀短屈肌及最内侧的蚓状肌。足底内侧神经先分出趾底固有神经至䠀趾内侧缘，然后在跖骨基底处，又分出 3 条趾底总神经，行于跖腱膜与趾短屈肌之间，再各分为 2 条趾底固有神经，布于第 1~4 趾的相对缘，支配足底内侧以及内侧 3 个半趾的皮肤感觉。

2. 足底外侧神经　相当于手掌的尺神经，与足底外侧动脉偕行，经䠀展肌深侧，斜向前外侧，行于趾长屈肌腱及跖方肌浅面，在趾短屈肌深侧至足底外侧沟内（介于趾短屈肌与小趾展肌之间）向前行，达第五跖骨基底，分为浅支和深支。在分支之前，发出肌支支配跖方肌及小趾展肌，并发出一些小的皮支，穿跖腱膜，支配足底外侧皮肤。发出关节支到跟骰关节。浅支分出 2 条趾底总神经，外侧支分布于小趾外侧缘，内侧支又分为 2 条趾底固有神经，分布于第 4、5 趾相对缘,并与足底内侧神经之间有交通支。此神经除分布于足趾的跖面外,还以分支绕到足趾中节及末节背面。浅支发出肌支支配小趾短屈肌、第三跖侧骨间肌及第四背侧骨间肌。深支自第五跖骨基底处,穿向足的深部,弓形弯曲向内,行于跖方肌、趾长屈肌腱、蚓状肌及姆收肌斜头的深侧,在跖骨基底的跖侧与足底外侧动脉的足底动脉弓伴行,神经弓位于动脉弓的近侧。深支支配的肌肉有第二至第四蚓状肌、踇收肌,内侧 3 个骨间隙内的骨间肌(第三跖侧及第四背侧骨间肌除外),以及踇收肌的横头与斜头。由深支发出关节支到跗骨间关节、跗跖关节及跖趾关节。

二、腓总神经

腓总神经是坐骨神经的另一大终支,在腘窝上角分出后斜向外下侧,沿腘窝的上外侧缘、股二头肌的内侧下降。在股二头肌腱与腓肠肌外侧头之间,经腓骨长肌的深侧绕腓骨颈,分为腓深神经和腓浅神经两终支(图 1-32)。

1. 腓深神经　腓深神经在胫前肌与踇长伸肌之间下行,下行过程中发出胫骨前肌支、趾长伸肌支、踇长伸肌支和第三腓骨肌支。在踝关节前分为内、外侧支。内侧支向远侧行于足背,经趾短伸肌内侧腱深面和足背动脉外方,在第一跖骨间隙发出踇背外侧皮神经和第二趾背内侧皮神经,分别支配踇趾和第二趾毗邻缘皮肤、第一背侧骨间肌、跗跖关节及跖趾关节。外侧支发出后行向外侧,在趾短伸肌的深侧发出肌支到踇短伸肌和趾短伸肌,发出关节支到跗骨关节和外侧 3 个跖骨间隙,在跖骨间隙内分出小支布于邻近诸骨、骨膜及第二至第四跖趾关节。

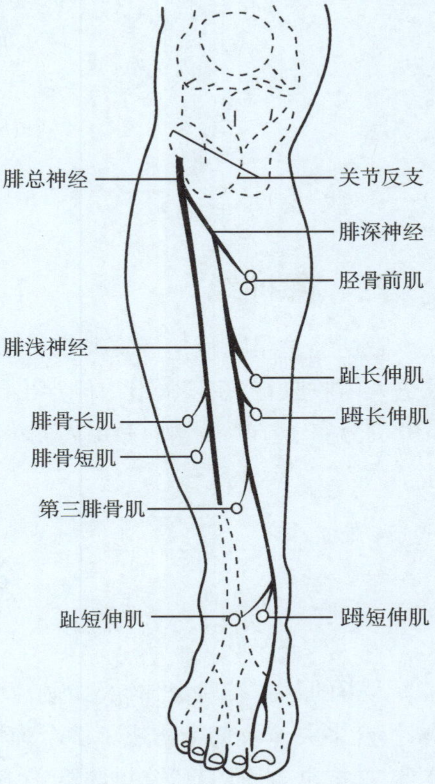

图 1-32　腓总神经及其分支

2. 腓浅神经　腓浅神经先位于腓骨长肌与腓骨短肌之间,分出肌支至腓骨长肌和腓骨短肌,后下降到腓骨肌与趾长伸肌之间,在小腿下 1/3 处,穿深筋膜到浅筋膜层内下降,分为足背内侧皮神经及足背中间皮神经。足背内侧皮神经行向内下方,跨过小腿横韧带及十字韧带表面,再分为内、外两支。内侧支分布于足背踇趾内侧及足背内侧皮肤,可与隐神经及腓深神经的分支结合;外侧支分为两支,分布于第 2、3 趾骨的相对缘。足背中间皮神经分出后经十字韧带表面,至足背外侧部亦分为两支,内侧支分布于第 3、4 趾相对缘;外侧支分布于第 4、5 趾相对缘,并与腓肠神经(足背外侧皮神经)间有交通支。外侧支如果缺如,则由腓肠神经的分支代替。

三、腓肠神经

腓肠神经通常是由胫神经发出的腓肠内侧皮神经与腓总神经发出的腓神经交通支结合而成(约占 81.5%);有的腓肠神经单独由腓肠内侧皮神经形成,腓神经交通支可以存在或缺如(约占 13.3%);有的腓肠神经单独由腓神经交通支形成,腓肠内侧皮神经可以存在,但因短小而未达小腿下端,或完全缺如(约占 5.2%)。腓肠神经在足跟外侧有 1~3 条分支,称跟外侧皮神经支,与小隐静脉的外踝属支伴行,分布于足跟外侧皮肤和跟外侧骨膜,支配足跟后缘、外侧缘及跟外侧骨膜的感觉。腓肠神经的末支即足背外侧皮神经,支配足背及足外侧的皮肤感觉(图 1-33)。

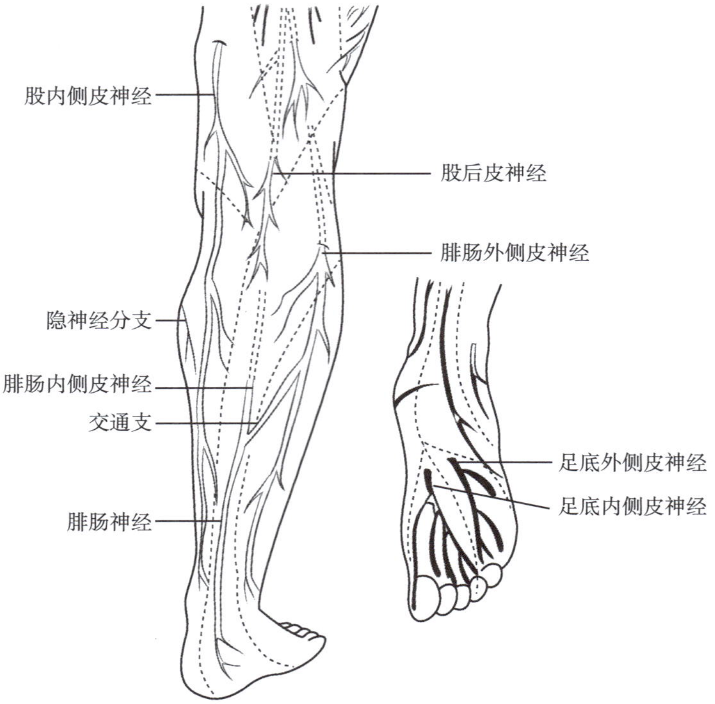

图 1-33　腓肠神经的走行分布

四、隐神经

隐神经是小腿唯一一支非坐骨神经分支的皮神经，它是由腰丛发出的股神经的终末支。伴股动脉进入内收肌管，在膝关节内侧穿出深筋膜，分出髌下支，伴大隐静脉沿小腿内侧面下降达足内侧缘，有分支分布于小腿内侧面和足内侧缘的皮肤。

第六节　足　　弓

人类的足具有一定弹性，并很轻巧，负荷力惊人，这主要是由其结构特点所决定的。依靠足部 26 块骨、众多关节及韧带构成了多个弹性弓及杠杆，这样可使负重很好地分散开，骨架及韧带主要支持体重，抵抗重力，肌肉则控制骨架，保持平衡、冲动及限制能力。

一、足弓的构成

人的足弓是一个类似于弹簧的可变结构，随姿势不同而有所变化。足弓可分为纵弓和横弓，纵弓又可分为内侧纵弓和外侧纵弓（图 1-34）。

（一）内侧纵弓

内侧纵弓较高，由跟骨、距骨、舟骨、楔骨、第一至第三跖骨及籽骨构成。距骨为足弓顶，第一至第三跖骨头和跟骨结节分别为内侧纵弓的两端。内侧纵弓主要由胫骨后肌、趾长屈肌、踇长屈肌、足底小肌、跖腱膜及跟舟足底韧带维持，此弓曲度大、弹性强，有缓冲震荡的作用，故也称弹性足弓。

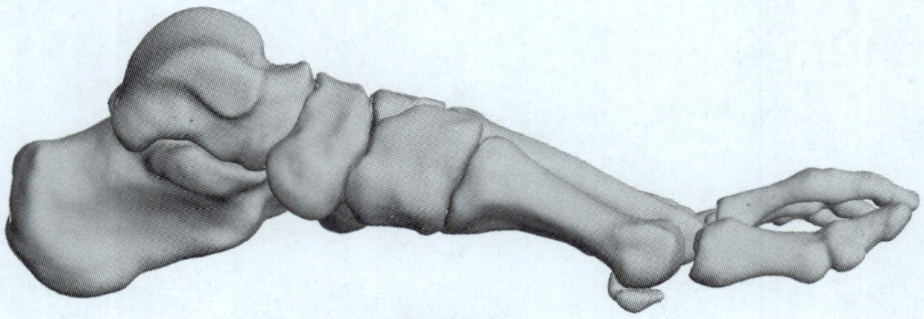

内侧纵弓

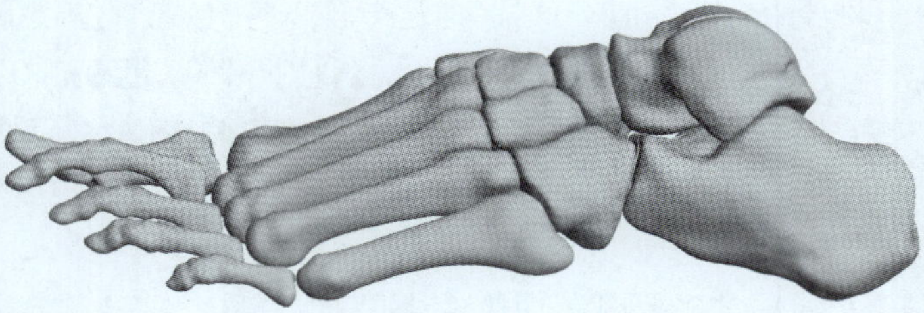

外侧纵弓

图 1-34　足纵弓

（二）外侧纵弓

由跟骨、骰骨及第四、第五跖骨构成。顶点为骰骨，跟骨为后负重点，外侧两个跖骨为前负重点。维持外侧纵弓的结构有腓骨长肌、小趾肌群、足底长韧带及跟骰足底韧带等。外侧纵弓曲度小、弹性弱，较为稳定。站立时内侧纵弓并不着地，外侧纵弓几乎全着地；外侧纵弓先于内侧纵弓承受重力，腓骨长肌通过骰骨下方在外侧纵弓的顶点形成吊索，参与维持直立姿势，故也称支撑足弓。

（三）横弓

由 5 个跖骨基底及跗骨的前部构成，其背侧面较跖侧面大，上宽下窄，在足的跖面形成一个很深的凹，作拱桥状。临床上不要将各跖骨头连接部分看作前横弓。人站立时 5 个跖骨头完全着地，它们的下面没有任何韧带联系。足横弓主要由腓骨长肌及踇收肌的横头等维持结构（图 1-35）。

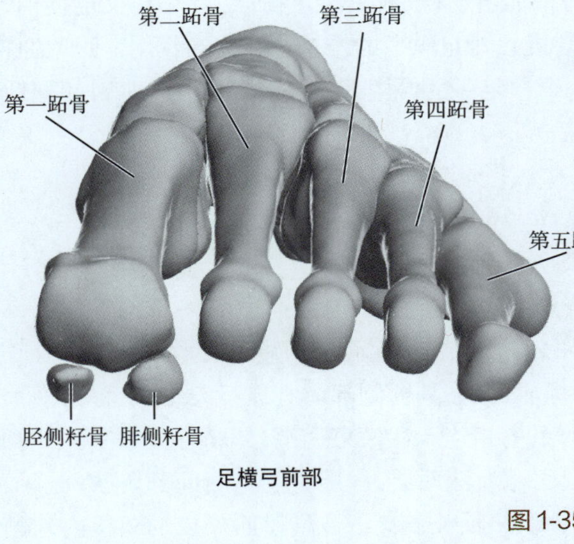

足横弓前部

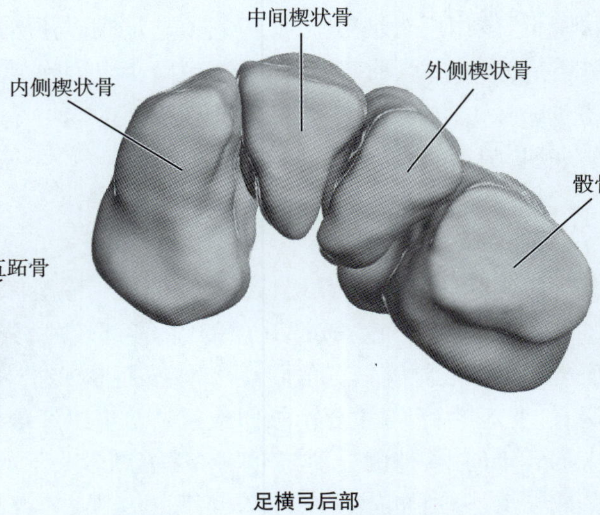

足横弓后部

图 1-35　足横弓

二、维持足弓的结构

足弓由足骨、韧带、肌肉以及足底筋膜共同维持。

（一）足骨

足骨的背侧面凸出，较跖侧面为宽，无论从前后方向还是左右方向看，均向上弓起。两足并立时，两侧足横弓形成一个完整的弓形。人的足弓以纵弓较为重要，横弓的维持有赖于纵弓的完整，如纵弓破坏，横弓必然受影响。跖骨的形态类似于伞骨，当足弓较高时，各跖骨像收拢的伞，相互靠拢；当足弓变平时，各跖骨又像张开的伞，相互分开，夹角变大。籽骨对于维系足弓亦有重要作用，由于籽骨间嵴的存在，跖骨头被胫侧籽骨阻挡，形成支脚，防止第一跖骨向内侧移位，从而维持足弓形态。

（二）韧带

足弓凹面的韧带是维持足弓的主要因素，可维持足弓形态。主要韧带有跟舟足底韧带、足底长韧带、跟骰足底韧带、跗骨间韧带、三角韧带和跖腱膜等。跗骨间韧带分布于除第一跖骨外的跖骨底及各跗骨间，这些韧带按照功能有一定的排列次序。外侧纵弓的跗骨间韧带有抵抗肌肉向后牵引及因走路或跑跳时在第 4、5 趾所引起的后冲力量的作用。内侧纵弓的跗骨间韧带有使因行走或跑跳施加于第一跖骨的后冲力量分散至第二、三跖骨，然后间接经楔骨、舟骨、距骨传达至胫骨的作用。三角韧带的作用是在维持踝关节稳定的同时，防止跟骨外翻。

（三）肌肉

肌肉为维持足弓最重要的因素，能将足弓的前后二柱拉紧，或直接向上牵起弓顶。内收与内翻足的肌肉能增加纵弓高度，外展与外翻足的肌肉则使其变扁（图 1-36）。

胫骨前肌腱可以直接向上牵引足弓，使足内收与内翻，有利于足弓的维持。胫骨后肌腱止于舟骨粗隆、3 块楔骨的跖面及第二至四跖骨底，也使足内收与内翻，并可抬高内侧纵弓；同时可以加强跟舟足底韧带，使舟骨与距骨头紧密相连，不使其下垂。趾长屈肌腱与踇长屈肌腱在足底交叉，位于距骨头下，形成一附加支持带。理论上讲，踇长屈肌腱由屈肌支持带下经载距突及跟舟足底韧带之下，终于踇趾远节趾骨底，犹如弓弦，对内侧纵弓的维持具有一定作用。腓骨长肌腱主足外展与外翻，能使纵弓降低，该作用对足弓不利，但它横越足底，与胫骨前肌腱协同，有维持足横弓的作用；又能使前足向外下后方，与胫骨前肌腱使前足向内上后方的作用拮抗，对足纵弓的维持也有一定作用。踇收肌横头横越跖骨头，亦可支持横弓。其他足底小肌肉也有牵拉足弓的作用，可增加足弓高度，如趾短屈肌、踇短屈肌、踇展肌及小趾展肌等。

（四）足底筋膜

足底筋膜分为浅、深两层，浅层称跖腱膜，深层称骨间跖侧筋膜。

1. 跖腱膜　足底深筋膜浅层的内、外部较薄，分别覆盖踇展肌和小趾展肌，其中部明显增厚，称足底腱膜。足底腱膜呈三角形，后部较窄而厚，起自跟骨内侧结节，深面与趾短屈肌紧密结合，向前逐渐增宽、变薄，中间部主要由纵向致密结缔组织纤维构成，但在其远侧部尚有横行纤维束，称为横束。横束的纤维向内、外侧分别与第一和第五跖骨头下的足垫相连。在横束远端，即跖骨头水平，中间部可分成 5 束，分别伸向第 1~5 趾。平跖趾关节，各束又分浅、深两层，浅层止于足底前部皮肤，深层又分为两条，分别向深层包绕各趾的屈肌腱，外侧 4 束止于跖趾关节囊下方增厚而形成的跖板内外侧；

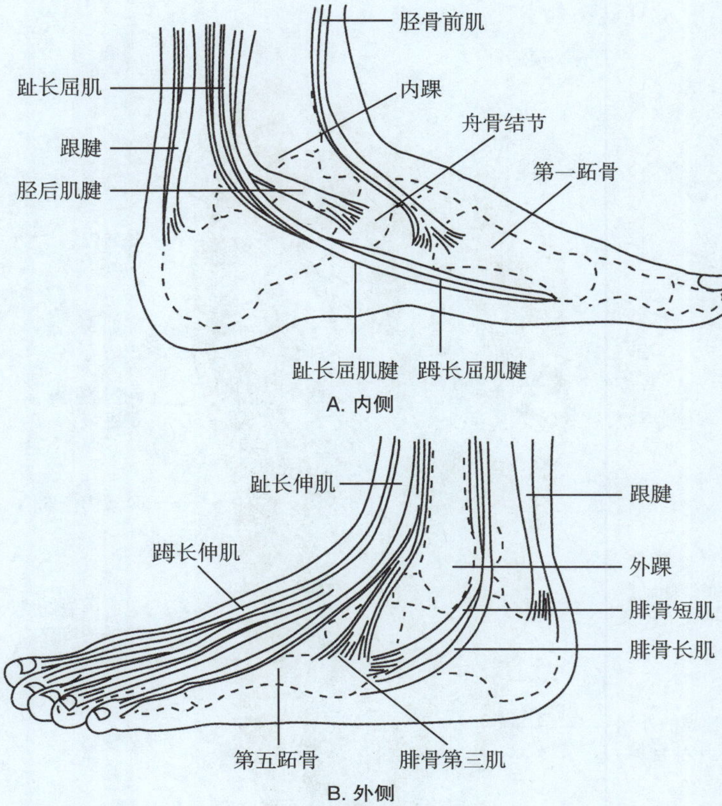

图 1-36　维持足弓的肌肉

内侧束的两分支则分别止于第一跖骨头下的两粒籽骨，后者又有强大的韧带连于近节趾骨基底及第一跖骨颈。相邻的跖腱膜及跖筋膜与跖骨头下方的跖深横韧带相互交织，形成强大的筋膜韧带系统，参与维持足弓的三维形态（图 1-37）。足底腱膜如同弓弦，紧绷于跟骨结节跖面及跖骨头之间，为支持足纵弓的最坚强部分。如跖腱膜挛缩，足底弧度即增大而形成弓形足。

在低等动物中，跖腱膜的中央部分与小腿后的跖肌在跟骨后相续，犹如手掌的掌腱膜与掌长肌相续一样。只有在人类身上，两者是分开的。跖腱膜的功能有：①保护足底的肌肉及肌腱，便于活动；②保护足底关节；③作为足底某些内在肌的起点；④为足纵弓坚强的稳定结构，对足纵弓起到"绞盘样"作用，在足负重时能储存一定的弹性势能；⑤维持足横弓，跖腱膜和跖筋膜参与构成跖骨头下方的跖板，强韧的跖板通过籽骨、关节囊等结构牢固控制跖骨头位置，限制负重过程中跖骨散开的趋势。

跖腱膜向足部深处发出两个筋膜隔，分别止于骨间跖侧筋膜。筋膜隔将足底分为 3 个筋膜室，即内侧室、外侧室及中间室。内侧室容纳踇展肌、踇短屈肌、踇长屈肌腱，以及分布于各肌的足底内侧动脉和神经；外侧室容纳小趾展肌、小趾短屈肌，足底外侧动脉及神经；中间室内有趾短屈肌、趾长屈肌、蚓状肌、跖方肌和踇收肌，以及在各趾屈肌腱之间通过的神经、血管等。这些筋膜间隙的内、外侧均有紧密的筋膜限制，如足底某一间隙发生感染，可向深部或浅部蔓延，细菌或脓液可穿过跖腱膜至皮下或趾蹼。中间室鞘内的疏松结缔组织与小腿后肌群的深筋膜相续，故中间室的感染可向小腿蔓延。另外，足底跟部存在弹性脂肪组织，形成弹性纤维组成的致密间隔，一旦细菌进入，极易繁殖，且抗生素难以到达这些小间隔内，感染不易控制。所以临床对足底的外伤处理、皮瓣选择、清创操作等都应非常慎重。

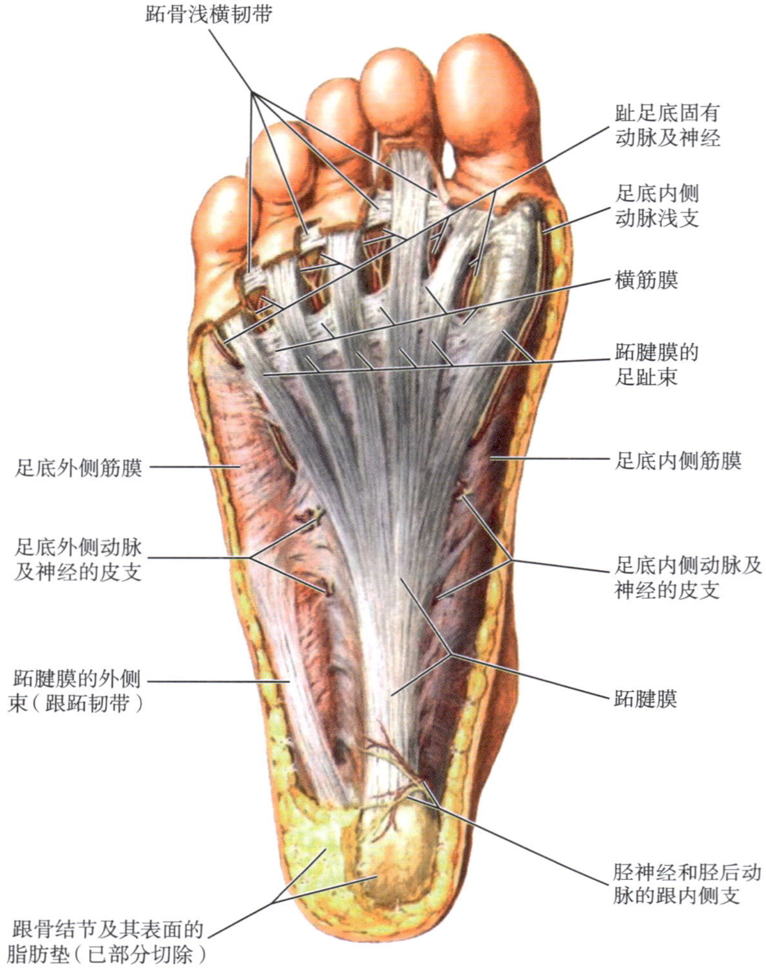

图 1-37　足底腱膜

2. 骨间跖侧筋膜　足底的骨间跖侧筋膜覆盖于骨间肌的跖侧面，与跖骨的跖侧面骨膜愈着，与骨间背侧筋膜及相邻两侧的跖骨共同构成 4 个跖骨间隙，各间隙内含有神经、血管。因此，在行足部手术时一般主张从背侧进入，尽量不选择跖侧切口。

第七节　足 部 皮 肤

一、足背部皮肤

足背皮肤是全身皮肤中较薄的部分，厚度为 0.5~0.7mm，柔软而有一定的弹性和移动性，有利于足部各关节的运动。上述特点是因为足背表皮的角质层、透明层和颗粒层较薄或不明显，真皮中含有较多弹性纤维。趾间关节背侧皮肤有环行横纹或隆起，有利于足趾运动。足背浅筋膜较薄，脂肪组织少，所以透过皮肤可见到浅筋膜中的足背静脉弓及其属支。足背部皮肤薄，活动性大，浅筋膜结构疏松，又因为位置低，故水肿时表现明显。

足背部皮肤血运主要由足背动脉的分支供应。

隐神经由内踝前方向远侧分布于足背内侧缘皮肤；腓肠神经由外踝后下方向远侧分布于足背及小趾外侧缘皮肤；腓浅神经分为内、外侧支，分布于足背其余大部分皮肤及趾背皮肤（踇趾、第二趾的相对面除外）；腓深神经内侧支在足背第一、二跖骨间穿出深筋膜，分布于踇趾及第二趾的相对面（图 1-38）。

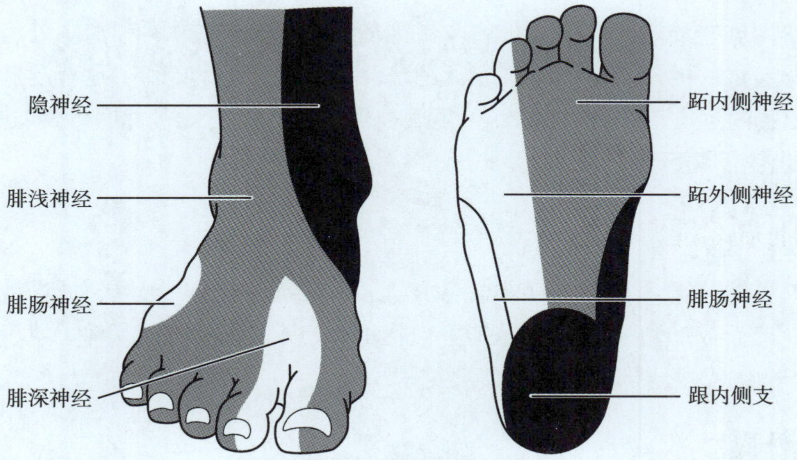

图 1-38　足踝部主要皮神经

二、足底皮肤及皮下组织

（一）足底皮肤负重功能分区

按照负重功能的主次，可将足底皮肤分为足跟区、前跖区、外侧区及跖弓区。其中，前三者为负重区，以足跟区最为重要，前跖区其次，外侧区最次；跖弓区为非负重区。

（二）足底皮肤特点

足底皮肤是全身皮肤中最厚的部分，可达 4mm 以上，主要原因是足底表皮的角质层很厚，含有多达数十层细胞，透明层和颗粒层也很明显。尤其在负重较大的足跟、踇趾基底部及足外侧缘特别厚。同时，足底皮肤弹性差，厚而坚韧，真皮层向深面发出许多纤维束穿浅筋膜连于深筋膜或肌腱等深层结构。这种紧密连接减少了足底皮肤的弹性和移动性。足底区浅筋膜中的脂肪组织被纤维束分隔成许多海绵状的皮下脂肪垫，这种脂肪垫于足跟、第一跖骨头下和第五跖骨头下部特别增厚，成为足垫，为站立时的着力点。因此，足底皮肤具有耐磨、耐压、承重功能，且有相对不滑动和因部位不同而厚度不同的特点，以利于行走和负重时的稳定性。足部的软组织结构特点具体体现在：①可有效限制皮肤过度移动；②有些区域软组织形成一定角度，构成弯曲的皱褶，有利于运动；③足底肌，尤其是肌腱被限制在足和趾的凹陷处，限制了这些肌腱的过度移动；④防止血管、神经受压。足底皮肤与足骨跖面之间的软组织对人体站立时负重及吸收震荡具有重要意义，因此创伤修复时要注意受损区域的厚度。足底皮肤无毛囊及皮脂腺，故无毛发和皮脂分泌，但有丰富的汗腺，可分泌较多汗液。

（三）足底皮肤的血供

足底区的血供主要源于胫后动脉的分支——足底内侧动脉和足底外侧动脉，两者均有同名静脉与之伴行。足底内侧动脉在跗展肌后半部进入该肌深层后，进入足底，在跗展肌与趾短屈肌的间隙内前进，沿途分出皮支，其中一皮支穿过跖腱膜，进入跖弓区皮下。足底内侧动脉经第一跖骨深面达跗趾外侧，供应足底内侧及跗趾皮肤。足底外侧动脉在跗展肌深部到足跟前方分出足跟支，在足底向前及外侧走行，于趾短屈肌及足底外侧肌群间有分支分别供应这两组肌肉。腓动脉延续的跟外侧动脉供应足跟外侧皮肤。这些动脉在皮下形成密集的血管网，血管网在外踝和内踝处将足底与足背动脉的分支吻合。足背与足底的皮下血管网在足跟侧方形成网络。在前跖区，足背动脉的足底深支与足底外侧动脉在跖腱膜的远方形成跖底动脉弓，足底内侧动脉也参与此弓，动脉弓向远侧分出跖底动脉及趾底动脉，分别供应前跖区及足趾。

三、皮肤附属器官

足的皮肤附属器官主要为趾甲。趾甲覆盖于足趾末端背面，扁平而有弹性，是由多层连接紧密的角质上皮细胞凝聚而成的角质化表皮。趾甲包括甲根、皮下甲板部分、甲体、甲板露出部分和甲廓（甲唇，即覆盖甲体两侧缘皮缘部分组成的复合结构）。

四、皮下滑囊

在跗趾跖趾关节的内侧和小趾跖趾关节的外侧各有一个小的滑囊，穿鞋较紧或有其他摩擦刺激时，可引起跗趾或小趾滑囊炎，在矫正跗外翻时可将滑囊一并切除。小趾滑囊炎可合并小趾内翻，有人称为“裁缝趾”，临床也较多见，与跗外翻一样也可通过手术矫形治疗。

第八节　跗外翻的应用解剖及病理

造成跗外翻的发病原因不是单一的，影响跗外翻的发病因素亦不是孤立、毫无联系的，而是相互影响、相互作用的。但在这些因素中，遗传因素是导致跗外翻发病的主要内在因素，穿鞋习惯、疾病等亦对其畸形的发生起着重要的作用。我们对 1 491 例跗外翻患者进行流行病学调查研究，发现有明确家族遗传史者 1 036 例，占总数的 69.48%，并以母系遗传为主（占 50.23%），说明遗传因素为跗外翻的主要成因。另外，有部分跗外翻患者，尤其是无遗传背景的患者，其畸形的出现可在成年以后，说明除了遗传，后天某些因素亦会引起本病的发生。我们的临床调查发现，很多跗外翻患者都有穿尖头高跟鞋的习惯。还有一些其他因素，如炎症、创伤等也可能引起跗外翻。另外，女性患者的跗外翻畸形可能与雌激素水平有关。

足底呈穹形，由内侧纵弓、外侧纵弓和横弓构成，内侧纵弓由第 1、2、3 跖骨、楔骨、舟骨、距骨与跟骨排列而成。外侧纵弓包括第 4~5 跖骨、骰骨与跟骨。横弓由 5 个跖骨基底及跗骨的前部构成，其背侧面较跖侧面大，上宽下窄，在足的跖面形成一个很深的凹，作拱桥状。足弓凹面的韧带是维持足弓的主要因素，有维持足弓形态的作用。

足底腱膜起自跟骨内侧结节，呈三角形，后部较窄而厚，向前逐渐增宽、变薄，在足底前部大约相当于跖骨颈部处分为深浅两层，深层厚而强大，又分为 5 束，沿跖骨行走，分别止于第 1~5 趾的屈肌腱纤维鞘、跖趾关节的两侧及近节趾骨。深层筋膜在跖骨头处分为2支，其间有屈肌腱穿行，外侧4束止于跖趾关节囊下方增厚而形成的跖板的内外侧；内侧束的两分支则分别止于第一跖骨头下的两粒籽骨，后者又有强大的韧带连于近节趾骨基底及第一跖骨颈。跖腱膜及跖筋膜与跖骨头下方的跖深横韧带相互交织，形成强大的筋膜韧带系统。跖筋膜是足弓最强大的维持系统，既前后牵拉足纵弓，又通过与跖趾关节的跖板、籽骨、韧带等的连接，稳定跖骨头的相对位置，维持足横弓。

内侧跖楔关节由第一跖骨近端关节面和内侧楔骨远端关节面构成。在矢状面上关节面从背侧远端到跖侧近端。这种倾斜使跖骨基底对内侧楔骨有一支撑作用。但第一跖骨和内侧楔骨之间一般没有或只有薄弱的骨间韧带，而1、2跖骨基底间没有韧带结构，在前足负重时第一跖骨有内翻趋势。跖侧和背侧的跖楔韧带对于内侧跖楔关节的稳定有着重要作用。此外，腓骨长肌腱、胫前肌腱、胫后肌腱以及䠗长屈肌腱对内侧跖楔关节也有稳定作用。

第一跖趾关节附近有6条肌腱通过或附着。䠗长屈肌腱在第一跖骨头跖侧两籽骨间形成的沟内通过，并向远侧止于远节趾骨底。䠗短屈肌在跖趾关节跖侧分为内外侧腱两部分，内侧腱与䠗展肌相融合，外侧腱与䠗收肌止点相融合，分别经籽骨止于远节趾骨底内、外跖侧面，与跖侧关节囊合在一起。䠗长伸肌腱通过关节背侧止于远节趾骨背侧，䠗短伸肌腱止于近节趾骨基底背侧。䠗收肌斜头和横头在䠗趾跖趾关节后方会合成总腱，与䠗短屈肌外侧腹共同止于䠗趾近节趾骨底跖面的外侧。䠗展肌沿足内侧缘前行，与䠗短屈肌内侧头合并后止于䠗趾近节趾骨底的跖面和内侧面。跖骨头并无肌腱附着，依靠各肌腱之间的相互拮抗，达到平衡，从而维持䠗趾的位置。如果跖骨头受外力影响发生移位，肌腱之间的平衡则被打破，从而出现第一跖趾关节变形脱位。

足部的整体结构类似于三脚架，跟骨、第一和第五跖骨分别为三脚架的三条腿，足底腱膜相当于三脚架底部的拉杆。正常足的足弓比较高，就像收拢的三脚架，两脚相互靠拢，跖骨相互靠拢，跖骨间夹角较小。当足部负重时，足弓会相应下沉，就像被撑开的三脚架，两脚相互分开，跖骨相互分开，跖骨间夹角变大，前足变宽（图1-39）。当负重减小的时候，足弓会在韧带、肌肉、足底腱膜等的张力作用下回弹，很快恢复原状。足部通过足弓的张弛来传导从胫腓骨及地面传导过来的压力。当在体重过大、长期站立、负重或者剧烈运动等情况下，足底韧带、筋膜、肌肉出现劳损，导致这些组织弹性下降，足弓无法自行恢复原状，久之则会出现足弓降低、塌陷的现象。

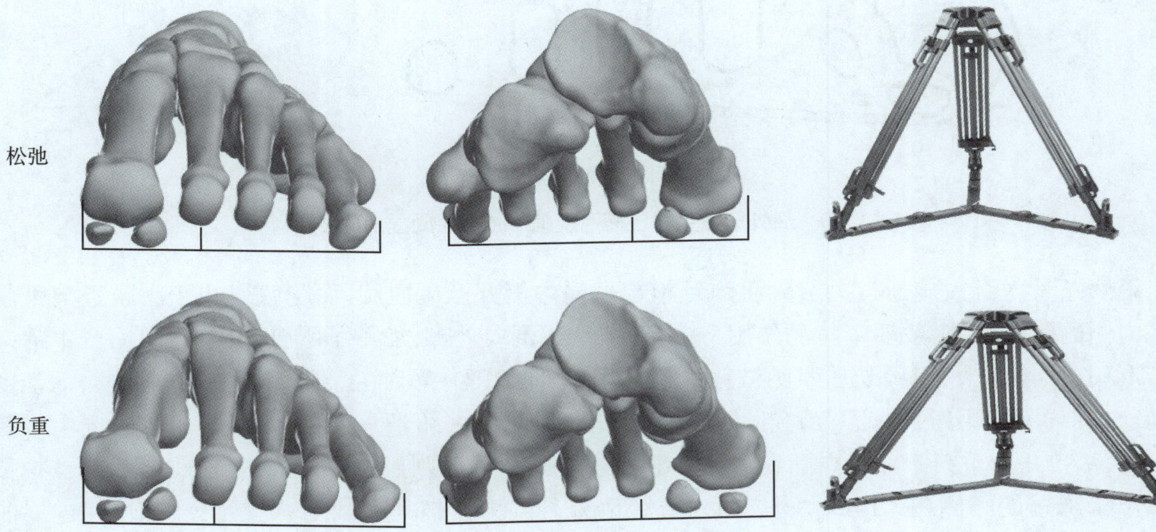

图1-39 足横弓负重前后三维形态

当足弓塌陷发生以后，跖骨会像撑伞一样，呈现分离变平的趋势。由于第一跖楔关节韧带较薄弱，1、2 跖骨基底间没有韧带结构的牵拉，导致第一跖骨内翻较为显著。第一跖骨内翻使跖骨头向内移位，而籽骨在跖筋膜横束、踇收肌、踇短屈肌和跖横韧带等结构的牵拉下维持原位，跖骨头相对于籽骨向内移动。籽骨经内、外侧跖骨籽骨韧带连接于跖骨头两边的背侧结节。当第一跖骨头向内侧移动时，在内侧跖骨籽骨韧带的牵拉下，第一跖骨头出现内旋，相应地，跖骨头外侧背侧结节抬高，外侧的跖骨籽骨韧带牵拉腓侧籽骨，导致腓侧籽骨上抬，加重了籽骨的脱位趋势（图 1-40）。随着第一跖骨内翻的加重，籽骨脱位进一步加重，内侧跖骨籽骨韧带的止点发生撕裂及骨重建，产生牵张骨赘。跖骨头跖侧骨嵴与胫侧籽骨剧烈摩擦，最终被磨平，胫侧籽骨脱位到跖骨头外侧，籽骨失去了对第一跖骨头横向运动的限制作用。随着第一跖骨内旋的加重，腓侧籽骨被牵拉进入 1、2 跖骨头之间，成为限制第一跖骨头复位以及足弓复原的重要因素。

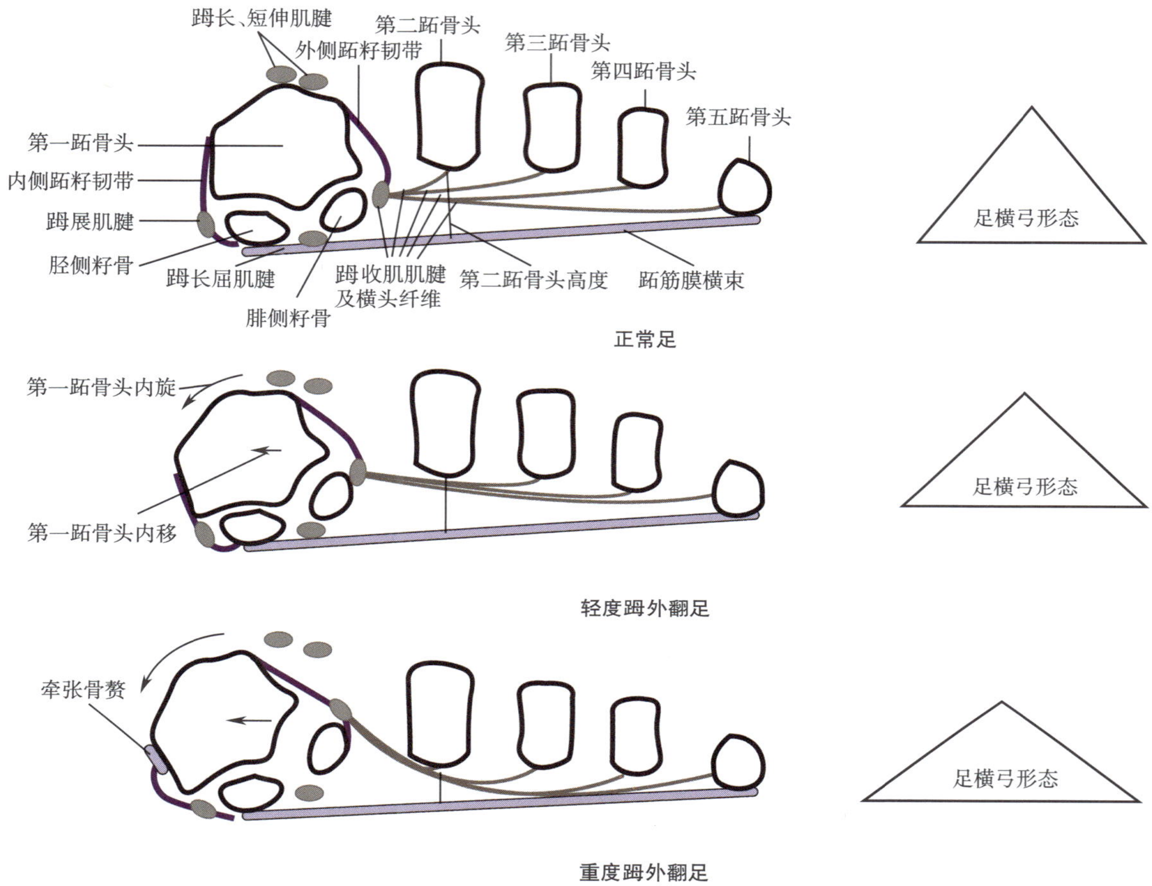

图 1-40　踇外翻发生时足横弓及第一跖骨头周围病理变化

第一跖骨内翻内旋通过关节囊将踇趾根部拉向内侧并产生内旋，而踇收肌止于踇趾近节趾骨基底内侧的跖侧，在踇收肌牵拉的作用下，踇趾被牵拉倒向外侧，加重了踇趾的内旋，从而产生踇外翻畸形（图 1-41）。由于踇长屈肌腱被籽骨限制，踇长伸肌腱在跖趾关节处的限制结构薄弱，活动度较高，二者均不随踇趾的偏歪而产生明显移位，从而相对第一跖骨头外移，两肌腱的收缩产生弓弦样作用，牵拉并加重第一跖骨内翻和踇趾外翻（图 1-42）。由于踇趾的外翻和内旋，踇展肌腱被拉长并移位于踇趾的跖侧（图 1-40），踇展肌对抗踇趾外翻的力量被大大削弱，也是踇外翻快速进展的原因。

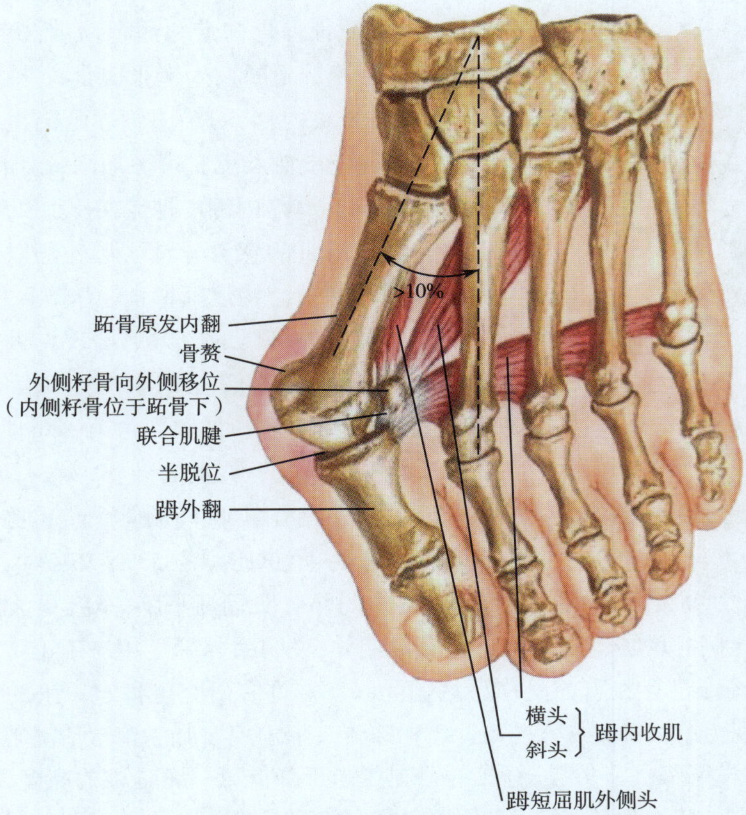

图 1-41　第一跖骨内翻及踇收肌牵拉导致踇外翻

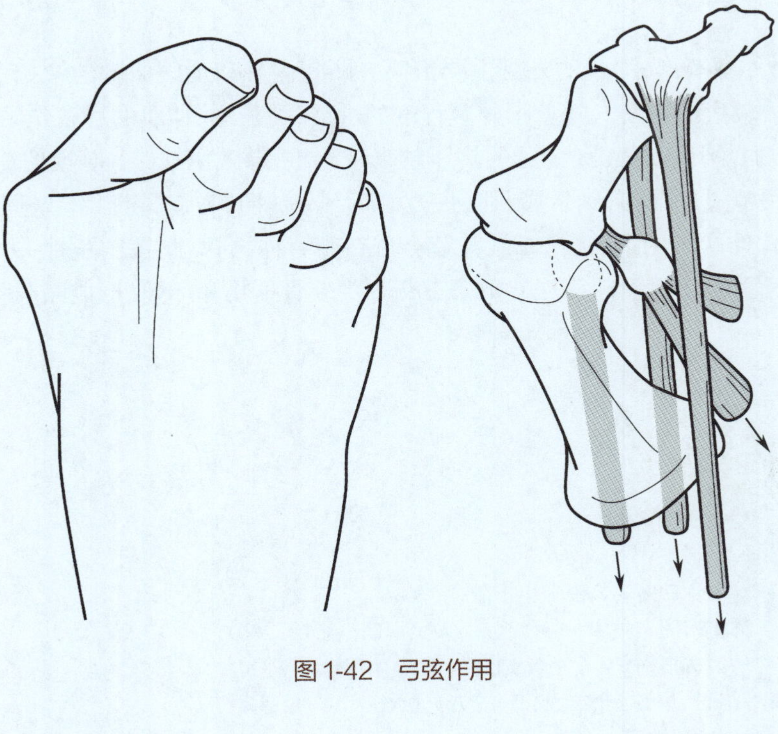

图 1-42　弓弦作用

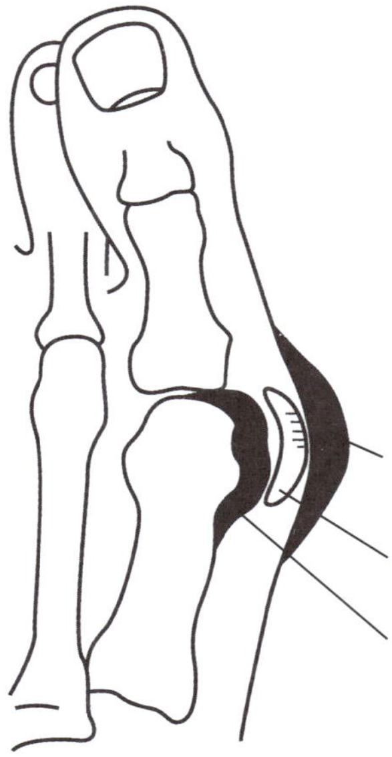

图 1-43　踇外翻后跖骨头内侧继发改变

随着踇外翻程度的逐渐加重，第一跖趾关节内侧产生明显的张力，跖骨头背内侧的关节囊逐渐被拉长，甚至破裂，同时，内侧跖骨籽骨韧带和侧副韧带被牵拉变长，跖骨头内侧的韧带附着部不断发生牵张成骨，产生骨赘。骨赘不断增大，第一跖骨头内移，踇趾内侧逐渐突出，和外部鞋面摩擦，产生皮下损伤出血及皮肤摩擦加剧，逐渐形成踇囊炎和表皮胼胝（图 1-43）。踇内侧皮神经在压力和摩擦下发生神经炎，引发疼痛和踇趾的感觉异常。踇外翻以后第一跖趾关节外侧关节囊和韧带结构逐渐挛缩，关节压力外移，第一跖骨头外侧在这种向外挤压的应力下出现骨重建，久而久之，引起跖骨头关节面的外翻倾斜。

正常人前足负重时，表现为第一跖骨头负重较大。我们发现踇外翻后，由于负重的外移，第一跖骨负重压力减少，随着前足负重的增加，中间跖骨头负重比例的变化呈增加趋势。在正常足，负重比例为 55%~65% 时，较负重为 5%~15% 时，中间跖骨头下压力更大，说明随着负重增加，中间跖骨头逐渐下陷，承担更大的压力。而踇外翻足中间跖骨头负重比例的增加较正常足有显著性差异，说明踇外翻足相对于正常足中间跖骨头下陷的程度大。踇外翻畸形足存在着前足横弓塌陷的问题。许多研究也肯定原来的负重横弓消失或塌陷。此时患者可表现为第二和 / 或第三跖骨痛和跖骨头下出现胼胝。正常情况下两颗籽骨位于第一跖骨头下方，压力通过跖籽关节传导，籽骨的存在相当于降低第一跖骨头的高度，增加了第一跖骨头在负重中的比例。踇外翻发生后，第一跖骨的内翻内旋造成籽骨脱位，第一跖骨头呈现悬空状态，因此负重减少，外侧跖骨头负重相应增高。同时由于足内侧纵弓高度降低，足部呈现扁平外翻趋势，第 2~4 跖骨头降低明显，导致其负重进一步增加，其底面的皮肤和筋膜受到剧烈摩擦，从而产生胼胝和疼痛。

对于轻微的踇外翻畸形，踇趾的外翻主要由第一跖骨内翻和踇收肌腱的牵拉引起，程度较轻，不会对第二、三趾造成较大的挤压。随着踇外翻程度的进展，踇长屈、伸肌的弓弦作用越来越显著，踇外翻的程度会显著增加，踇趾对第二、三趾的挤压越来越严重，导致第二趾，甚至第三趾骑跨在踇趾上，造成第二、三跖趾关节过度背伸，趾长屈肌腱张力增高，牵拉趾间关节屈曲，引起锤状趾畸形。在行走过程中，已经处于背伸状态的第二、三跖趾关节会进一步背伸，向跖侧挤压跖骨头，更加重了第二、三跖骨头的负重。久而久之，可引起第二甚至第三跖骨头软骨损伤和坏死，形成跖趾关节骨性关节炎甚至跖趾关节脱位。

参考文献

[1] 王正义 . 足踝外科学［M］. 北京：人民卫生出版社，2006.
[2] 吴克俭，侯树勋 . 骨科实用固定技术［M］. 北京：人民军医出版社，2007.
[3] 王亦璁，姜保国 . 骨与关节损伤［M］. 5 版 . 北京：人民卫生出版社，2012.
[4] 毛宾尧 . 踝足外科学［M］. 2 版 . 北京：科学出版社，2007.

[5] 靳安民,汪华桥. 骨科临床解剖学[M]. 济南:山东科学技术出版社,2010.
[6] 张发惠,郑和平. 足外科临床解剖学[M]. 合肥:安徽科学技术出版社,2003.
[7] 温建民. 中西医结合微创技术治疗踇外翻[M]. 北京:人民卫生出版社,2010.
[8] Jon C. Thompson. 奈特简明骨科学彩色图谱[M]. 邱贵兴,高鹏,译. 北京:人民卫生出版社,2007.
[9] 温建民,胡海威,孙永生,等. 踇外翻合并第二跖骨头下疼痛的生物力学定量研究[J]. 中华骨科杂志,2006,26(2):95-99.
[10] 温建民,梁朝,佟云,等. 遗传因素与踇外翻相关性的临床研究[J]. 中国矫形外科杂志,2006,14(7):516-518.
[11] 戴鹤玲,温建民,胡海威,等. 拇外翻微创术跖骨远端位移内侧纵弓顶角与胼胝痛的关系[J]. 中国骨与关节损伤杂志,2008,23(7):549-551.
[12] 温建民,佟云,韩凤岳,等. 踇趾外翻第一跖骨头内侧骨赘及其附着组织的病理组织学观察[J]. 中国骨伤,2008,21(12):883-885.
[13] 桑志成,温建民,孙卫东,等. 中西医结合微创技术治疗拇外翻的几点思考[J]. 中国中医骨伤科杂志,2010,18(5):59-60.
[14] 温建民,钟红刚,蒋科卫,等. 正常足与踇外翻足的足底压力研究[J]. 中华骨科杂志,1999,19(6):346-348.
[15] 桑志成,张永超,温建民,等. 拇趾跖籽关节炎与拇外翻畸形程度的相关性研究[J]. 中国中医骨伤科杂志,2012,20(11):20-22.
[16] 金立夫,胡海威,温建民,等. 第1跖楔关节失稳与踇外翻术后转移性跖骨痛相关性-前足跖骨头下压力的有限元研究[J]. 中国矫形外科杂志,2013,21(9):908-913.
[17] 桑志成,温建民,钟红刚,等. 正常足与踇外翻足跖骨头下压力与足部负重比例变化的关系[J]. 中国矫形外科杂志,2003,11(7):474-476.

第二章 足部检查

足部临床检查遵循骨科的检查程序，即视、触、叩、听、动、量和特殊检查，在检查中需要根据足踝外科特点，掌握特有的检查方式。详细而完整的足部检查可以获得临床最基础的材料，是诊断的前提，医生必须对物理检查足够重视。足部被划分为三部分：前足、中足和后足。

第一节　检查前准备

接诊的第一时间，医生和患者主要靠询问病史进行初步沟通。详细又有针对性的问诊可使医生在短时间内对患者的疾病有大体了解，把疾病限制在一个范围，为后面的检查打好基础。有明确外伤史的足部肿痛应考虑骨折脱位和软组织损伤；无外伤史或出现与受伤程度不一致的足部肿痛要考虑足部是否有常见基础疾病，如痛风、类风湿性关节炎、色素沉着绒毛结节性滑膜炎，甚至肿瘤等。此外，还要询问患者的穿鞋习惯，如平日喜穿高跟鞋、尖头鞋还是运动鞋等，这对疾病的判断有很大的辅助作用。还要充分了解全身情况，因为全身疾病或其他系统疾病也会在足部有所表现，要有整体观念，做好疾病鉴别诊断（表 2-1）。

表 2-1　足踝部疾病的鉴别诊断

症状	鉴别诊断
单足麻木，肌力减退	腰椎间盘突出症
双侧足部对称性麻木	糖尿病足
足部及小腿红肿疼痛	丹毒
足部小关节无明显外伤所致的急性肿痛，以第一跖趾关节常见	痛风性关节炎
足部关节疼痛伴趾甲外形改变	银屑病关节炎
女性双侧止点性跟腱炎	类风湿性关节炎
男性双侧止点性跟腱炎	强直性脊柱炎
跖趾关节反复肿痛	类风湿性关节炎

第二节 视 诊

一、大体观察

足部外形：有无高弓足、扁平足、踇外翻、锤状趾、副舟骨等。皮肤颜色：色红考虑急性炎症，紫红提示静脉循环不良。趾甲，尤其是踇趾甲根附近的肿痛提示嵌甲。肿胀和瘀斑：有外伤史者，肿胀和瘀斑集中的区域提示骨折或损伤最重的地方，中足的骨折脱位，要检查足底是否存在瘀斑，因为足底瘀斑提示中足存在较为严重的骨折脱位。瘢痕：陈旧愈合的瘢痕提示陈旧外伤和手术，经久不愈的瘢痕和窦道提示骨关节的慢性炎症，以结核多见。鞋底情况：鞋底的磨损程度往往提示患者长期的步态情况，有助于对劳损性疾病的判断，注意要根据患者经常穿的鞋进行判断。步态：创伤后急性期的患者常呈保护性步态，如脚跟负重常提示前足损伤；跨阈步态提示足下垂或胫前肌无力；很多脊髓灰质炎、踝关节强直等疾病患者因为下肢力线的改变，出现跛行等步态。

二、后足观察

注意足跟有无跟骨内翻或跟骨外翻（图 2-1），是否合并扁平足和高弓足，下肢创伤如跟骨骨折、距骨骨折可以导致跟部力线的偏歪。很多畸形不是单一出现，如高弓内翻足是一系列前、中、后足畸形的复杂组合。跟腱挛缩表现为后足不能负重，易引起前足负重过多而出现疼痛（图 2-2）。跟腱挛缩要区分是外伤性还是全身疾病的一部分。

跟骨后有无后突、肿胀和胼胝，跟骨后突称为 Haglund 畸形（图 2-3），容易与鞋摩擦出现跟后疼痛。要注意本病是先天性的，还是陈旧骨折导致的。

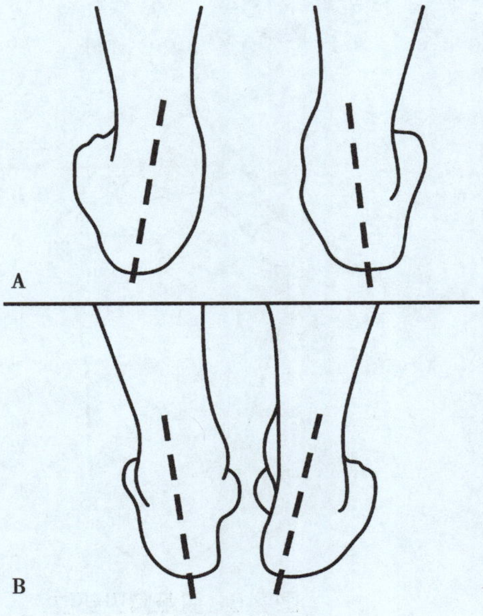

图 2-1
A. 足跟外翻；B. 足跟内翻

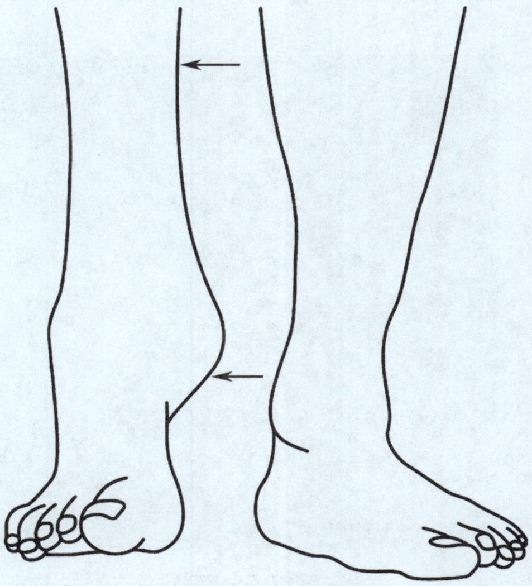

图 2-2 跟腱挛缩

内踝下出现"突起",表现为"双内踝",通常是跟距骨之间形成骨桥,是最常见的跗骨联合畸形(图 2-4)。多为先天性,部分由踝关节和距下关节损伤所致。跟距骨之间的骨桥连接可使距下关节的内外翻活动丧失或部分丧失。

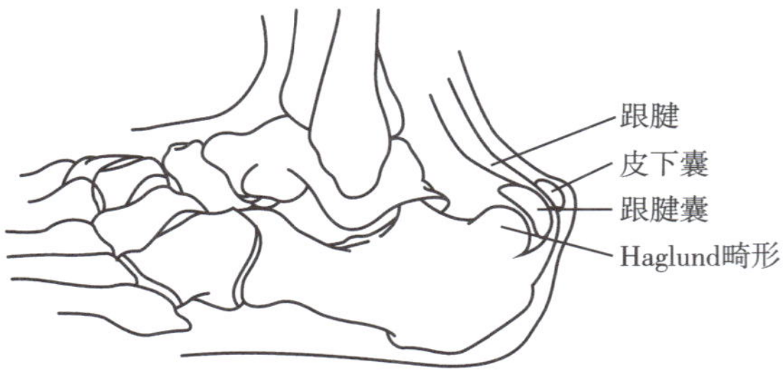

图 2-3　Haglund 畸形

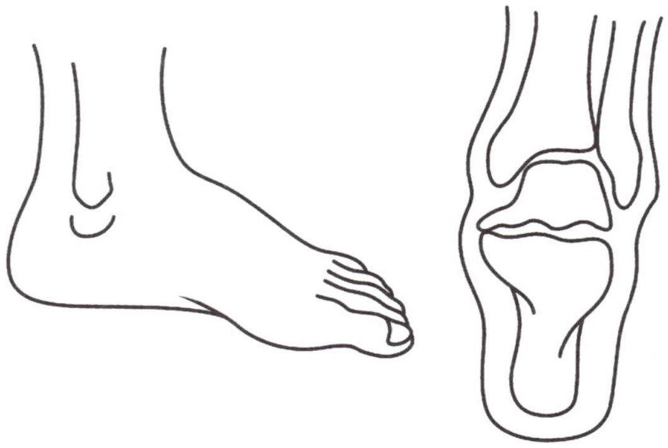

图 2-4　跟距骨桥

三、足背观察

足背尤其是中跗关节附近的肿胀和突起,常提示伸肌腱鞘囊肿或足背隆突症。足背隆突症常因跖楔关节骨关节炎骨质增生所致(图 2-5)。

四、足底观察

足底是承重部位,主要观察有无鸡眼、胼胝、跖疣、溃疡等。鸡眼和胼胝都发生在足部负重时容易受摩擦的部位。鸡眼多见于骨突较尖锐及皮下组织较单薄之处,如锤状趾的背侧。胼胝多见于骨突较圆钝及皮下组织较厚之处(图 2-6)。蹈外翻患者前足底跖骨头下常见胼胝,提示足底压力的变化(图 2-7)。

跖疣是病毒感染导致,有一定自愈倾向,与胼胝不同,跖疣多见于非负重区(图 2-8)。

有足底溃疡的患者,应高度怀疑糖尿病足或其他原因导致的沙尔科关节(Charcot joint)。

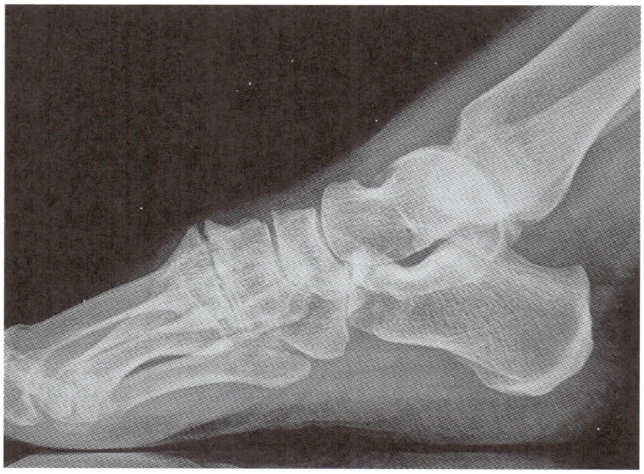

图 2-5　跖楔关节骨关节炎

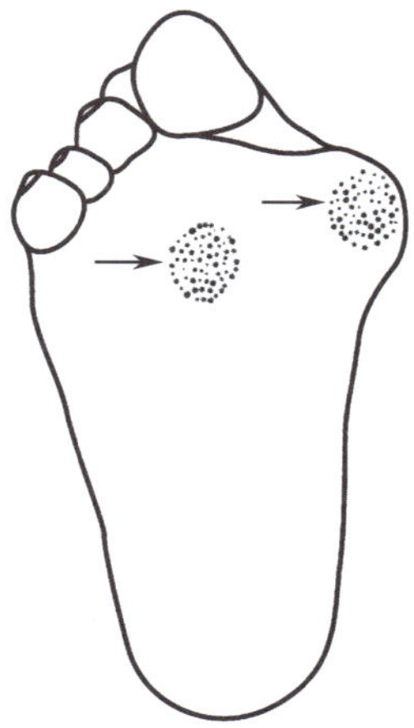

图 2-6　胼胝常见部位

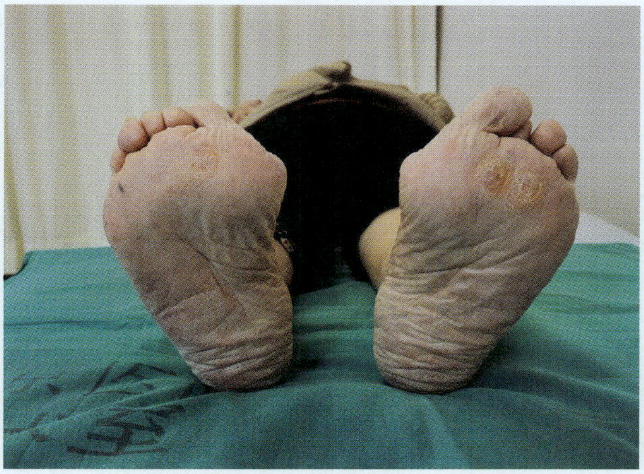

图 2-7　前足底胼胝

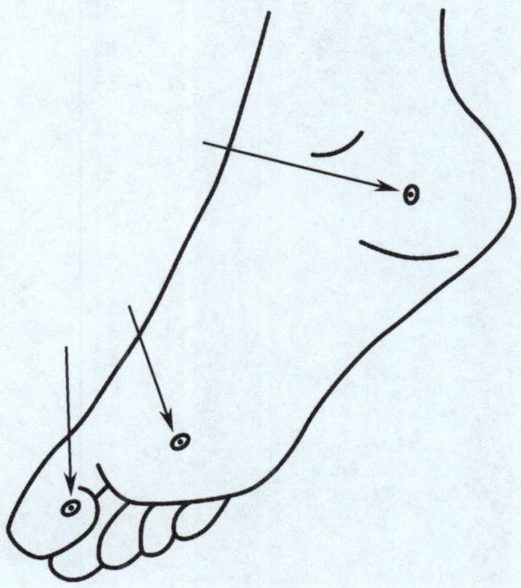

图 2-8　疣好发部位

五、踇趾观察

1. 趾甲异常　通常是全部趾甲均发生异常，但因踇趾趾甲较大，且易受到外伤等情况的影响，更容易产生病变。钩甲（甲弯曲）是甲板增厚延长，弯曲成钩状。一般好发于踇趾，甲板平展，其远端两侧的甲板向中央靠拢，使甲板成卷曲样突起。有先天畸形导致甲弯曲者，比较少见。一些系统性疾病、皮肤病、外伤或穿窄小鞋压迫，都是本病发生的原因。嵌甲常易合并感染。隆起常提示甲下骨疣。甲纹异常提示真菌感染或银屑病（图 2-9~ 图 2-11）。

2. 踇外翻　表现为踇外翻角变大，前足变宽，踇趾跖趾关节内侧皮肤与鞋摩擦产生红肿疼痛，中重度踇外翻畸形常合并踇趾的旋前畸形。注意踇趾跖趾关节内侧红肿的程度与踇外翻的程度不成正比（图 2-12~ 图 2-14）。类风湿性关节炎和银屑病关节炎都会出现足部关节改变，并发踇外翻的非常多（图 2-15、图 2-16）。

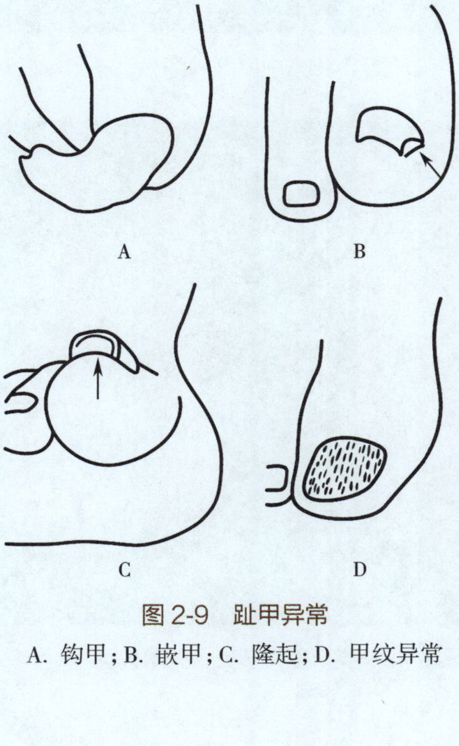

图 2-9　趾甲异常

A. 钩甲；B. 嵌甲；C. 隆起；D. 甲纹异常

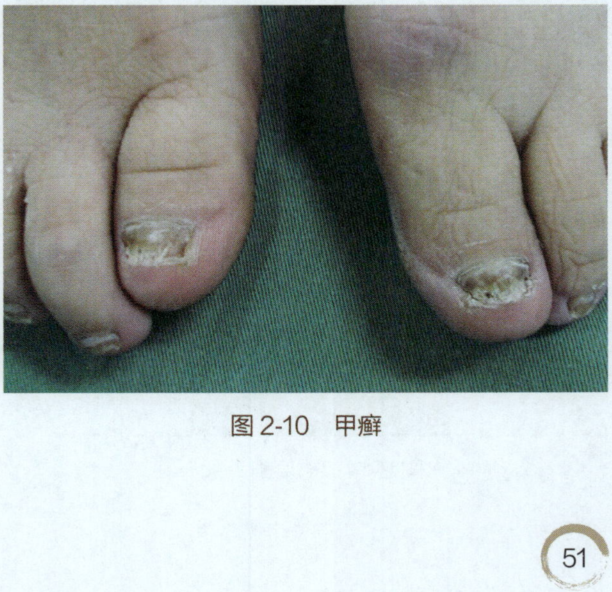

图 2-10　甲癣

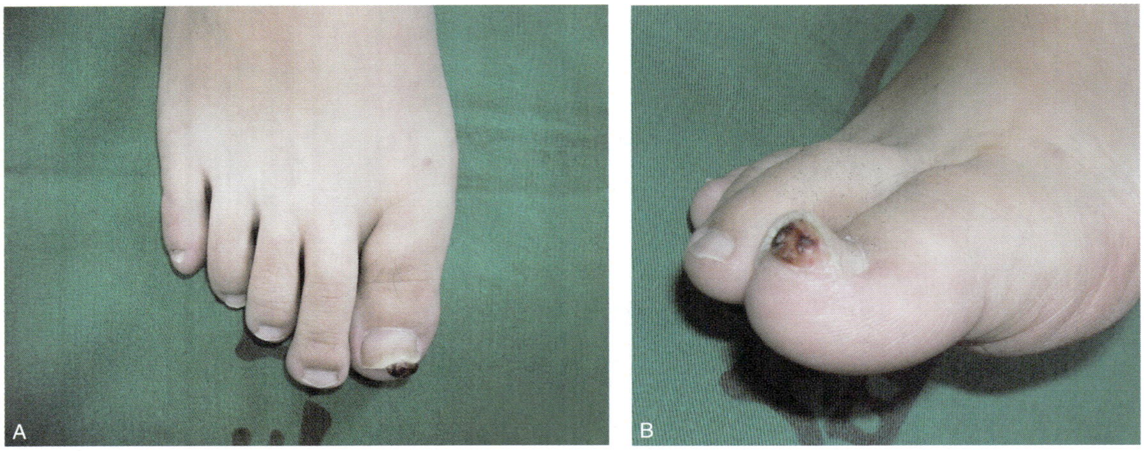

图 2-11　甲下外生骨疣

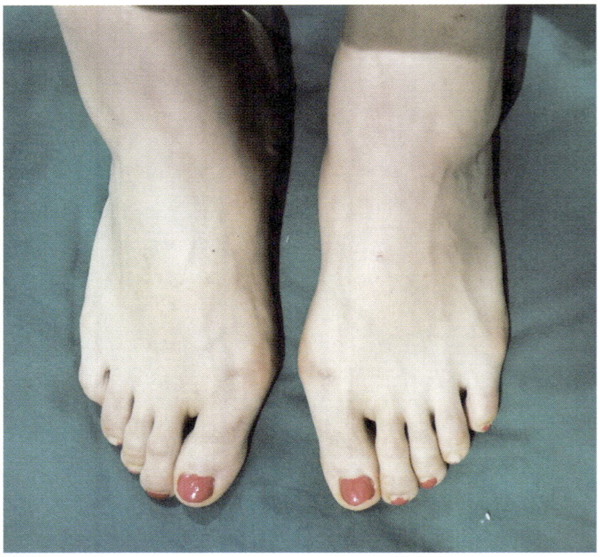

图 2-12　轻度𧿹外翻

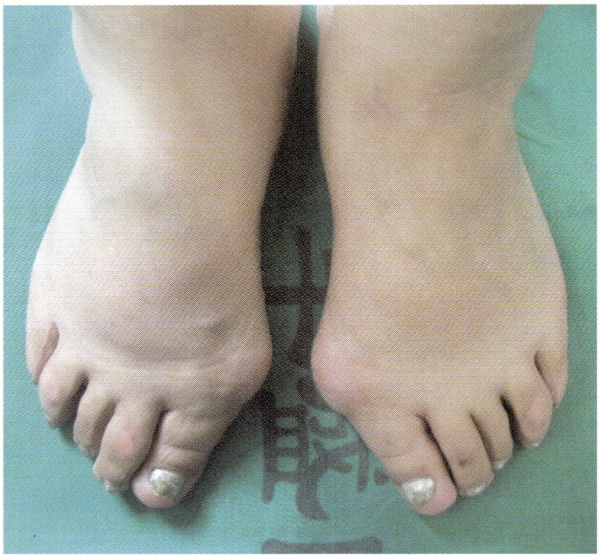

图 2-13　中度𧿹外翻

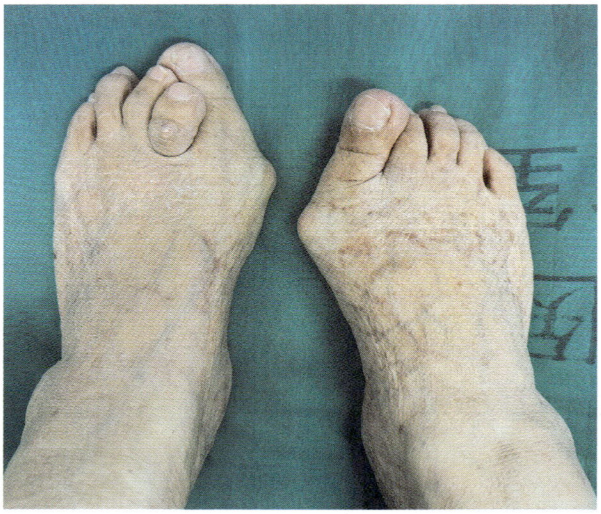

图 2-14　重度𧿹外翻

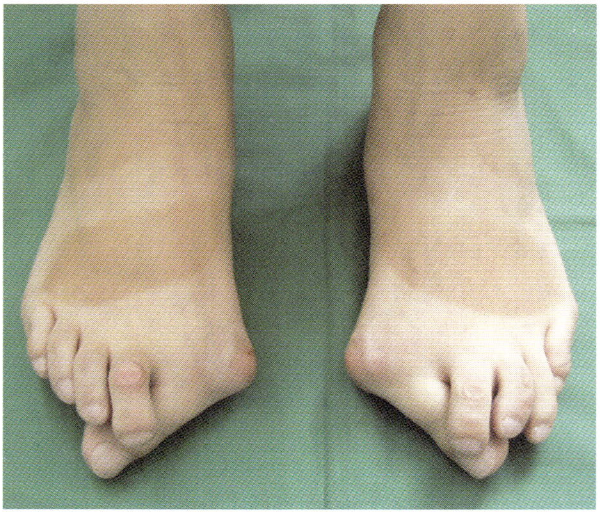

图 2-15　类风湿关节炎合并𧿹外翻

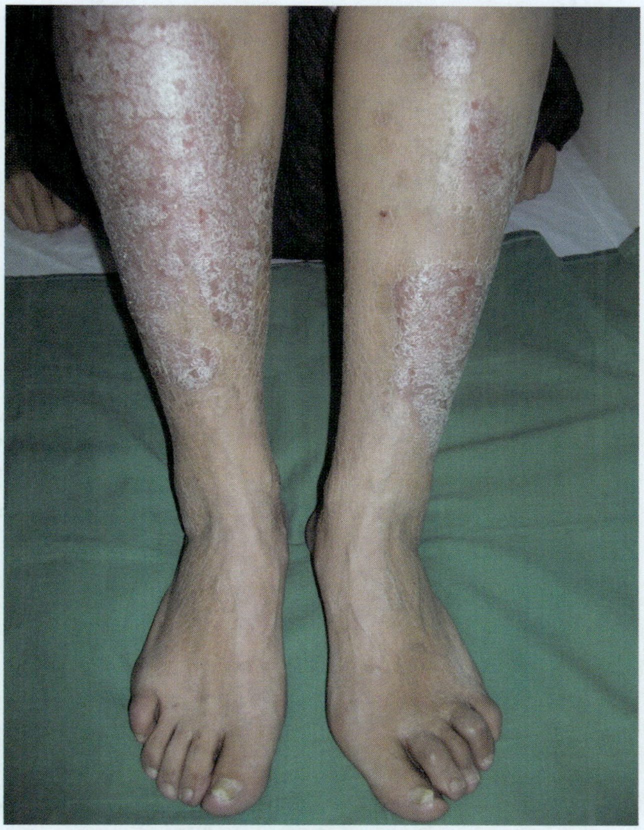

图 2-16　银屑病关节炎合并踇外翻

3. 踇内翻　踇内翻通常是医源性的(图 2-17、图 2-18)。

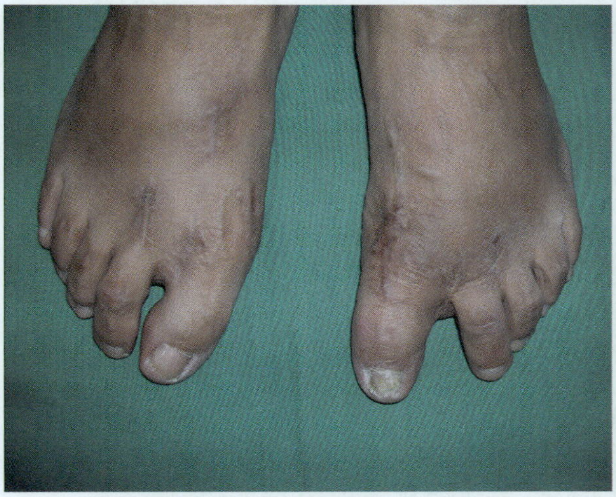

图 2-17　踇内翻

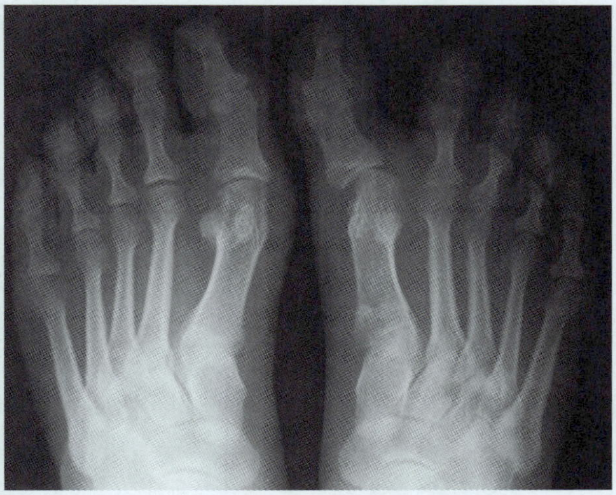

图 2-18　踇内翻 X 线片

4. 踇趾下胼胝　踇趾下胼胝提示踇趾跖趾关节僵硬。

5. 踇趾跖趾关节突发性红肿　提示痛风性关节炎,或骨关节、软组织感染。一般来说,踇趾跖趾关节是痛风性关节炎的首发关节,但其他关节亦可成为该病的首发关节。足部关节有无外伤导致的红肿疼痛,且伴随夜间加重等表现都要进行定期的血尿酸检查,抽吸关节液是诊断的金标准。

六、其余趾观察

1. 足趾先天发育畸形　足部是畸形好发部位，常见的有多趾、并趾和短趾畸形等。畸形往往不是单发的，因此，有一处畸形的患者要仔细检查足部的其他部位，甚至腰部及其以上部位，这对疾病的诊断和治疗具有重要意义。多趾和并趾畸形最为常见，成年人和儿童的治疗原则不同。有的畸形，如跖骨短缩畸形和巨趾症较少见。如果畸形影响足部负重，则需及时治疗，如果对日常生活影响不大，则应指导患者正确选择穿鞋样式，避免因为畸形导致疼痛进一步加重（图 2-19~图 2-22）。

2. 足趾的相对长度　患者先天性足趾相对长度不同常导致不同疾病。如第二趾长的患者更容易出现锤状趾（图 2-23~ 图 2-25）。

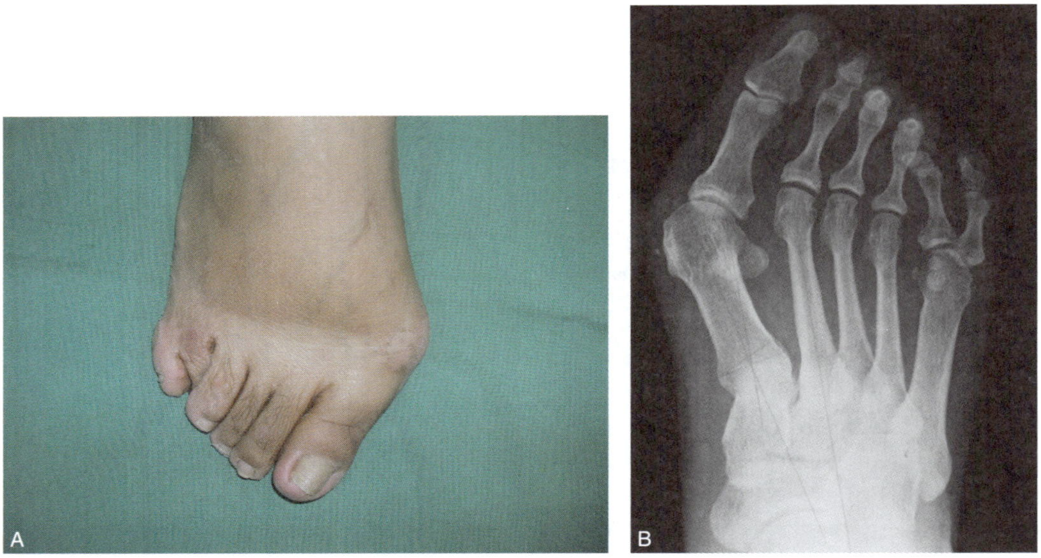

图 2-19　成年多趾畸形合并<u>跗</u>外翻

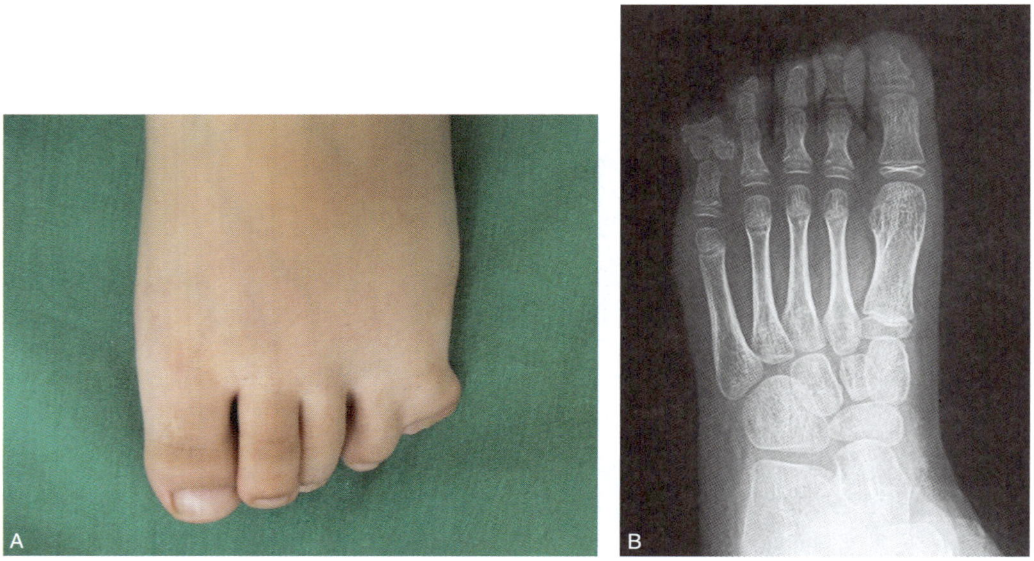

图 2-20　儿童多趾畸形

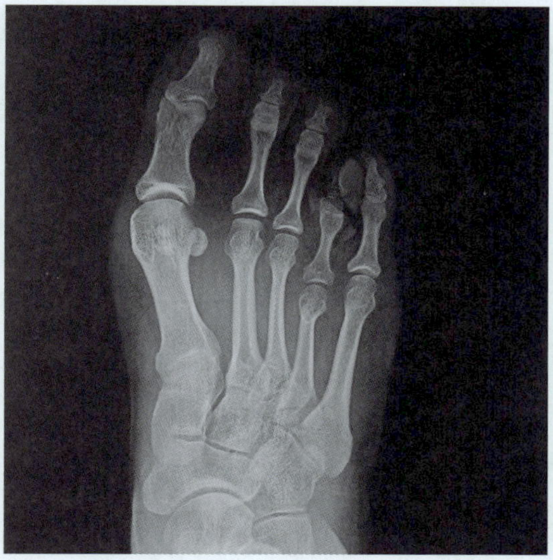

图 2-21　跖骨短缩畸形 X 线片

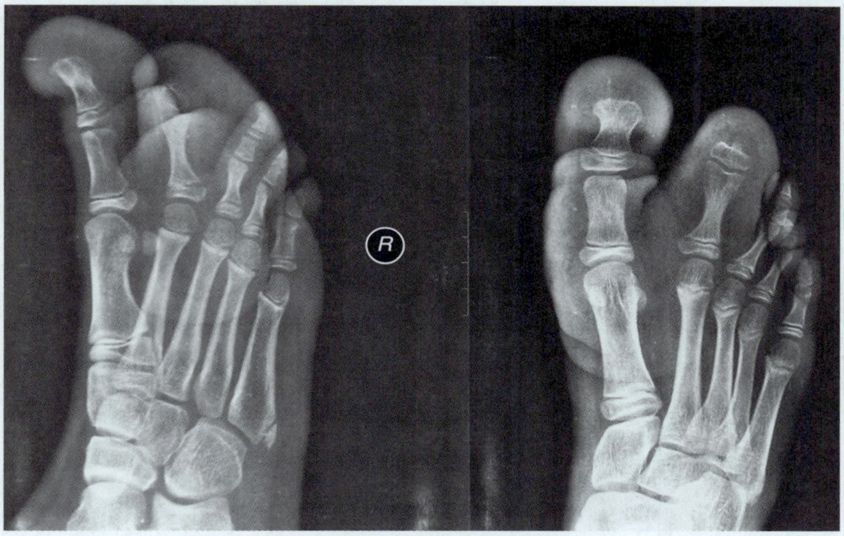

图 2-22　巨趾症 X 线片

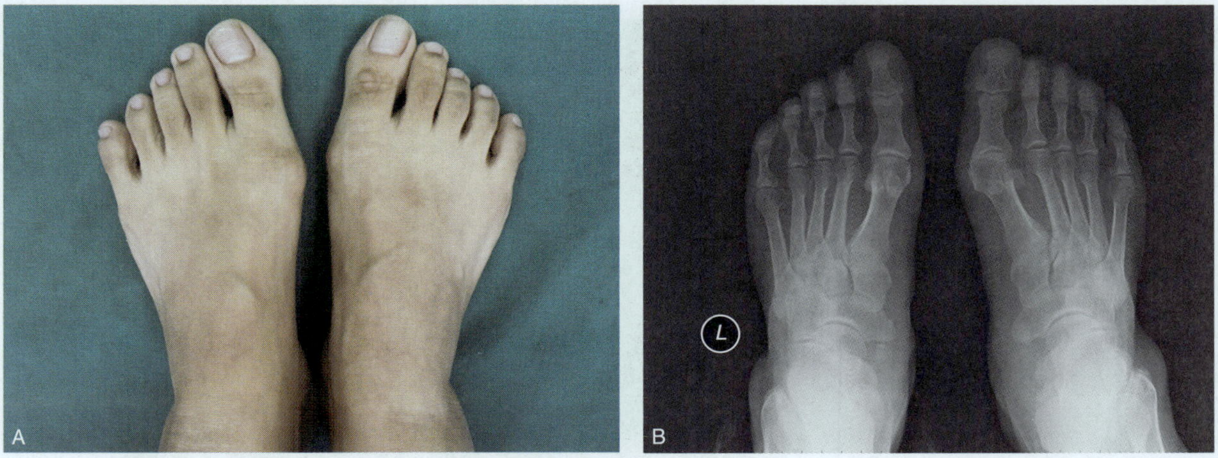

图 2-23　踇趾长于第二趾

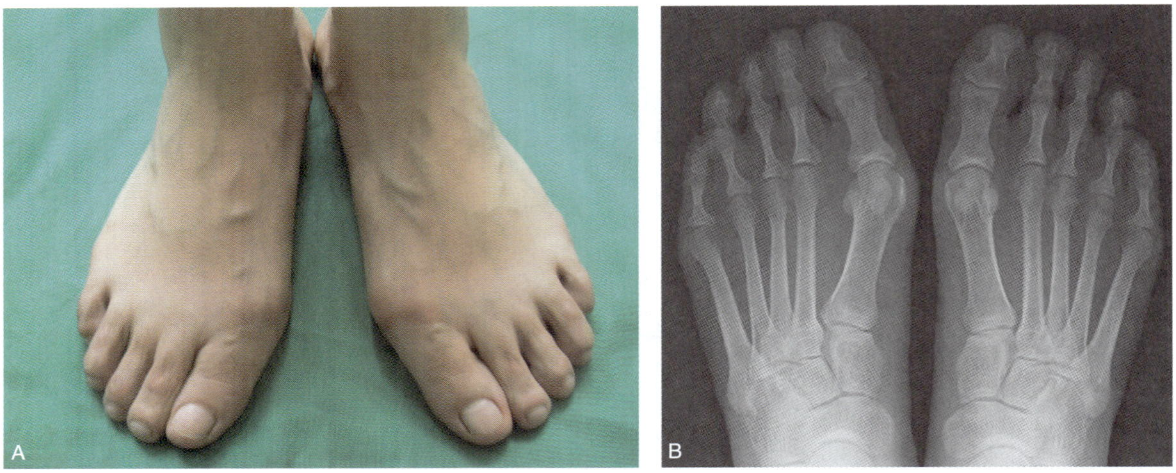

图 2-24　跗趾、第二趾等长

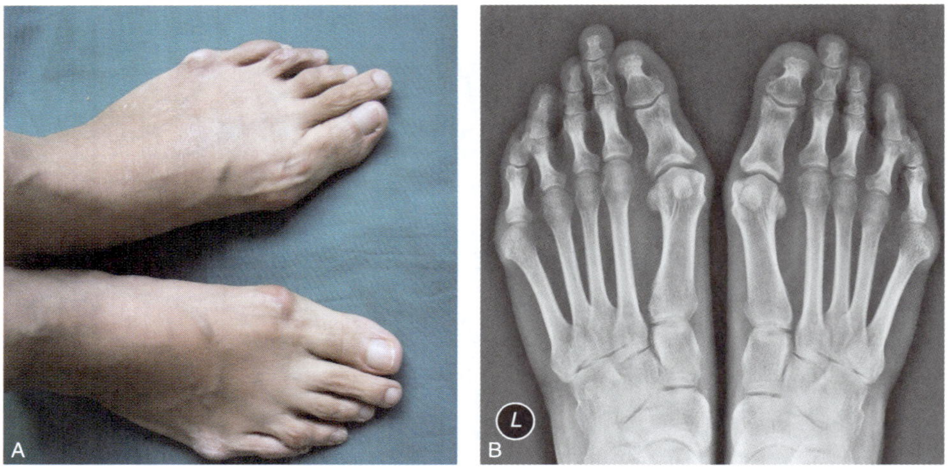

图 2-25　第二趾长于跗趾

3. 锤状趾、槌状趾、爪状趾和交叉趾

（1）锤状趾（hammer toe）：跖趾关节过伸，近侧趾间关节屈曲，常见于第二趾，常与跗外翻伴随（图 2-26）。

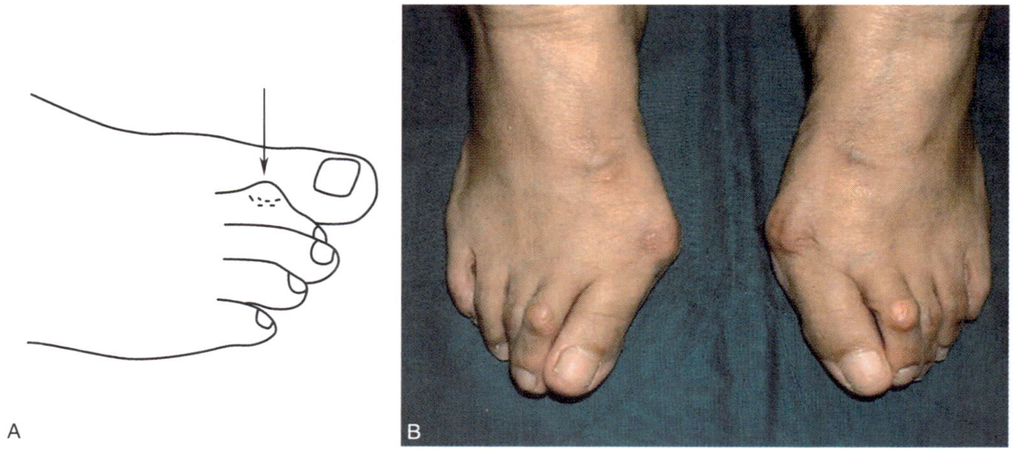

图 2-26　锤状趾

（2）槌状趾（mallet toe）：远侧趾间关节屈曲（图 2-27）。

（3）爪状趾（claw toe）：跖趾关节过伸和趾间关节屈曲，如所有趾表现相同，则与足内在肌肌力不全有关。类风湿足因为足部小关节破坏，也可出现（图 2-28）。

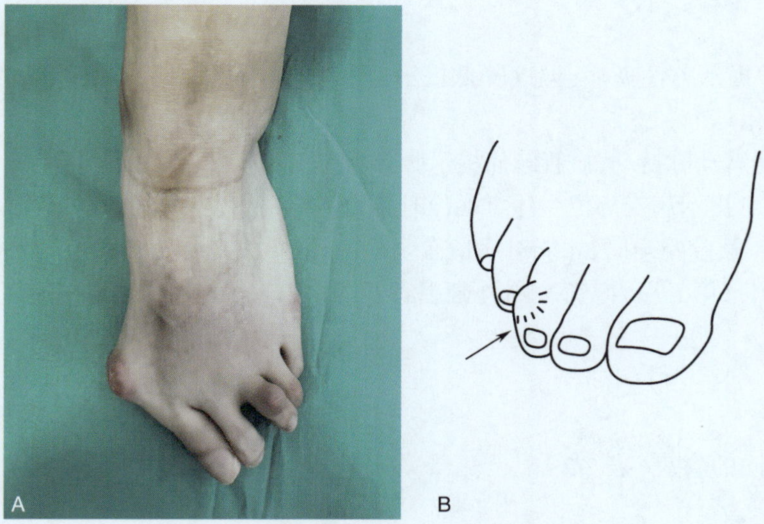

图 2-27　槌状趾

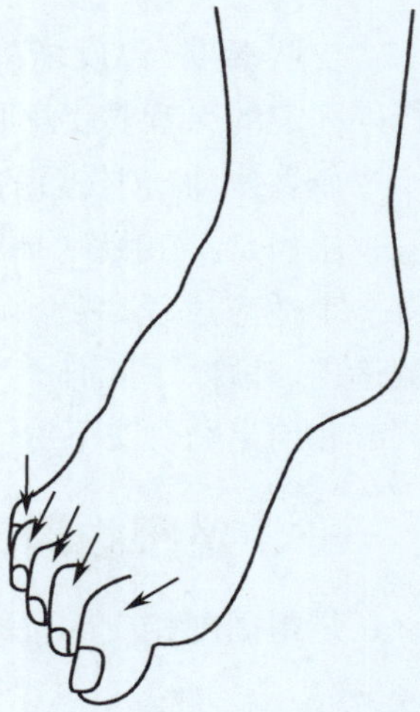

图 2-28　爪状趾

（4）交叉趾（crossover toe）：跖趾关节半脱位，多见于第二趾，可以伴随踇外翻或不伴随（图 2-29）。

4. 足趾其他疾病　如趾囊肿（图 2-30）。

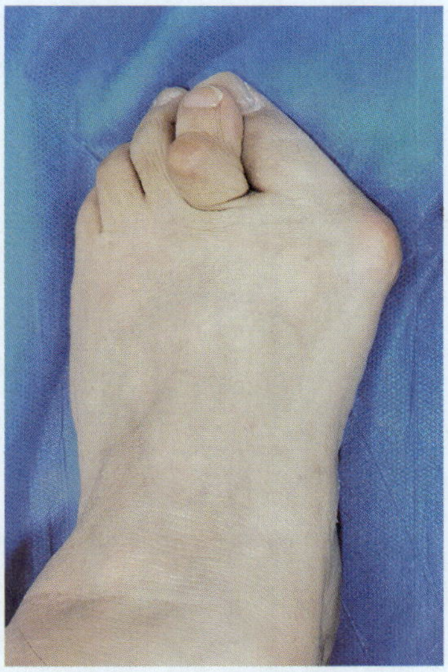

图 2-29　踇外翻合并交叉趾

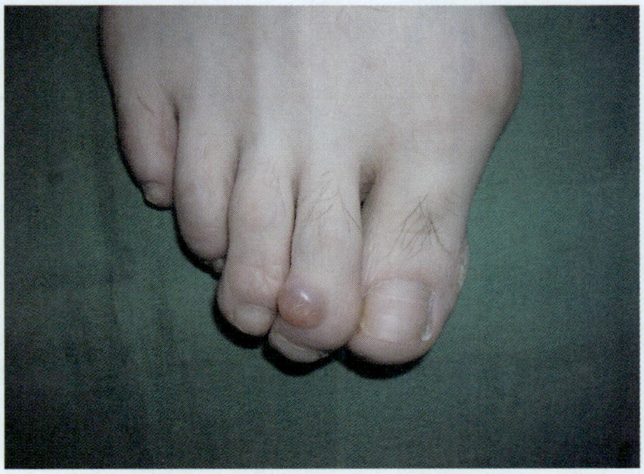

图 2-30　趾囊肿

第三节　触　　诊

皮肤温度：温度增高，皮肤色红常提示急性炎症；温度降低提示血液循环不良，骨折或脱位后进行外固定的患者要注意肢端温度的变化。

血管搏动：创伤后的患者要注意足背动脉搏动，血管触痛提示脉管炎等疾病。

压痛点：是触诊中最重要的部分，常提示病变部位。注意触诊时压力不要太大，应逐渐加重，给患者一个适应过程，减少假阳性的可能。触诊要全面，才能对病情有全面的评估，如足踝扭伤的患者要触诊内、外踝，下胫腓关节，内、外踝韧带，第五跖骨基底；蹈外翻患者要触诊第一跖趾关节、第一跖楔关节和前足跖骨头下等。

一、足跟触诊

足跟周围相应部位的压痛提示不同的病变（表 2-2）。

表 2-2　足跟周围压痛点与相应疾病

疾病	压痛点
跖腱膜炎	跟下内侧跖腱膜在跟骨内侧的附着点
跟下脂肪垫炎	跟下正中
非止点性跟腱炎	跟腱在跟骨附着点上 2~5cm
跟腱周围炎	跟腱周围
止点性跟腱炎	跟腱在跟骨的附着点
跟骨高压症	跟骨体

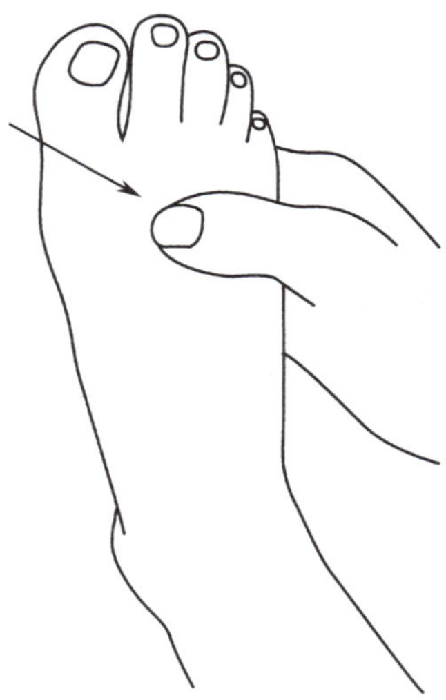

图 2-31　第二跖骨头触诊示意图

二、足背触诊

第二跖骨头压痛提示跖骨头病变（图 2-31~ 图 2-33）；第二跖骨干压痛提示跖骨疲劳性骨膜炎或疲劳性骨折；跖趾关节压痛提示跖趾关节滑膜炎或骨关节炎；中足部各关节压痛提示关节挫伤或骨关节炎；足内侧舟骨压痛提示副舟骨炎；沿胫后肌腱的压痛提示胫后肌腱炎（图 2-34-A）；足外侧跗骨窦压痛提示距下关节或跗骨窦损伤（图 2-34-B）。

三、足底触诊

足底第二或第三跖骨干或跖骨颈压痛提示疲劳骨折（图 2-35）。第三和第四跖骨头间明确的压痛提示跖间神经瘤、跖间神经卡压症（图 2-36）。沿足跖腱膜尤其是跖腱膜内侧的压痛提示跖腱膜炎。

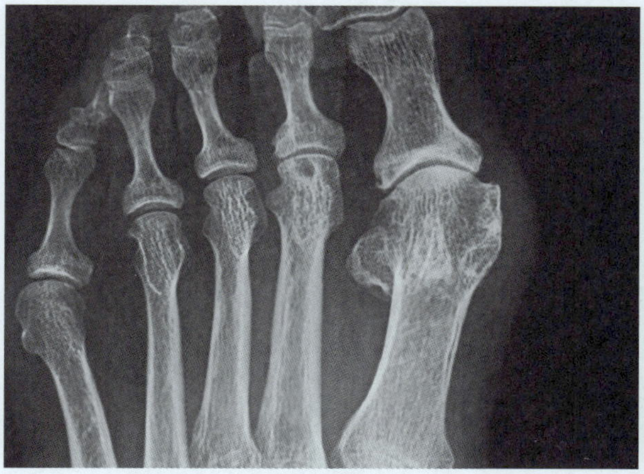

图 2-32　第二跖骨头坏死，骨关节病

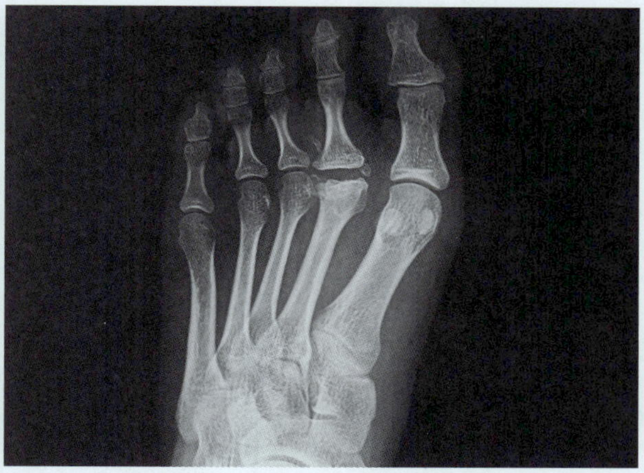

图 2-33　第二跖骨头骨骺损伤

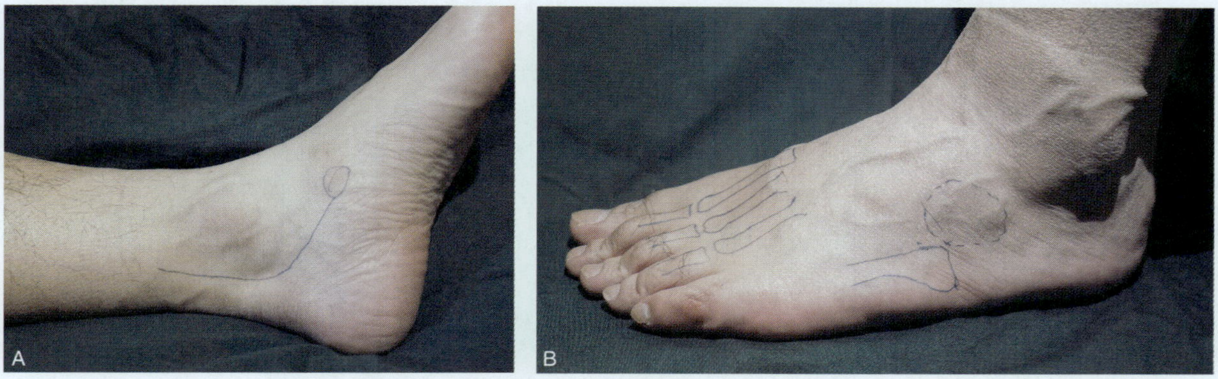

图 2-34　足背常见压痛部位

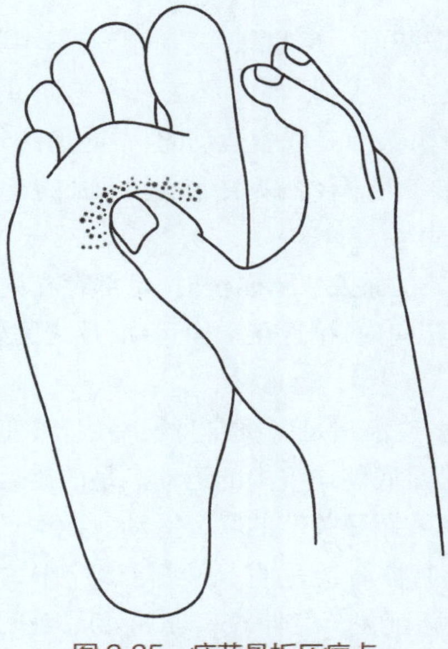

图 2-35　疲劳骨折压痛点

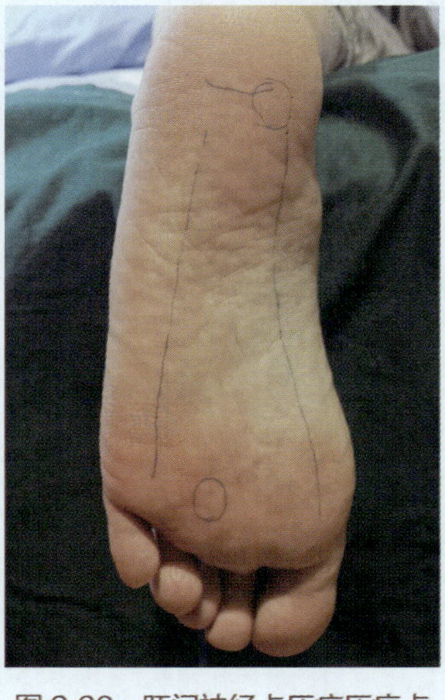

图 2-36　趾间神经卡压症压痛点

第四节　叩　　诊

用叩诊锤或手指叩击肢体来进行检查。

1. 纵轴叩击痛　沿肢体纵轴叩击肢体远端，如果骨折会在相应部位出现疼痛。

2. 蒂内尔征　又称神经干叩击征，叩击已损伤的神经近端时，其末端出现疼痛，并沿神经方向放射的现象。如在内踝管处叩击胫神经出现放射提示踝管病变、胫神经受压。

第五节　听　　诊

用耳、手、器械去感知患者的语言、关节摩擦音、骨擦音等来进行诊断。

1. 骨擦音　骨折部位可以在检查时听到骨擦音。

2. 关节摩擦音　嘱患者做主动关节活动，检查者用手抚摸关节并注意倾听，关节摩擦音多提示慢性滑膜炎或关节软骨疾病。

3. 血管搏动音　当肿瘤或较大肿块压迫较大的动脉时，用听诊器可以听到动脉搏动。动脉瘤和动静脉瘘可以听到与脉搏节拍相同的吹风样杂音。

第六节　动诊和量诊

关节活动度的检查有三个平面，即冠状面、矢状面和横断面。足和踝关节的特点是小关节众多，在运动中以某个关节为主，很多关节在三个平面共同发挥作用，因此足部的大部分关节是联合运动的，不能单一分开。

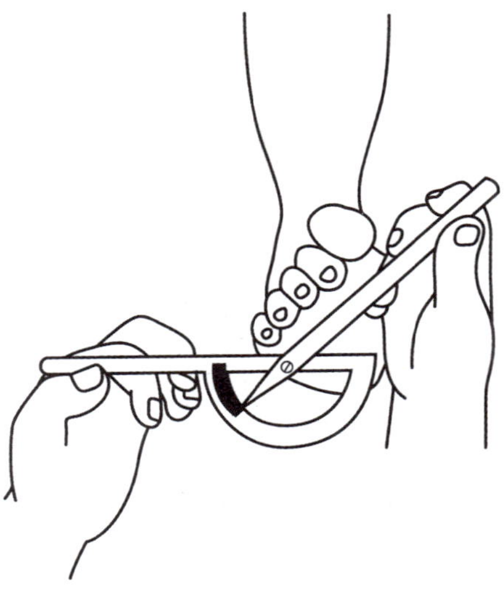

图 2-37　足旋后运动测量

1. 背伸、跖屈　足围绕踝关节冠状轴的运动，背伸 25°~30°，跖屈 40°~50°。

2. 内收、外展　在踝关节跖屈位时，足部存在内收和外展运动。内收位趾间转向内，接近正中面运动，反之为外展，范围 30°~45°。

3. 旋前、旋后　旋前指足围绕自身长轴旋转，使足底朝向下外的运动，旋后是足底朝向下内的运动。足的旋后和旋前是距下关节、中跗关节和跗跖关节的联合运动。在测量旋后和旋前时，两足底应相对，髌骨应垂直，小腿与诊疗床垂直。旋后 35°，旋前 20°；踇趾跖趾关节背伸 65°，跖屈 40°；趾间关节跖屈 60°（图 2-37、图 2-38）。

4. 内翻、外翻　内翻为足内缘升高，足底朝内的运动，内翻 45°,外翻为足外缘升高,足底朝外的运动,外翻 15°。足内翻时,包括足的内收旋后和踝关节的背伸运动,外翻包括足的外展旋前和踝关节的跖屈运动,足的整体运动是通过足内外翻表现出来的。

5. 第一跖趾关节　背伸和跖屈,正常范围为 40°,踇僵直时活动范围明显缩小(图 2-39、图 2-40)。

6. 足趾间关节　踇趾的趾间关节背伸正常为 0°,屈曲为 40°,趾骨骨折可能导致关节活动度减少,踇趾的趾间关节活动受限或僵直是踇趾跖趾关节融合的适应证。其他趾间关节的活动度临床使用不多,可不必详记(图 2-41)。

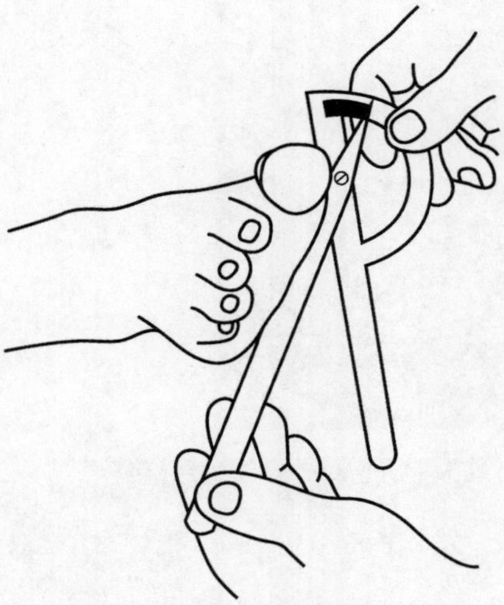

图 2-38　足旋前运动测量

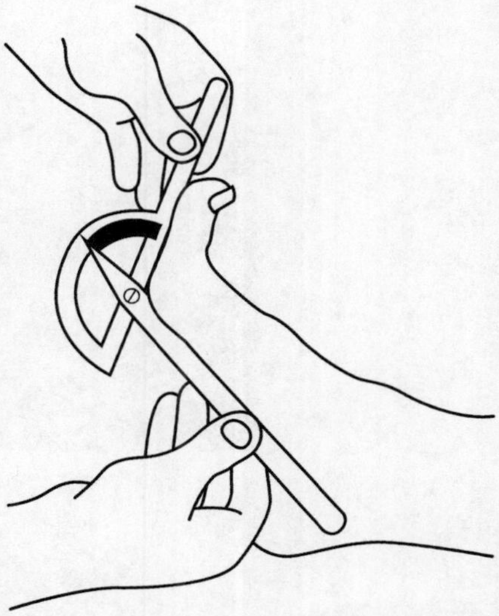

图 2-39　第一跖趾关节背伸运动测量

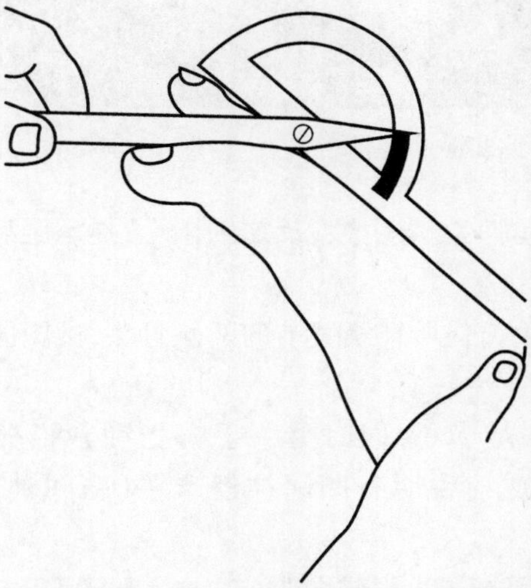

图 2-40　第一跖趾关节跖屈运动测量

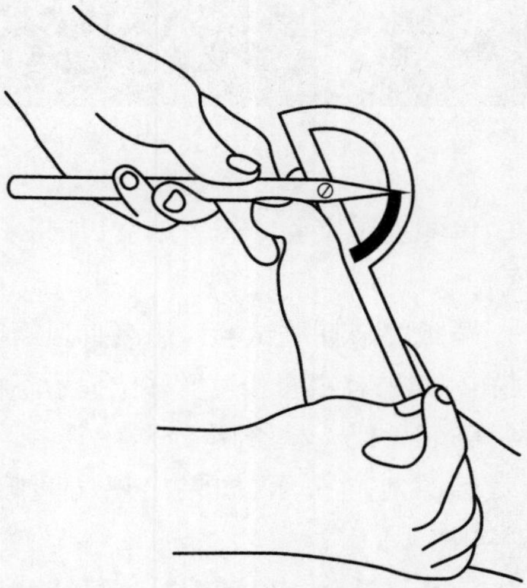

图 2-41　踇趾趾间关节跖屈运动测量

第七节　特殊检查

1. 跟腱腓肠肌挛缩试验　患者仰卧，膝关节伸直，检查者用手使患者被动背伸踝关节，不能达到背伸中立位，则屈曲膝关节到90°，如果可达到背伸中立位，提示单纯腓肠肌挛缩。如果伸直位不能达到背伸中立位，则屈曲膝关节到90°，如果仍不能达到踝关节背伸中立位，提示跟腱挛缩（图2-42）。

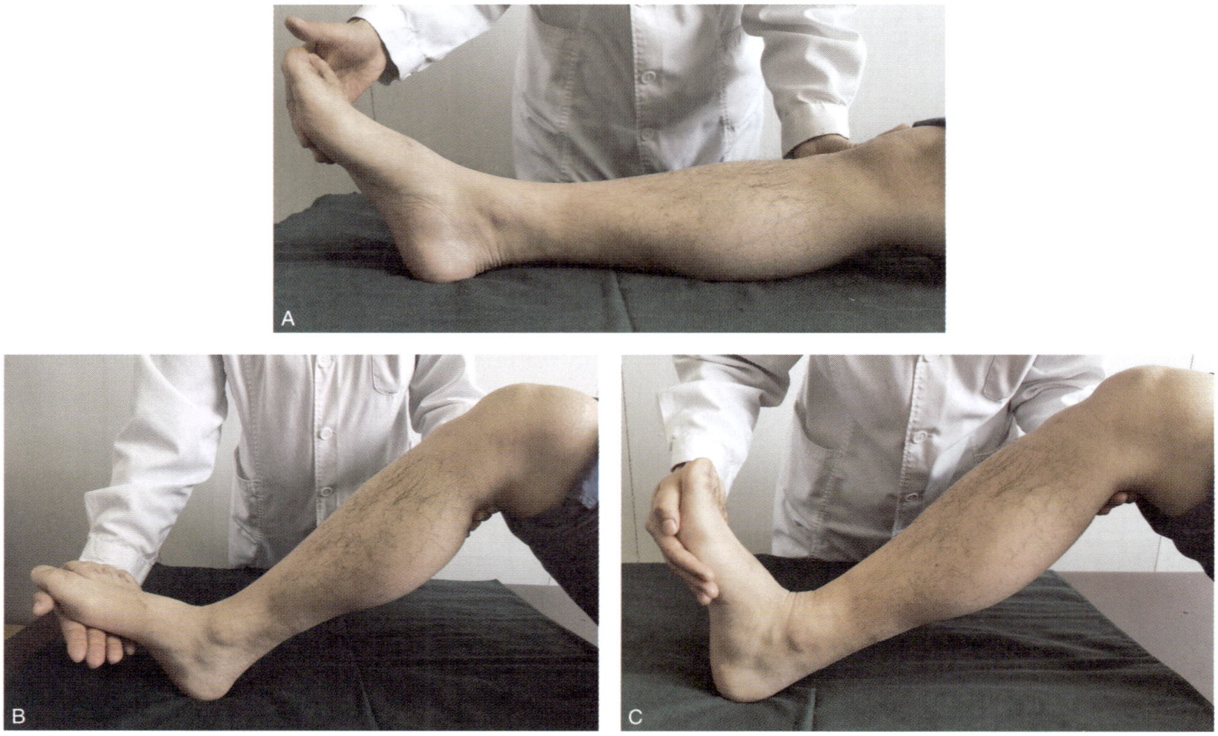

图2-42　跟腱腓肠肌挛缩试验

2. 单侧提踵实验　患者站立，如果单足能够完成踮起脚尖，为阴性；反之为阳性，提示胫后肌腱功能不全。

3. 跖趾关节抽屉试验　患者仰卧，检查者分别用两手抓住所怀疑关节的两侧骨头，试图向背侧使其脱位，如果有疼痛和过度移位提示不稳定（图2-43）。

4. Mulder征　检查者分别用拇指和其余四指挤压足横弓，同时另一手拇指和食指分别置于跖骨间隙对向挤压，如果出现跖间隙疼痛并向足趾放射说明有跖间神经卡压（跖间神经瘤）（图2-44）。

5. 汤普森试验　患者俯卧，双足伸出床外，检查者用手挤压小腿腓肠肌，正常情况下可引起足跖屈，如果未引出提示跟腱断裂（图2-45）。

6. 可复性平足和僵硬性平足对照检查　分别在患者坐位和站立位检查足纵弓，如果坐位时存在足纵弓而站立时消失提示为可复性平足；如果均无纵弓提示僵硬性平足（图2-46、图2-47）。

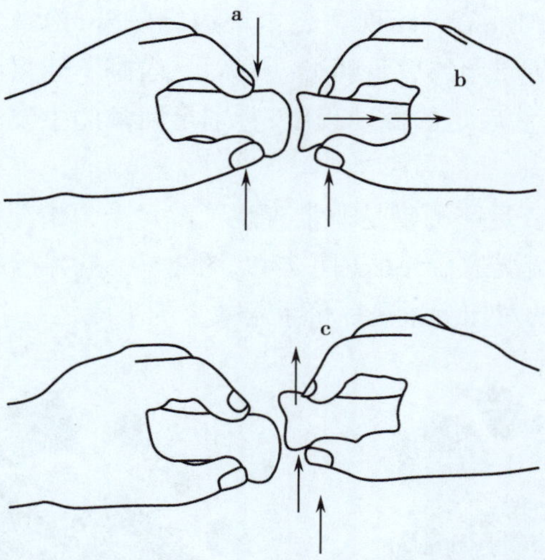

图 2-43　跖趾关节的抽屉试验

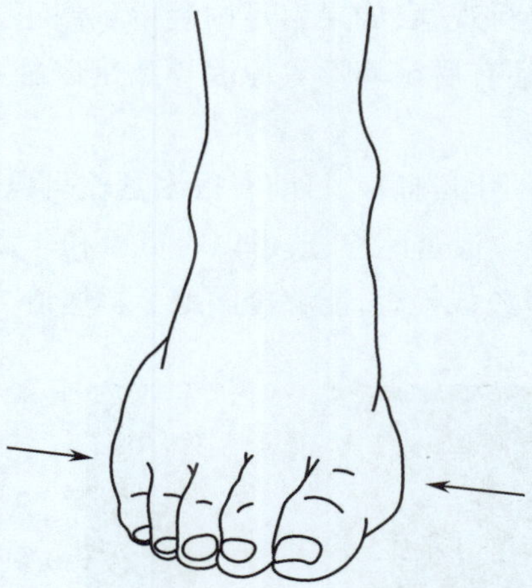

图 2-44　Mulder 征

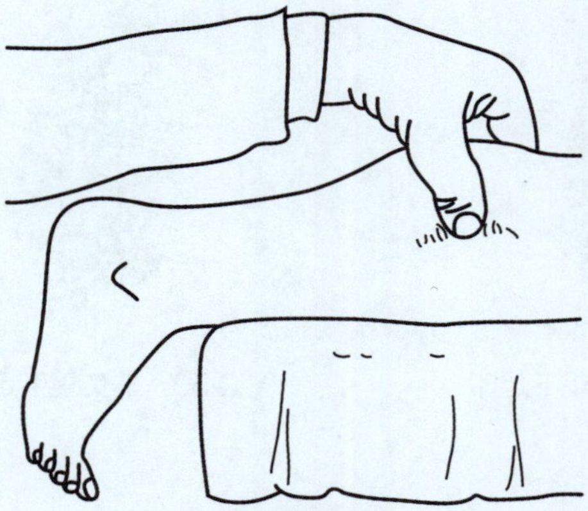

图 2-45　汤普森试验

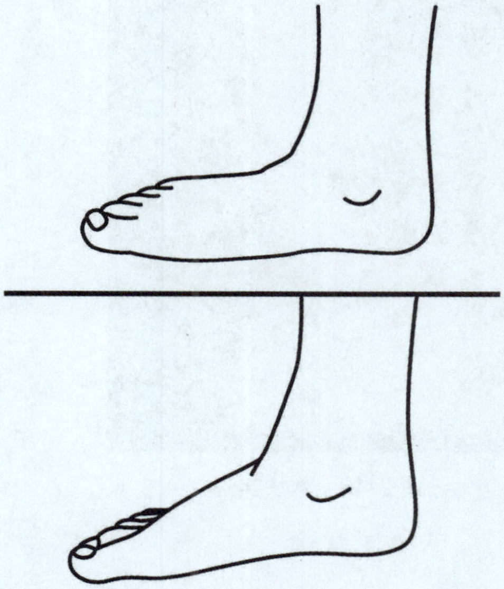

图 2-46　僵硬性平足检查

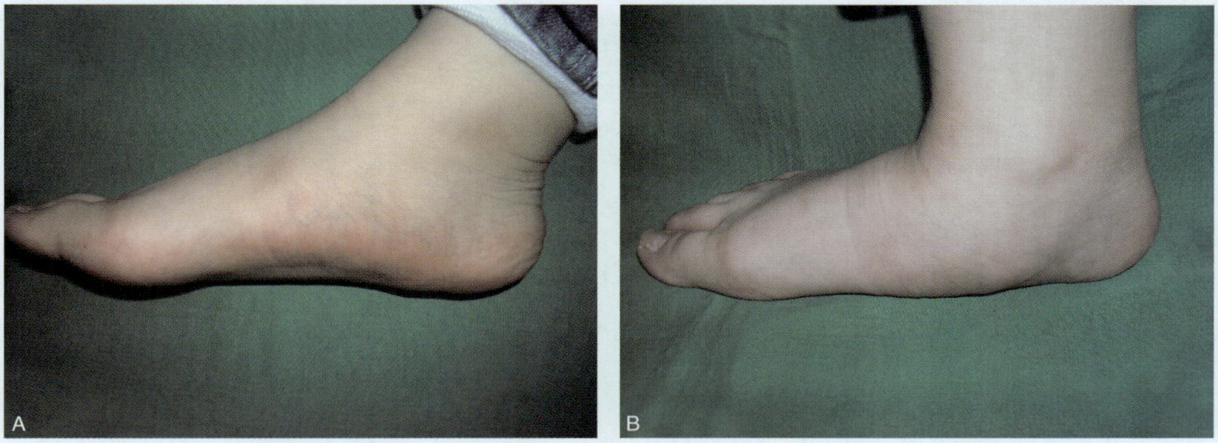

图 2-47　可复性平足检查

A. 坐位；B. 站立位

7. 木块实验　患者站在 1 英寸（2.54cm）高的木块上，第一跖列位于木块边缘以外，检查者从后方进行观察，如果后足内翻得到纠正，提示第一跖列跖屈导致后足畸形。若后足内翻不能得到纠正，则还有后足畸形等原因导致足内翻。本实验主要评估后足的僵硬程度，鉴别足内翻的主要原因（图 2-48）。

8. 足印测量　目前有很多器械可以对足印进行采集，足印测量是非常直观了解足受力情况的检查方式。通过此检查，可以对负重和非负重情况下足弓情况进行评估（图 2-49、图 2-50），再结合临床检查和 X 线检查，能够全面地了解病情。手术前后足印的对比测量是评价手术效果的手段之一。

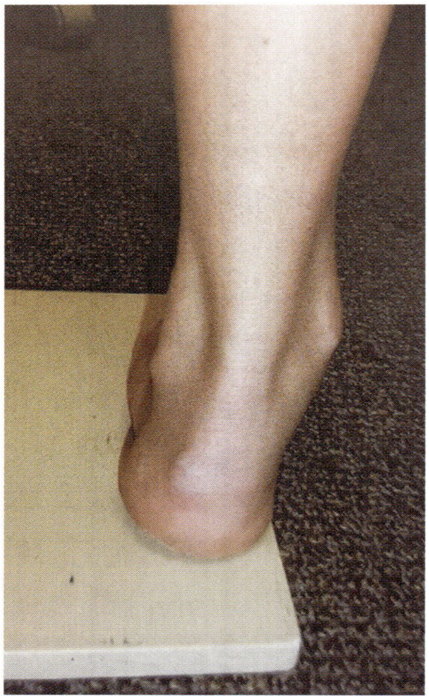

图 2-48　木块实验

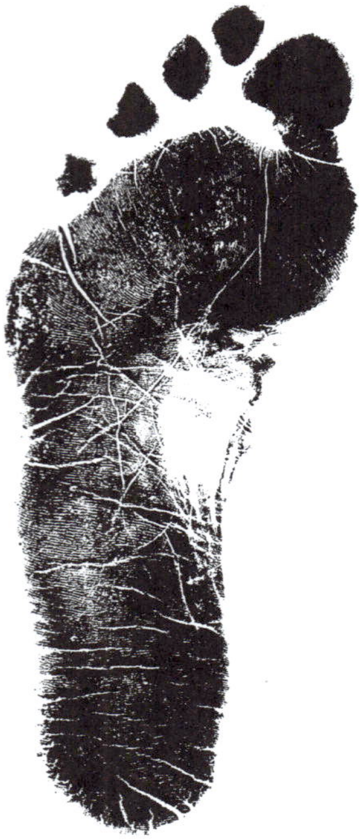

图 2-49　负重下足印

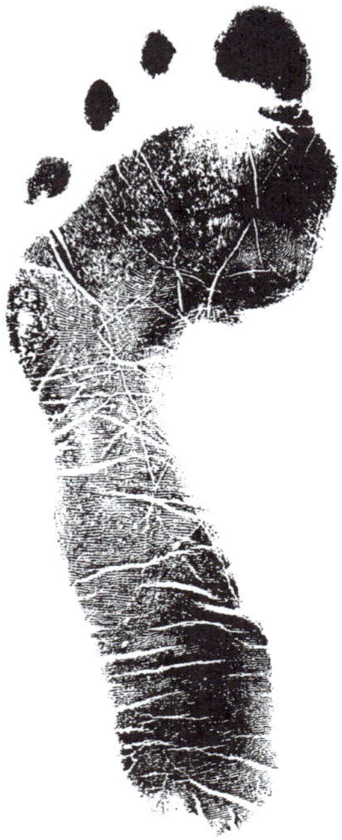

图 2-50　非负重下足印

参考文献

［1］裴福兴，邱贵兴．骨科临床检查法［M］．北京：人民卫生出版社，2008.
［2］王正义．足踝外科学［M］．北京：人民卫生出版社，2006.
［3］Coughlin M J，Saltzman C L，Anderson R B. 曼氏足踝外科学［M］．唐康来，徐林，译．9 版，北京：人民卫生出版社，2015.
［4］卡纳尔．坎贝尔骨科手术学［M］．卢世璧，译．9 版．济南：山东科学技术出版社，2001.
［5］曲绵域，田得祥．运动创伤检查法［M］．北京：北京医科大学出版社，1999.

第三章

足部影像学检查

第一节　X 线检查

足部影像学检查主要包括 X 线摄片、计算机体层成像（CT）和磁共振成像（MRI）。X 线摄片方便快捷，可以比较清楚地显示足部骨关节结构，对创伤、肿瘤、坏死、感染等疾病的诊断和评价均有一定作用，是足部疾病首选的影像学检查方法。计算机 X 射线摄影（CR）和数字 X 射线摄影（DR），对骨纹理和软组织层次的显影优于传统平片，可以更加清楚地显示骨小梁和关节间隙。

一、注意事项

1. 重视足部骨骼的复杂性　足部几乎是全身骨与关节变异出现最多的地方，比如高弓足、平足、跗骨联合、副舟骨、多发籽骨等，阅片时要充分了解正常骨与关节的形态和变异，必要时需摄双侧进行对比。

2. 重视负重位和非负重位的摄片对比　足部的主要功能是负重行走，所以负重位摄片可以帮助医生了解骨骼形态，还可评估韧带、关节囊、肌肉等软组织对骨骼的约束作用，对于扁平足、踇外翻等疾病的评估和手术方式的选择非常重要。随着检查方法的改善，除了负重位 X 线片外，负重 CT 也初步应用于临床，使医生能更客观地评估病情。

二、常用摄片方式

1. 负重正位片　患者伸膝站在底片盒上，X 线束向头侧与垂线成 15° 投照，投照中心在第三跖骨底。如摄双侧，需聚焦在双足之间的跗跖关节水平，可以很好地显示和观察前、中足各关节（图 3-1、图 3-2）。

2. 负重侧位片　患者站立，双足并拢，将底片盒置于内踝侧、双足之间，投照中点位于第五跖骨基底稍上方。可以显示足全长，对评价足纵弓非常重要。注意站立时双足平均分配体重，还要注意踝和膝关节的屈曲角度，因为这些都将影响内侧纵弓的变化（图 3-3、图 3-4）。

3. 负重斜位片　患者站在底片盒上，X 线束向内成 15°，投照中点在第三跖骨底。可以清楚地显示第二、三跗跖关节，第五跖骨基底等部位。

4. 非负重正位片、侧位片　非负重正位摄片时，患者坐位，双足并拢，投照中心对准第三跖骨基底，并与垂线成 15°。非负重侧位摄片时，投照中心对准第五跖骨基底上方（图 3-5~ 图 3-8）。

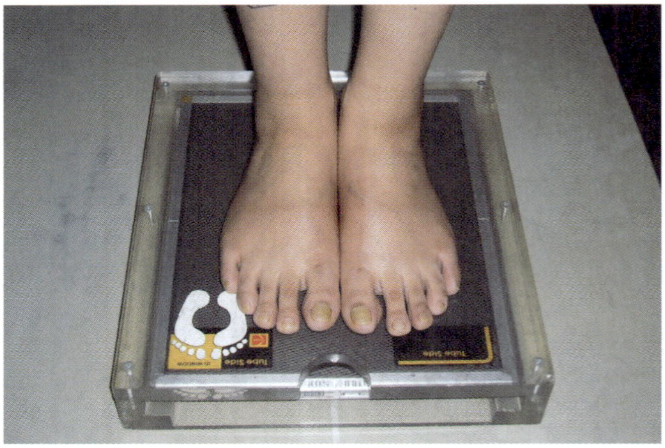

图 3-1　足负重正位片摄片方法

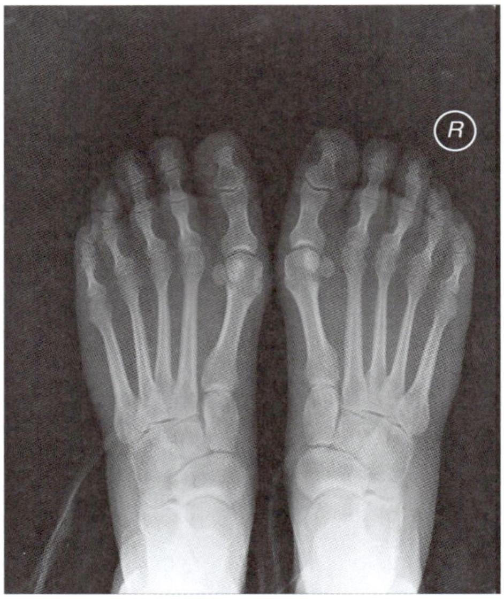

图 3-2　足负重正位片

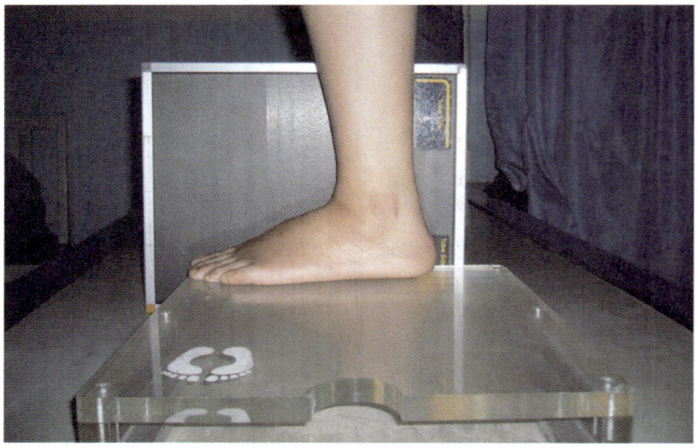

图 3-3　足负重侧位片摄片方法

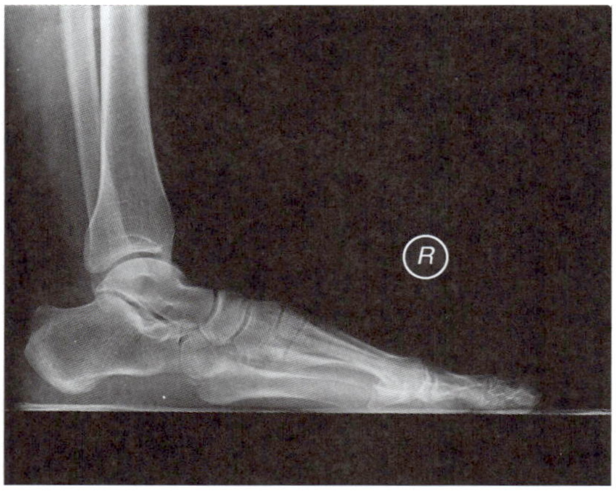

图 3-4　足负重侧位片

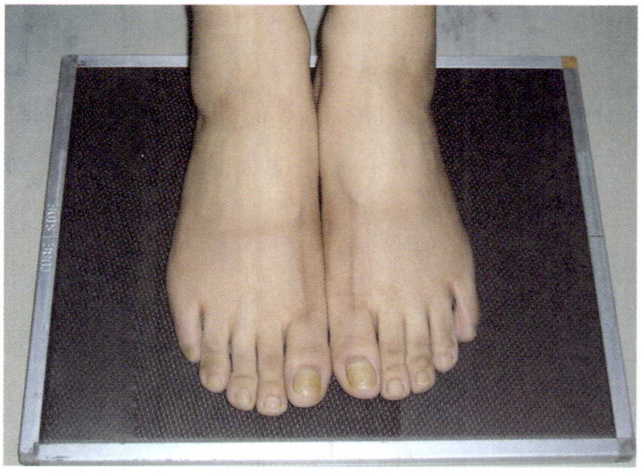

图 3-5　非负重足正位片摄片方法

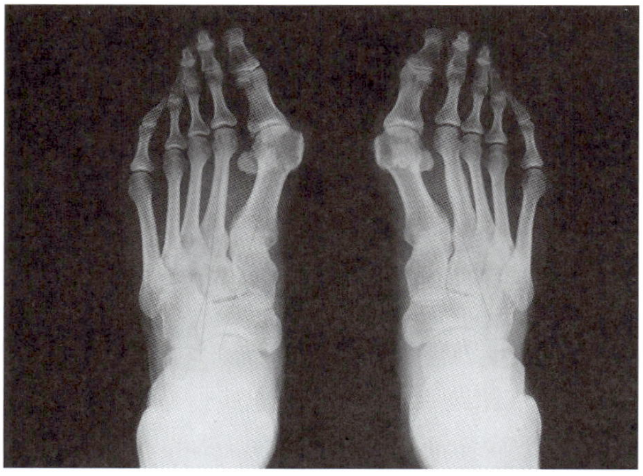

图 3-6　非负重足正位片

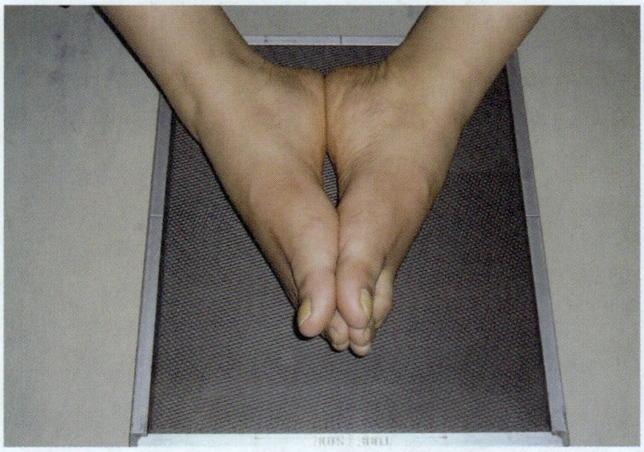

图 3-7　非负重足侧位片摄片方法

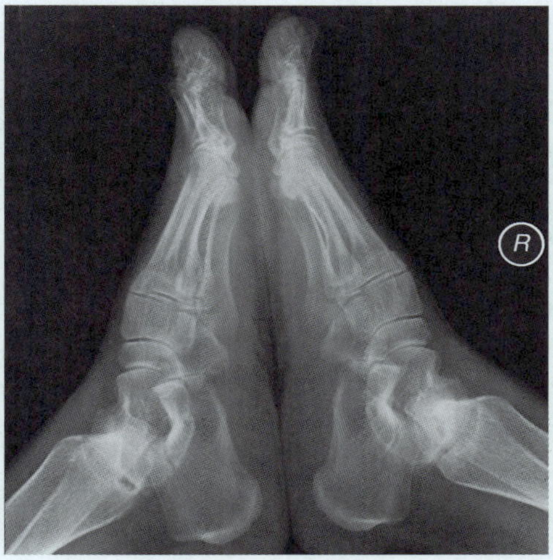

图 3-8　非负重足侧位片

5. 足前后内斜位　患者仰卧于摄影台，对侧下肢伸直，被检侧膝部稍弯，足底内侧紧贴暗盒。投照中心在第三跖骨底。可以显示所有足骨和各关节内斜位像（图 3-9、图 3-10）。

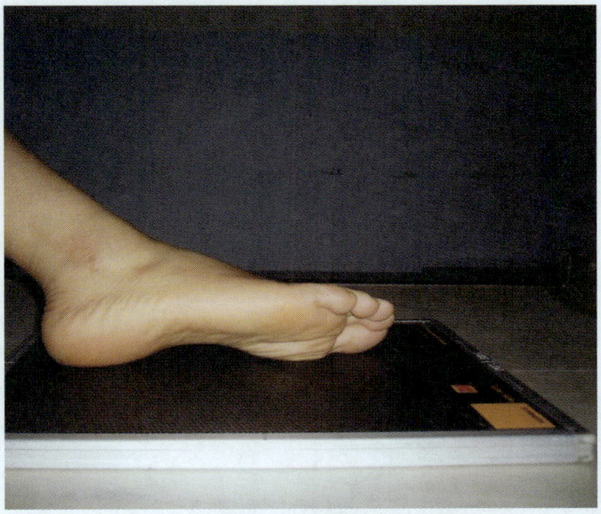

图 3-9　足前后内斜位片摄片方法

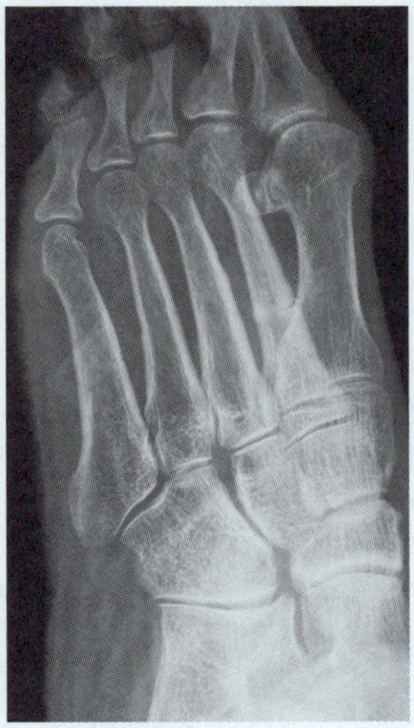

图 3-10　足前后内斜位片

6. 足前后外斜位　患者仰卧于摄影台，对侧下肢伸直，被检侧膝部稍弯，足底部紧贴暗盒，然后让整个下肢外倾，使足底与暗盒呈 30°~45°，投照中心在第二跖骨底。对第一和第二跖骨与第一和第二楔骨的关节间隙显影尤为清晰（图 3-11、图 3-12）。

7. 跟骨侧位片　患者侧卧于摄影台。投照中心在跟距关节。可以显示跟骨侧位和跟骨邻近关节的影像（图 3-13）。

8. 负重跟骨轴位片　患者站于底片上，膝、踝关节屈曲，X 线束呈 30°、45°、60° 通过足跟投照于踝关节后面。可以观察跟骨长轴、载距突和跟骨后面（图 3-14）。

9. 跟骨跟底轴位片　患者仰卧于摄影台，下肢伸直，踝关节置于暗盒中心，踝部极度背屈，用一绷带绕于足部，嘱患者向后拉前足。X 线束向足底倾斜 35°~45°，投照中心为第三跖骨底（图 3-15）。

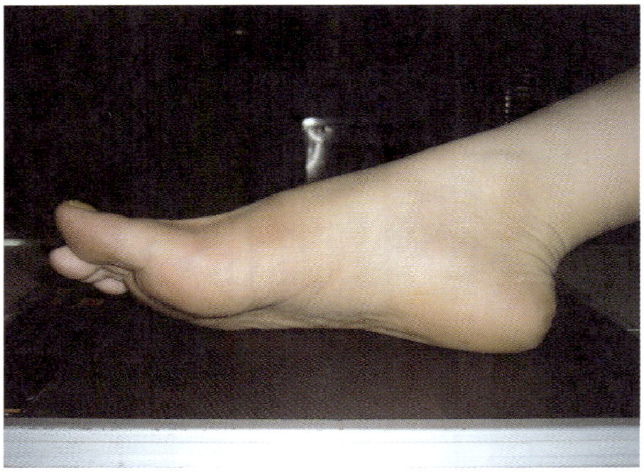

图 3-11　足前后外斜位片摄片方法

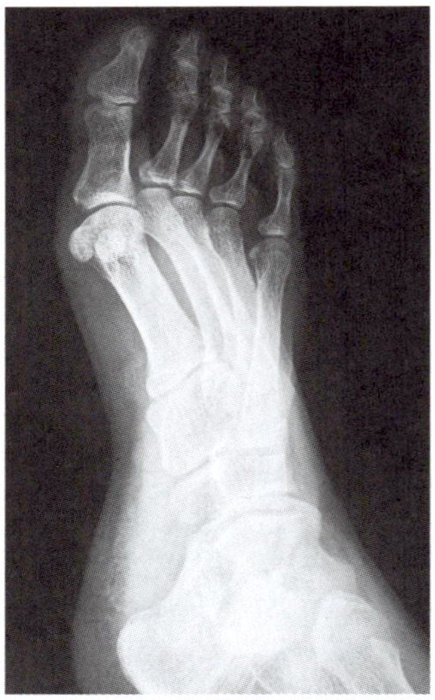

图 3-12　足前后外斜位片

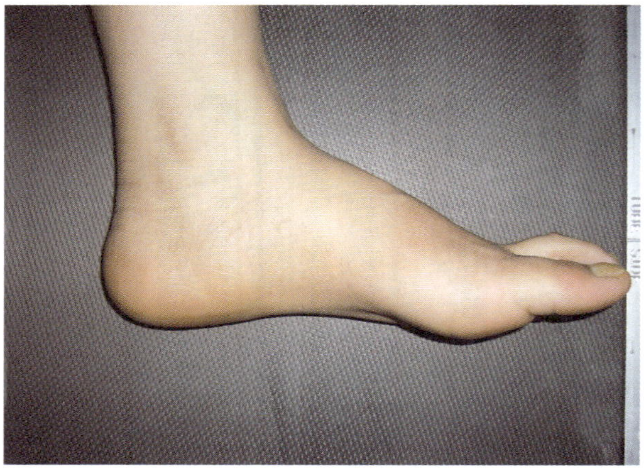

图 3-13　跟骨侧位片摄片方法

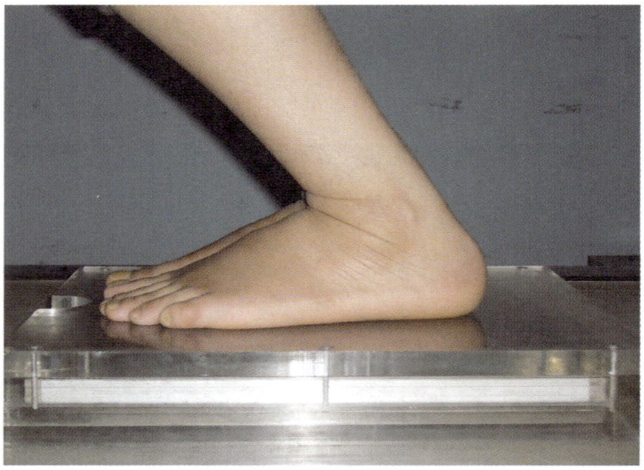

图 3-14　负重跟骨轴位片摄片方法

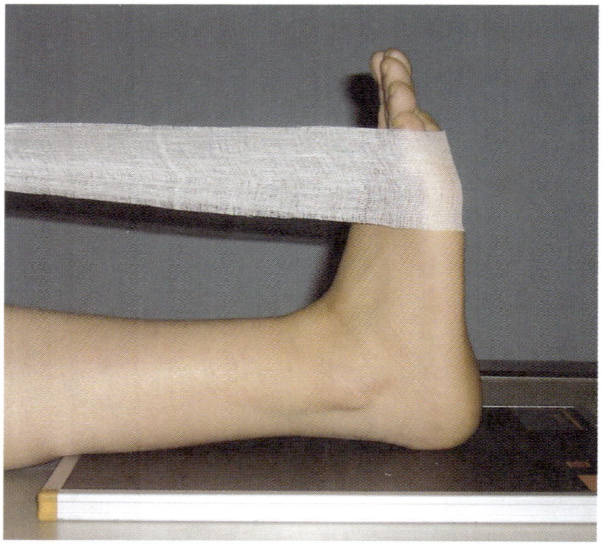

图 3-15　跟骨跟底轴位片摄片方法

10. 足趾正位片　患者坐于摄影台上，被检侧膝部弯曲，足底紧靠暗盒。投照中点位于第三跖趾关节（图 3-16、图 3-17）。

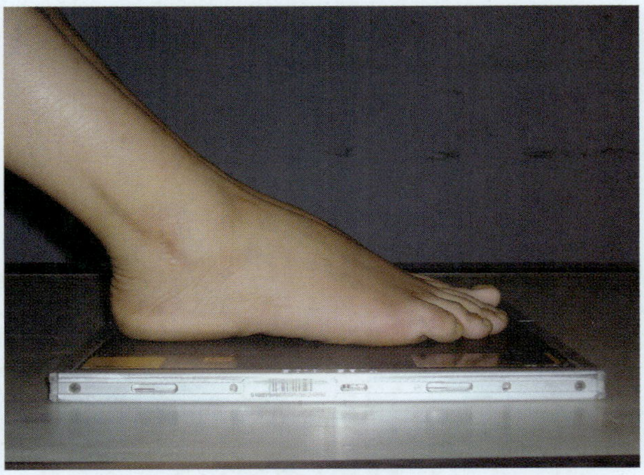

图 3-16　足趾正位片摄片方法

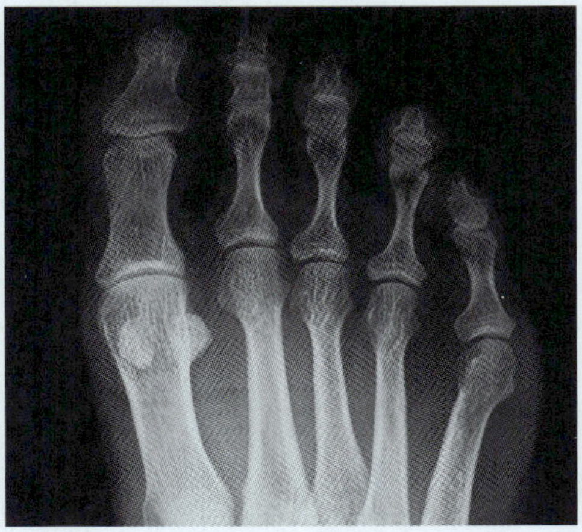

图 3-17　足趾正位片

11. 踇趾侧位片　患者侧卧于摄影台上，膝关节用沙袋垫高，踇趾与暗盒垂直，其余各趾向足底屈曲，与踇趾错开。可以显示踇趾跖骨头和趾骨的侧位影像。

12. 足趾侧位片　应用牙片。患者侧卧于摄影台上，将牙片放置于需要摄的足趾下方，将其上方的趾用绷带帮助弯曲错开。投照中心为各个趾骨中点。

13. 籽骨轴位片　患者俯卧于摄影台上，踝前沙袋垫高，跖趾关节极度背屈，向前屈膝并使足跟前移，X 线束垂直于底片，聚焦于第一跖趾关节。可以评价籽骨和跖骨关节的情况，对踇外翻和前跖痛的患者是必要的（图 3-18、图 3-19）。

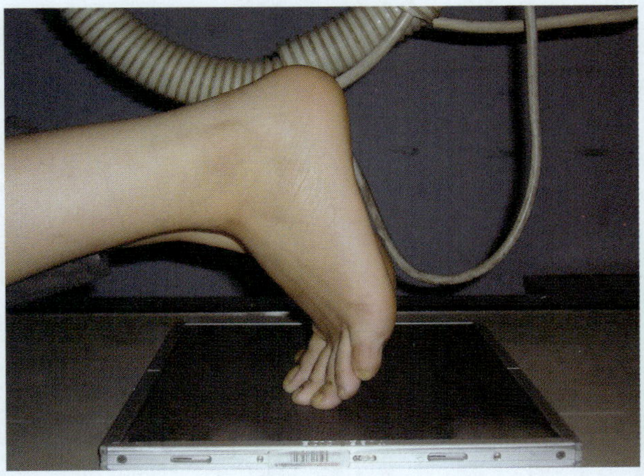

图 3-18　籽骨轴位摄片方法

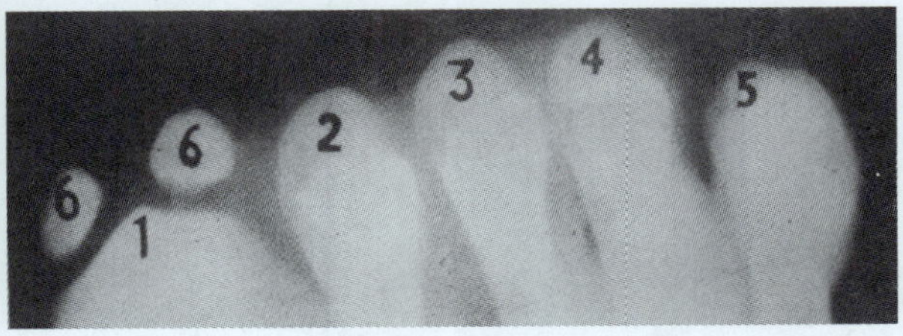

图 3-19　籽骨轴位片

三、常用 X 线测量方法

1. 踇外翻角　第一跖骨和第一近节趾骨中轴线的交角，正常情况下小于 15°（图 3-20）。

2. 踇趾趾骨间角　第一近节趾骨中轴线和第一远节趾骨中轴线的交角，正常情况下小于 9°（图 3-21）。

3. 近端关节面固定角　即第一跖骨远端关节面倾斜角。于第一跖骨远端关面内、外两点引一连线，跖骨中轴线与上述连线有一交点，经此交点做关节面连线的垂线，该垂线与跖骨中轴线的夹角即是近端关节面固定角（正常为 0°~8°）（图 3-22）。

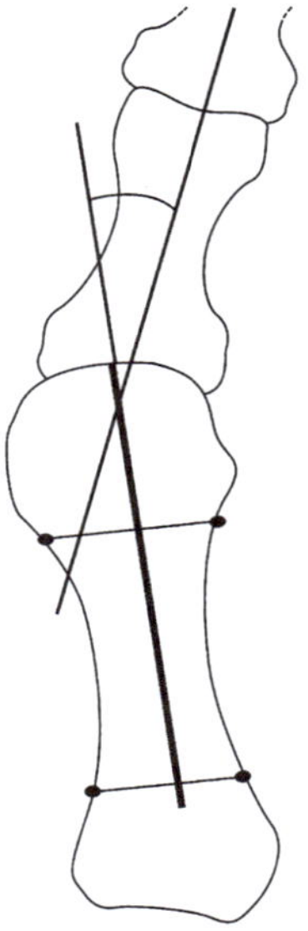

图 3-20　踇外翻角

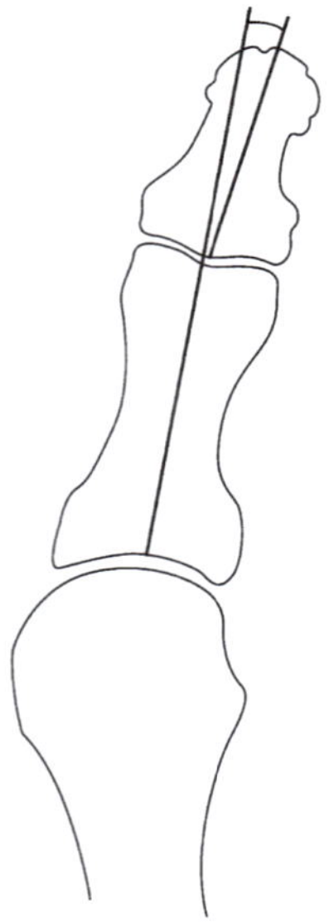

图 3-21　踇趾趾骨间角

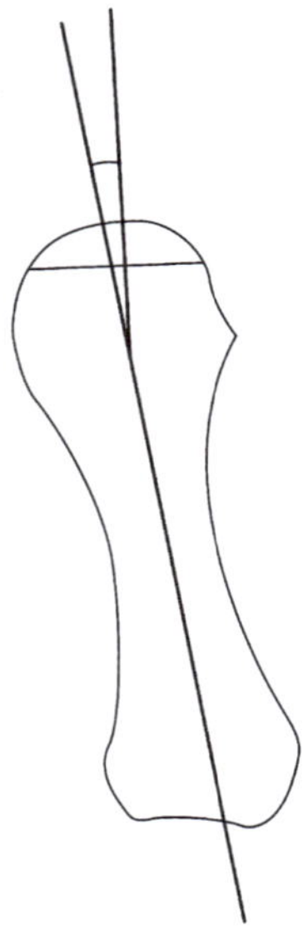

图 3-22　近端关节面固定角

4. 远端关节面固定角　即趾骨近端关节面倾斜角。通过第一近节趾骨中线与趾骨近端关节面连线交点引与关节面连线的垂线，该垂线与近节趾骨中线之夹角即为远端关节面固定角（正常为 0°~8°）（图 3-23）。

5. 第一、二跖骨夹角　第一、二跖骨干纵轴的交角，正常情况下 <9°（图 3-24）。

6. 第一、四跖骨纵轴夹角　第一、四跖骨中线夹角（图 3-25）。

7. 第一、五跖骨纵轴夹角　第一、五跖骨中线夹角（图 3-25）。

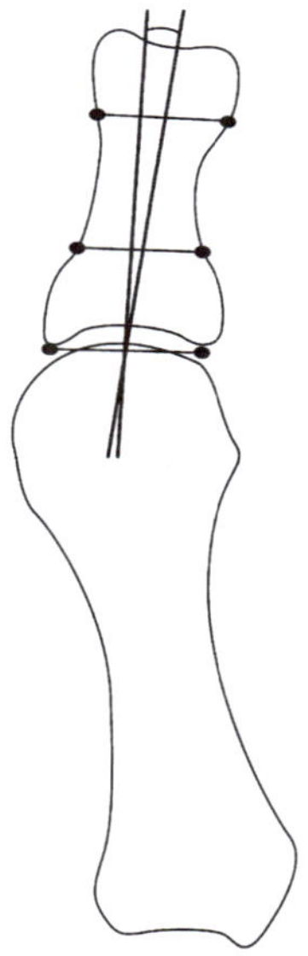

图 3-23　远端关节面固定角

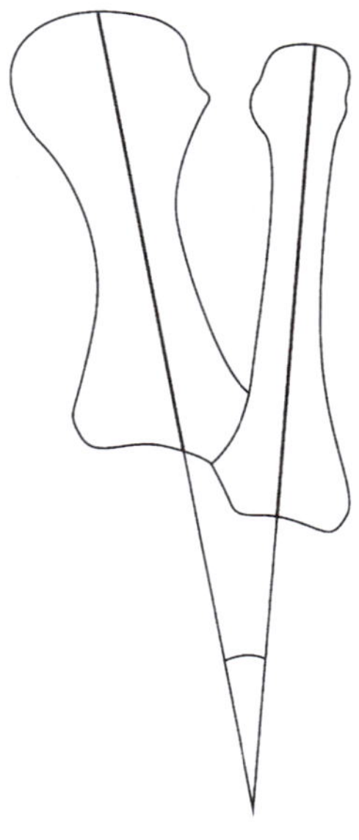

图 3-24　第一、二跖骨夹角

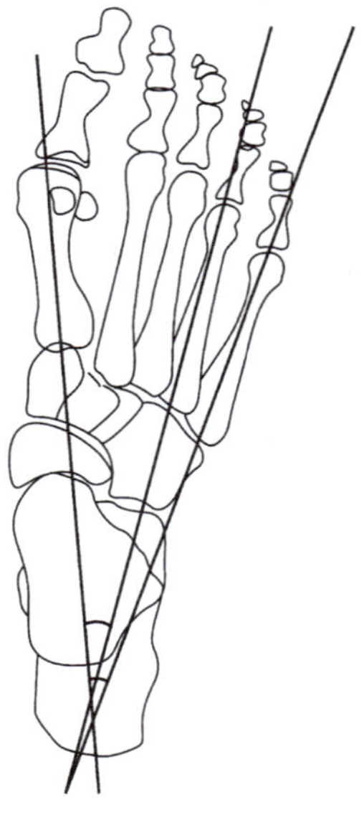

图 3-25　第一、四和第一、五跖骨纵轴夹角

8. 第二跖骨长度　第二跖骨中线分别与远、近关节面交点间的距离（图 3-26）。

9. 第一、二跖骨长度差　从第一、二跖骨头的顶点分别作垂线，两条垂线之间的距离为第一、二跖骨长度差（图 3-27）。

10. 第一、二跖骨相对长度　以第一、二跖骨中线交点为圆心，分别以第一、二跖骨远端关节面画弧，两弧之间距为第一、二跖骨相对长度。如第一跖骨长于第二跖骨，记为正数，相反，记为负数。如相等，记为 0（图 3-28）。

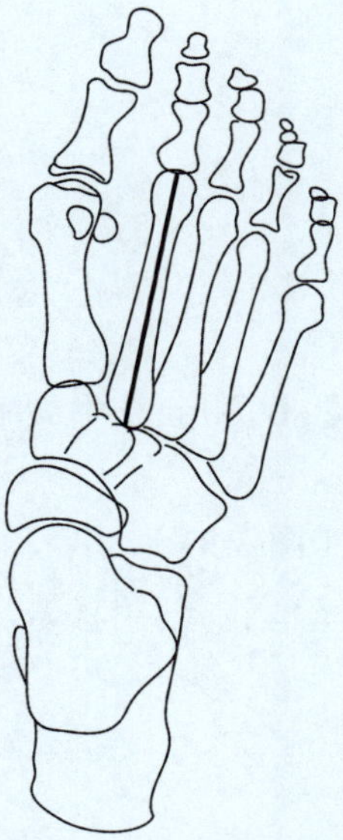
图 3-26　第二跖骨长度测量

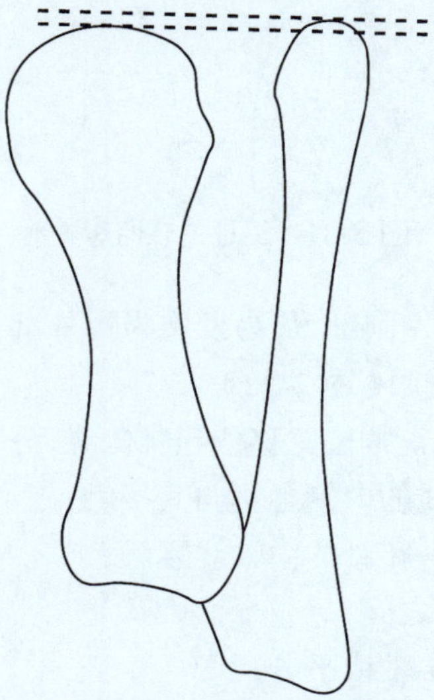
图 3-27　第一、二跖骨长度差

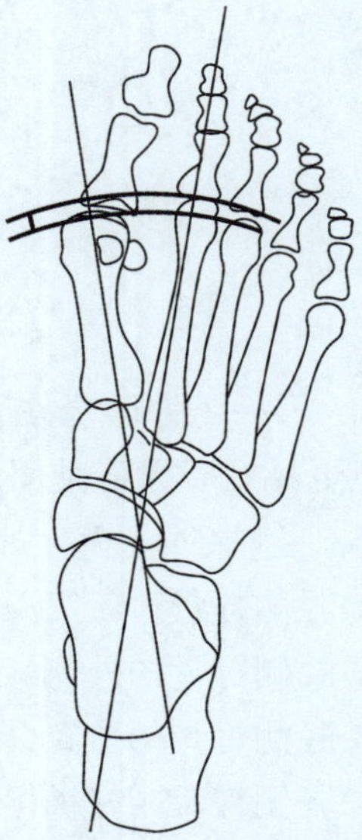
图 3-28　第一、二跖骨相对长度

11. 第一、五跖骨远端最大横向距离　第一、五跖骨远端最宽处横向连线分别与第一、五跖骨中线相交，交点间的距离（图 3-29）。

12. 跖骨外展角　跖楔关节和楔舟关节内侧缘连线中点与第五跖骨、骰骨关节和跟骰关节外缘连线中点相连，通过该线与第二跖骨中线交点做一垂线，此垂线与第二跖骨中线夹角（图 3-30）。

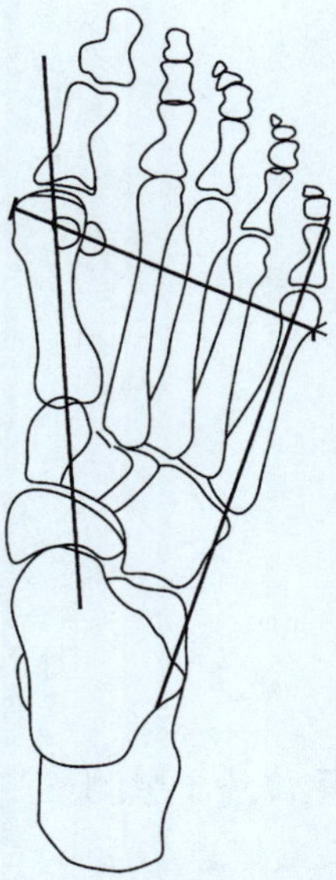
图 3-29　第一、五跖骨远端最大横向距离

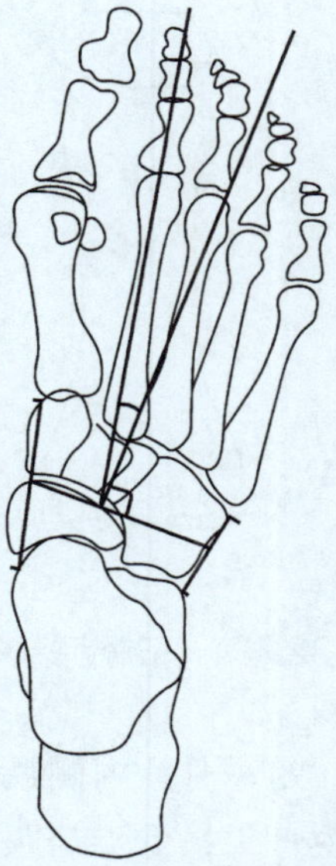
图 3-30　跖骨外展角

13. 跖、趾关节相对关系　根据跖、趾关节面连线的相对关系，可分为以下 3 种：A 平行，关节适合；B 倾斜，关节适合；C 两线相交于关节内，关节半脱位（图 3-31）。

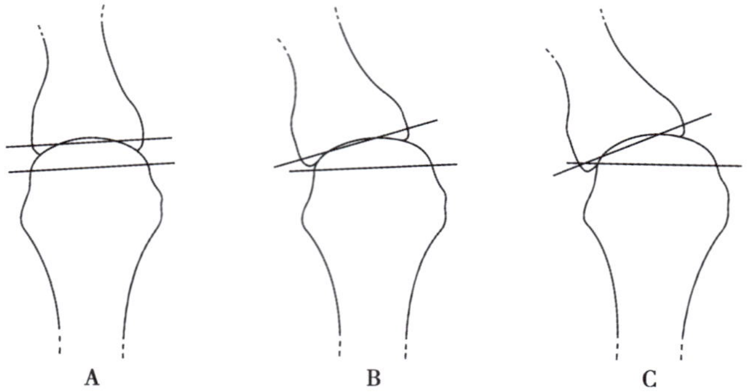

图 3-31　跖趾关节相对关系

14. 第一跖骨远端关节面形态　A 圆形，最易发展为踇外翻，也最易复位；B 方形；C 中央嵴形，相对来说更易发展为踇趾僵硬及活动受限（图 3-32）。

15. 胫侧籽骨位置　胫侧籽骨从正常位置移位到腓侧缘，分为 7 个部位（图 3-33）。

①胫侧籽骨位于第一跖骨中轴线的内侧且不与其接触；

②胫侧籽骨的外侧缘刚好与第一跖骨的中轴线接触；

③胫侧籽骨的位置介于②与④之间；

④胫侧籽骨刚好被第一跖骨的中轴线平分；

⑤胫侧籽骨的位置介于④与⑥之间；

⑥胫侧籽骨的内侧缘刚好与第一跖骨的中轴线接触；

⑦胫侧籽骨位于第一跖骨中轴线的外侧且不与其接触。

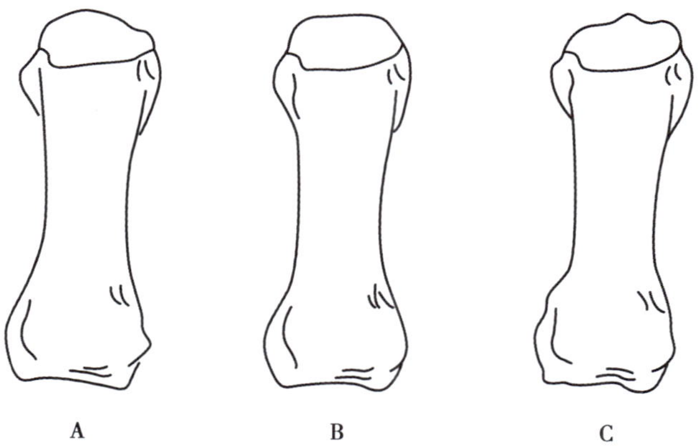

图 3-32　第一跖骨远端关节面形态

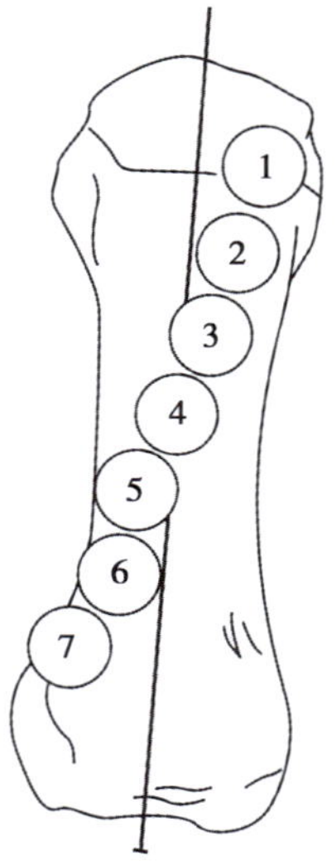

图 3-33　胫侧籽骨位置

16. 足弓的测量　足弓分为内侧纵弓和外侧纵弓，应在负重位片子上测量。

（1）内侧足弓：距骨头最低点与跟骨最低点连线和距骨头最低点与第一跖骨头最低点连线之成角，平均为 122°（图 3-34）。

（2）外侧足弓：跟骰关节最低点与跟骨最低点连线和跟骰关节最低点与第五跖骨头最低点连线所成之角，平均 140°（图 3-35）。

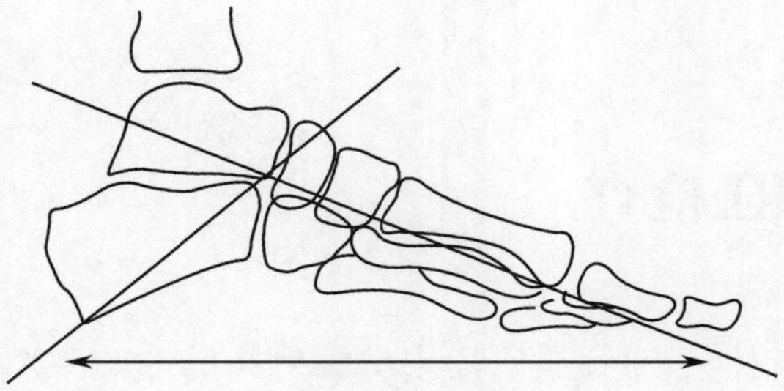

图 3-34　内侧足弓的测量

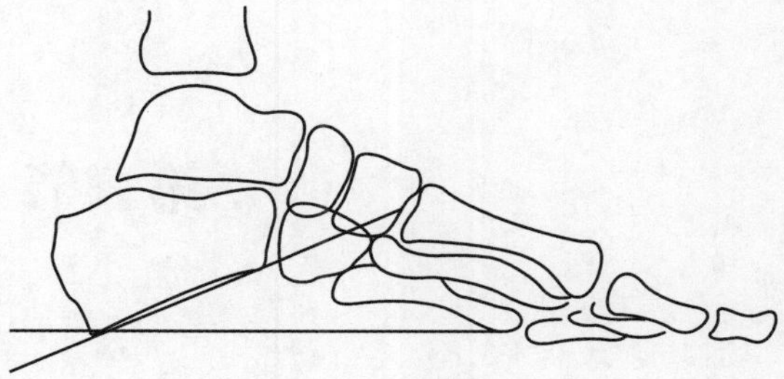

图 3-35　外侧足弓的测量

（3）后足弓：跟骨结节最低点与第五跖骨头最低点的连线和跟骨结节最低点与跟骰关节最低点连线所形成的向前开放的角，约 25°（图 3-36）。

（4）前足弓：第一跖骨头最低点与距骨头最低点连线和第一跖骨头最低点与跟骨结节最低点连线相交形成的向后开放的角，约 13°（图 3-37）。

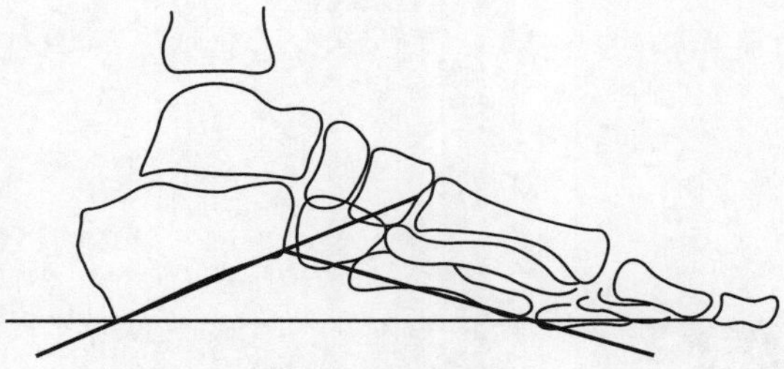

图 3-36　后足弓的测量

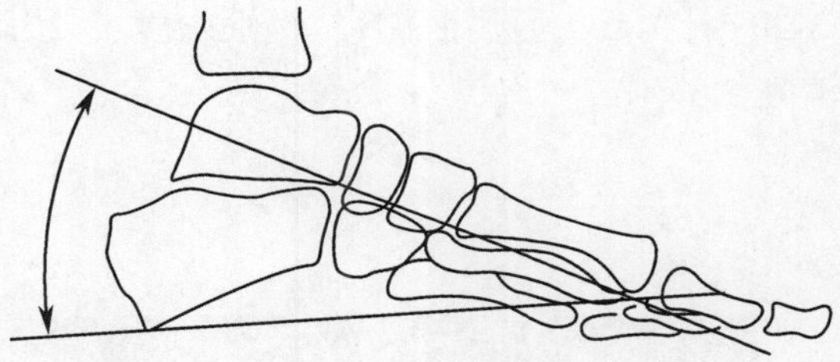

图 3-37　前足弓的测量

第二节　CT 检查

CT（computed tomography），即计算机体层成像，它是利用精确准直的 X 线束、γ 射线、超声波等，与灵敏度极高的探测器一同围绕人体的某一部位作连续的断面扫描，具有扫描时间快、图像清晰等特点，可用于多种疾病的检查。CT 近年来在足踝外科的应用越来越广泛，骨折、感染、骨软骨损伤、关节炎、骨坏死、骨折不愈合、先天畸形、骨肿瘤等均可通过 CT 进行诊断。

足部 CT 平扫（foot computed tomography plain scan）是足部的计算机体层成像常规检查技术。不注射对比剂，常规采用螺旋横断扫描，扫描范围为胫腓骨中段至足跟下缘，或根据病变确定扫描范围。足部 CT 扫描时，可采取平卧位，双下肢伸直，足部成自然放松状态进行。螺旋 CT 的发展使扫描速度大大加快，可减少扫描过程中患者因为呼吸或疼痛引起移动而造成的伪影，比平片有更高的分辨率，螺旋 CT 及三维重建技术能多方位、立体显示足踝部骨骼，尤其是对隐匿骨折、骨折形态、骨折线进入关节及关节面粉碎程度等进行判断，对治疗方式的选择和术后评价有很大帮助。如跟骨骨折、中足骨折等疾病，CT 几乎已成为常规检查项目。

近年来我国部分医院开展负重 CT 扫描。扫描使用专用的足踝部站立负重 CT 扫描机，采用双足站立的方式，双足平行，目视前方，扫描层厚 0.4mm。数据分析采用专用软件。负重 CT 检查能够更加真实地反映站立时足的状态，有利于临床治疗时对足部的进一步了解和术后疗效评估，但因价格昂贵，目前国内尚未普及。

第三节　MRI 检查

磁共振成像（MRI）检查是利用人体中的氢原子核（质子）在磁场中受到射频脉冲的激发而发生核磁共振现象，产生磁共振信号，经过信号采集和计算机处理而获得重建断层图像的成像技术。MRI 检查的优势在于可以多平面扫描，对骨和软组织同时进行显像，其高分辨率可以评估各组织如骨骼、韧带、肌腱和肌肉的变化。而且，MRI 没有放射性，对儿童和育龄期患者更具有安全性。

足与踝是人体中解剖较复杂的部位。足踝部关节众多，关节结构的复杂性及肌腱、韧带病理表现多样，均使 MRI 的优势得到良好发挥，极大补充了 X 线和 CT 检查的不足。MRI 对距骨软骨损伤（图 3-38）、踝关节韧带损伤、特异性和非特异性滑膜炎如色素沉着绒毛结节性滑膜炎（图 3-39、图 3-40、图 3-41）、胫后肌腱炎、慢性跟腱炎、跟腱断裂、莫顿神经瘤、糖尿病患者的足部感染等均有较为清晰的显示。

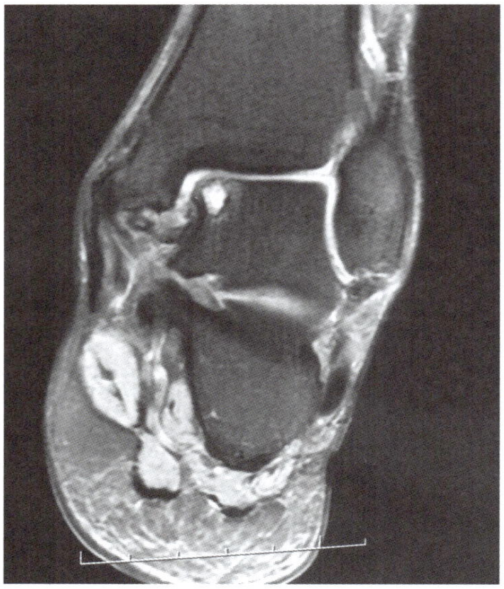

图 3-38　距骨软骨损伤

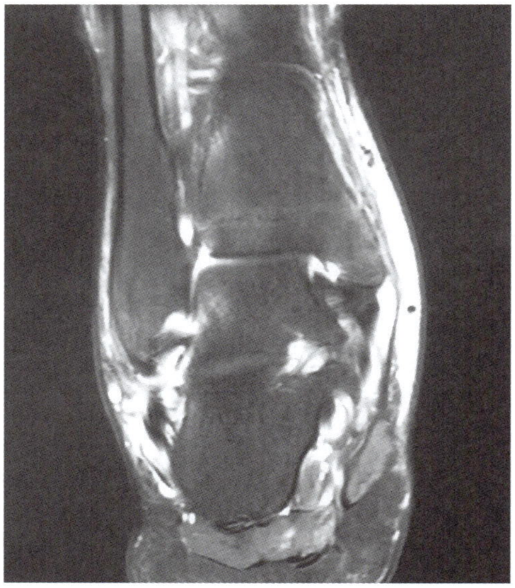

图 3-39　踝关节色素沉着绒毛结节性滑膜炎（冠状位）

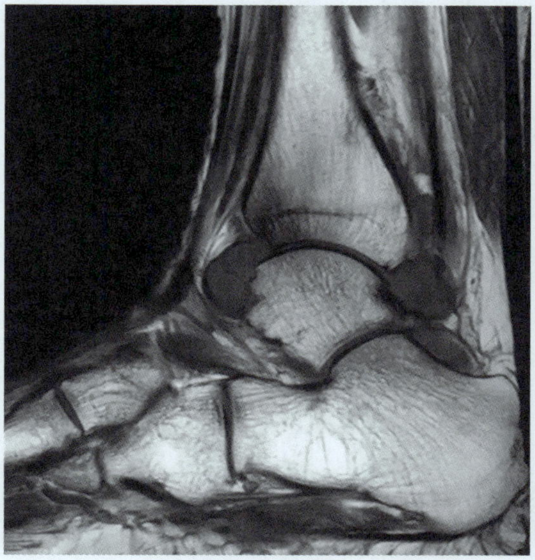

图 3-40　踝关节色素沉着绒毛结节性滑膜炎（矢状位）

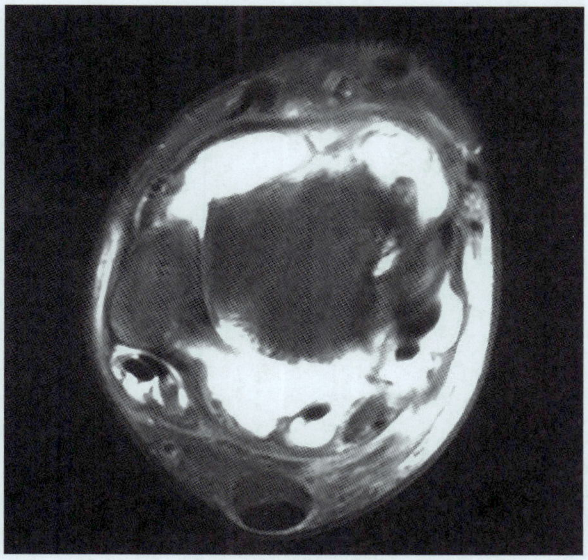

图 3-41　踝关节色素沉着绒毛结节性滑膜炎（横断位）

参考文献

[1] 王正义. 足踝外科学[M]. 北京：人民卫生出版社，2006.
[2] 邹仲. X线检查技术学[M]. 上海：上海科学技术出版社，1983.
[3] 吴恩惠. 影像诊断学[M]. 3版. 北京：人民卫生出版社，1996.
[4] 江浩. 骨与关节 MRI[M]. 上海：上海科学技术出版社. 1999.
[5] Chou L B. 足踝外科新进展[M]. 武勇，译. 北京：人民卫生出版社，2018.

第四章
足部生物力学

第一节 生 物 力 学

足部是人与地面接触的重要部位，由 26 块骨（若包括第一跖骨下方的两粒籽骨，共 28 块骨）、33 个关节、20 多条肌肉和 100 多条韧带组成，承受体重，是人体重要的组成部分。人在步行时足部所承受的地面反作用力达到体重的 1.5 倍，跑步时更达到体重的 2~3 倍。许多疾病，如糖尿病足溃疡、马蹄内翻足、高弓足、跗外翻，以及膝关节、髋关节、脊椎的病变等，都能影响足部的正常负重。因此，获知足部压力的分布对疾病的诊断及治疗是十分有益的。

一、足部生物力学发展历史

19 世纪 70 年代就有人开始研究人体足底的受力情况。之后，各种测量足底压力的方法不断出现，测量技术不断改进，特别是近几十年，发展更为迅速。在世界各地（美国、德国、英国等）出现了十几个测试系统，可满足不同测量要求。近年来，国内学者也研制成功了一些力学测试系统，这些系统采用不同技术，性能也各有特点，按足部压力测量系统原理可把测量技术分为以下四类。

1. 直接复印法 Morton 是最早利用复印技术记录足部压力分布的学者之一。他所设计的活动摄影机技术是利用橡胶的弹性把压力转换为一定比例的变形。这一原理成为随后许多技术发展的基础。20 世纪 80 年代初出现了用铝箔取代墨水和纸张作为复印介质的改进技术，这一技术不仅可以得到即时可见的足部印痕，还可通过光学扫描得到量化结果。

2. 可视化复印技术 Pedobarograph 系统是这一技术的代表，该系统首次使用了显示器和图像处理技术，可以通过黑白或彩色图像进行局部压力分析。随后研究人员又利用光弹性作为压力转换方式，研制出 Photoelastopodometry 系统。Cavanagh 和 Michi 用类似技术，加上计算机处理得到了准三维压力曲线。曲线上各点的纵向坐标值与足底该点处的压力具有相关性，直观反映了足底压力的分布状况。

3. 压力板和载荷单元技术 压力板具有多个按足部结构划分的区域，每个区域都可独立记录作用于其表面的压力，而载荷单元法是用载荷单元阵列作为足部支撑，各单元之间并不加以联系。这样载荷单元就可以记录特定解剖部位上的载荷状况。压力板和载荷单元多采用力 - 电转换技术。足底压力被转换为方便测量的电信号，可得到相当精确的结果，但具有电延迟性，不利于动态研究。而同时具有精确性、良好动态响应和高灵敏度的压电晶体技术就成为很好的替代。

4. 鞋内垫测量技术　鞋内垫测量可以对足部与鞋的接触反应作出评价,对设计具有特殊功能的鞋类具有重要意义。更重要的是,鞋内垫装置可以连续记录行进中的足部压力,而压力板只能记录其中的一个步态时相。另一类可获得连续足底压力分布的方法是用附着于足底的压力转换垫片进行测量。

随着计算机技术和有限元理论的不断发展,人们开始大量使用数值模型和有限元法分析复杂结构。最近几年出现了大量有限元分析软件包,为生物力学研究人员方便、经济地进行足部生物力学建模和计算创造了条件。可以说,借助于数值建模和有限元分析,生物力学研究人员已经可以探索和研究一些复杂足部功能的原理和足部疾病的病因。

数值建模的第一步就是要获得考察对象的几何数据,足部有限元分析所需的几何数据往往来自医学成像系统,即 MRI 图像建模。由于磁共振成像技术具有成像清晰、解析度高的特点,研究人员可以得到十分细致的足部几何模型。Gefen 等就是从 MRI 图像中重建出足部骨骼的几何构形,再由有限元软件进行应力分析。CT 扫描的图像也可建模。CT 技术是目前应用最广泛的成像技术,它可以清晰地反映出物体内部的不同结构和组织,给研究人员建模带来极大方便。Ledoux 等用图像软件分析了间隔为 1mm 的人体足部 CT 断层扫描照片,为进行有限元分析建立了一套较精确的模型。通过上述医学成像系统获得的足部骨骼几何数据是比较精确的,但对韧带、肌肉和肌腱等其他组织,则要从解剖学的研究中获得它们的几何数据。

一般来说,对材料类型和单元划分的不同考虑将直接影响有限元分析的结果。根据大量关于人体组织材料特性的研究报道,足部骨骼可看作线弹性材料。因此,骨单元的划分一般采用六块体块单元或楔形单元。而具有很强弹性的韧带和跖腱膜则被认为是非线性材料(在伸长时有一定刚度,在压缩时没有刚度),可以划分为簧单元。大多数足部有限元研究都把关节软骨作为线弹性材料,但是 Clift 对关节软骨做了有限元分析,证实关节软骨的应力 - 应变曲线随时间变化呈现出一定非线性关系,故把关节软骨看作一种非均质、各向异性的材料更合理。考虑到关节软骨在足部运动中所起的重要作用,如果把关节软骨都简化为线弹性材料,计算结果必将有很大误差。因此,在建模过程中,一方面要注意把一些对足部运动影响不大的关节软骨加以简化,以减小模型的复杂程度;另一方面,为保证计算的精确性,对于一些大关节软骨要考虑为非线性材料。

如何定义足部各关节的运动方式并建立相应的模型约束条件是足部有限元分析的另一个难点。研究人员从模型的整体出发,常常把跗横关节、跗骨间关节等关节固化,仅把它们看作各骨间的连接体,不做单独分析。除了上述材料特性和边界条件需要特别注意外,各骨上的肌力大小、韧带及肌腱的作用应该得到较为准确的反映,例如,对在步行的不同阶段作用于足部各主要肌力大小和着力点的分析将有助于形成完整的载荷条件。就韧带和肌腱而言,主要是分析清楚它们的附着点和延伸方向,这将决定建立怎样的簧单元。

应用有限元模型来仿真足部生物力学状况的最大益处是可以了解足内部的应力 - 应变状态,这些正是无法通过直接测量获得而又对理解足部力学原理具有指导意义的数据。足底第一至第五跖骨头、足跟处内部的深层软组织处于高应力状态,这些区域正是糖尿病足溃烂和足跟痛发病的常见位置。

足部生物力学研究正处于方兴未艾阶段,通过三维有限元模型的不断改进和完善,可以使人们更好地了解足部生物力学,从而对认识足部疾病的发病机制、临床手术方案确定、足部假体假肢和鞋类设计等起到指导作用。

二、生物力学基础

（一）步态周期

步行是全身肌肉参与，包括人体重心移位，骨盆倾斜旋转，髋、膝、踝关节伸屈及内外旋展等，使人体产生位移的一种复杂的随意运动。行走过程中，从一侧足跟着地开始到该足跟再次着地构成一个步态周期。对指定的下肢而言，一个步态周期的活动可分为支撑时相（稳定期）和摆动时相（摆动期）。支撑时相又分为足跟着地、平足落地、支撑中点、足跟离地、足尖离地诸动作阶段。摆动时相分为加速时期、摆动中点和减速时期。常速行走时，支撑时相占整个步态周期的60%~65%。当一侧下肢进入支撑时相时，另一侧下肢尚未离地，两下肢同时负重称为双肢负重期。双肢负重期约占全周期的24.18%，占支撑时相的44.18%，支撑时相的其他时间为单肢负重期。在一个完整的步态周期中，正常足在支撑时相和摆动时相都具有生物力学的保护性功能，足会尽可能地应对一定的足底压力（即足与支撑地面之间总体相互垂直的作用力）而增大接触部位受力面积，以保证相对较低的足底压强（即单位面积的足底应力），从而防止足底组织遭受过高足底压力的损伤。若机体全身或足部相关组织出现病变，足底相关区域峰值压力及其分布则会发生改变，而这种改变往往比临床症状、体征出现得更早（图4-1、图4-2）。

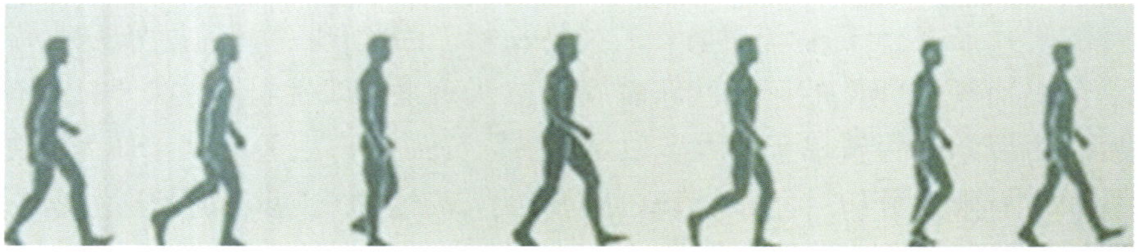

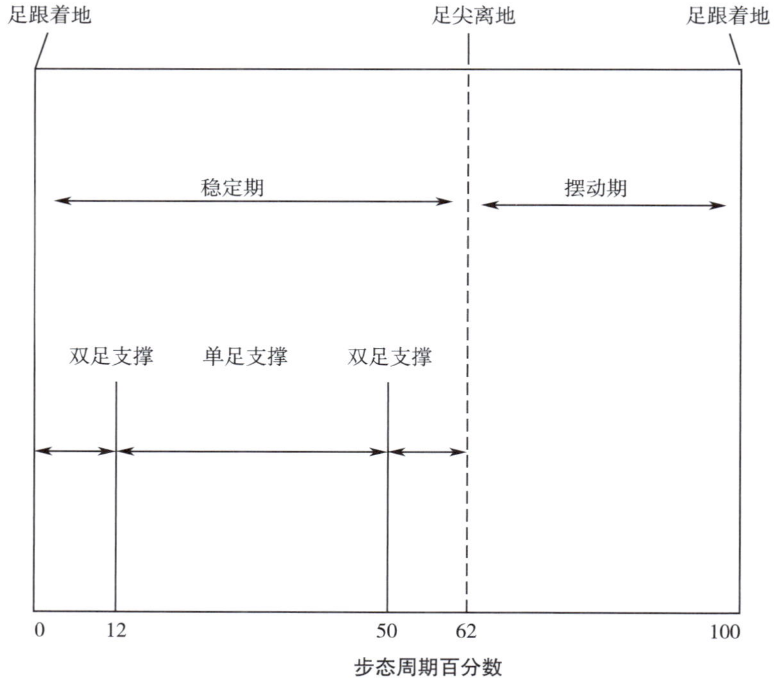

图4-1 步态周期

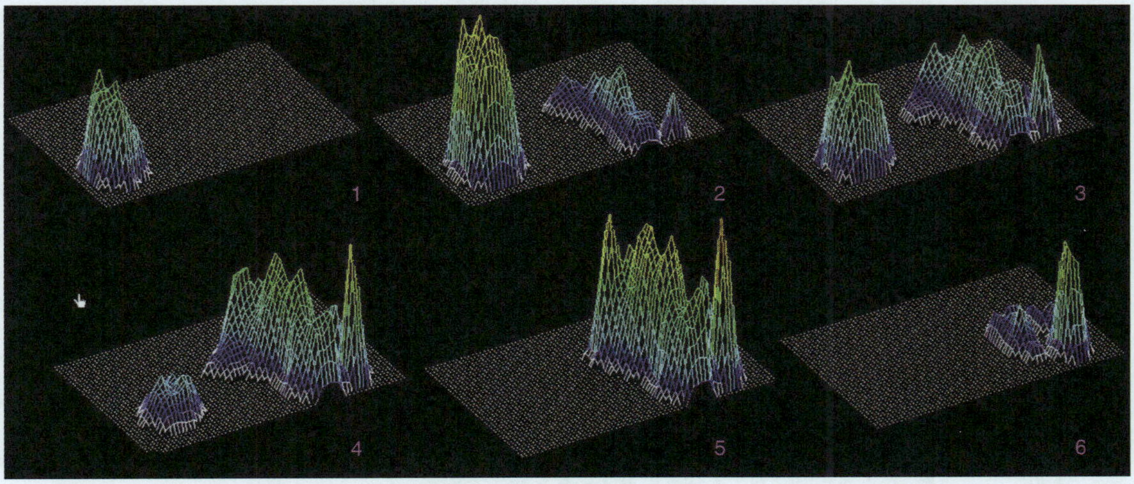

图 4-2 行走时足底压力分布

人体行走时身体重力和惯性力全部由着地足承受，在一个站立相即将结束、下一个站立相即将来到时，着地足所受的垂直力最大，除了身体重力外还包括向下的惯性力，表明此时身体有向上的加速度，以使另一只脚能抬起摆动。在即将进入摆动相时，踝关节向后蹬力逐渐增加，考虑到摆动相时踝关节仅受很小的惯性力，故可认为后蹬力促使了摆动，而足离地后腿的摆动完全由惯性实现。由于摆动腿的关节受力很小，所以地面对足的反作用力主要用于产生身体和着地足的加速度，实现人体向前移动，但这些水平方向约束力时而为正、时而为负的特性，表明人体行走实际上是一连串的失去平衡和恢复平衡过程，一条腿支撑，一条腿摆动，失去平衡后紧接着恢复平衡，如此循环往复，使得人体的部分肌肉在步行中呈放松状态。

（二）足 - 地接触力

足 - 地接触力通常可按垂直、前后和左右方向做三维记录。临床应用时，主要观察力 - 时间曲线的特征，即谷峰值、谷值的出现时间和幅度变化。行走时足 - 地接触力在垂直方向上的分力最大，在每个步态周期转折点出现极值，足跟着地时有一极大值，随足部逐渐放平，受力面积逐渐增大，受力减小，足部完全放平时受力达最小，至足跟离地、足趾蹬地时出现另一极大值，即在整个步态周期中，垂直方向受力曲线具有典型的对称双峰性质。正常人足 - 地接触力在水平、前后方向受力较小，且基本对称。

1. 垂直压力　垂直压力呈双峰形，如图 4-3A 所示，在与地面接触的初期，身体对地面的冲击力几乎为体重的 90%，接下来出现的第一个压力高峰几乎是体重的 110%，而后出现一段时期压力小于体重（最低约为体重的 80%）。紧接着出现第二个压力高峰，约为体重的 110%，其后出现快速的压力下降，直到足趾推离期压力下降至体重的 62%。该压力曲线中的两个压力大于体重的高峰分别对应着重心的上升期和下降期，而曲线中小于体重的最低点出现在重心达到最高点时，这时足部的负荷得以减轻。当受试者慢跑时，压力曲线如图 4-3B 所示。最初作用于地面的压力大约是体重的 160%，接下来快速下降，约为体重的 100%；而后出现第二个曲线高峰，此时作用于地面的压力约为体重的 240%。当受试足没有负荷时，曲线再次快速下降至 0。但是必须注意到在以 200m/min 速度慢跑时的站立相仅占整个时间的 38%，但是行走时站立相却占周期的 62%。而且观察到 2 倍以上的压力作用于足的时间约占一半行走时间。在下肢承重能力降低时，可以通过减慢步行速度，以减轻关节承重，此时垂直压力的双高峰曲线消失，表现为与体重一致的单峰波形。

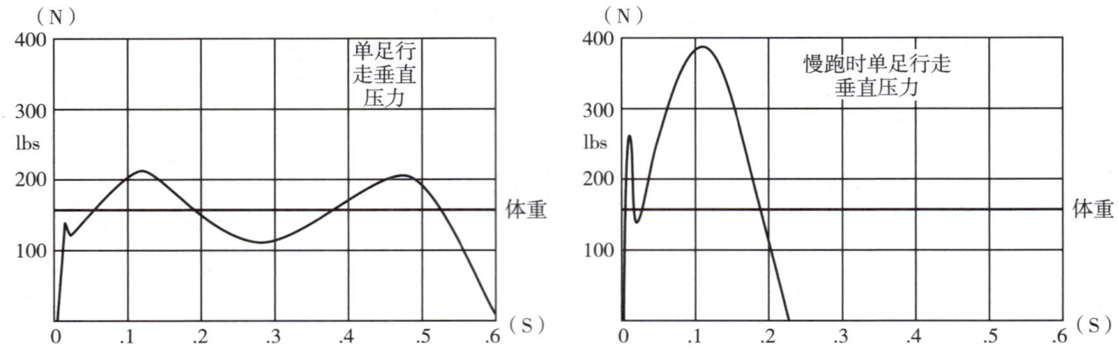

A. 行走时单足所受的压力　　B. 慢跑时单足所受的压力

图 4-3　步态周期中足的垂直压力

2. 剪力　垂直剪力在首次触地时向前，越过重心线时剪力向后。表现为前后反向的尖峰形。左右（内外）剪力形态相似，但是幅度较小。

3. 力矩　力矩是机体外力与内力作用的综合，是动力学与运动学的结合，受肌肉力量、关节稳定度和运动方向的影响。

（三）影响足部生物力学的因素

许多人体解剖和运动学因素可以影响足底压力的分布，包括体重、年龄、性别、步速和鞋的构造等。

1. 体重　理论上，足底压力应与体重有较强的相关性。但 Cavanagh 等研究显示，白种人足底峰值压力与体重的相关系数为 0.37，在足底压力的形成中体重贡献仅为 13.8%。Birtane 等将 50 例志愿者分为肥胖组和对照组进行评价，结果显示体重指数与接触面积呈正相关，而与足底大部分区域的压力无明显相关。Gravante 等研究得出了同样的结论。原因可能是体重较大者足的尺寸和足与支持面的接触面积也较大，从而缓解了体重对足底压力的影响。

2. 年龄　随着年龄的改变，人体的解剖结构和生理学特征发生变化，导致不同的年龄段足底压力分布有所不同。

Bertsch 等研究 42 名正常儿童开始行走后第 1 年内步态的变化，发现随着纵弓发育，中足的负重明显减少，一些儿童由于纵弓已经成形，步态非常成熟。说明儿童开始行走后，由于足底有特征性的脂肪垫和足纵弓发育，以及体重和足尺寸之比与成人基本一致，因此足底压力分布与成人差别不大。

老年人肌肉和足底脂肪垫萎缩，足纵弓变平，关节活动度和本体感觉变差，这些都会影响足的功能。Kernozek 比较了老年人和青壮年人的足底压力，发现足跟、前足中间和第 2~4 趾两组相似，其他部位两组差别也不大。说明人体的代偿性机制可能使得老年人的退行性变化对足底压力的影响减小。

3. 性别　Hennig 等研究发现站立和行走时，男、女性仅中足的压力差别明显。汤荣光和袁刚的研究也显示足底峰值压力与性别的相关性较弱。虽然男、女性的足底压力有差别，但由于女性体重较轻，身体尺寸也较小，并且由于足纵弓的代偿机制，足底压力与男性相差不大。

4. 步速　步速加快可使足底压力增高。早有研究证明，青壮年人足底压力随着步速的加快而增高。Burnfield 等研究发现老年人的情况相同。Taylor 等也得出了步速与足底压力呈正相关的结论。这是由于步速增加，足对支持面的作用力增大，支持面对足的反作用力也相应增加。值得注意的是，Warren 等研究发现，虽然步速对足底压力影响较大，但中足除外。因为步速增加会引起足的生物力学发生代偿机制，使得中足的压力向前、后足转移，从而维持足弓的稳定性。

5. 鞋的构造　Burnfield 等研究发现赤足与穿鞋相比，其足跟和前足的足底峰值压力增高，原因很可能是赤足行走时接触面积减少。Hosein 等研究证明，鞋的舒适性是影响足底压力分布的关键因素。其生物力学机制可能是，随着鞋舒适性的提高，足底压力从中足向前、后足转移，压力中心轨迹向足的外侧移动，增加了足的舒适性。关于鞋舒适性的研究具有重要的应用价值。一方面，可以为健康人制造出更合适的鞋类；另一方面可以为足病患者设计出更好的矫形鞋。

（四）正常足的生物力学研究

国外对正常人足底压力的分析起步较早，积累了大量参数值。国际著名的足底压力分析仪均在大样本的基础上建立了各自的参考值。目前该领域的发展方向为进行精细的多学科交叉研究，根据正常足的研究找出预测因子，预防足部疾病。

1. 跖骨头下压力的研究　国外对正常人跖骨头下压力分布的研究有不一样的结果，大致分为以下几类：①前足主要由第一和第五跖骨头负重。持此观点的学者认为足横弓和足纵弓一样，由组成弓形结构的两边负重。②前足主要由中央跖骨头负重。Arvikar 和 Seireg 测量了每个跖骨头和足跟下的负荷，显示前足的负重中心靠近第三跖骨头。这个观点得到了 Leduc 等的支持，他在 150 位男孩中发现有 58% 的人前足中部承担较大的负荷。③所有的跖骨头均匀负重。Hughes 在 20 世纪 40 年代提出所有跖骨头均匀负重的观点。Morton 主张除第一跖骨头外，其余跖骨头承担相同负荷，第一跖骨头负荷为其他跖骨头下负荷的两倍。④所有跖骨按一定比例负重，负重比例随步态变化和足横弓形态变化而变化。

国内学者对正常足的生物力学研究结果也不尽一致，洪水棕等研究正常人的 5 个跖骨负荷比值为 $M_1:M_2:M_3:M_4:M_5=1:0.5:0.33:0.27:0.22$；同时，又测定人体在平地行走时正常步态下的负荷比值为 $M_1:M_2:M_3:M_4:M_5=1:0.76:0.44:0.29:0.21$。严励等认为正常人足底压力的分布规律是第二跖骨（289 ± 78）kPa> 第三跖骨（277 ± 79）kPa> 踇趾（271 ± 97）kPa> 足跟（233 ± 53）kPa> 第四跖骨（226 ± 58）kPa> 第一跖骨（190 ± 48）kPa> 第五跖骨（186 ± 24）kPa> 第二趾（153 ± 24）kPa> 足弓（120 ± 26）kPa> 第三至第五趾（99 ± 37）kPa。而袁刚等报道，正常人站立时足底压力以后足为主，大多数人（82%）静态峰值足压位于足跟部位，其次为跖骨头区域，足趾承受压力较小。步行时足底压力较站立时明显增加且压力分布改变，超过 50% 的正常人动态峰值足压位于第二跖骨头，而足跟区域出现动态峰值足压仅占 16%，表明步行时足底最大压力前移，以前足跖骨头区域受压最大，并且踇趾也成为主要受力部位。在动态时，各部位最大压力由大到小依次为第二跖骨头、足跟、第一跖骨头、踇趾、第三至第五跖骨头、第二趾、足弓、第三至第五趾，前足压力在第二跖骨头最高、第一跖骨头其次、第三至第五跖骨头依次降低，足趾压力由踇趾到第五趾依次降低。行走时，足底最大压力主要位于第二跖骨（57%）和跟骨（76%）。正常青年人足底平均最大峰力值为 636.7N，足底压力分布表现为足跟内侧平均峰力值最大，其次是第二、第三跖骨，足底平均峰力值较小的区域主要分布在第二至第五趾和第五跖骨，且左右双足分布规律一致。另外，与站立时相比，步行时各部位压力变化也不同。足趾区压力增加 3~5 倍，跖骨头区约为 3 倍，而足跟和足弓仅接近 2 倍。笔者也曾以自行研制的足底压力测试系统对正常足进行研究，其观点与前者也不同，各跖骨头下压力值为跖 1：跖 2：跖 3：跖 4：跖 5=3.46：2.94：5.77：3.68：1.07。总之，国内、外数据的不同可能与种族差异或生活习惯不同有关，而国内不同学者研究数据的差异可能主要是测试仪器不同、观察对象的地域差异，以及实验误差等原因。

2. 跖趾关节的运动范围　跖趾关节有较大的运动范围，以第一跖趾关节为例（图 4-4），瞬时旋转

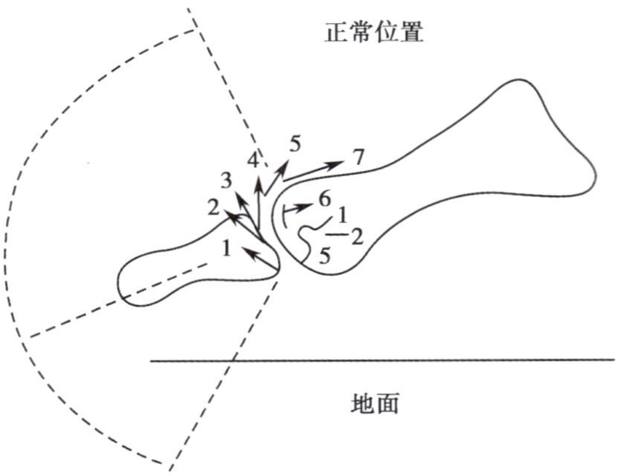

图 4-4 矢状面第一跖趾关节瞬时旋转中心和表面速度分析

中心常位于跖骨头内，这些旋转中心所反映的是矢状面表面速度中心。第一跖趾关节在大多数日常活动中产生的运动是滑动。行走时，速度矢量平行于关节表面，运动发生在跖骨和近端趾骨之间。跖趾关节主动背伸运动范围为 50°~60°，而屈曲运动范围为 30°~40°，被动伸展运动在步幅大时，范围可达到或超过 90°，而被动屈曲只有 40°~50°。

3. 足外侧 4 趾的力学研究　足外侧 4 趾各有 3 节趾骨，跖趾关节的活动，背伸约为 90°，跖屈为 50°，或稍大于踇趾。外侧 4 趾的活动机制与手类似。控制跖趾和趾间关节的肌肉起于足内（内在肌）和小腿（外在肌）。在站立相后期直到脚趾离地，肌肉停止作用以便足趾在推离期有较大的背伸运动，这一背伸运动通过足底相关组织，使跗骨和跖骨被动增加了刚度。

较弱的蚓状肌和骨间肌使脚趾在跖趾关节产生屈伸活动。趾短屈肌与趾长屈肌分别止于中节和远节趾骨，具有较强的屈曲力。正如上面所述，趾长伸肌作用时带动了包在近节趾骨近端上的悬带，使跖趾关节背伸。而中节和近节趾骨的伸展是由伸肌腱帽引起的，与手的情况十分相似，它们是由骨间肌和蚓状肌控制的。

足趾推离期是步态周期的主动期，在该期中，下肢和胫骨外旋通过踝关节的传递和距下关节的转换使跟骨内翻。跟骨内翻和跖腱膜共同作用，稳定了跗横关节。当体重传至跖骨头和足趾时，稳定性得以进一步增强，这时距舟关节也被锁定。正是通过这些机制，才能从柔性足向刚性足转变（图 4-5），实现高效推进。

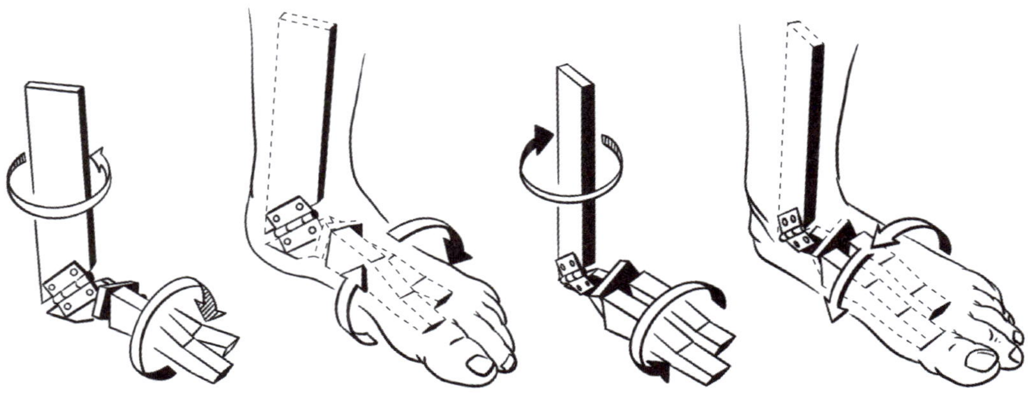

图 4-5 纵弓提升和放松示意图

A、B：纵弓放松发生在足跟触地时，此时跟骨外翻且胫骨内旋；C、D：纵弓抬高和稳定，与胫骨外旋有关，此体位时跟骨内旋

（五）跟骨生物力学研究

跟骨作为足部最大的跗骨，可为人体行走时提供坚强有力的弹性支撑，也为腓肠肌提供有力的杠杆。跟骨是不规则的长方体，有 6 个表面，4 个关节面。上表面有 3 个关节面，即后关节面、中关

节面、前关节面，与骰骨相关节。距下关节中，跟骨与距骨接触特征十分明显，接触面积达（1.18±0.35）cm^2，占距下关节总面积的12.7%，其中76%接触面位于后关节面。距下后关节面的接触面积明显大于前、中关节面的接触面积。从接触图形压敏片法试验结果分析，身体负荷主要通过距下后关节面前外侧部分传递。试验结果证实中立位负重600N时，距下关节内前关节面平均压力为（1.94±0.13）MPa，后关节面为（1.84±0.18）MPa，传递负荷两者分别为（119.13±14.26）N和（270.3±19.22）N，压力较大。统计显示两者具有显著性差异（$P<0.01$）。因此，距下关节后关节面在承重方面起着极为重要的作用。临床也发现距下后关节更易发生骨折和创伤性关节炎。

有关跟骨压力线的研究发现，跟骨的压力线分为前中后三组，其中以跟骨后压力线最为明显，它起自后关节面，向后、向下通过跟骨体止于跟骨结节。这也说明跟骨后关节面在承受压力上的重要性。实际上，距下关节后关节面的外侧部分接近解剖位置上的跗骨窦部位，也就是X线片上的Gissane角处，跟骨骨折线发生、发展源于此并延伸到跟骨的跖侧面。后足跟距舟关节在解剖学中呈拱形结构，小腿负荷可以向后通过距下关节传递至跟骨，也可向前通过距舟关节传递至跖骨头。试验证实，中立位负重600N时，通过距下关节传递至跟骨的负荷为（389.16±28.75）N，占小腿负重的64.86%，余下部分则通过距舟关节传递至跖骨头。Cavanagh测得，站立时，跟骨部位地面反作用力约为体重的50%~60%。临床上发现关节退行性变与距下关节压力相关，一旦超过此压力并长期存在，则会形成骨关节炎。

跟骨骨折与负载大小、动态和静态受力、跟骨结构形状有关。根据一系列的力学试验和跟骨有限元的理论分析，造成跟骨骨折的机制有以下几种：

1. 跟骨受异常巨大冲击载荷时（平均为7 445N），主应力方向变化很大，同时有剪应力，极易造成骨折。

2. 跟骨自后关节至跟结节间的区域，是跟骨压应力分布最大的高应力区，它与跟骨体内骨小梁排列相关。在高应力区，各点主压应力（14MPa）均沿后关节面至跟结节方向，而在另外两个方向均受主拉应力（12MPa）影响而被破坏。

3. 人体跳跃或跌落着地时，由于小腿三头肌急剧收缩，在跟骨结节处产生很大拉应力，有时可达4倍体重，极易造成跟骨骨折或结节撕脱骨折。

4. 在垂直重力和跟腱拉力作用下，跟骨底中部产生较大弯矩，横向张应力较大，此处骨小梁稀薄极易发生骨折，该部位横径会变宽。

（六）距下关节生物力学研究

Manter对距下关节的运动轴进行了描述，后来有学者对此又做了进一步限定：距下关节运动轴从足内侧到足外侧与足的长轴相交成16°，且与水平面成角约42°（实测值为41°，与此理论值接近，图4-6）。但必须注意到这个轴变异很大。该轴本身与水平轴大约成45°，它的功能与变矩器相似。在触地初期，跟骨的外翻运动传给距下关节近端，其后这种内翻跨过踝关节传递而使胫骨内旋。反过来，下肢和胫骨的外旋跨过踝关节传递至距下关节，通过距下关节斜铰链机制引起跟骨内翻（图4-7）。该关节如斜铰链般地运动，将下面的跟骨运动传递转换为胫骨运动，反过来又将上面的胫骨运动传递转换为跟骨运动。Wright和Desia已对距下关节的运动进行了测量（图4-8）。他们认为足跟触地时，距下关节开始外翻，大约到步态周期的10%时，也就是全足着地和对侧足推离地面之前，距下关节达到最大外翻角度。之后正常足的距下关节也可以发生细微旋转，但是只有在扁平足的距下关节才能有进行性内翻。大约到步态周期的30%，正常足的距下关节才开始内翻，这种内翻一直持续到足趾推离，这与扁平足的距下关节内翻一样。接下来是足趾推离期，这时外翻再次出现。距下关节运动的测量很难，很多试图研究纯粹距下关节运动的学者发现，距下关节运动类型和最初研究者得出的结论相似。应该注意到，扁平足的距下关节运动范围大约是正常足的2倍。

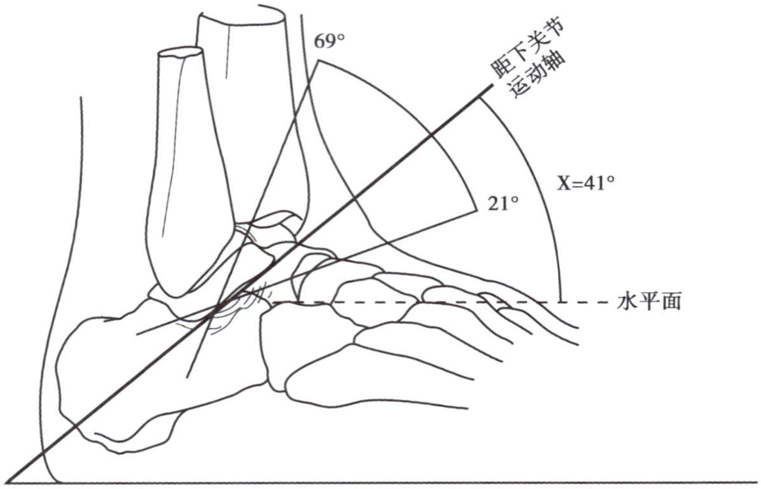

图4-6　距下关节运动轴的变异

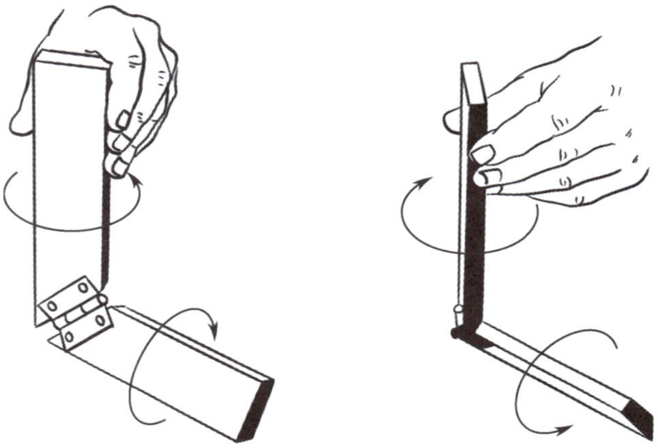

图4-7　距下关节斜铰链的影响

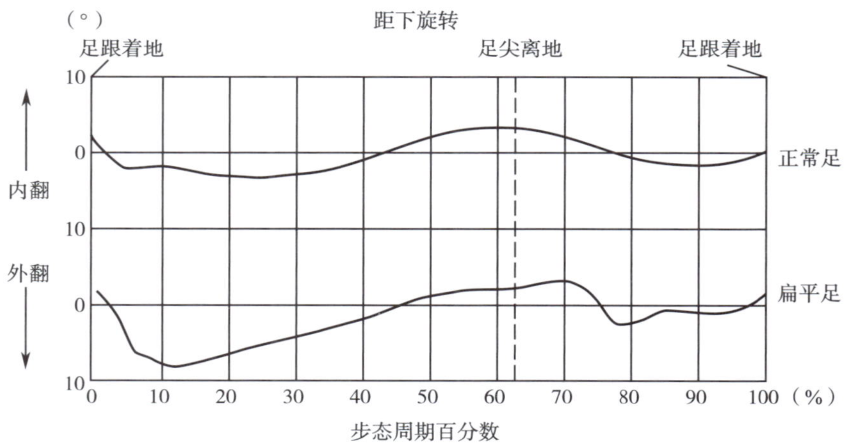

图4-8　正常足与扁平足的距下关节运动

（七）前足与后足的排列

在临床评估中，前足和后足的关系极为重要。当足放在中立位时（距骨头被舟骨包裹，而跟骨与胫骨位于同一条直线上），前足相对后足的关系如下（图 4-9）：跖骨头平面与胫骨和跟骨的长轴垂直。如果前足朝内侧旋转，则足内侧高于足外侧，这种情况称为前足内翻。前足内翻约达 10°，也可以被认为是正常的，但是要达到 10° 的内翻还必须依赖于足的柔软度。在正常情况下，前足的 10° 内翻可被足和距下关节抵消。但是，如果进行了三关节融合且足被放置在 10° 内翻的状态，那么负重时身体的重心可能就偏向足外侧，从而可使第 5 序列因疼痛而丧失功能。如果距下关节灵活而前足出现固定的内翻畸形，则负重时距下关节可通过外翻来抵消。如果前足严重内翻而距下关节灵活，那么临床上可能出现跟骨向外侧撞击腓骨。

与前足内翻畸形相对应的是外翻畸形。临床上，通常是足的内侧柱跖屈大于足外侧柱，因此第一跖骨先于第五跖骨触及地面。如果这个前足外翻是一个在可屈性足上出现的柔性外翻，那么 10° 的前足外翻，临床上对足影响很小，甚至没有影响。但是，如果这个前足外翻角度固定且后足关节灵活，那么距下关节将被迫内翻，从而引起距下关节和踝关节的不稳定。如果这种前足外翻畸形固定而后足关节僵硬，则距下关节不能抵消这种畸形，从而在第一跖骨头下出现一部位较大的疼痛性胼胝。

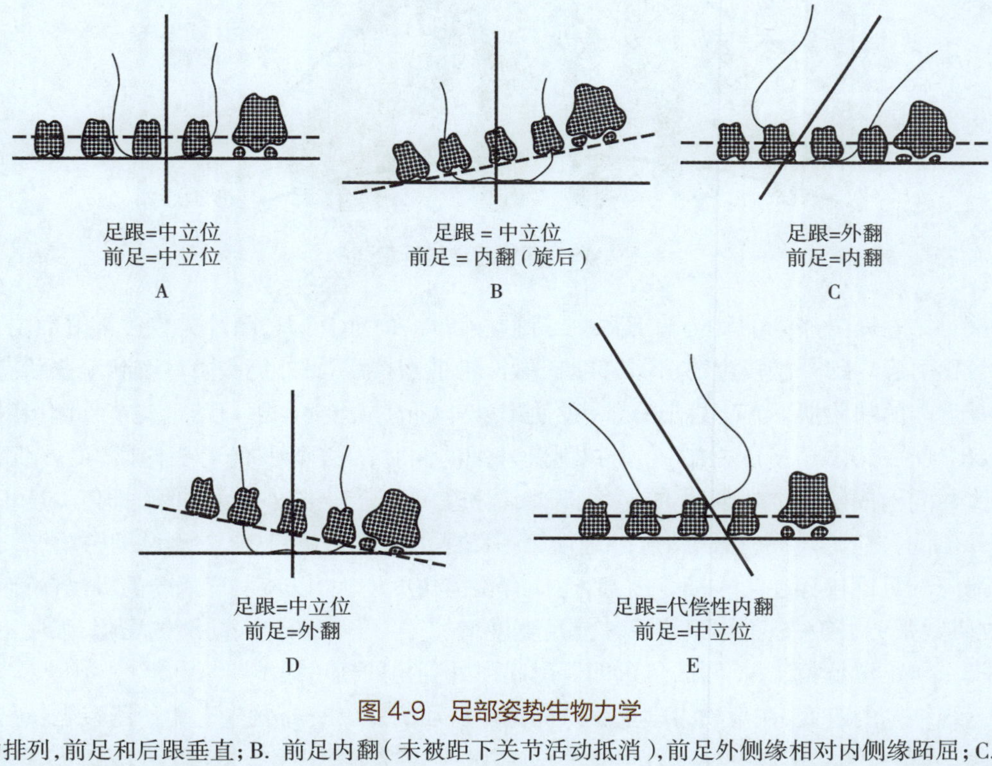

图 4-9　足部姿势生物力学

A. 正常的排列，前足和后跟垂直；B. 前足内翻（未被距下关节活动抵消），前足外侧缘相对内侧缘跖屈；C. 前足内翻（被距下关节活动抵消），前足水平，后足外翻；D. 前足外翻（未被距下关节活动抵消），前足内侧缘相对外侧缘跖屈；E. 前足外翻（被距下关节活动抵消），前足水平，后足内翻

（八）踇外翻足的生物力学研究

1. 踇外翻前足压力研究　正常人前足主要由五个跖骨头及籽骨组成。跖骨头距离地面高度不

同，第一跖骨头位于两枚籽骨上，离地约 6mm，第二跖骨头离地约 9mm，第三跖骨头离地约 8.5mm，第四跖骨离地约 7mm，第五跖骨头离地约 6mm。第二跖骨头离地面最高，第三、四跖骨头次之，第一、五跖骨头隔足底软组织与地面相邻。跖骨头的这种排列，构成扁平弧形向上的横弓（图 4-10）。前足负重时，承重压力通过足横弓的跖骨头向中央跖骨头传递，各跖骨头间距加大，足横弓下陷，冲击力动能通过足横弓的形变转换成足横弓的弹性形变势能。足横弓弧顶塌陷程度的影响因素有负重重量、稳定足横弓的韧带和肌肉强度、跗跖关节活动度和负重前足横弓的高度。第一跖骨头负重的异常改变直接影响维持足横弓稳定的内部因素，导致足横弓塌陷。需要注意的是，第一跖骨头位于两粒籽骨上，关节关系紧密，第一跖骨主要通过下面的两粒籽骨负重。两粒籽骨抬高了第一跖骨头，加大了足横弓弧度，第一跖骨与籽骨空间关系的紧密性很大程度上影响着足横弓的高度。

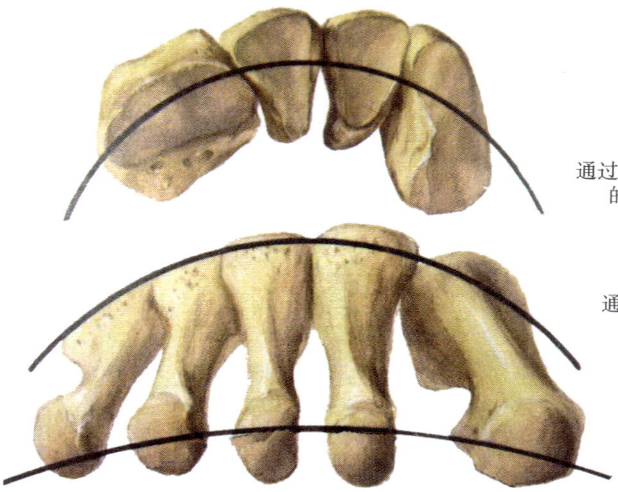

图 4-10　足横弓结构示意图

　　踇外翻是第一跖骨序列的复合畸形，由维持第一跖骨、踇趾及第一跖趾关节正常解剖位置的各种应力发生变化引起。踇外翻发生时，踇长伸肌、踇长屈肌、踇短屈肌外侧头呈弓弦状紧张状态，止于踇趾近节趾骨近端的踇收肌挛缩，共同形成一种使踇趾外翻的拉应力。第一跖趾关节外侧接触点加大，形成轴点，出现“绞盘式”挤压机制，在牵拉踇趾外翻的同时，压迫第一跖骨头内翻，踇展肌和踇短屈肌的内侧头共同构成了对抗外翻的拮抗力，此时，拮抗力线已产生向外侧的偏移，即使力度不减弱，也不能对抗外侧的拉应力。同时，因踇趾外翻使第一跖趾关节囊内侧松弛，外侧挛缩并增厚，会使踇外翻加重。踇外翻足不仅存在第一跖骨内翻，还伴有旋前角度增大，以及发育薄弱的跖浅横韧带紧张劳损、踇内收肌紧张劳损等，以上因素均可使前足宽度增加，第二、三跖骨头向跖侧塌陷，弧度下降，足横弓高度下降。与正常足相比，相同的负重即可引起踇外翻足的横弓塌陷。

　　足弓三维结构的改变，在生物力学上反映的是足底压力正常分布发生变化。汤荣光、W.A.Wallace 报道踇外翻足第一、第二跖骨头下压力明显增高，而张伟、黄耀添、王军等报道不论是静态还是动态下，踇外翻足第一跖骨头下压力明显低于正常足，第二跖骨头下压力明显高于正常足。洪水棕、顾方关于人体在平地行走时足跖骨的动态应力研究也表明，踇外翻足，第一跖骨负荷下降 17%，而第二、三跖骨负荷分别上升 31%、38%，其比值为：$M_1:M_2:M_3:M_4:M_5=1:1.2:0.74:0.40:0.29$。

　　另外，除了压力变化，瞬时压力中心也会改变。正常足第一跖趾关节的活动有两个方向，一个是绕垂直轴的横向运动，即踇趾的内外翻，是屈戌关节活动，活动范围较小；另一个是绕横轴的踇趾背屈、跖屈运动。正常的第一跖趾关节从中立位开始背屈活动时，跖骨头内连续移动的瞬时旋转中心形成从关节面向后上到跖骨头后背侧的弧形轨迹，它们均处于跖骨头内，垂直于横轴。行走时，背屈运动是跖骨在趾骨上绕行，此时位于跖骨头关节面上的瞬时速度中心滚动开始，随着背屈活动的进行，跖骨于趾骨上开始滑动，此时的速度矢量相切于关节面。背屈最初 20° 是单纯的屈戍关节活动，此时无第一跖骨运动，但行走时的推进阶段要求踇趾必须能背屈 60°~70° 才能完成其正常功能。足跟抬起向前推进时，距下关节旋后，此时第一跖骨相应跖屈以增加踇趾背屈角度。随着跖骨跖屈，第一跖骨头在籽骨上滑向籽骨后方，此时第一跖骨头被动负重，第一跖趾关节做摩动式运动。瞬时速度中心移至跖骨头后背部而速度矢量则逐渐指向踇趾，提示此时的关节活动产生明显的相互压力。踇长屈肌腱以第一跖骨头、籽骨装置为滑车产生强大张力，以维持第一跖趾关节跖侧的稳定性。在跖屈肌强大收缩张力以保证足纵弓稳定的情况下，第一跖骨主要以纵向压力形式承重，区别于外侧跖骨承担的弯曲力。Schoenhaus 等认为正常人在行走过程中足落地时的内旋可以缓冲地面的反作用力，而后在行走的推进阶段则恢复外旋状态。若足过度内旋或内旋为不可复性，则足纵、横弓降低，第一跖骨承担的纵向压力转换成弯曲力，并产生第一跖骨的过度活动。从趾端的挤压力，无论是沿踇趾方向还是第一跖骨方向，都在跖骨头上发生内翻分力及沿第一跖骨的纵向压力，并引起踇趾外翻转矩及内侧跖趾关节囊张力增加。从趾尖来的挤压力越大，第一跖骨内翻分力越大，踇趾外翻转矩越大，第一跖趾关节囊内侧张力越高，踇外翻角也就越大。

2. 踇外翻跖骨籽骨系统的生物力学研究　籽骨是足部的重要组成部分，籽骨半脱位被认为是踇外翻的重要病理因素。在国外，籽骨所处的位置被一部分学者应用于术后 X 线评估，籽骨切除术也被某些学者用于治疗踇外翻。近年来，学者对跖骨籽骨系统有了较深入的研究，第一跖骨头下一般有两粒籽骨，内侧被踇短屈肌内侧头的肌腱包绕，踇展肌纤维部分附着；外侧在踇短屈肌外侧头肌腱中，踇收肌附着其上。正常足第一跖骨头位于两粒籽骨之上，第一跖骨头下的骨嵴将两粒籽骨分隔开。籽骨的生物力学功能为：①调节肌张力。两籽骨正处在踇短屈肌腱中，跖腱膜与之融合，籽骨使肌腱远离跖骨轴线以增加肌腱作用的力矩，加强肌力，保护跖骨头，分担其负重。②位于第一跖骨头下的两粒籽骨负重时，第一跖骨较其他跖骨头稍抬高，减少了第一跖骨头单位面积的负重，起到保护跖骨头的作用。③第一跖骨头下两粒籽骨之间形成一沟隙，容踇长屈肌腱通过，因此该肌不受压迫干扰，滑动自如。④改变肌腱牵拉方向，更好地发挥肌腱作用。从足跟离地到第一跖骨触地，跖骨籽骨系统进行屈戍样运动，籽骨协调和固定周围肌群使得前足展开、屈肌群收缩。在推进期，第一跖骨头向籽骨后方滑动，籽骨协同踇短屈肌保持跖屈的稳定性。籽骨位置相对固定，有利于不同肌群的协调和维持力学平衡。

胫侧籽骨的肌肉附着点不同，踇展肌和踇短屈肌的内侧头止于胫侧籽骨，而踇收肌和踇短屈肌的外侧头止于腓侧籽骨。正常情况下，这两组肌群处于动态平衡之中，所以不发生踇外翻畸形。

踇外翻时，腓侧籽骨外移至第 1~2 趾间，胫侧籽骨随之外移。正常情况下胫侧籽骨和腓侧籽骨靠坚韧的籽骨韧带连接而不分开。当切除腓侧籽骨时，胫侧籽骨失去依靠，磨损机会增加，且负荷单位面积减少，胫侧籽骨在跖骨头与地面间被挤压，造成胫侧籽骨劳损性伤害，引起负重即痛的症状。

3. 踇外翻合并跖骨头下疼痛的生物力学研究　踇外翻合并跖骨头下疼痛是足踝外科的常见症状，对于此症的生物力学研究，国内外鲜有报道。温建民、胡海威曾采用足底压力测试系统，对 58 名正常人（116 足）、27 名踇外翻合并第二跖骨头下疼痛患者（45 足）、56 名踇外翻足底无疼痛患者（102 足）进行静态下足底压力测试。按第一跖趾关节角将踇外翻分为轻度、中度及重度，进行分层研究。每位受试者接受 3 次足底生物力学测试，然后取平均值，分别计算 5 个跖骨头下的压力与体重百分比。将正常足组、踇外翻合并第二跖骨头下疼痛组、踇外翻无足底疼痛组的第二跖骨头下压力进行比较，研究疼痛的跖骨头下的压力变化特征；采用病例-对照设计，对压力与疼痛的相关性进行研究；最后比较正常足组、踇外翻合并第二跖骨头下疼痛组、踇外翻无足底疼痛组的第二跖骨头下压力的95%可信区间，对第二跖骨头下疼痛患者的跖骨头下压力进行定量研究。结果：①踇外翻合并第二跖骨头下疼痛组与踇外翻无足底疼痛组对比，第二跖骨头下压力明显增高（$P<0.05$）；踇外翻合并第二跖骨头下疼痛组与正常足组对比，第二跖骨头下压力明显增高（$P<0.05$）；轻、中度踇外翻合并第二跖骨头下疼痛组与轻、中度踇外翻无足底疼痛组对比，第二跖骨头下压力明显增高（$P\leqslant0.05$）；重度踇外翻合并第二跖骨头下疼痛组与重度踇外翻无足底疼痛组对比，第二跖骨头下压力增高，但两者无统计学差异（$P>0.05$）；重度踇外翻合并第二跖骨头下疼痛组与正常足组对比，第二跖骨头下压力增高，但不明显（$P>0.05$）。②第二跖骨头下压力高于正常足组与第二跖骨头下压力不高于正常足组相比，疼痛的发生率明显增高（$P<0.05$，$OR>3$，OR 95%$CI>1$）。③只有踇外翻合并第二跖骨头下疼痛组第二跖骨头下压力分布在5.2~7.29之间。

第二节　有限元研究

足是人体骨骼系统的重要组成部分，是人体力学系统的基石，直接与地面接触，在功能上，足踝起到支撑承重、吸收运动震荡、传递运动和杠杆作用，有效保障了人类的直立行走，在人体的运动中扮演着非常重要的角色。足部结构异常与功能失调，会导致足部疼痛、畸形，严重影响人们的生活质量和日常活动。

踇外翻畸形是一种前足常见的结构性畸形，主要发生于第一跖列，表现为踇趾外翻、第一跖骨内翻及第一跖骨内侧踇囊炎，常伴有跖痛症、锤状趾等相关畸形。该病发病率不同年龄有很大差异，31~60岁人群中发病率约为10%，南非Gottschalk报道本病发病率可达50%，常见于女性，男女之比可达1：40，多数患者常因穿鞋长期挤压摩擦，形成踇囊炎，并常伴有足底胼胝形成、跖骨头下疼痛等，严重影响生活和工作。踇外翻的病因众多，至今仍存在争议，遗传因素是踇外翻最主要的内部因素，鞋袜因素是踇外翻的主要外部因素，第一跖骨内翻、韧带肌肉功能异常、第一跖楔关节过度活动、第一跖骨短缩等骨性结构的改变也被认为是踇外翻的病因。

自18世纪末，骨科医生就已开始对踇外翻的治疗方法展开研究，踇外翻在足踝外科虽然是一种常见疾病，但其治疗绝非简单的骨科手术就能解决，发展到现在，手术治疗方式已达200多种。踇外翻手术方法层出不穷，主要有以下几类：骨手术、软组织手术、关节融合手术、关节重建手术及特殊术式等。其中较为常用的有McBride术、Akin术、Gibson术、Chevron术、Mitchell术、Keller术等。在骨手术中，按第一跖骨截骨部位又分为基底部截骨、干部截骨、头颈部截骨手术，通过不同位置截骨矫正畸形，第一跖骨头颈部截骨术作为踇外翻矫正手术应用比较普遍。传统手术方法切口大，软组织损伤严重，截骨后采用螺钉、钢板等固定截骨端，或采用石膏外固定，费用较高，患者痛苦大、恢复慢，术后生活常不能自理。1991年，Van Enoo报道小切口行第一跖骨远端截骨治疗踇外翻，该手术颇受患者青睐，小切口微创治疗踇外翻技术现在也越来越受到足踝外科医生的关注。目前，国内外有文献报道的踇外翻截骨矫形术，优良率一般是在80%~94%，而温建民教授报道的中西医结合微创技术治疗踇外翻的方法可达到98.5%。

1983年小切口足外科手术引入我国，其在跖骨头行V形截骨，术后截骨端不稳，自传入我国以来很少在临床应用。自1993年以来，温建民教授团队一直致力于建立一种矫形满意、畸形不易复发、不做内固定、痛苦少、术后生活能自理、恢复快、无明显合并症的方法，即将小切口微创技术与中医正骨手法有机结合，设计出了小切口第一跖骨头内侧骨赘削磨、第一跖骨头颈截骨、手法纠正踇外翻畸形及第一跖趾关节脱位，1、2 趾蹼间夹垫，“8” 字绷带外固定的中西医结合新疗法。1998 年，温建民、陈宝兴报道了采用小切口跖骨头斜行截骨治疗踇外翻的方法，极少出现截骨端移位。针对踇趾外翻、跖趾关节半脱位、第一跖骨内翻、踇囊炎等病理因素，具体采用以下方法：①微创技术削磨骨赘。②第一跖骨头颈斜形截骨，远端截骨块外移，手法整复纠正踇外翻畸形和脱位。③根据“筋束骨、筋骨并重” 理论，通过理筋手法，将踇伸、屈肌腱在踇外翻中的弓弦病理作用变为纵向挤压，成为保持截骨端稳定及促进骨折愈合的有利因素。④按照小夹板纸压垫固定原理，采用 1、2 趾蹼间夹垫，“8” 字绷带和黏膏系统外固定的方法。患者适当下地活动，进行踇趾关节、踝关节功能锻炼。

温建民教授团队在总结国内外踇外翻治疗的基础上，通过不断的临床实践和理论探索，从中医经典入手，将 “裹帘” 法理念引入踇外翻的治疗中。早在《仙授理伤续断秘方》就有 “凡拔伸捺正要软物，如绢片之类奠之” 的记载，绢片相当于今之压垫，而明确提出将 “裹帘” 法作为外伤固定方法之一的是清代《医宗金鉴 · 正骨心法要旨》一书，书中指出 “跌扑损伤，虽用手法调治，恐未尽得其宜”，应“制器以正之，用辅手法之所不逮”，并列出 10 项固定器具，第一项即为裹帘，“裹帘，以白布为之。因患处不宜他器，只宜布缠，始为得法，故名 ‘裹帘’。其长短阔狭，量病势用之”。日本医家二宫彦可编著出版了整骨著作《正骨范》（中国译本名为《中国接骨图说》），该书图文并茂，系统介绍了中国的整脊技术，书中的 “裹帘” 法取自荷兰医学的白布绷带固定法。中西医结合微创技术治疗踇外翻外固定正是基于 “裹帘” 法独有的优势创立，“患处不宜他器，只宜布缠”，于 1、2 趾蹼间放置根据 “裹帘” 法理念设计的专门用于趾蹼间固定的分趾垫，采用 “8” 字绷带外固定，既维持了截骨远端踇外翻复位，又对抗了引起 “骨错缝、筋出槽” 的动力因素，“筋骨并重”、“动静结合”、基于 “裹帘” 法的外固定属于弹性固定，维持了截骨端骨折稳定，有利于骨折愈合。

踇外翻畸形，除了足外在形态和 X 线片的改变外，也会造成足部生物力学的改变，因此了解踇外翻足生物力学的改变，将对该病的病因、治疗和预防具有重要作用。既往的生物力学研究如步态分析、压力测定板、鞋内测定传感器、尸体标本试验装置等，多采用体外试验的方法，由于测量标本与活体的差异，存在错误率高、重复性差等局限性，很难测定生理状态下的骨骼、关节应力分布情况。

有限元法（finite element method，FEM）作为一种从工程结构分析发展起来的求解连续介质力学问题的数值分析方法，它将整个求解域看成是由有限个小单元组成，对每一个小单元假定为一个较简单的近似解，然后推导求解整个域总的满足条件（如整体应力分析）。有限元软件具有十分强大的建模和计算能力，临床医学上，通过建立生物体局部的有限元模型，可以使用软件进行多样化的预实验，模拟在生物体内不能直接测试的生物力学情况，改进生物体内固定器材的设计和实施外科手术的策划等。自从 1956 年 Turner 等提出有限元（finite element，FE）的概念以来，有限元理论及其应用得到了迅速发展，随着有限元软件的功能日益完善及有限元分析法在生物力学的广泛应用，以往不能通过生物力学测试系统解决的问题，现在可通过有限元分析法得到解决和改进，为足部疾病的病因、病理以及临床治疗、康复提供了强有力的技术支持。近年来，有限元分析法在生物力学中的应用，使足部三维有限元模型的建立及其应用成为现实。目前最常用的建模方法是根据人体的医学影像数据，如 CT、MRI 建立人体某部位三维有限元模型。步态分析在足踝运动生物力学中一直是研究热点之一，尤其是近年来利用测力平台、运动捕捉系统等进行三维空间的运动分析，使人体步态的研究更加精确、全面，足踝正常与异常的步态研究，为临床中的相关病情诊断、治疗规划和疗效评估提供了充分的科学依据。

目前，对踇外翻足进行有限元分析研究的报道较少，除了温建民教授前期有一定的工作基础外，国内外对踇外翻微创截骨手法整复术后和“裹帘”法外固定的三维动态有限元分析未见报道。因此，我们有必要建立足部踇外翻有限元模型，对中西医结合治疗踇外翻相关生物力学机制进行研究，以便我们进一步了解踇外翻术后不同状态（静态和步态周期中）下的应力分布和位移情况，探讨“裹帘”法外固定对第一跖骨截骨端稳定和生物力学的影响，进一步阐明中西医结合微创技术治疗踇外翻的生物力学机制，对本疗法的完善和改进提供理论依据。

一、踇外翻足有限元模型的建立与验证

足踝有限元模型经历了从简化模型到解剖学模型、二维到三维、线性到非线性的发展过程。1972年，Brekelmans 和 Rybicki 首次将三维有限元研究方法应用于骨科的生物力学研究。足的三维有限元模型最早是由 Chu 等利用 CAD 程序建立的，是一种踝足复合体加矫形器的非对称性三维有限元模型，将足简化为含韧带、骨和软组织的结构。随着计算机硬件的发展和生物力学软件更新，有限元模型更加贴近真实情况，分析的结果越来越可靠。

模型验证是整个建模和分析过程中最为重要的环节。有限元模型是一种数字模型，通常需要依靠计算机强大的计算能力进行合理的近似求解，来量化研究和深入解决系统中的未知问题。明确的材料属性，在有限元计算和仿真结果中非常重要，有限元模型运算结果的准确性，主要受到材料参数定义和加载条件的影响。在人体生物力学领域内，有限元分析中遇到的最大问题就是材料属性的不确定，模型本身及其仿真结果的正确性是极其重要的，这就需要我们对建立的模型进行有效性验证，以保证模型结果可为临床应用提供依据。

本部分研究旨在建立踇外翻足的有限元模型，并进行模型有效性验证，以保证建立的模型仿真真实可靠，为进一步的生物力学研究提供有力依据。

（一）踇外翻足有限元模型的建立

1. 材料与方法

（1）实验设备和软件

螺旋 CT：由中国中医科学院望京医院提供。

设备工作条件：

电压：120kV　电流：100mA

窗宽：400HU　窗位：40HU

计算机硬件配置及系统：

CPU：Intel（R）Core i5-2410M 2.30GHz

内存 RAM：4.0GB

硬盘容量：500G

显卡：NVIDIA Geforce6200，128MB 显存

操作系统：Windows7 Professional 64 位

建模所用软件及简介：Mimics10.01，Geomagic Studio 12.0，RapidForm 软件，CATIA V5 软件，ABAQUS 6.13。

模型的建立及运算：在北京航空航天大学生物与医学工程学院生物力学与力生物学教育部重点实验室进行。

（2）对象选择：选取一名踇外翻志愿者，女性，年龄 24 岁，身高 168cm，体重 58kg，右足踇外翻角

（hallux valgus angle，HVA）为 24°，第一、二跖骨间角（intermetatarsal angle，IMA）为 13°，近端关节固定角（proximal articulator set angle，PASA）为 7°，远端关节固定角（distal articulator set angle，DASA）为 7°，无足部其他畸形及足部手术史。

（3）图像采集与存储：采用 64 排螺旋 CT 对其右足进行扫描，扫描层厚为 1mm，层距为 1mm，扫描从足底至踝关节，共获得 512×512 像素 CT 图像 542 张，以 DICOM 格式输出并存储。扫描时受试者踝关节处于中立位，患足不负重。

检查前患者签订知情同意书，研究方案得到中国中医科学院望京医院伦理委员会批准，检查过程中严格注意辐射防护。

（4）建立骨及软组织的几何模型：将 CT 获得的 DICOM 格式数据，通过 Mimics10.01 自动导入（图 4-11）。

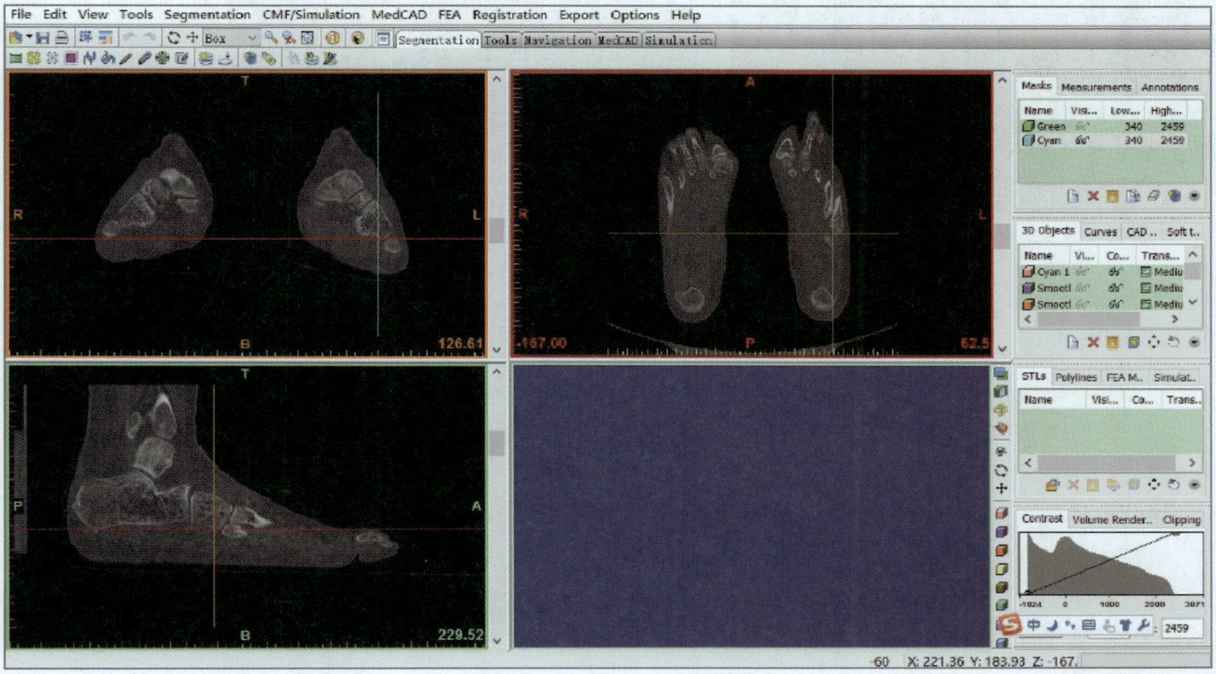

图 4-11　导入 CT 图像

首先要提取的是 CT 图像中骨骼边缘的轮廓数据，各种组织是靠图像的 CT 值来区分的，不同组织 CT 值不同，通过定义阈值，可以提取 CT 断层图像中不同的组织，准确的阈值设置是提取组织的关键，阈值设置过高或过低都会使组织提取困难，人体骨骼的 CT 值在 226~2 311 之间，软组织的 CT 值在 0~200 之间。本研究中，设定阈值在 226~1 436 之间，以便软件准确识别骨骼的轮廓数据。

采用 Mimics10.01 软件，将 DICOM 格式图像文件导入 CT。由于足部解剖结构十分复杂，许多组织的密度相同或相近，仅靠灰度差异无法准确区分，本研究所建的足部模型必须进行图像分割，图像分割是指每块骨骼的边缘轮廓在提取过程中予以区分和分离，这个过程称为分割。首先进行自动阈值分割，可以将骨骼与其他组织明显区分开来，本实验还需要进行手工图像分割，利用 Mimics10.01 软件对断面图像进行局部组织阈值化处理，分割骨与骨间的边缘轮廓。采用手工编辑的方法处理三维模型在重建过程中产生的内部孔洞，进行区域填充（图 4-12）。

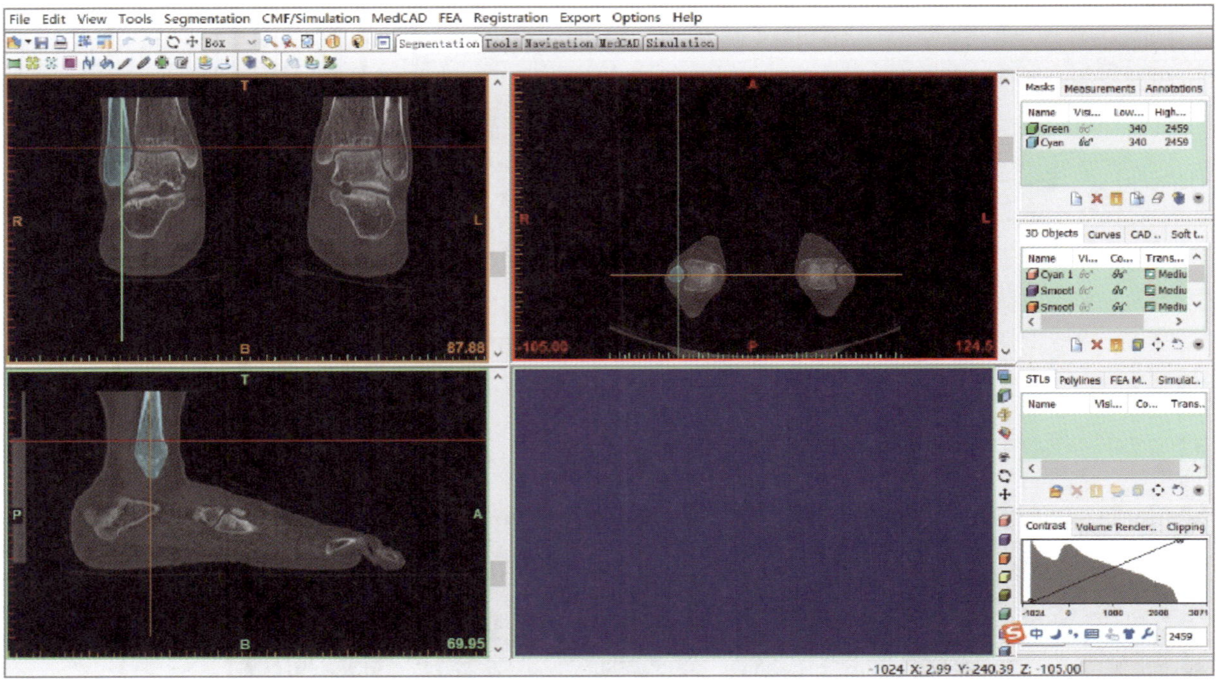

图 4-12 图像分割和填充

读取骨骼点云数据，把单层 DICOM 数据合成到三维空间进行三维重建，共建立足部 30 块骨骼的 3D 几何模型，分别是 14 块趾骨，5 块跖骨，1 对籽骨，骰骨，足舟骨，3 块楔骨，跟骨，距骨，胫骨，腓骨。重建后的骨结构的 3D 模型是空腔结构，需要下一步通过 Geomagic Studio12.0 软件进一步处理，生成实体模型（图 4-13）。

通过 Mimics10.01 工具栏中 Export 功能，将踇外翻足及周围结构的 3D 模型以 IGS 格式导出。IGS 是根据初始图形交换规范（initial graphics exchange specification，IGES）标准生成的文件，主要用于不同三维软件系统的文件转换。IGES 标准，是被普遍接受用于不同电脑系统之间的通用的信息交换标准，其最初仅限于描述工程图纸的几何图形、注释等，随后又将有限元分析、电气、工厂设计和建筑设计等纳入其中。IGS 输出格式是标准的 3D 文件输出格式，本次研究中使用 IGS 格式导出文件，用于建模中不同软件切换时数据的转换。

（5）足部骨骼曲面重构：将采集的点云文件，以 IGS 格式数据导入 Geomagic Studio12.0 软件进行曲面重构。曲面重构的具体操作流程：点阶段→多边形阶段→成形阶段→网格化并拟合四边面。在点阶段，把输入的点云数据分割成不同部分并分别进行构建，形成骨骼轮廓的点云，自动形成三角面片，对三角面片进行编辑。成形阶段是将三角的网格面，转化为四边形的网格面，形成骨骼表面多边形模型，通过以上操作，调整好整个曲面拟合效果，并在模型表面形成网状曲面片。进行模型各部分的栅格网构造，分别在每个骨骼模型表面，形成四边形栅格网，栅格网越均匀，模型的曲面就越光顺。利用 Geomagic Studio12.0 自动曲面化的功能，拟合四边面，将生成的曲面转化成连续的非均匀有理 B 样曲面（non-uniform rational B-Splines，NURBS），将生成的几何模型经过组装，以 IGES 标准的格式存储和输出。

（6）足部骨骼三维实体模型构建和装配：本步骤将处理后得到的足部骨骼模型分别导入 Geomagic Studio12.0，通过 Geomagic Studio12.0 处理数据，生成实体模型，最后进行足部三维实体模型构建，确定各部件的空间位置（图 4-14）。

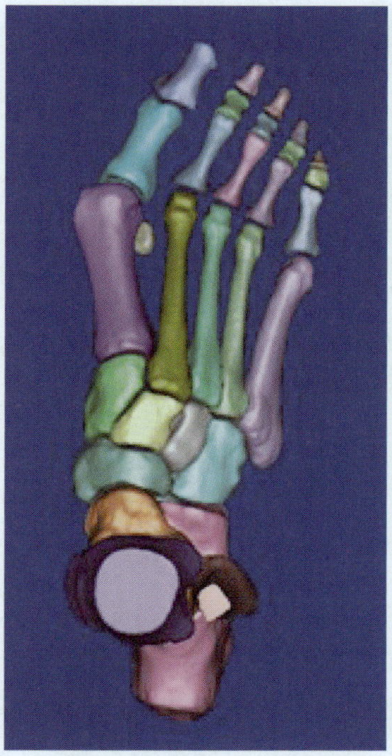

图 4-13　生成 3D 几何模型

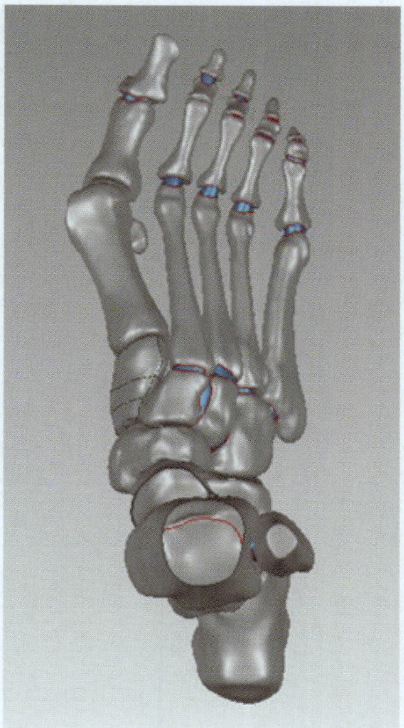

图 4-14　足部实体模型的装配

以空间一点为坐标系原点，建立 3 条两两垂直的坐标轴，即 X 轴、Y 轴和 Z 轴。X 轴平行于足水平面，指向左侧；Y 轴平行于足水平面，指向后侧；Z 轴为纵轴，垂直于水平面，指向上方。

（7）其他足部组织的处理：人体足部结构复杂，本研究中，足部 26 块骨骼、1 对籽骨及胫腓骨共 30 块骨骼之间，形成众多关节，而骨关节之间结构稳固，主要由韧带及关节囊的作用维持，其中如胫腓关节、踝关节、跗跖关节、距跟关节、跗横关节、距舟关节、跟骰关节、跖趾关节等关节均有多条韧带附着。还包括软骨、肌腱、肌肉、脂肪垫等足部组织，所建的模型应用于有限元计算中，将足部骨骼之间的关节进行实体单元划分，实际上是将足部看作一个无间断、无缝隙的实体，各骨之间必须建立软骨连接，实现载荷传递。足部各骨与关节依靠众多韧带、肌腱连接、加固以保持其稳定性。足底的皮肤及软组织垫在静态站立和运动中起着重要的缓冲作用，这些组织在建模时都要充分考虑，大多数足部有限元模型的建立都需要根据实际有所简化。

本研究的目的是建立跗外翻微创截骨手法整复术后的有限元模型，并探讨“裹帘”外固定对截骨端生物力学机制的影响，所以建模的重点在第一跖列，构建第一跖趾关节、第一跖楔关节等对本跗外翻有限元研究影响较大的关节软骨、韧带、肌腱及肌肉，包括跗长伸肌腱、跗长屈肌腱、跗展肌、跗收肌和跗长、短屈肌。各关节间建立关节软骨，在模型建立和静态有限元分析中将趾间关节做融合处理，动态有限元分析中将趾间关节融合取消，定义为软骨接触。

在 Geomagic Studio12.0 中，采用布尔操作，提取关节面的形状，定义连接关节的软骨（图 4-15）。用关节软骨固连的方式，代替了真实骨骼间的滑动摩擦，增强了骨骼间的结构强度。

人体足部韧带的作用主要是维持足部结构的稳定性，承受拉力，故学者们通常在有限元模型中，将韧带模拟成不同种类的弹簧单元。足踝部结构复杂，组织众多，CT 扫描图像对于跗内收肌、跗展肌和跗短屈肌的止点辨别较为困难，只能借助于解剖学资料进行加载。本研究通过查阅文献及解剖教材，确定韧带的起止点及韧带的材料参数。通过定义弹簧单元，模拟对本研究比较重要的韧带，不仅可以使模型得以简化，还可分析关节在外荷载作用下的运动力学，分析韧带整体的承载，具有重要意义。

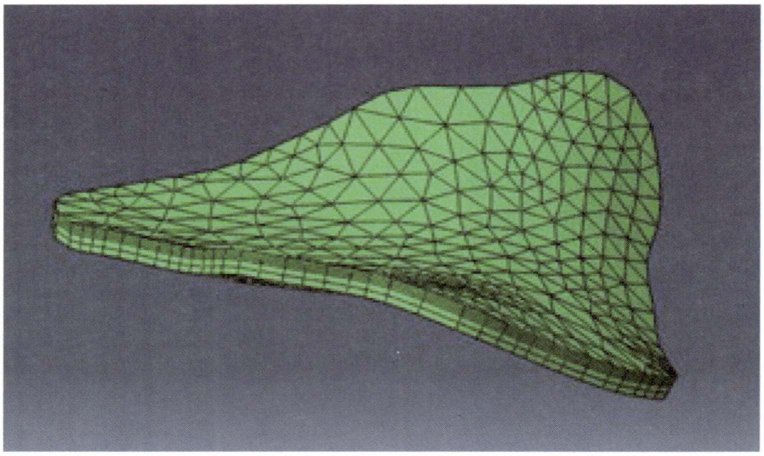

图 4-15　建立关节软骨

采用 RapidForm 软件建立韧带，具体方法是将 Geomagic Studio12.0 光滑后的骨骼模型导入 RapidForm 软件中，根据足踝部各主要韧带解剖学上的骨间附着位置，只能借助于解剖学资料进行定位，参照解剖教材及相关解剖图谱等数据。韧带是通过直接连接骨骼上相应的附着点形成的线单元来模拟的。首先在模型上确定其具体的起点及止点，然后通过 truss 单元连接对应两个节点，模拟韧带连接，将数据导出到 ABAQUS 软件中进行进一步操作。

本模型在足部模型上建立了第一跖趾关节侧副韧带、悬韧带、分歧韧带、楔骨间韧带、跖骨间韧带、跖骨足底韧带、楔舟韧带、跟舟足底韧带、足底长韧带、跗跖背侧韧带、骰舟背侧韧带、距舟韧带、三角韧带、距腓后韧带、距腓前韧带、跟腓韧带、胫腓前韧带、胫腓后韧带（图 4-16、图 4-17）。

（8）定义材料特性及赋值：在生物力学及其相关领域内，有限元分析遇到的最大难题就是材料属性的不确定性。比如，人体内任何一条韧带的力学属性和几何形态，都存在一定的个性化差异，并且会随着年龄和身体状况的不同而发生生理性改变。有限元分析的可靠性，在很大程度上取决于所赋予的材料类型和特性。因此，有限元分析中的材料力学特性及参数，会直接影响有限元分析结果的准确度。

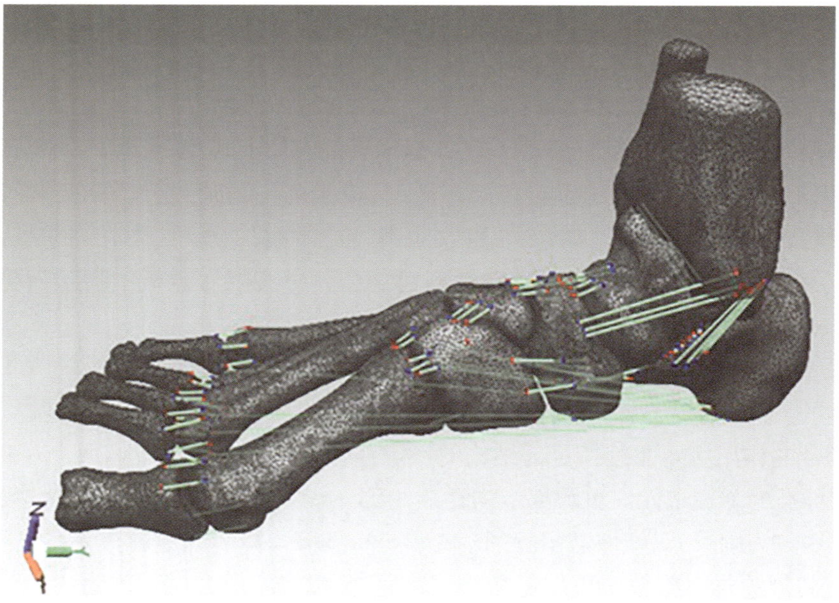

图 4-16　建立足部韧带（内侧观）

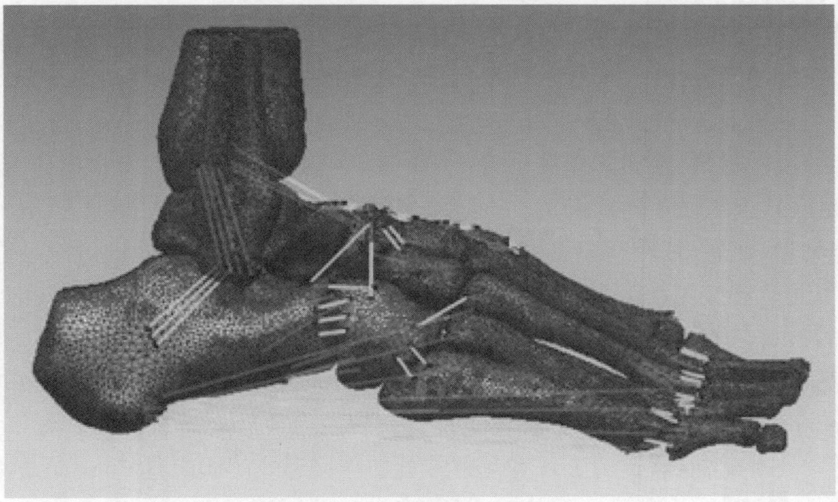

图 4-17　建立足部韧带（外侧观）

关于材料属性的定义，最理想的状态，是可以对模型的样本中各种组织进行材料属性测定，来定义模型中相对应的组织，但通常情况下这是不可能做到的，特别是当数据采集样本是活体时。由于生物体材料的物理特性、化学成分和形态结构极为复杂，而且力学特性也有很大差异，因此，模型中材料属性的定义，需要参考文献中的相关数据。但是由于组织的力学属性个体化差异较大，测量方法及测量设备有所不同，文献中提供的各组织力学属性有较大差别，这就需要选择合理的属性参数来定义模型。

实际上组织的力学性能都是各向异性、非均质性、非线性的，如果所有组织按照非线性定义，有限元软件在计算过程中的运算量将十分庞大，很难运算出预期结果。为了便于建模和简化计算，大多研究者将组织的材料属性假设成均匀、各向同性的材料。从已报道的文献来看，目前有限元方法在生物力学领域的应用，绝大多数都将材料假设为均质、各向同性、连续的线弹性体，所有组织都被理想化为均匀的、各向同性的线弹性单元。随着技术的发展，研究者对部分有限元模型的组织材料，采用了更接近于实际的非线性材料定义。

因此，为足踝有限元模型中各种组织选择合理的力学属性，是有限元分析中的关键步骤所在。骨骼是一种非均匀的、各向异性的复合材料，骨骼作为一种生物器官，其不同部分的密度在一定荷载下要发生变化，组织结构上的非各向同性，在松质骨的表观密度特性方面所起到的作用可以忽略不计。通常情况下，骨骼组织的力学属性比较确定，文献中的报道也比较统一，如果在模型中区分了皮质骨和松质骨，可以分别采用各自不同的力学参数（弹性模量和泊松比）定义，如果未区分皮质骨和松质骨，一般使用平均的力学属性来定义。本研究中，模型骨骼在建模时未区分皮质骨和松质骨，骨骼的材料属性都被认为是各向同性、均匀的线性材料。查询国内外文献实际测量及建模验证后选取的材料参数，本研究中骨定义为 solid 实体单元，骨骼材料参数设定为：弹性模量（E）为 7 300MPa，泊松比（υ）为 0.3。

软骨是一种复杂而特殊的组织，生理学上，关节软骨属于独立组织，无血管、淋巴管及神经支配，它具有一个确定的超微纤维组织的排列。软骨作为骨骼之间的连接，是一种黏弹性的多孔材料，组织间隙中充满着液体，在应力作用下，液体可在组织中流动，因此，软骨的力学性能会随着液体的含量而改变。关节软骨对载荷呈现一种黏弹性质，蠕变和应力松弛是软骨对载荷的典型力学反应。与骨一样，关节软骨是各向异性，由于软骨成分复杂，在有限元模型建立中，也予以不同程度的简化，研究认为在准静态载荷状况下，可以用线弹性材料模拟关节软骨，大多数足部有限元研究中，都把关节软骨看作线弹性材料，本研究中软骨采用 Athanasiou 的数据，E=1.0MPa，υ=0.4。

足部的韧带、肌腱、跖腱膜、肌肉及足底脂肪垫等软组织应被认为是非线性材料，所以可划分为簧单元。韧带是高密度的结缔组织，含有大量平行排列的纤维胶原组织，足部结构复杂，韧带数目多，文献中很难找到有关所有足踝部韧带材料力学性质的详细数据。同骨骼一样，韧带也被大部分研究者假设为各向同性的线性材料，在实际建模中为了简化模型、减少计算量，以及根据研究的目的不同，可将韧带、肌腱及足底软组织做不同的设定。本实验主要研究外固定对踇外翻截骨端稳定性的影响，足踝第一跖列部分韧带、肌腱、肌肉可能会对研究截骨端的稳定性影响较大，通过对足部韧带解剖学资料的文献查阅，单元位置按照解剖学确定，通过线单元模型添加，将足部主要韧带和足底筋膜定义为 truss 单元，韧带的材料参数根据 Maganaris 的实验数据设定，E=260MPa，υ=0.3。

Connector 是 ABAQUS 软件中一种接触方式的定义，它既可以连接单元提供向心收缩力，也提供了扩展力，Connector 单元功能非常强大，基本上能够实现两个节点之间的 3 个平动、3 个转动，共 6 个自由度的任意形式的搭配，能够实现工程实际中常见的连接形式。肌肉是 Connector 常模拟的典型零件之一，Connector 的特殊功能是可以简化不必要及不规则的几何形状，并模拟其特殊功能。本研究中，将截骨端周围软组织（踇展肌、踇收肌、踇长屈肌、踇短屈肌、踇长伸肌、踇短伸肌）的肌腱材料特性，定义为各向同性的弹性材料和缆索材料，采用 Connector 模拟肌肉，阻尼系数设为 0。

韧带和足底腱膜是通过连接骨骼上的附着点形成线单元来模拟的，韧带厚度一般是 1~2mm，皮肤和足底筋膜在足部功能活动时发挥极大作用，建模时也要充分考虑。通过机械载荷模拟皮肤，足部的跖腱膜、韧带、肌肉及皮肤的材料参数大多采用国外已有的实验数据（表 4-1、表 4-2）。

表 4-1　足部相关组织及地面的单元属性和材料参数

组织结构	单元类型	弹性模量（MPa）	泊松比（υ）
皮质骨	3D-tetrahedra	7 300	0.30
松质骨	3D-tetrahedra	100	0.30
软骨	3D-tetrahedra	1	0.40
韧带	Tension-only truss	260	0.30
筋膜	Tension-only truss	350	0.49
皮肤	3D-tetrahedra	1.15	0.49
地面	3D-brick	100 000	0.30

表 4-2　足部相关肌肉、肌腱参数一览表

		弹性模量（MPa）	泊松比（υ）	横截面积（mm^2）
相关肌肉	踇收肌斜头	0.72	0.49	261.12
	踇收肌横头	0.43	0.49	160.48
	踇展肌	1.06	0.49	299.46
	踇长屈肌	4.24	0.49	418.90
	踇长伸肌	12.03	0.49	149.05
	踇短屈肌外	3.08	0.49	242.08
	踇短屈肌内	6.11	0.49	241.15
肌腱	踇长屈肌腱	163.88	0.30	14.80
	踇长伸肌腱	276.48	0.30	8.63

（9）模型的网格划分：网格划分是足部三维有限元模型前处理的关键步骤。网格划分需要遵循两个准则：①物理近似：骨骼模型单元材料特性、变形以及受力等的物理性质，近似于真实情况下的物理性质；②几何近似：网格模型与真实结构相似度高。

四面体网格生成算法，在自动化、效率、可靠性以及几何通用性上，要强于六面体网格生成算法。一部分工程分析人员，愿意花费更多的时间和精力使用六面体网格开展数值分析和计算，一方面是因为六面体单元的计算精度要明显高于四面体单元；另一方面，如果采用相同大小的单元尺寸，六面体网格划分的单元数量，要比四面体网格划分的单元数量少，较少的单元数量，意味着较少的有限元计算时间。六面体网格疏密程度，随着结构的复杂程度而改变，而四面体网格则具有较均匀的疏密程度，能够很好地模拟复杂零件的表面形态，没有过多的尖角，避免引起应力集中。所以，在实际计算中，对于任意复杂的三维结构和自动生成网格的需要，六面体单元多用于形状比较规则的结构，四面体单元多用于复杂边界的不规则的结构，全部使用六面体网格划分是不现实的，因此，当计算任意形状的物体时，四面体是必不可少的工具。

网格划分质量的好坏和网格密度，将对计算结果产生很大影响，划分网格密度与计算精度呈正相关，但密度大、计算规模过于庞大会延长计算时程，而密度低则会给结果带来误差。所以，在网格划分时，应权衡两方面因素，既能保证计算的准确性，又能尽量减少计算时间。通常在做网格密度划分时，会加入灵敏度分析，以确定网格密度的最佳值。

本研究中，划分网格时控制全局种子大小在 1.5~3，生成四面体自由网格，总节点数为 209 832，总单元数为 333 776（表 4-3），检查网格质量良好，将所有骨骼、软骨、韧带装配起来。在 ABAQUS 中建立长方体模型，作为地面模型，划分六面体网格（图 4-18、图 4-19）。

表 4-3　各组织的单元数和节点数

组织材料	单元数	节点数
骨	155 177	53 911
软骨	150 031	144 198
地面	2 464	6 075
皮肤	26 042	5 524
韧带	62	124
总计	333 776	209 832

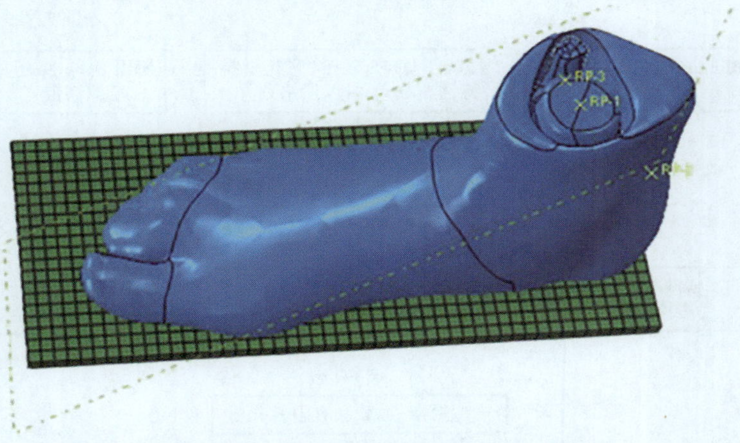

图 4-18　足有限元模型的建立

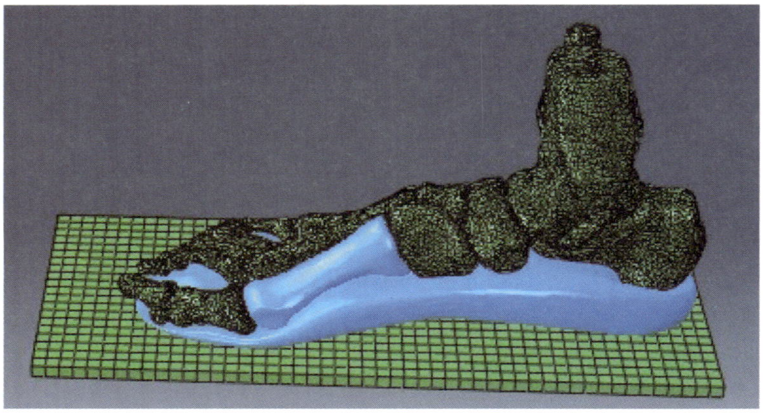

图 4-19　足有限元模型的网格划分

（10）载荷加载和边界约束：根据文献研究，平衡站立时肌电图显示除跟腱外其他肌群及足内在肌群无明显活动，即这些肌肉不产生主动收缩力。为了简化模型，模型验证时，足内、外在肌和其他软组织均不予考虑。支撑结构上表面和足底表面的相互作用定义为接触关系，摩擦系数为 0.6，根据文献报道，双足平衡站立时跟腱向上的拉力约为单足负荷的 50%，故在跟腱附着点上，施加垂直向上的 145N 的肌腱力作为载荷。模拟一个体重 58kg 的人双足平衡站立，约束地面自由度，在胫、腓骨下端以 290N 的力垂直向下加载，验证模型时暂忽略其他内、外肌肉的肌力，只考虑胫腓骨向下的压力、跟腱力和足底摩擦力作为载荷，加载、进行模型验证（图 4-20）。

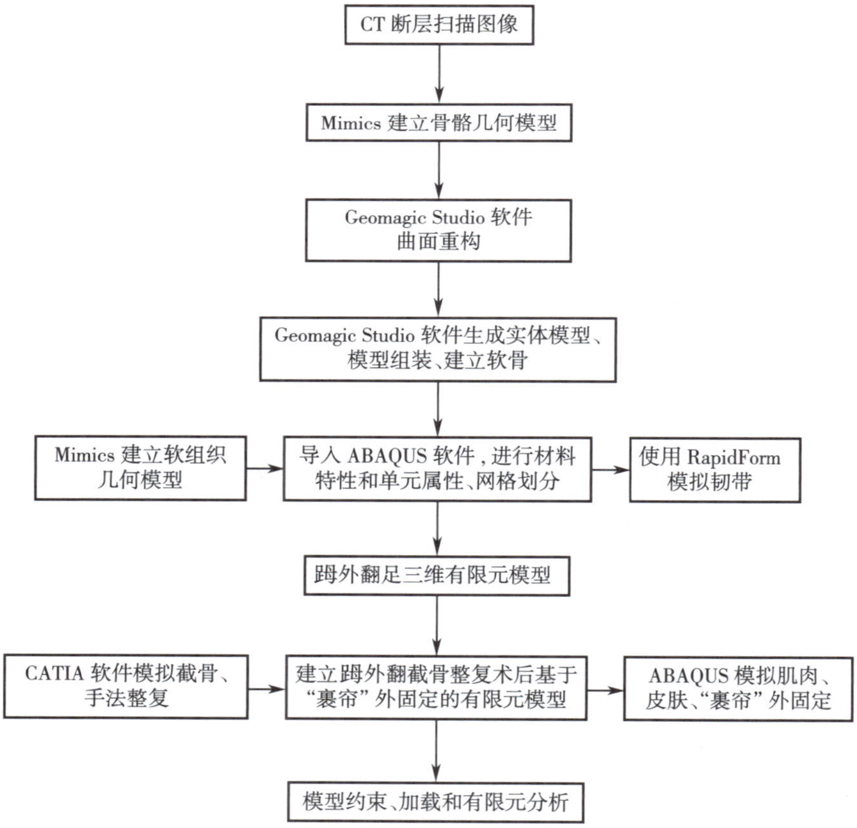

图 4-20　技术路线一

2. 结果　建立了踇外翻足三维有限元模型，该有限元模型包含了 30 块骨骼，62 条韧带，以及软骨、皮肤、足底筋膜等，模型总节点数为 209 832，总单元数为 333 776。

在模型验证和静态有限元分析时，根据课题需要，将模型进行一定程度的简化，保留第一跖趾关节、第一跖楔关节、楔舟关节、跟距关节、跟骰关节、距跟舟关节、胫距关节，将除第一跖列的其他跖趾关节、趾间关节、踇趾间关节、跖骨间关节、楔骨间关节进行暂时融合，胫腓骨融合。

模型加载后，通过踇外翻足底表面应力分布可以看出，双足平衡站立时，足底冯・米塞斯应力（Von Mises stress）主要分布于足跟区，第二、三、四跖骨头下（图 4-21）。

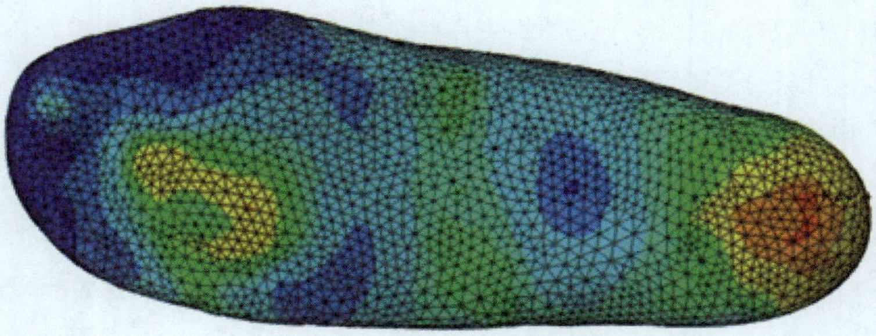

图 4-21　足底应力云图

（二）踇外翻足 Footscan 系统足底压力测试

踇外翻作为一种足部畸形，并非仅局限于第一跖趾关节，常涉及第一跖楔关节、足弓改变等足部一系列复杂畸形，而且踇外翻及相关畸形必然会使足部正常力学负荷分布平衡状态发生改变。因此，从生物力学的角度，对踇外翻足进行足底应力测试，探讨其应力、冲量的分布规律十分必要，这对踇外翻等足部畸形的病因分析、步态测试、功能与疗效评定、手术方案的评价及术后康复等均有十分重要的意义。

步态分析是生物力学的一个特殊分支，可以对人体行走方式进行客观记录，系统评价步行功能，是进行康复评定的重要内容。足底压力测试是步态分析的一个重要组成部分，已成为基础和临床研究中不可缺少的工具之一，是分析和评价足底应力分布和步态的基础。

足底力板技术，是一种标准化的电容式传感器测量技术，其测试平板一般由上千个传感器构成，力板按足部结构划分多个区域，每个区域都可分别记录作用于其表面的压力，而载荷单元法是通过载荷单元阵列记录特定所测部位上的载荷，各单元之间并不加以联系，压力板和载荷单元多采用力 - 电转换技术，足底压力被转换为电信号，可测量压力 / 压强、接触面积和中心轨迹等各种不同的参数。随着足底压力测量技术的不断发展和成熟，力板技术所测量的精度越来越高，足底压力测量技术的应用越来越广泛，特别是在足踝部结构研究，功能和体态控制、评价等方面，正发挥着越来越重要的作用。

早在 1882 年，Beely 率先对足底压力分布进行了较为科学的研究。近年来，此领域发展迅速，正常人的足底压力分析可提供正常的基线标准，发达国家对正常人足底压力的分析较早，积累了大量参数值。洪水棕认为踇外翻时，踇趾支撑作用减弱，导致第 2、3 趾下负重增加。王明鑫等利用 Footscan 足底压力测试系统，对 100 名健康人分别进行多种不同状态的测试，研究我国正常人 5 种生理状态下的足底压力分布特点。

从生物力学角度分析，踇外翻是趾骨与跖骨的正常负荷分布平衡受到干扰和破坏而形成的一种应力性疾患，张伟等通过运用自行研制的足底压力分布视频测试系统，对踇外翻足和正常足的足底压力进行动、静态测试。结果显示，无论是静态还是动态下，踇外翻足第一跖骨头区的负重功能都较正常明显减弱，而第 2~3、第 4~5 跖骨头区的负重较正常足增加。朱险峰等通过测试发现，踇外翻患者站立时足底的压力分布与正常人相比有很大不同，跖趾关节足底的压力分布由第一跖趾关节转移到第二跖趾关节，即足底压力向外侧转移。

温建民教授团队在踇外翻足底压力测试方面做了大量研究工作：①探讨正常足与踇外翻足足底压力的关系，运用自行研制的足底生物力学测试系统，对正常足和踇外翻足进行足底压力测定，采用跖骨头及跟骨压力百分比作为指标，发现正常足第一跖骨头下压力最高，并向外侧递减，重度踇外翻前足第一跖骨头下压力明显降低，第二跖骨头下压力明显增高，认为踇外翻足存在第一跖骨头内移和旋前及前足横弓塌陷，证实了第二跖骨头下胼胝形成的生物力学基础。②探讨了踇外翻足前足承重比例与前足横弓、跖骨头下压力的改变情况，从生物力学角度证实前足存在横弓结构，踇外翻具有前足横弓塌陷、前足压力外移的特点，证实了踇外翻前足承重比例及各跖骨头下压力随踇外翻轻重程度不同而有不同程度的改变。③探讨了踇外翻合并跖骨头下疼痛与跖骨头下压力变化的关系，认为跖骨头下压力增高是跖骨头下疼痛的危险因素，一旦第二跖骨头下压力超过体重的 5.20%，就易引起跖骨头下疼痛。④采用 Footscan 平板足底压力测试系统，分析跖痛症不同术式截骨治疗前后责任跖骨头下最大压力、压强及冲量的变化，评价不同方案的治疗效果。

1. 材料和方法　仪器与设备：本研究采用 Footscan 1 米平板式足底压力测试与分析系统（图 4-22），该测试系统包括长为 1 米的测力平板（图 4-23），Footscan 2D 数据采集盒，Footscan software7.9 分析软件以及笔记本电脑 1 台。

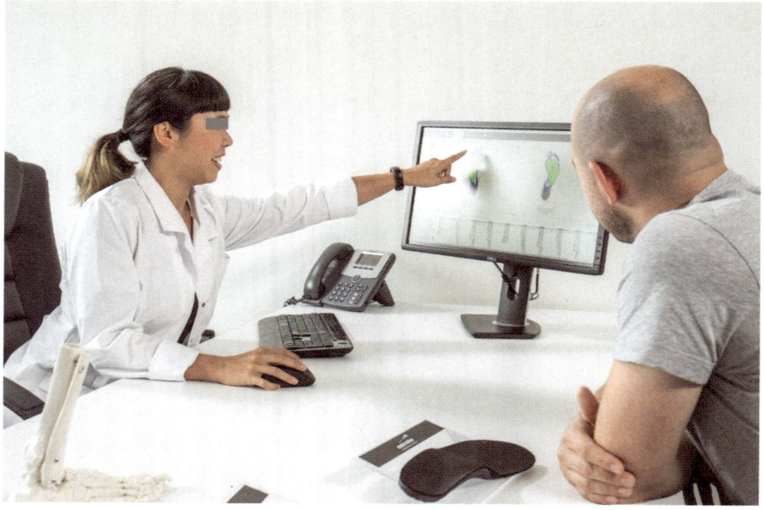

图 4-22　足底压力测试系统

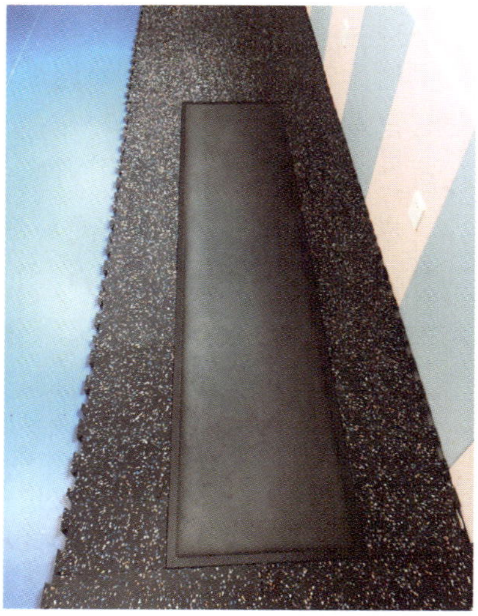

图 4-23　测力平板

测力平板含有 8 192 个传感器，传感器密度为 4 个 /cm²，厚度 2.2mm，采集频率为 500Hz，引出厚度 1.5mm，压力范围 1~60N/cm²，最小分辨率为 25g，一致性为 ±25g。测力平板经 USB 接口通过数据采集盒与笔记本电脑连接。

2. 研究对象　受试者与有限元 CT 扫描者为同一患者，受试者排除扁平足、高弓足、内外翻足、锤状趾、爪状趾等畸形，无跖骨头下疼痛及胼胝形成，无足部外伤及手术史，无其他系统疾病引起的足部畸形，排除脊柱、髋、膝、踝关节疾患及异常步态。

3. 测试方法

（1）登记受试者基本信息：姓名、性别、年龄、住址、身高、体重、足长及鞋码等，分别录入存储。

（2）测力平板校准：测量前根据受试者的体重校准仪器，目的是减少由测量仪器引起的系统误差。将 Footscan 测力平板放平，测力平板两侧均铺上延长通道，点击校准键，录入测试者的体重，嘱其在平板上自然站立，进行校准。

（3）测试过程：受试者沿测试通道连续平稳行走适应后，根据要求连续行走 3 次，记录数据。

静态测试：受试者赤足于测力板上自然站立，双足分开与肩同宽，身体保持与地面垂直，待重心稳定后，记录足底压力数据，连续记录 3 次。

动态测试：受试者赤足以日常步速，沿测试通道行走（95~117 步 /min），要求受试者双足均完整踩到测力平板传感器的测量有效区（图 4-24），行走过程尽量放松，目视前方避免多余动作，以获取自然行走过程中的数据。同样要求反复行走 3 次，记录相关指标作为分析的原始数据。

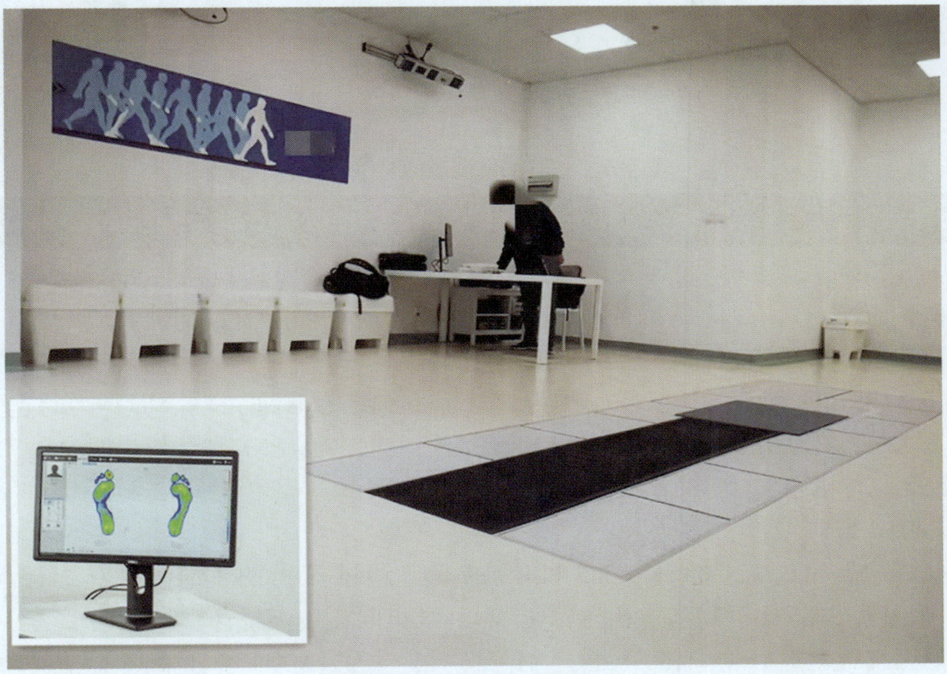

图 4-24　压力测试过程

4. 足底测试区域划分　Footscan software 7.9 软件可自动将足底分为 10 个区域：第 1 趾（T1）、第二至第五趾（T2~5）、第一跖骨（M1）、第二跖骨（M2）、第三跖骨（M3）、第四跖骨（M4）、第五跖骨（M5）、足中部或足弓（M）、足跟内侧（HM）、足跟外侧（HL）（图 4-25、图 4-26）。软件自动分区后结合手工校正。其中各区域的面积，是经面积曲线后处理计算得出。本研究目的之一是验证有限元模型的可靠性，所以仅测量前足 5 个跖骨头区及足跟，将足跟内侧和外侧合为一个区域，共 6 个区域，分别标记为 M1、M2、M3、M4、M5、H。

5. 观察指标　观察受试者足底 M1~M5 及 H（HM+HL）共 6 个区域静态测试的压力（pressure，P）和动态足底最大压力（maximum pressure，MP）。采用 SPSS 13.0 统计软件进行数据统计分析，根据测量结果计算每个指标 3 次原始数据，数据以 $\bar{x} \pm s$ 表示，采用随机区组设计的方差分析，检验水准 α=0.05，P<0.01 统计结果具有显著性差异。

6. 结果　受试者足底 M1、M2、M3、M4、M5 和 H 共 6 个区域 P 和 MP 测量结果见表 4-4。

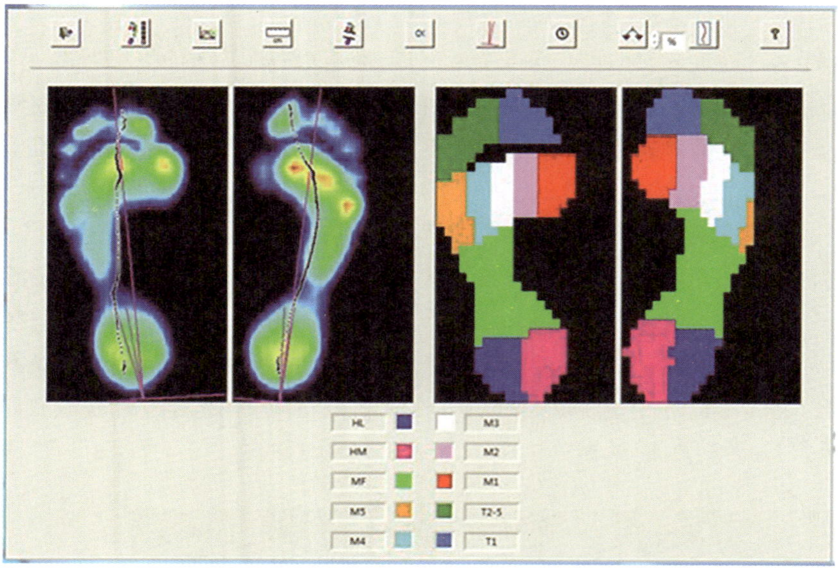

图 4-25　足底分区界面

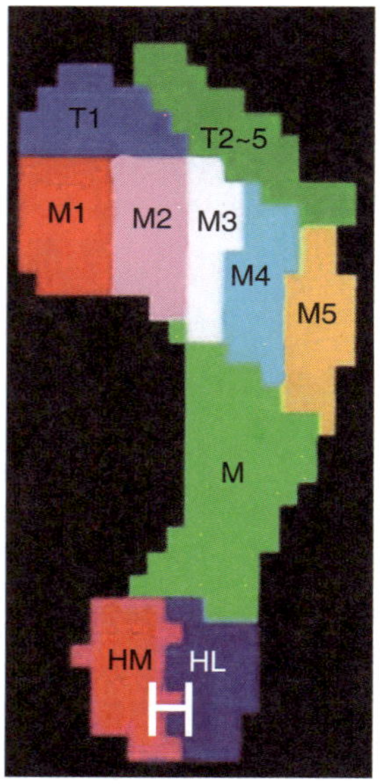

图 4-26　足底分区

表 4-4　P 和 MP 测量结果（N/cm^2）

	M1	M2	M3	M4	M5	H
P	8.67 ± 2.08	33.03 ± 3.32	33.17 ± 3.43	12.40 ± 1.82	11.10 ± 1.41	139.83 ± 45.41
MP	29.23 ± 4.91	103.63 ± 12.27	93.10 ± 11.85	34.13 ± 7.91	31.60 ± 7.99	449.0 ± 67.45

根据统计结果分析，足底 6 个区域（M1、M2、M3、M4、M5 和 H）的静态测试压力的 3 组数据有统计学差异（F=23.53，P<0.01）。经 LSD 法及 SNK 法组间多重比较，SNK 法分析表明 M1、M2、M3、M4、M5 组间比较无统计学差异（P>0.05），LSD 法统计分析表明 H 与 M1、M2、M3、M4、M5 两两比较有显著性差异（P<0.01）。

足底 6 个区域（M1、M2、M3、M4、M5 和 H）的动态测试压力的 3 组数据有统计学差异（F=137.37，P<0.01），经 SNK 法组间多重比较，M1、M4、M5 组间比较无统计学差异（P=0.97>0.05），M2、M3 组间比较无统计学差异（P=0.60>0.05），M1、M4、M5 与 M2、M3 有统计学差异（P<0.05）；LSD 法统计分析表明 H 与 M1、M2、M3、M4、M5 两两比较有显著性差异（P<0.01）。

静态站立时足跟负重约占 58.70%，前足负重约占 41.30%。

从统计软件生成的 P、MP 均值情况折线图可见（图 4-27、图 4-28），静态压力和动态足底最大压力均在足跟 H 区，与其他各区域有显著差异，可见 H 区负重显著增加。

M2、M3 区域静态压力的均值较 M1、M4、M5 高，由于测量次数及样本量的局限，统计分析尚不能认为以上 5 个区域有统计学差异。

动态足底最大压力均值中，可见 M2、M3 区域较 M1、M4、M5 均值高，统计分析认为 M2、M3 两个区域无统计学差异，M1、M4、M5 三个区域两两比较无统计学差异，M2、M3 两个区域与 M1、M4、M5 三个区域组间比较有统计学差异，M2、M3 区域的 MP 均值高，可见在动态测量过程中，第二、三跖骨头下 MP 明显增高。

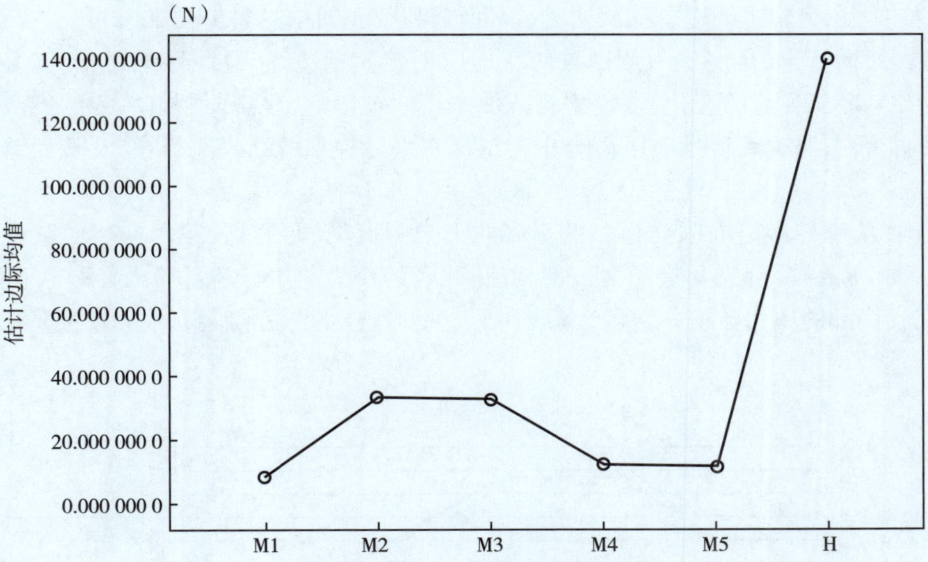

图 4-27　不同区域 P 均值折线图

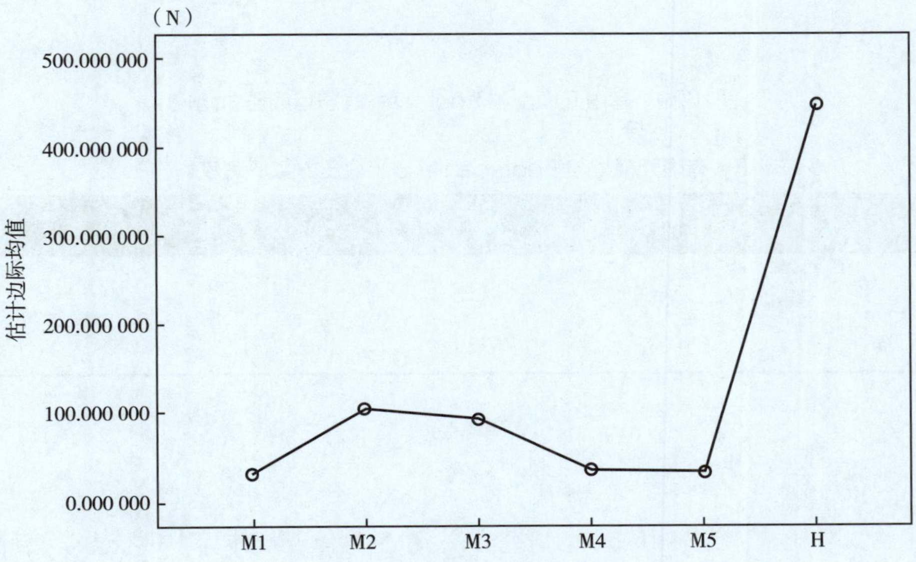

图 4-28　不同区域 MP 均值折线图

(三)踇外翻足有限元模型的可靠性验证

有限元模型的验证,是采用一定方法来检验模型的正确性和可靠性,一般是将模型的仿真结果与实验测量的结果进行比较,从而确认模型仿真的准确性。

工程领域中的大多数材料属性及相互关系比较特定和单一,而生物力学中存在大量的不确定因素及个体差异因素(如材料属性等)。因此,在生物力学的有限元分析中,模型的验证尤为重要。为了验证模型,需要设计出可靠的实验方法,不同于一般的模型验证,生物力学模型验证大多是在生物体上进行的,如动物实验和人体实验,或者尸体实验与活体实验。在进行活体实验时,最基本的要求是实验本身不能对实验对象产生伤害。

验证有限元模型有效性的方法一般有两种:对于尸体标本建立的模型,可将应变片安放在尸体骨上的表面位置，在实验机上进行加载实验，以对模型进行验证，这种方法非常可靠，已被广泛采用。在活体上建立的模型，如足底压力测试被广泛地应用于模型验证，但在静态站立时，人体重心位置前后变化会引起足部载荷的变化，给模型验证带来了一定影响，这需要制订一定的规范来保证结果的准确性，在准静态加载后将足底压力分布与足踝有限元模型的结果进行比较，从而验证模型的有效性。

本实验中，从跗外翻足有限元模型的足底应力云图可见：足跟区，第二、三、四跖骨头区是应力较高的部位，与 Footscan 静态足底压力云图相比，两者的压力集中分布部位大体一致（图 4-29）。同时，两者在跖骨头部的压力数值非常接近（表 4-5），说明所建的跗外翻足有限元模型是比较准确和可靠的。

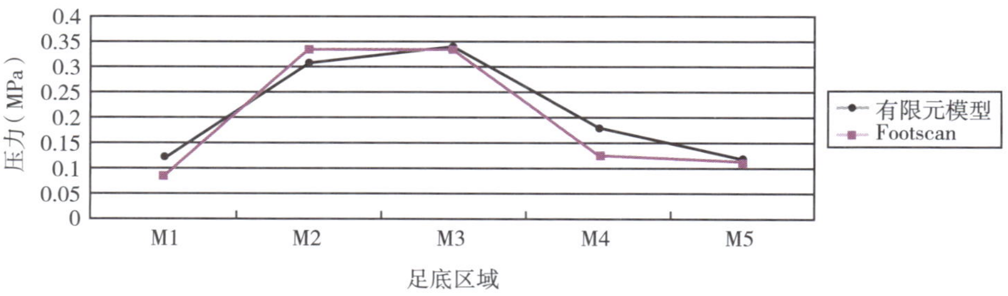

图 4-29　有限元模型与 Footscan 静态足底压力比较

表 4-5　有限元模型与 Footscan 静态足底压力数值比较（MPa）

	M1	M2	M3	M4	M5
有限元模型	0.120	0.310	0.340	0.180	0.120
Footscan	0.087	0.330	0.332	0.124	0.111

（四）讨论

1. 有限元分析的特点与优势　生物力学是一门多学科领域的交叉学科，其研究方法主要有两种：①实验生物力学。是曾经应用较多的研究方法，对生物体或尸体标本进行力学测试，对其应力、应变进行分析，缺点是不能进行复杂工况条件的分析，且只能对足部特定部位的压力或剪力进行测试，不能就内部应力进行测试，尤其是活体。②理论生物力学。随着数字技术与计算机技术的发展、有限元软件的日益完善，产生了理论生物力学研究，通过建立数字力学模型，探讨生物体内部的力学规律，这与既往的实验生物力学有着本质不同。

有限元法是一种高效的数值计算方法，是在计算机辅助工程分析系统中使用最多、应用最广的一种方法，该方法是将实体的对象离散成不同的小单元，把复杂计算变为简单计算，进行求解和力学分析，最后再整体分析。

完整的有限元计算一般包含前处理、解题程序和后处理三个步骤，前处理主要是建立模型，定义单元特性和材料参数，进行网格划分；解题程序是通过定义载荷和边界条件，根据不同工况求解，进行有限元分析、计算；后处理是将处理的结果以图表或图片的方式转交给用户，对计算结果进行处理和分析。

有限元分析法与传统的实验生物力学相比，具有更多的特点和优势：①可以逼真地建立数字模型，赋予材料特性。②对模型进行约束和加载，分析内部力学规律。③研究结果可视化较好，可以获取局部和整体的力学信息。④可分析任意部位、工况加载条件下部位的生物力学特征。⑤随着计算机技术的发展，庞大的数据处理变得快捷，有限元既可以进行精确的数字计算，又可以进行形象、直观的定性研究。⑥同一模型可反复使用，模拟不同工况进行各种加载荷和计算，保证了模型的完全相似，应用面广、适应性强，具有可重复性，用于对比研究可比性好。⑦进行多种力学分析，精确、高效、成本低，且无需建立体外实体模型。

凭借有限元分析软件，可以对几何形状、材料性质和工况十分复杂的问题进行求解，极大提高了研究者解决生物力学问题的能力，为探索和研究生物体功能的原理和疾病的病因提供了方便。此外，有限元分析可以通过建立模型，在模型上模拟操作，打破了伦理问题的束缚，实现力学分析和测试，使既往难以解决的问题迎刃而解。

2. 足部有限元模型的研究

（1）足部有限元模型的建立：近年来，足部有限元模型不断完善，被广泛应用于科研当中。人体足踝生物力学有限元仿真的最大作用，在于它能够量化内部结构的受力信息，因此，建立高质量的足部有限元模型，是进一步分析研究的基础，对足踝临床医学、康复医学及相关领域具有重要意义。

（2）足部有限元模型的研究进展：进入 21 世纪以来，足部有限元分析越来越多，Gefen 等结合 X 线测量和同步足底接触压力，建立了一个含有软组织的三维有限元模型，但该模型将足底软组织与骨性结构融为一体，为进一步研究带来了一定困难。Asai 等对建立的足部有限元模型进行静态分析和步态模拟，可以说是足部生物力学研究史上的一个里程碑。近年来，国内学者逐渐意识到有限元分析的重要性，通过有限元分析探讨足部生物力学。例如，建立了有限元模型对韧带、肌腱等第一跖列稳定性，及筋膜松解、切断后力学改变的研究，为进一步在人体运动过程中，全身肌骨系统的有限元仿真分析奠定了基础。

（3）足部有限元模型的建模方法：由于足部的骨骼外形、肌肉韧带、力学环境极其复杂，尚未有统一的建模和分析方法。通过 CT 扫描获取数据，以 DICOM 格式存储，无需进行图像转换即可建模，被越来越多的人采用，是目前最为常用的方法。

3. 足底压力测试与模型验证

（1）足底压力测试与应用进展：足底力板技术，是一种标准化的电容式传感器测量技术，足底压力测量作为现今步态研究、足病诊断和运动鞋设计等领域的支撑技术，其发展历经足印技术、足底压力扫描技术、测力板技术、压力鞋与鞋垫技术等。该技术作为一种无创检查，主要是通过足部与地面之间的压力模式，来辅助定义正常足的结构和功能，与临床医学相结合，可研究患者足病、畸形等病理现象。足底压力测试系统只能测量足底应力、冲量等指标，并不能直接阐明病变本质。因此，通过足底压力测试系统获得的资料，只能作为临床治疗决策的辅助。

（2）有限元模型的验证：有限元模型的验证，是采用一定方法来检验模型的正确性和可靠性，一般是将模型的仿真结果与实验测量的结果进行比较，从而确认模型仿真的准确性。本研究采用力板测试技术，将同一踇外翻患者足部有限元模型的计算数据，与其力板测量数据进行对比，从而验证有限元模型的可靠性。

4. 有限元建模的不足与展望　有限元模型建立和静态验证时，为减少计算量，常将模型进行一定程度简化，只考虑胫腓骨向下的压力、跟腱力和足底摩擦力作为载荷，暂忽略其他内、外肌肉的肌力，并将除第一跖列的部分关节进行了融合，与实际情况相比还存在一定误差。

有限元模型的可靠性，在很大程度上取决于所赋予的材料力学特性参数是否合理。在材料属性的定义上，真实组织的力学性能都是各向异性、非均质性、非线性的，研究中曾尝试将部分组织按照非线性定义，但由于有限元软件在计算过程中运算量十分庞大，无法计算出结果。既往有限元材料参数设置多源自文献，而文献报道不完全一致，本研究中将组织的材料属性假设成均匀、各向同性，这必然与实际结果存在一定误差。

利用 Footscan 系统进行足底压力测量时，人体重心位置前后移动，会引起足部载荷变化，给模型的验证带来一定影响。陶凯曾报道使用姿态固定器维持下肢站立的标准位置，以减少测量误差。本实验中，通过制订一定的规范来保证结果的准确性，如待受试者重心稳定后再进行测量，进行多次测量取平均值，以减少操作误差，模型验证在准静态加载后，将足底压力分布与有限元模型的一致性进行比较，最终有限元模型的结果与足底压力测试结果大体一致。

对于以上这些问题的存在，应进行详细分析，找到差异原因，尽可能减少引起偏差的因素，同时在模型验证方法上也需要不断改进，这些都是今后努力的方向。

二、踇外翻微创截骨整复后，基于“裹帘”法外固定有限元模型的建立及准静态有限元分析

清代《医宗金鉴・正骨心法要旨》明确提出将“裹帘”法作为外伤固定方法，书中指出“裹帘，以白布为之。因患处不宜他器，只宜布缠，始为得法，故名‘裹帘’”，但未见裹帘插图。19 世纪初，日本二宫彦可《正骨范》系统介绍了中国的整脊技术，书中单列“裹帘”法一节，并列举了 18 幅“裹帘”插图（图 4-30）。

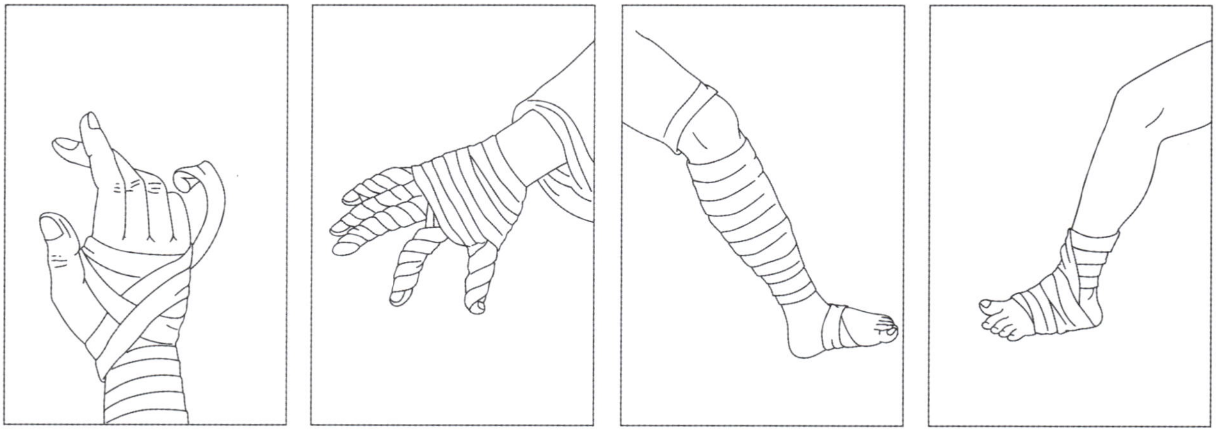

裹甲缚　龟手缚　螺形缚　蛇象缚

图 4-30 《中国接骨图说》“裹帘”图

中西医结合微创技术治疗踇外翻，即采用第一跖骨头颈斜行截骨矫正畸形，通过中医正骨手法整复外翻畸形及关节脱位（图 4-31、图 4-32），依据小夹板纸压垫原理及“筋束骨”理论，基于“裹帘”法采用“8”字绷带和分趾垫固定，术后患者即能下地行走（图 4-33~ 图 4-36）。该技术曾受到部分骨科学者的质疑。他们认为截骨愈合需要稳定固定，人体在负重时足部负荷增大，尤其是在第一跖骨处压力较大，如果在此处截骨不做内固定，又不制动，将会影响截骨端稳定，可能会出现截骨端延迟愈合，甚至不愈合。然而，中西医结合微创技术治疗踇外翻经过 30 年的临床应用，并未出现截骨不愈合现象。因此，我们建立踇外翻微创截骨手法整复的有限元模型，探讨“裹帘”法外固定对截骨端稳定性的影响，进一步研究截骨端周围的生物力学机制，为临床治疗提供有效的实验依据。

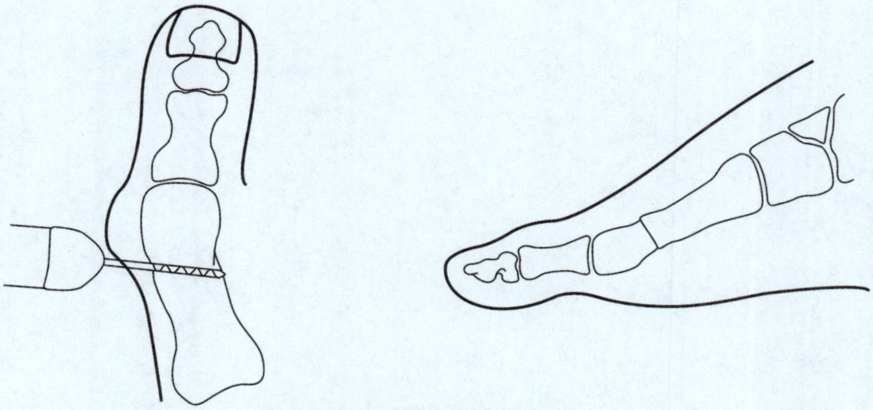

图 4-31　微创截骨示意图

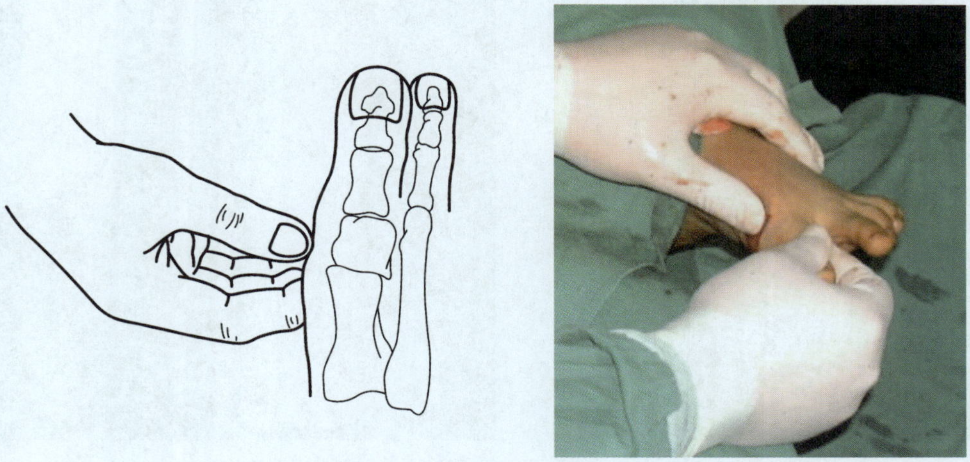

图 4-32　手法整复示意图

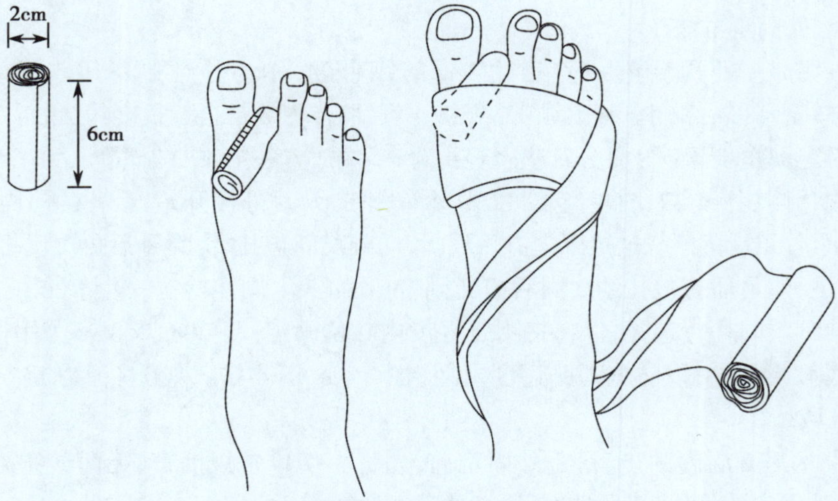

图 4-33　“裹帘”法外固定包扎过程

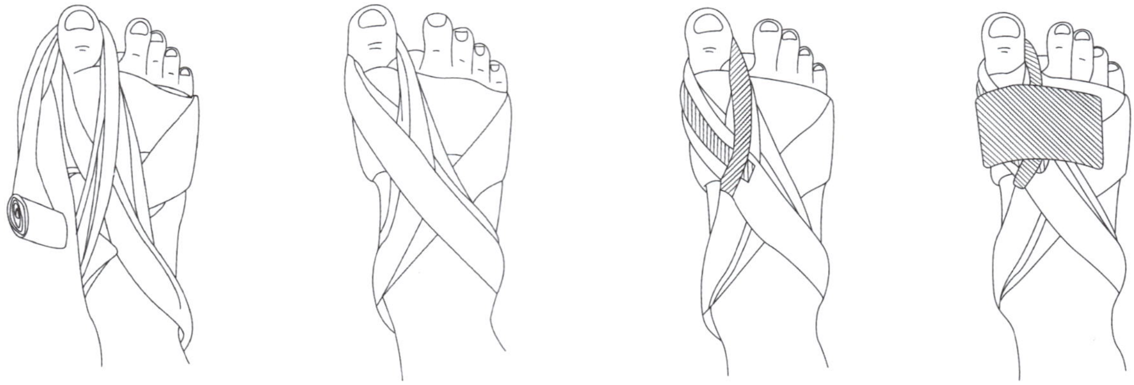

图 4-34 “裹帘”法外固定示意图

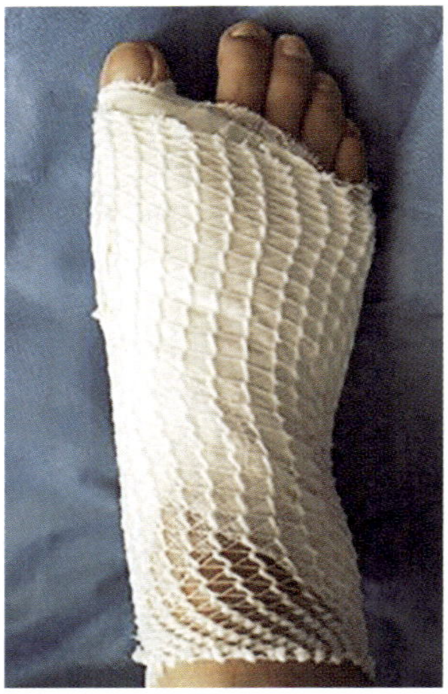

图 4-35 “裹帘”法外固定外观

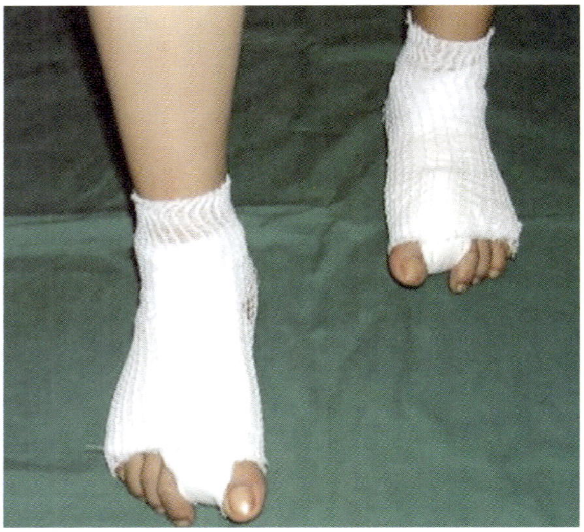

图 4-36 踇外翻术后“裹帘”法外固定后行走照片

(一)“裹帘”法外固定步骤及外固定力学检测

1. “裹帘”法外固定方法

材料：纱布绷带。将绷带卷成直径约 2cm 的绷带卷，作为分趾垫备用。医用橡皮膏：剪成 26cm × 2cm 和 20cm × 8cm 备用。弹力绷带：规格 4 号，取弹力绷带自然长度约 24cm，以维持外固定。

裹帘法外固定操作步骤：①将分趾垫轻轻折弯，一端放置在第 1、2 趾蹼间，另一端斜行放置在第一跖骨截骨远端背侧(图 4-37、图 4-38)。②取纱布绷带，从足外侧开始，经背侧向内侧环绕前足、中足包扎，包扎 3 圈后经足背侧绕过足跟上方后反折，向趾蹼间包扎，绕踇趾后再次反折，行“8”字绷带包扎 3 次，经中足、前足环行包扎约 3 圈后剪断绷带(图 4-39~ 图 4-44)。③将 26cm × 2cm 医用橡皮膏经足背内侧向趾蹼间环行包扎，以保持踇趾轻度内翻位固定；将 20cm × 8cm 医用橡皮膏经足背外侧向内侧至足底 U 形包扎，以防止踇趾过度内翻(图 4-45~ 图 4-47)。④将弹力绷带撑开后，环形包扎“8”字绷带区域(图 4-48)。

一般踇外翻术后 2 周内的患者，行外固定前，先将小切口常规消毒，无菌纱布外敷；术后 4 周、6 周的患者更换外固定前，可将患足洗净，不必外敷无菌纱布。

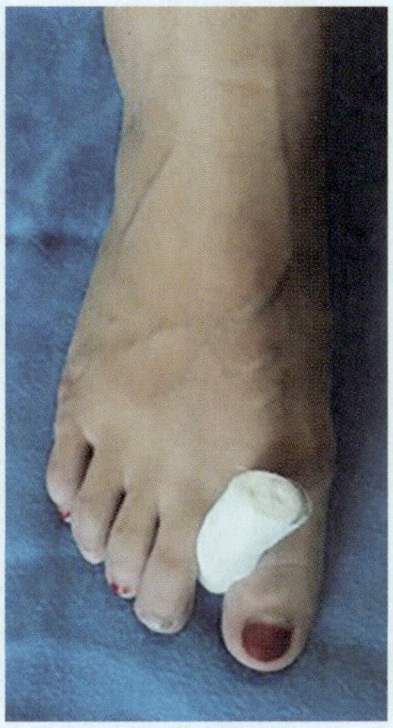

图 4-37 分趾垫放置于第 1、2 趾蹼间（上面观）

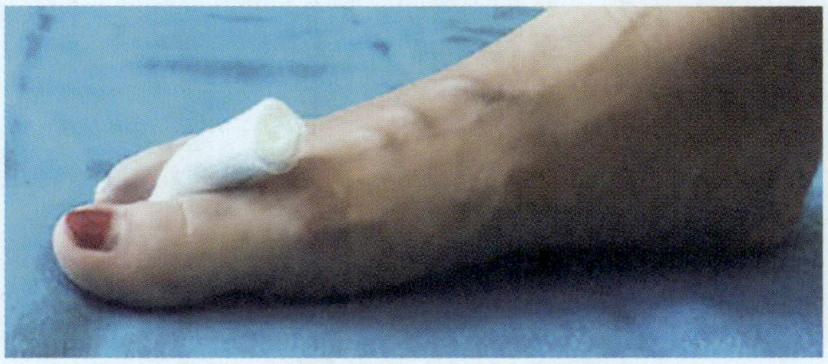

图 4-38 分趾垫放置于第 1、2 趾蹼间（侧面观）

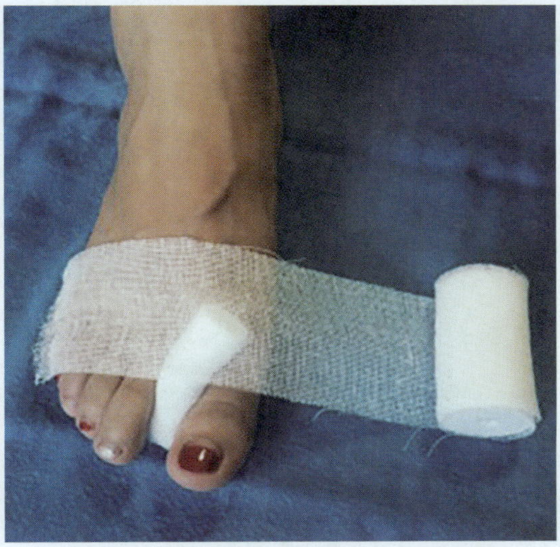

图 4-39 “8”字绷带包扎操作一

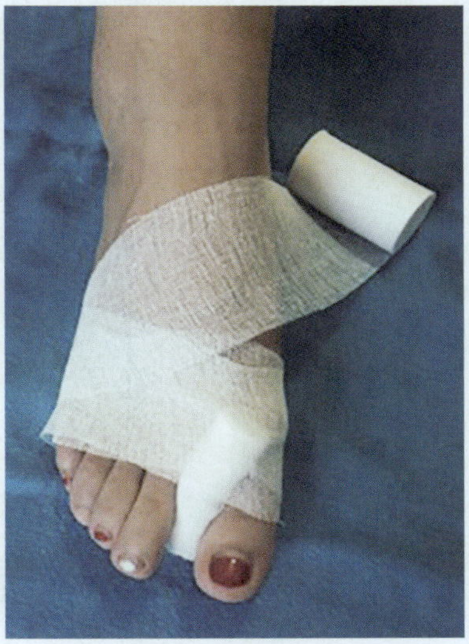

图 4-40 “8”字绷带包扎操作二

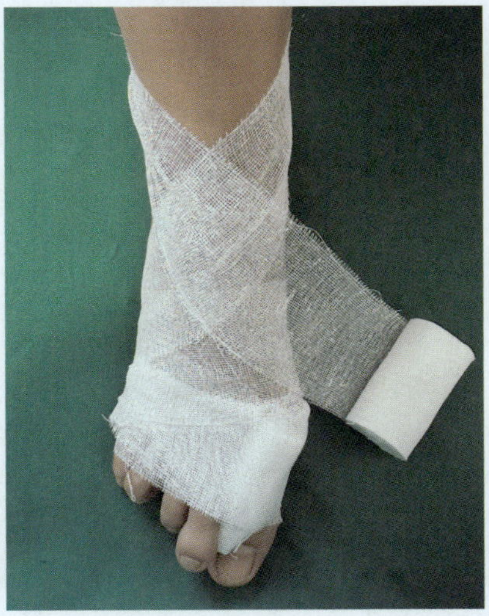

图 4-41 “8”字绷带包扎操作三

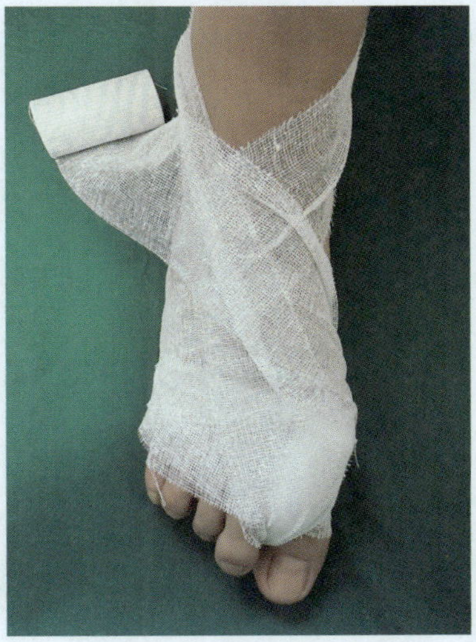

图 4-42 “8”字绷带包扎操作四

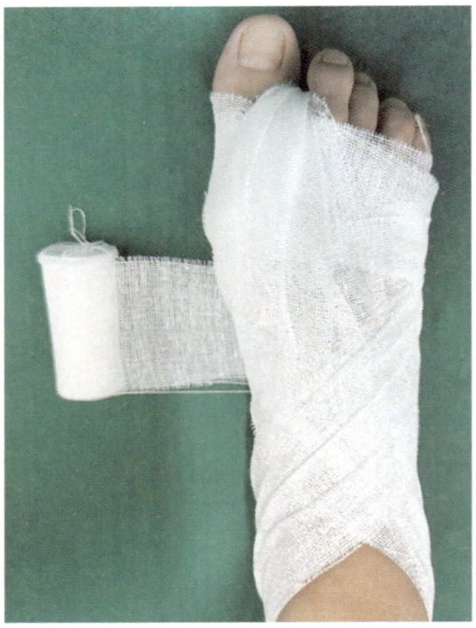

图 4-43　“8”字绷带包扎操作五

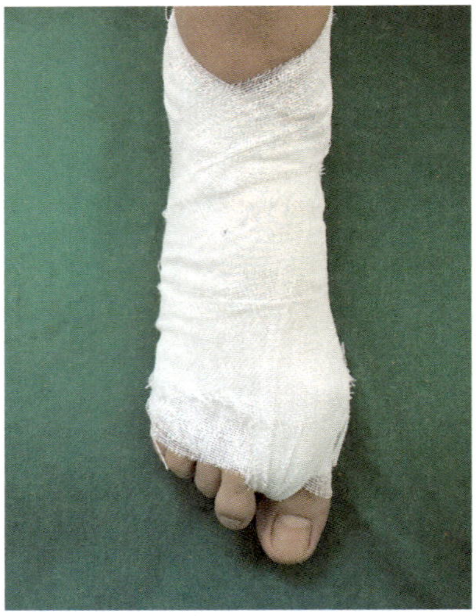

图 4-44　“8”字绷带包扎操作六

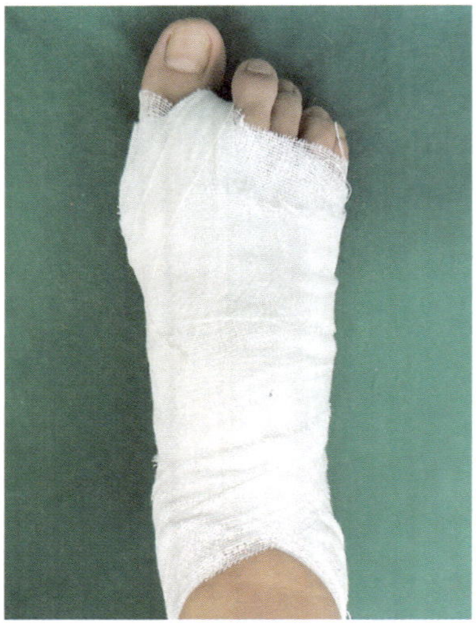

图 4-45　医用橡皮膏环形包扎示意图一

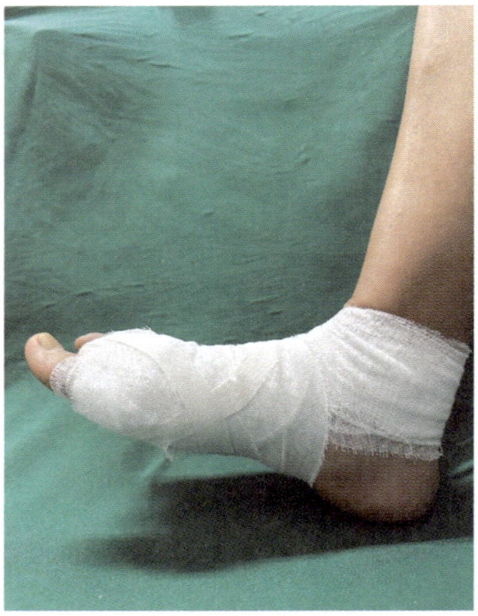

图 4-46　医用橡皮膏环形包扎示意图二

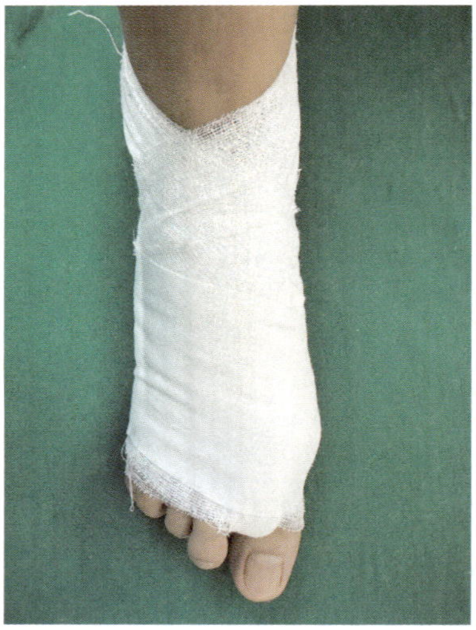

图 4-47　医用橡皮膏环形包扎示意图三

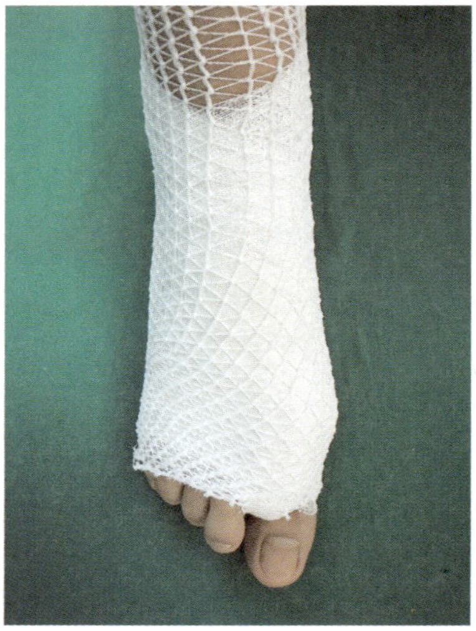

图 4-48　弹力绷带环形包扎

2.“裹帘”法外固定力学测试

（1）实验仪器

薄膜压力测试仪：此仪器是一种便携式测力仪，可测量许多不易测量的位置，如层面夹紧力、滚轮压力、牙齿咬力、汽车雨刷压力等（图 4-49）。常用量程为 10N、110N 和 440N，四位液晶实时动态显示，线性及精度可达 2%~3%，使用前需要校准。

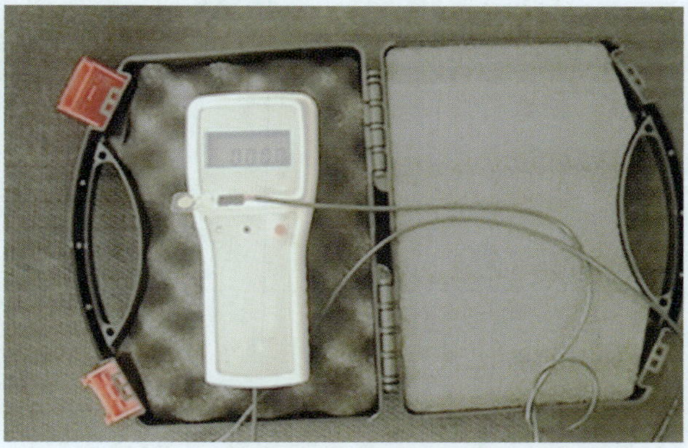

图 4-49　薄膜压力测试仪

薄膜压力传感器：是一种重量轻、体积小、感测精度高、超薄、卷曲性及耐用性好的电阻式压力传感器（图 4-50）。A201 测量范围有 0~4.4N、0~110N 和 0~450N 三种量程。规格：厚度 0.203mm，长度 203mm，宽度 14mm，感测范围直径 9.53mm，线性误差在 ±3%。

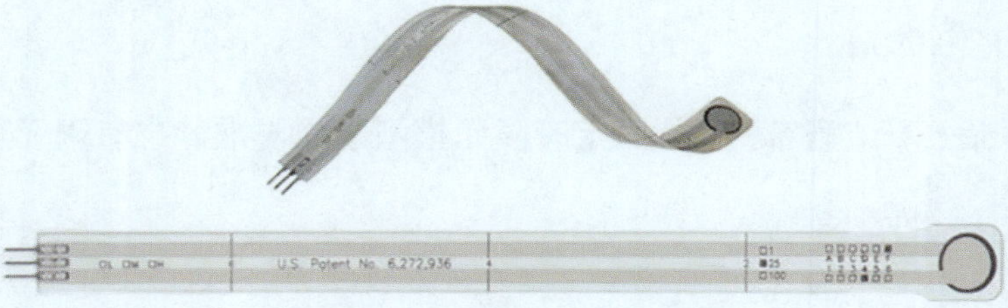

图 4-50　薄膜压力传感器

（2）测量方法：受试者与有限元 CT 扫描者为同一志愿者，在术后 4 周时，清洗足部后，行“裹帘”外固定包扎力学测试，目的是为有限元模拟“裹帘”外固定加载提供实验依据。

（3）测量条件：室温 24℃，相对湿度 65%。

将薄膜压力传感器的感测范围，分别放置在第一跖骨区内侧、背侧（分趾垫下）及踇趾的内侧及背侧（图 4-51）4 个位置，行“裹帘”外固定后患者取负重中立位站立，待重心稳定后读取数据（图 4-52），每个位置包扎三次，实施包扎者为同一操作者。

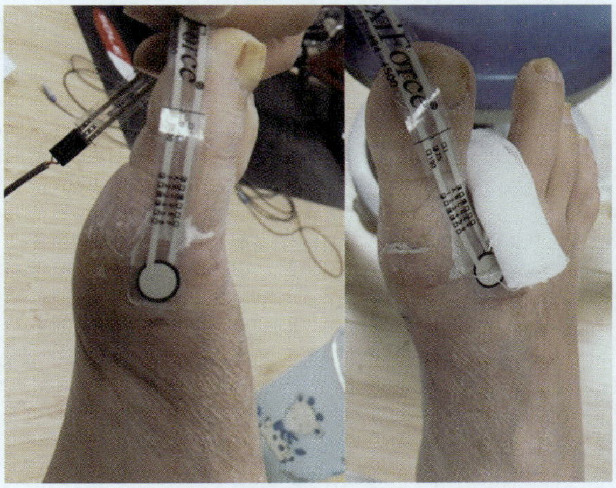

图 4-51　放置薄膜压力传感器

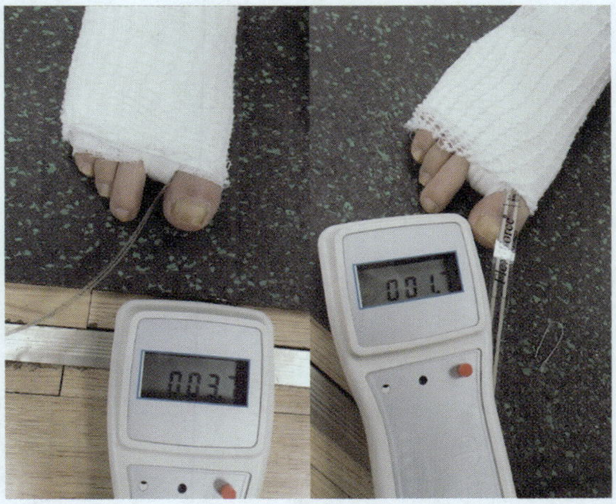

图 4-52　读取数据

（4）测量结果

表 4-6 “裹帘”外固定力学测定结果（N）

	第一跖骨内侧	第一跖骨背侧	跗趾内侧	跗趾背侧
第 1 次	1.70	1.60	3.10	3.70
第 2 次	1.50	1.50	2.80	2.60
第 3 次	1.30	1.60	2.90	3.00
平均值	1.50	1.57	2.93	3.10

如上表 4-6 所示，考虑到绷带环形包扎，包扎的内侧和背侧压力理论上应该均等，故第一跖骨周围绷带压力平均值为：（1.50N+1.57N）/2=1.54N，跗趾周围的压力平均值为：（2.93N+3.10N）/2=3.02N。

薄膜压力传感器的感测范围直径为 9.53mm，故感测范围面积为：$\pi\times(9.53\text{mm}/2)^2=71.29\text{mm}^2$，故前足第一跖骨区周围绷带包扎压强：$1.54\text{N}/71.29\text{mm}^2=0.0216\text{MPa}$，跗趾周围绷带包扎压强：$3.02\text{N}/71.29\text{mm}^2=0.0424\text{MPa}$。跗趾周围绷带作用面积经计算为 8.58cm^2，前足绷带作用面积为 98.25cm^2，绷带总的作用面积是 106.83cm^2。

（二）跗外翻术后基于“裹帘”法外固定有限元模型建立与准静态有限元分析

1. 材料与方法

（1）研究材料：采用已建立的跗外翻足三维有限元模型，用 CATIA 软件，模拟微创截骨手法整复术模型，在建好的跗外翻有限元模型上，模拟第一跖骨头颈部截骨，水平面与第一跖骨轴线的垂线成 20°，方向从远端内侧向近端外侧，矢状面与第一跖骨轴线垂线成 15°，方向从远端背侧向近端跖侧（图 4-53、图 4-54），将截骨远端由内向外、顺截骨面方向平移约 3mm，建成跗外翻微创截骨手法整复术后有限元模型（图 4-55）。

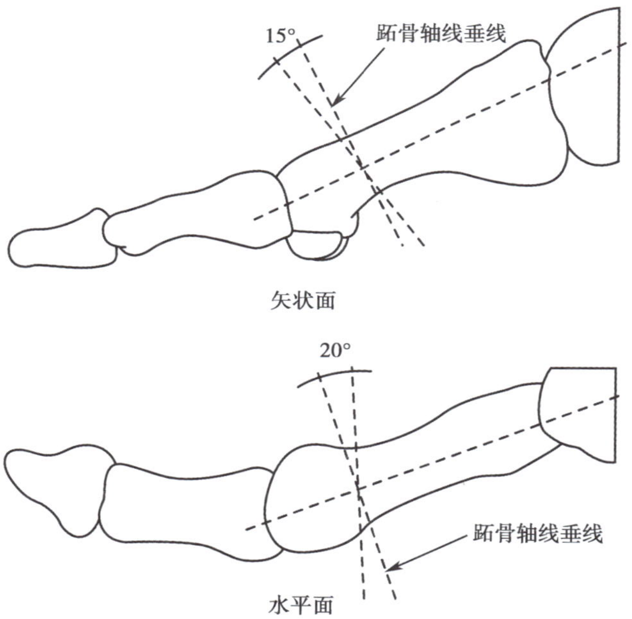

图 4-53　截骨示意图

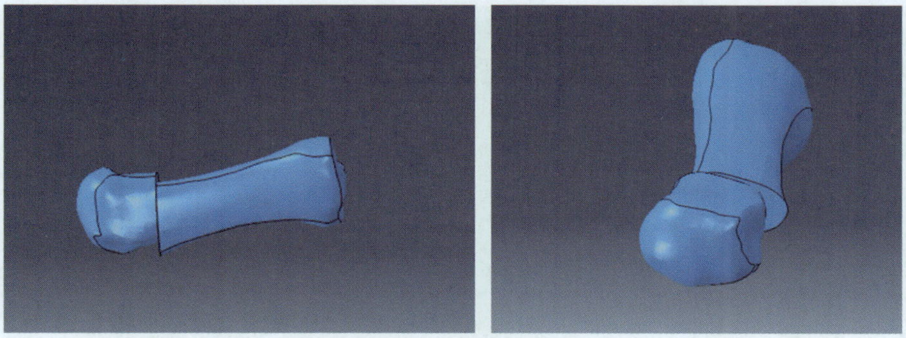

图 4-54　有限元模拟截骨

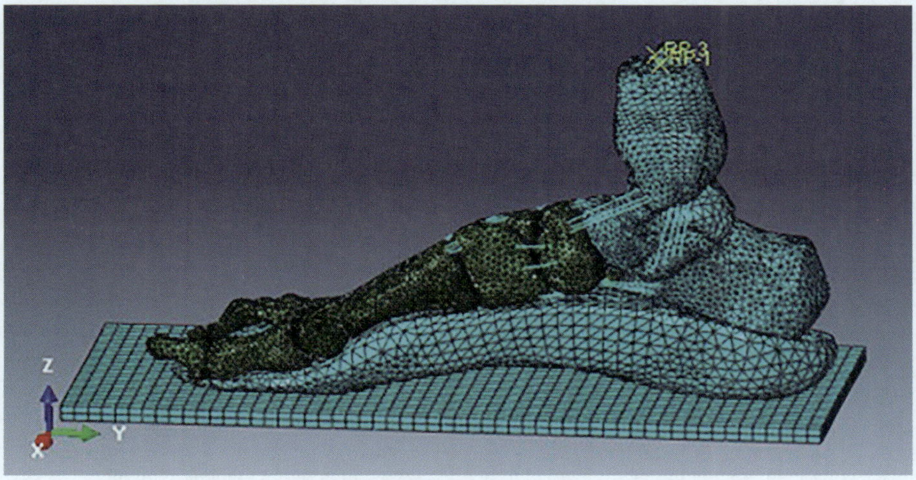

图 4-55　踇外翻微创截骨手法整复术后有限元模型

（2）研究方法：在建好的踇外翻微创截骨手法整复术后模型上，进行网格划分（图 4-56），利用 ABAQUS 软件的 Load 模块采用机械载荷方式，模拟皮肤和基于“裹帘”法采用“8”字绷带和分趾垫外固定（图 4-57、图 4-58），总节点 209832，总单元数 333776，建立长方体模型，作为地面模型，划分六面体网格。前足第一跖骨周围以 0.0216MPa 施加载荷，踇趾周围绷带以 0.0424MPa 施加载荷（图 4-59）。

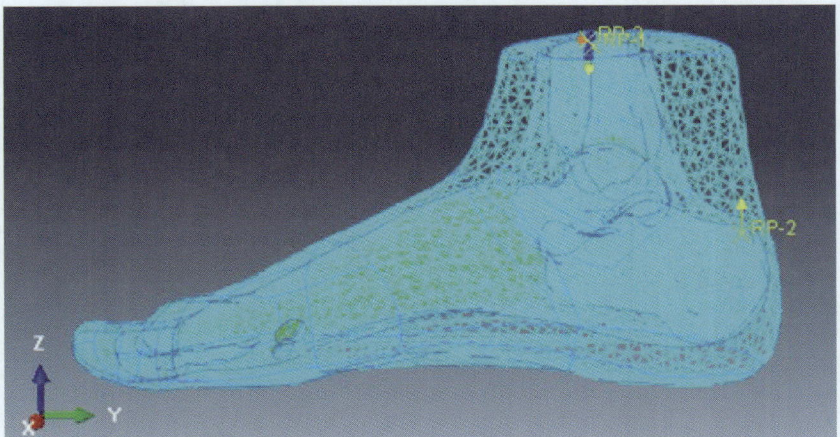

图 4-56　网格划分

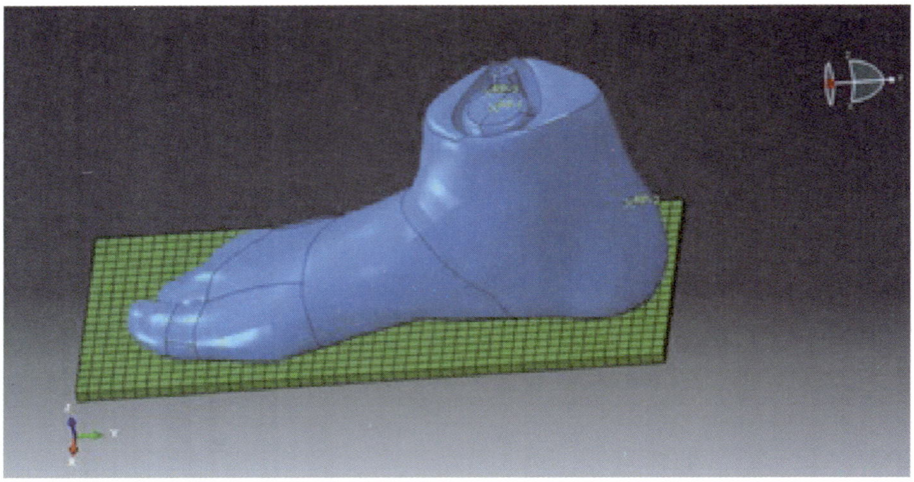

图 4-57　模拟“裹帘”法外固定

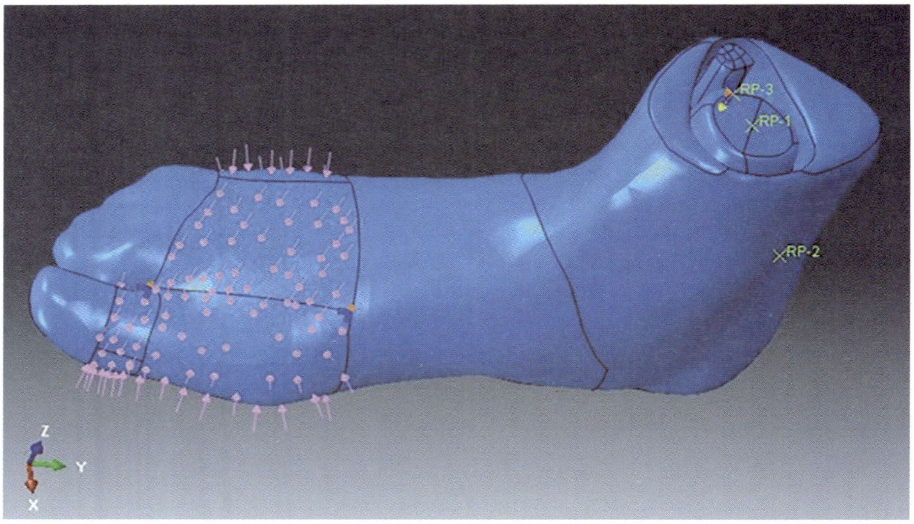

图 4-58　施加机械载荷

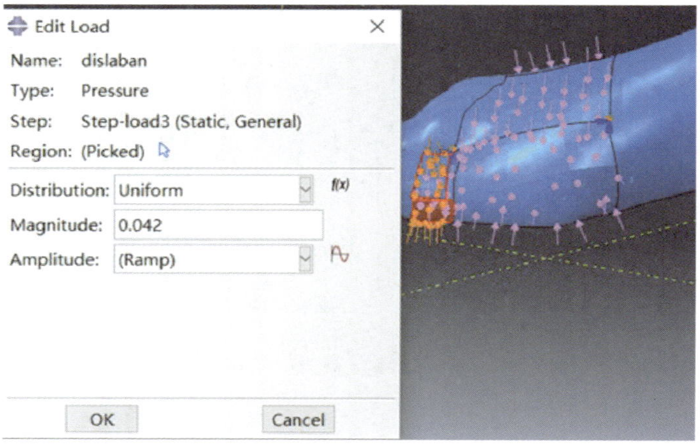

图 4-59　选定区域施加机械载荷

（3）模型约束与加载：模拟体重 58kg 的患者平衡站立，根据文献研究，平衡站立时肌电图显示除踇展肌、踇长短屈肌、踇长短伸肌和踇收肌外，小腿其他肌群及足内在肌群无明显活动，即这些肌肉不产生主动收缩力。出于简化模型考虑，足内在肌仅考虑踇展肌、踇长短屈肌、踇长短伸肌和踇收肌，其他软组织不予考虑。支撑结构上表面和足底表面的相互作用定义为接触关系，摩擦系数为 0.6，约束地面自由度，在胫、腓骨端以 290N 的力垂直向下加载。根据文献报道，平衡站立时因小腿三头肌收缩产生对跟腱的拉力，约为单足负荷的 50%，故跟腱附着点上施加垂直向上的 145N 肌腱力，忽略其他内外肌肉的肌力。在远、近端截骨面的上、下、内、外边缘四个点分别标记对应的观察点。前足第一跖骨周围以 0.021 6MPa 施加载荷，踇趾周围绷带以 0.042 4MPa 施加载荷，绷带总的作用面积是 106.83cm^2，分别模拟有、无"裹帘"外固定两种工况，对模型进行加载。

（4）坐标轴确定、相关指标定义及统计分析：以空间一点为坐标系原点，建立 3 条两两垂直的坐标轴，即 X 轴、Y 轴和 Z 轴。X 轴平行于足水平面，指向左侧；Y 轴平行于足水平面，指向后侧；Z 轴为纵轴，垂直于水平面，指向上方。

模拟有、无"裹帘"外固定两种工况加载后截骨端的位移和冯・米塞斯应力（Von Mises stress）变化，位移与数轴方向一致时为正值，相反时为负值。绝对位移指节点在坐标系中发生的位移；相对位移指远端截骨面节点与对应的近端截骨面节点间的变形距离。远端截骨面 4 个节点上为 A_1、内为 B_1、下为 C_1、外为 D_1（图 4-60），近端截骨面对应的 4 个节点为 A_2、B_2、C_2、D_2，本实验数据采用 SPSS13.0 统计软件进行单因素方差分析。

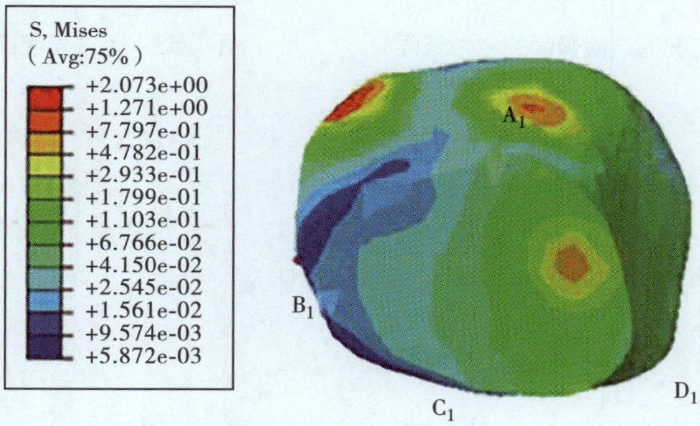

图 4-60　截骨远端面节点

2. 结果

（1）截骨端冯・米塞斯应力（Von Mises stress）：有、无外固定工况，截骨远端截骨面应力情况如下（表 4-7、图 4-61）。

无外固定工况节点最大应力 0.067MPa，位于 D_1 节点，应力主要分布在截骨端的外侧边缘部位。有外固定工况最大应力 1.258MPa，应力主要集中于 B_1 和 C_1 点（图 4-62、图 4-63）。

表 4-7　截骨面应力情况列表（单位：MPa）

	A_1	B_1	C_1	D_1
无外固定工况	0.058	0.013	0.041	0.067
有外固定工况	0.494	1.258	1.258	0.646

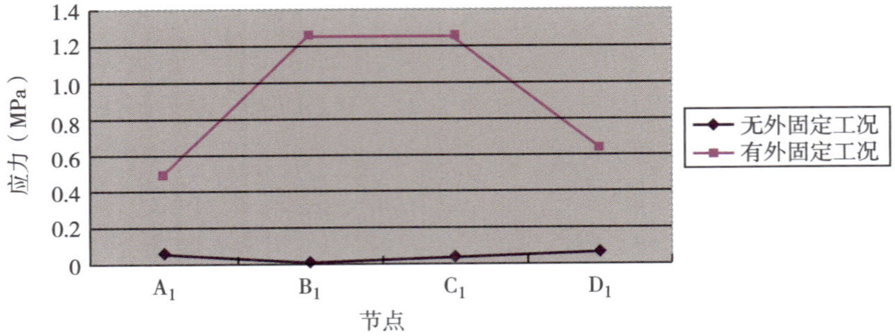

图 4-61　截骨面应力情况

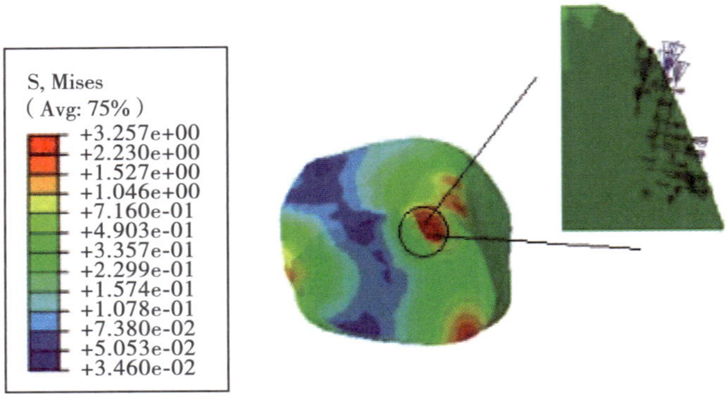

图 4-62　有外固定工况远端截骨面的应力云图

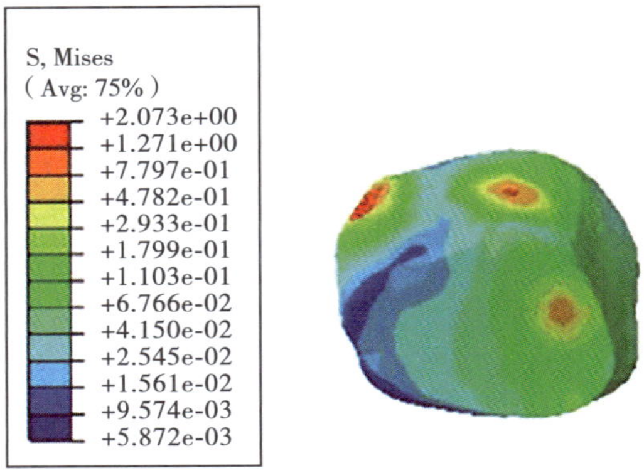

图 4-63　无外固定工况远端截骨面应力云图

（2）截骨端位移：在有限元加载过程中，由于只约束了地面的自由度，故足部除融合的关节外，各关节间、第一跖骨截骨端在坐标系中均会产生位移，定义为绝对位移。本研究的目的是研究截骨端的稳定性，而第一跖骨截骨近端和远端的绝对位移，可以表述有限元加载后在坐标系中的位移情况，而不能准确描述截骨端之间的位移情况，故截骨端之间的位移需要用相对位移来描述。

（3）绝对位移情况：有 / 无外固定工况远端截骨面节点在坐标系的绝对位移（图 4-64~ 图 4-66）。无外固定工况最大绝对位移为 0.363mm，有外固定工况最大绝对位移为 0.716mm，均在 Z 轴方向位移绝对值最大（表 4-8、表 4-9），经单因素方差分析，有 / 无外固定工况，4 个节点 X 轴绝对位移无统计学差异（F=0.051，P>0.05），Y 轴绝对位移有统计学差异（F=10.333，P<0.05），Z 轴绝对位移有显著性差异（F=24.856，P<0.01），绝对总位移值有显著性差异（F=32.273，P<0.01）。

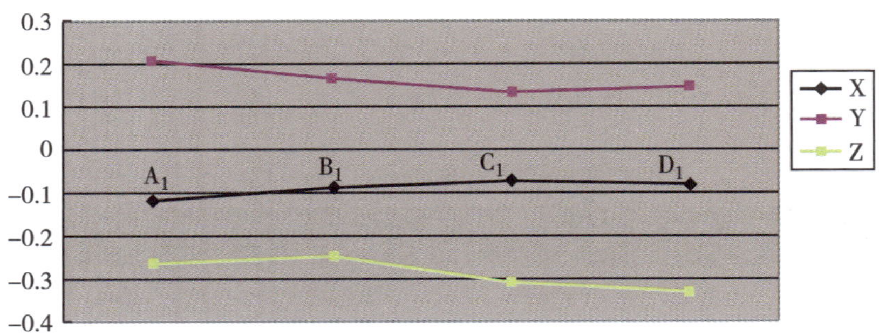

图 4-64　无外固定工况节点的绝对位移

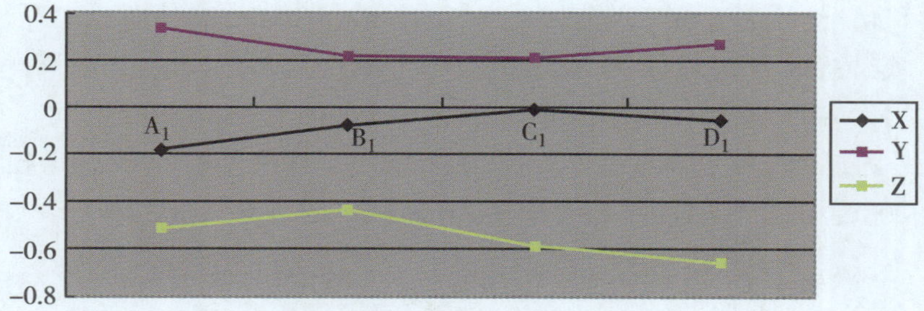

图 4-65　有外固定工况节点的绝对位移

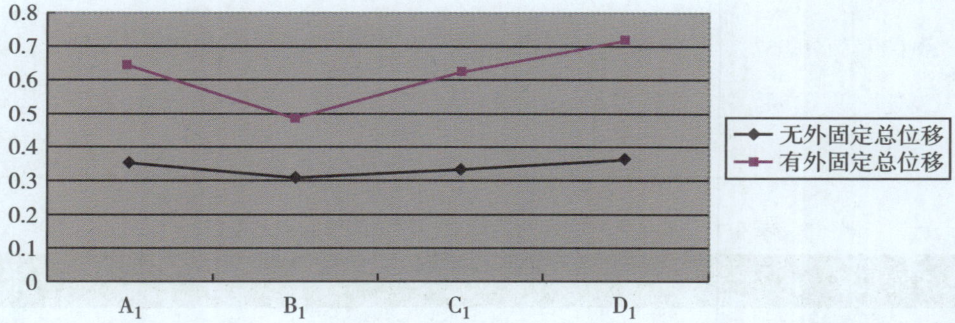

图 4-66　有 / 无外固定工况节点的绝对总位移值

表 4-8　有 / 无外固定工况远端截骨面节点绝对位移（单位：mm）

节点	无外固定工况				有外固定工况			
	X	Y	Z	总位移值	X	Y	Z	总位移值
A_1	−0.119	0.205	−0.261	0.352	−0.183	0.339	−0.509	0.638
B_1	−0.087	0.164	−0.243	0.306	−0.071	0.224	−0.429	0.489
C_1	−0.069	0.130	−0.302	0.335	−0.012	0.219	−0.580	0.620
D_1	−0.081	0.142	−0.325	0.363	−0.055	0.277	−0.658	0.716

表 4-9　有 / 无外固定对应节点绝对位移单因素方差分析

绝对位移	*F*	*P*
X 轴绝对位移	0.051	0.829
Y 轴绝对位移	10.333	0.018
Z 轴绝对位移	24.856	0.002
绝对总位移值	32.273	0.001

（4）相对位移情况：无外固定工况最大相对位移值 0.101mm，有外固定工况最大相对位移值 0.046mm。无外固定时最大相对位移 –0.102mm，发生在 Z 轴，有外固定时最大相对位移 0.110mm，发生在 Y 轴。经单因素方差分析，有 / 无外固定工况 4 个节点在 X 轴、Y 轴上相对位移无统计学差异（$P>0.05$），有 / 无外固定工况 4 个节点在 Z 轴上相对位移有显著性差异（$P<0.01$），相对位移值比较具有统计学差异（$P<0.05$）。统计学差异如下（表 4-10、表 4-11，图 4-67~ 图 4-69）。

表 4-10　有 / 无外固定工况对应节点的相对位移（单位：mm）

节点	无外固定工况				有外固定工况			
	X	Y	Z	相对位移值	X	Y	Z	相对位移值
A_1-A_2	–0.080	0.005	–0.058	0.101	–0.003	0.003	–0.004	0.002
B_1-B_2	–0.039	0.067	–0.009	0.030	–0.017	0.110	0.027	0.006
C_1-C_2	–0.008	0.065	–0.076	0.094	–0.015	0.076	0.024	0.046
D_1-D_2	–0.033	0.060	–0.102	0.060	–0.017	0.023	0.038	0.007

表 4-11　有 / 无外固定对应节点相对位移单因素方差分析

相对位移	*F*	*P*
X 轴相对位移	3.11	0.128
Y 轴相对位移	0.02	0.900
Z 轴相对位移	14.64	0.009
相对位移值	8.35	0.028

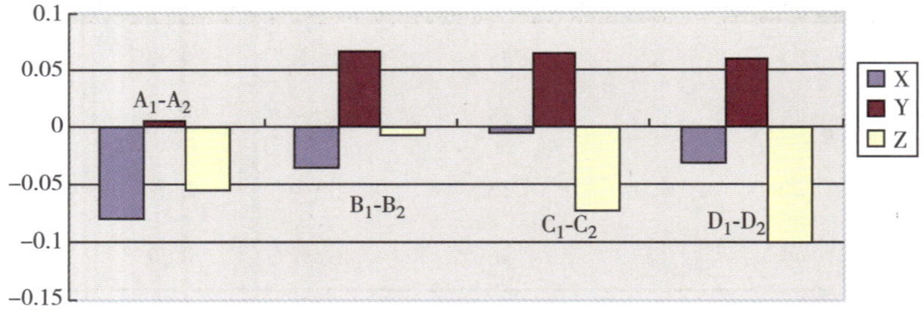

图 4-67　无外固定工况节点的相对位移

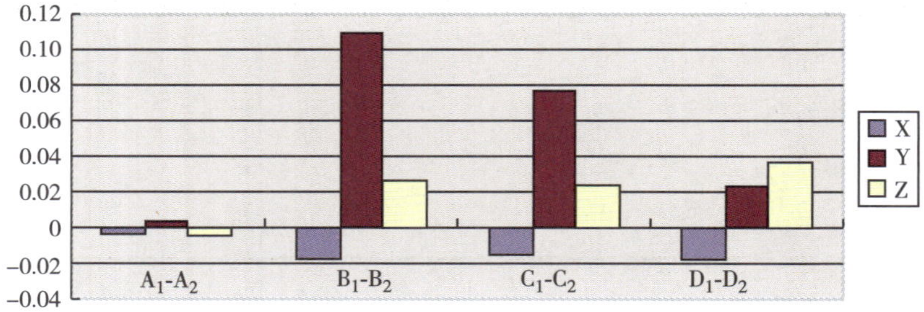

图 4-68　有外固定工况节点的相对位移

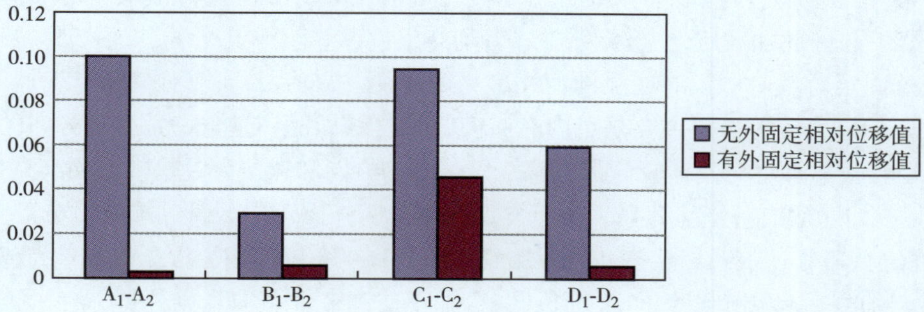

图 4-69　有 / 无外固定工况节点的相对位移值

3. 讨论

（1）“裹帘”法外固定的应力分析与作用机制：本研究中，无外固定工况最大应力为 0.067MPa，位于 D_1 节点；有外固定工况最大应力 1.258MPa，应力主要集中于 B_1 和 C_1 点。分析认为，无外固定时应力主要来自肌肉收缩的生理应力和下地负重产生的应力，“裹帘”法外固定后通过绷带的环行包扎，在生理应力的基础上为截骨端提供了直接的外力来源。跗外翻术后“裹帘”外固定对截骨端稳定性的影响，主要与分趾垫、绷带的约束和固定力、软组织的“合页”作用及断端的啮合力有关。微创截骨手法整复术纠正了跗长伸肌、跗长屈肌、跗收肌等肌腱牵拉产生的弓弦病理作用，根据“筋束骨”理论，将弓弦作用变成对截骨端纵向的挤压应力。“裹帘”法中分趾垫的一端放置于趾蹼间，可维持手法整复后跗趾的位置，对抗因跗趾外翻引起的弓弦病理作用的趋势，以有效保持对截骨端纵向的挤压（图 4-70）。“裹帘”法中分趾垫的另一端置于截骨远端背侧，是根据小夹板纸压垫原理设计而成，通过绷带的环行包扎，可对截骨远端背侧有持续的应力作用，保持跗趾跖屈，以对抗负重后第一跖骨截骨远端背伸的趋势，保持动态平衡。本实验中，有外固定工况最大应力主要集中于 B_1 和 C_1 点，与背侧分趾垫作用的发挥有直接关系。环形包扎的绷带，为截骨端提供弹性固定力，应力方向与跖骨纵轴垂直，对轴向没有直接的应力作用。下地后指导患者保持足趾跖屈、双足负重平衡站立时，肌肉收缩横截面积增加，使“裹帘”外固定发生弹性形变、蓄积弹性势能，环形包扎的绷带弹力增加，这可能是导致截骨面节点冯 · 米塞斯应力增加的原因之一，有效维持了截骨端的固定。

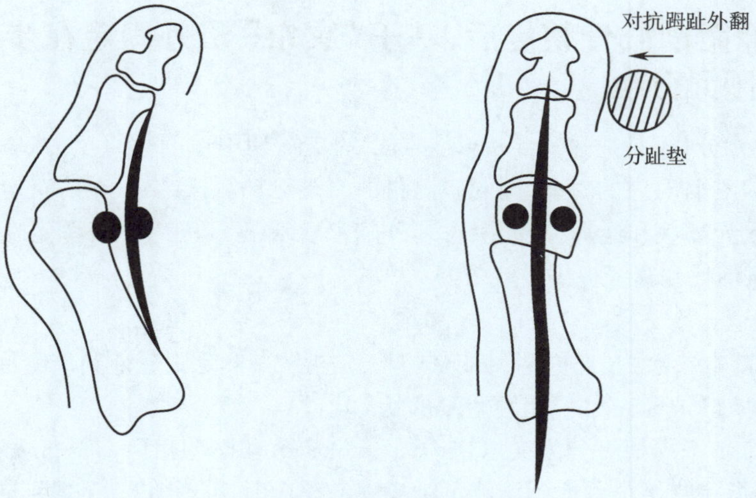

图 4-70　分趾垫对抗弓弦样病理作用

（2）“裹帘”法外固定准静态有限元分析中截骨端的位移情况与分析：本有限元计算中，截骨近端和远端并未约束，因此加载后，在坐标系中二者均产生位移。两种工况下，X 轴绝对位移无差异，说明“裹帘”法外固定对截骨端没有明显的剪切应力的作用。Y 轴、Z 轴绝对位移有统计学差异，分析认为，Y 轴方向的应力动力来源主要是足内在肌肉、肌腱提供的纵向挤压力，Y 轴方向的绝对位移差异尚不能合理解释；Z 轴绝对位移应与踇外翻三维截骨的方向和背侧分趾垫的作用有直接关系。有、无外固定工况截骨远端绝对位移有显著性差异，与“裹帘”外固定中截骨远端背侧分趾垫压力有关，说明分趾垫在维持截骨远端跖屈状态和截骨端位移中起到了关键作用。根据对应节点绝对位移分析发现，两种工况加载后远端节点均向 X 轴负向、Y 轴正向和 Z 轴负向产生位移，这除了与“裹帘”外固定有关外，也与该方法治疗的三维截骨方向有直接关系，是在加载和模拟肌肉生理收缩作用下，产生的沿截骨面、顺纵轴方向位移作用的结果。

两种工况节点相对位移在 X 轴、Y 轴上无统计学意义，说明有无外固定的工况下，截骨远端相对近端均会向外侧、后侧产生位移，这主要与在 Z 轴上相对位移有显著性差异，可认为“裹帘”外固定可有效维持截骨端的稳定性。“裹帘”外固定对 X 轴、Y 轴两个方向的位移无明显影响，说明“裹帘”外固定对截骨端轴向位移没有直接影响，由此可推断出“裹帘”外固定通过“筋束骨”，增加了肌肉收缩产生顺轴向挤压，使得截骨面紧密接触，防止移位，有利于截骨端的稳定。

对截骨端轴向并不产生明显应力。在 Z 轴上相对位移有显著性差异，表明“裹帘”外固定存在时 Z 轴位移均值小，这与“裹帘”外固定有直接关系：因肌肉收缩对截骨端轴向产生挤压力，截骨远端有沿三维截骨面向外、后、下方移位的趋势，肌肉收缩同时横截面积增加，使“裹帘”外固定中的环行绷带发生弹性形变、蓄积弹性势能，环行包扎的绷带弹力增加，保持了截骨端的向心稳定性，减少了因肌肉收缩产生的顺三维截骨面 Z 轴方向的位移，从而有效维持了截骨端的稳定性。

此外，由于背侧分趾垫的存在，有效对抗了负重后截骨远端的剪应力，维持了截骨端的相对稳定，截骨断端对应点有相对位移，说明截骨端存在微动。无外固定时最大相对位移发生在 Z 轴，有外固定时最大相对位移发生在 Y 轴，可见无外固定时最大相对位移表现为截骨端侧方位移，有外固定时最大相对位移主要表现为截骨端轴向位移。

有、无外固定工况最大相对位移值有统计学差异，表明“裹帘”外固定的节点相对位移明显减小，可见“裹帘”外固定与无外固定工况相比，更有利于维持截骨端的稳定，应力适中，断端保持弹性固定，有利于骨折愈合。

三、踇外翻微创截骨整复后，基于“裹帘”法外固定在步态周期中截骨端稳定性的有限元分析

本部分的有限元分析，是通过确定在步态周期的支撑期中地面垂直反力（ground reaction force，GRF）处于波峰和波谷时对应的时相，与同步测量的三维运动测试结合，获取对应时相足踝部的三个不同角度，进行有限元加载和运算，从而探讨踇外翻术后基于“裹帘”法外固定在步态周期中特征时相的稳定性，为临床治疗和康复提供实验依据。

1. 步态分析概念

（1）步态周期基本参数：步态周期（gait cycle），是指从一侧足跟着地到该侧足跟再次着地的完整过程。正常人双侧步态周期一致，具有可重复的特点。

步态时相：一个步态周期可分为支撑相（stance phase）和摆动相（swing phase），也称为支撑期和摆动期。支撑期是指一侧足跟着地到该侧足趾离地的整个时期，是在步行中足与地面始终有接触的阶段，约占整个步态周期的 60%，包括 1 个单足支撑期和 2 个双足支撑期。第 1 个双足支撑期是足跟

着地到对侧踇趾离地，包括首次触地后重心由足跟向全足转移的过程，占整个步态周期的 10%~12%；然后进入单足支撑期，从对侧踇趾离地到对侧足跟着地，此时支撑足全部着地，支撑全部重力，重心从支撑足转移到对侧，对侧足处于摆动期，包括全足支撑阶段，占整个步态周期的 38%~40%；然后进入第 2 个双足支撑期，下肢主动加速蹬离，始于对侧足跟着地止于踇趾离地，占整个步态周期的 10%~12%；摆动期约占整个步态周期的 40%。

步态周期有两种划分方法，一种是传统划分法，另一种是 Rancho Los Amigos（RLA）划分法。

根据传统划分法，支撑期分为足跟着地（heel strike，HS）、足底着地（foot flat，FF）、支撑中期（mid-stance，MST）、足跟离地（heel off，HO）和足趾离地（toe off，TO）五部分（图 4-71）。摆动期由摆动中期（mid-swing，MSW）、加速期（acceleration，ACC）、减速期（deceleration，DEC）三部分组成。

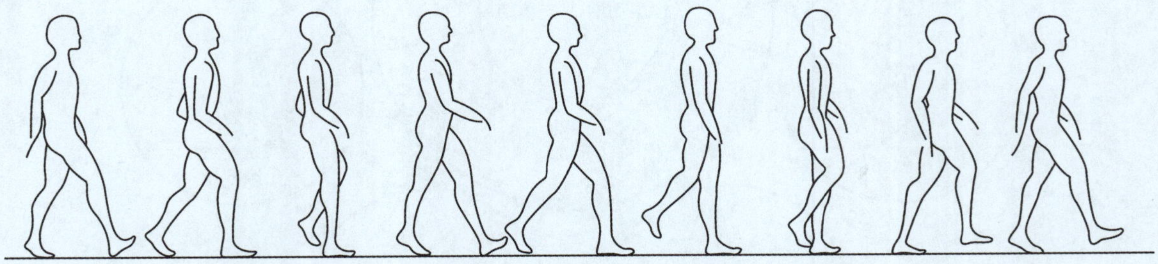

图 4-71　传统步态周期划分法

根据 RLA 划分法，支撑期包括五个瞬间：足跟着地（initial contact）、对侧踇趾离地（opposite toe off）、足跟离地（heel rise）、对侧足跟着地（opposite initial contact）、踇趾离地（toe off）。将步态周期分为四个时期：预承重期（loading response）、支撑中期（mid-stance）、支撑末期（terminal stance）、摆动前期（pre-swing）。

预承重期由足跟着地至对侧踇趾离地，是第一个双足支撑期，踝关节背伸，随着步行推进，重心由足跟向全足转移；支撑中期是从对侧踇趾离地至足跟离地，支撑末期是从足跟离地至对侧足跟着地，支撑中期和末期时支撑足经历从前足着地、全足支撑至足跟离地三个阶段，属于单足支撑期，全足支撑期时踝关节处于中立位，此阶段对侧足处于摆动期；摆动前期从对侧足跟着地至踇趾离地，进入第二个双足支撑期，踝关节屈曲，下肢主动加速蹬离（push off）向前推进，使重心向对侧转移（图 4-72、图 4-73）。

前边提到的全足支撑阶段按 RLA 划分应处于支撑中期，主动加速蹬离（push off）阶段位于摆动前期。摆动期分为摆动初期（initial swing）、摆动中期（mid-swing）、摆动末期（terminal swing）三个时期。

传统步态周期划分法比较粗略，而 RLA 步态周期划分法将整个步态周期分为 7 个独立的时期，其中支撑相分为 4 个时期，摆动相分为 3 个时期。

（2）步态分析的参数：根据研究需要，不同步态参数能精确描述受测者在行走时整个过程或某一时刻关节所处的位置、角度，受力状况和重心变化。目前常用的参数可归纳为以下几类。

1）时间 - 空间参数：是反映人体行走状态的主要参数，空间参数主要包括步长、步宽、步幅、步向角等。时间参数包括步态周期、支撑相时间、摆动相时间、步速、步频等。研究者可根据不同需要，选择不同的时间 - 空间参数。

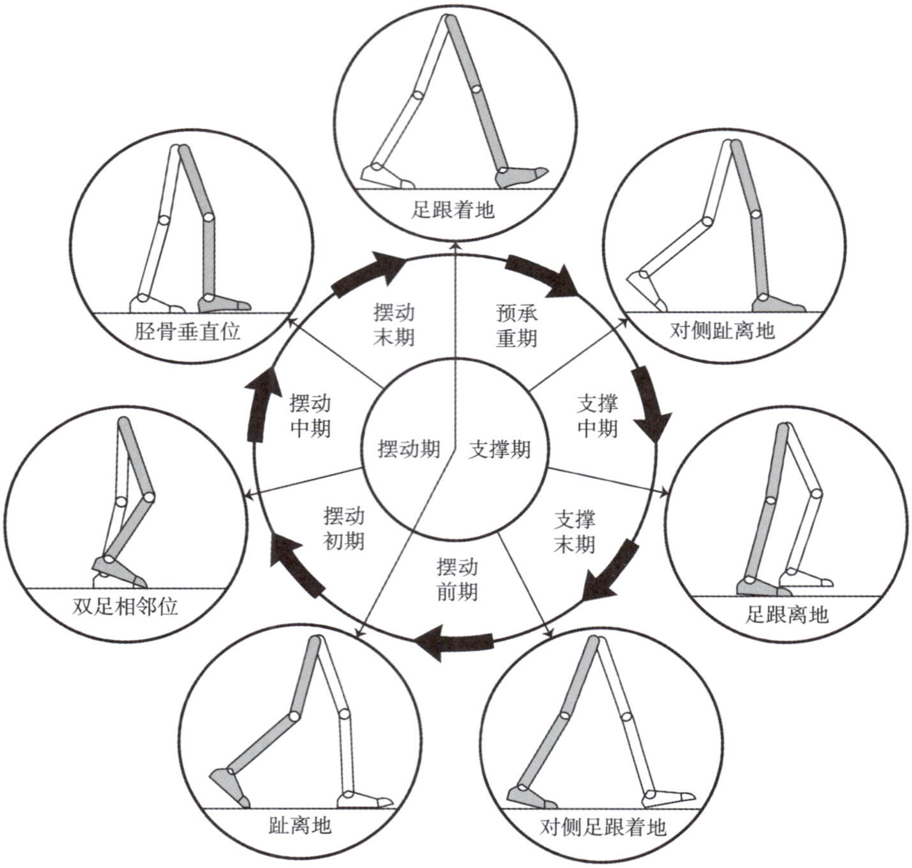

图 4-72　RLA 步态周期划分法

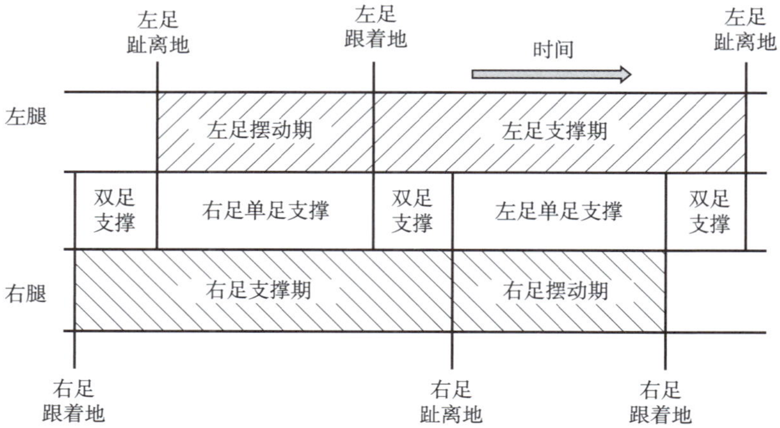

图 4-73　支撑期与摆动期对照图

2）动力学参数：指引起运动的力学参数，包括足 - 地接触力、关节内力、力矩等。常用的有地面垂直反力及其曲线，主要用于研究行走时足与支持面之间的相互作用力及规律。

实际研究中根据需要，足 - 地接触力通常从垂直、前后及左右三个方向来进行具体分析，一般通过测力台测得。正常行走时足 - 地接触力在垂直方向上的分力最大，静止站立时 GRF 等于人的重力，行走时因惯性会产生加速度和减速度。首次触地时的 GRF 一般相当于体重和加速度的综合，正常步速时为体重的 120%~140%，步速与 GRF 呈正相关，在每个步态周期转折点出现峰谷值变化，足跟着地后跟随峰值 F1（图 4-74）；随着足底逐渐放平，出现唯一单足支撑全部重力的时相，重心迅速转移到对侧肢体，全足支撑时受力达最小，即图 4-74 中的波谷 F2；至足跟离地，对侧足跟着地瞬间，出现下肢主动加速蹬离，即另一峰值 F3。可见在整个步态周期中，GRF 曲线具有典型的对称双峰性质，波峰和波谷分别出现在足跟着地、全足支撑和下肢主动加速蹬离三个时刻。

3）运动学参数：是指步态周期中下肢髋、膝、踝关节关键点的位移、速度、加速度，以及关节的角度、角加速度等相关参数，用来描述步态中的运动特点、重心位置及骨盆位置等的变化规律。

我们可以从矢状面、冠状面和水平面进行步态分析（图 4-75），一般来说，从矢状面对人体运动进行研究应用较多。在矢状面可以研究髋、膝、踝关节的屈伸运动，而髋关节的旋转、内收、外展，以及踝关节的内、外翻，内、外旋，旋前、旋后等运动，有时也需从冠状面和水平面进行分析。

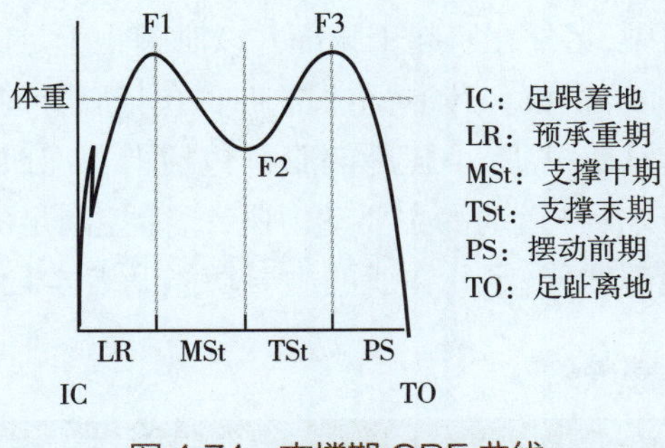

图 4-74　支撑期 GRF 曲线

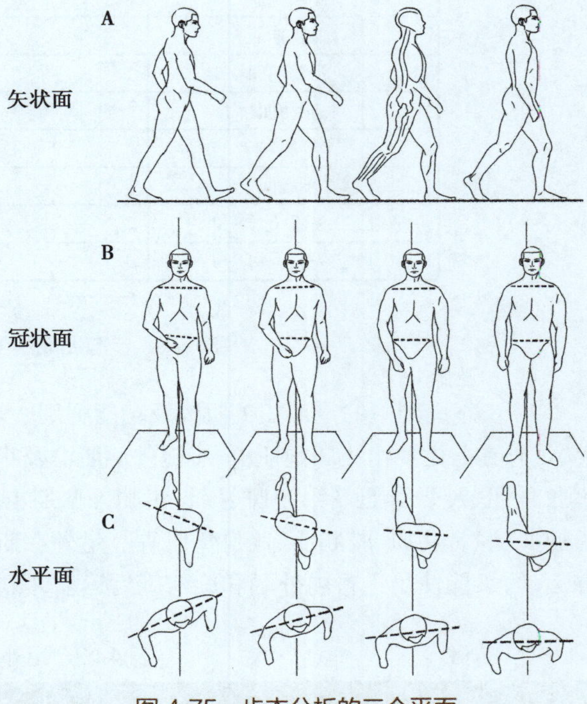

图 4-75　步态分析的三个平面

在步态分析中，下肢关节的位置和角度变化可以通过摄像机捕捉获取。例如，可在人体关节周围特定部位粘贴标识点（marker），通过多台红外摄像机跟踪标识点的运动轨迹，从而记录关节角度的变化。

4）肌电活动参数：指步态分析中下肢主要肌肉的电生理活动，是临床步态分析必不可少的环节。肌肉收缩是在肌电信号控制下产生的，肌力和肌电信号均可反映肌肉活动程度，我们可以利用测得的肌电信号来检验理论计算的合理性。肌电电极可分为针电极和表面电极两大类，目前多采用表面电极记录步行时肌肉的电活动，这种方法对受试者无损伤，但测量中电极作用范围大，需要皮肤耦合等，影响因素较多，难以对测量进行一致性控制。另外，表面电极仅用于浅层肌肉检测，深部肌电信号在组织中传导会造成信号失真，故表面电极不宜做深层肌肉的检测。Bechtol 等测得在正常步态周期中，人体下肢 28 块主要肌肉的肌电信号，并用图的形式进行描述（图 4-76）。本课题中，由于深层肌肉检测的限制及患者依从性问题，未进行肌电信号测试。

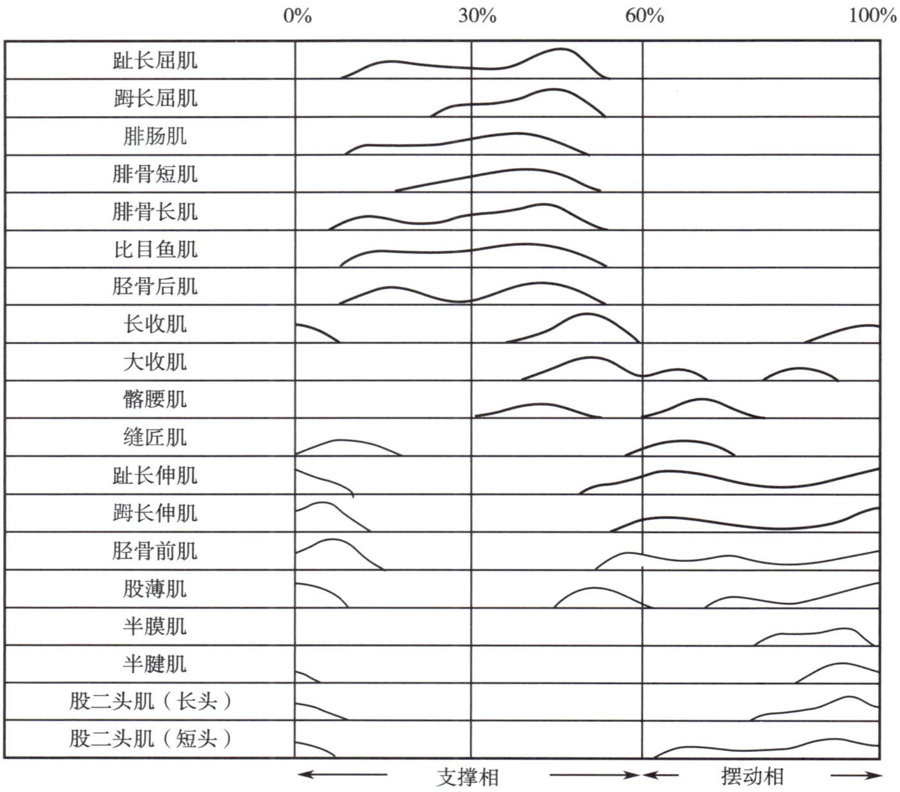

图 4-76　步态周期中下肢部分肌肉的肌电信号

2. 步态周期中的足部相关肌肉及功能解剖　足部肌肉中，足外在肌起于腿部并以肌腱止于足部骨骼，足外在肌主要由小腿前肌群、小腿外侧肌群及小腿后侧肌群构成。其中，小腿前肌群包括胫骨前肌、踇长伸肌、趾长伸肌及第三腓骨肌，小腿外侧肌群包括腓骨长、短肌，小腿后侧肌群包括踇长屈肌、趾长屈肌、胫骨后肌、腓肠肌、比目鱼肌等。足外在肌是足完成各种运动的主要动力肌，既能控制足的屈伸运动，又能使足进行内外翻和旋前旋后运动，完成各种生理功能，足外在肌的主要功能见表 4-12。

表 4-12　足外在肌的主要功能

肌腱名称	主要功能	对应腿部肌肉
胫骨前肌腱	背伸、内翻、内收	胫骨前肌
踇长伸肌腱	背伸、内翻	踇长伸肌
趾长伸肌腱	背伸、伸趾	趾长伸肌
第三腓骨肌腱	背伸、协助外翻	第三腓骨肌
腓骨长肌腱	跖屈、外翻、外展	腓骨长肌
腓骨短肌腱	跖屈、外翻、外展	腓骨短肌
踇长屈肌腱	屈踇趾、足跖屈内翻	踇长屈肌
趾长屈肌腱	跖屈、内翻和屈 2~5 趾	趾长屈肌
胫骨后肌腱	跖屈、维持足内侧纵弓	胫骨后肌
跟腱	跖屈并稍内翻	腓肠肌 比目鱼肌

足内在肌分为足背肌和足底肌两部分。其中，足背肌包括跗短伸肌和趾短伸肌，足底肌分为3群，即内侧群（跗展肌、跗收肌及跗短屈肌），外侧群（小趾展肌、小趾短屈肌）和中间群（趾短屈肌、足底方肌、蚓状肌、骨间足底肌、骨间背侧肌）。主要作用是协调足外在肌在屈、伸之间的作用力，稳定重心，保持平衡。

Inman等通过木制模型，模拟骨盆和下肢步态周期活动，阐明步态周期中下肢肌肉的活动情况。Vaughan对其进行完善，用阴影部分表示肌肉的活动情况：黑色表示非常活跃，点状表示中等活跃，白色表示肌肉静止（图4-77）。从图中我们可以看出，足跟着地后（GRF第1个峰值）主要参与活动的足外在肌是胫骨前肌和胫骨后肌，支撑中期阶段（GRF处于波谷），足外在肌并不明显参与活动，支撑末期阶段下肢主动加速蹬离时（GRF第2个峰值）主要参与活动的足外在肌是腓肠肌和比目鱼肌。

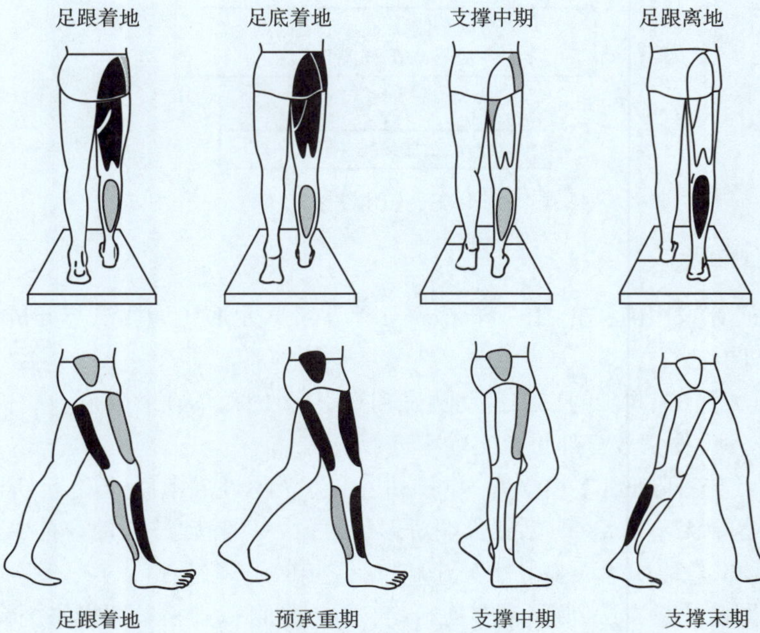

图4-77　支撑期中关键点下肢收缩的肌肉

在正常的步态周期中，不同阶段由不同的肌肉参与功能活动。

足跟触地时：臀大肌、髂腰肌肌肉收缩，髋关节前屈约30°，股四头肌收缩伸膝，同时胫部肌群肌收缩使踝关节背伸约15°，以保证足尖不与地面接触，足处于旋前位。

全足支撑时：臀中肌、臀小肌收缩保持身体平衡，臀大肌收缩将髋部向前推移，人体重心由膝后向膝前推动，腓肠肌、比目鱼肌收缩保持踝关节跖屈，腓骨长、短肌收缩使前足由外侧至内侧依次放平，足底肌收缩以保证全足触地，此时股四头肌和胫前肌的收缩逐渐减弱。

主动加速蹬离：此时腓肠肌、比目鱼肌收缩使足跟离地，胫后肌群强力收缩使踝关节保持跖屈，同时跗长屈肌、趾长屈肌收缩以保障前足加速蹬离，腓骨肌收缩使足保持旋后状态，此时重心转移至膝关节前方，并向对侧过渡。

3. 跗外翻术后患者步态周期中的足底压力测试　本实验的研究目的，是通过步态周期中的足底压力测试和三维运动同步测试，获得GRF后，在Footscan software 7.9分析软件中确定步态周期中GRF的波峰和波谷出现的时相，在同步三维运动测试中，根据时相确定即刻对应的踝关节和足与地面的成角，为下一步的有限元计算提供依据，详见技术路线二（图4-78）。本研究中足底压力测试系统可以满足实验需要，故不用测力台测试，本研究仅从矢状面进行踝、足关节屈伸观察。

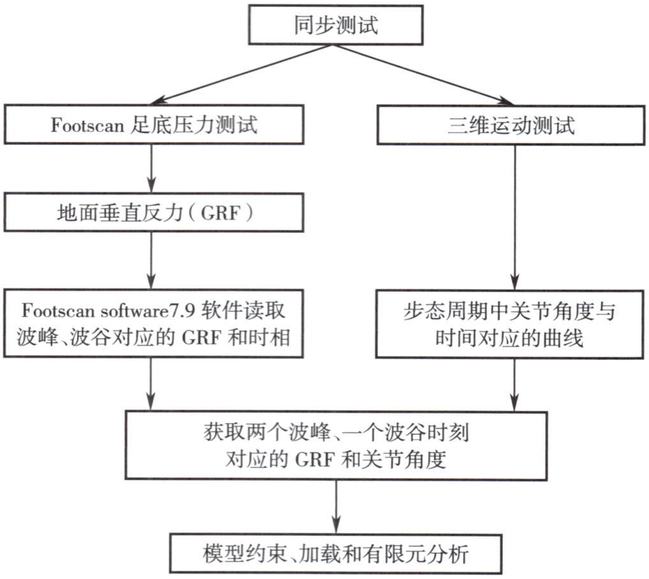

图 4-78　技术路线二

（1）材料与方法

仪器与设备：本研究采用前文介绍的 Footscan 1 米平板式足底压力测试与分析系统，测量系统需要的软件和硬件设备同前。

该研究中足底压力测试、同步的三维运动测试和有限元计算，均在北京航空航天大学生物与医学工程学院生物力学与力生物学教育部重点实验室进行。

测试对象：受试者与有限元 CT 扫描者为同一患者，患者踇外翻术后 6 周，已拆除“裹帘”法外固定，赤足行走测试过程中无不适，X 线见截骨端矫形后对位、对线满意，截骨端有少量骨痂形成，截骨端手法检查无异常活动，软组织无明显肿胀（图 4-79~ 图 4-81）。

（2）测试方法：同前测量方法，测量前多次行走，适应性训练，严格按照操作规程进行。足底压力测试与上文提到的三维运动测试同步进行，在下文进一步介绍。

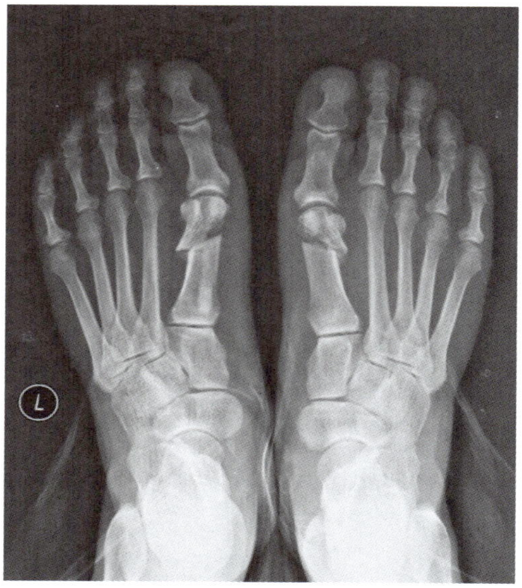

图 4-79　截骨端正位片

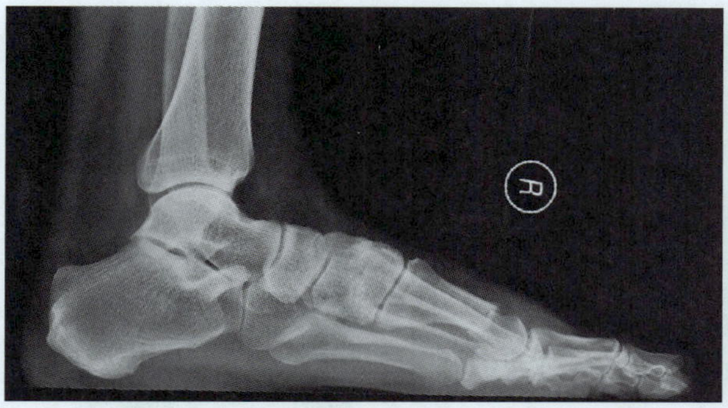

图 4-80　截骨端侧位片一

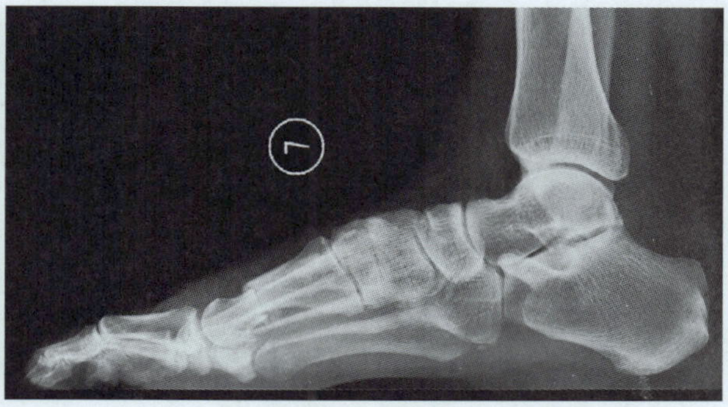

图 4-81　截骨端侧位片二

Footscan software 7.9 软件将足底分为 10 个区域：分别是踇趾（Toe 1）、第二至第五趾（Toe 2~5）、第一跖骨（Meta 1）、第二跖骨（Meta 2）、第三跖骨（Meta 3）、第四跖骨（Meta 4）、第五跖骨（Meta 5）、足中部或足弓（mid-foot）、足跟内侧（heel medial，HM）、足跟外侧（heel lateral，HL）。

（3）观察指标

足底各区压力曲线：压力峰值是反映足底压力分布的重要指标，可通过足底压力曲线获得（图 4-82）。

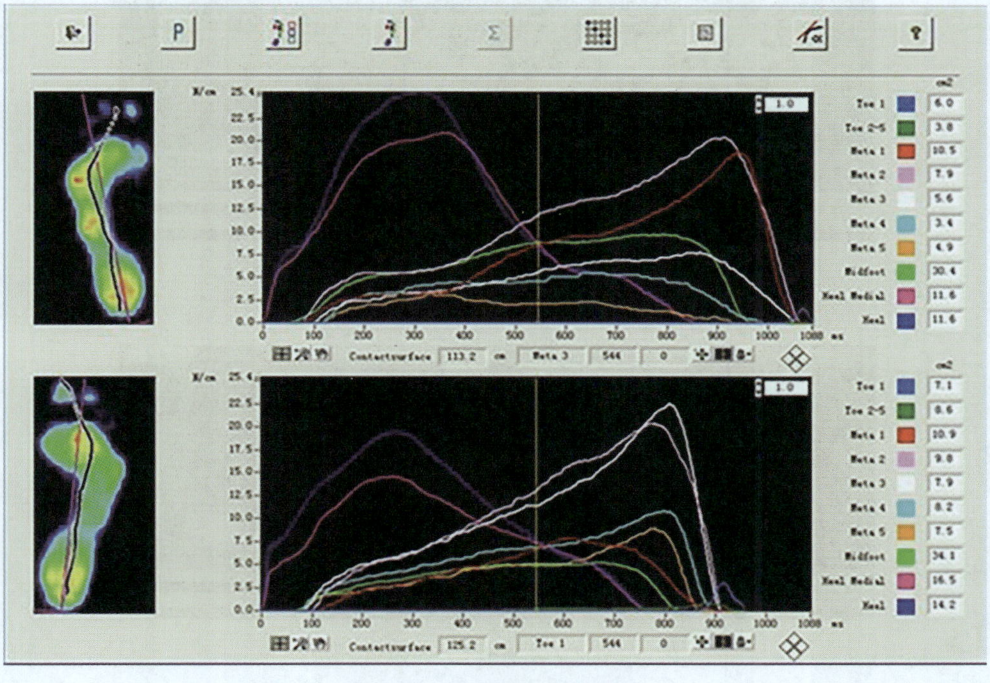

图 4-82　足底各区压力曲线

地面垂直反力（GRF）：根据 Rscan 系统测得的支撑期的 GRF 呈对称性双峰曲线，该曲线可以观察踇外翻术后患者 GRF- 时间曲线的特征（图 4-83）。

（4）结果：患者术后步态周期中支撑期总时间是 0.87s，GRF 波峰、波谷时刻对应的足底压力分布情况见图 4-84~ 图 4-87。

GRF 第一次峰值对应的时刻是 0.24s，占支撑期的 27.59%，对应的 GRF 是 621N。

波谷时刻对应的时刻是 0.40s，占支撑期的 45.98%，GRF 是 564N。

第二次峰值对应的时刻是 0.63s，占支撑期的 72.41%，对应的 GRF 是 632N。

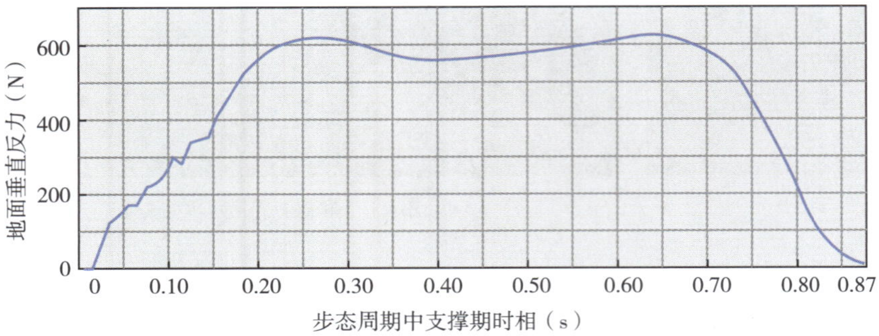

图 4-83　GRF- 时间曲线

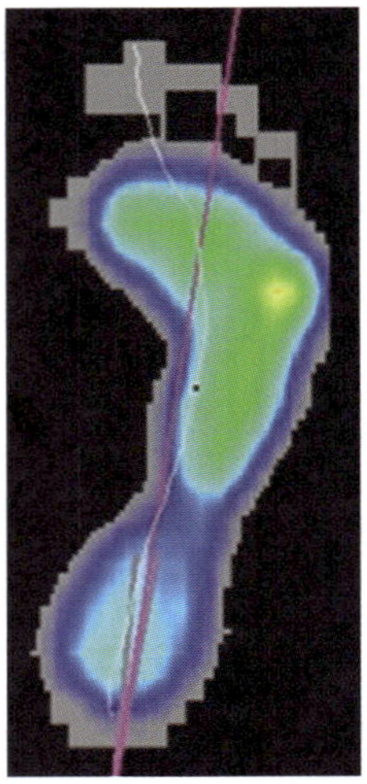

图 4-84　支撑期中 GRF 波峰、波谷瞬间的足底压力分布

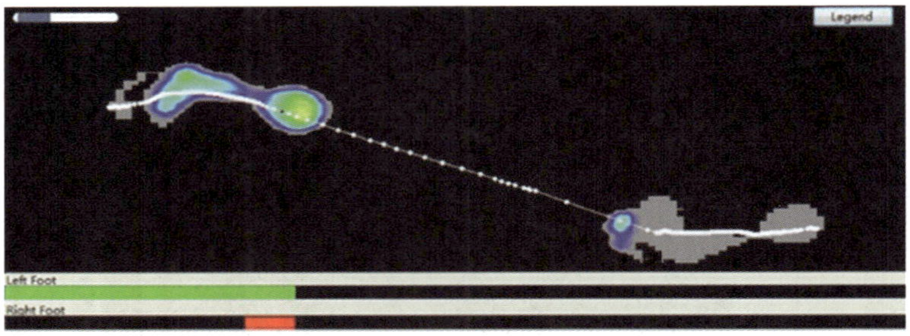

图 4-85　支撑期中 GRF 第一波峰时刻

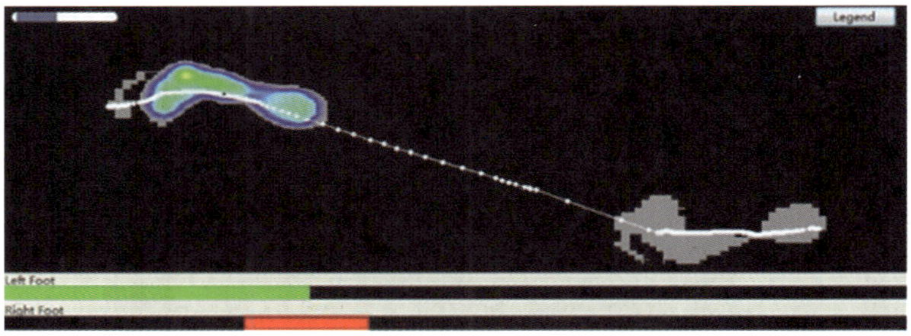

图 4-86　支撑期中 GRF 波谷时刻

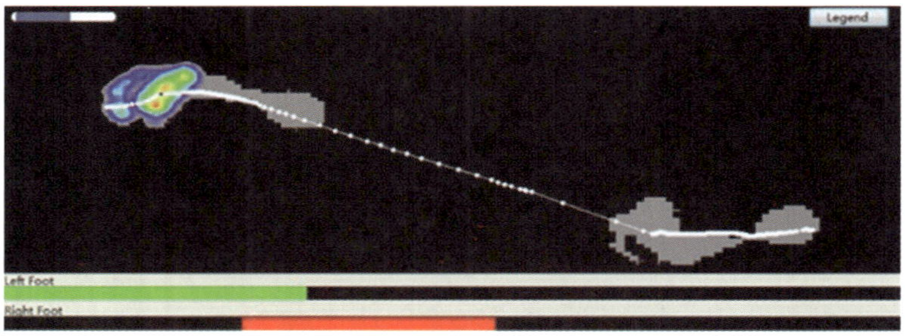

图 4-87　支撑期中 GRF 第二波峰时刻

4. 踇外翻术后患者步态周期中的三维运动测试　本测试的目的是获得下肢胫骨轴线与地面的角度 - 时间曲线，与上文提到的足底压力测试同步进行。

（1）实验仪器和设备：三维运动测量系统。

测量系统构成：系统控制单元（图 4-88）、数字探针（图 4-89）、有线标识点（图 4-90）、工具集线器（图 4-91）、标识点集线器（图 4-92）。个人电脑 1 台，配置同前，三维运动测量系统连接（图 4-93）。

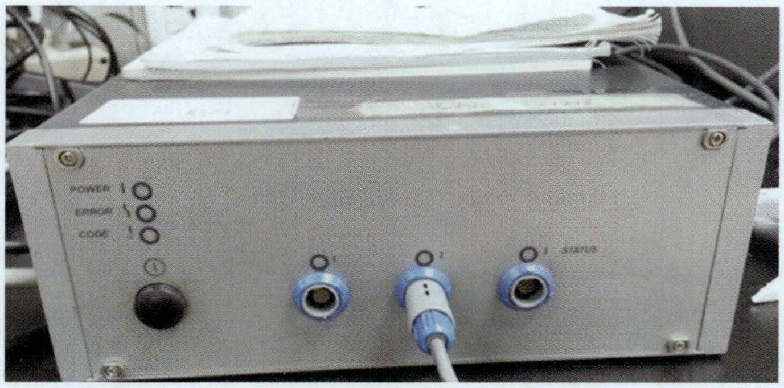

图 4-88　系统控制单元

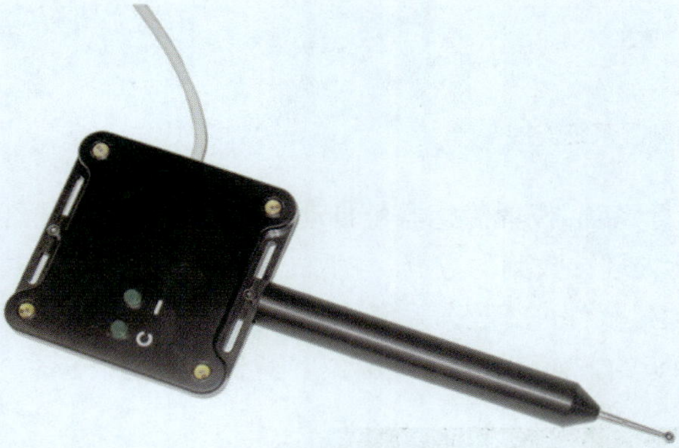

图 4-89　数字探针

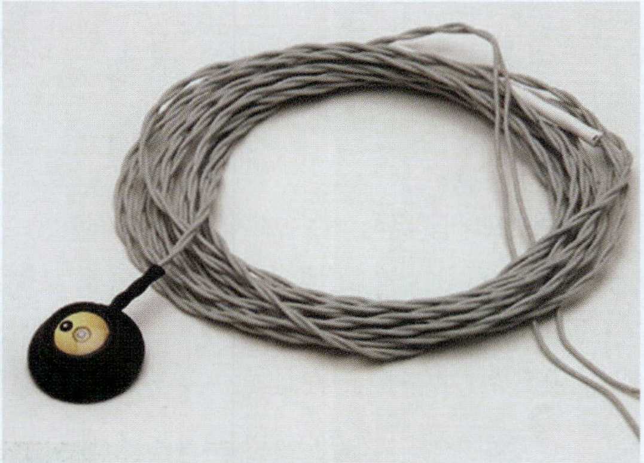

图 4-90　有线标识点

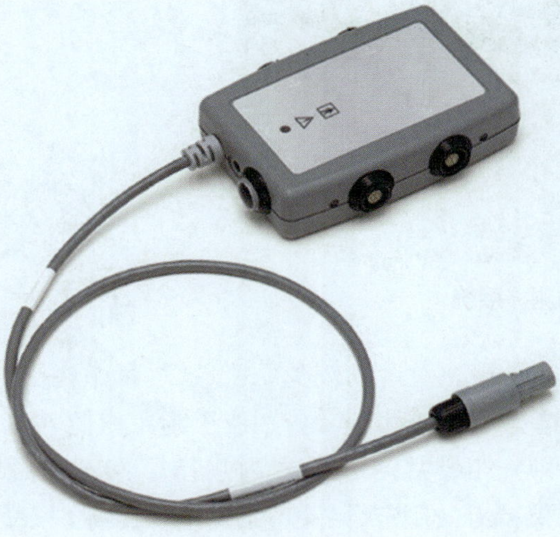

图 4-91　工具集线器

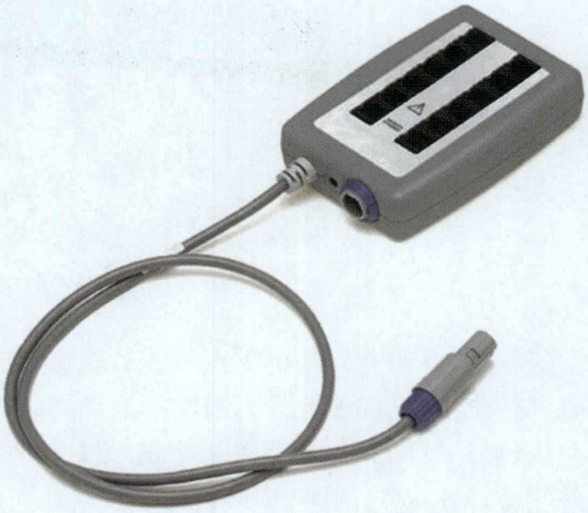

图 4-92　标识点集线器

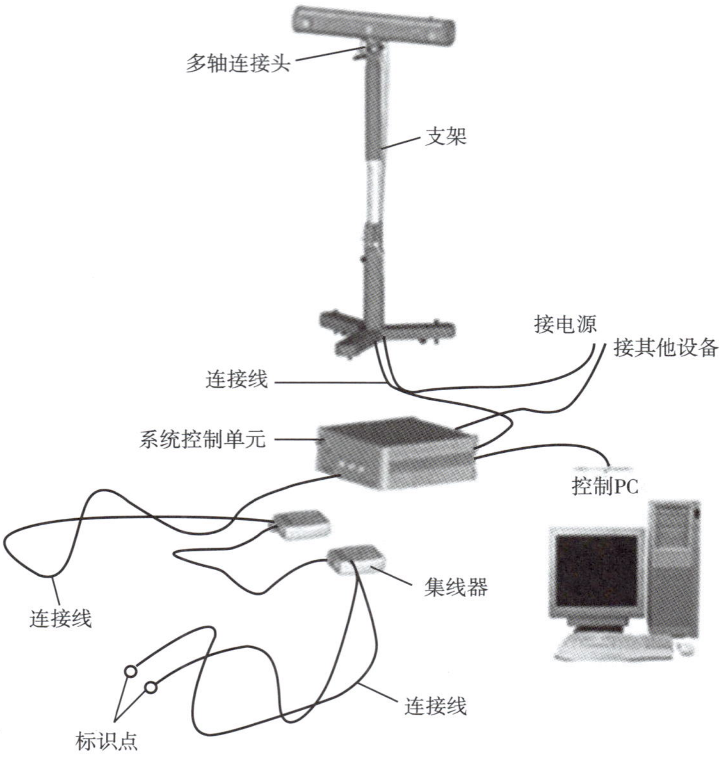

图 4-93　三维运动测量系统连接

工作原理：该系统可自动在系统内部建立三维坐标系统，位置传感器可自动识别标识点发出的红光，从而得到标识点的运动轨迹，然后由系统控制单元处理接收到的数据，与主机进行信息交换。

（2）运动数据采集实验方法：三维运动测量系统通过软件进行数据采集，将运动测量系统的两组摄像机拆除支架，水平放置在地面上（图 4-94），调整摄像头的方向，保持两组摄像机平行相对，间距 5m。

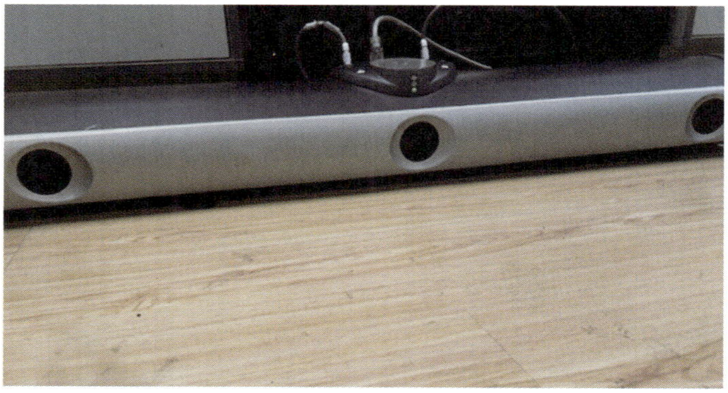

图 4-94　三维运动测量系统

实验设计中，首先是标识点位置的确定，选定皮肤与骨骼相对运动较少的区域，尽量贴在受试者的骨性标志上，这样才能最大限度标记骨骼的运动，共选择 10 个标识点：分别位于踇趾内侧、第一跖骨头内侧、第五跖骨头和基底部外侧、跟骨内外侧、内踝尖、外踝尖、小腿中段内侧胫骨后缘和小腿中段外侧腓骨处皮肤。用双面胶将标识点粘贴到皮肤上，保持有效固定，因关节活动需保持标识点数据线宽松（图 4-95、图 4-96）。

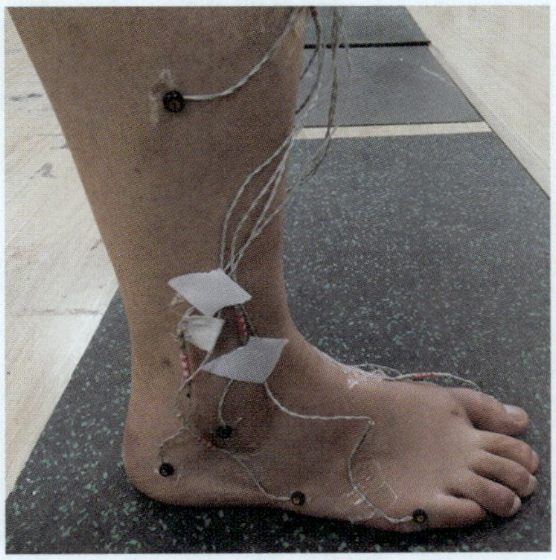

图 4-95　标识点标记一

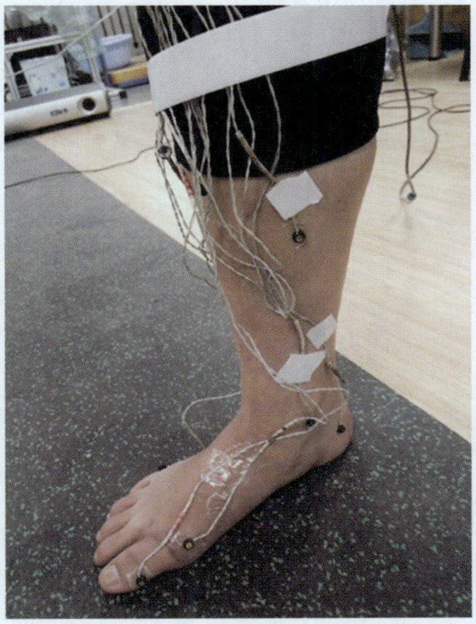

图 4-96　标识点标记二

采集前，保证标识点稳定固定且无遮挡，因为本运动数据采集与 Footscan 足底压力测试同步进行，标识点在步态周期中运动，同时需要足部完整踩在力板上，且在三维运动测量系统测试范围内，受试者行走的方向与摄像头的方向保持大致垂直。受试者在测量前保持放松，听从测试者的口令进行测量。设定系统的数据采样频率为 200Hz，通过软件将采集的数据保存为 Excel 格式文件，每次测量后确认数据的完整性，在采集数据完整的情况下进行 3 次测量，用于后续运动学分析。

（3）运动学测试结果与分析：运动测试的数据通过 Matlab 7.0 软件进行分析，获得右侧胫骨轴线与地面垂线的角度 - 时间变化曲线，在曲线上可直观得出波峰和波谷得时相点与角度变化。

定义患者右侧胫骨轴线和地面垂线在矢状面成角 α（图 4-97），α 位于地面垂线的前方记为正值，位于地面垂线的后方记为负值。通过 Matlab 7.0 计算后得出如下数据（图 4-98）：，支撑期 0.24s，GRF 对应的第 1 个波峰时，α 角是 –4.3°；支撑期 0.40s，GRF 对应波谷时，α 角是 4.5°；支撑期 0.63s，GRF 对应的第 2 个波峰时，α 角是 27.3°。角度 - 时间曲线如图 4-99。

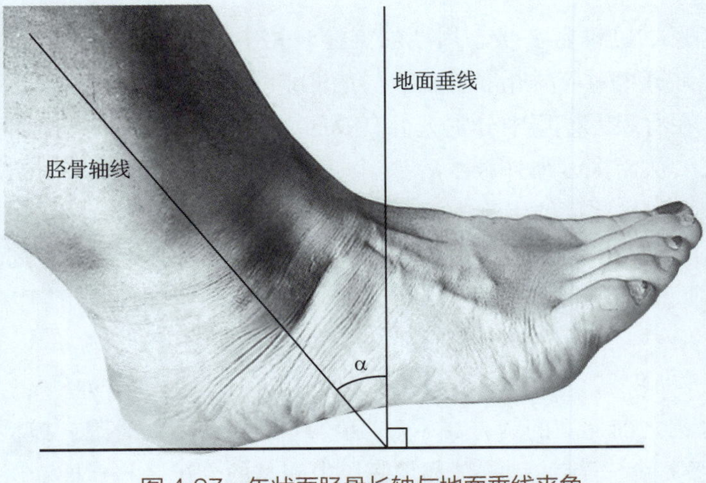

图 4-97　矢状面胫骨长轴与地面垂线夹角

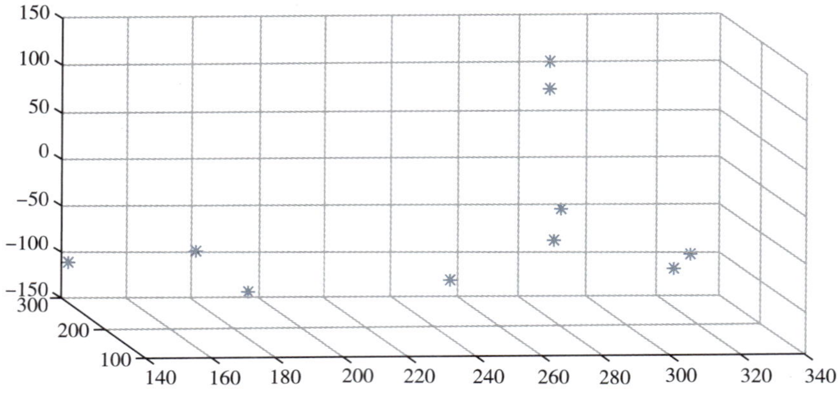

图 4-98　Matlab 7.0 求解过程

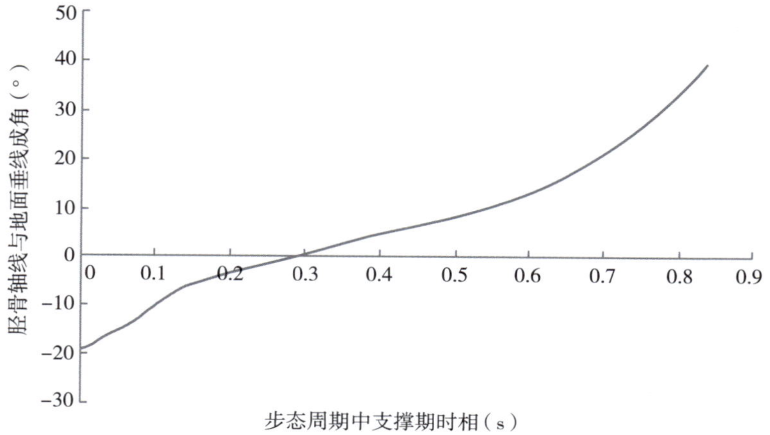

图 4-99　角 α 和时间对应曲线

四、跗外翻术后基于“裹帘”法外固定在步态周期中特征时相的有限元分析

通过前面的实验测试，已确定在步态周期的支撑时相中，处于波峰、波谷瞬间，对应的 GRF 角 α 和时间曲线时相，成功计算出对应时相胫骨轴线与地面垂线的 3 个不同角度，下一步需要根据不同角度足外在肌活动情况，在有限元模型中分别进行有效约束和加载，计算步态周期中三种不同工况时截骨端的应力和位移情况，从而探讨跗外翻术后基于“裹帘”法外固定在步态周期中特征时相截骨端的稳定性，进一步认识和了解足踝部的生物力学特征，为临床治疗和康复提供实验依据。

本部分是基于之前建立的跗外翻术后“裹帘”法外固定的有限元模型，选取跗外翻患者术后在步态周期中的 3 个典型姿态进行有限元计算，并且考虑了足外在肌的作用力，使模拟进一步贴近实际。

1. 材料与方法

（1）实验材料：采用之前建立的跗外翻术后“裹帘”法外固定的有限元模型，模型的材料参数和特性同前。术后行步态实验、三维运动测试和足底压力测试的受试者与建模受试者为同一参与者。

（2）实验方法：步态周期中特征点的姿态，是通过 GRF 和连续准静态的胫骨轴线与地面垂线的成角模拟。用于计算的数据，源于同一志愿者的步态测试实验。

模型中的足外在肌，全部通过机械载荷的方式模拟。不同角度时外在肌的肌力主要参照文献，Arnold 等在文献中介绍了一个量化下肢肌肉结构的新模型，该模型包括骨骼、关节运动和肌肉 - 肌腱模型的几何表述，给出了踝关节最大等长收缩力矩、踝关节力矩与角度变化曲线（图 4-100）等。不同姿势参与收缩的肌肉和肌力大小，以及 3 个瞬间的肌力是通过 Wong 等报道得出。跟腱力（achilles tendon force，ATF）采用的是 Fröberg 等通过光导纤维仪器插入跟腱测定的结果，其在实验中测量了踝关节背伸（dorsiflexion）、跖屈（plantar flexion）不同角度的跟腱力（图 4-101）。

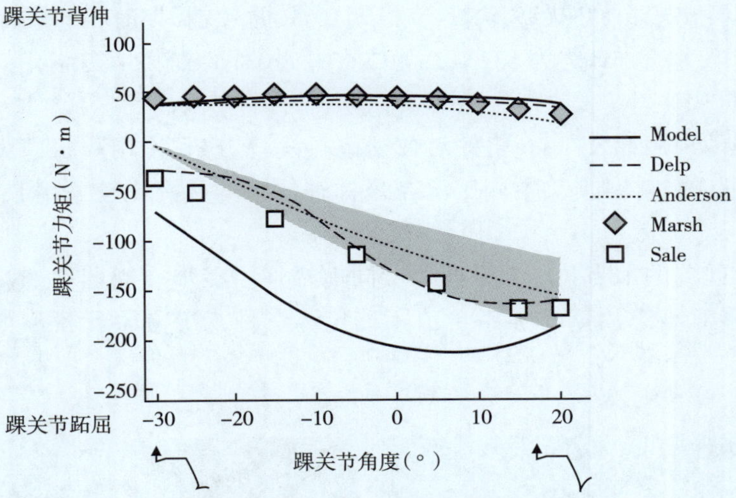

图 4-100 踝关节力矩 - 角度曲线

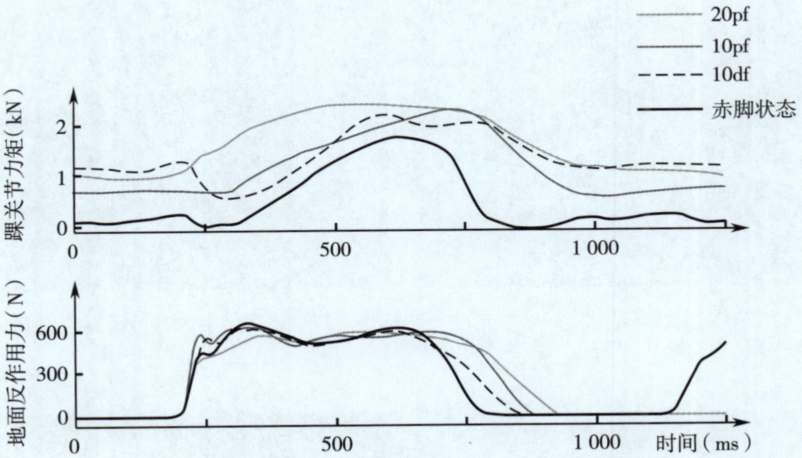

图 4-101 ATF、GRF- 时间平均曲线

在支撑期中，GRF 波峰和波谷分别对应足跟着地后、全足支撑阶段和下肢主动加速蹬离中的三个时刻（图 4-102~ 图 4-104）。结合 GRF 对应的时相和三维运动测试计算出的胫骨轴线与地面垂线的角度，将原有的有限元模型进行对应角度的调整，模拟三种工况，约束胫腓骨的自由度。支撑期中，地面垂直方向分力最大，骨骼、关节之间摩擦力很小，故实验中对模型进行简化，仅考虑垂直方向的 GRF 和地面摩擦力，摩擦系数是 0.6，忽略关节间的摩擦力和其他方向的分力。

通过模拟地面对模型进行垂直加载，来模拟 GRF；通过调整胫骨不同角度准静态倾斜模拟的三种不同姿态，来模拟支撑期中三个特征点的工况。

边界条件和加载如下。

第 1 个波峰瞬间：出现在足跟着地后，支撑期 0.24s 时（支撑期时相的 27.59%），经计算此时胫骨长轴与地面垂线成角约为 −4.3°，作为边界条件，垂直加载力为 621N，约为体重的 110%，跟腱力加载为 98N，胫骨前肌加载 67.4N，胫骨后肌加载 181N。

波谷瞬间：全足支撑阶段，支撑期 0.40s 时（支撑期时相的 45.98%）出现，此时胫骨长轴与地面垂线成角约为 4.5°，垂直加载力为 564N，约为体重的 90%，跟腱力为 1 000N，胫骨后肌 90.9N，腓骨长肌 67.5N，腓骨短肌 62N，趾长屈肌 53N。

第 2 个波峰瞬间：出现在加速蹬离阶段，支撑期 0.63s 时（支撑期时相的 72.41%），胫骨长轴与地面垂线成角约为 27.3°，垂直加载力为 632N，约为体重的 110%，跟腱力 1 731N，跗长屈肌 266.5N，趾长屈肌 94.3N，腓骨短肌 91N。

2. 统计学处理　采用 SPSS 13.0 软件对数据进行统计分析，采用随机区组设计的方差分析，进行不同工况和节点的整体比较，不同工况在坐标轴位移的两两比较采用 LSD-t 检验，检验水准 $\alpha=0.05$。

3. 结果　截骨远端的节点位置（图 4-105）同前描述。在步态周期中，截骨端的位移仅考虑相对位移，绝对位移对步态周期中参考价值不确定。三种工况有限元模型如图 4-106~ 图 4-108 所示。

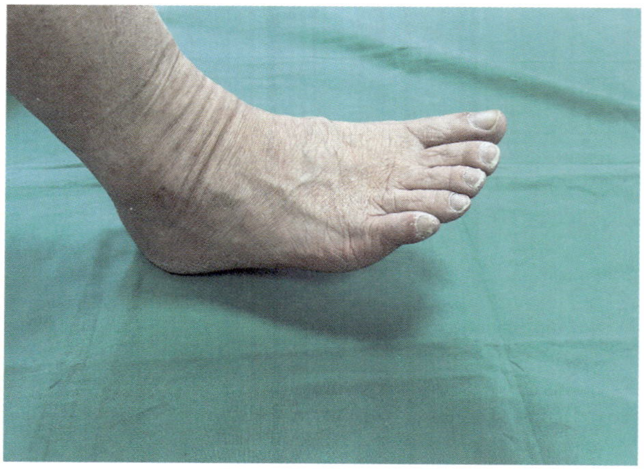

图 4-102　第 1 波峰对应姿态

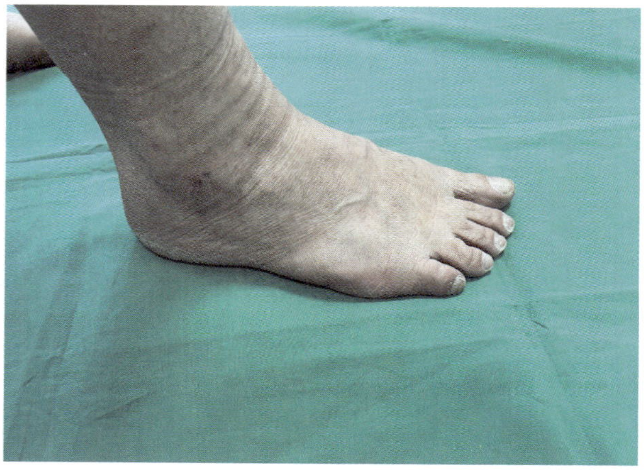

图 4-103　波谷时刻对应姿态

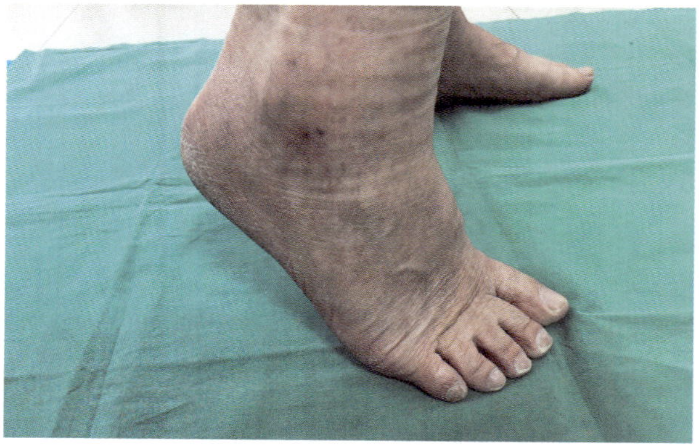

图 4-104　第 2 波峰对应姿态

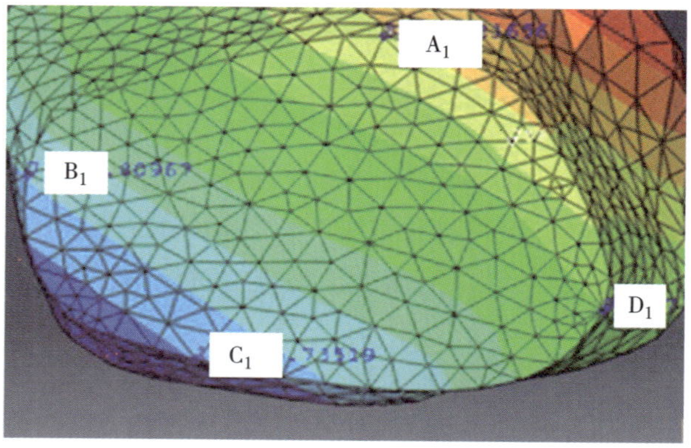

图 4-105　节点位置

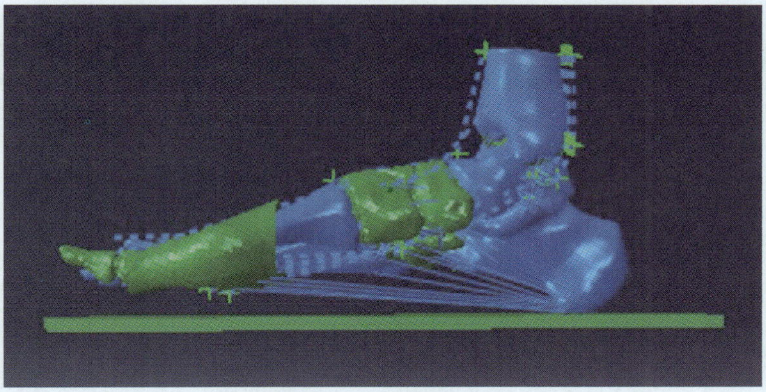

图 4-106　第 1 波峰时工况

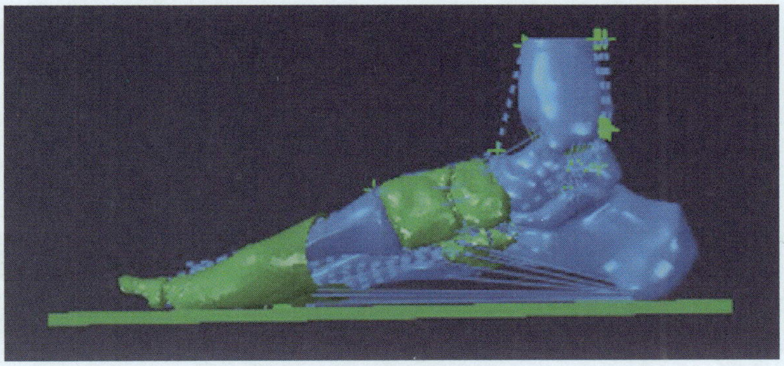

图 4-107　波谷时工况

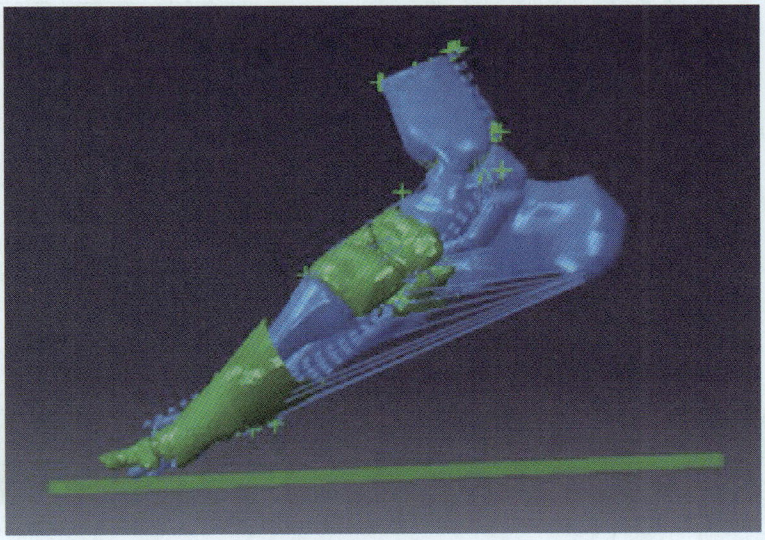

图 4-108　第 2 波峰时工况

（1）三种工况截骨端节点相对位移情况：三种工况四个节点，在 X 轴、Y 轴、Z 轴和总位移值情况如表 4-13 所示，位移指标是矢量，故在统计学分析中进行绝对值比较。

从方差分析表中可以看出（表 4-14），X 轴相对位移、Z 轴相对位移和总相对位移有显著性差异（$P<0.01$），而 Y 轴位移无统计学差异（$P>0.05$）。

表 4-13　三种工况四个节点的相对位移

工况	节点	X 轴位移	Y 轴位移	Z 轴位移	总位移
第 1 波峰工况	A_1-A_2	−0.047	−0.012	−0.008	0.049
	B_1-B_2	−0.087	−0.035	−0.068	0.116
	C_1-C_2	−0.120	−0.048	−0.027	0.133
	D_1-D_2	−0.078	−0.022	0.027	0.085
波谷时工况	A_1-A_2	0.018	−0.075	0.153	0.171
	B_1-B_2	0.003	−0.068	0.138	0.154
	C_1-C_2	0.008	0.070	−0.155	0.170
	D_1-D_2	0.008	−0.080	0.165	0.183
第 2 波峰工况	A_1-A_2	0.003	0.001	0.014	0.014
	B_1-B_2	−0.034	−0.071	−0.052	0.094
	C_1-C_2	−0.069	−0.085	−0.035	0.115
	D_1-D_2	−0.024	−0.023	0.036	0.049

表 4-14　三种工况相对位移方差分析表

相对位移	*F*	*P*
X 轴位移	15.400	0.004
Y 轴位移	4.102	0.075
Z 轴位移	61.895	0.000
总位移	14.343	0.005

X 轴相对位移、Z 轴相对位移及总相对位移值，经 LSD 检验，三种工况两两比较如下（表 4-15）：

X 轴相对位移，第 1 波峰工况与其余两种工况有统计学差异（$P<0.05$），波谷时工况和第 2 波峰工况无统计学差异（$P>0.05$）。

Z 轴相对位移，在波谷时工况与其余两种工况有显著性差异（$P<0.01$），第 1 波峰工况和第 2 波峰工况无统计学差异（$P>0.05$）。

总相对位移，在波谷时工况与第 1 波峰工况、第 2 波峰工况比较均有显著性差异（$P<0.01$），第 1 波峰工况和第 2 波峰工况比较无统计学差异（$P>0.05$）。

表 4-15　三种工况相对位移的多重比较

工况分组		X 轴位移	Z 轴位移	总位移
		P 值		
第 1 波峰工况	波谷时工况	0.002	0.000	0.009
	第 2 波峰工况	0.010	0.892	0.206
波谷时工况	第 1 波峰工况	0.002	0.000	0.009
	第 2 波峰工况	0.138	0.000	0.002
第 2 波峰工况	第 1 波峰工况	0.010	0.892	0.206
	波谷时工况	0.138	0.000	0.002

统计分析表明，第 1 波峰工况与其余两种工况在 X 轴位移有统计学差异，从图 4-109 折线图可以看出，第 1 波峰工况各节点位移绝对值明显高于其他两种工况，最大位移值是 0.120mm，是第 1 波峰工况 C_1-C_2 相对近端节点在 X 轴负向位移。

Y 轴位移三种工况无统计学差异，第 2 波峰工况最大位移值是 0.085mm，是 C_1-C_2 相对近端节点在 Y 轴负向位移，如图 4-110 所示，各节点在 Y 轴位移相互交错。

三种工况在 Z 轴相对位移有显著性差异，统计分析表明，在波谷时工况与其余两种工况有显著性差异，第 1 波峰工况和第 2 波峰工况无统计学差异，波谷时工况整体位移均值比较高，最大位移值是 0.165mm（图 4-111），是波谷时工况 D_1-D_2 相对近端节点在 Z 轴正向位移。

三种工况的总相对位移有显著性差异，在波谷时工况与第 1 波峰工况、第 2 波峰工况比较均有显著性差异，第 1 波峰工况和第 2 波峰工况比较无统计学差异，波谷时工况整体位移均值比较高（图 4-112），最大总位移是 0.183mm，发生在波谷时工况的 D_1-D_2 点。

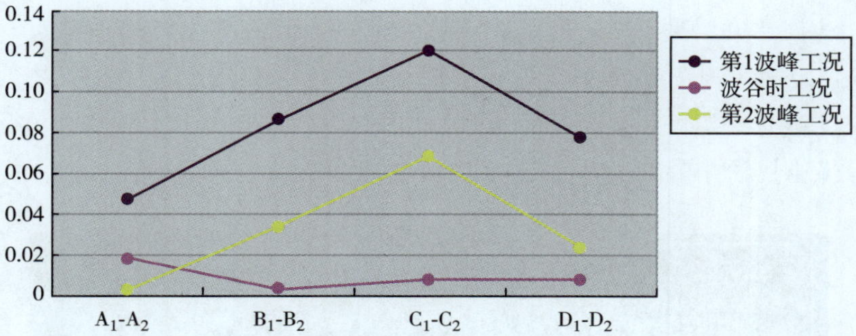

图 4-109　X 轴对应节点相对位移折线图

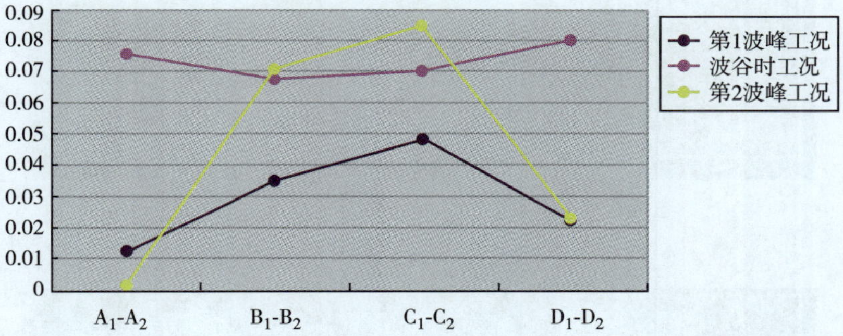

图 4-110　Y 轴对应节点相对位移折线图

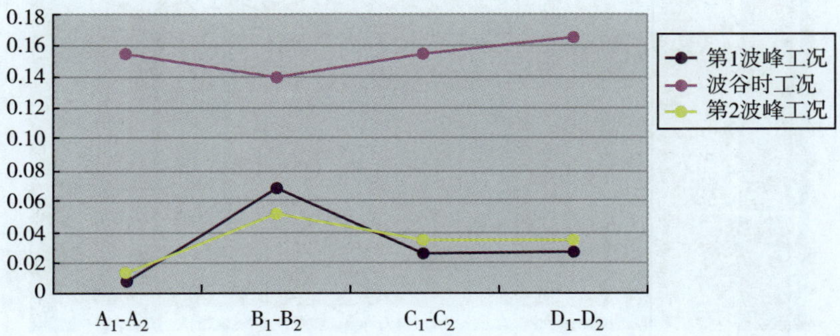

图 4-111　Z 轴对应节点相对位移折线图

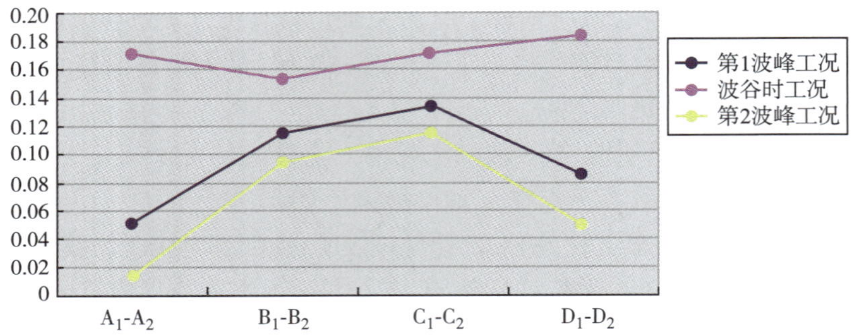

图 4-112　对应节点总相对位移值折线图

（2）三种工况截骨端冯・米塞斯应力情况

第 1 波峰工况：截骨端冯・米塞斯应力为 1.3MPa，应力分布均匀，第一跖骨应力主要分布在跖骨头远端背侧、基底部及跖内侧（图 4-113、图 4-114）。

波谷时工况：截骨端冯・米塞斯应力为 3.4MPa，应力分布均匀，第一跖骨应力主要分布在跖骨头远端背侧、跖骨干中段的背侧及跖侧（图 4-115、图 4-116）。

第 2 波峰工况：截骨端冯・米塞斯应力为 24.8MPa，第一跖骨应力主要分布在跖骨头远端背侧、跖骨干中段背侧及跖侧、截骨端背侧（图 4-117、图 4-118）。

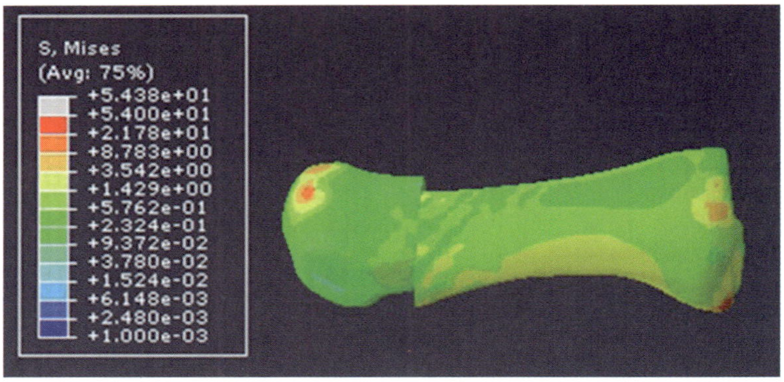

图 4-113　第 1 波峰时跖骨应力云图

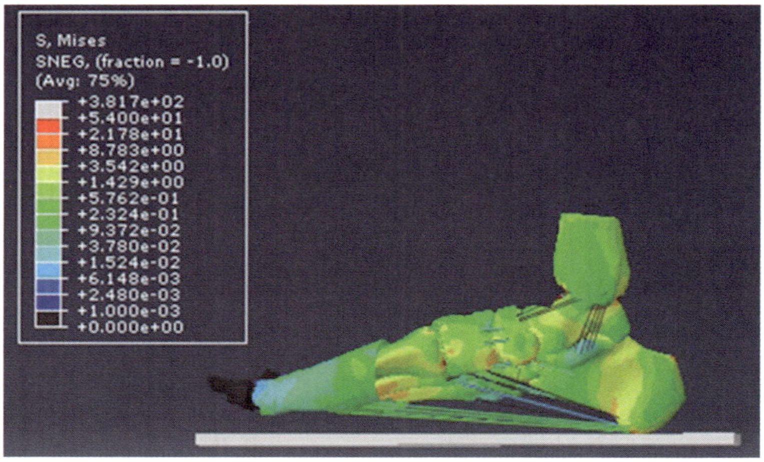

图 4-114　第 1 波峰时足部骨骼应力云图

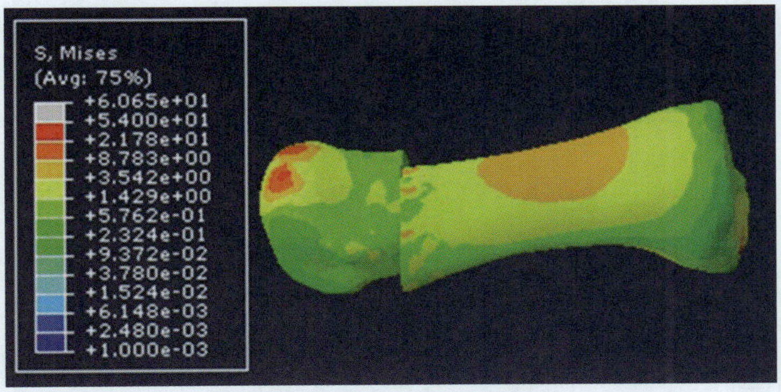

图 4-115　波谷时跖骨应力云图

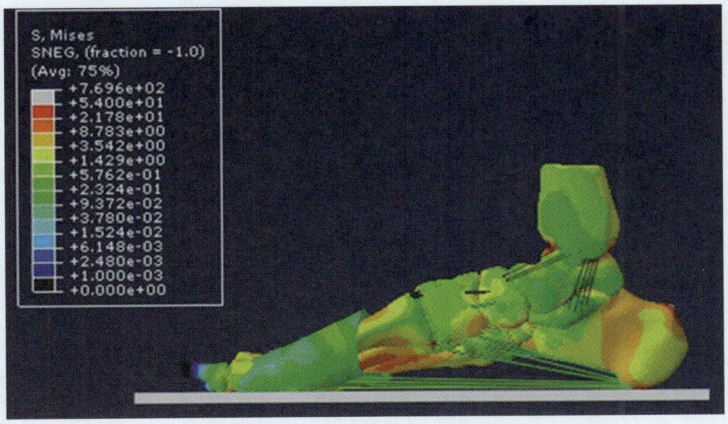

图 4-116　波谷时足部骨骼应力云图

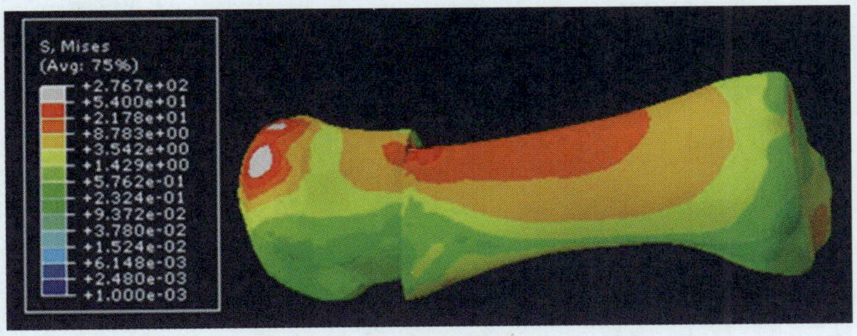

图 4-117　第 2 波峰时跖骨应力云图

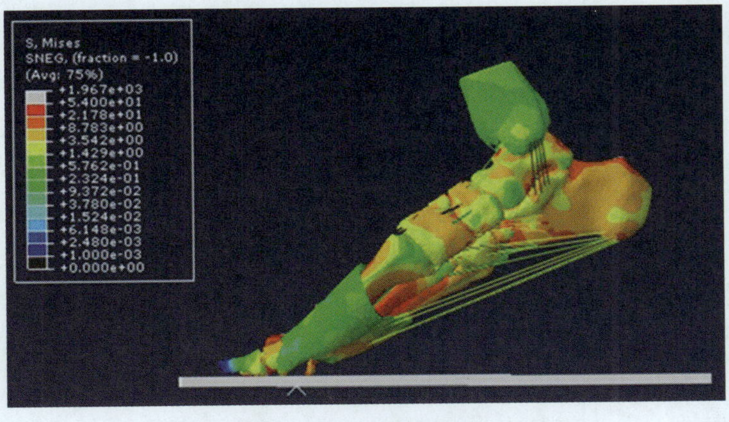

图 4-118　第 2 波峰时足部骨骼应力云图

4. 讨论　目前步态分析技术已经很成熟，在本部分研究中，我们成功将足底压力测试技术、三维运动测试技术相结合，应用在踇外翻术后患者步态分析当中。通过软件计算和分析，获取步态周期支撑期中 GRF- 时间曲线和胫骨角度 - 时间曲线，从而截取支撑期中 3 个特征点对应的 GRF 和胫骨角度，通过查阅文献，分析不同角度参与活动的足外在肌及肌力，然后将数据资料输入之前已经建立的踇外翻术后“裹帘”法外固定的有限元模型中，进行有限元模拟和计算，得出数据资料进行分析，对截骨端的位移和应力情况进行量化评估，从而评价踇外翻术后基于“裹帘”法外固定在步态周期中特征点截骨端的稳定性，为临床疗效评价、术后康复及治疗方法的完善提供实验依据。

5. 步态分析在足踝外科的应用　步态分析技术可直接对足部压力进行测定，为足部畸形、跟骨骨折术后康复提供指导，与运动学测试结合，可应用于踇外翻、高弓足、足内翻、足外翻、足下垂等步态测定，与正常步态测试进行比较，分析异常步态的原因，指导临床治疗。也可应用于足踝部术后评价。步态分析在支具或假肢设计中的应用也日益广泛，可以评价使用支具前后步态的变化，确定所做支具的合适程度，对改进支具或假肢设计起到了十分重要的作用。

本研究中，通过步态测试，获取踇外翻患者运动学和足底压力数据，并通过有限元分析对特定姿态进行模拟仿真，摆脱了既往实验的局限性，使得在活体不能进行的研究，通过实验进行客观、精确的定量评定。

随着步态分析技术的迅速发展，其在疾病的定量分析、疗效评价，以及康复中发挥的作用将越来越大，目前步态分析在我国尚未得到广泛应用，且有一定的局限性，需要研究者不断努力和创新，使其发挥潜在的优势，在应用中发挥越来越重要的作用。

6. 截骨端位移与应力分析　本研究中，第 1 波峰工况主要压力集中在足底部，前足受到的应力较小，截骨端冯・米塞斯应力是 1.3MPa，X 轴四个节点相对位移的绝对值最大，与 Y 轴和 Z 轴方向相对位移相比有显著性差异，X 轴最大相对位移是 –0.120mm，是 X 轴负向位移，总位移值是 0.116mm，分析这可能与踇收肌、踇展肌作用有关，而此瞬间，踇长伸肌和踇长屈肌不主要参与收缩，在踇收肌、踇展肌的收缩作用下，截骨端顺截骨面发生位移，这与实际发生的情况相符合。

波谷时工况，根据足底压力分布可知，足底压力主要分布在前足和中足，截骨端冯・米塞斯应力是 3.4MPa，四个节点在 Z 轴的相对位移值和总位移值均为最大，均与第 1 波峰工况和第 2 波峰工况方向相对位移相比有显著性差异，Z 轴最大相对位移是 0.165mm，波谷时工况总位移是 0.183mm。分析可以看出，波谷时工况总位移值最大，最大位移发生在 Z 轴，表现为对应节点的正向位移，这说明在波谷时工况，前足和中足加载时，截骨远端向背侧移位。在步态分析中，经文献查证，此阶段参与的肌肉有跟腱、胫骨后肌、腓骨长肌、腓骨短肌及趾长屈肌，其中趾长屈肌的收缩对跖骨跖侧产生应力，而背侧踇长伸肌不主要参与收缩，背侧以载荷的形式添加“裹帘”法外固定，在前足和中足压力的作用下，引起此工况 Z 轴位移最大，这与临床是相符合的。

第 2 波峰工况，根据足底压力分布可知，足底压力主要分布在前足，主要参与的足外在肌为跟腱、踇长屈肌、趾长屈肌及腓骨短肌，此阶段截骨端冯・米塞斯应力是 24.8MPa，在 3 个坐标轴的位移值与其余工况比较都较小，总位移与第 1 波峰工况无统计学差异，此阶段位移不大。分析原因是肌肉收缩对截骨端产生较大的应力，对截骨端产生较大的摩擦力，保持截骨端嵌插，同时地面的弹力和“裹帘”法外固定载荷共同作用，以有效维持截骨端的稳定，此阶段总位移值为 0.115mm。

最大应力的产生，主要与瞬间地面加载力和肌肉收缩产生的应力有关，应力最大发生在第 2 波峰工况，而在临床中，患者下地时一般被告知保持足放平，足趾跖屈，以减少过度活动对截骨端产生较大的应力，影响截骨端的骨折愈合。

7. 截骨端微动与骨折愈合　随着研究的深入，学者们已经认识到，骨折愈合是一个力学变化和断端活动等多种因素共同参与的十分复杂的修复过程，影响骨折愈合的因素很多，关于骨折端是否允许活动，早期曾有很大争议。早期 AO 学派主张坚强固定，保持骨折端稳定，后发现一些骨折进行坚强固定，早期功能锻炼难以进行，很多患者出现骨折延迟愈合或不愈合，取出固定后再次发生骨折，于是 AO 学派学术思想发生了转变，接受生物学固定的观点。

微动是骨折端有控制性的细微运动，目前有大量研究证实，微动可以促进骨痂形成，加速骨折愈合。骨折端微动的诱发方式主要有主动和被动两种，主动方式多是通过肢体负重和肌肉收缩来实现骨折段的轴向压力产生微动，被动方式是外固定后连接微动力装置施加轴向载荷，产生骨折端的微动。主动方式比被动方式作用更明显、更有效。

微动的方向对骨痂生长有着十分重要的影响，微动一般是指断端轴向活动，大多数的学者认为，断端一定程度的轴向活动能够促进骨折愈合，多数认为应尽量避免剪切活动，因为如剪切力超过一定限度，有可能导致骨折不愈合，断端剪切活动对骨折愈合的影响，学术上观点不一致。因为人体骨骼是不规则几何体，实际中骨折类型并非完全横断，有很多是呈斜行，轴向加压后也可能产生一定的剪切力，因此轴向应力是相对的，我们所认为的轴向应力，在微观力学环境里也存在剪切力，适当范围内的非轴向剪应力也可以促进骨折愈合，所以轴向微动是相对的，适当的微动有利于骨折愈合是绝对的。

微动的幅度可从国外动物实验研究中得出，骨折块之间的最佳轴向位移在 0.2~1.0mm，一般不超 2mm。一般短时间的周期性微动更有利于骨折愈合。

微动促进骨折愈合的机理，目前认识有如下几个方面：①微动对断端血运的影响。血管的重建贯穿在骨折修复的整个过程，微动可促进毛细血管生长，毛细血管的生长对骨折早期力学环境要求很敏感，适当的微动可以增加骨折区毛细血管的生长，毛细血管生成的时间、数量及质量是决定骨折愈合的重要因素，会直接影响到骨折愈合的结局。②微动对骨细胞的影响。骨折愈合的实质是局部应力由小到大的过程，微动产生对骨细胞纵向的压应力，可以诱导成骨细胞和成纤维细胞分化成骨，有利于骨折愈合。③微动对骨折端细胞因子的表达。这些因子对骨生长和骨折愈合进行调节，Goodship 等研究证实微动可促使骨折端及周围释放前列腺素 E_2（prostaglandin E_2，PGE_2），具有较强诱导成骨的作用，其释放量与微动的位移有关。Weiss 对患者骨折端进行应力刺激，发现 IGF、TGF、bFGF 等明显升高。

本研究中，各节点最大总位移值是 0.183mm，满足微动条件，基于“裹帘”法外固定后可保持截骨端的相对稳定和微动，有利于骨折愈合。

8. 应力与骨折愈合　骨折愈合的质量和速度与骨折端的应力关系很大，一般生理应力可以促进骨折愈合，多为间歇性，由肌肉收缩产生。骨折部位的力学环境和生物学状态是影响骨折愈合的重要因素，骨组织对应力刺激具有良好的适应性，骨折愈合的不同阶段总有与之相应的局部应力，而且这种应力状态会直接影响到骨痂形成的质量。骨折愈合的生物力学因素基于 Wolff 定律，即在适当的承载下，骨组织的量与应力保持一种动态平衡，而过高或过低的负荷会使这种动态平衡紊乱。也就是说，在一定范围内增加承载时可有骨形成，减少承载时有骨吸收，骨折周围的力学环境直接决定骨折愈合的转归，局部高应力状态可能造成新生骨小梁坏死，影响骨折愈合，而低应力状态则可能发生失用性萎缩。

适合的生物力学环境是骨折愈合的必要条件，骨折端促进骨折愈合的最佳应力，目前还没有具体量化，肌肉动力为骨折愈合所必需，Eggers 认为骨愈合的最佳应力，是该部生理状态下的肌力。

在骨折愈合过程中，断端的纵向压应力最为重要，可以影响在骨折愈合过程中的细胞信号转导通路，通过细胞膜表达和跨膜存在的钙离子通道、生长因子及整合素等，与成骨细胞的机械信号偶联，将细胞外基质的信号传递到细胞内。应力促进生长因子如转化生成因子、PGE_2 等激素的分泌，调节成骨细胞的增殖和分化，诱导间充质细胞等向软骨细胞和成骨细胞转化，发挥促进骨折愈合的生物学效应。剪切和扭转力产生剪应力，驱动成纤维细胞增殖为纤维组织，对愈合不利，同时剪力可能抑制周围血管再生，影响骨折愈合，但也有学者认为剪力和压应力均能促进骨折愈合，在骨折中后期各种应力都能有一定的改善骨痂的作用，可见只要应力不超过骨折组织修复的断端耐受性，都可能对骨折愈合有利。

本研究中，三种工况最大的冯·米塞斯应力情况为 24.8MPa，一般仅限于实验模拟和研究所用，在患者术后早期这样的活动是不被允许的。“裹帘”法外固定是一种弹性固定方法，“裹帘”法外固定后，绷带力主要是与骨轴线垂直的约束力和效应力，这是恒定的生理应力，踇外翻术后早期下地，保持足趾跖屈位，功能活动时肌肉收缩骨折端轴向产生压应力，这是一种间断性的生理应力，生理应力可直接通过骨折端传导，“裹帘”法外固定只是维持截骨端几何位置相对不变，有利于骨折愈合。随着踇外翻截骨端微动，截骨端外骨痂形成，外力越来越多地由骨折端承担，截骨端的微动和弹性固定更加速了骨折愈合进程，直至截骨端骨折纤维愈合，可拆除“裹帘”外固定。

9. “裹帘”法弹性固定与骨折愈合　尚天裕教授在积累大量临床观察与动物实验基础上，根据骨生物力学基本原理，提出了判定骨折治疗方法的一个基本准则——“弹性固定准则”，即固定稳定，非功能替代，断端生理应力。

“裹帘”法外固定系统中的“8”字绷带为截骨端提供了直接的外力来源，在非功能活动时，骨折端受的剪应力较小，易于保持相对稳定；在功能活动时，肌肉收缩肢体横截面周径增大，使绷带弹性固定张力随之增大，蓄积弹性势能，当肌肉放松时，绷带的弹性势能释放，与截骨断端的摩擦力、软组织的“夹板”作用共同对抗骨折端的剪应力，保持截骨端的稳定固定。肌肉、肌腱等软组织的“夹板”作用、截骨断端的摩擦力及“8”字绷带和分趾垫外固定的约束力，共同构成了维持截骨端稳定的系统，形成一个新的几何不变体系。

根据骨的功能适应性理论，骨折后的修复，要使骨组织满足或接近正常的生理功能，这就要求在骨折修复和愈合的过程中，给它创造一个有利于恢复正常功能的应力环境，以使骨折端获得接近生理状态下的应力刺激，从而使断端形成的新骨结构与正常功能状态接近。“裹帘”法外固定，既保持了骨折的位置，又是进行功能活动的基础，为功能活动创造了有利条件，“裹帘”法外固定完全不会代替骨的功能活动。

综上所述，“裹帘”法外固定，可维持截骨端几何位置相对不变、截骨端生理应力、非功能替代，均符合“弹性固定准则”的要求，对截骨端血运无破坏，对骨折的自然愈合无干扰，对肢体无损伤，安全方便，对骨折愈合有利，极大减少了骨折不愈合和再骨折的发生率。

参考文献

[1] 胡小春，郭松青，叶铭．基于 CT 图像建立人体足部骨骼三维有限元模型的研究[J]．合肥工业大学学报(自然科学版)，2005，28(9)：1188-1191.

[2] 王旭．足三维有限元建模第一跖列与踇外翻关系的临床与生物力学研究[D]．上海：复旦大学，2005.

[3] 陈宝兴．踇外翻的治疗[J]．中华骨科杂志，2001，21(3)：4.

[4] 温建民，钟红刚，蒋科卫，等．正常足与拇外翻足的足底压力研究[J]．中华骨科杂志，1999，19(6)：26-28.

[5] 温建民，桑志成，林新晓，等．小切口手法治疗踇外翻临床研究——附 535 例(986 足)研究报告[J]．中国矫形外

科杂志，2002(1)：27-29.
[6] 温建民，张连仁，翁春华，等．小切口翻修术治疗踇外翻术后复发畸形[J]. 中华骨科杂志，2001(3)：14-15.
[7] 温建民，陈宝兴．小切口在足骨科的运用[J]. 中国骨伤，1998(5)：56-57.
[8] 黄伯灵，施杞，诸方受，等．日本江户、明治时代整骨医学著作中的“裹帘”图[J]. 中国中医骨伤科杂志，1997(3)：41-42.
[9] 李强．《正骨范(中国接骨图说)》的学术渊源及其对日本柔道整复界的影响[J]. 中医正骨，2010，22(6)：20-23.
[10] 丁路．踇外翻三维有限元模型的建立及静态应力分析[D]. 乌鲁木齐：新疆医科大学，2013.
[11] 周宇宁，张宏，陈相春，等．建立足部三维有限元数字模型[J]. 中国组织工程研究，2015，19(5)：662-666.
[12] Xiao J R, Kong L, Chen Y X, et al. Selection of optimal expansion angle and length of an expandable implant in the osteoporotic mandible: a three-dimensional finite element analysis[J]. International Journal of Oral & Maxillofacial Implants, 2013, 28(2): e88-97.
[13] Isvilanonda V, Dengler E, Iaquinto J M, et al. Finite element analysis of the foot: model validation and comparison between two common treatments of the clawed hallux deformity[J]. Clinical Biomechanics, 2012, 27(8): 837-844.
[14] 陶凯．人体足踝系统建模与相关力学问题研究——“中国力学虚拟人”项目之足踝部分[D]. 上海：上海交通大学，2010.
[15] 孙卫东．中西医结合治疗拇趾外翻生物力学机制的有限元分析[D]. 北京：中国中医科学院，2010.
[16] Viceconti M, Olsen S, Nolte L P, et al. Extracting clinically relevant data from finite element simulations[J]. Clinical Biomechanics, 2005, 20(5): 451-454.
[17] 边蕾．拇外翻微创截骨手法整复术后软组织对截骨端稳定性的有限元分析[D]. 北京：中国中医科学院，2015.
[18] 孙卫东，温建民．足部有限元建模方法应用现状[J]. 中国组织工程研究与临床康复，2010，14(13)：2457-2461.
[19] 陶凯，王冬梅，王成焘，等．韧带和跖腱膜在足部有限元分析中的力学作用[J]. 生物医学工程学杂志，2008，25(2)：336-340.
[20] 温建民．中西医结合微创技术治疗踇外翻[M]. 北京：人民卫生出版社，2010.
[21] Chen W P, Tang F T, Ju C W. Stress distribution of the foot during mid-stance to push-off in barefoot gait: a 3-D finite element analysis[J]. Clinical Biomechanics, 2001, 16(7): 614-620.
[22] Gefen A. Stress analysis of the standing foot following surgical plantar fascia release[J]. Journal of Biomechanics, 2002, 35(5): 629-637.
[23] 胡小春，孙波，郭松青，等．足部复合模型建立及其应用[J]. 合肥工业大学学报(自然科学版)，2007，30(9)：1099-1102.
[24] 杨云峰，俞光荣，牛文鑫，等．人体足主要骨 - 韧带结构三维有限元模型的建立及分析[J]. 中国运动医学杂志，2007，26(5)：542-546.
[25] 董骧，樊瑜波，张明．人体足部生物力学的研究[J]. 生物医学工程学杂志，2002，19(1)：148-153.
[26] 陶凯，王冬梅，王成焘，等．基于三维有限元静态分析的人体足部生物力学研究[J]. 中国生物医学工程学报，2007，26(5)：763-766.
[27] 崔虎．国人成年男性踝关节内、外侧韧带起止点、长度、宽度、厚度、测量研究[D]. 延吉：延边大学，2010.
[28] Saunders M M, Schwentker E P, Kay D B, et al. Finite element analysis as a tool for parametric prosthetic foot design and evaluation. Technique development in the solid ankle cushioned heel(SACH)foot[J]. Computer Methods in Biomechanics & Biomedical Engineering, 2003, 6(1): 75-87.
[29] Maganaris C N. Tensile properties of in vivo human tendinous tissue[J]. Journal of Biomechanics, 2002, 35(8): 1019-1027.
[30] Erdemir A, Saucerman J J, Lemmon D, et al. Local plantar pressure relief in therapeutic footwear: design guidelines from finite element models[J]. Journal of biomechanics, 2005, 38(9): 1798-1806.
[31] Mkandawire C, Ledoux W R, Sangeorzan B J, et al. Foot and ankle ligament morphometry[J]. Journal of rehabilitation research and development, 2005, 42(6): 809.
[32] 魏峰．基于 CT 图像的人体腰椎有限元模型构建与力学分析[D]. 南京：南京理工大学，2015.
[33] 张荣．四面体与六面体网格特征比较[J]. 企业技术开发，2012，31(23)：101-102.
[34] Whitesides T E. Orthopaedic Basic Science. Biology and Biomechanics of the Musculoskeletal System. 2nd ed.[J]. Jbjs,

2001, 83(3): 482.

[35] 张致媛. 跖骨远端截骨术治疗拇外翻的X线测量、前足底压力改变及有限元分析[D]. 北京: 中国协和医科大学, 2009.

[36] 余志勇. 早期膝骨关节炎的六步手法治疗及步态分析研究[D]. 北京: 中国中医科学院, 2011.

[37] 王明鑫, 俞光荣, 陈雁西, 等. 正常中国成年人足底压力分析[J]. 中国矫形外科杂志, 2008(9): 687-690.

[38] 李兵, 俞光荣, 杨云峰, 等. 两种第二趾切取游离移植对供足足底应力影响的生物力学研究[J]. 中华创伤骨科杂志, 2010, 12(9): 869-872.

[39] 戴鹤玲, 温建民, 孙天胜. 拇外翻负重位与非负重位影像学分析[J]. 中国骨与关节损伤杂志, 2011, 26(10): 897-898.

[40] 郄淑燕, 张庆民, 张致媛, 等. 拇外翻对前足底压力分布的改变[J]. 医用生物力学, 2010, 25(3): 224-229.

[41] 朱险峰, 赵自雷, 许东浩, 等. 足底压力分布监测系统设计与初步临床应用[J]. 生物医学工程学杂志, 2014, 31(2): 439-444.

[42] 温建民, 韩金昌, 孙卫东, 等. 可吸收钉内固定治疗跖痛症临床疗效分析[J]. 中国矫形外科杂志, 2015, 23(1): 17-21.

[43] 韩金昌. 跖骨截骨术治疗跖痛症合并跖趾关节脱位临床疗效分析初探[D]. 北京: 中国中医科学院, 2014.

[44] 边蕾, 胡海威, 温建民, 等. 足部相关肌肉、肌腱组织材料弹性模量的测定[J]. 中国组织工程研究, 2015, 19(12): 1919-1923.

[45] 苏海龙. 步态失稳行为机理及其综合评价性态指标研究[D]. 天津: 天津大学, 2013.

[46] Arnold E M, Ward S R, Lieber R L, et al. A model of the lower limb for analysis of human movement[J]. Annals of Biomedical Engineering, 2010, 38(2): 269-279.

[47] Wong D W C, Zhang M, Yu J, et al. Biomechanics of first ray hypermobility: an investigation on joint force during walking using finite element analysis[J]. Medical engineering & physics, 2014, 36(11): 1388-1393.

中篇 临床篇

第五章
踇外翻诊疗体系概述

第一节　踇外翻病因

踇外翻是足部常见畸形，临床诊断并不困难，但其发病原因及发病机制众说不一，至今仍未完全明了。近年来，国内外学者从不同角度对其可能的致病因素及发病机制提出了很多看法，但均未取得一致结论。总体来说，踇外翻的发生有内因和外因两大因素，其发病原因实际是外因通过内因作用于足的一个过程。

一、流行病学调查

（一）穿鞋习惯

穿鞋因素是最早开展的踇外翻病因学研究，高跟尖头鞋是公认的踇外翻重要致病因素。踇外翻一般发生于穿鞋人群，所以多数学者都认为穿鞋，尤其是穿高跟、尖头等时髦皮鞋是产生踇外翻的主要原因。习惯不穿鞋的民族几乎无踇外翻的病例报道。法国人在18世纪以前常穿的是一种足背扣带的平底鞋，18世纪以后，皮鞋逐渐流行，踇外翻亦随之而来，因此，法国最早报道踇外翻是在18世纪。

在日本，踇外翻的发病率由穿木屐时代到现在穿皮鞋时代呈正比上升。日本传统的鞋是一种特制的木屐，能使踇趾与其他足趾分开。20世纪60年代以后，随着生活方式的西化，皮鞋产量猛增，而木屐制造骤减，踇外翻的发病亦随之大幅上升。Kato在对日本踇外翻发生原因进行调查后认为，日本人穿鞋式样由木屐改为皮鞋，是导致踇外翻发病率增加的重要原因。

几乎所有统计资料都表明女性发病率高于男性，我们在对535例（986足）踇外翻患者的调查中发现，男女比例为1∶19；后对2 026例（3 814足）踇外翻患者进行统计，男女比例为1∶17.5。Inman报告男女比例为1∶15。Mann经统计发现94%的踇外翻患者为女性，并认为这种性别差异是穿鞋习惯不同所致。由于女性爱穿尖头、高跟皮鞋，故可在一定程度上解释女性发病率高于男性是由于女性爱穿时髦的高跟尖头鞋所致。

Lam作了有同样遗传背景的穿鞋与不穿鞋人群的比较，证实穿鞋者中有33%的人有不同程度的踇外翻，而不穿鞋者踇外翻仅占1.9%。Mann在同一个人赤足与穿尖头皮鞋的正位片比较中观察到，穿尖头皮鞋时，踇趾明显受到挤压而有踇外翻征象。

正常踇趾即有轻度踇外翻，踇收肌、踇短伸肌的力线均在第一跖趾关节轴线的外侧，这些肌肉紧张，将牵拉踇趾外翻，而踇趾内侧对抗肌仅有踇展肌及踇短屈肌内侧头，力量较弱。穿高跟鞋时，足部着地点重心前移，为保持跖趾关节及跗跖关节的稳定性，足内在肌则加强收缩，鞋前部的压迫作用限制了踇展肌的作用，而踇收肌及踇短屈肌外侧头联合腱的收缩力量增大，牵拉踇趾产生踇外翻畸形。同时，足内在肌的长期紧张，产生劳损，易发生踇外翻。

鞋跟过高亦可使人体的重心向前移动，会增加第一跖骨头的负重，并破坏足部的正常力量传递负荷。足部的横弓和纵弓形成足部负重的三点支撑结构，这一结构是与人类的站立姿势相吻合的。穿高跟鞋时，足趾的跖趾关节强迫处于背伸位，影响了足部横弓的正常结构，腓肠肌、比目鱼肌、胫前肌的过度收缩影响了纵弓的稳定。足弓三点支撑结构的稳定性遭到破坏，足部肌肉功能失调。由于中足部腾空，人体重量只有前足和足跟负担，这样在相同的体重下增加了足纵、横弓的负担，久之也易使足弓发生松弛或改变（图 5-1）。

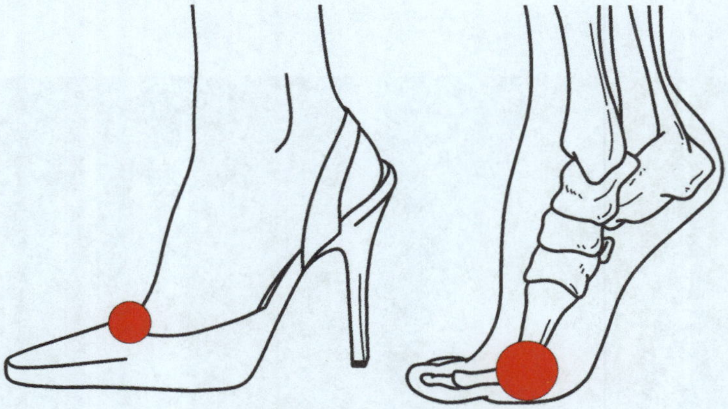

图 5-1　高跟鞋致第一跖骨头负重增加

正常人的前足呈方形，而尖头鞋的前部呈三角形，穿高跟鞋站立时，重力促使足前部被强行塞入这一窄小的三角形区域内，再加上鞋面为皮革所制，毫无弹性，踇趾被迫外翻并略旋前，使没有坚固腱鞘固定的踇长伸肌腱滑向踇趾外侧，其收缩对踇趾产生弓弦作用，更促使第一跖骨内翻，进而形成“绞盘机制”，促进踇外翻的形成（图 5-2）。

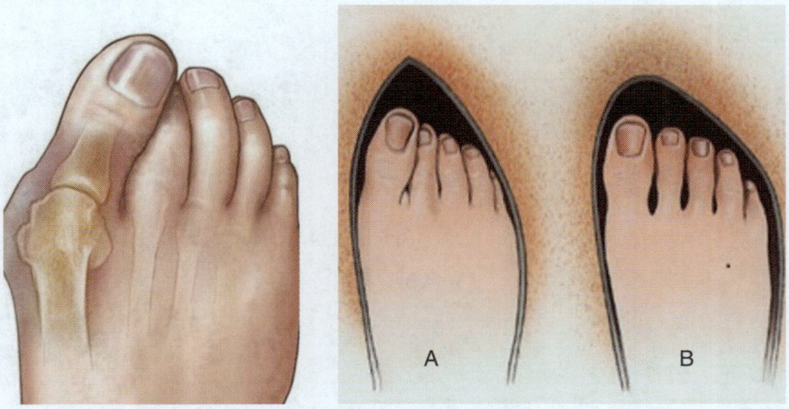

图 5-2　穿鞋对踇外翻的作用

A. 尖头皮鞋，前足被束缚形成踇外翻；B. 鞋前部宽大，不束缚前足虽然不良的穿鞋习惯是引起踇外翻的重要外在因素，但大多数研究都没有得出鞋袜导致踇外翻畸形的确切性结论。一些学者也提出了不同看法，Root 曾指出，对于功能正常的足，没有证据说明鞋能引起踇外翻畸形。事实上，许多爱穿高跟尖头等时髦鞋的女性并未出现踇外翻畸形，与此同时，一些未曾穿过皮鞋的人也有踇外翻发生。因此，不良的穿鞋习惯只是引起踇外翻的重要外在因素，它可能只是加重了某些结构不良足的病理变化，必然有其他因素影响踇外翻的发病。

我们在对 1 491 例（2 827 足）踇外翻患者进行流行病学调查时发现，85% 的踇外翻患者有过穿高跟或尖头鞋的历史或习惯，因此鞋的因素对踇外翻发病有着重要作用。但由于大多数踇外翻患者的畸形多在 20 岁以前即出现，而此时正处于儿童或青少年的学生时代，多以宽松或软鞋为主，高跟、尖头等时髦鞋尚未成为青少年穿鞋的主流。因此，我们认为，先天遗传因素是导致踇外翻发病的主要内在原因（图 5-3）。

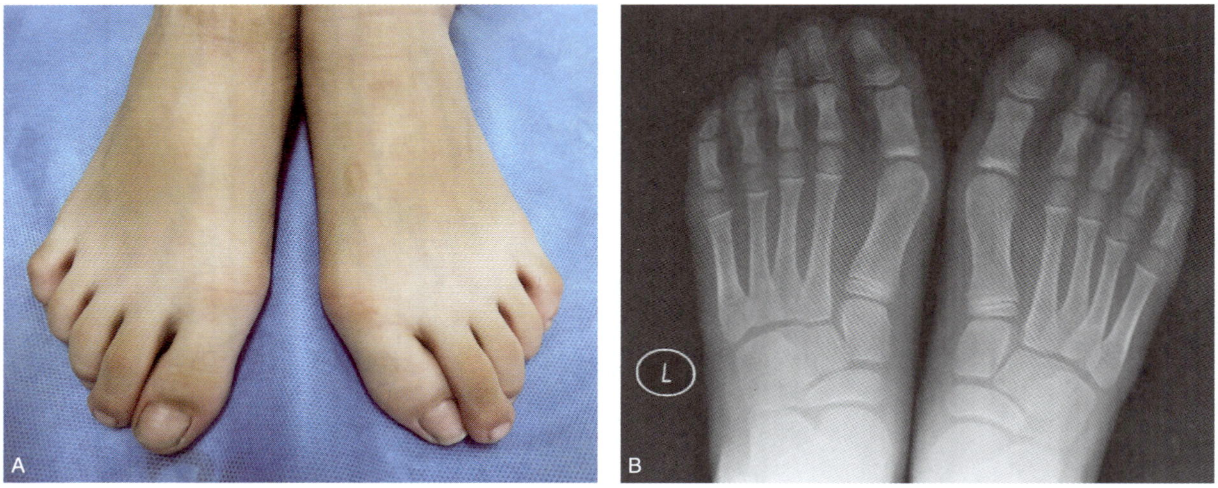

图 5-3 患儿，女，6 岁

（二）遗传因素

遗传直接决定了人体的结构和功能。大多数学者都认为遗传因素是导致踇外翻发生最主要的内在病因。早在 20 世纪 50 年代，很多欧美学者就发现踇外翻患者具有家族遗传性。Hardy 在家系研究中发现，91 例踇外翻患者中，63% 有阳性家族史；Coughlin 报道在踇外翻患者中，94% 有家族史。

周乙雄对 51 例患者统计发现，47.1% 的患者存在遗传倾向。邢国丽报道在踇外翻患者中，80% 有家族遗传史。吴昊天通过对石家庄市 1 233 名成人进行流行病学调查分析发现，79.6% 的踇外翻患者有家族遗传史。其中，单纯母系患病占 57.1%，单纯父系患病占 17.3%，父系、母系均患病占 5.1%。他认为遗传因素是影响踇外翻发生的最主要因素。

我们于 2006 年对遗传因素与踇外翻的相关性作了较为系统全面的统计分析。通过对 1 491 例（2 827 足）踇外翻患者进行大样本流行病学调查发现，有明确家族史的患者 1 036 例，占总数的 69.5%。其中母系占 50.3%，父系占 14.4%，父系母系均有占 4.8%；无家族史患者占 28.5%；家族史不详者占 2.0%。同时，统计结果显示，有家族史的潜在踇外翻患者在发病年龄、病情加重年龄上均要早于无遗传背景的踇外翻患者（表 5-1）。

表 5-1 1 491 例踇外翻患者统计结果

	全部患者 ($\bar{x} \pm s$)	有家族史 ($\bar{x} \pm s$)	无家族史 ($\bar{x} \pm s$)	T值	P值
就诊年龄（岁）	51.52 ± 12.74	49.57 ± 12.84	55.10 ± 12.81	−5.387	<0.000 1
畸形出现年龄（岁）	30.23 ± 12.88	27.43 ± 14.94	36.05 ± 15.71	−6.868	<0.000 1
畸形加重年龄（岁）	47.92 ± 13.08	45.94 ± 12.91	51.56 ± 12.81	−5.254	<0.000 1
踇外翻角（°）	32.44 ± 9.46	32.57 ± 9.07	32.63 ± 10.01	−0.111	0.912 0

该统计结果还发现，55% 有家族史的踇外翻患者，在 20 岁之前就出现踇外翻畸形，尤其是集中在 11~20 岁这一年龄段。而没有遗传背景的患者与外在的易感因素密切相关，因此发病时间非常散在，无集中趋势。另外，绝大多数踇外翻患者在畸形开始出现的青少年时期并无自觉不适症状，而是在人过中年以后才开始出现疼痛。相比之下，有家族史的患者要早于无家族史的患者先出现临床症状。但是无论有无遗传背景，两者在畸形程度上无显著性差异。因此，先天遗传因素对踇外翻的发生起着非常重要的作用，遗传是踇外翻发病的主要原因（图 5-4、图 5-5）。

近年来已有国内外学者对家族性踇外翻的相关基因进行了初步研究探讨。Piqué-Vidal 和 Glynn 等学者的研究也证明了踇外翻具有遗传倾向，并推测踇外翻可能与常染色体的不完全显性遗传或母体影响有关，也可能与 X 连锁显性遗传或多基因遗传相关。

通过流行病学调查确定了踇外翻遗传因素群体的诊断指标，收集到目前已知样本量最大的一个踇外翻家系样本，并在此基础上对踇外翻相关基因进行了定位。该家系 3 代共 14 人，来自中国福建，

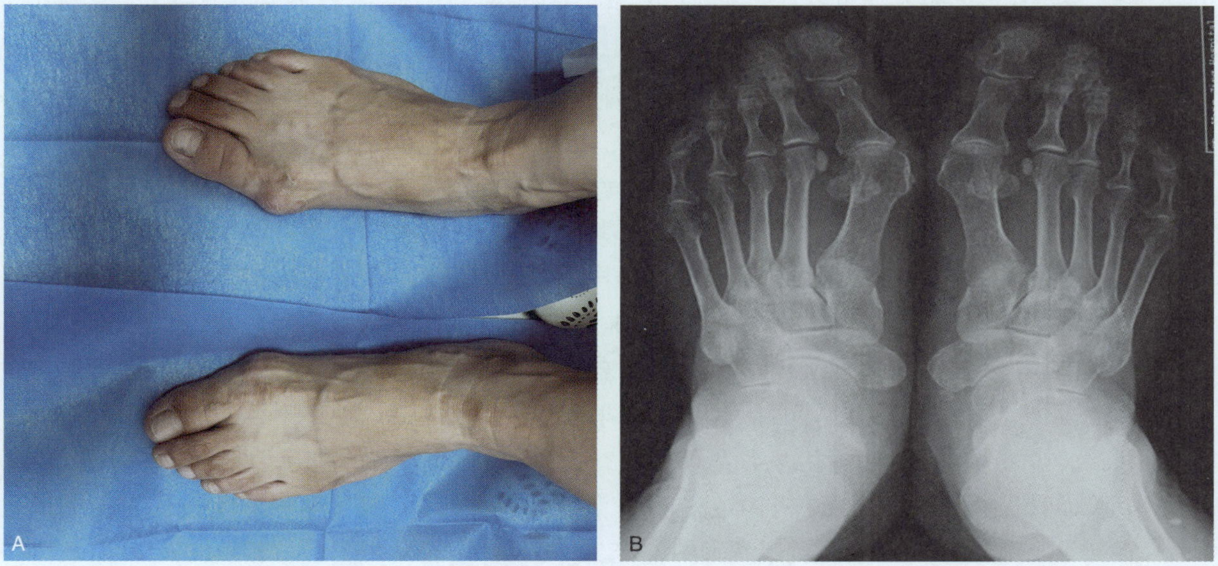

图 5-4 母亲张某，68 岁

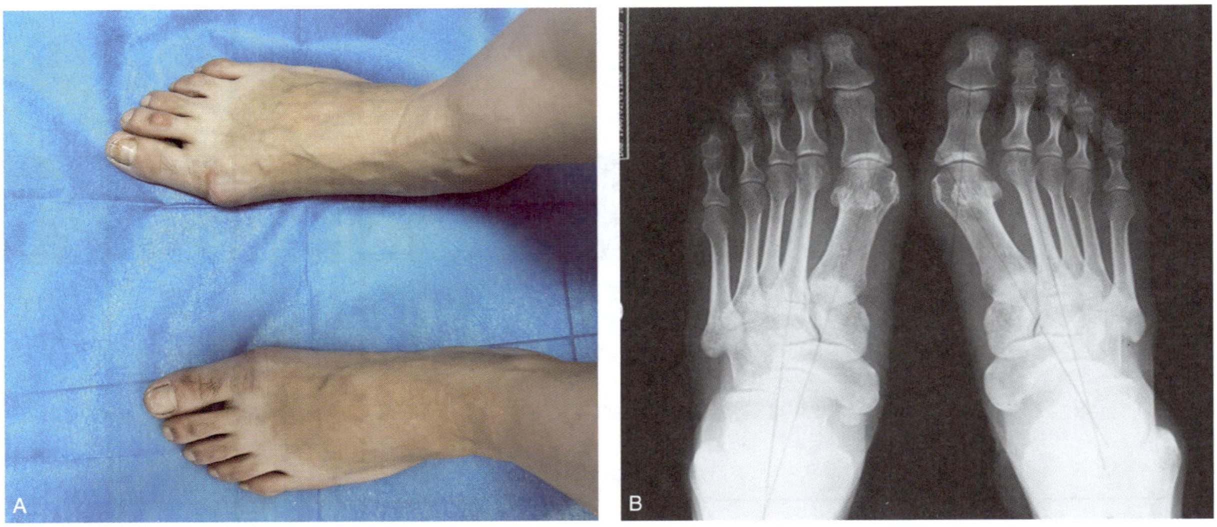

图 5-5 其女李某，45 岁

汉族，其中男性跗外翻患者 4 人，女性患者 5 人，3 代中均有患者且男女均有发病，疾病连续传递，且存在男性到男性间的传递，正常人的后代正常。进行遗传学特征分析显示，该家系跗外翻病症符合常染色体显性遗传。通过对该家系 14 名成员的外周血样本进行全基因组扫描和家系连锁分析，找到了 6 个潜在的与跗外翻遗传相关的染色体区域，提示跗外翻可能存在多个遗传基因或位点。通过对连锁分析获得的染色体区域所关联蛋白的 GO 分析和 KEGG 分析，虽未找到在该区域内有占比特别大的某方面功能的蛋白或集中在某个信号通路的蛋白，但该区域中转录因子所占比例较高，特别是蛋白结合转录因子所占比例较一般的高出近 4 倍，提示与跗外翻遗传相关的蛋白可能是转录因子，参与基因的表达调控。该区域所包含的一些可能参与跗外翻形成的蛋白主要有两大类：其一是与骨形成及细胞分化增殖相关，如 Runt 相关转录因子 2 异构体 d、骨形态发生蛋白 6 的前体蛋白、血管内皮生长因子 A 等；其二是与肌肉形成相关的，如结缔组织生长因子前体、叉头框蛋白 O3。从该区域基因的特点可发现，其多是与骨骼和肌肉发育相关的基因，既往有大量文献报道了这些基因的表达会受到补肾活血、益肾填精、补钙壮骨等中药的影响，从而影响骨骼和肌肉的生长发育。该结果为研究跗外翻的遗传机制提供了最直观的分子水平的佐证，也为今后通过基因检测对患病风险进行评估提供了依据，为精准防治跗外翻奠定了基础。

正常人的基本机体结构和功能是通过遗传得到的。骨骼及机体功能的演化和发育异常可显示特定的畸形，在足部可表现为跗外翻。约有一半的跗外翻患者在 20 岁以前即出现了跗外翻畸形，而出生至 20 岁正是人体骨骼生长、发育至成熟的时间段。骨的结构取决于骨的生长、骨化及塑建。骨的生长有两种方式，即膜内成骨和软骨内成骨。人体的躯干骨和四肢骨都以后者的方式形成，即胚胎中首先出现透明软骨雏形，出生后次级骨化中心出现，骺板形成，并逐渐增生，最后骺板联合，形成成熟骨组织。在足部，第一跖骨与趾骨的骨骺出现时间大致相同，男性约在 2~6 岁，女性在 7 个月 ~5 岁，而骺板联合时间，男性为 16~19 岁，女性为 15~18 岁。生长骨骼在发育的同时，还伴随骨的塑建过程，也称漂移，即骨表面在组织间隙单方向运动，在宏观上完成骨的“雕塑”，建立骨的长度、几何形状及大小，直到骨成熟为止。在人体，此过程大约在 18~20 岁结束。由此可见，先天因素引起骨骼发育不良，可在骨骼成熟时期得以充分体现，而跗外翻发病年龄的流行病学调查结果可表明，先天遗传因素对踇外翻的发生起着非常重要的作用,说明遗传性是踇外翻发病的主要原因。遗传体型及遗传素质,尤其在下肢可构成特定的生物力学结构及功能,可造成第一跖趾过度旋前及过度活动,这种过度活动可在第一跖趾关节产生异常应力及致畸力,从而形成踇外翻畸形(图 5-6)。

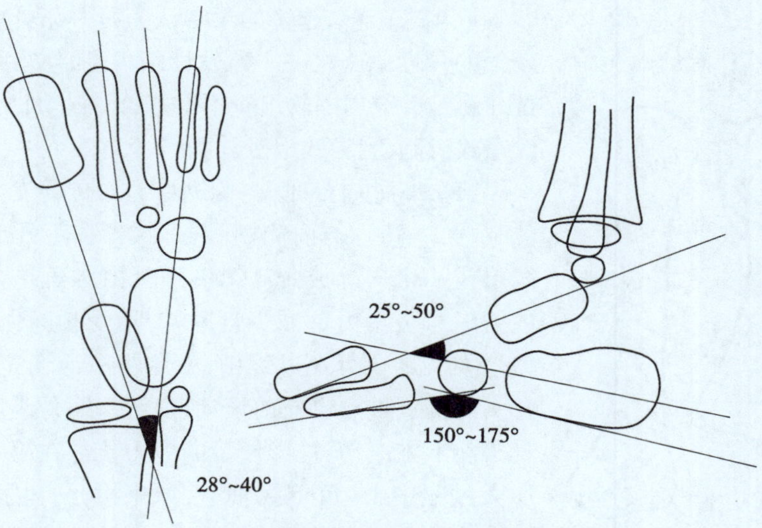

图 5-6　第一跖骨与第一趾骨骨骺发育

(三)性别因素

流行病学调查显示性别因素与踇外翻的发生密切相关。踇外翻在女性群体的发病率远高于男性,尤其多见于中老年女性。我们在大样本踇外翻患者调查时发现,行手术治疗的踇外翻患者男女比例为 1∶17.5。一方面,女性的日常穿鞋需求决定了踇外翻的高发率。由于现代审美的需求,高跟尖头皮鞋成为女性时尚的主流。这类时髦皮鞋由于限制了前足的活动,破坏了足部的正常负重,导致力量传递负荷异常,容易出现踇外翻。而男性群体以穿平跟鞋为主,鞋尖也相对宽松。男鞋的设计更符合足部的生物力学结构。另一方面,男性和女性的足部骨骼构造也存在性别差异。女性的跖骨更细,第一跖骨头的形状更圆,第一跖骨纵轴更长,同时女性足部肌肉和韧带的结构和力量也相对较弱,故女性的足部稳定性和负重能力也弱于男性而较易出现畸形。

二、病因学研究

(一)骨性结构异常

1. 第一跖骨内翻　跖骨内翻是一种跖骨相对中足向外偏移的足部结构异常。Truslow 于 1925 年提出“跖骨内翻”的术语以表示第一跖骨相对于其他跖骨的倾斜,认为其是青少年踇趾外翻、外展的主要原因。第一跖骨内翻一直被认为与踇外翻有明显关系。踇外翻患者的跖骨内翻发生率较高,有研究发现第一跖骨内翻在踇外翻患者中占 29%~35%,第一跖骨内翻的人群患踇外翻的概率是正常人群的 3.5 倍。但对第一跖骨内翻是否为原发尚有争论,跖内翻与踇外翻的因果关系仍有待明确。

先前的研究,有学者认为跖骨内翻出现在踇外翻畸形之后。踇外翻后踇收肌挛缩,牵拉足趾挤

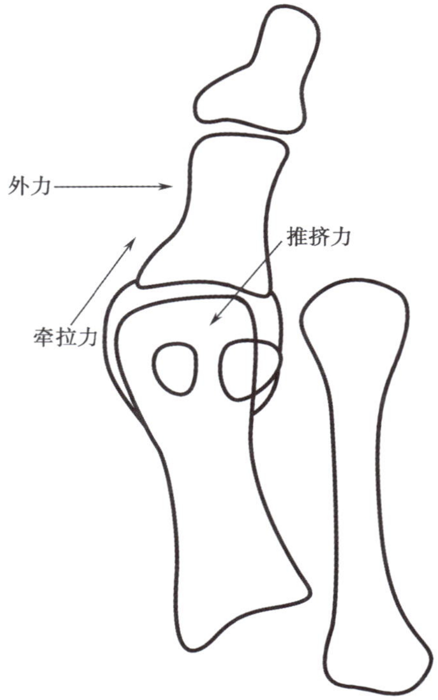

图 5-7 绞盘机制示意图

压跖骨头外侧，跖骨向内侧移位，同时胫侧关节囊牵拉跖骨头内侧也向内侧移位，形成跖面上的绞盘机制，导致跖骨内翻。此观点学者认为在踇外翻得到矫正后，跖骨内翻也会随之纠正（图 5-7）。

近年来，越来越多的学者认为第一跖骨内翻是导致踇外翻畸形的骨性原因之一。原发性跖内翻，使得踇趾处于相对外翻位。跖趾关节周围软组织不平衡，再加上外力的推动，形成上述绞盘式机制，会导致踇趾外翻。

第一跖骨内翻时，内侧纵弓力学传导发生异常。在足俯视位下，第一跖骨与内侧楔骨、舟状骨和距骨形成的内弓负重轴线形成一个向外成角。第一跖骨内翻角越大，则此角也越大，内侧纵弓负重力臂减少且内移，承受相同力时，第一跖骨头受力增大。足在行走过程中，由足跟离地到完全抬起，对第一跖骨头而言负重点也向前滚动，由第一跖骨头底部逐渐向第一跖骨头前下方滚动，这样使足的应力传导在第一跖骨与地面成角加大过程中，在负重纵轴上，原来由足弓内在肌腱、韧带吸收而转化成的纵向负重力渐转移至由第一跖骨在垂直方向的直接传导。第一跖骨内翻，导致第一跖骨在冠状面上向内侧的内翻力臂增加，形成以第一跖骨基底为支点，持续内翻的偏差力，内翻角越大，偏差力越大。骨间韧带因长期受力而耗损，功能降低，韧带变薄，这是当跖内翻角大于一定角度时，踇外翻进行性加重的成因。

也有学者认为第一跖骨内翻与踇外翻互为因果。踇外翻时踇趾可有不同程度的外旋，如果鞋过紧则第一跖骨头上抬，足在负重时其力点则转移在第二跖骨头上，这样促使跖骨间角加大。跖骨间角增加又可反过来推动踇趾外翻，甚至造成跖趾关节半脱位。

另有观点认为，跖内翻与第一跖骨活动度增加是一种返祖现象。因人类祖先始于树栖生活，要求第一跖骨向内侧伸出，第一跖趾关节有较大的活动范围以便攀缘抓握。现人类直立行走，则要求第一跖骨与第二跖骨之间有紧密联系，不要活动太多，要牢固稳定，若第一跖骨内翻，踇趾活动度增加，可削弱足内侧纵弓的前臂，使前足的横弓随之塌陷，前足增宽，踇收肌收缩而产生踇外翻。

2. 第一跖楔关节稳定性异常　第一跖楔关节是足内侧纵弓和中足横弓的重要组成部分，在人体站立和行走过程中起到传递前足应力的作用。它的稳定性异常和生物力学性质的改变与踇外翻的发生发展有密切联系。

跖楔关节没有与第一、第二跖骨头相连的韧带结构，故其稳定性受诸多因素影响。跖楔关节囊和周围韧带作为第一跖楔关节的主要稳定因素，其解剖和功能异常会引起踇外翻。由于第一、二跖骨间缺少骨间韧带，使第一跖骨易于内收，为踇外翻的发生发展提供了潜在因素；胫前、胫后和腓长肌腱附在跗跖关节周围，起到加强跗跖关节稳定和提供动态平衡的作用，其解剖异常也与踇外翻有一定联系。部分人胫前、胫后肌腱可发生解剖变异，不跨越第一跖楔关节，起不到稳定第一跖楔关节的作用，结果在反复重力作用下，第一跖楔关节韧带松弛，活动度加大，增加踇外翻发生的可能性。腓骨长肌不仅可提供第一跖楔关节水平面的稳定，而且是第一跖骨外展的主要力量。因此，当腓长肌腱发生解剖或功能异常时（如腓长肌腱撕脱性骨折），第一跖楔关节水平面稳定性降低，第一跖骨内收，为踇外翻的发展留下契机。

跖楔关节对第一序列的稳定起着至关重要的作用，跖楔关节不稳定会导致跖骨在第一序列的运动平面被放大，进而导致第一序列的不稳定。当第一跖楔关节不稳定时，会导致第一跖骨内收、近节趾骨外展。随着步态周期及反复应力的作用，支持结构力量越来越弱，当其不能再维持关节结构的正常位置时将会产生踇趾外翻畸形。

3. 第一跖骨头形态　第一跖骨头形态亦可能是诱发踇外翻的原因之一。第一跖骨头有三种形态，即圆形、方形和方形带嵴（图 5-8），其中圆形的第一跖骨头在踇外翻患者中较常见。宋进臣对正常足和踇外翻足进行比较后发现，踇外翻患者的第一跖骨头呈圆形的比例（男性 61.6%，女性 73.8%）要高于正常足（男性 44.4%，女性 60%）。也有学者研究发现，相对于其他形态的跖骨头来说，圆形的跖骨头更容易造成跖趾关节不稳定，此类人群踇外翻的发病率为其他人群的 5 倍，且术后的复发率也相对较高。

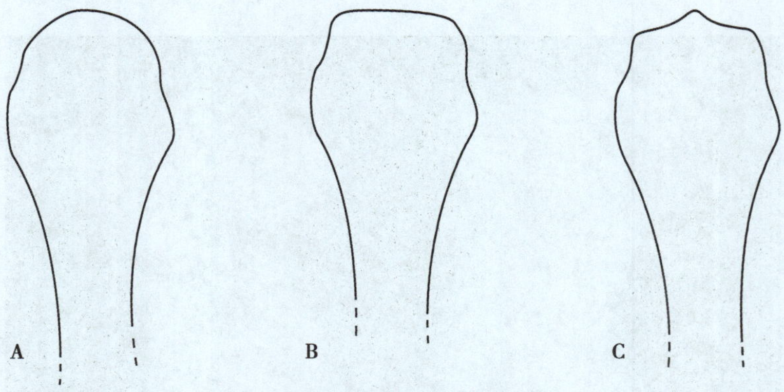

图 5-8　第一跖骨头形态

A. 圆形；B. 方形；C. 方形带嵴

踇趾伸肌腱和屈肌腱的力臂贯穿跖趾关节运动的垂直轴，因此跖趾关节的运动可视为铰链样运动。跖骨头越圆，垂直轴越接近关节面。圆形的跖骨头较其他形态的跖骨头具有更大的活动度，使第一跖趾关节的横向稳定性丧失，即使有微小的侧向移动也会产生较大的角度改变，因而助长了跖骨向内成角的趋势，更易导致踇外翻。

4. 跖骨籽骨系统异常　第一跖骨头下有两粒籽骨，分别位于跖骨头跖侧的两条纵沟内，中间有骨嵴阻挡籽骨的横向移动。籽骨有 3 条内在肌腱和籽骨间韧带、跖籽骨间韧带、趾籽骨间韧带相连，形成纤维软骨板样结构，活动性很小，所以两粒籽骨位置相对固定。从力学角度来看，籽骨主要起负重、固定和滑车作用。在足跟离地到第一跖骨触地，跖骨籽骨系统进行屈戍样运动，籽骨协调和固定周围肌群使得前足展开、屈肌群收缩。在推进期，第一跖骨头向籽骨的后方滑动，籽骨协同踇短屈肌保持跖屈的稳定性。籽骨位置相对固定，有利于不同肌群的协调和维持力学平衡。胫侧、腓侧籽骨的肌肉附着不同，踇展肌和踇短屈肌的内侧头止于胫侧籽骨，而踇收肌和踇短屈肌的外侧头止于腓侧籽骨。正常情况下，这两组肌群处于动态平衡之中，所以不发生踇外翻畸形（图 5-9）。

当各种原因引起跖骨籽骨系统发生附着肌群的力量失衡，导致籽骨与第一跖骨头的关系发生改变时，其籽骨在跖籽关节活动的动力支点发生移位。胫侧籽骨受到踇收肌的牵拉作用向外侧滑脱，第一跖骨头骑跨于胫侧籽骨上，造成胫侧跖籽关节面和籽骨间嵴的损伤，外侧籽骨滑脱至第一、二跖骨头之间。跖籽关节炎的形成及周围肌肉（腱）的疲劳和力量改变（踇外侧力相对大于内侧力），就使得踇趾逐渐倾斜于外侧，改变了正常力线，跖骨头为了保持足的支撑而尽力向内侧支撑，即逐渐发生踇外翻（图 5-10）。

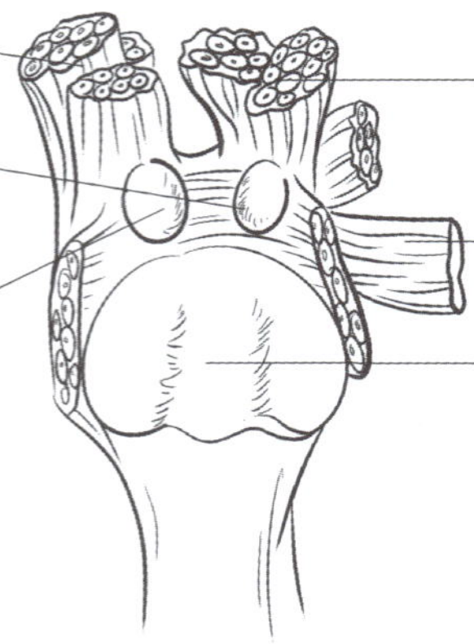

图 5-9　跖骨籽骨系统解剖图解

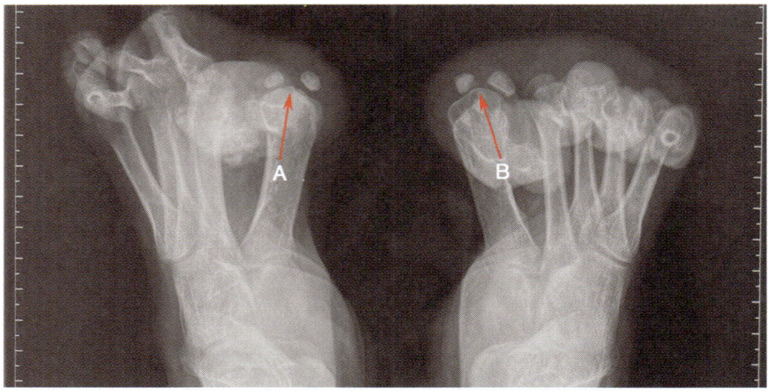

图 5-10　跖骨籽骨系统半脱位 X 线片

A. 正常籽骨；B. 跗外翻足，籽骨半脱位

5. 其他的足部结构异常　一些足部的结构异常会引起足部肌力的失衡而诱发跗外翻。有学者认为，扁平足是跗外翻的诱发因素之一。足弓正常形态的维持，依靠骨骼本身的形状、肌肉及韧带的坚强有力。扁平足是一种足部常见畸形，且多见于女性。扁平足患者内侧纵弓塌陷，足的三角形稳定结构被破坏，第一跖骨相对延长，同时维持足弓的动力结构失常，韧带松弛，肌肉失能。内侧纵弓塌陷使胫骨后肌功能减弱，肌腱对第一序列的维持能力减小，造成第一序列的稳定性下降。跗收肌和跗展肌通过籽骨系统维持跗趾活动的动力平衡遭破坏，籽骨位置发生改变，跗收肌牵拉跗展肌内收，造成第一跖趾关节半脱位、第一跖骨内翻和跗趾外翻畸形。

第一跖骨的长度也被认为与跗外翻的发生和发展有关。正常情况下，人体足部 5 块跖骨的长短顺序为：第二跖骨最长，其次为第一跖骨、第三跖骨、第四跖骨，第五跖骨最短。有学者认为，第一跖骨过短容易导致第一序列过度内旋，引起第一序列不稳定而造成跗外翻畸形；也有学者认为，第一跖骨过长同样与跗外翻有相关性。第一跖骨过长使行走时第一跖骨头不能与地面接触，第一跖骨跖屈受限，造成第一跖趾关节负重改变。同时第一跖骨相对过长，可造成跗展肌对第一跖趾关节的作用力增大，加重第一跖骨内收而造成跗外翻畸形。

（二）软组织失衡

1. 肌力失衡

（1）足内在肌：参照肩袖，有学者提出“跖袖”的定义，即包绕跖趾关节周围，并止于跗趾近节趾骨四周的足内在肌统称为跖袖。包括踇展肌、踇收肌、踇短屈肌和踇短伸肌。其作用是维持足第一序列中跖趾关节的生理结构和功能的正常。

在足的内在肌中，踇收肌肌腹强于踇展肌，踇短屈肌强于踇短伸肌，因此踇趾易于跖屈和外翻。同时踇收肌、踇短伸肌和踇短屈肌三块肌肉合力的方向可使踇趾外翻，而仅踇展肌使踇趾内翻，这种先天的肌力不平衡可能会导致踇外翻的发生。人类踇趾的主要功能是屈曲，其次是内收，而外展功能几乎没有。故在解剖上就构成了先天性肌力不均，即踇长、短屈肌力量最强，其次为踇内收肌，而踇外展肌名义上为踇展肌，但其止点只有 5% 附着于第一趾骨内侧，实际上只有 17% 的外展功能，而 83% 的功能是屈曲踇趾。加上正常的踇外翻角度，即形成了先天性踇外翻趋势。这样在屈曲踇趾时必须增加踇外翻力，使踇趾跖趾关节在轴线上运动失去平衡。

踇收肌和踇展肌的肌力失衡是踇外翻发生发展的重要因素。踇收肌的功能只有在前足运动时才能体现出来。在静态体重负荷时，只有足底的韧带与骨的紧密连接起最大的支持作用，而踇收肌不参与维持足横弓。当动态应力或行走时，踇收肌参与维持足横弓的平衡。踇收肌牵拉腓侧籽骨外旋，而踇展肌牵拉胫侧籽骨内旋。当二者处于平衡状态时，踇收肌和第一跖骨头的籽骨系统组成的弓弦形成了一定张力，足以维持前足横弓。当这种平衡被破坏时，踇收肌通过籽骨系统牵拉踇展肌内收移位，随之造成踇趾跖趾关节半脱位，在各种因素的影响下，第一跖骨内翻，近节趾骨外翻且沿足底部向外侧旋转。伴随这种畸形，肌腱的走行也发生改变，即踇长伸肌腱移至外侧，对跖趾关节起到弓弦的作用，加重畸形。踇长屈肌伴随两侧的籽骨脱位于外侧，变为在第一、二跖骨间走行。有籽骨的踇短屈肌、踇展肌、踇收肌都移位至外侧，失去原来的功能。这样踇收肌通过籽骨系统牵拉踇展肌内收移位，造成踇趾跖趾关节半脱位，第一跖骨内翻，籽骨复合体外移，横弓塌陷等一系列结构和功能紊乱，形成踇外翻畸形。

（2）足外在肌：足外在肌的功能紊乱可能引发或促进踇外翻的发生。正常步态周期中，内侧足纵弓的静力性因素——骨与韧带的支持固然重要，但纵弓的维持很大程度上依赖于肌肉收缩。特别是距舟关节、楔舟关节与第一跖楔关节，不断发生包括跖屈、背伸在内的三维运动，而附着于此的胫前肌、胫后肌与腓骨长短肌则成为维持其结构稳定的重要结构。

胫后肌收缩可使踝关节跖屈和足内翻，同时可加强跗横关节及距下关节的稳定性，是支持舟骨防止内侧纵弓塌陷的主要动力结构。一旦胫后肌腱乏力，反复应力作用下内侧纵弓的支持韧带变长。当距骨头跖屈、前足外展时，第一跖骨头相对向背侧移位，这个过程使第一跖楔关节复合体韧带拉长，加上交织在一起的胫后肌腱乏力使第一跖楔关节变得更加不稳定。而第一跖骨的背侧移位为第一跖骨的旋转提供了条件，同时发生跗跖关节变化的代偿——踇趾的外翻旋前。踇外翻患者中虽然存在足外在肌力的功能紊乱，但这种紊乱是踇外翻的原因或是结果，目前尚不明确。

2. 韧带松弛　韧带松弛与踇外翻的发生亦存在一定关联。有学者通过对 20 例韧带松弛者的回顾性研究发现，约有 70%（14 例）在青少年时期即出现踇外翻。韧带松弛的踇外翻患者，术后复发的概率也要高于无韧带松弛的患者。

第一跖趾关节周围有 6 条肌腱包绕，这些肌腱均附着于近节趾骨基底、籽骨和远节趾骨。第一跖骨头处无肌腱附着，其生理位置的维持依赖于肌力和韧带的平衡。韧带松弛者关节的稳定性较差而更易出现踇外翻。第一跖趾关节松弛的韧带可导致跖趾关节背伸时横向移动度增大，第一跖骨易产生横向移位，踇趾受到韧带的异常牵拉作用，在外来的压力下更容易处于外翻位，并随着病程的进展而渐固定于畸形位，产生踇外翻畸形。

足部跖侧韧带松弛亦会导致跖楔关节不稳定，从而引起第一序列失稳，内侧纵弓塌陷，造成踇外翻迅速加重。踇趾的外翻畸形正是为了抵消第一序列的异常偏移而产生的代偿性畸形。

（三）炎症性及神经肌肉性因素

某些关节炎类疾病（如类风湿性关节炎、银屑病关节炎、痛风性关节炎等）、遗传性疾病（如21-三体综合征、埃勒斯 - 当洛综合征等），以及神经肌肉性疾病（如先天大脑性麻痹）常可形成典型的足部畸形（图 5-11）。这些疾病引起踇外翻畸形是由于病变破坏了足部软组织及骨关节的正常平衡结构，或足部动力性肌肉失平衡引起第一跖趾关节内在稳定性破坏所致。

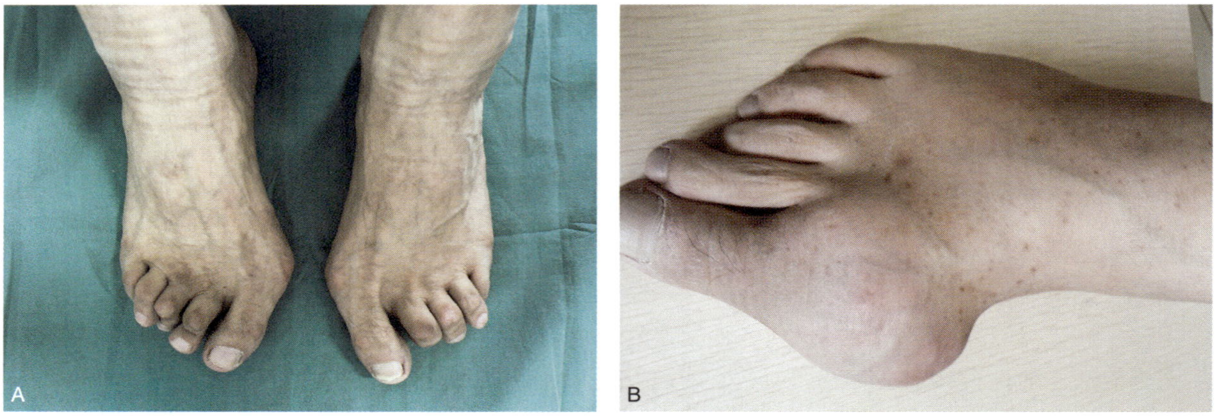

图 5-11　关节炎类疾病导致踇外翻

A. 类风湿性关节炎导致的踇外翻；B. 痛风性关节炎导致的踇外翻

（四）创伤性因素

创伤性因素是诱发踇外翻的外在因素之一。第一跖趾关节的创伤通常与踇趾活动受限及僵硬有关。这些损伤经常为碾压伤或关节内损害。创伤性因素会继发性地引起足部肌肉、骨骼及神经损害，可削弱关节韧带及内在肌的稳定性，导致踇外翻畸形。创伤亦可包括手术诱因，如胫侧籽骨切除以及第二趾切除后形成医源性踇外翻等。

（五）激素水平

女性患者的踇外翻畸形可能与激素水平有关。笔者团队对踇外翻患者进行调查时发现，有些女性在月经初潮后逐渐开始出现踇外翻畸形，而有些人在绝经前后畸形明显加重，并出现疼痛症状。而统计结果也显示，踇外翻畸形出现年龄多集中在 11~20 岁这一青春期发育阶段，而病情加重多在 45~55 岁，正是女性绝经前后。另外，也有资料表明妇女在妊娠期也可能引发踇外翻。

由于初潮、绝经以及妊娠时期是人体雌激素水平发生显著变化的时期，而雌激素对骨的生长、软骨内骨化及骨的代谢均有重要作用，尤其是对绝经期妇女骨质变化有重要作用。现已证实，绝经后骨量丢失加速与雌激素缺乏有密切关系。那么，雌激素对踇外翻的发生有无影响，是否为其发病的一个重要因素，目前尚未见有文献报道，这有待于进一步研究。

第二节　跗外翻病理

跗外翻是一种前足畸形，虽然其发病原因尚不明确，但都会经历一个从跗趾向外偏斜到随后出现各种病理改变的过程。最初，跗外翻只是被视为一种单纯的跗趾跖趾关节内侧异常增大的畸形。至19世纪初，德国外科医师 Carl Hueter 将跗外翻命名为“跗趾外展外翻畸形”。随着对跗外翻研究的深入，人们发现跗外翻时，除水平面上有跗趾外翻、第一跖骨内翻外，尚伴有第一跖骨及跗趾的旋前、跖趾关节半脱位、足横弓的塌陷及足底应力分布等异常。因此，跗外翻并非只是局限于第一跖趾关节的平面畸形，而是涉及足部一系列解剖及生物力学异常的复杂三维畸形，很有可能引起全足功能异常或作为全足功能紊乱的结果。跗外翻的主要病理表现有：

1. 跗趾外翻畸形　跗趾是重要的承重、推进结构，强大的跗长屈肌腱及完整的跖骨籽骨滑车装置是跗趾功能结构稳定性的保证。在步行过程中，跗趾背伸处于稳定状态时，随着跗跖关节和踝关节的运动，跖骨出现旋前及轴向内移，使跗趾产生外翻倾向。由于跗长伸肌、跗长屈肌和跗收肌紧张牵拉，肌力平衡失常，外翻肌力占主导地位。跗收肌的外翻肌力使跗趾旋前外翻，肌力失衡时第一跖骨内翻，跗长伸肌和跗长屈肌相对外移，呈弓弦样将跗趾牵拉脱离中线，形成跗外翻畸形。

2. 第一跖骨内翻合并跖骨头内侧骨赘和跗囊炎　第一跖骨内翻一直被认为与跗外翻有明显关系。但对于第一跖骨内翻是跗外翻的病因还是继发于跗外翻的病理表现，目前文献研究尚有争论。

跗长伸肌腱及跗长屈肌腱的弓弦样作用，使得第一跖趾关节内侧产生明显的张力，而外侧则产生明显的压力。由于骨所受的应力改变将会发生骨的形态重塑，当应力超过最小有效应力时将发生骨重建。这样，承受异常增大张力的第一跖骨头内侧结节出现骨化并产生骨赘。随着跖趾关节外翻角度的增加，内侧关节囊和侧副韧带被牵拉变长，跖骨头内侧韧带附着部发生骨的重建，骨赘不断增大，和外部鞋面摩擦而形成跗囊炎（图 5-12）。局部皮肤红肿，甚至表面形成胼胝。

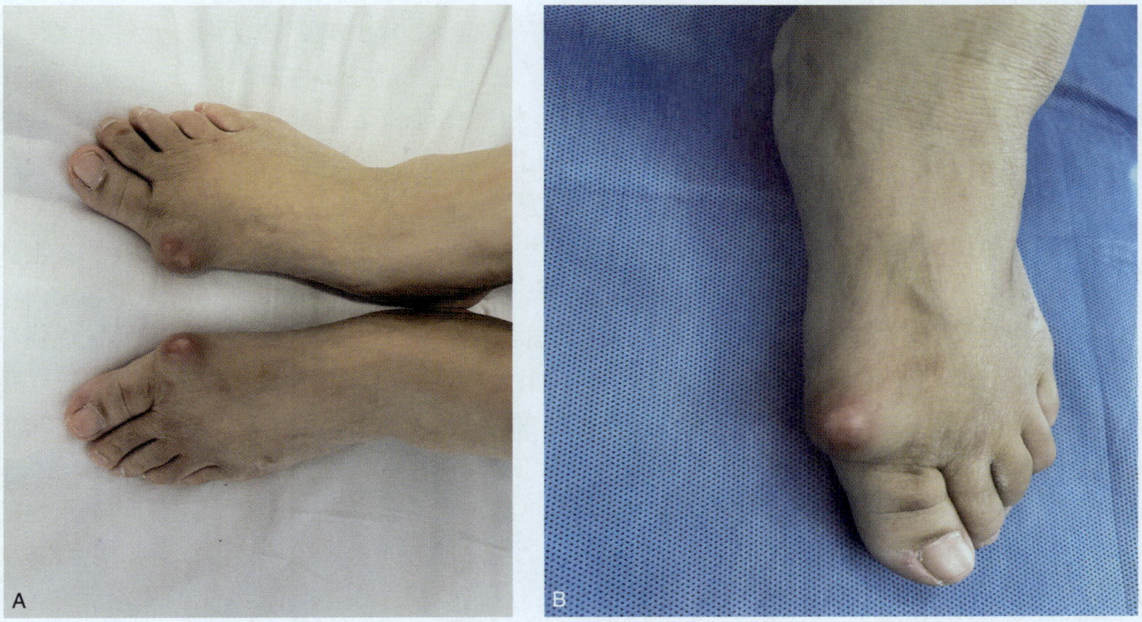

图 5-12　典型跗囊炎

3. 第一跖趾关节半脱位或合并骨性关节炎　踇趾外翻时跖趾关节外侧关节囊和韧带结构挛缩，第一跖骨头外侧在向外挤压应力下出现骨重建，产生跖骨头关节面的外翻倾斜。跖趾关节的病理改变及韧带结构异常会导致关节面在行进步态中损伤不断加重。从踇趾来的压力继续作用在第一跖骨头产生内翻的推挤力，加上第一跖骨头的过度负重，逐渐产生第一跖楔关节的下移、过度活动，出现第一跖骨内翻。随着跖趾关节外翻角度的增大，在外力的作用下打乱了跖趾关节的平衡关系，使其丧失稳定性，进而出现第一跖趾关节半脱位。第一跖趾关节在长时间不正常应力的作用下，逐渐出现骨质增生硬化、关节间隙变窄等骨性关节炎表现（图 5-13）。

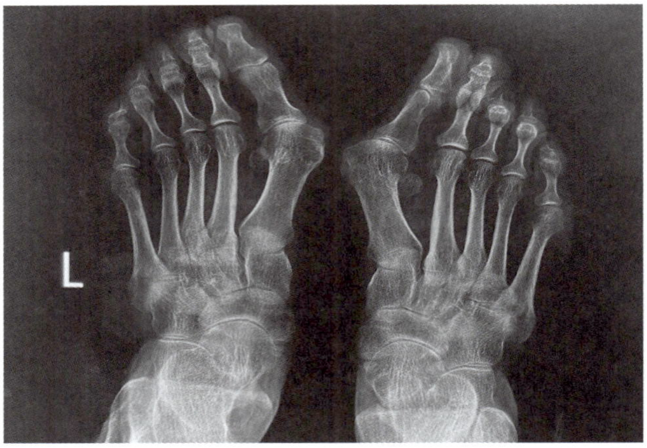

图 5-13　第一跖趾关节半脱位

4. 第一跖骨籽骨系统脱位及退行性改变　踇趾外翻初期籽骨并无脱位，跖骨籽骨系统处于力量平衡状态，这能解释为什么踇外翻足中也有籽骨位置正常者。

当踇趾外翻角度超过 30°~35° 时，通常会导致踇趾旋前。正常情况下位于第一跖趾关节屈伸轴内侧的踇展肌移向跖侧，失去踇展肌对抗的踇内收肌进一步牵拉踇趾使其外翻，牵引内侧关节囊韧带，特别是关节囊籽骨部分，使内侧跖趾关节囊紧张，通过“绞盘机制”产生对第一跖骨头内侧的牵拉力。同时，推挤跖骨头外侧，加重第一跖骨内翻，导致籽骨相对半脱位，从而跖骨籽骨系统的力量平衡遭到破坏，踇外翻畸形加重。而绞盘式机制又促使跖骨进一步内翻，籽骨进一步脱位，跖骨籽骨系统的力量平衡则进一步遭到破坏，如此周而复始，便形成了踇外翻加重的恶性循环。这一循环在外力启动后，就不再需要外力的参与。所以，踇外翻患者即使不再穿尖头鞋，其畸形也会加重（图 5-14）。

籽骨相对脱位于第一跖骨轴线以外，踇短屈肌、踇长屈肌、踇内收肌和踇长伸肌将进一步增加跖趾关节踇外翻的力矩，更进一步加重第一跖列的畸形。最后第一跖骨头跖面上的籽骨嵴因受内侧籽骨的压迫而变扁平，由于失去了骨嵴的限制，内侧籽骨部分或完全脱位至第一跖骨间隙，造成横弓塌陷，第一跖列负重减少，而第二至第五跖骨头负重增加，增大了第二至第五跖骨发生跖骨转移痛、足底胼胝和应力骨折的可能性。因此，第一跖骨籽骨脱位在踇外翻的发生发展中起着重要作用，在矫正踇外翻时应注意矫正第一跖骨籽骨系统的相对半脱位。

5. 前足横弓塌陷及足底疼痛性胼胝　前足的负重是一个动态过程，每一个跖骨头均是重要的承重结构，在不同时相承担不同比例的体重。足横弓的动态运动方向垂直于其弓形方向并略偏内侧，随着足横弓向前倾斜，全部跖骨头相继达到其负重高峰。任何足横弓在功能、形态上的变化都将产生跖骨头负重分布异常，最终导致前足的疼痛（图 5-15~ 图 5-18）。

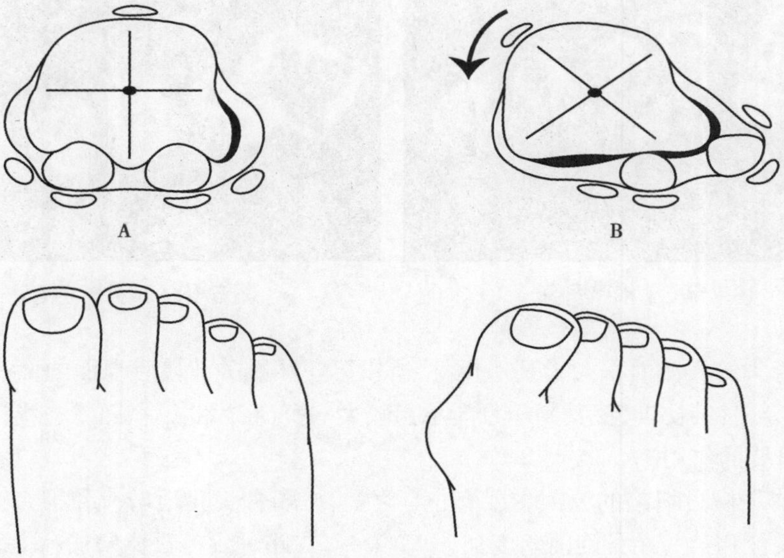

图 5-14　跖骨籽骨系统半脱位示意图

A. 正常足及籽骨；B. 踇外翻足，籽骨半脱位

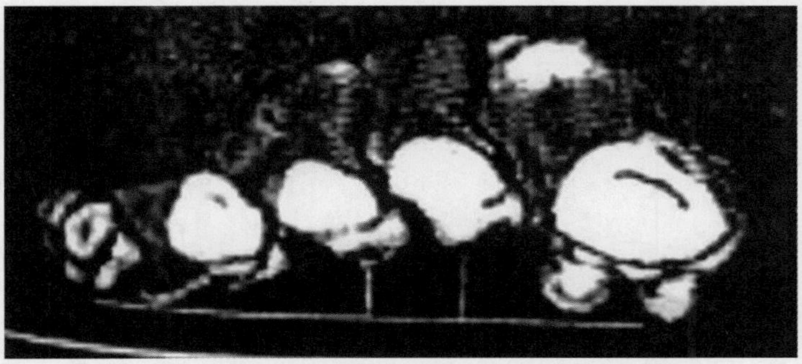

图 5-15　正常足放松时 CT 横弓图像

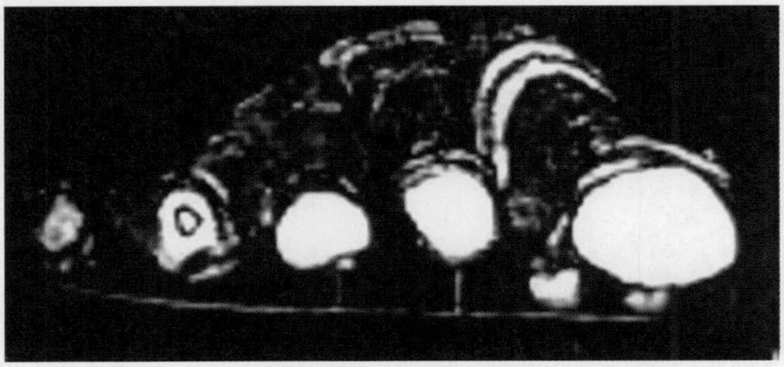

图 5-16　正常足负重时 CT 横弓图像

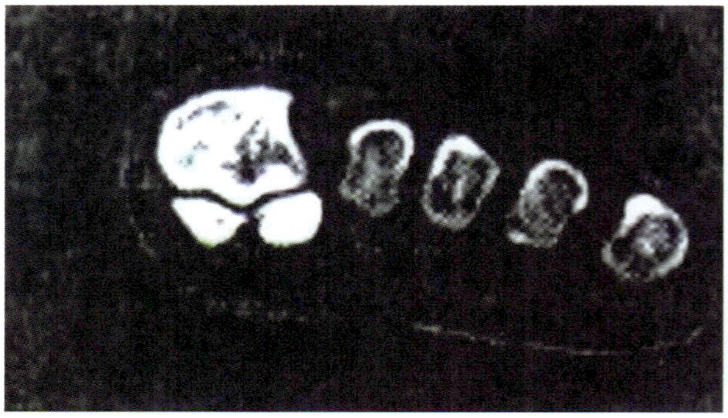

图 5-17　正常足 CT 横弓图像

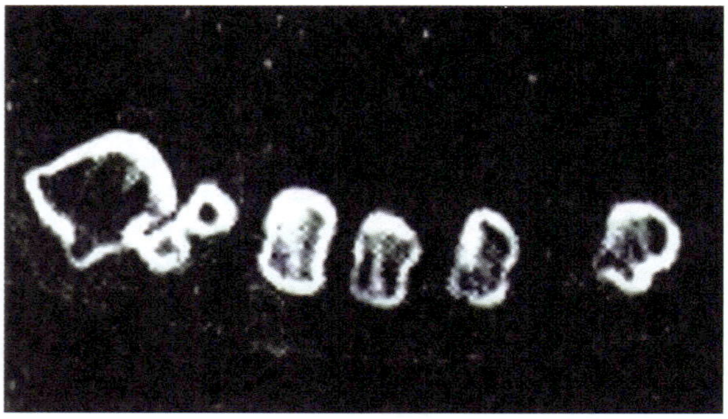

图 5-18　踇外翻足 CT 横弓图像

由于第一跖骨头的横截面积大于其他跖骨，所以第一跖趾关节接触地面的面积大于其他跖趾关节。同时由于两个籽骨的协助，使其易于且能承担较大的负荷，因此第一跖骨在维持前足横弓和负重功能上起着非常重要的作用。

踇外翻引起前足横弓塌陷的原因主要有：①第一、二跖骨头间距增大和第一跖骨头抬升；②第一跖骨籽骨关节脱位和第一跖骨旋前角度加大，使第一、二跖骨头负重比增加；③第一跖骨内翻使足内侧纵弓的传导发生异常，从而影响足横弓的变化；④足部内、外肌力减弱。

以上因素导致负重时第一跖骨头区由主要负重区变为次要负重区，从而造成负重向外侧的第二至第五跖骨头移位，使其负重增加、向跖侧塌陷，进而足横弓弧度下陷、高度下降。因此，当足部负重比例增加时，踇外翻足前足横弓降低的程度较正常足明显，尤其是第二、三跖骨头。与正常足相比，相同的负重即可引起踇外翻足的横弓塌陷。而第二至第五跖骨头区压力的代偿性负荷增加，必然会引起疼痛性胼胝的发生（图 5-19）。

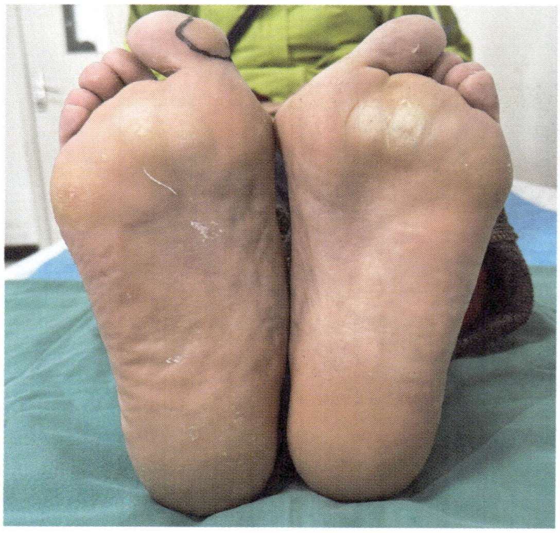

图 5-19　踇外翻合并疼痛性胼胝

6. 踇内收肌及外侧关节囊过度紧张　踇外翻时，踇展肌和踇短屈肌内侧头及其内侧籽骨向外移位，力量减弱，失去外展作用，而踇收肌力量相对增强，肌腱紧张，牵拉近节趾骨向外侧移位，使踇外翻畸形更明显。进而在外侧的踇收肌与踇短屈肌外侧头挛缩，外侧关节囊挛缩并增厚。踇内收肌的牵拉可诱发或加重踇外翻畸形，前足横弓易塌陷、变平，甚至凸向下方，使跖骨头下形成胼胝疼痛。由于踇内收肌是维持前足横弓稳定的重要动力性结构，故踇外翻手术时应注意保留，或重新建立它的止点。

7. 第二趾锤状趾畸形及跖趾关节半脱位　踇趾外翻后会挤压第二趾，严重时会占据第二趾的位置，使第二趾受到向外的推拉。如果同时受到第三趾的阻挡，或者伸趾肌腱的牵拉，第二趾就会抬起与踇趾重叠，使第二趾的跖趾关节过伸，近端趾间关节屈曲，形成锤状趾。突出的近趾间关节背侧受鞋面摩擦、挤压，可形成疼痛性胼胝或溃疡。随着畸形的加重，近趾间关节可出现僵硬性跖屈挛缩，进而出现跖趾关节背伸挛缩。重度畸形通常可伴有跖趾关节的半脱位或完全脱位（图 5-20）。

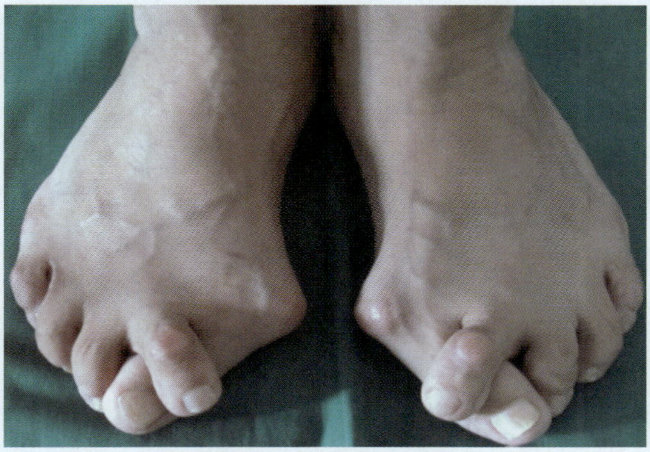

图 5-20　踇外翻合并锤状趾

8. 第一跖楔关节下移、过度活动　第一跖楔关节的活动度与踇外翻存在密切的联系。虽然目前第一跖楔关节活动度过大是否该作为踇外翻发生发展的重要因素还存在争议，但临床工作中可见到一部分踇外翻足存在第一跖楔关节活动度过大。踇外翻足出现第一跖楔关节背屈活动度增大后，必然导致行走时第一跖骨头上抬，其他跖骨头横弓塌陷，从而使前足其他跖骨负重增加，多见于第二、三跖骨头下出现胼胝，产生转移性跖痛症。有学者研究还发现，踇外翻足的第一跖楔关节刚度较正常足有所降低，即在较小的应力作用下可发生较大的位移，这使得第一跖骨在步态周期中更易抬升，外侧跖骨承重时相延长，进一步促使了跖痛症的发生。同时由于刚度的降低，使踇长伸屈肌的弓弦样机制更易使第一跖骨内收。

9. 足纵弓塌陷　既往人们对踇外翻足中是否存在足纵弓的塌陷研究较少，近年来有学者在临床观察中发现，踇外翻患者常伴有内侧纵弓塌陷，认为两者之间存在一定的因果关系。

足纵弓的形态是由足部骨骼上宽下窄的特有形状决定的，但其维持却依赖于强大的足部韧带，足外在肌对足纵弓提供动力支持。众多的骨间韧带将足骨牢牢地连接在一起，为足提供了良好的局部稳定性。跖筋膜拉紧足纵弓的前后两端，阻止足纵弓前后柱的分离。有研究表明，切断跖筋膜，足纵弓的稳定性降低 25%。相邻的跖筋膜与跖骨头处的跖深横韧带相互交织，组成强大的筋膜 - 韧带系统，维持足弓的三维形态。Hicks 于 1953 年提出了跖筋膜的绞盘样机制，认为跖筋膜对足纵弓的支持不依靠肌肉。跖筋膜的绞盘样作用在踇趾最大，向外依次减弱，在第五趾处几乎不存在，而第一跖列绞盘样作用的正常发挥依赖于第一跖列的正常跖籽关系。踇外翻时第一跖列对线遭到破坏，跖筋膜于第一跖列的绞盘样作用被削弱。当足负重站立时，踇趾近节趾骨失去跖筋膜的牵拉，第一跖骨稳定性降低，背向活动增加，足纵弓前壁塌陷。

踇外翻足内侧足纵弓塌陷，可导致第一跖骨头负荷减少，第二、三跖骨头负荷增加，前足弓的负荷外移，产生胼胝性跖痛等一系列前足症状。足弓塌陷可推动前足外展，进一步加重踇外翻畸形，踇外翻畸形又会反过来加重内侧纵弓的塌陷，两种畸形相互影响，互为因果。

10. 踇外翻的组织病理学　踇趾第一跖骨头内侧组织在解剖上依次为皮肤、皮下组织、踇展肌和内侧踇短屈肌腱在关节囊上的附着部分、关节囊和骨。深层组织即肌腱和关节囊在骨上的附着点，是肌肉和关节囊将力传导到骨的重要结构。正常骨与软组织交界处的结构应有波浪状的腱纤维、纤维软骨层、潮线、钙化软骨层及骨五种组织。

腱或韧带在骨上附着的结构称为末端结构，末端结构因劳损而引起的组织变性改变称为末端病

(enthesopathy)。末端病发生时，末端结构会出现规律性变化，如腱组织肥厚、纤维化、玻璃样变；腱内软骨化、骨化；潮线弯曲度改变甚至中断，骨髓内纤维结缔组织突破腱止装置，进入腱内等。

通过踇外翻患者手术切除的踇趾内侧组织的解剖研究，认为踇趾第一跖骨头内侧有关节囊、踇展肌和踇短屈肌的联合肌腱附着，属于末端结构。在对 123 例(235 足)踇趾第一跖骨头内侧骨组织及附着软组织的病理学变化研究中发现，其病理学变化主要可归纳为 5 大项：①肌腱与关节囊附着点退行性变和结缔组织增生；②骨膜的反应性增生；③皮质骨下骨小梁减少；④皮质骨和骨膜、肌腱附着点软骨化；⑤皮质骨表面成骨和破骨反应。说明局部处于慢性创伤后的修复阶段，具有广泛的修复不良表现，符合末端病的病理学变化。由于踇外翻患者疼痛多位于第一跖骨头内、跖侧，并沿踇展肌向近端出现压痛，说明踇展肌附着于第一跖骨头内侧的末端结构出现病变可影响整条肌肉，符合末端病的临床表现。综合踇外翻病程、临床表现和对第一跖骨头内侧骨组织及其附着软组织的病理学结果，我们提出踇外翻疼痛原因之一为踇展肌的末端病。

第三节 踇外翻临床表现

一、踇外翻定义及临床表现

(一)定义

踇外翻是指踇趾向外倾斜大于生理性角度(15°)，并伴有第一跖骨头向内侧脱位造成跖趾关节炎及踇囊炎的一种病症。该病俗称“大脚骨”或“脚豣拐”，是一种慢性、进行性、不可逆的常见前足疾病，因第一跖骨头向内侧突出与鞋袜挤压摩擦，造成患者穿鞋、行走困难，如不及时治疗，畸形和疼痛逐渐加重，引起相关跖趾关节及趾间关节紊乱，并产生胼胝疼痛；又因为长期足部生物力学的改变可造成或加重踝、膝、髋、脊柱等部位的病变，是老年人致残的足部主要病种之一，若有严重糖尿病及下肢血管疾病者容易引起足部破溃感染波及全身，导致截肢甚至危及生命。

(二)临床表现

1. 症状和体征

(1)疼痛：踇外翻患者常常是以踇趾的疼痛和踇外翻畸形就诊。约有 70% 的踇外翻患者合并有疼痛，我们需了解疼痛的部位是位于第一跖趾关节内侧，还是位于跖趾关节或籽骨部位；疼痛有无向踇趾的放射；疼痛的程度；疼痛是否影响到运动、工作、日常生活；疼痛的缓解方式；有无静息痛；疼痛与鞋袜关系；疼痛开始的时间、持续时间和进展情况及外侧足趾疼痛的情况。

(2)胼胝：检查患者患足是否存在胼胝，确认第几跖骨头下有胼胝，是否合并有疼痛存在。

(3)踇趾的位置：踇趾正常情况下处于轻度外翻位(15° 以内)，此位置为中立位，若踇趾向足的胫侧过度倾斜为内翻，若踇趾向足的腓侧倾斜过度，超过正常角度为轻度踇外翻，程度加重为中度踇外翻、重度踇外翻。

(4)步态：观察患者走路姿态，确认是否为正常步态，是否存在跛行，是否需要依靠支具辅助行走，也可测量患者站立及行走时的足底压力情况。

(5)足部畸形：检查患者患足是否有扁平足、高弓足、马蹄足、扇形足、风吹样足等足部畸形。检查患足是否合并锤状趾、叠趾、足背隆突、足趾隆突、小趾内翻等。

（6）第一跖趾关节运动：检查第一跖趾关节背伸角度和第一跖趾关节跖屈角度。患者最大主动跖屈与背伸时，与跖骨长轴所成夹角，正常第一跖趾关节最大背伸角度为65°~75°，跖屈15°以上（图5-21）。

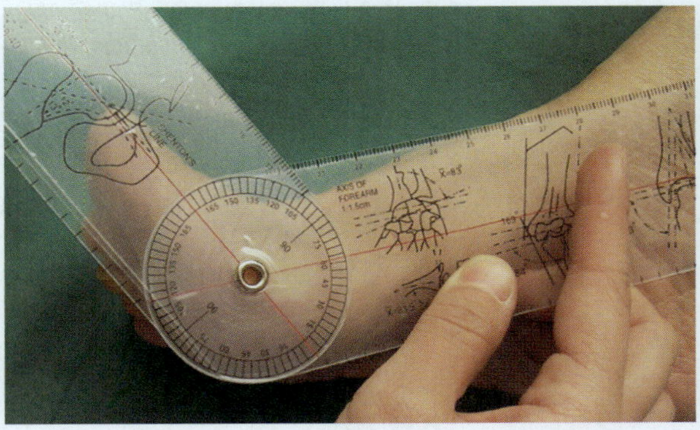
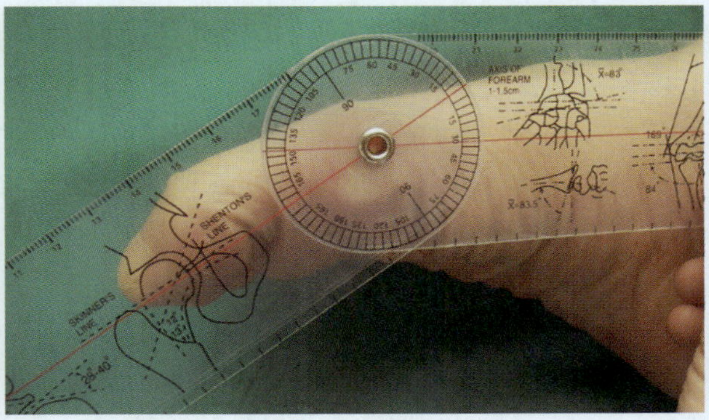

图5-21 第一跖趾关节活动度测量

（7）跖籽关节研磨试验：被动内、外、前、后摩擦籽骨，活动受限且活动时摩擦响痛为试验阳性，提示跖籽关节病变（跖籽关节炎）。

（8）第一跖趾关节外侧紧张度：被动纠正踇外翻畸形时，如果感到踇趾不能被轻易纠正到正常位置，提示外侧关节囊及踇收肌挛缩紧张，应在手术时注意松解。

（9）足部肌力检查：包括胫前肌、胫后肌、腓骨长短肌、踇长短伸肌、趾长短伸肌、踇屈肌、趾屈肌等肌力。

（10）足部其他关节松弛度检查，特别是跖楔关节。

（11）神经系统检查：有些患者可能合并腰椎疾病，如腰椎间盘突出症、先天性脊椎裂等，特别是腰4~5椎间盘突出，由于腰5神经根受压致踇背伸肌力下降或足趾感觉麻木者，可能影响手术疗效，术前需详细体检，做好术前评估。

2. 影像学检查

（1）踇趾外翻角：第一跖骨纵轴（第一跖骨头中心与跖骨基底中心连线，以下同）与近节趾骨纵轴夹角。正常不大于15°。

（2）第一、二跖骨间角：第一跖骨纵轴与第二跖骨纵轴夹角。正常不大于9°。

（3）第一、二跖骨头长度差：第一、二跖骨头关节面最高点水平线的间距（通常情况下第二跖骨稍长于第一跖骨，约2mm）。

（4）胫侧籽骨位置：通过胫侧籽骨与第一跖骨轴线的位置关系，确定胫侧籽骨位置。通常胫侧籽骨越向外，踇外翻越严重。

（5）第一跖趾关节匹配度：①匹配关节。跖骨头关节软骨面与近节趾骨基底关节面平行。②不匹配关节。关节偏斜：第一跖趾关节软骨面的两条划线相交于关节面（跖趾关节对合欠佳）；关节半脱位：第一跖趾关节软骨面的两条划线相交于关节内；关节全脱位：第一跖趾关节软骨面的两条划线相交于关节外。

（6）第一跖骨头的形状：①圆形，通常最易发展为踇趾外翻，亦最易复位；②方形；③中央嵴形。

（7）第一、二跖骨头间距：第一、二跖骨头间最短的距离。

（8）第一跖骨头宽度：第一跖骨头颈两侧（与跖骨头轴线相垂直的水平线上）最宽的距离。

（9）第一跖趾关节退变程度：关节间隙变窄、关节周缘有骨唇等。

二、蹞外翻相关病症定义及临床表现

（一）定义

因为蹞外翻延期不治疗而引起的足部一系列畸形和疼痛者，称为蹞外翻相关病症。常包括以下几种：

1. 锤状趾　锤状趾一般指足趾近侧趾间关节屈曲挛缩，跖趾关节保持过伸状态，有时伴有脱位、远端趾间关节中立或背伸的一种畸形，好发于除蹞趾外的其余 4 趾，多发于第二趾，可累及足趾的 3 个关节（图 5-22）。

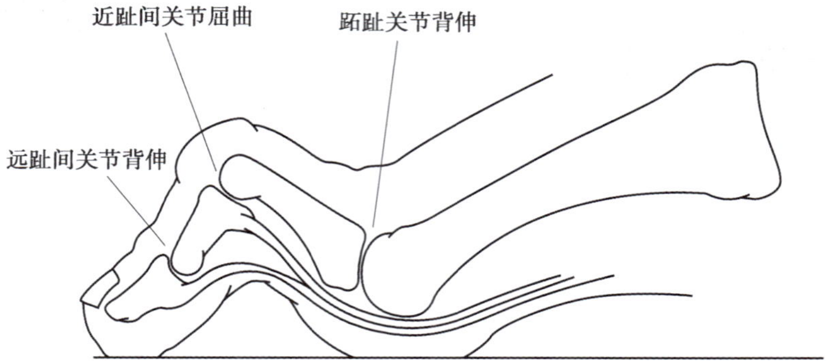

图 5-22　锤状趾

2. 爪状趾　爪状趾是由跖趾关节背伸，近侧及远侧趾间关节屈曲所形成的固定性畸形。其发病原因为足内、外部肌力失去平衡或高弓足横弓塌陷畸形。爪状趾与锤状趾的区别在于爪状趾的畸形较严重，累及多个足趾，足部的症状及功能障碍更明显；爪状趾包含近侧趾间关节的屈曲畸形和跖趾关节背伸畸形，而锤状趾可以存在、也可以不存在跖趾关节背伸畸形（图 5-23）。

3. 叠趾　叠趾即一趾与另一趾叠加畸形。常见有蹞趾与第二趾叠加，小趾与第四趾叠加畸形等（图 5-24）。

4. 胼胝　胼胝是蹞外翻常见的合并症，因为足部畸形，导致足部受力集中从而形成胼胝（图 5-25）。如蹞外翻导致的其余跖骨头下、马蹄内翻足的足外侧、高弓足的前跖部及趾腹部等，常引起临床疼痛不适症状。

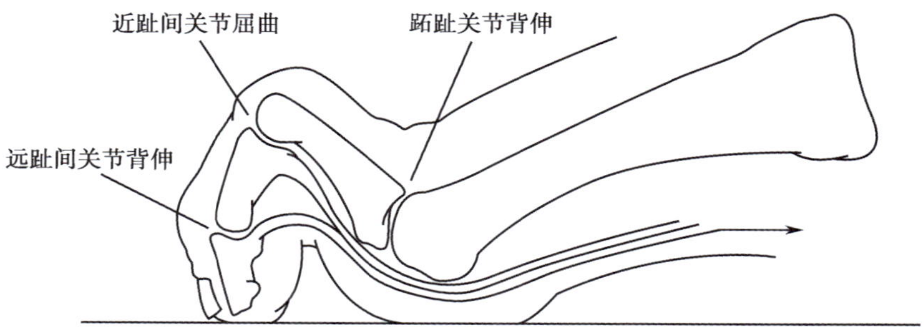

图 5-23　爪状趾

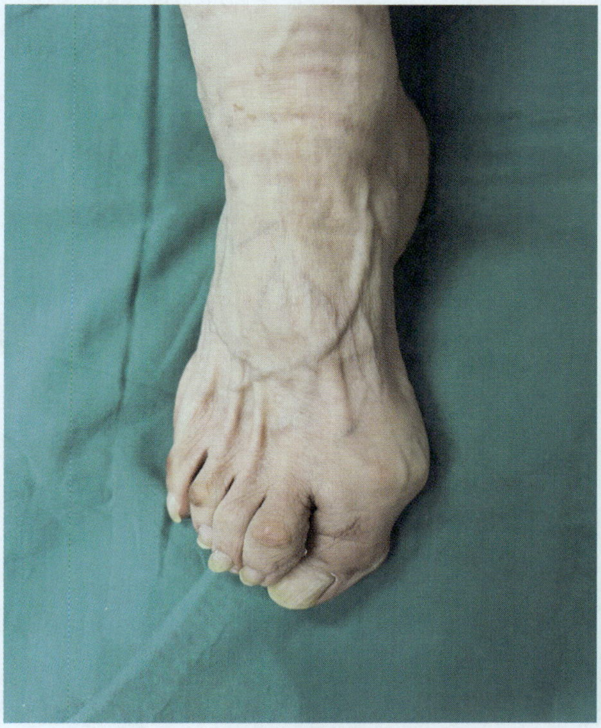

图 5-24　跗外翻合并叠趾畸形

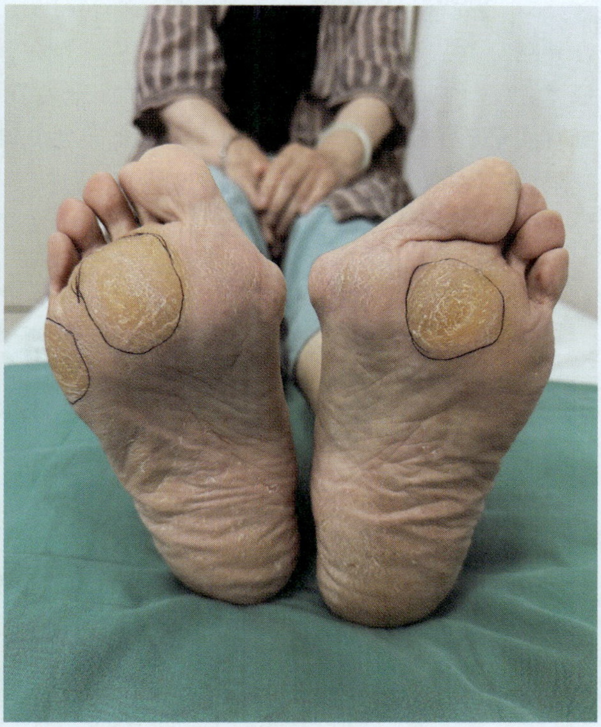

图 5-25　胼胝

5. 跖痛症　跖痛症是前足畸形所致的一种继发病变，常发生于跗外翻患者及类风湿足等患者中，一般与外伤无明显关系。此外，跗外翻术后也常常继发转移性跖痛症，往往合并出现跖趾关节脱位、跖骨头坏死、锤状趾、爪状趾畸形等。临床以第二跖骨头下疼痛最为常见，其次是第三跖骨头，第四、五跖骨痛偶见，常为类风湿性关节炎患者。

6. 隆突症　多指足趾部关节处长期受压力过高引起的骨质增生而隆突，相邻的两趾长期相互挤压而造成的异常骨质增生而产生疼痛的病症。

（二）临床表现

1. 锤状趾　锤状趾畸形平时并不疼痛，当近侧趾间关节背侧由于受到鞋面压迫、摩擦而形成胼胝时，可有疼痛等不适症状；跖骨头下方及趾尖也可形成胼胝。穿鞋不合适时，这些病损也可造成局部疼痛；也可继发局部滑囊炎导致症状加重；后期症状可引起跖趾关节肿胀、疼痛和关节不稳定。

2. 爪状趾　爪状趾畸形一般畸形轻，纵弓略高，足趾呈爪状畸形，一旦站立负重，畸形消失，即可恢复正常形态；严重者常表现为多足趾畸形，跖趾关节背伸，近侧趾间关节屈曲挛缩，跖骨头向跖侧突出。足底跖骨头突出处疼痛，跖侧疼痛性胼胝，有时出现皮肤溃疡；趾间关节屈曲导致的疼痛症状和胼胝情况与锤状趾相同。

3. 叠趾　叠趾患者的足趾形态，常见小趾重叠于第四趾上；或第二趾重叠于跗趾上，此种畸形多为两侧性。本征多由穿不合脚的鞋而引起，也可见于先天性发育异常或下肢瘫痪等。

4. 胼胝　胼胝为足部过度受力部位的皮肤形成扁平或隆起的局限性片状角化增厚，呈蜡黄色，质坚韧，中央略高，边缘不整，表面可见皮纹，局部汗液减少，感觉迟钝，可有轻度压痛。多见于足前跖部及趾腹部。胼胝在其病程的早中期可不出现疼痛，仅有异物感。后期可因局部炎症刺激，出现疼痛，影响行走及负重。

5. 跖痛症　跖痛症主要表现为病变跖骨头下胼胝形成，行走疼痛，压痛，可触及塌陷的跖骨头。合并跖趾关节脱位者有跖趾关节肿胀，可触及向背侧脱位的近节趾骨，轻度脱位者轻拉跖屈足趾可复位，重度脱位患者可见合并锤状趾畸形，跖趾关节背伸固定，僵硬，趾长伸肌腱挛缩紧张。跖骨头坏死者有前足负重跖趾关节区疼痛，碰击后加重，间歇性跛行，第二跖骨头背侧肿胀。压痛、跖趾关节活动受限，尤其是伸展受限。晚期可出现僵直、变形等。

6. 隆突症　隆突症主要表现为骨质增生局部的疼痛、压痛，影响穿鞋及行走，可触及增生的骨质，X 线片可见相关关节处的增生、硬化、关节间隙变窄等（图 5-26）。

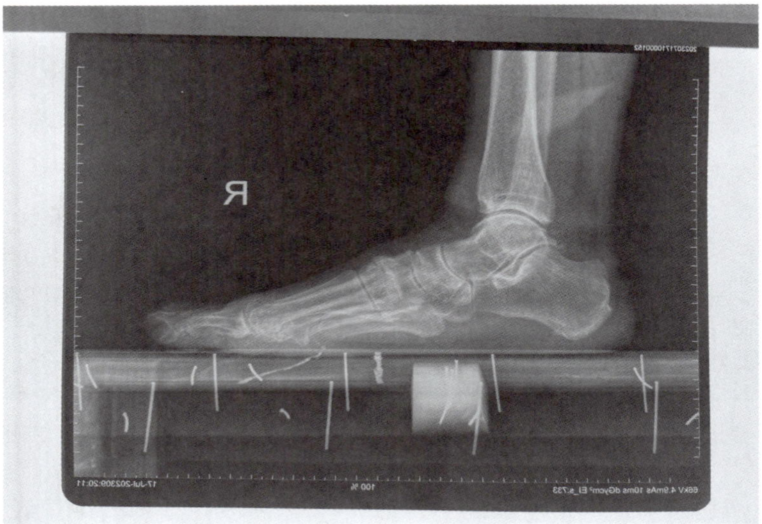

图 5-26　隆突症

第四节　传统疗法大切口的困惑

一、大切口介绍

19 世纪末以来，踇外翻的手术矫正一直是足踝外科医生普遍关心的问题。100 余年间，已形成了形式多样的手术及技术以矫正常见的踇外翻，许多技术有利用价值并融入现代治疗方法中，另一些技术可造成事故已被遗弃。通过对前人的总结，目前仍存在于世的有 200 余种手术方式。

根据国内外文献报道，目前踇外翻畸形大切口矫正手术，在大的方面可分为软组织手术和骨手术，二者在临床中常联合使用。按照手术施行的不同部位及特点，可将踇外翻手术进行以下分类：①远端软组织重建术；②跖骨头颈截骨术；③跖骨干截骨术；④跖骨基底截骨术；⑤内侧楔骨截骨术；⑥趾骨截骨术；⑦第一跖趾关节技术（包括关节成形术，即 Keller 手术、关节融合术、人工关节置换术）；⑧跖楔关节融合术。

（一）远端软组织重建手术

许多专家都曾经报道过远端软组织重建术式，但最终由 Silver 将这一方法推广起来，他所采用的具体步骤包括：第一跖趾关节内侧关节囊缝合、内侧骨赘切除、外侧关节囊和踇收肌的松解。他指出，内侧隆起实际上不是异常骨质增生的结果，更可能是由于跖趾关节向外脱位导致跖骨头内侧暴露。他建议尽可能少切骨，保留完整的跖骨头关节面。随后，McBride 改良了这一术式，他提倡在上述步骤的基础上切除腓侧籽骨。DuVries 和另一些专家又进一步改良该术式，使得最初的 McBride 术式逐渐退出舞台。

1. 适应证　Coughlin 在文章中描述该手术适用于第一跖趾关节半脱位（关节不匹配）、HAV 角小于 30°，IM 角小于 15° 的患者。《坎贝尔骨科手术学》中建议应选择 HAV 角在 15°~25° 之间，IM 角小于 13° 的患者。这两种标准差异并不大，可能基于有些专家对畸形严重程度的划分不一致。同时，许多文献提到第一跖楔关节应有足够的活动度，才能保证这种远端软组织术后矫正效果持久。但如果 X 线显示第一跖楔关节内侧"打开书本样"变化，则提示有不匹配活动、外侧撞击、骨支撑丧失，以及内侧关节囊弹簧样牵拉，这样的患者更适合截骨术。

2. 改良 McBride 手术步骤　主要包括：第一跖骨内侧骨赘切除术；踇收肌止点由近节趾骨基部移至第一跖骨远端外侧，松解外侧关节囊；切除腓侧籽骨；重叠缝合内侧关节囊（图 5-27）。

皮肤与关节囊切开：McBride 原法是横向切开关节囊，现多用纵形或倒 L 形切开关节囊。此步骤中应注意保护内侧关节囊在跖骨颈上的近侧骨性附着，特别是背侧。

内收肌腱与外侧关节囊松解：操作中应注意保护紧贴跖间深横韧带下的第一趾蹼神经血管束。

腓侧籽骨切除术：可以选择背侧或跖侧入路。

内侧关节囊重叠及切口关闭：如果腓侧籽骨已经切除，则不必重叠缝合内侧关节囊，以防止将胫侧籽骨拉向跖骨头内侧。

术毕，踇趾应自然地位于跖骨头上并保持 5° 踇外翻和 10° 背屈。术后用纱布及胶带加压包扎，3 周后可拆线。患者术后需穿硬底鞋 3~4 周，可负重行走，具体情况因人而异。也可以使用一些类型的外固定器或足趾占位器来保证踇趾的正确对线。术后 12~14 周可以穿较好看的鞋子。

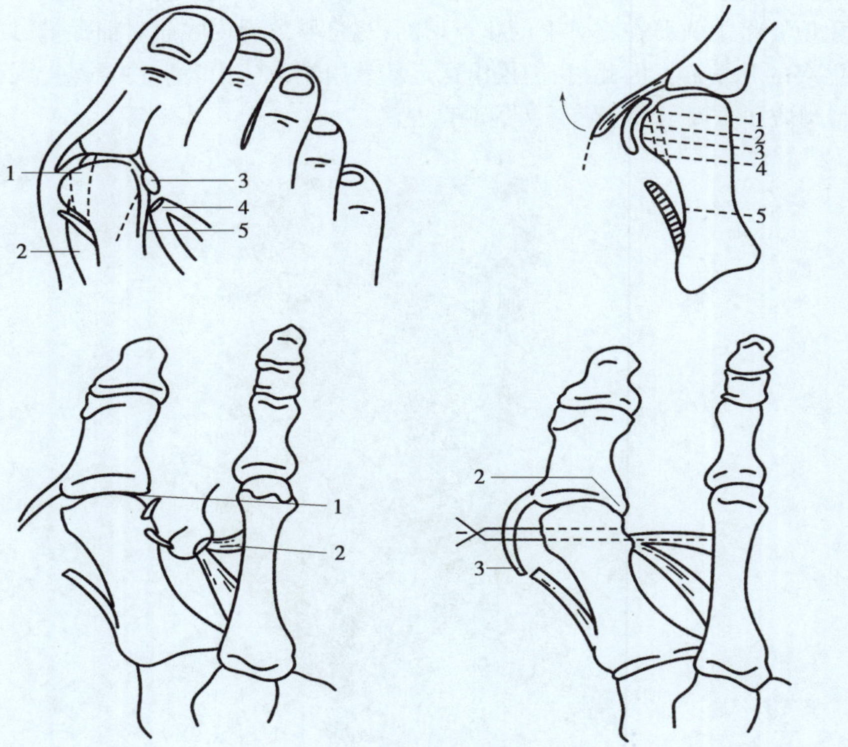

图 5-27　改良 McBride 手术

DuVries 和 Mann 对 McBride 手术所作的主要改良如下：①将踇内收肌重新附着在第一跖骨头的外侧骨膜上；②将第一跖骨头外侧关节囊和第二跖骨头内侧关节囊缝在一起；③内侧关节囊切口呈长六边形；④踇趾内翻 5° 缝合关节囊。术后强调每周更换包扎至 6~8 周，夜晚使用夹板以保持踇趾的位置至术后第 3 个月末。

3. 疗效评价及并发症 尽管 Silver 提出内侧骨突的切除和外侧软组织松解术，但他并未报道这一术式的疗效。Bonney 和 Macnab 报道，总体上单纯骨赘切除手术的效果较差。他们治疗的 68 例患者中，有 37% 的患者需要增加其他的治疗手段以缓解症状。这两位作者还总结说："单纯骨赘切除术的唯一适应证是，内侧的突起是引起所有症状的主要原因，且患者全身条件不允许施行更广泛的手术操作，同时患者不重视术后外观。"

Johnson 和 Meyer 等人的报道均显示改良 McBride 术式在治疗轻中度踇外翻畸形时成功率较高。Mann 和 Coughlin 在对 100 例施行 McBride 术式的患者进行回顾时发现，HAV 角平均矫正 14.8°，IM 角平均矫正 5.2°。但是，他们建议如果 HAV 角需要矫正超过 20° 时，最好联合使用跖骨截骨术以达到更好的效果。或者在术中通过用手向外侧推第一跖骨检查 IMA 的复位情况来决定是否需要联合截骨手术，如果复位牢固则不需要行跖骨近端截骨术。该报道还指出，踇内翻是 McBride 手术术后严重的并发症（图 5-28）。Mann 和 Pfeffinger 指出，单纯远端软组织重建手术不能有效矫正严重的踇外翻畸形，其成功率只有 50% 左右。他们的文章还提出术前畸形越重，术后出现踇外翻的可能性越大。Mann、Coughlin 和 Pfeffinger 的文章通过回顾这一术式的疗效，提出术中保留腓侧籽骨以降低术后踇内翻高发病率的建议。事实上，关于腓侧籽骨是否应该切除的争论从未停止过。最初切除腓侧籽骨的考虑是基于腓侧籽骨的切除可使踇内收肌和踇短屈肌得到松解，减小第一跖趾关节的踇外翻力臂，有助于踇外翻的矫形。此外，切除籽骨还可以防止其通过腱鞘及腱滑膜鞘对踇长屈肌肌腱形成的牵拉作用，消除了在跖趾关节处产生踇外翻应力的另一重要装置。但是现在研究显示，胫、腓侧籽骨单侧全切除和胫腓双侧籽骨全切除术对踇趾屈曲力量有明显影响。同时还应注意到，在切除腓侧籽骨时，不可避免地要将踇收肌在籽骨上的止点切断，这将导致踇内收肌对前足横弓的维持力减弱、横弓塌陷，引起更多的并发症。因此，我们提出行远端软组织重建术时应注意保护踇收肌。DuVries 和 Mann 则提出将踇收肌重新附着于跖骨头的改良办法。

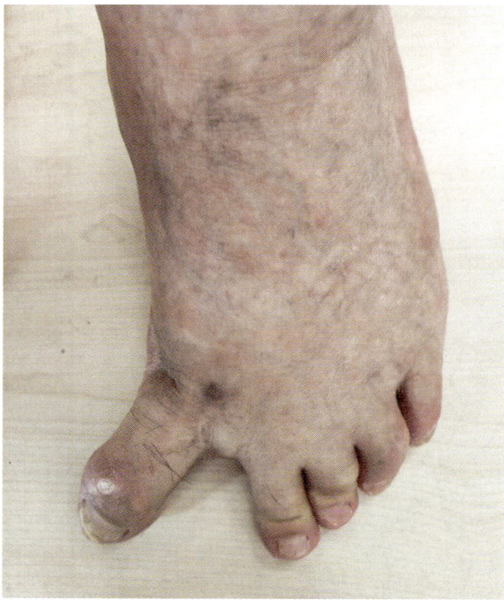

图 5-28 McBride 术后踇内翻

（二）第一跖骨头颈截骨术

许多医生都对这一部位的手术方法进行了描述，他们根据自己的经验和观点，在具体截骨位置、方式、关节囊缝合、内固定技术及术后护理等方面做了许多改进，一方面极大地丰富了手术种类，使临床医生可以根据具体情况灵活选择手术方案；另一方面，这些改进处处闪现着研究者们智慧的光芒，不断启发后来的研究者开拓思路，取得更大的成绩。这里针对最有代表性的几种术式进行探讨：

1. Reverdin 手术　1881 年，由于对 Heuter 跖骨头切除术的效果不满意，Reverdin 首次报道了这种基底朝向内侧的关节囊内跖骨头闭合楔形截骨术。1884 年 Barker 在显然不知道 Reverdin 术式的情况下，进行了类似的手术，但他没有行骨赘的切除术或截骨的缝合固定。此后近百年中，这一术式一直因为不能矫正跖骨的原发性内翻或可能引起跖骨内翻加重、畸形复发，而受到批评和冷落。直至 1970 年，Funk 和 Wells 报道了对 76 足采用了 Reverdin 手术的回顾性研究，随后又报道了对 166 例患者的前瞻性研究，他们认为本手术在解除疼痛、保持矫正效果和患者满意率方面均非常好。Gerbert 认为 Reverdin 手术的优点是减小了不正常的跖骨远端关节面角（DMAA），由于有大的干骺端面积，因而提供了最大的愈合机会，可用于骨骺愈合前的儿童。缺点是截骨时有损伤跖籽关节的风险，IM 角的矫正很小，不能矫正矢状面上的畸形。1996 年，我国也报道了改良 Reverdin 手术治疗踇外翻。

手术主要步骤：①皮肤与关节囊切开；②内侧突起切除；③跖骨头楔形截骨；④关节囊重叠缝合。Reverdin 最初用肠线固定截骨端，也可用克氏针固定以加强断端的稳定。术后处理：在踇内侧用加垫的夹板固定，使踇趾处于矫正位置。夹板固定 3 周，其间不能负重。然后可穿宽松的拖鞋，在能忍受的程度内负重行走，直到患足肿胀消退为止（图 5-29）。

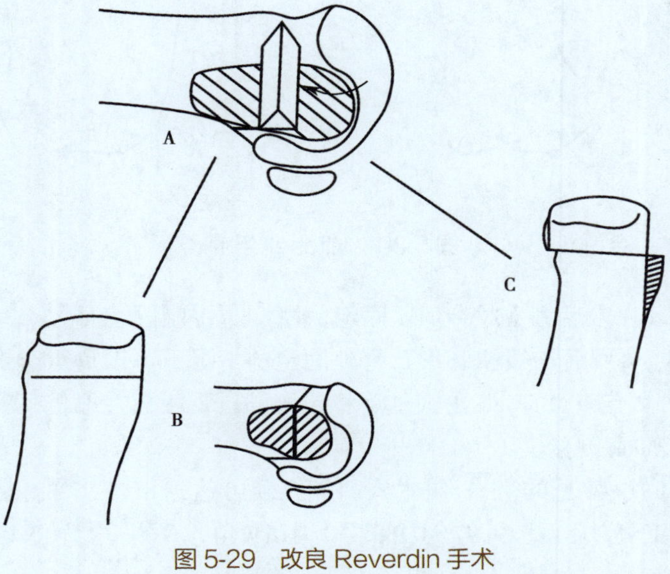

图 5-29　改良 Reverdin 手术

A+B：Reverdin-Green 手术；A+C：Reverdin-Laird 手术

2. Hohmann 手术　于 1921 年由 Hohmann 报道。首先在跖骨颈作横行截骨，然后在跖骨上切除梯形骨质。梯形的内侧基底宽于外侧，这使得向外偏斜的跖骨头关节软骨面反旋。这种手术可以有效纠正异常增大的 DMAA，但是跖骨短缩以及截骨远端稳定性差成为阻碍该术式推广的主要障碍。

3. Peabody 手术 1931 年，Peabody 提出了一种保持外侧骨皮质完整的第一跖骨颈楔形截骨术。他承认这种手术与 Reverdin 及 Hohmann 技术相似，但是，他提出其技术由于保留有生命力的软组织及血液供应使得截骨端更稳定且更易于愈合。尽管 Peabody 手术提出了一些有益的观点，但它不能作为踇趾外展踇外翻现代治疗的主要方法。其他技术可完成相似的甚至更好的治疗，且手术危险性及并发症更少。

4. Mitchell 手术 Mitchell 踇囊肿切除术最初提出是在 1958 年，是经典的横断矫形截骨手术。

（1）适应证：Coughlin 提出这种跖骨远端的横形或斜形截骨手术适用于中度踇外翻伴跖趾关节半脱位的患者，即 HAV 角 <35°，IM 角 <15°。如果伴有 DMAA<15° 的匹配关节时，仍可考虑此手术。

（2）禁忌证：此手术不适用于踇外翻伴发退行性跖趾关节炎的患者，或者第一跖骨较短的患者，或者术前已经有外侧跖骨头下疼痛的患者，以及踇外翻伴有 DMAA>15° 的匹配关节的患者。

（3）手术步骤：①切除内侧突起；②第一跖骨干远端截骨；③截骨远端向外移位及成角；④内侧关节囊紧缩成形（图 5-30）。1958 年，Mitchell 根据大量经验提出几条建议以预防因技术失误引起并发症，主要有：截骨端不要比手术方法所示的位置更靠近近端，这是因为跖骨干的皮质骨与跖骨颈的松质骨相比愈合时间较长，而且如果截骨太靠近端，保持踇趾的理想位置也很困难。其他还有关于骨孔、外侧骨尖的最佳位置形状以及关节囊缝合等细节的解释。

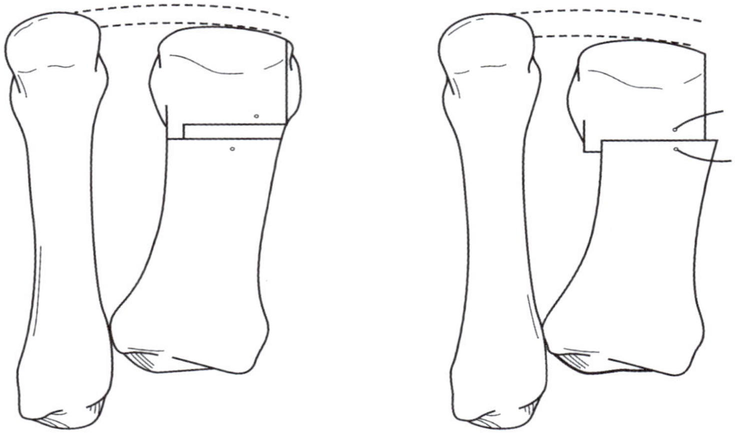

图 5-30 Mitchell 手术

（4）术后固定及锻炼：术后绷带胶布加压固定，术后 1 周内用非负重石膏固定患足。多数医生倾向于术后 4 周内不负重，4 周后在短腿管形石膏外固定的情况下可以负重行走，到术后 8~10 周截骨端愈合后可去除石膏外固定。Mitchell 主张术后将包缠的压舌板放在跖侧、背侧和内侧，固定 10 天，不要使截骨远端成角或向背侧移位。

（5）疗效评价及并发症：总的来讲，该术式的满意度可达到 82%~97%。在两份病例数较多的报告中，满意度分别为 91%（204 例）和 97%（188 例）。HAV 角术后平均矫正 10°~25°，IM 角平均矫正 5°~10°。

跖骨短缩也是该手术术后出现的主要并发症，并可能导致转移性跖骨头下疼痛。Merkel 等人报道在他们的病例中术后跖骨平均短缩 7mm。跖骨短缩大于 10mm 时，患者的不满意度更高，跖骨头下疼痛的发生率也相应增加。足外侧转移性跖骨头下疼痛和胼胝的形成作为最常见的并发症，几乎可见于所有关于跖骨远端截骨术的报道中，其发生率可达 20%~40%。Mitchell、Merkel 等人和另一些作者提出，可以通过使截骨远端骨块向跖侧移位来抵消跖骨短缩所造成的不良影响。相反，如果远端骨块向背侧成角则可能加重跖骨短缩带来的负面影响，最终导致患者满意度下降。

畸形矫正不全和畸形复发也是该手术术后常见的并发症，其发生率接近 10%。术前畸形越重，则术后矫正不全或复发的可能性越大。

Mitchell 等人还报道了术后跖骨远端缺血坏死的发生。Carr 和 Boyd 等人建议最好不要联合施行外侧软组织松解术，以避免这一并发症的出现。

横形截骨的特性决定了术后截骨端相对的不稳定，由此引起的矫正度的丢失、畸形愈合、延迟愈合以及不愈合等并发症都已有相关文献报道。此外，该手术对于技术的要求较高，这也可能是各种并发症高发的原因之一，因此这种手术的使用也逐渐减少。

5. Wilson 手术（图 5-31） 1963 年，Wilson 介绍了一种第一跖骨颈斜形截骨术，用以矫正第一跖骨内收及踇趾外展踇外翻畸形。该手术操作原理与 Mitchell 手术非常相似，但是斜形截骨线使得过度短缩及转移性跖骨头下疼痛成为其主要弊病。一般认为，严格操作、稳定固定及避免破坏力可使 Wilson 手术获得成功。这种手术快速、简单且相对安全，并自报道以来一直作为切口最小的技术得到推广。这些可操作性强、对患者很有吸引力的特点对后来小切口手术的创新及发展有一定的积极作用。1995 年，我国也作了相应报道。1994 年国内时述山报告跖骨颈斜行嵌插截骨术治疗踇外翻。其截骨线与 Wilson 相反，认为截骨后两端相互嵌插好，稳定性好，不需作内固定，但不宜用于合并严重踇趾跖趾关节炎的患者。

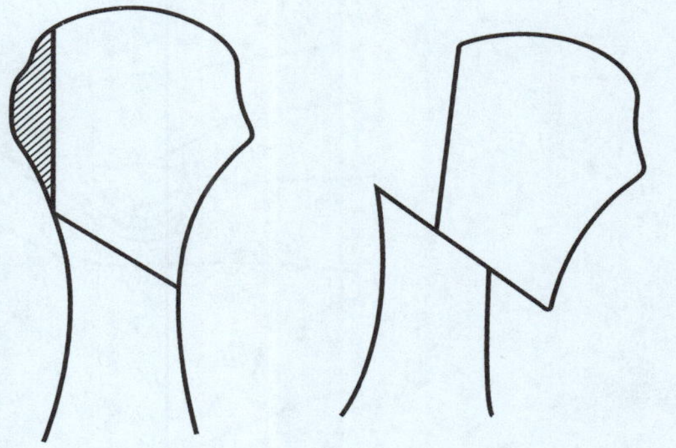

图 5-31 Wilson 手术

6. 跖骨远端 V 形截骨术（Chevron 手术） 这种关节囊内的跖骨远端 V 形截骨手术是由 Corless 于 1976 年介绍的，是对 Mitchell 手术的一种改良，又叫 Austin 手术，用于矫正伴有轻中度第一跖骨原发内翻的踇囊炎。手术有两个步骤，第一步为经跖骨头和颈部在矢状面上行 V 形截骨术，矫正第一跖骨原发性内收，然后将跖骨头外移，修整跖骨近侧段，不行内固定（因为截骨本身很稳定）；第二步将已掀起的关节囊瓣缝至踇展肌肌腱上，以此来纠正踇外翻。和跖骨颈截骨术（包括 Mitchell 术式及其改良方法）相比，V 形截骨术有以下好处：经骨松质截骨，不短缩跖骨，稳定性好。Austin 和 Leventen 于 1981 年报道了自 1962 年以来的 1200 多例病例（患者年龄范围为 8~76 岁），详细评价了 300 个病例。他们报道未发生缺血性坏死、不愈合或感染，偶尔出现第一跖骨短缩引起的其他跖骨痛。Johnson 也分别于 1979 年和 1981 年对跖骨远端 V 形手术进行了探讨。1984 年 Horne、Tanzer 和 Ford 的文章中谈到他们改良了 Corless 和 Johnson 的术式，使 V 形截骨的两臂成 90° 角（而不是原来的 45°~60°）。Borton 和 Stephens1994 年的研究中也对 V 形截骨术加以改良，将取自外生骨疣的楔形骨块植入 V 形截骨的背侧面以旋后、跖屈并撑开跖骨。因为撑开截骨线的上臂可紧张软组织而提供足够的稳定，所以不需要内固定。这些专家认为，在截骨处旋后、跖屈跖骨对于矫正踇外翻的旋前和跖骨抬高畸形是必要的。1997 年，我国王正义等也报道了 78 例。

（1）适应证：跖骨远端 V 形截骨术适用于轻度及部分中度踇外翻（即 HAV 角 <30°，IMA<13°），并伴有第一跖趾关节半脱位。由于这种手术不影响关节面的咬合，而是获得关节外的矫正效果，因此当第一跖趾关节为匹配关节，但 DMAA<15° 时可以考虑使用。跖骨远端 V 形截骨术联合近节趾骨截骨术可用于矫正 DMAA<20° 的跖趾关节匹配的踇外翻患者，还可以矫正踇趾的旋前。

（2）禁忌证：跖骨远端 V 形截骨术不能矫正踇趾旋前，只能部分改善籽骨半脱位的情况。该手术不适用于严重的踇外翻患者，或者与退行性骨关节炎相关的踇外翻，且 DMAA>15° 的匹配型的跖趾关节，或者年龄 >60 岁的患者。

（3）手术步骤：①内侧骨突切除；②经第一跖骨头的关节囊内 V 形截骨；③截骨远端向外移位；④去除第一跖骨截骨后形成的突起；⑤内侧关节囊紧缩缝合。改良的 V 形截骨术只是将跖骨头截骨的定点略向近侧移位，其潜在的问题是截骨处不稳和骨接触不佳，所以截骨的正确定位极为重要。同时，跖骨的截骨一般要内固定。V 形截骨术经过改良后，可应用于更严重的畸形（如 HVA 达 30°，IMA 达 15°）。推广了 V 形截骨术的 Johnson 医生又提出另一种改良术式，通过改变跖骨头截骨臂的位置和长度，使其适应证扩大至 IMA 达 15°~16° 的严重畸形（图 5-32）。

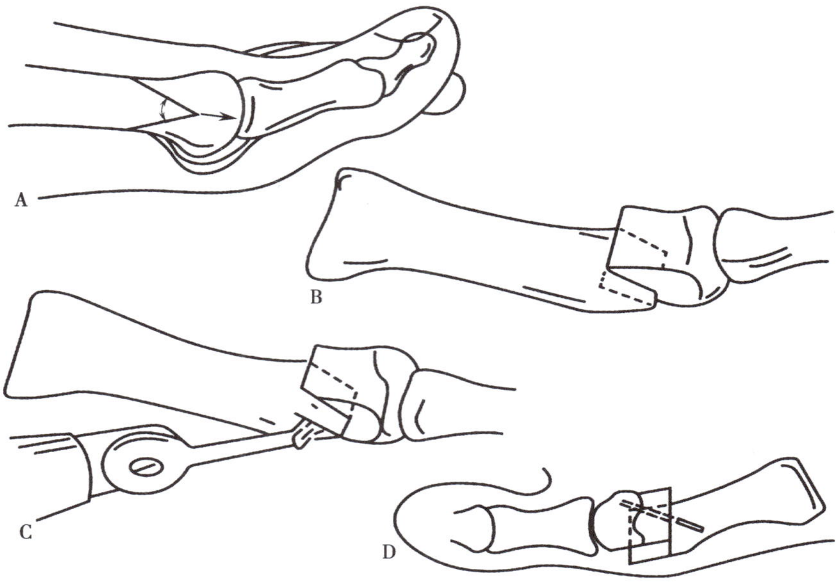

图 5-32 Chevron 手术示意图

（4）术后固定及锻炼：由于采用的具体手术方式不同，故术后需要石膏外固定的时间也有差异。原术式术后需用短腿石膏固定 6~8 周，直至骨愈合才允许扶拐患肢点地行走。改良术式由于使用了克氏针或螺钉等内固定物，所需短腿石膏固定时间较短（1 周）或不用石膏固定，而改穿硬底鞋，并可以较早开始跖趾关节功能锻炼。

（5）疗效评价及并发症：术后 HAV 角平均矫正 12°~13°，IM 角平均矫正 4°~5°。由于其矫正效果有限，故适用于轻度及部分中度踇外翻患者。Hattrup 和 Johnson 于 1985 年报道在 225 足中除个别患者外，其余患者的疼痛、适应鞋的能力和外观均得到改善。Horne、Tanzer 和 Ford 回顾了 79 足的手术后认为，V 形截骨术后结果满意，但手术要求细致操作。他们建议将自己报道的改良术式用于治疗 IM 角 >10°，无跖趾关节退变而且第一跖趾关节背屈至少达到 60°~70° 的踇外翻。Meier 和 Kenzora 在一份含 50 例病人（72 足）的手术报道中描述，当患者术前 IM 角 >12° 时，术后满意度为 74%；当患者术前 IM 角 <12° 时，术后满意度达到 94%。Borton 和 Stephens 报道用他们的改良术式治疗了 32 足，HAV 角的平均矫正度为 21.7°，IM 角为 9.7°，除 1 例外，31 例患者均对疗效表示满意。

跖骨远端 V 形截骨术术后最常见的并发症是畸形复发和矫正不全，发生率可达 10% 左右。适应证的扩大将会导致并发症发生的风险增加，患者术后不满意度上升。截骨远端骨块的移位可导致术后矫正过度或矫正不全，适当的内固定可以减少骨块移位的发生。过多截骨可导致跖骨短缩。Klosok 等人报道 43% 的患者术后出现转移性跖骨头下疼痛。

跖骨远端 V 形截骨术术后最严重的并发症是第一跖骨头缺血性坏死。Horne 和 Mann 等人都分别报道了该手术术后跖骨头缺血坏死的发生。相反地，Johnson 等人却报道说术后未发现明显跖骨头缺血坏死迹象。Meier 和 Kenzora 报道，术后跖骨头缺血性坏死的发生率达到 20%，他们还指出如果同时联合使用踇收肌松解术，则缺血坏死的发生率可达到 40%。但他们却认为骨坏死并不影响满意的疗效，甚至即使整个跖骨头均坏死或软骨下骨已塌陷时也是如此。

（三）第一跖骨干截骨术

跖骨干截骨术常用来治疗 IM 角为 14°~20° 的踇外翻。这类术式是沿跖骨干长轴进行截骨，使跖骨截骨远端可水平平移或者旋转，以矫正 IM 角，常常与内侧关节囊重叠缝合以及外侧软组织松解术联合使用。

1. Scarf 截骨术　1983 年 Zygmunt 等首次描述 Scarf 截骨术，它是一种跖骨干上的 Z 形截骨术，在欧美许多国家已成为常用的手术方式之一。手术包括三条截骨线：一条沿跖骨纵轴由近端向远端延伸，另两条呈 V 形使纵形截骨的远端与背侧骨皮质相通，近端与跖侧骨皮质相通。截骨远端骨块向外侧平移，以缩小 IM 角。截骨端由两颗螺钉固定，故稳定性较高（图 5-33）。

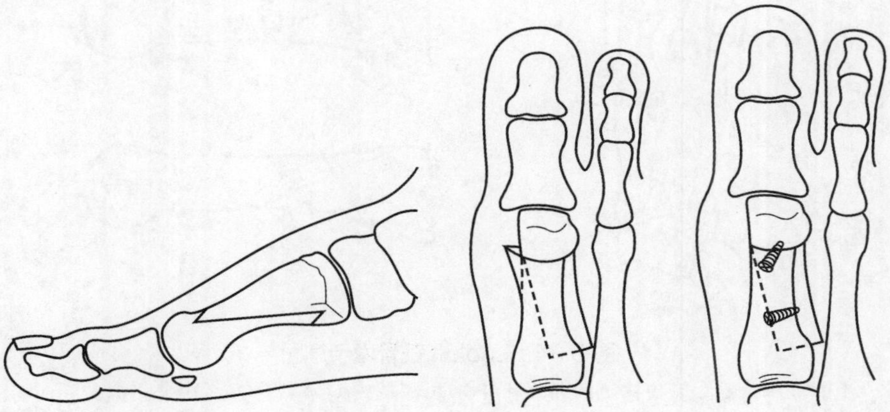

图 5-33　Scarf 截骨术示意图

A. 截骨线；B. 向外推移远端骨块；C. 螺钉固定，切除内侧突出骨质

由于远端骨块是平移而不是旋转，因此避免了跖骨的短缩，相反也可以通过调整截骨线来缩短跖骨或者矫正异常的 DMAA，但矫正度有限。由于 Scarf 截骨后已没有余地在跖骨头颈部再行截骨，对于 DMAA 较大的患者，可加用近节趾骨基底的 Akin 截骨以取得更好的效果。与跖骨远端截骨术相比，Scarf 截骨具有更强的矫形能力。Weil 将 Scarf 截骨分为长、中、短三类。短 Scarf 截骨适用于 IM 角 <13° 者；中 Scarf 截骨适用于 IM 角在 14°~16° 者；长 Scarf 截骨适合于 IM 角在 17°~23° 者。研究显示，Scarf 截骨术比基底截骨的临床疗效好，但是其并发症的发生率较高，可达 4%~10%。这可能因为其技术要求高的缘故。但是，一旦技术熟练后，这种截骨术将会是很有效的。有些研究建议将该手术用于治疗 IM 角达到 18°~20°，甚至是更严重的踇外翻患者。Robinson 和 Limbers 等人建议将该手术用于治疗 IM 角大于 14° 的患者，IM 角 <14° 的患者可以选用更简单的手术方法。一些专家也提出，在一些情况下不适用该手术，如第一跖骨在矢状面有明显畸形、第一跖骨直径太小、较严重的骨质疏松等。总之，该手术方式对于技术的要求很高，故医生在适应证的选择及操作上要分外注意，尽量避免或减少并发症的出现。

2. Ludloff 截骨术 Ludloff 在 1918 年描述了一种从跖骨近端背侧到跖骨远端跖侧的跖骨干斜形截骨术。当时由于内固定技术的限制未能得以推广，后来一些医生对此方法进行改进，截骨面从原来的骨干改为跖骨近端，较大的松质骨截骨面使骨折愈合较快，再加上 AO 内固定技术的使用，使得断端能坚强固定（图 5-34）。

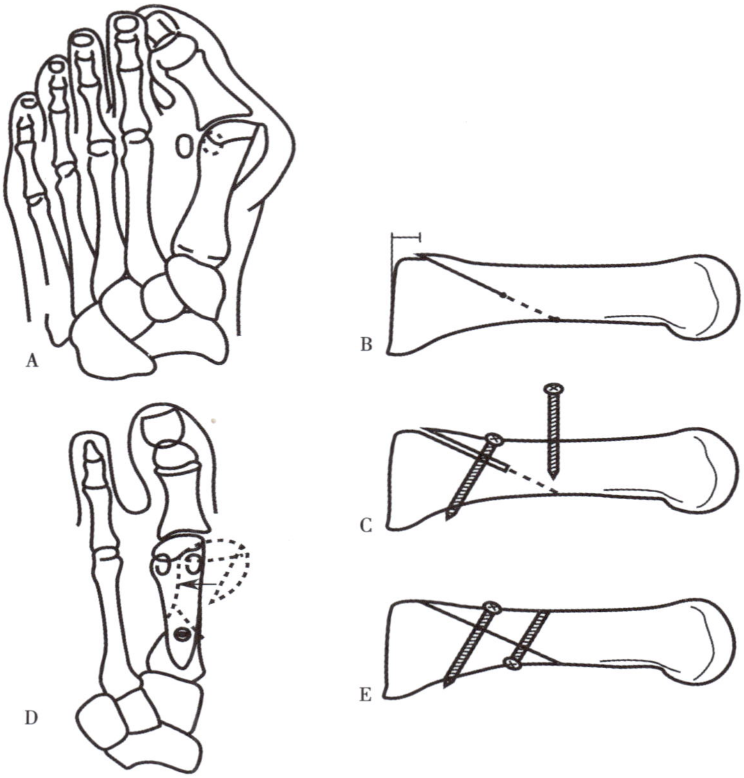

图 5-34 Ludloff 截骨术示意图

A. 踇外翻；B. 跖骨基底背侧向跖骨干中部跖侧从内向外截骨；C. 在未完全截断时，用一枚螺钉固定截骨面；D. 完全截断后，推挤跖骨远端以固定螺钉为轴向外旋转；E. 用另一枚螺钉行拉力固定，并切除跖骨头内侧骨赘

Myerson 等通过实验研究证实，改良后的术式稳定性高于跖骨近端的 V 形截骨和新月形截骨。对于 DMAA 明显增大的患者，在 Ludloff 截骨移位后，关节面的倾斜度将进一步增大，应加做 Reverdin 或 Akin 截骨术。改良的 Ludloff 手术跖骨短缩较少，还可以通过调整截骨面方向及断端对合位置使跖骨头降低，增加踇趾负重能力，以减轻第二、三跖骨头下的压力。相反，如果术中让截骨远端抬高，则跖骨头下的承重能力就会减小，这一思路正好可以应用在二、三、四跖骨头塌陷的患者，通过二、三、四跖骨基底截骨并抬高跖骨远端，使这些跖骨头下承重减少。有的第二跖骨过长引起跖趾关节脱位的患者，可以适当增加截骨量，但截骨量的多少需根据具体情况精确计算。

总的来说，跖骨干截骨术技术上要求很高，暴露范围较大，因此需要术后物理治疗以防止组织粘连。

（四）第一跖骨基底截骨术合并远端软组织重建术

1901 年，Loison 首先描述了第一跖骨基底截骨术，矫正踇趾外展踇外翻时并存的第一跖骨内收。1925 年 Truslow 将“原发”的概念用于跖骨内翻，表示跖骨内翻是原发的或始发畸形，而踇外翻只是继发而来的。他建议在第一跖楔关节做基底朝外的楔形截骨术，在跖趾关节外侧行关节囊切开术，同时行踇长伸肌肌腱延长术。《坎贝尔骨科手术学》认为无论是原发的还是继发的第一跖骨内翻，如果其内翻造成了踇外翻畸形，就有理由在畸形发生处予以矫正，同时加用跖趾关节软组织手术以矫正跖趾关节半脱位。故此后，人们常常把这两种手术看作一个整体术式来运用，并对其综合效果进行探讨。经跖骨基底截骨主要的优点有：截骨端之间的接触面为骨松质且宽大，有利于愈合；跖骨基底部仅几度的移位就可使跖骨远端获得明显改善，使前足缩窄，内侧踇囊受压的机会减少。主要缺点有：需要较广泛的软组织游离；除非进行牢固的内固定，否则截骨远端易向背侧或内侧移位，可能导致其余趾列过度负重。

1. 适应证　中重度踇外翻畸形，即 HAV 角 >35°，IM 角 >16°，伴有跖趾关节半脱位，且无明显第一跖趾关节退行性变的患者。

2. 禁忌证　踇外翻伴匹配关节，且 DMAA>15° 的患者；第一跖趾关节退行性关节炎；严重的跖骨内收。

3. 手术方法　包括近端开放式楔形截骨术、闭合楔形截骨术、近端 Chevron 手术、近端新月形截骨术。合并手术见远端软组织重建部分（图 5-35、图 5-36）。

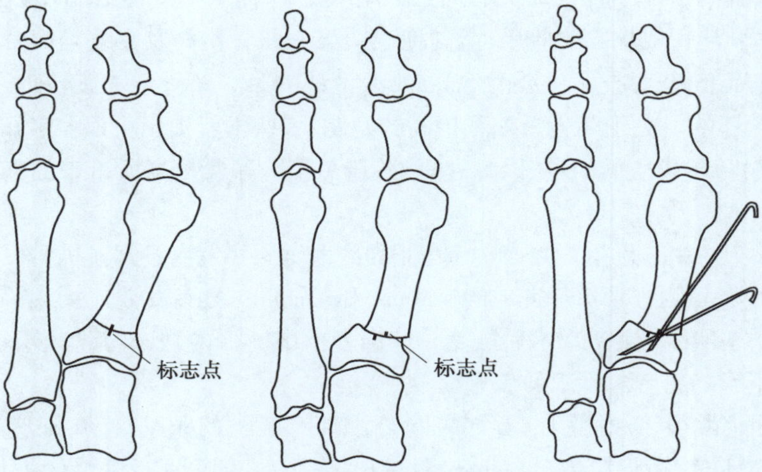

图 5-35　基底弧形截骨

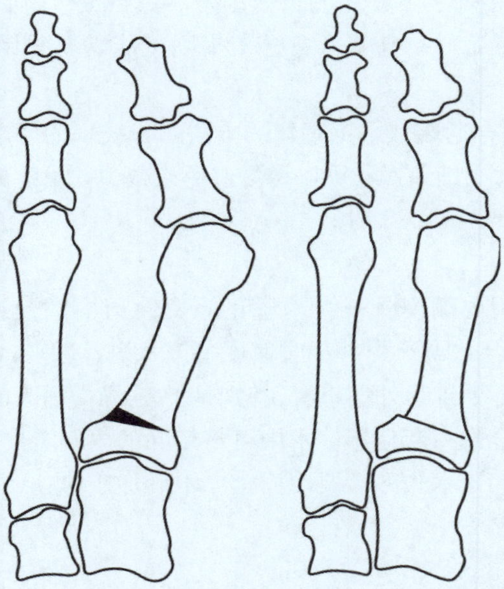

图 5-36　Loison-Balacescu 截骨术

4. 疗效评价及并发症　这种联合术式的满意度达到 78%~93%。HAV 角平均矫正 23°~24°，矫正度的大小与术前畸形的严重程度成正比。Mann 报道，对于 HAV 角 >40° 的严重畸形，平均矫正达 30°。文献报道术后 IM 角平均矫正度为：新月形截骨 8°~11°，闭合楔形截骨 3°~6°，开放楔形截骨 7°。

有许多专家提出第一跖骨短缩及抬高等问题是这种手术的后遗症。Wanivenhaus 和 Feldner-Busztin 报道闭合楔形截骨术后，第一跖骨平均短缩 3.6mm。1977 年，Zlotoff 的经典文章描述了第一跖骨各种截骨术显示的跖骨短缩程度，其中基底楔形截骨术，第一跖骨平均短缩 2.6mm。其他一些专家也报道了术后跖骨短缩的出现，并提示跖骨短缩和背屈与外侧跖骨头下疼痛的发生密切相关。Coughlin 推荐使用新月形跖骨基底截骨术，他认为该方法只引起极少量的短缩。而另有报道显示，开放楔形截骨可使第一跖骨延长，从而引起截骨端的不稳定和畸形愈合。开放楔形截骨术还可使关节周围软组织被拉长，紧张度增加，最终可能导致畸形复发。Haendel、Lindholm 和 Jeremin 及其同事描述，跖骨抬高是基底楔形截骨术后的主要并发症，并说明了截骨技术与跖骨抬高的关系及对负重的影响。Schuberth 及其同事作了广泛研究，并报道了 150 多例手术中，有 93% 出现第一跖骨抬高。他们的文章深入探讨了基底截骨术的效果，清楚地表明第一跖骨抬高及短缩是截骨技术的直接结果及对负重的影响。实际上，截骨技术主要受 Schuberth 论证的第一跖骨截骨旋转轴的影响，并进一步受 Smith 折叶轴概念的影响。关于跖骨短缩和抬高的问题，一些学者提出可以参考跖骨远端截骨并发症的处理，将截骨远端跖屈或压低固定，以弥补短缩，避免第一跖骨抬高所带来的其余序列负重增加的现象。

1981 年，Curda 及 Sorto 报道了 33 例这种手术，最主要的并发症是踇趾内翻。这主要是因为合并远端软组织手术中，将腓侧籽骨切除造成的。Mann 和 Coughlin 建议尽量不要切除腓侧籽骨。保留籽骨可以降低术后踇内翻的发生率。术后虽然一些患者出现了踇内翻，但其畸形不超过 10°，也未出现任何症状，因此并不影响患者对手术的满意度。

畸形的复发可能由很多原因引起。如果踇外翻伴有匹配的跖趾关节，则应避免联合使用远端软组织重建手术，以防止畸形复发。Lippert 和 McDermott 强调截骨时锯片的方向是否正确也很重要，锯片向内侧旋转可导致背屈畸形，相反锯片外旋可导致跖屈和旋后畸形。同时还强调充分内固定是避免背屈畸形和外侧跖骨头下疼痛的重要因素。螺钉或者螺钉加克氏针的使用可以增强截骨端的稳定性，还可以减少短缩。一旦畸形愈合发生则可能需要采用更为复杂的手术方式来进行挽救。

总之，近端跖骨截骨术联合远端软组织重建的方法对于技术的要求较高，适用于治疗中、重度的踇外翻畸形，术前仔细设计、术中细致操作可以尽量避免或减少并发症的出现。

（五）内侧楔骨截骨术

1886 年 Riedl 首次介绍用内侧楔骨截骨术矫正原发性踇内翻，当时并没有如此称谓。1925 年 Truslow 在描述第一跖骨内翻合并踇趾踇外翻时使用了该术语。后来，Coughlin 等人将这一术式用于那些跖骨近端骨骺未闭合的青少年踇外翻患者，特别是 IMA 异常增大的患者。这种截骨术与内侧突起切除和内侧关节囊重叠缝合术一起使用。术中可将切除的内侧突出作为间置植骨材料，内侧突出不大的青少年可取髂骨植骨。该术式亦需要内固定。术后加压包扎或膝下管形石膏固定，截骨常在 6 周内愈合（图 5-37）。

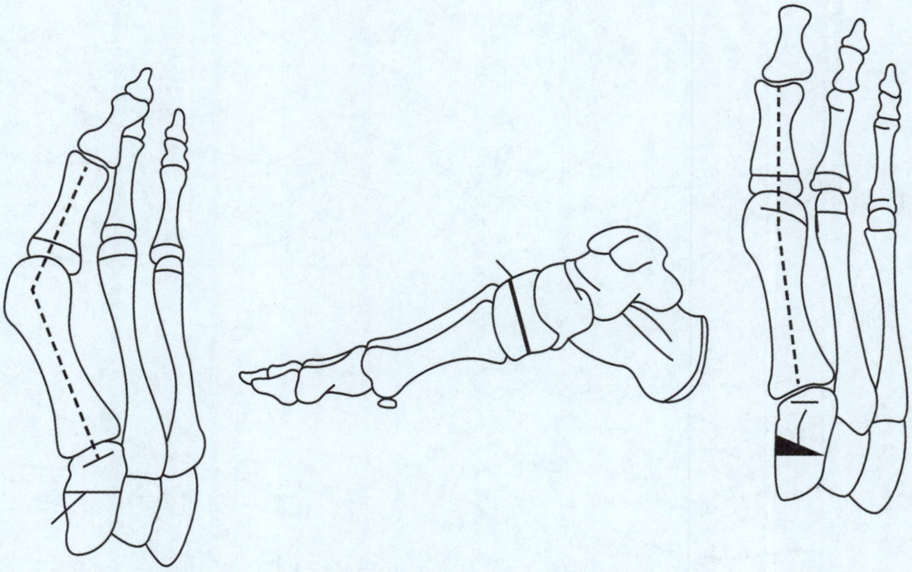

图 5-37 内侧楔骨截骨术

（六）趾骨截骨术（Akin 手术）

1925 年 Akin 介绍了这种近节趾骨截骨手术，他还建议切除近节趾骨基底内侧髁状突起。从那以后，许多足外科医生在不同程度上使用这种手术。这种手术被认为是一种附属手术，而不是踇趾外展踇外翻外科中的基本手术。1970 年，McGlamry 及其同事和 Yale 介绍了 Akin 手术的改进，通过缩短趾骨纠正踇外翻时并存的踇趾过长。1981 年，Clark 提出了近节趾骨不同水平的踇趾外展。三个主要类型包括：跖骨远端关节成角（DMAA）、趾骨间踇趾外展及近节趾骨不对称。许多专家随后改变了 Akin 手术截骨位置，使得 Akin 手术更加针对于不同类型的近节趾骨畸形的矫正。固定技术也呈现多样性，如单纯缝合、钢丝环扎、克氏针固定，以及加压螺丝钉等。

1. 适应证　Akin 手术适用于有踇趾近节趾间关节踇外翻，或者轻度踇外翻且不伴有跖骨内翻的患者，或者轻度踇外翻伴踇囊炎的患者（HAV 角 <25°，IM 角 <13°）。如果患者虽有踇外翻但第一跖趾关节匹配关节时，在实施 Akin 手术的同时，建议联合跖骨截骨术以矫正该关节的力线。同时应注意 Akin 手术不适用于矫正增大的 IM 角。

2. 手术步骤　Akin 手术一般包括内侧骨突切除、内侧关节囊紧缩、近节趾骨内侧闭合楔形截骨（图 5-38）。

3. 术后固定及锻炼　一般术后需加压包扎 6 周，每周更换一次敷料，4~6 周可取出内固定。术后 6 周时，在去除包扎后可进行跖趾关节及趾间关节功能锻炼。

4. 疗效评价及并发症　Frey、Jahss 和 Kummer 报道，采用 Akin 手术治疗那些引起远节趾症状的无症状踇外翻，良好率为 89%。Akin 手术对于 IM 角的矫正作用非常小。Plattner 和 Van Manen 的一份病例报道（22 例）显示，Akin 术后 HAV 角平均减小 13°。但经过 4 年半的随访期，再次测量时 HAV 角较术前仅减少 6°。Seelenfreund 和 Fried 报道 50 例施行 Akin 手术的患者术后有 8 例畸形复发，复发率达 16%。Goldberg 等报道 351 例患者中有 75 例复发，复发率达 21%。术中内固定的使用可以防止截骨端畸形愈合，但该手术后截骨端不愈合的情况并不常见。Coughlin 提出，在施行该手术

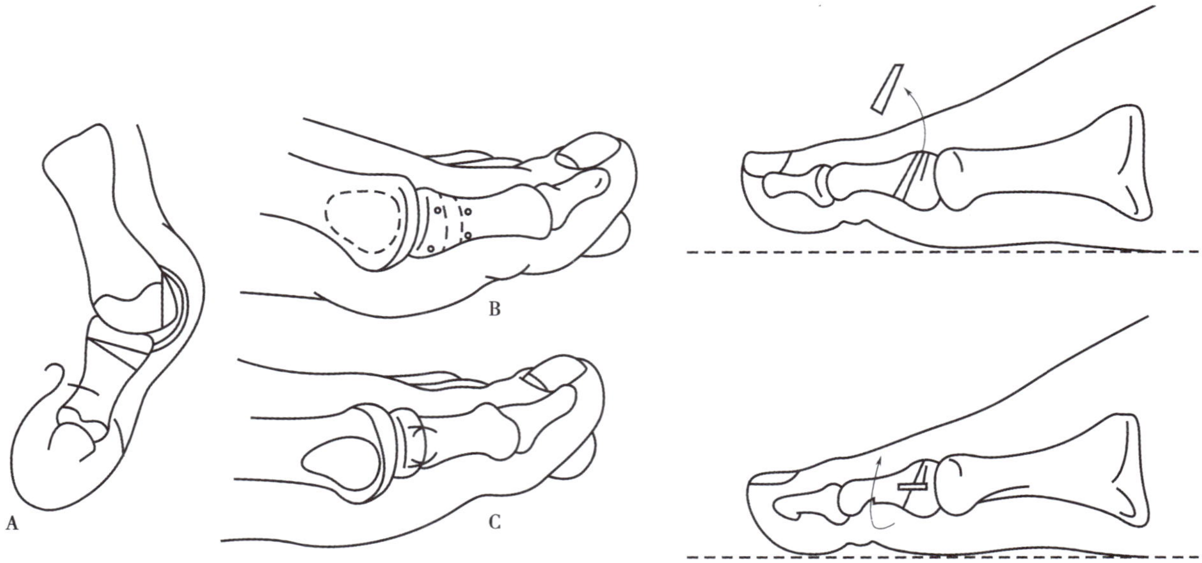

图 5-38　Akin 手术

的同时不建议使用跖趾关节外侧关节囊及踇收肌的松解术，以减少趾骨近端截骨块缺血坏死的可能性。当 Akin 手术作为主要治疗方法时，其存在的问题还包括术后局部外观较差以及不满意度较高等。Frey 强调，如果踇囊手术完成后仍有籽骨向外侧脱位，踇外翻易于复发，如果籽骨装置半脱位，那么 Akin 手术的价值很有限。Goldberg 认为单纯的 Akin 手术生物力学基础并不完善，因此在治疗踇外翻时不宜单独使用。Plattner 和 Van Manen 指出，Akin 手术的主要适应证是踇趾趾间关节踇外翻，不适用于踇外翻伴跖趾关节脱位的患者。Colloff、Weitz、Mitchell 及 Baxter 等认为当患者 HAV 角及 IM 角均增大，且跖趾关节匹配的情况下，在采用一种更加靠近近端的截骨术时，可以加用 Akin 手术以重塑第一跖趾关节力线。

（七）第一跖趾关节技术

1. 第一跖趾关节成形术（Keller 手术）　在 20 世纪初期以前，踇外翻的矫正手术没有定型方法，直至 1904 年，Keller 首先描述了一种方法：切除近节趾骨基底以矫正踇趾外展踇外翻畸形。他提倡充分切骨，而使踇趾处于伸直位；还提出将关节囊组织置于关节内，覆盖近节趾骨基底的切骨面。运用关节切除或关节成形技术，试图消除作用于第一跖趾关节上的致畸力。这种传统矫形方法，在那时成为踇趾外展踇外翻手术治疗的主要方法。

（1）适应证：中度踇外翻畸形（即 HAV 角小于 30°），伴跖趾关节退行性关节炎的患者；对于运动要求较低的患者。

（2）禁忌证：年轻、对运动要求较高的患者；年龄较大但仍需要保留跖趾关节功能的患者；畸形较重，但又不能接受不完全矫正的患者。

（3）手术步骤：包括第一跖趾关节内侧骨突的切除、近节趾骨部分切除、内侧关节囊重叠缝合。该手术常被看作一种挽救性的手术方法，需要切除近节趾骨近 1/3 的骨质，以减轻跖趾关节的压力（图 5-39）。

（4）术后固定及锻炼：术后绷带胶布加压包扎，每周更换一次，直至第 6 周。患者可穿硬底鞋负重行走。4 周可拔出克氏针，并开始跖趾关节活动练习。

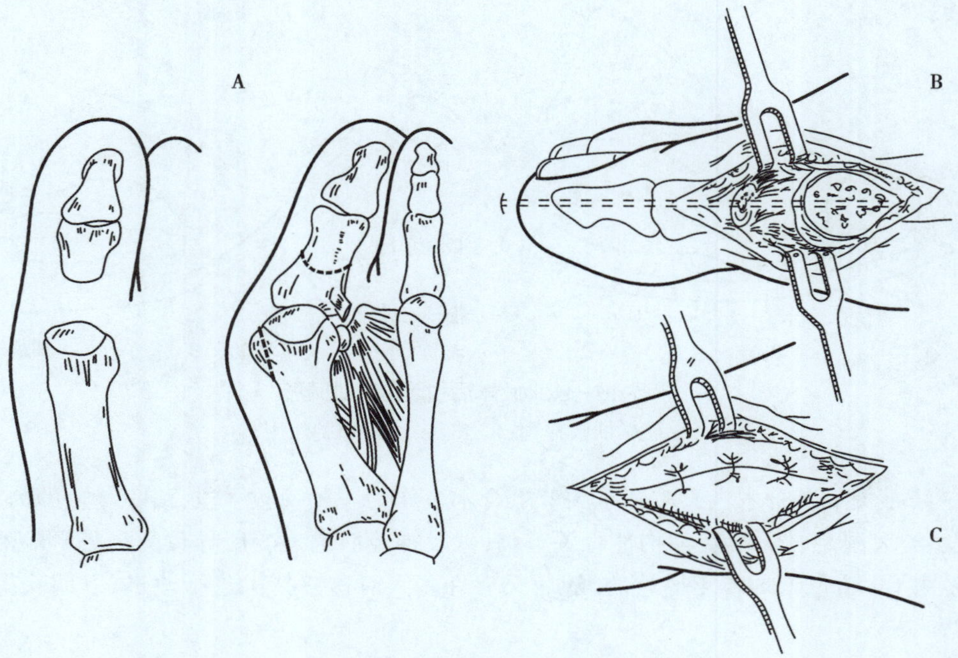

图 5-39　Keller 手术

（5）疗效评价及并发症：Keller 术后，一般 HAV 角可矫正约 50%，但 IM 角改变不明显。当患者术前 HAV 角小于 30° 时，只需切除不到 1/3 的趾骨，畸形即可获得矫正，故满意度较高。随着跖趾关节压力减轻，来自关节的疼痛和内侧突起的疼痛均可得到缓解，穿鞋时也会更舒适。据报道，踇囊炎引起的疼痛术后缓解明显，患者对此的满意度可达 72%~96%。Bonney 和 Macnab 观察到随着时间流逝，手术所获得的矫正效果会逐渐丧失。Rogers 和 Joplin 的研究显示 Keller 术后效果不佳，55 只术足中，有 5 足（9%）获得明显改善；39 足（71%）无任何改变；11 足（20%）术后症状恶化。

Henry 和 Waugh 指出，术后踇趾不能有效负重与转移性跖骨头下疼痛的出现有关。Coughlin 和 Mann 以及其他一些专家也都报道了转移性跖骨头下疼痛是 Keller 术后常见的并发症。有人曾提出趾骨切除可达 1/2，但 Vallier 和 Wrighton 等人认为趾骨切除越少，术后满意度越高。Henry 和 Waugh 注意到，趾骨近端切除越多，前足外侧负重就越多，转移性跖骨头下疼痛发生的可能性也就越高。有研究显示，在趾骨切除少于 1/3 的 33 足中有 24 足（73%）仍可负重；而在趾骨切除大于 1/3 的 47 足中，只有 9 足（19%）可以负重。有一种理论认为畸形越严重，则需切除越多的趾骨以矫正畸形，这一说法已经开始受到质疑。Vallier 等人指出这种做法将会导致踇趾短缩、连枷，功能最终丧失。国内外很多专家越来越认同 Henry 和 Waugh 的观点："任何踇外翻手术都应致力于重塑踇趾负重的功能，至少不要破坏这一功能。" 国内，我们根据生物力学研究结果提出，Keller 手术对前足生物力学干扰较大，应慎用，年轻患者应禁用。

Keller 术后的并发症除了前面提到的转移性跖骨头下疼痛以外，还有踇趾翘趾畸形、锤状趾畸形、趾间关节僵硬、明显的短缩、功能的丧失，以及屈踇力量的减弱等（图 5-40）。

正是由于矫正不完全和相关跖骨头下疼痛的频繁发生，这一手术方法被更多推荐给那些年龄较大、要求较低，并且既往未出现外侧跖骨头下疼痛的患者。随着 1972 年 Swanson 硅橡胶人工关节的引入，作为 Keller 手术的补充，可预防足趾严重短缩，进而明显改善 Keller 手术的外观效果。结合屈趾短肌腱再附着及其他肌腱平衡技术，Swanson 假体已使 Keller 手术成为一种更为成功的技术。

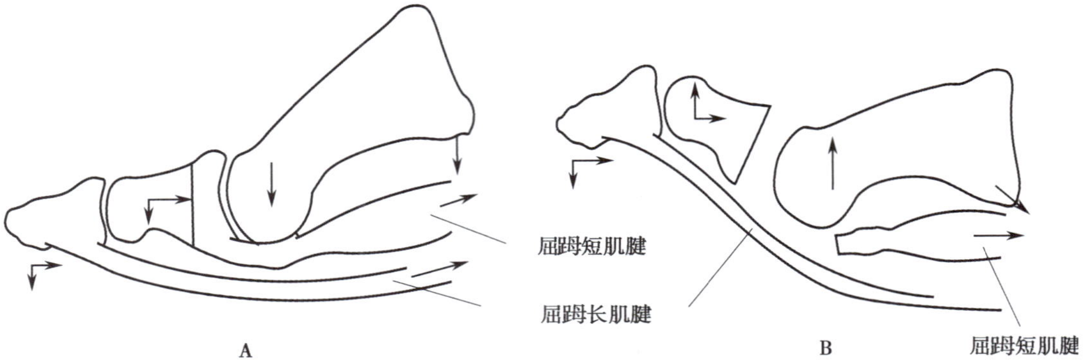

图 5-40　Keller 术后引起锤状趾畸形

A. 正常肌腱作用；B. Keller 术后肌腱作用

2. 第一跖趾关节融合术　第一跖趾关节融合术多作为一种挽救手段，治疗严重的踇外翻、踇外翻术后复发、类风湿足、僵踇症、创伤性骨关节炎，以及神经肌肉病变所导致的踇外翻畸形等。这项技术最早是由 Clutton 于 1894 年描述的，随后又有许多人对这一技术进行改进，以期获得更高的成功率。

（1）适应证：严重畸形（IM 角 >20°，HAV 角 >40°，并且踇趾严重旋前），特别是第二、三跖骨头下存在痛性胼胝时；踇外翻伴退行性关节炎；踇外翻复发；神经肌肉病变者，由于肌力不平衡所致的踇外翻畸形，行此术式可防止复发；内侧关节囊严重破坏且难以修复的创伤后踇外翻；类风湿足等。

（2）禁忌证：活动性感染、严重的趾间关节炎、严重的骨质疏松。

（3）手术步骤：根据截骨类型不同，该手术又可分为截锥融合及球 - 臼融合等；固定物可采用小钢板、克氏针及环形钢丝等（图 5-41）。

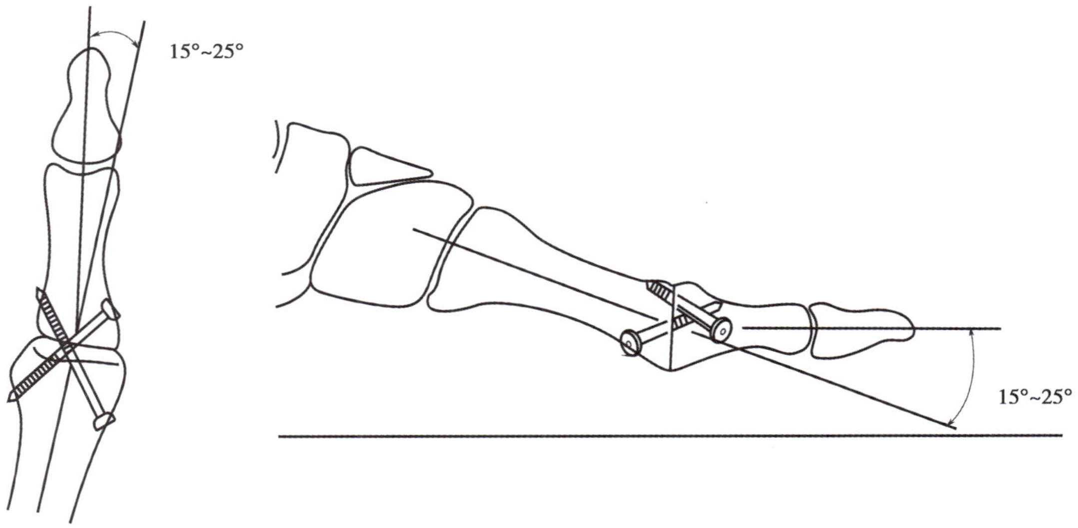

图 5-41　第一跖趾关节融合术

（4）术后固定及锻炼：绷带胶布外固定，每周更换敷料，患者可穿特制的鞋，用足跟及足外侧负重行走，也可以采用石膏外固定。术后 8~12 周都需要维持第一序列的稳定，直到影像学上融合端有充足的骨质连接。

（5）疗效评价及并发症：该术式的成功率受到技术水平、内固定方式、术前诊断等因素的影响。

报道显示成功率从 70% 到 100% 不等，平均成功率为 90%。如果使用背侧加压钢板，成功率可达 92%~100%。Coughlin 和 Abdo 报道的手术优良率为 93%。术后增大的 IM 角也可以得到矫正，无需另行手术矫正。固定不充分是不愈合的最常见原因。即使融合不成功或是形成了假关节，由于不会引起疼痛，其结果依然是可以接受的。此外，术后踇趾趾间关节退行性关节炎较常见。Fitzgerald 指出对于术前 HAV 角小于 20° 的患者，行跖趾关节融合术后，其趾间关节骨性关节炎的发生率是原先的 3 倍。

由于跖趾关节最终融合位置直接影响手术的效果，因此，该手术对于精确度的要求超过其他任何一种手术。许多学者都对跖趾关节融合角度进行了深入的探讨，建议在水平方向可以有 5°~30° 踇外翻角，平均 15°；在矢状面上，趾骨保持背屈，与跖骨的夹角在 10°~40°，20°~25° 背屈是最常使用的融合角度。过度的跖屈会导致踇趾尖下压力增大，过度背屈则可能导致跖骨头下难治性胼胝的形成。

如果第一跖趾关节融合的同时合并其余跖骨头切除术，则第一序列的短缩不会成为问题，但如果不合并以上手术，则短缩越少越好，明显的短缩难以被接受，尤其是在美观的角度。

3. 跖趾关节人工假体置换术　1967 年 Swanson 等首次用单柄硅胶假体置换了 Keller 成形术后缺损的近节趾骨基底部，明显提高了 Keller 成形术的治疗效果。但人工假体发展的早期阶段出现了假体断裂、反应性滑膜炎和骨溶解等并发症。20 世纪 80 年代，人工跖趾关节置换术在 Swanson 等研制的假体基础上得到迅猛发展。无论在假体设计、手术器械更新与技术提高方面，还是在手术适应证和治疗效果等方面都取得了长足的进步，Swanson 可屈曲铰链式跖趾关节假体将加压配合固定的垫圈放置在假体的近端及远端，保护假体在关节活动时不受骨床的腐蚀、磨损、切割等破坏。关节置换患者术前应评价影响 Swanson 关节置换术应用的基本参数：①神经血管状况完好；②充分的皮肤覆盖；③肌肉、肌腱系统有功能；④足够的骨量（无明显的骨质疏松）；⑤患者接受提出的手术。患有严重的周围神经病变的患者以及活动很多的年轻患者不应考虑关节置换术。

手术方法：患者仰卧位，第一跖趾关节背内侧切口，"Y" 形或舌形切开关节囊，切除第一跖骨头内侧增生的骨赘，显露第一跖趾关节。切除约 6mm 厚的跖骨头远端骨组织，截骨面应有 10° 踇外翻以恢复正常的踇外翻角度。切除近节趾骨基底及周围的骨赘，截骨面垂直于趾骨纵轴。两截骨面的间隙宽度相当于假体的铰链部分，约 8~10mm。根据假体的型号，用相应的髓腔扩大器逐级扩大跖骨、近节趾骨髓腔，并使髓腔成方锥形，与假体柄一致。依据关节松紧度及软组织平衡，选择合适尺寸的假体试模置入跖骨和趾骨髓腔，跖屈背伸跖趾关节检查关节稳定无脱位，周围骨质与假体无撞击、摩擦，取出试模，生理盐水冲洗伤口，置入硅胶假体，假体铰链部远、近两端与截骨面紧密相贴。紧缩内侧关节囊，使两侧软组织张力平衡，跖趾关节稳定（图 5-42）。

Swanson 等报告 303 例患者行未带金属垫圈的人工跖趾关节置换术，术后 15 例（5%）发生骨端的过度生长，6 例（2%）发生反应性滑膜炎、骨溶解以及骨床的腐蚀，并发症发生率为 7%；94 例患者行带金属垫圈的假体置换术，术后 30 个月，未发生假体断裂及周围骨吸收或硬化。Gould 报告 20 例类风湿性关节炎患者（40 趾）行人工跖趾关节置换术，随访 3~5 年疗效满意，无一例发生并发症。Sebold 等认为人工跖趾关节置换术可改善关节功能，保护踇短屈肌，恢复籽骨位置，从而降低人工跖趾关节置换术后转移性跖痛症的发生率。Cracchiolo 等报告转移性跖侧胼胝发生率从术前 50% 降低到术后 26%，且无一例发生转移性跖痛症。Kampner 认为，如果患者合并跖骨内翻畸形，可造成假体外侧异常应力增高，扭转应力增加，发生假体断裂。他强调跖骨截骨术可延长假体寿命。

在国内，王正义等人于 2001 年报道在 1995—1999 年之间应用 Swanson 人工关节置换术治疗第一跖趾关节疾患 12 例（16 足），术后平均 2.3 个月重返工作岗位。平均随访 3.2 年，人工关节平均活

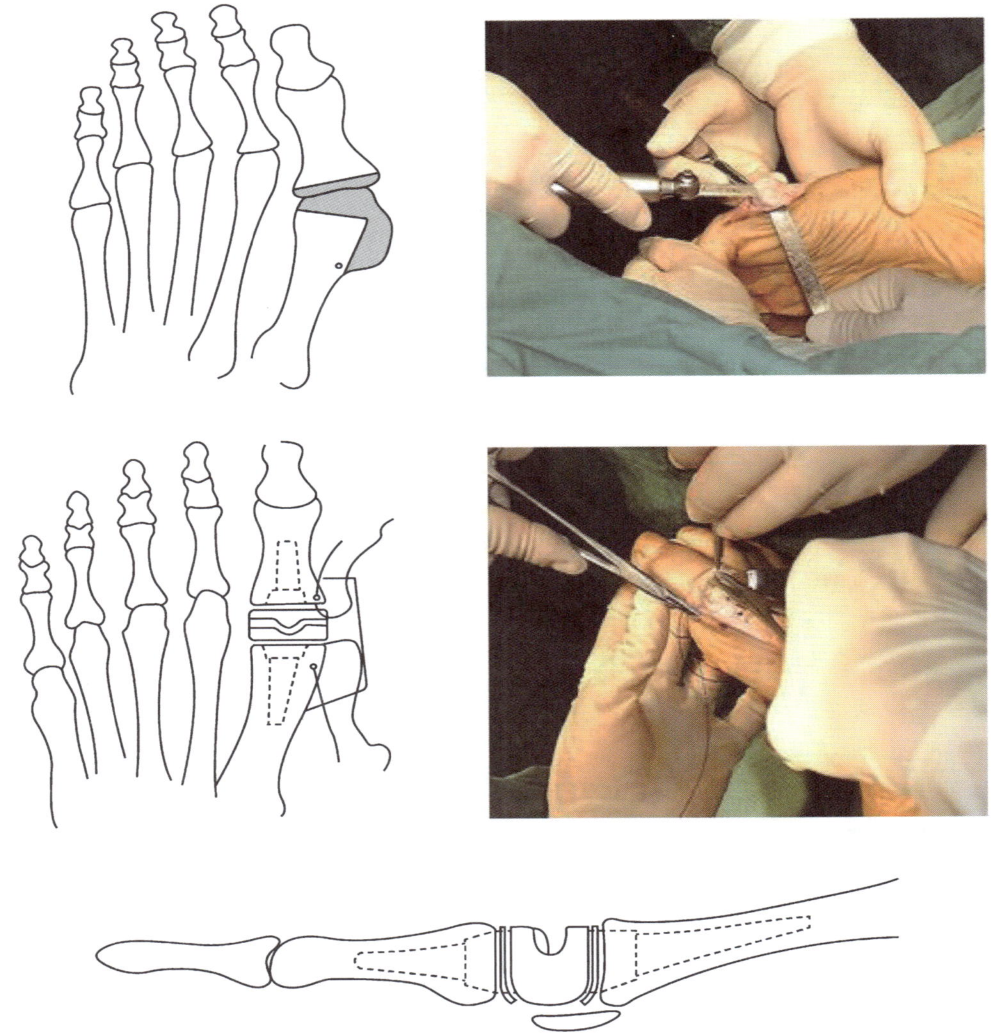

图 5-42　人工跖趾关节置换术

动范围 51.3°，无一例出现并发症。他指出人工跖趾关节置换术的主要适应证是伴有第一跖趾关节骨性关节炎和跗僵硬、僵直的跗外翻患者，以取代以往的 Keller 手术。李为等人于 2006 年报道了应用带金属垫圈的 Swanson 可屈曲铰链式跖趾关节假体实施人工跖趾关节置换术共 30 例 47 趾的近期疗效，治疗疾病包括跖趾关节骨性关节炎、类风湿性关节炎、跗僵硬及跖骨头缺血坏死。实施手术部位不单限于第一跖趾关节，有的视情况还包括第二至四跖趾关节以及合并其他手术等。术后 3 周开始负重活动，术后 6 个月内不允许穿窄鞋和高跟鞋。术后平均随访时间为 26.5 个月，Maryland 评分术前平均为 72 分，术后平均为 91 分。优良率为 93.48%。术后发生伤口延迟愈合 2 趾，假体脱位 1 趾，反应性滑膜炎 1 趾。作者总结，人工跖趾关节置换术具有缓解疼痛，可增加关节活动范围及稳定性等优点，与其他手术相比，在改善步态，改进足外观（足趾长度），维持力线，减少转移性跖痛症及术后康复等方面优势明显。但人工关节不适用于下肢运动要求较高的患者，同时患者不宜穿后跟高于 5cm 的鞋。

人工跖趾关节置换手术在国外已经相当成熟。Coughlin 认为，该手术并不适用于单纯的跗外翻患者，因为其矫正第一序列力线的作用有限；如果合并严重的第一跖趾关节炎或是僵跗症等，则可以考虑，但是一定保证 HAV 角和 IM 角同时得到足够矫正才能减少手术失败的风险。人工跖趾关节置换术在国内仍属于新兴技术，尚需要结合国人生理病理特点，进一步积累病例，并进行长期随访，才能明确其最终疗效。同时，开发适合我国患者的假体也是一个有待进一步探索的领域。

（八）跖楔关节融合术（Lapidus 手术）

1934 年，Lapidus 最早描述第一、二跖楔关节融合术合并远端软组织重建治疗踇外翻畸形，但是并未发表相关报告或是随访报告分析该手术方法的疗效。Mauldin 等人随后改进了这一技术，从此该术式中不再对第二跖楔关节进行融合。

1. 适应证　中重度踇外翻畸形，即 HAV 角至少 30°，IM 角至少 16°，并伴有因第一跖楔关节不稳所导致的跖趾关节半脱位；或者广泛韧带松弛症；或者患先天马蹄内翻足、原发性第一跖骨内翻及踇外翻的脑瘫患者。亦可作为踇外翻初次手术矫正失败后的翻修措施。

2. 禁忌证　第一序列过短；青少年踇外翻，但骨骺仍未闭合的患者；中度踇外翻但不伴有跖楔关节不稳的患者；第一跖趾关节退行性关节炎的患者。

3. 手术步骤　手术需要 3 个切口，暴露面积较大。手术操作包括跖趾关节内侧突起切除、切断踇收肌肌腱附着点、跖楔关节处作以外侧和跖面为基底的楔形截骨、内固定（图 5-43）。

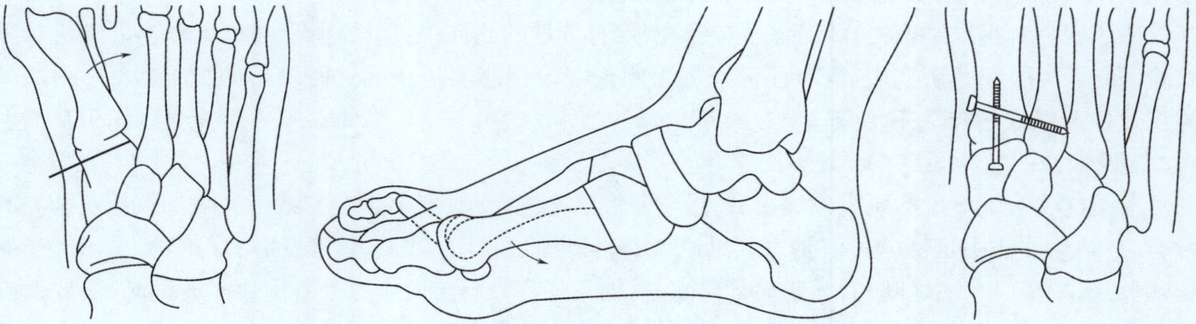

图 5-43　Lapidus 手术

4. 术后固定及锻炼　予以绷带胶布加压包扎，并予以短腿非负重管形石膏外固定，4 周后可更换石膏并开始负重，12~16 周后当影像学上显示截骨端已融合时可去除石膏固定。

5. 疗效评价及并发症　Mauldin 等人报道该手术的满意度达到 75%~90%。这些专家报道术后 HAV 角平均矫正 18°，IM 角平均矫正 6°~8°。Sangeorzan 等人观察发现，与其他踇外翻手术相比，该手术后会有较长的肿胀期和恢复期。Sangeorzan 和 Hansen 经过长时间的随访发现，只有 43% 的患者术后疼痛完全缓解。术后不愈合率较高，达到 10% 左右。Sangeorzan 和 Hansen 报道，在他们的研究中有 13% 的患者需要进行翻修手术。

关节面处理不充分或者内固定不坚固都可能导致融合端移位。融合远端过度跖屈会导致难以治愈的第一跖骨头下角化病，而过度的背屈则可能出现外侧跖痛症。如果踇外翻是由第一序列短缩或融合术引起跖骨短缩但又没有相应跖屈进行补偿，那么转移性跖骨头下疼痛将会成为严重问题。Myerson 注意到在 62 例足中，有 6 例（10%）最终融合成背屈位，这其中有 3 例出现转移性跖骨头下疼痛。Mauldin 报道的 51 足中有 8 足（16%）术后出现踇内翻，这与 Mann 和 Coughlin 报道的单纯远端软组织重建术后踇内翻的发生率相似。

据统计，这一术式总的失败率达到了 20%。Sangeorzan 和 Hansen 认为，该术式较高的失败率可归因于手术的复杂性，他们总结说该手术更适用于踇外翻伴第一序列不稳，或者踇外翻术后复发的青年患者。

二、大切口存在的问题

传统大切口治疗踇外翻术式繁多，这其中许多都是对一些经典手术方法的改良或演变。一方面，手术方法不断推陈出新，方便了临床医生灵活选择；另一方面，由于缺乏统一的疾病分型、疗效评价体系，随机试验的设计实施以及文献报道良莠不齐等，又使得医生们在选择手术方案时无所适从。

针对这种现状，Ferrari 和 Higgins 等人对不同数据库中，2003 年以前关于踇外翻治疗方法的文献进行收集、整理，对其中涉及的随机对照试验设计、方法进行系统评价，将符合纳入标准的文献提取出来再次进行方法之间的疗效对比，以分析不同手术方法的有效性。最终纳入研究的有 21 份随机对照试验，涉及的治疗方法有：①保守治疗。夹板、矫正器、功能锻炼。②手术。融合术、关节切除术（Keller 手术）、关节置换术、跖骨截骨术（Wilson、Chevron、Mitchell 手术）、软组织手术、固定技术。然后根据每项试验所对比的手术方法的类别，将这 21 项试验分为如下组别：a. 保守治疗组对照未治疗组；b. 保守治疗组对照保守治疗组；c. 手术治疗组对照保守治疗组；d. 手术治疗组对照未治疗组；e. 其他手术组对照 Keller 手术组；f. 其他治疗组（包括未治疗组）对照 V 形截骨手术组；g. 改良手术组对照原始手术组；h. 新固定方法组对照传统固定组；i. 术后恢复情况对比。对于不同治疗方法进行评估的项目有客观数据：HAV 角、IM 角、第一跖趾关节活动度、并发症；主观数据：总体评估、功能评估、术后疼痛水平、术后满意度、穿鞋要求、活动受限情况、生活质量指数。

最后研究者得出结论：①目前在踇外翻治疗有效性的研究中，仍缺乏高质量、大样本的随机对照试验；②本次回顾性研究中，没有任何证据表明保守治疗能够防止踇外翻畸形的加重；③手术治疗的疗效好于保守治疗或不治疗；④在参与比较的手术方法中，没有哪种术式的疗效明显优于其他术式；⑤所涉及的新的固定方法并不比原有的方法效果差。

根据这项系统评价的研究方法来看，虽然研究者态度审慎，但由于受到纳入文献的数量及种类的影响，其结论并非决定性的。但是这些结论确实可以提示我们，对于踇外翻的治疗策略，手术优于保守，但传统大切口术式之间，并无明显优势术式，而且还存在麻醉复杂、风险高，手术时间长，需要做内固定，术后需要石膏外固定，术后无法下地活动，疼痛剧烈，恢复慢，并发症多等特点。因此，寻求一种更加微创的手术治疗方式，或许能成为踇外翻治疗更好的解决方案。

编者于 1993 年创立了中西医结合治疗踇外翻新方法，针对踇外翻、小趾内翻主要是“阴筋阳筋失衡”“筋出槽、骨错缝”引起的跖趾关节脱位这一病理机制，设计了微创责任跖骨头颈截骨手法整复术，摒弃了西医的钢板、螺钉内固定及石膏外固定，采用中医的“裹帘”外固定（通过“8”字绷带、趾蹼间压垫实现），优良率达 98.5%。在经历了 10 年全国推广应用后，根据推广过程中存在的问题，再进行总结，据此确立了中西医结合治疗踇外翻的规范化诊疗体系，并进一步反馈临床，再推广应用，取得满意疗效。

但每一种治疗方法的有效性都受到许多因素的影响，包括患者踇外翻畸形的严重程度、医生对适应证的把握、手术操作的技巧以及熟练程度、固定的方式、术后的护理和督导锻炼的情况，等等。这些因素都会在整个踇外翻的治疗过程中发挥一定作用，只有充分认识每种手术方法的使用范围、优缺点，把握好适应证，为患者量身定做一套合理的治疗方案，进行术前术后全面跟踪治疗，才能取得良好的治疗效果。

参考文献

[1] 温建民. 中西医结合微创技术治疗跗外翻[M]. 北京：人民卫生出版社，2010.
[2] 温建民，谢飞. 微创治疗跗外翻温建民 2019 观点[M]. 北京：科学技术文献出版社，2019.
[3] 王朝鲁，周玉娟，温建民，等. 中医理论在拇外翻家系基因研究中的应用[J]. 中医杂志，2016，57(20)：1741-1745.
[4] 陈兆军，潘旭月，马占华，等. Lapidus 手术结合正骨手法治疗老年足拇外翻[J]. 中国骨伤，2018，31(12)：1124-1128.
[5] GRIBBIN C K, ELLIS S J, NGUYEN J, et al. Relationship of radiographic and clinical parameters with hallux valgus and second ray pathology[J]. Foot & Ankle International, 2017, 38(1): 14-19.
[6] 姜东，王继宏. 拇外翻易感因素研究进展及其概述[J]. 世界最新医学信息文摘，2017，17(9)：58-61.
[7] 黄萍，钱念东，齐进，等. 拇外翻发病危险因素与足底压力特征[J]. 中国组织工程研究，2016，20(42)：6351-6356.
[8] 胥少汀，葛宝丰，卢世壁. 实用骨科学[M]. 4 版. 郑州：河南科学技术出版社，2019.
[9] 张铁良，王沛，马信龙. 临床骨科学[M]. 3 版. 北京：人民卫生出版社，2012.
[10] 王正义. 足踝外科学[M]. 2 版. 北京：人民卫生出版社，2014.

第六章 踇外翻及相关病症诊疗体系中医理论基础

中医学是以中国古代的唯物论和辩证法思想，即气一元论、阴阳学说和五行学说为科学方法论来构建理论体系，并使之成为中医学理论体系的重要组成部分。气一元论认为，世界上一切事物都是物质气的不同形态，世界上一切现象都根源于气，气是物质与功能的辩证统一。中医学中的气是生命物质和生理功能的统一。在中医学的概念体系中，气是一个最基本，也是含义最复杂的概念。气本为一，分为阴阳，气是阴阳二气的矛盾统一体。

第一节 阴阳五行学说

一、阴阳学说

阴阳学说是在气一元论基础上建立起来的中国古代朴素的对立统一理论。中医学用阴阳学说阐明生命的起源和本质、人体的生理功能、病理变化、疾病的诊断和防治的根本规律。阴阳是气的两种对立固有属性，是标示事物两种对立的特定属性和形态特征的范畴，是抽象的属性概念，而不是具体事物的实体概念。

具体事物的阴阳属性，并不是绝对的，而是相对的。也就是说，随着时间的推移或者运动范围不同，事物的性质或者对立面改变了，则其相对属性也要随之而改变。阴阳的这种相对性表现为阴阳的相互转化性、无限可分性。在说明人体组织结构上，阴阳学说对人体部位做了划分：人体上半身为阳，下半身为阴；体表属阳，体内属阴；体表背部属阳，腹部属阴；四肢外侧为阳，内侧为阴。

踇外翻是由多种原因导致的踇趾向外倾斜，推挤第一跖骨使其内翻，第一跖趾关节失去平衡，逐渐出现脱位的一系列病理变化。中医认为，内侧为阴，外侧为阳；背侧为阳，跖侧为阴。踇趾外翻发生时，其内、外、背、跖的肌腱肌力出现阴阳失衡。正常足，内侧的踇展肌（阴）与外侧的踇内收肌（阳）阴阳平衡；当踇趾外翻时，踇内收肌（阳）的力量超过内侧踇展肌（阴）的力量。随着踇内收肌（阳）持续挛缩，向背外牵拉，第一跖骨出现旋转，踇展肌（阴）内收的作用减弱，阴阳进一步失衡，畸形不断加重。此时，从阴阳学说来讲属于阳盛（踇内收肌力紧张）阴衰（踇展肌力松弛）。同理，踇长、短伸肌（阳）和踇长、短屈肌（阴），在生理情况下保持平衡，使踇趾屈伸功能正常。当踇趾外翻时，这一对背侧、跖侧的肌腱阴阳失衡时，变成一起向外侧（阳的方面）转化，牵拉踇趾向外，加重踇趾外翻的形成。因此，踇外翻治疗思路应以恢复第一跖趾关节的阴阳平衡为指导。

二、五行学说

五行是从属于阴阳而构成万物的五种物质。五行学说认为，宇宙间一切事物都是由木、火、土、金、水五种物质所构成的，自然界各种事物和现象的变化发展，都是这五种物质不断运动和互相作用的结果。中医给五行的概念赋予了阴阳的含义，认为木、火、土、金、水五种物质乃至自然界的各种事物都是阴阳矛盾运动所产生的。阴阳的运动变化可以通过在天之风、热、暑、湿、燥、寒六气和在地之木、火、土、金、水五行反映出来。中医学的五行不仅指事物及其属性，更重要的是它包含了五类事物内部的阴阳矛盾运动，旨在说明人体结构系统，以及人体与外界环境是一个有机整体。

中医五行学说主要用来阐述脏腑的生理功能及其互相关系、五脏的传变规律，来指导疾病的诊断和治疗。五行学说将人体的脏腑归属于五行，以五脏（肝、心、脾、肺、肾）为中心，六腑为（胃、小肠、大肠、膀胱、胆、三焦）为配合，支配五体（筋、脉、肉、皮毛、骨），开窍于五官（目、舌、口、鼻、耳），外荣于体表组织（爪、面、唇、毛、发）等，形成了以五脏为中心的脏腑组织结构，为脏象学说奠定了理论基础。

第二节　五脏六腑学说

脏象，又称“藏象”。藏，是隐藏于人体内的脏腑器官；象，既指脏腑器官的形态结构，又指脏腑生理功能活动和病理变化表现于外的现象。脏腑包括五脏六腑和奇恒之腑。脏象学说的基本特点是以五脏为中心的整体观。

一、五脏

五脏是肝、心（心包）、脾、肺、肾的合称。五脏具有化生和储藏精气的生理功能。心在五行中属火，在五脏中属阳中之阳，心主血脉，主神志，为脏腑之大主，有“君主之官”之称。心包是心外的包膜，有保护心脏的作用。肺在五行中属金，在五脏中属阳中之阴，主气，司呼吸，助心行血，通调水道，有“相傅之官”之称。脾在五行属土，在五脏中属阴中之至阴，主运化、统血、升清，输布水谷精微，脾主肌肉。人体出生后，各脏腑器官皆依赖脾所化生的水谷精微以濡养，故称为“后天之本”。肝在五行属木，在五脏中属阴中之阳，主疏泄，藏血，喜条达，有“将军之官”之称，肝主筋。肾在五行属水，在五脏中属阴中之阴，肾主藏精，主水液，主纳气，为人体阴阳之根本，生命之源，故称为“先天之本”，肾主骨。在五脏中，因为脾主肌肉、肝主筋、肾主骨，所以运动系统的疾病大多与脾、肝、肾密切相关。

二、六腑

六腑是胆、胃、小肠、大肠、膀胱、三焦。六腑具有受盛和传化水谷作用。胆与肝相表里，肝为阴木，胆为阳木，胆贮藏和排泄胆汁，主决断。胃与脾相表里，脾为太阴湿土，属阴；胃为阳明燥土，属阳。胃主受纳腐熟水谷。小肠与心相表里，主受盛化物和泌别清浊。大肠与肺相表里，主传化糟粕。膀胱与肾相表里，主贮存和排泄尿液。三焦是上焦、中焦、下焦的总称，目前对其有形无形的争论尚无统一看法，它与心包相表里，主通行元气和疏通水道。

三、脏腑之间的关系

脏腑之间以五行理论相表里。人体以五脏为中心，以六腑相配合，以气血津液为物质基础，通过经络使脏与脏、脏与腑、腑与腑密切联系，使人体构成一个有机整体。脏腑之间的密切联系，除在解剖结构上得以体现外，主要是在生理上存在着相互制约、相互依存和相互协同的关系。突出表现为五脏的系统分属关系、五脏的生克制化关系、五脏的气血阴阳关系等方面。

跗外翻的主要病因包含内因与外因两大类，内因主要为先天禀赋不足，肾精亏虚，肾主骨生髓，故肾不足则骨髓空虚，骨骼发生各种先天缺陷。这常表现为发病较早的跗外翻患者，一般青春期发病较多，严重的青春期前也出现畸形。另一种内因为年龄增长，尤其是女性，七七后肝肾渐衰，脾失健运，肝主筋，脾主肌肉，导致肌肉瘦削，关节无力；肝血不足，血不荣筋，则筋腱痿弱或挛缩；肾气亏虚致骨软无力，久则关节变形。主要表现为更年期前后出现跗外翻，并逐渐加重。

1. 内因　肾精不足，先天失养则骨髓空虚，骨骼易脆或发生各种缺陷。正常人的基本机体结构和功能是通过遗传得到的。骨骼及机体功能的演化和发育异常可显示特定的畸形，在足部可表现为跗外翻。同时，现代研究以及我们的临床观察都表明，第一跖骨头形态、先天性跖骨内收、籽骨位置异常、二分籽骨等骨性结构都影响跗外翻的发生、发展。

肝血不荣，血不养筋，则筋腱痿弱；瘀阻经络筋脉，则筋腱挛缩。研究表明，肌腱移位也是跗外翻发生的重要原因。跗长屈、伸肌腱在某种情况下造成力线外移，使第一跖趾关节外侧关节囊及韧带、跗内收肌及肌腱、跗短屈肌腱外侧头等发生适应性挛缩，这些组织的适应性挛缩又加重跗长伸肌腱向外侧移位，形成弓弦样牵拉机制，从而形成“恶性循环”，导致跗外翻形成。此外，第一跖趾关节囊松弛、足内在肌乏力、胫后肌腱乏力等也是形成跗外翻的原因。中医学认为筋束骨，如果筋痿弱，无力束骨，则易发生筋出槽、骨错缝、关节脱位。

另外，随着年龄的增长，肝肾逐渐亏虚，气血不足，易伤筋骨。卫阳不足，卫外不固，易受外邪入侵，内外夹攻，造成病情的反复缠绵不愈。用现代医学来解释，即人体抗病能力、修复功能的下降，导致疾病的发生。

2. 外因　外因主要为跌扑损伤、湿邪侵袭以及慢性劳损。各种因素综合，终致局部阴阳失衡，久之气血不足，可引起跗外翻逐渐发生发展，如复有瘀血邪毒留滞于经络关节，畸形和疼痛明显加重。

（1）湿邪侵袭：中医病因学认为，湿邪为重浊有形之邪，其性黏滞，发病部位弥漫，伤人多隐缓而不觉。湿性重浊，若湿邪留滞经络关节，则可出现关节疼痛沉重，疼痛固定不移之症，中医学称之为“着痹”或“湿痹”，是湿邪沉重特性的反映。湿性趋下，易袭阴位。阴位，指人体的下部，如下肢、下窍等。湿邪为病，常先起于下部或以下部的症状为重。足踝作为人体最下部，容易受湿邪侵犯。

故久处湿地，或淋雨涉水，或汗出后湿衣未能及时更换，导致外感湿邪，湿性趋下，注于经络，留于关节，气血运行不畅而发为痹证，故临床可见跗趾跖趾关节的疼痛重着，疼痛固定不移，肌肤麻木重着。但若感受湿热邪气，或素体阳盛或阴虚有热，寒湿之气易于热化，或寒湿痹日久不愈，邪气郁而化热，致使关节红肿热痛，则成为热痹。

临床上有很大一部分跗趾外翻的发病与患者本身患有诸如类风湿病、硬皮病等结缔组织病有关，这类疾病大多由风寒湿邪内侵，引起肌肉痉挛、紧张、不协调收缩，使关节受到过分牵拉而骨离缝，筋受风寒湿邪侵袭则拘挛不舒，出现筋粗、筋结等病理改变，从而出现跖趾关节的错位及肌腱偏离中线，即“筋出槽”。

（2）外力伤害：跌仆、坠落、压轧等外界暴力作用于跗趾局部，可导致关节面之间的错移、旋转等改变，亦可引起肌腱、韧带、关节囊的滑脱、移位甚或撕裂，因为关节周围的软组织遭受损伤，致使稳定关节的力量减弱，均可引起创伤性的蹈外翻畸形。如小儿的骨骺损伤后，导致蹈趾发育障碍，从而引发蹈外翻畸形；第一跖趾关节受伤后，软组织损伤或脱位，削弱了韧带、肌肉的稳定性，形成蹈外翻畸形等；切除胫侧籽骨后，附着于籽骨的蹈展肌和蹈短屈肌的内侧头与蹈收肌与蹈短屈肌的外侧头两组肌群力量失衡，蹈外翻发生的概率增加。

（3）劳损伤害：《素问·宣明五气》和《灵枢·九针论》均提出了五劳所伤，即“久视伤血，久卧伤气，久坐伤肉，久立伤骨，久行伤筋”。《素问·生气通天论》指出“因而强力，肾气乃伤，高骨乃坏”。高骨即为骨突处，有经筋附着，它简明扼要地说明了外力牵拉致筋腱附着部位损伤。穿高跟、尖头鞋以及长时间负重行走等长期慢性劳损，均会造成第一跖趾关节出现外翻。第一跖趾关节内侧软组织过分受牵拉、挤压，外侧软组织则处于先相对松弛，后期出现挛缩状态，日久可致伤骨伤筋，进而骨软筋弛或筋腱挛缩，造成蹈外翻畸形，如果同时气血瘀滞于关节，发生红肿疼痛，则形成所谓的蹈囊炎，甚至造成跖趾关节、跖楔关节以及籽骨的退行性改变。

3. 内外因之间的联系　蹈外翻的病因比较复杂，但归纳起来不外是外因与内因两大类。外因主要以鞋袜不当等劳损伤害为主，而内因主要为肝肾不足，先天失养致骨骼畸形。《素问·评热病论》：“邪之所凑，其气必虚。”说明大部分外界致病因素只有通过机体内因的变化才能起作用，才能成为伤害人体的因素。人体正气强盛，机体受伤的机会就相对减少，外界致病因素只有在机体虚弱或致病因素超越了人体所能承受的防御力量时才能致病，因此说蹈外翻是内外因素综合的结果。外界因素虽然可以诱发蹈外翻，但内因也很重要，由于内因的影响，在相同的外因条件下，所造成的蹈外翻的性质、程度就有可能不同。因此，外因与内因相互联系，相互影响。

第三节　筋骨学说

一、筋束骨理论

“宗筋主束骨而利机关”最早见于《素问·痿论》，是治疗经筋病的重要理论依据之一。“骨为干，筋为刚”，骨骼既可支持形体又能保护内脏，是人体的支架，乃筋之起止之所。筋刚韧有力，约束骨骼，使关节运动灵活自如，因此筋骨关系密不可分。

二、筋出槽、骨错缝

“筋出槽、骨错缝”是中医骨伤科学的特有名词，是对骨关节及其附属组织损伤一类伤筋病病机的高度概括。骨缝即骨骼结合部之缝隙。现存最早的一部骨伤科专著《仙授理伤续断秘方》记载：“凡左右损处，只相度骨缝，仔细捻捺，忖度便见大概。”可知“骨缝”一词至少始于唐代。错，有交杂错乱之意，比较确切提出“错骨缝”一症的是《医宗金鉴·正骨心法要旨》：“若肿痛已除，伤痕已愈，其中……又或有骨节间微有错落不合缝者，是伤虽平，而气血之流行未畅……惟宜推拿，以通经络气血也。”《医宗金鉴·正骨心法要旨》指出：“或因跌扑闪失，以致骨缝开错，气血郁滞，为肿为痛。”又云：“或有骨节间微有错落不合缝者。”这里不仅提示了骨错缝的原因，而且还将开错和微错做了程度上的区别。骨离缝可以分为两种情况：一是骨节之间由于损伤，使正常的解剖结构发生了微小的变化，即微小错缝，这种变化比半脱位还要轻，在X线片上常不能显示。二是骨缝发生比较严重的错缝或半脱位，在 X 线片上可以显示。筋出槽，指筋离出其位，即筋槽的正常位置改变。筋出槽见于《医宗金鉴·正骨心法要旨》，“摸者，用手细细摸其所伤之处，或骨断……筋歪、筋正、筋断、筋走、筋粗、筋翻……”“筋之弛、纵、卷、挛、翻、转、离、合，虽在肉里，以手扪之，自悉其情……”清代胡廷光著《伤科汇纂》：“大抵脊筋离出位，至于骨缝裂开绷，将筋按捺归原处……”槽，泛指两边高起，中间陷入的沟。筋出槽之“槽”，特指筋的正常解剖位置。筋出槽是指肌腱、韧带等软组织发生滑脱或解剖位置有所变化，是对损伤后肌肉附着点、肌腹、肌筋膜、韧带等软组织病理变化的统称。

从第一跖趾关节的解剖和力学方面分析，踇外翻的发生是踇趾内、外、背、跖侧肌腱肌力的阴阳失衡所致，踇展肌与踇内收肌、踇长短伸肌与踇长短屈肌两组肌群的阴阳平衡失调在踇外翻的发生中具有重要作用。正常情况下，第一跖趾关节周围有踇收肌与踇展肌及踇长、短伸肌与踇长、短屈肌两组相互拮抗的肌肉，它们之间的动态平衡持了第一跖趾关节的稳定。关节囊、侧副韧带及悬韧带则维持了第一跖趾关节及籽骨系统的静态稳定和平衡。当踇外翻刚发生时，关节受力轻度不平衡，个别肌腱出现异常，即“筋出槽”，第一跖趾关节正常的解剖结构亦随之发生微小变化，即“骨节间微有错落不合缝”，这些微小的变化，相应引起关节周围软组织失衡进一步加重，起初由于变化很小，这种改变尚能代偿，如果这些致病因素不能解除，随着不平衡日渐加重，关节出现脱位，即“骨离缝”，此时表现为第一跖趾关节发生比较严重的错缝或半脱位、脱位，同时，踇长伸肌腱和踇长屈肌腱脱离中线产生弓弦样作用；踇展肌向跖侧移位，失去与踇收肌的拮抗作用，进一步加重了踇外翻畸形。“筋出槽”与“骨离缝”两个因素互为因果、互相影响，加重关节的不平衡，促进了畸形的快速发展。

凡有“骨离缝”发生时，就必然兼有“筋出槽”。只有当骨离缝得到纠正后，筋伤方可自然复原。若病痛日久或误治，则筋可发生拘挛导致粘连，以致骨错缝的关节难以复位，即使骨错缝得到整复，仍然可因软组织的痉挛或粘连而再次脱出到错缝的部位，终成难愈之症。这也是踇外翻很难通过保守治疗获得满意疗效的原因。

微创技术对第一跖趾关节周围软组织（筋）损伤小，对其筋束骨作用扰动很小，通过截骨的同时辅以整骨手法彻底纠正错位的关节，关节错位纠正后离位的肌腱和韧带即出槽之筋才能复位，只有筋复位后，引起骨离缝的动力因素才能解除，从而消除了踇外翻畸形复发的病理基础。临床上一些治疗踇外翻的方法如单纯骨赘切除、内侧关节囊紧缩、McBride 手术等，仅顾及骨离缝和筋出槽两个因素中的一个，易造成术后复发或矫枉过正等并发症。踇外翻的治疗必须兼顾骨离缝和筋出槽两个方面，才能获得满意的疗效。在截骨的基础上通过牵引、按压、推挤及理筋等手法，使偏离的肌腱（筋）与错位的骨节得以矫正，从而达到调节气血、平衡阴阳之目的。所以，对于踇外翻的治疗必须兼顾“筋”和“骨”两个方面，因为“筋柔才能骨正，骨正才能筋柔”，只有“筋骨并重”，使“筋归槽、骨合缝”，才能彻底解除疾病发生发展的病理基础。因此，通过中医整复手法和手术等方式将第一跖趾关节矫正到阴阳平衡的中线上，可以达到调节气血、平衡阴阳之目的，踇外翻可彻底矫正，且不易复发。

第四节　经络学说

一、经络学说概述

经络学说是研究人体经络系统组成、循行分布、生理功能、病理变化及其与脏腑、气血相互关系的理论，是中医学理论体系的重要组成部分。经络学是在阴阳学说和五行学说的指导下形成的。经络学说与脏象学说、气血津液学说等互为补充，独到而深刻地阐明了人体生理活动和病理变化规律，对临床诊断疾病、确定治则、遣方用药，尤其是针灸、推拿治疗具有重要的指导作用。

二、经络生理及应用

经络是经脉和络脉的总称，经络相贯，遍布周身。通过有规律的循行和复杂的联络交汇，组成了经络系统，把人体五脏六腑、四肢筋骨皮肉等组织紧密地连接成为统一的有机整体，从而保证了人体生命活动的正常进行。

经脉包括十二经脉、奇经八脉，以及附属于十二经脉的十二经别、十二经筋、十二皮部。络脉包括十五络脉、浮络和孙络。十二经脉对称地分布于人体两侧，分别循行于上肢或者下肢的内侧或者外侧，每一经脉分别属于一个脏或者一个腑，因此十二经脉中每一经脉的名称包括手足、阴阳、脏腑三部分。分布于肢体内侧面的经脉为阴经，分布于肢体外侧面的经脉为阳经。一阴一阳衍化为三阴三阳，肢体内侧面的前中后分别称为太阴、厥阴、少阴；肢体外侧面的前中后分别称为阳明、少阳、太阳。

足踇趾内侧为足太阴脾经循行，外侧为足厥阴肝经循行部位。结合踇外翻患者多有先天不足导致的肾虚或后天年龄增长导致的肝肾亏虚，踇外翻的用药多从脾、肝、肾论治。手术的瘀血肿胀期过后，中药多从健脾、疏肝、补肾着手。在术后康复中，以脾经和肝经为主要经络，采用点穴等手法，疏通经络，消肿止痛。术后 1~3 天为术后急性期，局部易出现红肿热痛，抬高患肢的同时，因为术后前、中足被绷带缠绕，宜点按患肢各足趾末端的穴位（脾经的井穴隐白、经穴商丘、合穴阴陵泉；肝经的井穴大敦、经穴中封、合穴曲泉）。后期绷带拆除后可局部和循经取穴共用，以促进气血流通，瘀去新生，同时指导患者进行直腿抬高练习，避免下肢肌肉萎缩。

三、经筋理论及应用

经筋理论是经络学说的重要组成部分，早在两千多年前的《黄帝内经》时代，就已对经筋疾患的认识达到很高水平。《黄帝内经·灵枢》专立“经筋”篇，是最早系统论述筋的专著。它把全身分为十二经筋，认为其是十二经络系统在肢体外周的连属部分。经筋分布在四肢、躯体和胸廓、腹腔，但不入脏腑。按十二经脉的名称，经筋也分为手足三阴、三阳，起于手足之端，向心性走行，在循行途中结、聚于四肢关节部和肌肉丰盛之处，如髖、膝、踝、肩、肘、腕等，它联络百骸、维络周身、约束骨骼，主司关节运动、固护体表、抵御外邪，使整个躯体保持一定位置，并保证全身关节运动滑利。目前研究认为，十二经筋是古人用当时的解剖学知识及医学术语，以十二条运动力线为纲，对人体韧带学、肌学及其附属组织生理和病理规律的概括和总结。在循行中，“尽筋”和“筋纽”部位是最常出现结筋病灶点即病变的部位。“尽筋”和“筋纽”是肌腱和关节囊等软组织在骨上附着的部位，属于西医学的“末端结构”。末端结构急、慢性损伤所致的局部疼痛、功能障碍称为“末端病”，是临床的多发病。

应用中医经筋理论对踇外翻的病程、疼痛症状进行分析，踇外翻属于足太阴经筋病变，在足太阴经筋起始部位大都、公孙等经筋循行部位可发现痛点，即“结筋病灶点”，说明踇外翻是足内侧延伸到下肢内侧至腰腹部这一力线（足太阴经筋）起始部位的病变。按现代解剖学分析，包括第一跖趾关节、第一跖骨头、踇展肌、踇短屈肌等的一种末端病。

总之，中医学理论应贯彻在踇外翻一系列诊断、治疗和康复中。《素问·阴阳应象大论》曰：“阴阳者，天地之道也，万物之纲纪，变化之父母，生杀之本始，神明之府也，治病必求于本。”《素问·至真要大论》说：“谨察阴阳所在而调之，以平为期。”《素问·三部九候论》曰：“无问其病，以平为期。”“本”即为阴阳，人体疾病的形成因于阴阳的失调，因此治疗疾病的关键为协调阴阳，恢复平衡。人体具有强大的自我调节和修复功能，而且，人体是一个有机的整体，无论是整体还是局部，时刻都处在“失

衡 - 平衡 - 再失衡 - 再平衡”的自我调整和修复的过程之中。医生的职责在于认识到不平衡的现象，并通过种种方法帮助患者恢复和维持自身的平衡。踇外翻是比较复杂的前足疾病，是踇趾跖趾关节慢性、进行性脱位，因此治疗上纠正踇外翻关键在于通过各种方法帮助踇趾跖趾关节复位，恢复关节平衡，并通过康复指导保持关节的平衡状态，提高疗效，避免复发。

参考文献

[1] 李德新. 中医基础理论[M]. 北京: 人民卫生出版社, 2001.

[2] 温建民. 中医理念在拇趾外翻临床中的运用[J]. 医学与哲学(临床决策论坛版), 2007, 28(5): 22-23.

[3] 毕锴, 温建民, 董颖. 阴阳、筋骨理论在中西医结合微创技术治疗拇外翻中的应用[J]. 中医杂志, 2015, (56)14: 1202-1204.

[4] 温建民, 孙卫东. “骨离缝、筋出槽”对拇外翻诊疗的指导意义[J]. 中医杂志, 2007, 48(10): 877-878.

[5] 温建民. 中西医结合微创技术治疗踇外翻[M]. 北京: 人民卫生出版社, 2010.

[6] 孙卫东, 温建民, 胡海威, 等. 康复疗法在中西医结合治疗踇外翻术后的应用效果观察[J]. 现代中西医结合杂志, 2010, 19(22): 2731-2733.

[7] 温建民, 佟云, 韩凤岳, 等. 踇外翻第1跖骨头内侧骨赘及其附着组织的病理组织学观察[J]. 中国骨伤, 2008, 21(12): 883-885.

[8] 佟云, 温建民, 孙卫东, 等. 拇外翻疼痛与足太阴经筋病的相关性研究[J]. 中国中医基础医学杂志, 2011, 17(6): 658-671.

[9] 温建民, 佟云, 张帅, 等. 中医理论指导下的中西医结合微创治疗拇外翻技术[J]. 北京中医药, 2018, 37(11): 1065-1068.

第七章 踇外翻及相关病症诊疗体系中医药运用

第一节 中医药在踇外翻围手术期的应用

一、中医药治疗骨折的新认识

骨折愈合的实质是骨细胞再生，骨折完全性修复，其整个过程受局部微环境中骨生长因子的调控。局部骨生长因子调控着骨折的整个修复过程，决定着骨折修复的速度与质量。

辨证论治是中医学治疗疾病的理论核心和精髓，分期辨证施治是中医治疗骨折的特色。中医药治疗骨折历史悠久。隋唐时期，蔺道人继承和发扬了前人治疗骨伤的经验，提出根据不同时期的症状表现采取七个步骤，分别应用不同的方药以治疗不同阶段、不同性质的损伤，被称为"蔺氏七步内治伤损法"，开创了中医骨折分期辨证治疗的先河。元末，危亦林等提出创伤治疗的三大法则：活血化瘀、养血舒筋、培元补肾，进一步完善了中医药治疗骨折的方法，极大推动了中医骨折的治疗。20 世纪 60 年代，骨伤学家根据骨折愈合过程中的证候、临床表现及其局部病理组织学发展变化特征与中医基本理论，将骨折愈合过程具体分为三期：早期、中期和后期，从而提出中医骨折三期辨证治疗。骨折三期治疗理论的提出是辨证施治这一中医学疾病理论核心与精髓的具体体现，统一了骨伤界对骨折治疗的认识，规范了骨折临床治疗方案，推动了中医骨伤科学的发展，成为现代中医骨折治疗的指导原则。

然而，中医骨折三期治疗原则的提出是基于前人经验的总结，缺乏科学的实验依据。虽然其疗效已为临床实践所证实，但是对其作用及其机制的研究极少，且仅局限于临床疗效的初步观察。部分学者在临床工作中，将骨折的中期与后期合并为一期进行治疗，取得了一定的效果，从而提出中医骨折两阶段治疗的观点。有学者在临床与实验研究中将骨折的治疗不给予分期，也取得了一定效果。还有学者将用于骨折中期与后期接骨续筋及补益肝肾类的中药用于骨折的早期，发现也能有效促进骨折局部骨生长因子基因的表达，加速骨折愈合，从而对骨折的三期治疗原则提出质疑，认为没有分期辨证治疗的必要。当前所开发的临床治疗骨折的中成药几乎均是属于一期治疗的范畴。所以，目前骨折的治疗分期方法存在严重分歧，出现三期治疗、二期治疗及一期治疗的混乱局面，使得骨折三期治疗的地位面临严峻的挑战，严重地制约了中医骨伤科学的发展。如何阐明骨折三期治疗对骨折愈合的作用及其机制、明确中医药治疗骨折的合理分期方法是中医骨伤科学亟待解决的课题。

我们应用动物实验，依托于国家中医药管理局资助项目和国家自然科学基金资助项目等多个省部级和国家级科研项目，从基因、分子、细胞和大体多个水平，对中医骨折三期治疗对骨折愈合的作用及其机制，以及中药治疗骨折的合理分期进行了系统研究。结果显示：分期治疗组SD大鼠骨痂出现时间、骨痂质量和骨折临床愈合时间等方面均优于非分期治疗组（一期治疗组），其中二期治疗有优于三期治疗的趋势。同时，对不同分期治疗对SD大鼠骨折愈合过程中骨形态发生蛋白（BMP）、转化生长因子（TGF）、成纤维细胞生长因子（FGF）、血管内皮生长因子（VEGF）等多种骨生长因子表达的影响进行了研究，结果显示三期治疗对骨生长因子表达的促进作用明显强于一期治疗，而二期治疗又显著强于三期治疗，提示在促进SD大鼠骨折愈合过程中骨生长因子表达的作用方面，中药分期治疗骨折是必要的，二期治疗可能是中药治疗骨折的最佳分期方法。

二、踇外翻术后中医药治疗的用药原则

截骨矫正畸形是治疗踇趾外翻及其相关畸形的关键，为"人工"骨折，实质上属于骨折的范畴，因此其治疗也要遵从骨折的治疗原则。中医药在促进骨折愈合、防治骨折并发症方面发挥着重要作用，是中医学的重要特色和优势，为骨折治疗方法的重要组成部分。

辨证施治是中医学治疗疾病的理论核心。《素问·至真要大论》明确指出："谨守病机，各司其属。有者求之，无者求之，盛者责之，虚者责之，必先五胜，疏其血气，令其调达，而致和平。"精辟地阐明了药物治疗的宗旨。骨折的治疗亦然，骨与软组织并重（筋骨并重）、局部与整体兼顾（内外兼治），是骨折药物治疗的主导。

根据辨证施治的原则，在具体治疗时必须："寒者热之，热者寒之，微者逆之，甚者从之，坚者削之，客者除之，劳者温之，结者散之，留者攻之，燥者濡之，急者缓之，散者收之，损者温之，逸者行之，惊者平之，上之下之，摩之浴之，薄之劫之，开之发之，适事为故。"这就是辨证施治原则的具体运用。当前骨折治疗用药中诸多的治疗方法，均源于此。

在临床医疗实践中，只有遵循辨证施治的原则，依靠具体的治疗方法，才能达到预期的治疗目的。而具体方法的使用，又必须掌握骨折发生的原因、病变的本质及其发展规律。正如《医宗金鉴·正骨心法要旨·内治杂证法》所述："今之正骨科，即古跌打损伤之证也，专从血论。须先辨或有瘀血停积，或为亡血过多，然后施以内治之法，庶不有误也。夫皮不破而内损者，多有瘀血破肉伤䐃，每致亡血过多。二者治法不同，有瘀血者宜攻利之；亡血者，宜补而行之。但出血不多，亦无瘀血者，以外治之法治之，更察其所伤上下轻重浅深之异，经络气血多少之殊，必先逐去瘀血，和荣止痛，然后调养气血，自无不效。"概括地说明了在骨折的发生发展过程中，审证求因，针对性地采用治疗方法的重要性。

三、踇外翻术后中医药治疗的用药方法

骨折治疗方法可分为内治、外治两类，踇外翻术后的治疗也是如此，临床上应针对病情进行选择。

骨折的治疗，是围绕骨折的发生、发展及其转归而立法用药的，这与内科疾病有所不同。根据骨折发生的时间、部位、性质以及轻重程度的不同，遵循整体观念和辨证施治的原则，结合全身状况、居住环境、气候、年龄、性别、体质等灵活用药。

我们的祖先在数千年临床医疗实践中，总结了很多内、外用药的方法和丰富的剂型。内服药有：汤剂、散剂、丸剂、片剂、膏剂、丹剂、药酒等类；外用药有：药膏、膏药、散药、搽擦药、熏洗药、热熨药等。踇外翻术后治疗时均可充分选择使用。

（一）内治法

人体是有机的整体，在生理上，人体各组织之间、器官之间、系统之间，经过气血、经络相互沟通，进行物质、能量、信息的交换，既相互联系，又相互制约。在病理上，局部的骨折变化，可以影响全身。如局部骨折卧床，忽视合理的功能活动可造成褥疮、关节僵硬，亦能导致坠积性肺炎、泌尿系感染或结石等。内科疾病如糖尿病、贫血、肾功能不全等，也会影响骨折的愈合进程。

"外伤多致内损，内损就须内治"。内治首先要以四诊八纲作为依据，进行综合分析、整理概括。根据骨折愈合过程，以三期辨证治疗为基础，再根据具体状况、年龄大小、体质强弱、损伤轻重而进行论治。一般规律是骨折早期宜破，中期宜和，后期宜补。这种破、和、补的分期治疗，不能机械地使用，而要根据患者的具体情况，采用先攻后补或攻补兼施。总之，踇外翻术后治疗必须掌握治伤与扶正的关系。

1. 初期治法　初期是指踇外翻术后早期，一般是术后 1~2 周，相当于炎症期和修复期的第一阶段。患趾局部肿胀、疼痛、瘀血较明显，截骨端容易发生再移位，筋骨脉络可反复损伤，气血受损，血离经脉，瘀积不散，气滞血瘀，经络受阻。尤其是微创手术后，局部瘀血更为明显。针对这种病理时期，《辨证录·接骨门》指出："内治之法，必须以活血去瘀为先，血不活则瘀不能去，瘀不去则骨不能接也。"因此，踇外翻术后早期以瘀血为主要病理表现，故当以攻利之法为主。

2. 中期治法　中期指踇外翻术后 3~4 周（相当于修复期中段）。截骨处疼痛减轻，肿胀消退，一般软组织损伤已修复，截骨断端亦初步稳定，原始骨痂已开始逐步形成。虽仍有瘀血未尽，但是不可再用攻下之法，否则易伤及正气。故中期以调和为主，再根据内伤气血、外伤筋骨的不同重点，进一步辨证施治。

3. 后期治法　后期指踇外翻术后 5 周及其以后（即修复后期），一般已有骨痂生长，截骨断端也比较稳定。踇外翻术后早、中期调动了整体的脏腑气血功能，为使脏腑气血趋于平和，促进截骨部位骨痂的不断生成与改建，故后期治疗以补为主。同样，须辨证施治，按气血脏腑损衰的情况给予补益。

（二）外治法

药物的外治法，指骨折后的局部用药，如敷、贴、洗、搽、撒、浸、熨等。在骨折治疗中，一向比较重视外用药的使用，《理瀹骈文》中有"外治之理，即内治之理；外治之药，亦即内治之药，所异者法耳"之说，故外治时，必须加以辨证，根据骨折的不同阶段采用不同的外治之法。一般初、中期以药膏、膏药敷贴，后期以药物熏洗、热熨或涂擦。踇外翻术后早期局部切口尚未愈合，同时局部应用外固定，无法实施外治法，所以外治法一般用于踇外翻术后的中期和后期。

1. 熏洗法　早在《仙授理伤续断秘方》中就有记载，是把药物置入锅或盆中加水煮沸后，先用热气熏蒸患处，待水温略减，再用药水浸洗患处的方法。冬季可在患肢加盖棉垫，使热力持久，每日 2~3 次，每次 15~20 分钟。具有舒松关节、疏导腠理、疏通气血、活血止痛等功效。适用于踇外翻术后中期及后期，局部肿胀，关节僵硬拘挛，酸痛麻木，有消肿止痛、促进功能恢复的作用。

2. 热熨法　热熨法是一种以物理热疗促进药物吸收的方法，具有温经祛寒，行气活血止痛的作用。用时选伤药，加热后用布包裹，热熨患处。适用于踇外翻术后后期或兼有风湿之证者。如坎离砂，是用铁砂加热后与醋水煎成的药汁搅拌装入布袋，数分钟后自然发热，以熨患处。

3. 搽擦法　《素问·血气形志》："经络不通，病生于不仁，治之于按摩醪药。"醪药即用来配合按摩的药酒。搽擦药多用活血舒筋的药物配制成酊剂或油剂。一般用于踇外翻术后中、后期关节功能锻炼，用时将药涂搽伤处，再加以手法，有舒筋活络、调理气血、促进关节功能恢复的作用。

第二节　中医康复及调护

一般认为，决定骨科手术疗效的关键在于手术操作与术后康复，这同样适用于微创技术治疗踇外翻。由于创伤小、骨折端稳定、无需内固定等优点，微创治疗踇外翻术后即可开始下地活动，做到生活自理，而做到较好的术后恢复离不开患者的良好依从性及医护人员科学的术后康复调护。

一、中医康复治疗原则

应遵循动静结合、筋骨并重、内外兼治、医患合作的治疗原则，中西医结合，关注局部与全身情况，循序渐进，注重软组织功能恢复，主动锻炼为主，被动锻炼为辅，达到筋束骨而利机关的目的。

二、中医康复治疗的目的

踇外翻术后康复治疗，以促进截骨愈合、恢复关节功能与肌肉力量为主要目的。骨折的愈合过程就是“瘀去、新生、骨合”的过程，大体可分为初期、中期及晚期，即血肿机化期、临床愈合期、骨性愈合与塑形期三个阶段。根据截骨愈合不同阶段的病理变化，制定相应的康复方法，以达到尽早康复的目的。

三、中医康复治疗的重要性

中医康复治疗是温氏微创技术的重要组成部分，很大程度上决定了手术效果。正确、规范、及时的术后康复有利于患者功能恢复及避免术后并发症，减少不良事件的发生，应引起高度重视。在康复过程中配合中药熏洗是温氏微创治疗踇外翻术后康复的一个特色。踇外翻术后，由于局部外固定或因疼痛活动受限，气血运行不畅，瘀血积聚，关节肿胀，日久可导致关节粘连和活动障碍、肌肉萎缩无力、肌腱挛缩等，影响踇外翻术后功能的恢复。采用活血化瘀、消肿止痛、舒筋活络的中药口服、外洗，通过药效和热力作用促进局部血液循环，可加快炎性物质的吸收和损伤组织的修复，缓解局部组织的挛缩和疼痛。

在主、被动康复锻炼的同时配合中药熏洗，可增加关节活动度，减轻功能锻炼带来的疼痛。踇外翻术后第一跖趾关节功能的恢复情况直接影响治疗效果，关节僵直或背伸、跖屈不足均可引起前足疼痛。如果踇趾背伸受限，踇趾近节趾骨与第一跖骨头背侧关节面撞击，引起关节退变继发踇僵硬；如果踇趾跖屈受限形成漂浮趾，踇趾承重减少，可能会出现转移性跖骨头下疼痛。踇趾跖趾关节功能的恢复主要取决于术后关节的康复训练，术后规范系统的康复训练可以防止和松解跖趾关节粘连，恢复跖趾关节功能。转移性跖骨头下疼痛是踇外翻矫形术后的常见并发症，早期可根据踇趾位置调整外固定、整复骨折，保持踇趾轻度跖屈位以恢复前足横弓“拱形结构”，减少其他跖骨头负重及转移性跖骨头下疼痛的发生。已经发生转移性跖骨头下疼痛患者，建议加强足趾跖屈训练，如站立提踵、捡球及拾布练习、踇趾操锻炼足肌。踇趾操：在两侧第一趾上套胶皮带，做左右相反方向牵引并维持5秒钟，每天2~3次，每次5~10分钟（图7-1）；或者将一橡皮圈套在5个足趾上，尽力使足趾向外分开并维持此位置5秒钟，每天2~3次（图7-2）；用布、橡胶或软木做成四个圆柱体，分别置于各趾之间，然后用手向内挤压，每天做2~3次，每次5~10分钟。对于术后胼胝不能改善的患者，可以进行踝关节屈伸旋转、足趾向足掌部汇聚、踩球或沙地、足跟走路等方式，以加强足部的内外肌肌力。对于足掌部疼痛的患者，还可使用特制的跖骨垫，再配合功能锻炼。此外，选择穿合适的鞋对于预防踇外翻的复发非常重要，一般建议穿鞋头较宽的鞋，鞋跟不宜太高，一般不要高于 3cm。

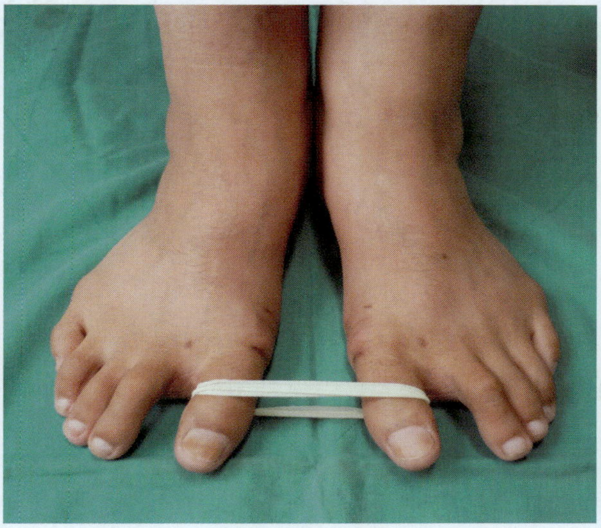

图 7-1　踇趾操 1

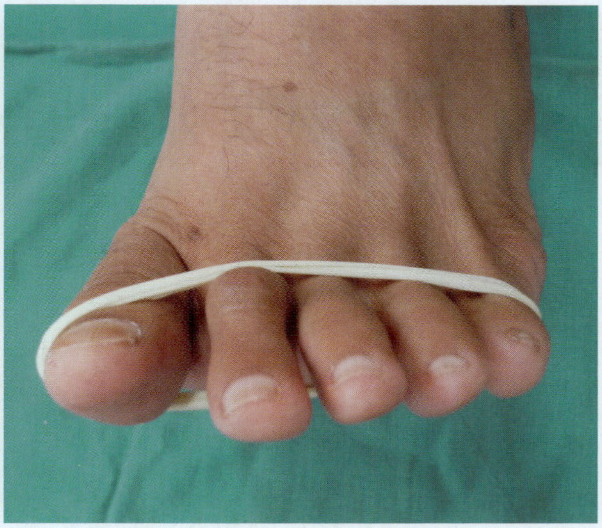

图 7-2　踇趾操 2

参考文献

[1] 黄桂成，王拥军．中医骨伤科学[M]．北京：中国中医药出版社，2016.

[2] 孙永生，徐颖鹏，温建民，等．中药不同分期对实验性 SD 大鼠骨折愈合过程中成纤维细胞生长因子 -2 表达的作用[J]．中华中医药杂志，2010，25(9)：1472-1476.

[3] 徐颖鹏，温建民，董建文，等．中医骨折三期治疗对家兔骨折骨膜组织中 VEGF 及 VEGF mRNA 表达的影响[J]．中国骨伤，2010，23(2)：120-124.

[4] 毕锴，温建民，孙永生，等．中医骨折分期治疗对家兔骨折愈合过程中 TGF-β 与 bFGF 表达影响的实验研究[J]．中国矫形外科杂志，2013，21(4)：381-386.

[5] 毕锴，温建民，孙永生，等．中医药对骨折愈合作用及其机制的实验研究进展[J]．中国中医基础医学杂志，2014，20(1)：137-140.

[6] 毕锴，温建民，孙永生，等．中医骨折三期治疗对家兔骨折愈合中 VEGF 与 BMP-2 表达影响的实验研究[J]．中国中医基础医学杂志，2012，18(12)：1344-1347.

[7] 孙卫东，温建民，胡海威，等．康复疗法在中西医结合治疗拇外翻术后的应用效果观察[J]．现代中西医结合杂志，2010，19(22)：2731-2733.

第八章
微创外科对踇外翻治疗的影响

第一节　微创外科概述

一、微创疗法的历史回顾

（一）中医微创发展史

中医微创疗法历史悠久，随着时代的发展，该疗法从理论、工具到手法，都日臻完善，吸收融合了生物力学、解剖学、外科手术学等多学科理论，是中医学的重要组成部分，同时结合中医针灸（铍针、刃针等针刺）、松解疗法以及以整骨推拿为代表的手法，以最小的生理干扰，获取最佳临床疗效。中医微创医学具有四大临床机制，即经络疏通、神经应激、软组织松解、整体调节。

中医微创，古已有之。从 4 000 多年前的砭石和“九针”，后经数千年的沿革与发展，形成当今的中医微创体系——中医针灸（针刀、铍针、刃针等针刺）、松解疗法以及整骨推拿手法。这样，通过相关学科的优化组合、提高升华，使学术理论和临床疗效达到了一个新的高度，对中医的发展有很好的推动作用。

从有创到微创的转变过程，微创外科取得了良好的疗效，得到了医生和患者的一致认同。可以说，微创外科是医学发展的方向。从 1989 年小宽针针刺综合疗法问世，到 1992 年《小针刀疗法》的出版，标志着以中医理论为基础，以现代解剖学理论为指导，由中医针灸和西医外科手术两种理念整合而成的针刀疗法已形成。对某些适应证的治疗由开放手术变为闭合性手术，将有创的痛苦变为无创或微创近于无痛苦的治疗，使大部分原来需要切开的手术变为真正意义上的“微创”手术。

（二）现代微创技术的发展

现代微创技术发展至今，大致分为以下六个方面：

1. 经皮内固定技术　包括经皮撬拨复位技术，经皮骨圆针固定技术，经皮空心钉固定技术等。经皮撬拨复位内固定是通过经皮撬拨的器械复位方法，配合经皮穿针有限固定及外固定来治疗关节内或是邻近关节的骨折，弥补了外固定支架及经皮穿针髓内固定方法在关节骨折应用的不足。

2. 外固定器治疗　包括半圆形、环形框架式等。外固定支架是切开复位内固定转变为闭合或有限的手术复位弹性外固定，是微创理念的体现。从单独强调骨折稳定性向弹性积压的间接复位的生物学固定方式转变，强调保护骨折局部血运的重要性，并充分展现个体化治疗的理念。长管状骨折的治疗由传统的解剖复位、坚强内固定转变为维持长骨正常长度，不出现成角及旋转畸形，注意保护骨折局部血运，维持良好的骨折愈合的生物学环境。

3. 小针刀疗法。

4. 内镜技术。

5. 微创介入疗法 例如经皮椎间盘取出术。

6. 其他 经皮截骨矫形术（如踇外翻微创截骨术），经皮钻孔减压术等。

二、足部微创外科及微创骨科历史回顾

微创外科手术（minimally invasive surgery，MIS）于1985年由英国泌尿外科医师Payne和Wickham提出，20世纪后半叶逐渐兴起。1987年，法国医生Mouret于里昂成功施行了世界首例腹腔镜胆囊切除术，奠定了腹腔镜外科的基础，之后“微创外科”逐渐被广泛接受，并被认为是医学发展史上的一次革命。但目前微创外科技术仍缺乏明确的定义，通常指的是以最小侵袭和最小生理干扰达到最佳外科治疗目的的一种新的外科技术。微创外科强调的不仅是一个手术小切口，还强调在保证获得常规外科治疗的情况下，通过精确的定位技术，减少对周围组织造成创伤和干扰患者生理功能，降低围手术期并发症，促进患者早日康复。

微创外科并不是独立的新学科或新的分支学科，微创骨科是微创外科的一个分支，微创骨科是一种比传统骨科标准手术具有更小手术切口，更佳的内环境稳定，更轻的全身和局部反应，更快的骨组织愈合，更短的功能恢复时间和更好的心理效应的手术技术。随着医用手术器械、高精技术、生物计算机技术、影像数码成像技术、组织工程技术、基因技术和纳米材料技术的迅猛发展，催育了微创骨科技术，拓展了微创骨科手术种类。微创骨科使当代的骨科手术焕然一新，各种新技术的应用在减少对患者的创伤、提高医疗质量方面成果显著。近年来，专家以循证医学方法对微创技术在骨科领域中的应用进行科学总结，使微创骨科技术逐步走向成熟和快速发展。

足部的微创外科属于微创骨科范畴，其手术用的多是特制的微型器械，通过小的微型切口，小的入路进入手术区，不暴露手术视野，凭着术者的手感或是在X线机监视下进行手术。1945年，Morton Polokoff用鼻成形术用的骨锉，锉除末端趾骨背端的甲下骨赘，开创了足微创外科。其微创技术思路至20世纪60年代得到进一步发展，Edwin Probber使用新的器械，发明经皮足外科技术，对微创足外科的发展做出了重要贡献。同一时代，Bernaids. Weinstock开始采用电动器械和特制的能被消毒的钻头，通过小切口来磨除骨赘。1968年，Dr AL Brocon用电动器械首次削除跟骨骨刺。到20世纪70年代，Pritt Hymes和L. Britton积极应用微创外科技术，并于1974年首次将微创技术纳入教材。在20世纪80年代中期和90年代，Stephen A. Isham应用微创外科技术矫治踇外翻、足趾畸形和踇囊炎，按照其确定的生理病理标准，他设计的各种截骨和手术方案在使用经皮技术治疗前足疾病中取得了很好的疗效。1984年，中国中医研究院（现中国中医科学院）骨伤科研究所的陈宝兴教授、田德浩教授等引进了这些新技术，并在中国中医研究院骨伤科研究所开设了小切口足外科门诊。1993年温建民教授接任，继续开展小切口手术治疗踇外翻，刚开始采用国外的方法，运用小切口治疗踇外翻时出现一些并发症，如感染、截骨端不稳、畸形矫正不理想等。而且，手术方法只适用于轻度踇外翻，在北京某些医院还出现了手术失败的情况。温建民教授带领的课题组在总结国内外治疗踇外翻经验的基础上，结合中医手法创立了中西医结合微创治疗踇外翻及相关畸形的新方法。温建民教授在总结前人经验的基础上，对削磨骨赘及截骨角度、部位进行创新的同时，吸收中医治疗骨折的经验，主张弹性固定，本着中医骨伤科“筋骨并重，动静结合”的治疗原则，强调术后早期行踇趾关节功能锻炼，中医辨证治疗。经生物力学、解剖学研究证实，该方法矫正踇外翻畸形效果满意，术后疼痛解除效果明显，有

效提高了患者的生活质量，并于 2002 年获得"国家科学技术进步奖二等奖"。20 多年来，这种微创技术已用于治疗踇外翻、足底胼胝疼痛、锤状趾、杵状趾、小趾囊炎、足部隆突症、跟骨高压症等疾病，因疗效显著，深受广大患者和医务工作者的欢迎。

三、微创外科技术的定义

微创字面的意思就是微小创伤，用微小的创伤完成传统的外科手术就是"微创外科"，其英文名称为 minimally invasive surgery 或 minimal access surgery，直译是微小侵袭外科或微小入路外科。意思是使患者付出尽量小的代价达到同样良好的效果，这是医学研究永恒的主题。目前，微创外科的主要标志还是以手术切口的减小为特征，手术切口的减小显著减轻了手术对人体内环境平衡的影响，客观性的标志就是患者术后恢复时间与传统手术相比有显著的缩短。

微创外科是在新理念指导下的外科新技术，目前尚未形成独立的新学科或新的分支学科。它在治疗疾病的基本原理上并没有根本的改变，只不过在手段、技术或方法上有所不同。微创外科不但使用特殊的器械和仪器，而且使用特殊的物理能量或化学药剂来达到对病变组织的灭活、切除、修复、重建等操作。特殊仪器主要是指那些能显著提高医生的视觉功能，减少医生劳动强度，并能显著增加医生手术精度的仪器。微创外科的形成促进了现代外科学的发展。尽管目前对微创外科尚无一个共同的衡量尺度和统一的定义，但是必须明确说明，微创外科应是医生的精湛医术与新技术、新材料、新仪器等以及基础医学的结合。

广义的微创外科应是降低外科所带来的局部或全身的伤害性效应，不管采用何种方法。黄志强院士认为："微创外科是使外科病人能达到最佳的内环境稳定状态、最小的手术切口、最轻的全身炎症反应、最少的瘢痕愈合、更好的医疗效果、更短的医疗时间、更好的心理效应。"这一微创外科定义的论述，已被国内绝大多数同行所接受。微创外科同传统外科一样，应包含所有的外科学分支，在各传统外科学分支的名字前面冠以微创两字即构成微创外科所包含的各个分支。

四、微创骨科技术的意识与观念

笔者认为，没有微创骨科意识的医生不能称为合格的骨科医生。当我们治疗一种疾病时，头脑中就应该想到如何做到微创，尽可能减少组织创伤，尽量缩短疗程，尽早恢复功能，尽可能节约费用。有了微创骨科意识才能树立明确的微创骨科观念，才会更多地思索创造微创骨科技术。因此，微创骨科意识是一种思想、品德和境界，是微创骨科观念的基础，而微创骨科观念是微创骨科意识的升华。

微创骨科观念包括微创入路观念、微创复位观念、微创切除观念、微创固定观念、微创融合观念，等等。从微创骨科意识到微创骨科观念是一个质的改变，有了微创骨科观念才能挑战微创骨科技术，思索新的入路方式，设计新的手术器械，创造新的手术方法。有了微创骨科观念，才会在诊断上要求更正确，在操作上要求更安全，在治疗上要求更完善。微创骨科观念的具体体现应着重于适应证选择和规范操作。只有树立微创观念，才能做到诊断快捷到位化，治疗设计科学合理化，手术入路小型捷径化，手术操作规范精确化。如果说微创骨科意识是基础，微创骨科技术是结果，那么微创骨科观念就是两者之间的桥梁。

五、微创骨科技术的优势

1. 安全有效　微创手术的良好效果已被公认。主要表现在内环境稳定，安全性高，手术效果好，能彻底地切除病灶，全身反应轻。

2. 痛苦少　手术切口小，疼痛轻，患者易于接受。

3. 康复快　患者术后短期内即可恢复正常活动，并发症少，住院时间短。

4. 兼有诊断和治疗作用。

5. 操作简单　熟练地掌握了微创外科技术后，要比传统外科的技术相对简单。

6. 美容效果好　无传统外科切开手术那样的瘢痕。

7. 节省医疗开支　患者住院时间短，大大缩短了离岗休息的时间，可提前上班参加工作，隐性效益十分明显。

六、足部微创外科技术的原则

微创技术应用于足外科，有其适应证，并非全部足踝疾患都能用微创技术解决，正确选择适应证和术者的全面知识与技能是手术成功的基础，器械只是提供了良好的条件，要制订周密的手术计划。

微创技术要求术者不仅具有全面的知识、开放直视手术的基本技能，还需要经过微创技术的培训和一定的实践，只有这样方能使微创手术成功，收到好的疗效。微创技术，初看似乎简单，但若没有一定的知识和经验是难以得心应手、操作自如的，初学时必须认真，否则会影响疗效，产生不良的后遗症。

七、足部微创外科技术的治疗范围及适应证

1. 轻、中、重度踇外翻及相关畸形，小趾囊炎，足底胼胝疼痛，锤状趾及足部隆突症等疾病（适应证详见各章）。

2. 跟痛症，跖间神经瘤，跖管综合征，可采用关节镜及小针刀治疗。

3. 骨折微创治疗。跟骨骨折、跖骨骨折等，可采用克氏针、外固定架等固定方式。

第二节　破皮微创

一、中医微创

（一）小针刀

小针刀疗法是在中医理论指导下，吸收西医及自然科学成果，再加以创造而成的。具有疗效好、见效快、适应范围广等特点，深受广大患者欢迎。

小针刀外形似针灸的针，但其尖端有一狭窄的刀刃，可发挥针刺及刀切割的双重功能，是在西医外科手术疗法与中医传统针刺疗法的基础上，形成的新型中医医疗器械。小针刀疗法创始人朱汉章教授，在 1976 年使用一支普通的 9 号注射器针头，为一名外伤所致手指屈伸障碍的农村老汉进行软组织松解，并获得成功，解决了困扰这位患者许久的关节肌腱粘连问题。朱汉章教授由此受到启发，发明了小针刀疗法。2003 年 9 月 16 日，由国家中医药管理局组织的“针刀疗法的临床研究”成果鉴定会，将“针刀疗法”正式命名为“针刀医学”，与会专家一致认为针刀医学作为一门新兴学科已经基本成熟（图 8-1）。

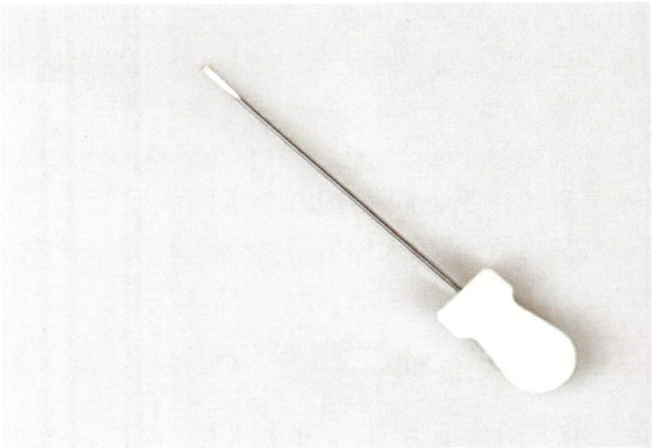

图 8-1　小针刀

（二）外固定架

1. 概述　外固定支架，一种固定骨骼的器具。需要在患者骨骼上打入数枚钢针，再安装特制的支架加以固定。可用于开放性骨折及延长骨骼。孟和教授是“骨伤复位固定器疗法”——中医骨伤“孟氏疗法”的创立者。他致力于中西医结合骨伤疗法研究，所创制的“孟氏疗法”在治疗骨折、骨病等方面取得显著成就，推动了我国中西医结合骨科治疗水平。

2. 骨外固定支架类型　按几何学形状，习惯将骨外固定支架分为单边式、双边式、三角式、四边式、半环式、全环式六种构型（图 8-2），又视穿针平面的多少分为单平面和多平面固定支架。

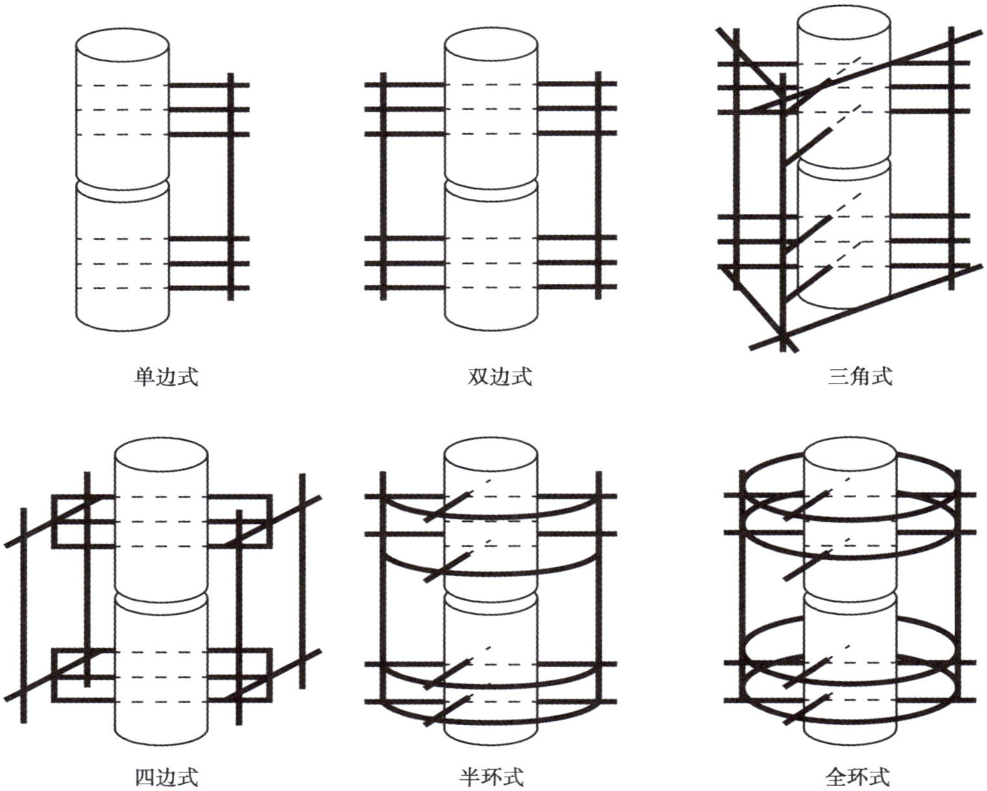

图 8-2　骨外固定支架

3. 骨外固定支架的适应证和禁忌证

（1）适应证：骨外固定支架治疗骨折的随机性较大。下述内容有些是公认的适应证，有些是相对适应证。适应证也可因技术熟练程度、设备条件、患者对治疗方法的观念等因素的影响而有很大差别。因此，在临床实践中要灵活掌握。现将适应证列举如下：

1）四肢开放性骨折：特别是有广泛软组织损伤、伤口污染严重及难以彻底清创的开放性骨折。

2）感染性骨折：远离病灶处穿针固定，提供稳定固定，利于创口换药。

3）多发伤骨折：骨外固定支架能为骨折伤肢迅速提供保护，既防止因延期骨折治疗造成的并发症，又便于威胁生命脏器伤的处理。

4）某些闭合性骨折：因骨折粉碎严重难以用其他方法稳定骨折端的骨干骨折；近关节端粉碎性骨折，某些关节骨折与脱位。

5）需多次搬动（输送）和分期处理的战伤和某种批量伤员的骨折。

6）烧伤合并骨折：用骨外固定支架固定骨折，不但便于创面处理，将伤肢架空还可防止植皮区受压。

7）开放性骨盆骨折：骨外固定支架可给予较好的固定，并能控制失血与疼痛。

8）断肢再植术及骨折伴有血管神经损伤需修复或重建，以及需用交腿皮瓣、肌皮瓣、游离带血管蒂股皮瓣移植等修复性手术。

9）因种种原因不能手术治疗的不稳定骨折。

10）作为非坚强内固定的补充。

（2）禁忌证：伤肢有广泛的皮肤病；因年龄及其他因素不能配合术后管理者。

4. 骨外固定支架基本操作技术

（1）麻醉：上肢用臂丛神经阻滞，下肢用硬膜外阻滞或蛛网膜下腔阻滞，亦可酌情选用全身麻醉或局部麻醉。

（2）体位

上肢：仰卧、屈肘，前臂置于胸前。

下肢：仰卧、屈髋、外展、屈膝，并将踝关节置于 90° 背伸位。

（3）操作步骤：外固定支架的具体操作顺序是一个复位、穿针与固定交替进行的过程。

1）操作过程：即先将骨折初步复位（纠正旋转、重叠畸形），后穿骨折线远处的钢针并初步固定，然后再使骨折进一步复位并穿近骨折线处的钢针，最后将骨折复位满意后再进行整体固定。在某些特殊情况下也可直接穿针固定，待情况允许时再行复位，调整后重新固定。

2）骨折复位：骨折复位是骨折治疗的关键环节，骨折复位是否满意，直接影响骨折愈合的质量。骨折复位可根据具体情况采用闭合复位或直视下复位。也可凭体表标志复位后再根据 X 线片进行调整。具体复位方法如下：

直视下复位：对骨折端已外露的开放性骨折，彻底清创后可在直视下复位。闭合骨折手法复位失败时，也可作 3~5cm 小切口后在直视下复位、穿针、固定。

闭合复位方法：先使骨折大致复位后按顺序操作，可利用近骨折线处的钢针，应用提、扳等方法协助骨折进一步复位，直至满意后再固定。亦可凭体表或骨性标志大致复位固定后，根据 X 线透视对小的移位或成角作适当调整。对骨折复位的要求，原则上是解剖复位，但严重粉碎性骨折，常不易恢复原来的解剖学形态，此时应使骨折块之间有较好的接触，并保持良好的力线要求。

3）穿针：穿针是骨外固定的主要操作技术，穿针技术的好坏，不仅影响骨折固定的稳定性，还关系到合并症发生率的高低。因此，穿针时应严格进行以下操作技术：

①避免合并症：充分了解穿针部位的解剖，避免刺伤主要血管与神经。

②严格无菌操作技术，穿针须在感染病灶区外 2~3cm。

③严格无创技术：穿半针和粗直径全针时，钢针的进、出口用尖刀作 0.5~1cm 的皮肤切口；穿半针时用止血钳将肌肉分离后放置套管再钻孔。钻孔或直接穿针时不要用高速动力钻，穿好钢针后，应活动关节检查钢针处皮肤有无张力，有张力时应切开减张并缝合。

④正确选择穿针位置和角度：钢针尽可能少或不穿越肌肉，或者选在肌间隙穿针。单平面穿针时，一骨折段上钢针之间的距离不少于 6cm。多平面穿针时，一骨折段上钢针之间的距离也尽可能大些。钢针与骨折线或关节面的距离不少于 2cm。多平面穿针时钢针的交叉角度：全针为 25°~80°、半针与全针为 60°~80°。

⑤正确选择钢针的类型和直径。

⑥针孔用酒精纱布及无菌纱布平整包裹。

4）安装与固定：多数情况下骨折复位、穿针、固定是交替进行的，当穿完预定钢针后按要求完成固定。对稳定骨折实施加压固定（但加压的力量不宜过大，否则会发生成角畸形），粉碎性骨折行中立位固定，骨缺损时用牵伸位固定。进行整体固定时尚须注意以下问题：

①检验固定的牢固性：方法是手法活动关节、纵向牵拉或侧向推挤骨折端；牢固的固定骨折端应无活动或仅有微量弹性活动。稳定性不足时，可酌情采取相应措施增加总体刚度。

②骨外固定器至皮肤的距离：上肢为 2~3cm，下肢为 3~5cm。为防止皮肤受压和便于创面处理，肿胀严重或创面较大时，早期可留大些，肿胀消退、创面修复后再将距离缩小。

③伴有严重软组织损伤时，可加配某些部件使伤肢悬吊或架空，以利于肢体消肿及防止压伤。

④骨干部的骨外固定器应不影响关节功能锻炼，下肢要便于负重行走，上肢要便于日常活动和生活自理。

⑤钢针尾端露出钢针固定夹 1cm 左右即可，过长的针尾应剪除。针尾用塑料帽套封或胶布包缠，以免刺伤皮肤或划破皮肤。

特殊情况下的操作步骤：对多发伤患者，因伤情严重或有危及生命伤的抢救时，以及在野外现场急救或有批量伤员等急诊情况下，可先行穿针固定，然后在适当时机重新整复、调整、固定。

5. 术后治疗　术后治疗得当与否直接影响疗效，术后治疗不当易发生针孔感染、骨折不愈合等并发症。因此，应给予足够的重视。

一般治疗：术后使伤肢抬高，注意观察伤肢血运和肿胀情况；因体位或肢体肿胀造成骨外固定器部件压迫皮肤时应及时处理。有松动的螺丝应及时拧紧。

防治感染：就骨外固定本身而言，不必使用抗生素来预防针孔感染。但骨折和伤口本身仍须酌情选用抗生素。对开放性骨折即使清创彻底，仍须应用抗生素 3~7 天，感染性骨折更要适当延长抗生素的应用时间。

针孔护理：骨外固定后更多的工作是要经常对针孔进行护理。针孔护理不当，将发生针孔感染。护理措施如下：①一般术后第 3 天更换敷料一次，针孔有渗出时需每天更换敷料。②术后 10 天左右针孔皮肤即有纤维性包裹，在保持皮肤清洁、干燥的同时，每隔 1~2 天在针孔处皮肤滴少许 75% 酒精或碘伏溶液即可。③针孔处皮肤有张力时应及时在张力侧切开减张。④在调整骨外固定器或改变构型时均要注意无菌操作，对针孔周围皮肤和钢针进行常规消毒。⑤针孔护理时要避免交叉感染。⑥一旦发生针孔感染时应及时进行正确的外科治疗，并将伤肢架高休息，适当应用抗生素。

功能锻炼：及时正确的功能锻炼，不仅利于关节功能恢复，也利于血运重建和应力刺激，促进骨折愈合进程。一般在术后 7 天内即可在床上进行肌肉收缩及关节活动，上肢进行手部的捏、握及腕肘关节的主动运动，1 周后开始旋转功能锻炼，下肢于 1 周或创面愈合后扶双拐部分负重离床活动，3 周后逐步开始完全负重行走。功能锻炼的时机和方式因人而异，主要视局部和全身情况而定。在锻炼过程中，如针孔出现红、肿、痛等炎症表现时应停止活动，抬高患肢卧床休息。

拆除骨外固定器：骨折已达临床愈合标准时，应拆除外固定支架。拆除骨外固定架时，应准确判断骨折的愈合强度，在没有把握确定骨愈合强度和有明显的骨外固定并发症的情况下，不要过早拆除骨外固定，特别是治疗陈旧性骨折、粉碎性骨折、骨不连等情况时。

6. 中国接骨学（CO）　尚天裕教授（图8-3）融中国传统医学和西方医学之精华为一体，以生物力学为主要实验手段，以5万余病例为临床实践依据，改变了骨折治疗的传统模式，提出了"正骨十法""功能复位""自动牵引复位""动静结合""弹性固定""有限固定"等一系列骨折治疗和骨折愈合的新观点，形成了中国接骨学，即CO（Chinese osteosynthesis）学派。

孟和教授（图8-4）发明了一系列骨折复位固定器（图8-5），形成了孟氏疗法，获得多项国家专利，所创立的"骨折复位固定疗法"大大提高了疑难骨折、骨病的治疗效果，推动了我国中西医结合骨科的治疗水平。

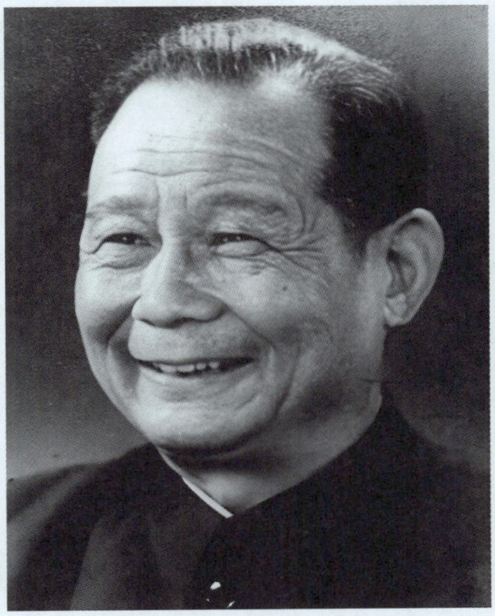

图8-3　尚天裕教授

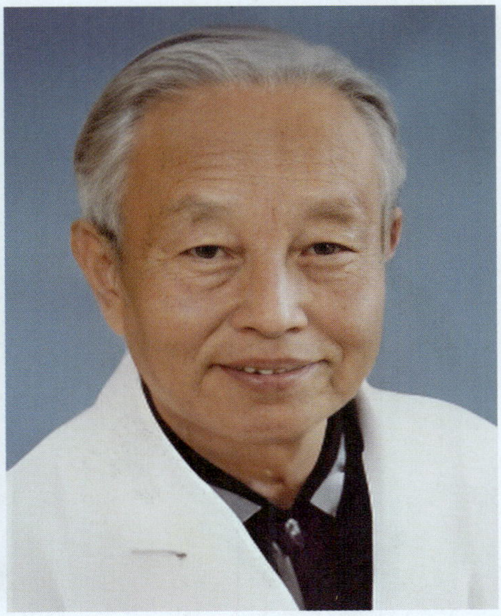

图8-4　孟和教授

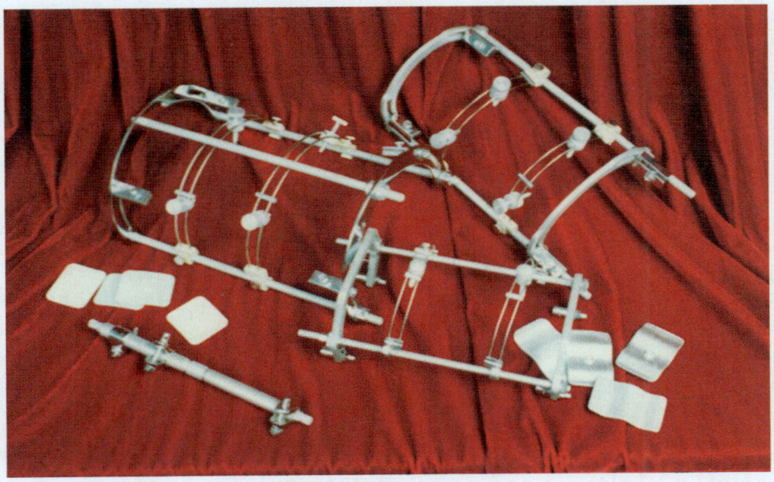

图8-5　孟氏架

成永忠博士在温建民教授的指导下，研究发明了一套CO接骨架及四肢骨折九项技术方案，进一步推动了中西医结合骨折外固定技术的发展（图8-6~图8-14）。

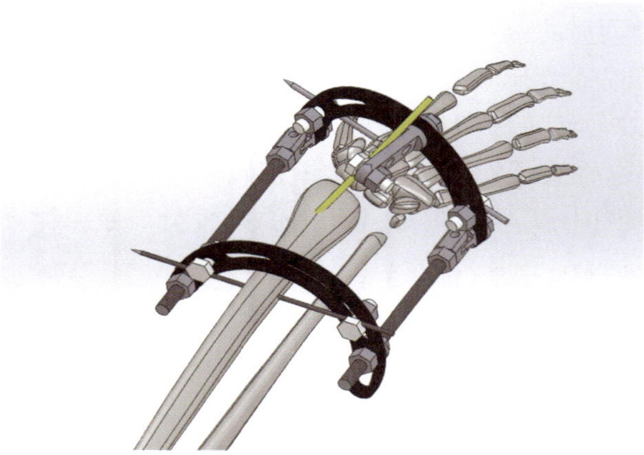

图8-6　腕关节骨折固定技术方案

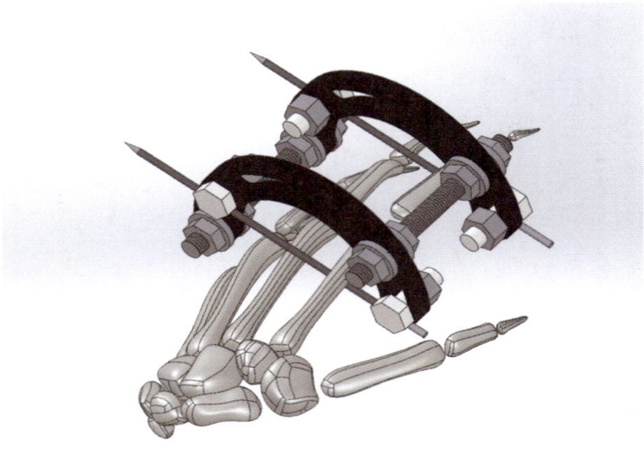

图8-7　手足骨折固定技术方案

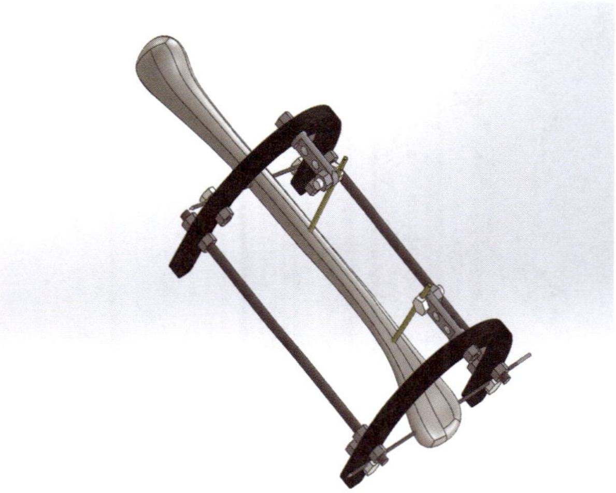

图8-8　肱骨干骨折固定技术方案

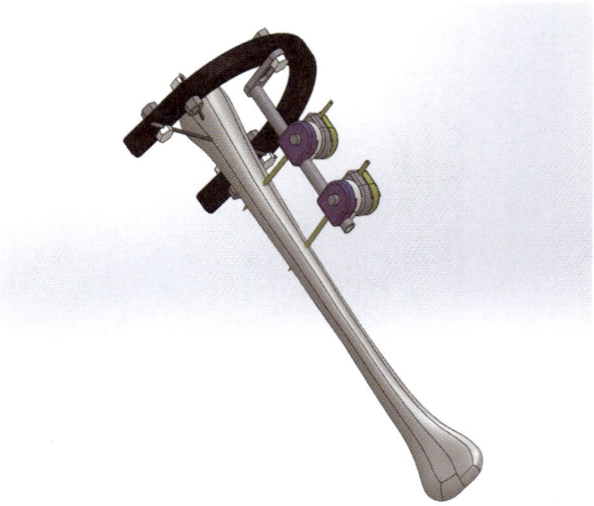

图8-9　肩关节固定技术方案

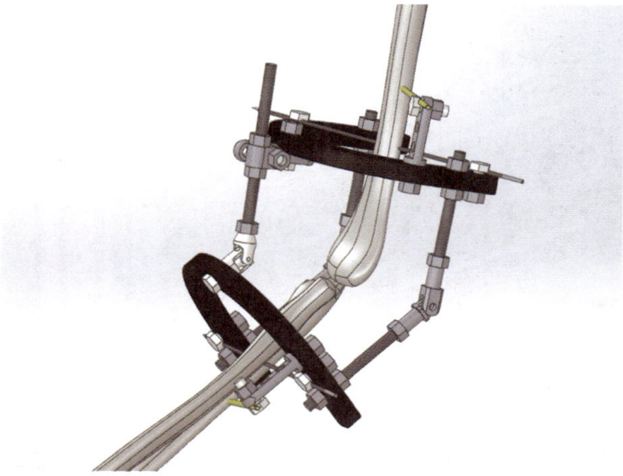

图8-10　肘关节固定技术方案

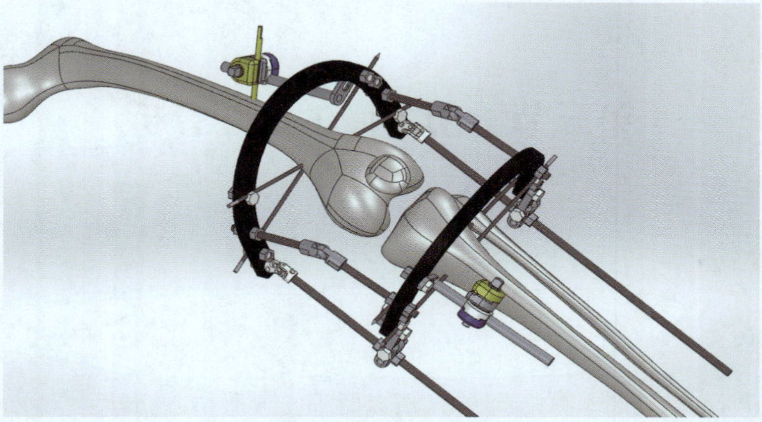

图 8-11　膝关节固定技术方案

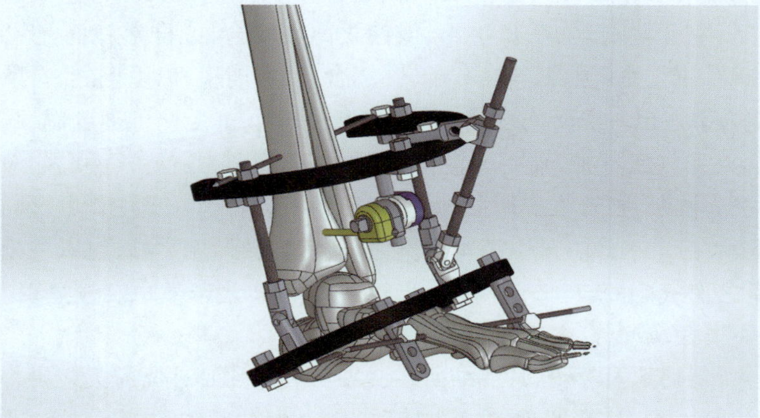

图 8-12　踝关节固定技术方案

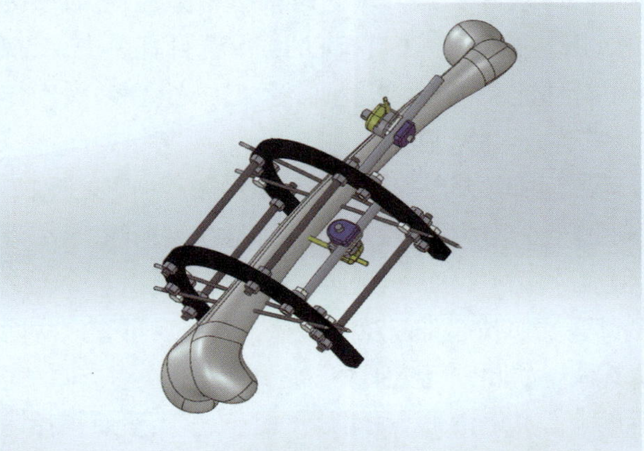

图 8-13　股骨干固定技术方案

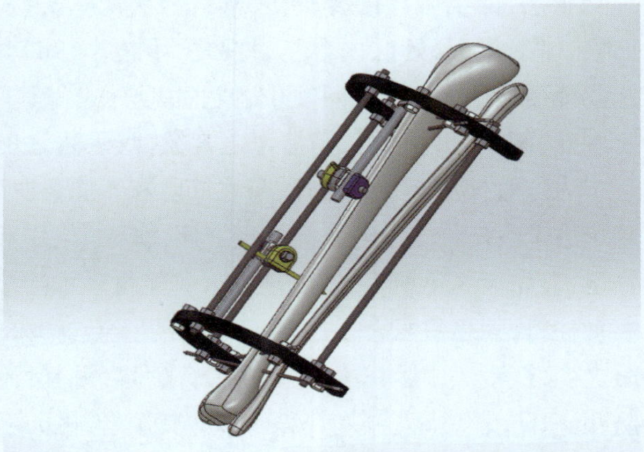

图 8-14　胫腓骨骨干固定技术方案

二、西医微创外科

微创外科是通过微小创伤或微小入路，将特殊器械、物理能量或化学药剂送入人体内部，完成对人体内病变、畸形、创伤的灭活、切除、修复或重建等外科手术操作，以达到治疗目的的医学科学分支，其特点是对患者的创伤明显小于相应的传统外科手术。

第三节　闭合微创治疗骨折

一、手法复位

（一）手法总论

《医宗金鉴·正骨心法要旨》："夫手法者，谓以两手安置所伤之筋骨，使仍复于旧也。但伤有重轻，而手法各有所宜，其痊可之迟速，及遗留残疾与否，皆关乎手法之所施得宜，或失其宜，或未尽其法也。盖一身之骨体，既非一致，而十二经筋之罗列序属，又各不同，故必素知其体相，识其部位，一旦临证，机触于外，巧生于内，手随心转，法从手出，或拽之离而复合，或推之就而复位，或正其斜，或完其阙，则骨之截断、碎断、斜断，筋之弛纵、卷挛、翻转、离合，虽在肉里，以手扪之，自悉其情，法之所施，使患者不知其苦，方称为手法也。况所伤之处，多有关于性命者，如七窍上通脑髓，膈近心君，四末受伤，痛苦入心者，即或其人元气素壮，败血易于流散，可以克期而愈，手法亦不可乱施；若元气素弱，一旦被伤，势已难支，设手法再误，则万难挽回矣，此所以尤当审慎者也。盖正骨者，须心明手巧，既知其病情，复善用夫手法，然后治自多效。诚以手本血肉之体，其宛转运用之妙，可以一己之卷舒，高下疾徐，轻重开合，能达病者之血气凝滞，皮肉肿痛，筋骨挛折，与情志之苦欲也。较之以器具从事于拘制者，相去甚远矣。是则手法者，诚正骨之首务哉。"

踇外翻之病因，尚未确其根源，究其症结所在，虽有先天之因，难离后天之果，一身之骨体，气血之相充，三阴三阳合四肢并十二经筋罗列，法于阴阳，和于术数，筋、脉、肉、皮、骨五体相互为用，气血行于脉中，后天水谷精微布达五体之内，或养营阴，或充卫气，如此形体乃丰，四肢得健，方可纳神。

手法，即手中妙法，摸、接、端、提翻手为云，按、摩、推、拿覆手为雨。来之时拳拳相握，去之时凄凄而展，掌缘生灭，妙法内含。目视之，手覆之，知其体相，识其部位，妙法自有心生，疾苦自有手去，或拽之离而复合，或推之就而复位，或正其斜，或完其阙，正骨体之位，复经筋罗列，达气血之壅滞，缓肉体之肿痛，解筋骨之挛折，畅情志之苦欲，叹手法之奥妙，唯善心灵性，道法自然。

人之骨体法于自然数律，身之筋脉和于周天罗列。行走世间，天合一，地同行，虽为鬼斧神工之造物，却难逃千般灾难之疾苦。踇外翻之疾，非"经络受邪，入脏腑，为内所因也"，实则为血脉壅塞所缘、金刃外伤所害、先天不足所苦，发展至终末只能行手术治疗；但血脉壅塞多因后天起居不当，尚存转机。今人之衣食住行，大多只求合乎心意，不思阴阳术数，踇外翻发病隐匿，初起难以及时诊疗。若患者可查疾病隐匿之变，行手法；"尽其法，愈其疾"，舍陋习；端其行，逾其体。如此方可免踇外翻之疾苦，不外乎"未病先防，既病防变"，圣人谆复其辞而不惮其烦者，仁天下后世之心亦倦倦矣。可谓是"君子之学，贵乎慎始"。

（二）骨折的手法复位

1. 复位标准

（1）解剖复位：解剖复位是最理想的复位，就是使骨折移位完全纠正，恢复骨的正常解剖关系，对位（指两骨折端的接触面）和对线（指两骨折段在纵轴线上的关系）完全良好。所有骨折都应争取达到解剖复位。

（2）功能复位：骨折复位后，移位仍未完全纠正，但肢体力线正常，长短相等，骨折在此位置愈合后，对肢体功能无明显妨碍。

功能复位的标准是：

1）对线：骨折部的旋转移位必须完全矫正。成角移位若与关节活动方向一致，日后可在骨痂改造塑形时有一定的矫正和适应，但成人不宜超过10°，儿童不宜超过15°。膝关节的关节面应与地面平行，否则日后可继发损伤性关节炎。上肢骨折在不同部位，要求亦不同，肱骨干骨折一定程度的成角对功能影响不大；但前臂双骨折则要求复位后能达到良好的对位对线，若有成角畸形将影响前臂旋转功能。

2）对位：长骨干骨折，对位应达1/3以上，干骺端骨折对位应达3/4左右。

3）长度：儿童下肢骨折缩短不得超过2cm，儿童处于生长发育时期，若无骨骺损伤，可在生长发育过程中自行矫正；成人要求缩短移位不超过1cm。

2. 复位前准备

（1）麻醉：对简单骨折，良好的麻醉可使肌肉松弛，有利于骨折整复。早在元代《世医得效方》等著作中已主张"凡骨节损折，肘臂腰膝出臼蹉跌，须用法整顿归元，先用麻药与服，使不知痛，然后可用手法治之"。说明古人对应用麻药可以消除疼痛，解除肌肉痉挛，使筋络松弛，有利于正骨复位早有认识。可选用针刺麻醉、中药麻醉、局部麻醉、神经阻滞麻醉、硬膜外麻醉等，还可配合应用肌肉松弛剂；儿童患者必要时可采用全身麻醉。完全有把握在极短时间内获得满意复位者，可不用麻醉。

（2）摸（触）诊：在麻醉显效后，要根据肢体畸形和X线照片的图像，先用手细摸其骨折部，了解骨折移位情况，做到心中有数，复位时得心应手。

3. 复位基本手法　骨折复位必须稳、准、用力恰当，切忌动作粗暴。"以子求母"是复位原则，即复位时移动远断端（子骨）去凑合近断端（母骨）。常用复位手法有九种。

（1）拔伸：拔伸为基本方法之一，主要是克服肌肉收缩力，矫正重叠移位。拔伸时可由术者和助手分别握住骨折的远端和近端，对抗牵引。手法开始时，按肢体原来的体位先顺势牵引，然后再沿肢体的纵轴对抗拔伸，借牵引力矫正患肢的缩短畸形，达到"知其体相，识其部位，一旦临证，机触于外，巧生于内，手随心转，法从手出"的目的。用力应由轻到重，稳定而持久，促使变位的骨折断端分开，常须持续数分钟之久。在施行其他手法时仍需维持一定的拔伸牵引力，直至敷贴药膏及夹板夹缚妥善后方可停止。

（2）旋转：主要是矫正骨折断端间的旋转及成角移位。肢体有旋转畸形时，可由术者手握其远端，在拔伸下，围绕肢体纵轴向内或向外旋转以恢复肢体的正常状态。尤其关节附近骨折时往往须用本法。

（3）折顶：横断或锯齿形骨折，单靠手力牵引不易完全矫正重叠移位时，可用折顶手法。术者两手拇指向下抵压突出的骨折端，其他四指重叠环抱于下陷的另一骨折端，加大成角拔伸，至两断端同侧骨皮质相遇时，骤然将成角矫直，使断端对正。操作时，助手与术者动作应协调、稳妥、敏捷。折顶手法要防止骨折断端损伤重要的软组织。

（4）回旋：用于矫正背向移位的斜形、螺旋形骨折，应根据受伤机制，参照原始X线照片判断发生背向移位的旋转途径施行回旋手法。术者可一手固定近端，另一手握住远端，按移位途径的相反方向回旋复位。如操作中感到有软组织阻挡，可能是对移位途径判断错误，应改变回旋方向，使骨折端从背对背变成面对面。

施行回旋手法不可用力过猛，以免伤及血管、神经。两骨折端之间有软组织嵌入时，亦可用回旋手法解脱之。

（5）端提：重叠、成角及旋转移位矫正后，还要矫正侧方移位。上、下侧方移位可用端提手法。操作时在持续手力牵引下，术者两手拇指压住突出的远端，其余四指捏住近侧骨折端，向上用力使"陷者复起，突者复平"。

（6）捺正：有侧方移位时，术者借助掌、指分别按压远端和近端，横向用力夹挤以矫正之。

（7）分骨：尺桡骨、胫腓骨、掌骨、跖骨骨折，骨折段因成角移位及侧方移位而互相靠拢时，术者可用两手拇指及示、中、环指，分别挤捏骨折处背侧及掌侧骨间隙，矫正成角移位及侧方移位，使靠拢的骨折端分开。

（8）屈伸：术者一手固定关节近段，另一手握住远段，沿关节的冠状轴摆动肢体，以整复骨折脱位。

（9）纵压：在横断骨折复位过程中，为了检查复位效果，两手固定骨折部，沿纵轴方向挤压，若骨折处不发生缩短移位则说明骨折对位良好。

复位后需检查复位情况。观察肢体外形，抚摸骨折处的轮廓，与健肢对比，并测量患肢长度，即可了解大概情况。X线透视或摄片检查，可进一步确定复位效果。

（三）脱位的手法复位

手法复位时，应先顺畸形方向牵拉，再运用旋转、屈伸、端提挤按等手法将脱位的骨端轻巧地送回原位，术时手法要轻柔，用力要稳缓，逐渐加大牵引力，避免因手法粗暴而引起关节囊或肌腱的撕裂及血管神经损伤，甚至骨折。《医宗金鉴·正骨心法要旨》曰："但伤有重轻，而手法各有所宜，其痊可之迟速，及遗留残疾与否，皆关乎手法之所施得宜，或失其宜，或未尽其法也。"

脱位的手法复位名称有很多种，散在于各个关节脱位中，但复位机制均为上述理论。

（四）温氏跗外翻微创疗法中的手法应用

1. 跗外翻按摩推拿手法　一手于内侧固定足部跖趾关节，对侧手拇、食二指对跗趾及跖趾关节施揉法，或一指禅拨法松解第一骨间背侧肌、跗展肌、跗短屈肌、跗长屈肌、跗收肌斜头，由皮肤向内，逐层渗透，顺序为由远端至近端，由内侧至外侧，做到持久、有力、均匀、柔和，在放松跗短屈肌及跗长屈肌时应注意力度、角度，频率不宜过快，避免损伤第一跖趾关节的内、外侧籽骨。

跗外翻患者多为中老年女性，辨证多为肝肾不足、气滞血瘀，故选取脾经、胃经穴位进行点按，例如太白、公孙、三阴交、足三里、厉兑、内庭、解溪等补益脾胃，按照经脉循行进行点穴，此外还应选取足少阳胆经的阳陵泉穴，以及足少阴肾经的涌泉穴。究其原委，选用以上诸穴，一是阳陵泉为筋之会穴，肝主筋，肾主骨，配伍涌泉，表里相合，补益肝肾，各司其职，培先天之气；二是点按脾经、胃经穴位补益后天之本，循经点按使经气往来流利，气血循环畅通，后天之水谷精微可布达于下肢末端，充分濡养受损的肌肉组织，先天之气善后天之本，后天之本得先天之气，自然可阴阳调和，疾病乃去。

点按完成后，以一手拇指抵在患者第一跖骨远端内侧，另一手拇、食二指夹持住第一趾骨，先向远端拔伸，接着绕跖骨中轴线旋转，范围由小到大，根据患者第一跖趾关节紧张程度旋转5~10次。接着用折顶法，保持向远端牵引力的同时将跗趾向外侧翻折，慢慢加大力度，宜顺势而为，切莫暴力对抗，然后快速向内侧翻折进行第一跖趾关节矫形，增加跖趾关节活动度。此外，在跗外翻矫形术中应尽量保持患趾跖屈状态，从而使得术中可充分松解软组织，并将其从骨膜完全剥离，减少术中截骨损伤，以及术后疼痛等并发症，有助于术后恢复。

最后，术者一手从足内侧固定跖趾关节，另一手握住足趾使其跖屈，逐渐增加力度，沉肩、坠肘，进行局部镇静。

2. 跗外翻截骨矫形术中的手法运用　术者首先以摸法运用拇指、食指感知患足跗趾内侧结构及外侧结构，使患者跗趾做跖屈动作，以探明跗趾力学改变，做到"知其体相，识其部位"。之后，松解外侧结构，关节复位：在第一跖趾关节水平外侧做一长约3mm的纵向切口，切开皮肤及皮下组织，刀尖向内，松解切断跗内收肌在近节趾骨止点，手法推跗趾向内侧，分步松解第一跖趾关节外侧皮肤、皮下组织、跖间韧带、关节囊等结构，踇收肌跖侧止点，直至第一跖趾关节轻推下即能复位，在分离的同时，助手可一手固定踇趾于跖屈位置，另一手用拇指与食指在松解后以按法与摩法促进局部气血运行，散瘀结之肿。削磨骨赘，成形关节：在踇趾近节趾骨近端内侧做一横形切口，长约 5mm。切开皮肤，直达趾骨。用足外科小骨膜剥离器从远端向近端在踇囊和内侧跖骨头之间分离关节囊；用削磨钻磨去内侧跖骨头骨赘。用骨锉锉平跖骨头内侧，清除内侧增生骨赘及增生踇囊赘生物，并将其取出，成形部分跖趾关节面。

3. 跖骨截骨　在距第一跖趾关节近端约 1cm 处，做一长约 2mm 的切口，切开皮肤直达骨膜，用削磨钻从远端内侧背侧向近端外侧跖侧作一斜行截骨，截骨完毕，用手法将远端跖骨头由内向外推开约一个骨皮质，完成踇外翻重建，此处虽跖骨断端未相互对齐，但足底力学已然恢复相对正常生理解剖结构。

术毕，冲洗切口，用绷带从第一、二趾蹼间绕过踝关节作“8”字形包扎，将踇趾固定在中立位，然后用黏膏从足背内侧通过第一、二趾蹼间，绕过足趾内侧作半“8”字形，加强踇趾内翻位固定，充分利用踇长、短伸肌，踇长、短屈肌，踇展肌与踇内收肌在踇趾外翻截骨术后的阴阳平衡作用，使内外上下两对肌群保持平衡，此为筋束骨理论的临床应用。

二、小夹板外固定

小夹板是一种中医治疗骨折的固定器具，四肢骨折时用作固定骨折部位的薄板，用柳木、杉木或胶合板等按肢体的长短制成。小夹板为广泛应用的骨科治疗技术之一，能对骨折或软组织损伤等起到积极的治疗作用，并具有一定的维持对位及缓慢复位作用。踇外翻的术后固定和压垫固定都利用了小夹板固定的原理和方法。

（一）适应证

小夹板技术仅适用于四肢长管骨闭合性骨折，适用于在复位后能用小夹板固定、维持对位，以及有条件进行随访的患者。

（二）禁忌证

1. 错位明显之不稳定性骨折。
2. 伴有软组织开放性损伤、感染及血液循环障碍者。
3. 躯干骨骨折等难以固定者。
4. 昏迷或肢体失去感觉功能者。

（三）准备

1. 根据骨折的具体情况，选好适当的夹板、纸压垫、绷带、棉垫和束带等。
2. 向患者及其家属交代小夹板固定后的注意事项。
3. 清洁患肢，皮肤有擦伤、水疱者，应先换药或抽空水疱。

（四）方法及注意点

1. 纸压垫要准确地放在适当位置上，并用胶布固定，以免滑动。
2. 捆绑束带时用力要均匀，其松紧度应使束带在夹板上可以不费力地上下推移 1cm 为宜。
3. 在麻醉未失效时，搬动患者应注意防止骨折再移位。
4. 抬高患肢，密切观察患肢血运，如发现肢端严重肿胀、青紫、麻木、剧痛等，应及时处理。
5. 骨折复位后 4 天内，可根据肢体肿胀和夹板的松紧程度，每天适当放松一些，但仍应以上下推移 1cm 为宜；4 天后如果夹板松动，可适当捆紧。

6. 开始每周酌情透视或拍片 1 次；如骨折变位，应及时纠正或重新复位。必要时改作石膏固定。

7. 3 周后，如骨折已有纤维连接，可重新固定，以后每周在门诊复查 1 次，直至骨折临床愈合。

8. 及时指导患者功能锻炼。

（五）护理

1. 抬高患肢，密切观察患肢血运。如有剧痛、严重肿胀、青紫、麻木、水疱等，应随时报告医师及时处理。

2. 按医嘱及时指导和帮助患者有步骤地进行功能锻炼。

第四节　中医微创对踇外翻整复手法的启发

我们的疗法是在总结国内外大、小切口手术治疗踇外翻经验的基础上，结合中医正骨手法、整复骨折、小夹板外固定，以及裹帘外固定法的经验创立的。温氏踇外翻疗法术后包扎方式，正是结合了小夹板外固定的原理。传统的切开复位手术对患者创伤大，术后恢复时间长，还给患者造成较大的经济负担，而采用小夹板固定，可以较好地解决这些问题。我们运用小夹板外固定原理，术后固定采用"裹帘法"（通过趾蹼间夹垫及"8"字绷带包扎实现），代替传统手术克氏针、钢板、螺钉、石膏等固定方法，传承了中医精髓，也解决了很多人对于传统踇外翻手术内固定的恐惧。包扎时采用小纱布卷作为趾蹼间夹垫和侧垫，用医用绷带进行"8"字环绕法包扎；重度踇外翻在跖骨头内侧使用压垫固定也是应用了小夹板的压垫原理，有效防止跖骨头的再次移位，然后外用弹力网包裹，最后穿上踇外翻术后恢复专用鞋。术后患者可自行走回病房，恢复期生活可以自理。趾蹼间夹垫、"8"字绷带包扎、跖骨头内侧压垫，是温氏踇外翻疗法利用小夹板原理包扎的三大特色。

参考文献

[1] 傅平，樊效鸿 . 针至病所——《灵枢》蕴藏的中医微创理念［J］. 西部中医药，2021，34（03）：66-68.

[2] 郑民华，马君俊，吴超 . 微创外科近 20 年进展及未来发展趋势［J］. 中国实用外科杂志，2020，40（1）：23-26+32.

[3] 王正义 . 足踝外科近 30 年的发展［J］. 足踝外科电子杂志，2016，3（1）：1-8.

[4] 温建民 . 拇外翻诊断与治疗方法选择的探讨［J］. 中国骨伤，2018，31（3）：199-202.

[5] 刘又文 . 骨科微创技术的发展概况与展望［J］. 中医正骨，2016，28（3）：1-4.

[6] 许志宇，孟和 . 由"动静结合、筋骨并重"谈孟氏学术理念［J］. 西部中医药，2016，29（1）：58-60.

[7] 赵勇，魏光成，连智华 . 中国接骨学创新发展之思辨［J］. 中国骨伤，2022，35（7）：703-706.

[8] 张锡玮，侯德才 . 论骨折手法整复技术的重要性［J］. 辽宁中医药大学学报，2019，21（8）：14-16.

[9] 温建民，佟云，张帅，等 . 中医理论指导下的中西医结合微创治疗拇外翻技术［J］. 北京中医药，2018，37（11）：1065-1068.

[10] 孔博，颜威，李飞跃，等 . 中医小夹板作用机理及发展［J］. 世界中医药，2018，13（1）：229-232.

[11] 李晏乐，常程，岳肖华，等 . 拇外翻微创截骨联合"8"字绷带外固定的生物力学分析［J］. 中国组织工程研究，2018，22（23）：3659-3664.

第九章

中西医结合微创治疗踇外翻的专用器械

俗话说“工欲善其事，必先利其器”，好的技术需要有好的工具匹配，为提高微创治疗踇外翻的疗效，我们研发了第四代踇外翻动力系统和一次性术野降温磨截骨器，使微创截骨手法整复技术精准度更高，手术过程更加安全，具有独特的水冷系统和自动冲洗功能，可以减少高转速产生的热量引起的影响骨愈合等方面的问题，减轻患者术后疼痛，治疗过程损伤更小，恢复速度更快。

中西医结合微创治疗踇外翻的器械要求包括三部分：基本器械、动力器械和监视仪器。

第一节　手术基本器械

手术基本器械主要包含刀片、刀柄、止血钳、剪刀、镊子、骨锉、骨膜剥离子（图 9-1）。

1. 刀片　用于微创手术者，窄条状，尖刀锐利，耐折断，强度大，插入微型刀柄，供皮肤、皮下组织、骨膜及筋膜、关节囊、韧带等切断用，可用 15 号小圆刀，也可用一次性使用解剖器。

2. 刀柄　笔杆式，末端有螺洞供刀片插入，固定的槽形螺钉是与刀片配套使用的。

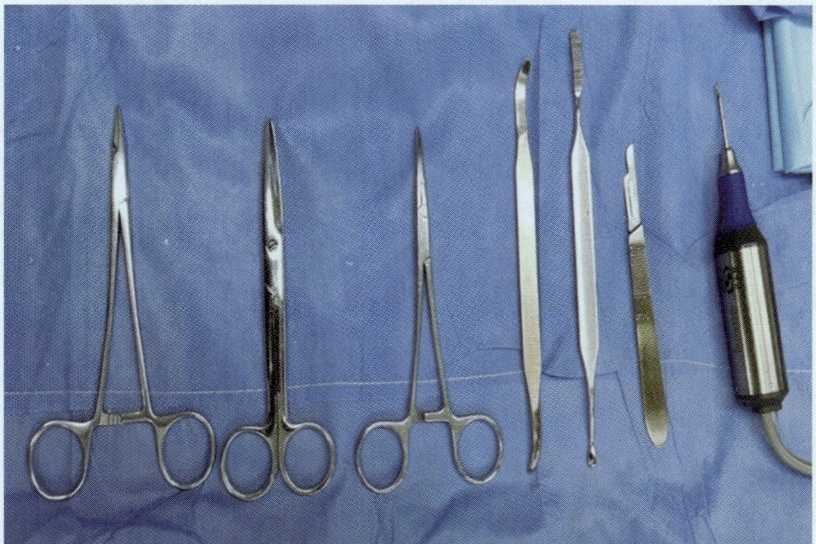

图 9-1　基本器械

3. 止血钳　蚊式直或弯两种，供安插刀片、清理切口内骨质颗粒或因不慎折断的钻头取出等用，很少用于止血。

4. 剪刀　经皮手术本身很少用剪刀，只有在需要分离手术皮下组织时才使用，一般用小眼科剪，还需要一把解剖剪或是普通剪刀，供剪断缝合线、绷带用。

5. 镊子　要用带齿且细的眼科镊子，除检查感觉用外，主要是用其齿剔除钻头槽内残留的骨质。

6. 骨锉　分宽窄两种，窄者约 3mm，宽者约 5mm，作用面为横行倒齿，用以锉平骨赘削磨后的粗糙面。

7. 骨膜剥离子　窄条状，且有一定弧度，约 3~5mm 宽，供游离骨赘和截骨处的骨膜用。以便于钻头在骨膜下磨削，减少磨钻对组织的损伤。

第二节　第四代温氏踇外翻疗法专用动力器械设备

骨科动力系统是适用于外科、骨科、整形外科手术和微创踇外翻手术的骨组织手术设备。该产品是国家科学技术进步奖二等奖“中西医结合治疗拇趾外翻及相关畸形”技术成果的转化产品。

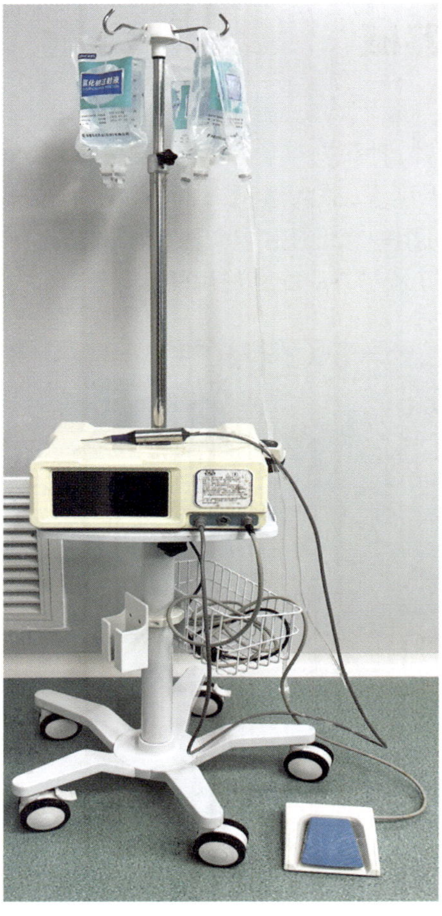

图 9-2　动力系统

传统骨科组织手术医疗器械因为长时间反复多次使用会导致磨损、老化现象。钻头在长期高转速、高扭矩并多次重复使用后，轴承磨损较快，钻、锯的稳定性变差，对手术造成不利影响。另外，长期重复拆装，手机与钻、锯吻合度会有细微差异，亦可对手术造成不利影响。

骨科动力系统采用夹层冷却、特有的电机与铣刀联接方式、电机内置、内置手术冲洗泵头、手持软胶装置、特有磨钻铣刀设计等技术，具有独特的水冷系统和自动冲洗功能，减少高转速产生的热量引起的影响骨愈合等方面的问题，减轻患者术后疼痛，治疗过程损伤更小，恢复速度更快。并严格按照国家相关标准进行灭菌消毒，保证产品的无菌状态，能够大大降低因为器械不洁净导致感染的概率。同时，一次性骨科动力系统附件免除了清洗、消毒灭菌的繁琐过程，也极大地减轻了医护人员的工作量。

一、动力系统

第四代温氏踇外翻疗法动力系统由主机、磨截骨器和脚踏开关三部分组成（图 9-2）。其中，磨截骨器由手机、电缆、冲洗软管和钻头组成，手机上已预装钻头，钻头与手机为固定连接，不可拆卸，已灭菌，仅限一次性使用（图 9-3）。

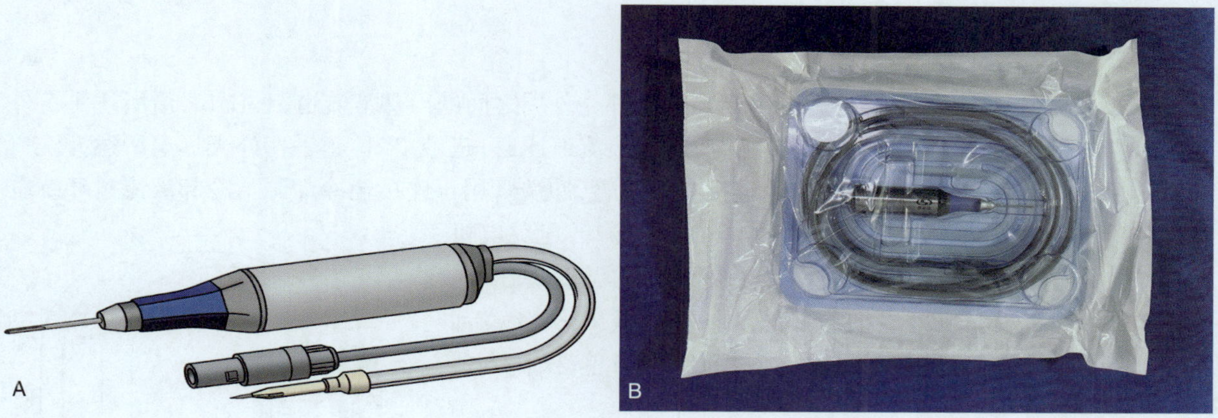

图 9-3　磨截骨器

二、技术先进性

（一）骨组织手术刀体及骨组织手术设备

骨组织手术刀体包括铣削段，铣削段的第一端有钻头，铣削段设有若干铣削刀刃，铣削刀刃的延伸方向上间隔设有若干个截断槽。骨组织手术设备包括驱动装置和骨组织手术刀体，骨组织手术刀体连接于所述驱动装置的输出端，具有钻孔、铣削功能，可提高效率，减小铣削骨屑体积，有助于骨屑排出（图 9-4、图 9-5）。

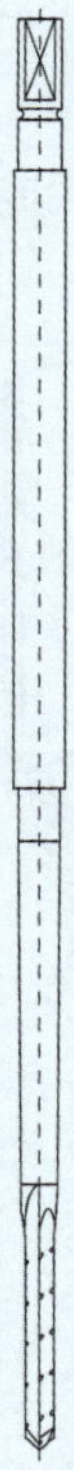

图 9-4　手术刀体

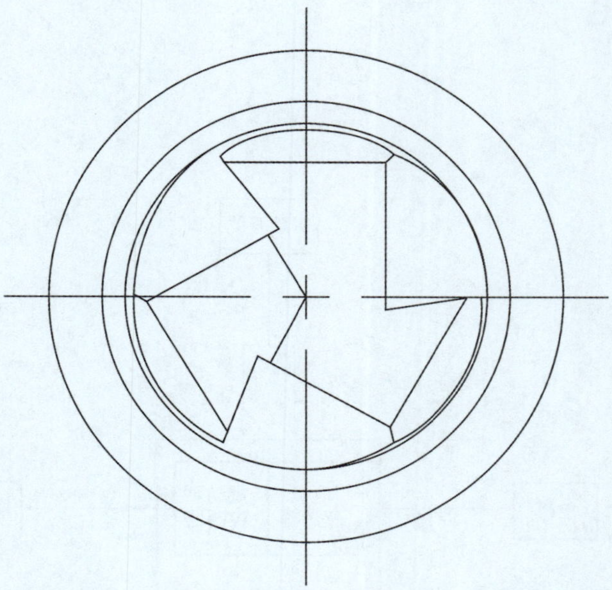

图 9-5　手术刀体横截面

（二）设备冷却系统及控制装置

冷却系统包括：设于手持外壳的内周与电机外壳外周之间的冷却液流道；冲洗口，沿所述手持外壳的前端内侧向所述冷却液流道延伸，并与冷却液流道连通；进液口，位于手持外壳远离所述冲洗口的一端，与冷却液流道连通，进液口处连接有冲洗管，冲洗管用于连接至冷却源。冷却液流过环绕电机外壳外周的冷却液流道对工作中的电机进行冷却，避免电机在持续高温情况下烧坏，也能够降低手持外壳的温度，便于医护人员手持；流过电机外壳的冷却液从冲洗口喷出，可供冷却手持外壳前端的铣钻和清理手术创面用，结构简单，操作方便（图 9-6）。

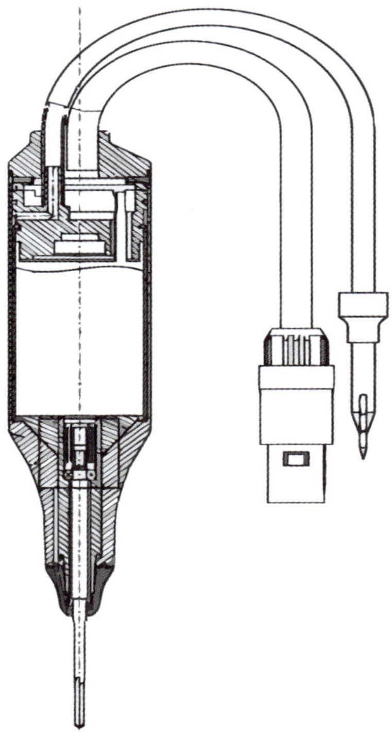

图 9-6　冷却系统

控制装置包括控制箱和脚踏开关，控制箱中设有电机驱动器和蠕动泵控制器，脚踏开关分别与电机驱动器和蠕动泵控制器电连接。脚踩脚踏开关便能够同时控制蠕动泵和电机，操作方便、效率高且便于电机冷却（图 9-7）。

（三）独特的刀体及刀体连接结构

手术刀体连接结构：手术刀体的端部设有安装段，包括连接件，连接件的第一端与安装段的轴向设有装配间隙并轴向限位，连接件的第二端固定连接于驱动装置的输出端；手术刀体上固定套设有轴承，轴承与连接件的轴向相对固定；驱动装置用于提供转动动力，带动手术刀体与连接件同步转动，解决了临床上装配操作复杂、手术刀体打滑空转和掉落的问题，减少动力输出损耗，有助于保持同心度和同轴度（图 9-8）。

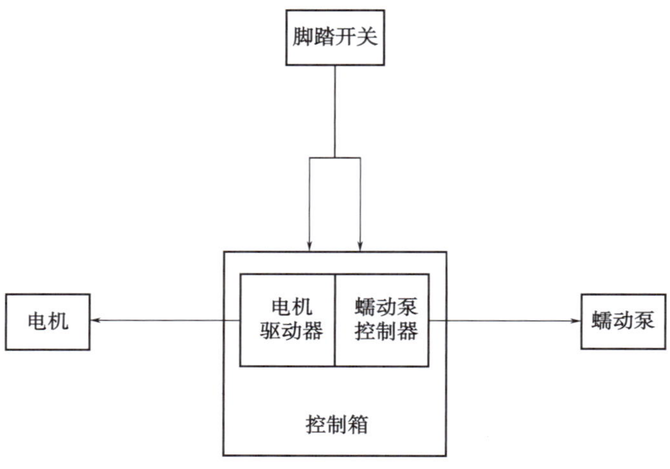

图 9-7　控制装置

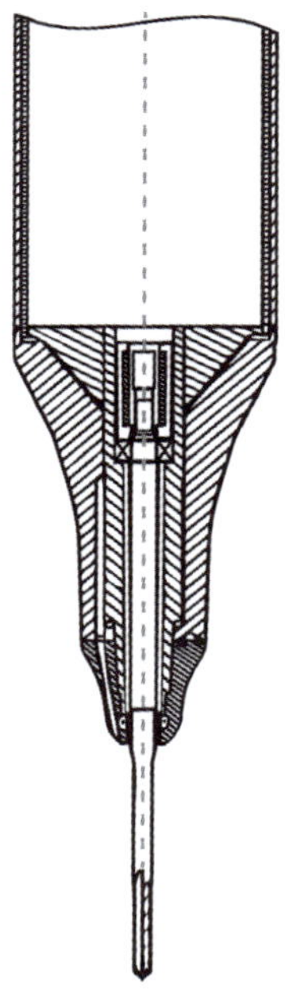

图 9-8　刀体连接结构

三、使用说明

（一）主机使用方法

1. 总电源连接，将电源线一端插入主机后部三角插口，另一端插入 220V 交流电源三芯插座。此时主机后部翘板电源总开关处于断开状态。

2. 将附件或磨截骨器粗水管装入蠕动泵头，粗水管接头插入生理盐水瓶。

3. 将脚踏开关插头插入主机最右侧插座内。手捏住插头尾端，插头上红点对准插座上红点插入。

4. 将附件或磨截骨器插头插入主机最左侧插头内。手捏住插头尾部，插头上的凸点对准插座上的凹点插入。

完成这 4 个步骤，可以启动主机后部翘板电源总开关使之处于闭合状态，踩下脚踏开关，即可启动附件或磨截骨器。

（二）主机保养方法

1. 主机表面有血渍，使用医用酒精棉球擦拭干净即可。

2. 如条件允许，主机可放在主机架上保存，脚踏开关无须取下，可保持连接状态。

3. 不得在含有易燃易爆危险品的环境保存。尽量远离高辐射医疗设备，以免对主机内部元器件造成影响。要避免搬运过程中的强颠簸。每次手术完毕，务必切断电源。

（三）主机故障排除应急方法

连接好所有部件及电源后，显示屏黑屏可能为保险丝熔断，需更换保险丝。连接好所有部件及电源后，显示屏显示脚踏未连接，可能是脚踏插头损坏，需要更换脚踏开关。连接好所有部件及电源后，显示屏显示附件或磨截骨器未连接，附件或磨截骨器插头损坏，需要更换附件或磨截骨器。正常启动时，铣刀不转，电机有抖动，且转速显示异常，可能是铣刀卡死，需要更换附件或磨截骨器，切勿长时间重复尝试启动。正常启动时，冲水管不出水，但蠕动泵正常工作可能是水管堵塞，需要更换附件或磨截骨器。

第三节　X 线监视仪

可选用移动 X 线机、手持 X 线机、C 形臂 X 线荧光检查仪，并配有电脑及录像设备。可协助经验不足的术者检查手术操作情况；对于丰富经验的术者，这不是必需的，但有它的帮助，手术时可更有把握（图 9-9）。

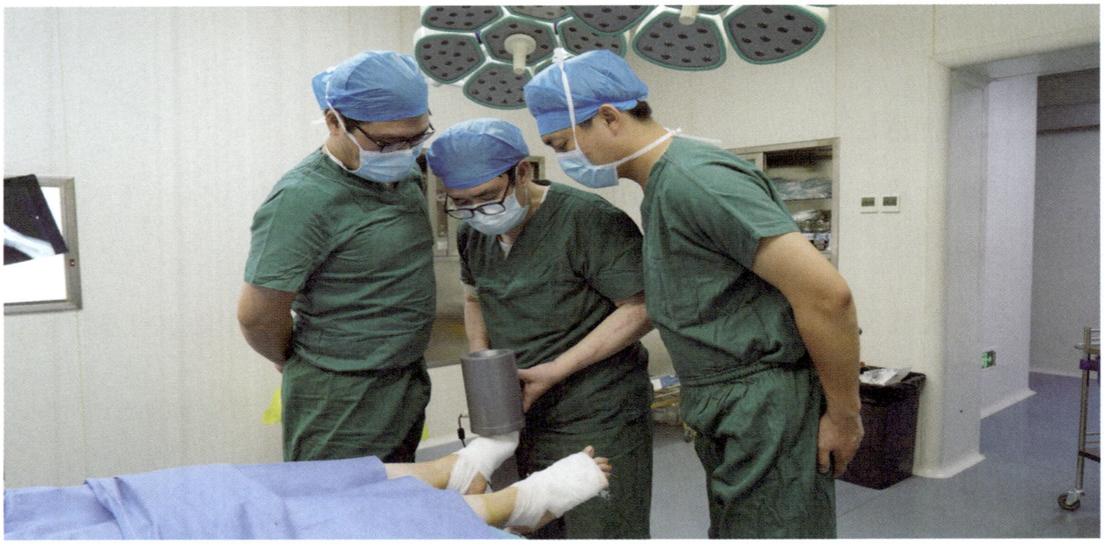

图 9-9　术后便携式 X 线机透视

第四节　足部疾病常用辅具

辅具治疗是保守治疗中极其重要的一环，与其他疾病相比，辅具治疗在足部疾病的治疗中所占的比例尤其突出。欧美国家的足踝外科专业发展较早，由相当多的人员如临床医生、理疗师、生物力学工程师、辅具制作技师组成的团队来完成一系列辅具的研发、设计、制作、改进、应用。由于我国的足踝外科事业开展较晚，相关配套设施不完善，较好的辅具价格昂贵等因素，足部辅具在临床上还未能得到广泛应用。

一、概述

足外科中的辅具包括各种矫形装置、防止损伤的装置、假肢等，如各种矫形鞋、矫形鞋垫等。辅具的使用人群非常广泛，涉及骨科、神经科、内分泌科、儿科等多科疾病，如足部外伤、足部截肢、足部慢性疼痛、糖尿病足、脊髓损伤、脑瘫等。足部辅具的主要作用可概括为：①容纳、适应和支撑畸形；②矫正或防止畸形；③控制或限制关节活动；④减低或消除肢体和关节的负荷；⑤缓解足底压力过高的区域。

二、足部辅具的类型与适应证

（一）医用鞋

1. 术后鞋　术后使用，可以适应肢体的肿胀，容纳术后足部外用的敷料和绷带；可以减少术区的负重，使患者达到早期下地的目的。

（1）温氏术后鞋：有宽敞的前开口，用尼龙搭扣作为鞋带，可以根据肢体的需要调整松紧度，称为开趾术后鞋。这种鞋的鞋底通常是硬质不可屈的，是为各种微创足骨科设计的术后患者下地穿的鞋（图 9-10）。

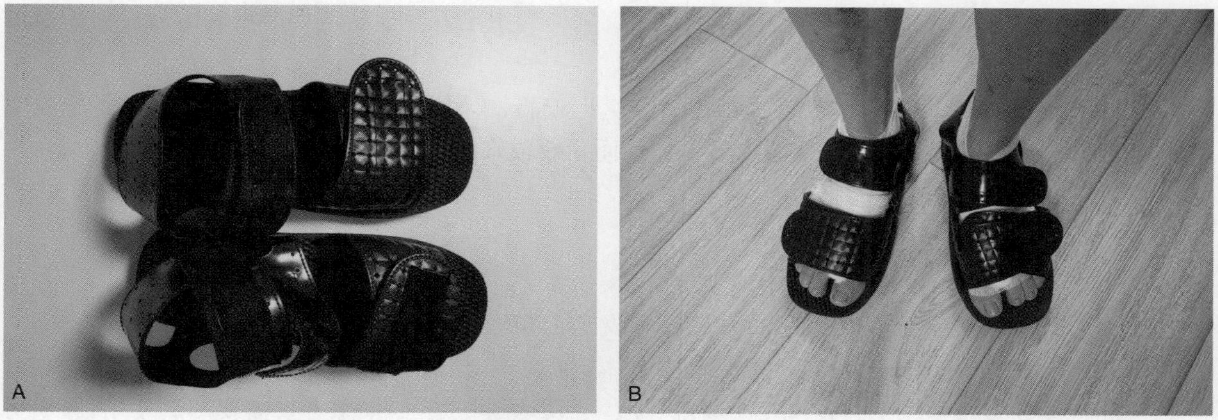

图 9-10　术后前开口鞋

（2）前足免负重鞋：这种鞋的鞋底加厚，前足的鞋底同时被削薄，使前足在行走时不负重。患者既可以术后行走，满足生活需要，又能有效减少前足负重，使前足的手术区域得到良好恢复。一般来说，可在前足的各种手术，如踇外翻、关节融合术等手术后应用。但笔者团队治疗踇外翻，主张术后全足着地，因此不能使用此鞋（图 9-11）。

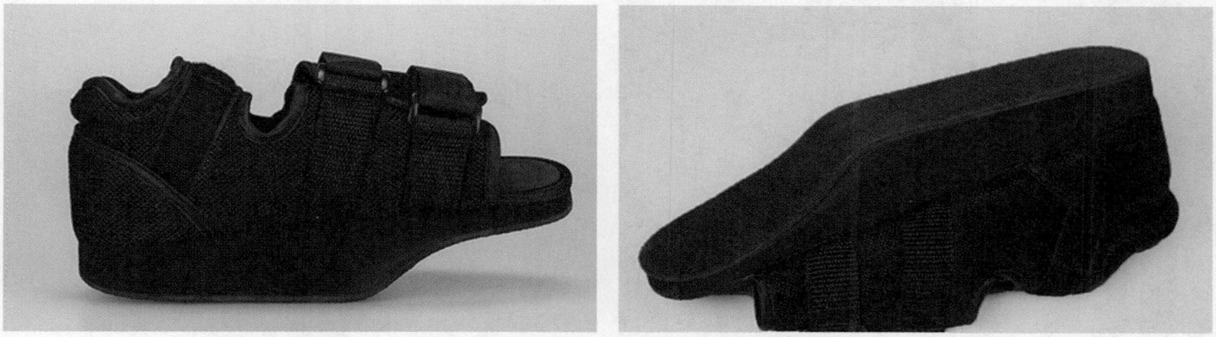

图 9-11　前足免负重鞋

2. 加深鞋　使鞋腔的深度增加 6~9mm，以容纳各种足部畸形和各种矫形器。在国外，各种矫形器应用广泛，加深鞋也是应用广泛的医用鞋。

3. 改造鞋和定制鞋　通过对鞋底、鞋帮等部位进行改造，改善患者行走时的负重区域，适应患者各种足形和足的各种畸形。

（1）鞋底的改造：主要是进行摇滚底的改造。在步态中从足跟着地到足趾离地有一个“滚动”过程，需要足、踝多关节的参与才能完成。如果足踝疾病影响这个过程，必然会在行走中产生疼痛。摇滚底的基本功能是替代和减少足趾的屈曲、减轻足底某些区域的压力、代偿足或踝关节因为疼痛或僵硬等情况而丧失的功能。很多旅游鞋和休闲鞋都是摇滚底，所以需要摇滚底的鞋时，可以指导患者购买（图 9-12）。

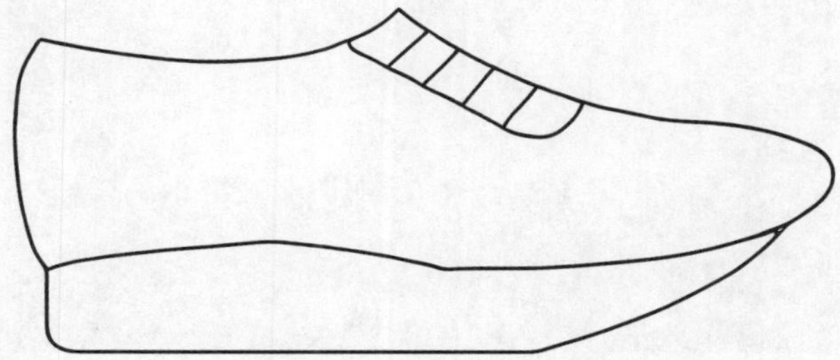

图 9-12　摇滚底鞋

（2）鞋帮的改造：为了给不稳定的足部，尤其是中足和后足提供支持，可以在鞋帮的内侧缘和外侧缘添加坚硬的材料来取得稳定的效果。

加固的材料可以根据足部的情况使用,从后足一直延伸到中足甚至前足。如严重的柔软性扁平足可以在鞋帮的内侧进行加固。

(3)定制鞋:如果足部疾病比较重或患者要求比较高,单纯改造的鞋不能适用,需要进行鞋的定制。定制的鞋价钱高,制作周期长,但因其个体化而疗效较好,我国目前可以制作定制鞋的地方较少,使得定制鞋在临床中的使用也比较少。

(二)医用矫形鞋垫

医用矫形鞋垫是指放置鞋内,用来保护、支撑和改善足部功能的各种装置,是目前最常用的足部辅具。

矫形鞋垫有批量生产的成品垫,也有根据个体定制的鞋垫。前者使用方便,价格便宜,使用相对广泛。矫形鞋垫大部分应用硅胶、橡胶、聚乙烯泡沫塑料等制成。如果患者仅需要短期使用,医生可应用绷带、医用棉等物品临时给患者制作使用,可以及时得到患者反馈进行调整,减少治疗时间,提高治疗效果。

1. 全足垫　许多加深鞋附带可拆卸的全足垫,可以提供微弱的吸收震荡和支撑作用,全足垫适用于足部骨关节炎或糖尿病的患者。有的全足垫设计成可装卸的纹理状,患者可以根据足部疼痛的部位对足垫进行"改造",从而起到减少疼痛区域负重的作用(图 9-13、图 9-14)。

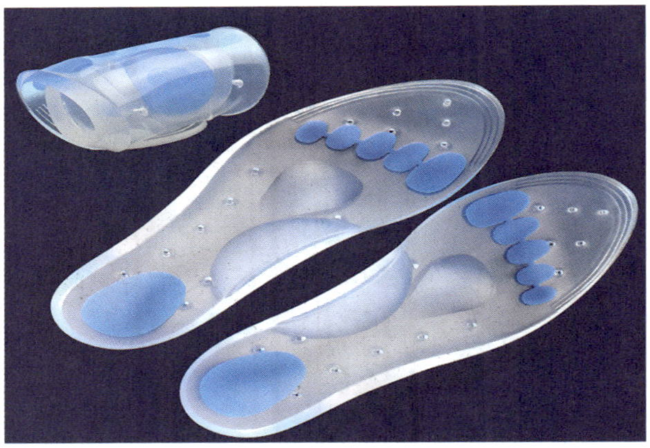

图 9-13　硅胶全足垫

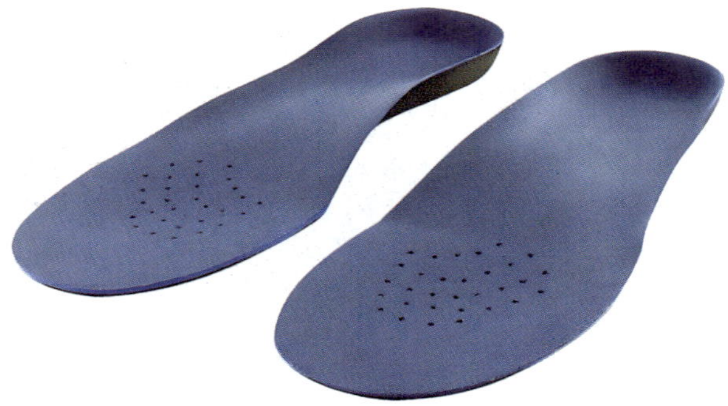

图 9-14　全足垫

2. 足跟垫　足跟垫能够帮助吸收足跟受到的震荡,部分足跟垫经过进一步的加工兼具内侧楔子和外侧楔子的功能,可以同时纠正后足外翻和内翻。足跟垫适用于跟下脂肪垫炎、跖腱膜炎、跟腱炎等疾病(图 9-15)。

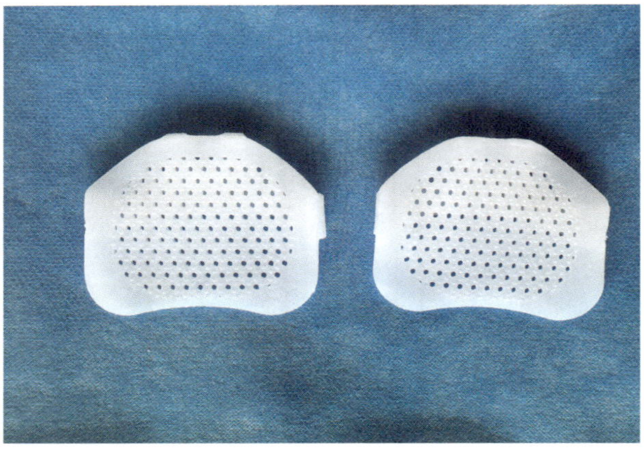

图 9-15　足跟垫

3. 足弓垫　可以托起塌陷的足纵弓,纠正足部旋前。适用于副舟骨炎、胫后肌腱炎、痉挛性平足等疾病(图 9-16)。

4. 跖骨垫　可以托起塌陷的足横弓,平衡跖骨头下压力。适用于跗外翻所致的跖骨头下疼痛、松弛性跖痛症等疾病(图 9-17)。

5. 分趾垫、趾套　分趾垫和趾套可以保护足趾不受相邻足趾或鞋子的挤压。适用于跗外翻、锤状趾等疾病(图 9-18~图 9-21)。

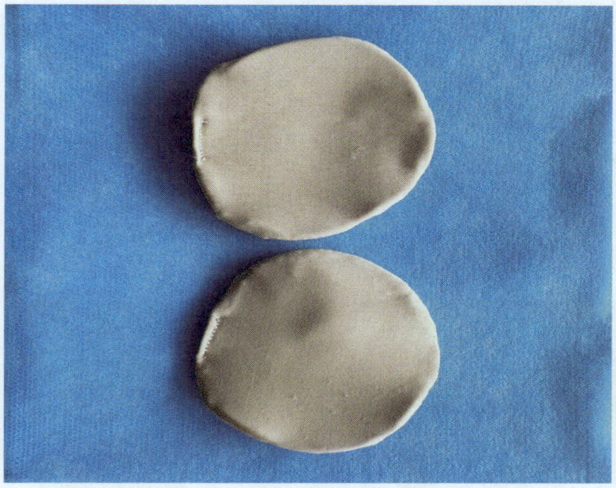

图 9-16　足弓垫

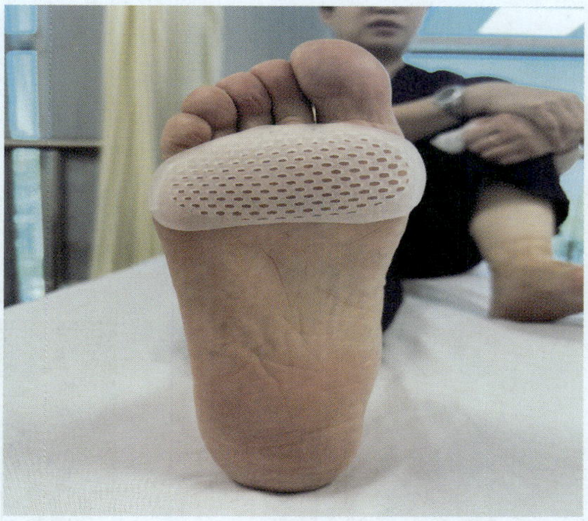

图 9-17　跖骨垫

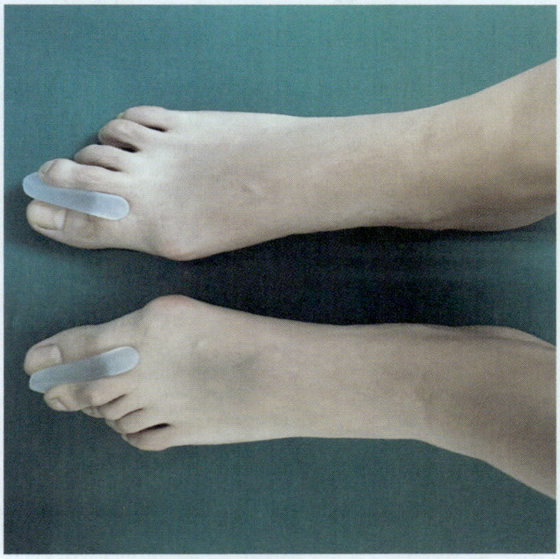

图 9-18　锤状趾套

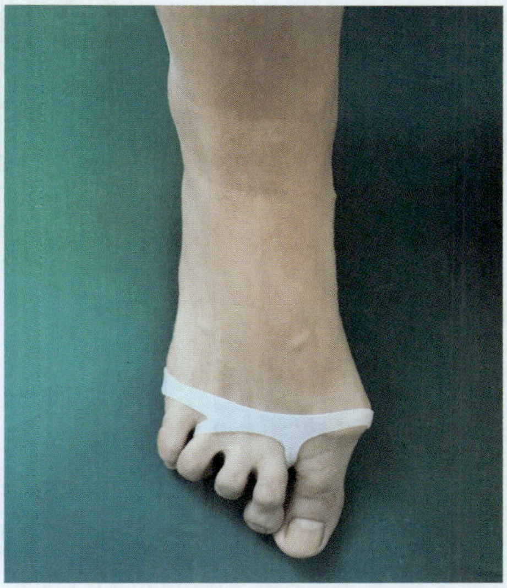

图 9-19　分趾垫

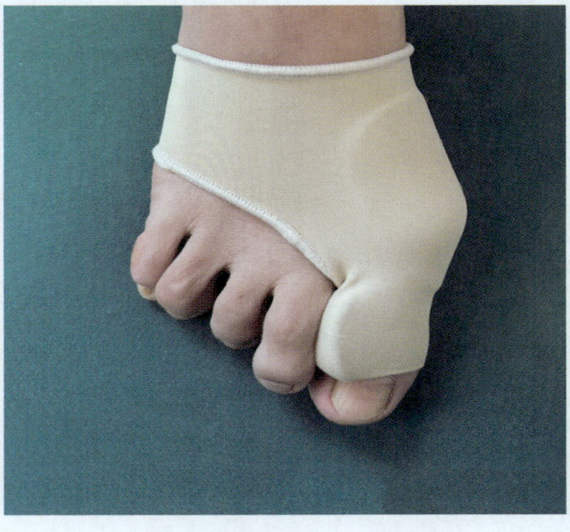

图 9-20　踇趾跖趾关节保护套

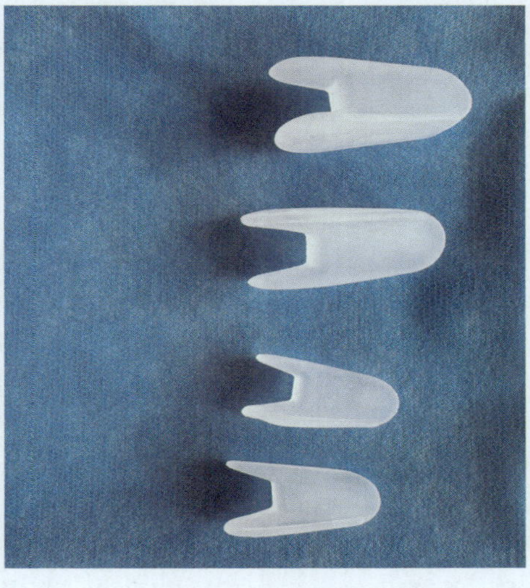

图 9-21　趾套

（三）足部矫形器

因为足踝功能联系甚密，共同完成以负重为主的功能，所以足部和踝关节的矫形器往往是一体的，目前多由各种性能的塑料制成，具有约束、支持和稳定的作用（图 9-22）。

除了足踝一体的矫形器外，足部还有其余类型的矫形器，如踇外翻的夜间固定夹板（图 9-23）。但是因为此类夹板只能在不穿鞋的时候使用，而且力度相对较弱，所以应用不如分趾垫广泛。

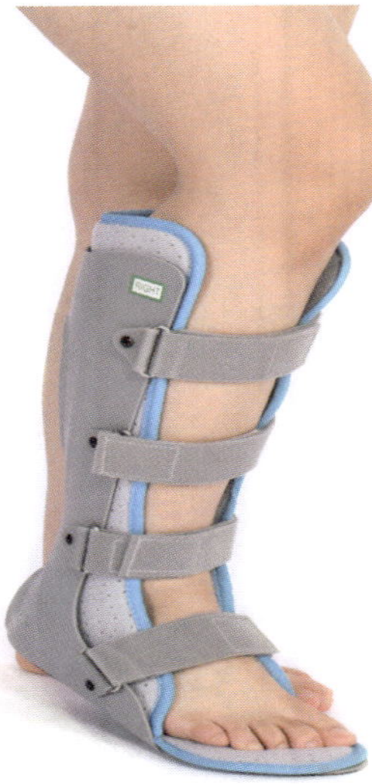

图 9-22　足踝矫形器

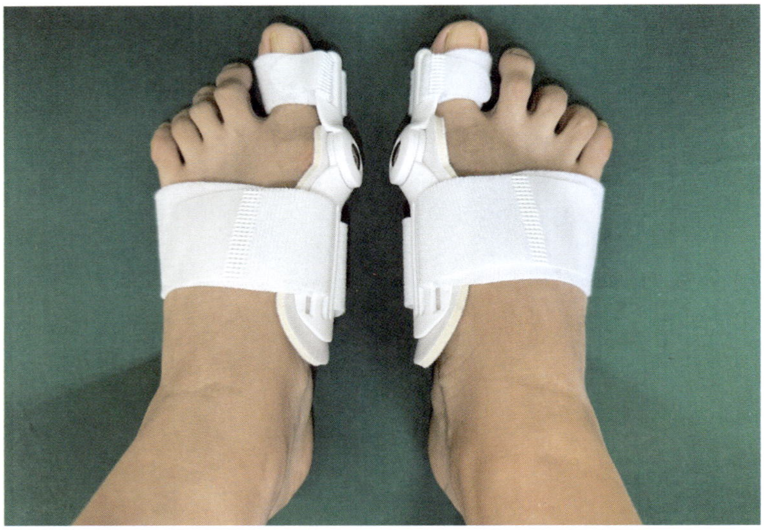

图 9-23　踇外翻夜间矫正夹板

三、足部辅具的设计与制作

足部辅具的设计与制作是临床医师、辅具设计师、辅具制作师和康复医师共同完成的。

首先，要对患者进行全身检查和足部检查，全身检查主要帮助我们了解患者的全身情况，了解足部的疾病是否为全身疾病的一部分，即足部疾病是原发病变还是继发病变，从而制订正确的治疗方案。

在足部的检查中，生物力学的评估是最重要的。评估需要在负重和非负重情况下分别进行，足底压力评价系统可以精确地测量出在静态和动态中，足底各区域压力的分布情况，并且可以得到足底压力随时间的变化情形，进而分析步行时的稳定性、重心转移情况，以及最有可能产生伤害或疲劳的区域。在足底压力评价系统的帮助下设计和制作的足部辅具更适合患者的足部。

四、足部辅具的应用

在国外，尤其是欧洲和美国，足外科比较发达的地区，医生可以开具辅具处方，向辅具制作技师和康复工程师出具治疗意见，如诊断“胫后肌腱炎”，期待治疗效果“减轻足舟骨区压力，减少足部旋前”，辅具处方“内侧鞋帮加固的加深鞋，摇滚底”等。技师和康复工程师根据自己的专业特点在辅具的具体材料、制作工艺、使用等方面给予完善，最终使患者能够在辅具的帮助下减轻病痛。

在我国，由于足外科还处于“初步发展”阶段，能够灵活应用各种足部辅具的医生比较少，专门的辅具制作技师更少，因此限制了足部辅具的应用和发展。临床医生如果能够掌握足部简易辅具的制作和应用，也可以在诊疗过程中起到很大的作用。

临床上，许多足痛患者是因为短期过度使用足产生的，如跖腱膜炎、跖籽关节炎等。除了休息外，配合足部辅具可以有效帮助改善疼痛。因为病程短，购买专门的辅具价格比较贵，而且周期比较长，所以医生可以使用医用脱脂棉、绷带等物品制作一些简易辅具，让患者使用，患者使用后的信息也会很快反馈给医生，有利于医患之间的交流，节省医疗费用，提高疗效。

例如，按照患者足长和纵弓高度用脱脂棉剪成大小不等的长方形，再码成梯形，用胶带固定于足底，作为简易足弓垫，可以起到支持足纵弓的作用，适用于胫后肌腱炎、副舟骨炎、痉挛性平足等（图 9-24）。

跖痛症的原因和类型众多，最常见的原因是足部内在肌肉韧带老化无力造成跖骨头下塌；其次是踇外翻前足横弓塌陷引起的第二、三跖骨头下疼痛。胶带固定可以有效地约束前足，帮助支持无力的足部内在肌和韧带；将脱脂棉剪成长方形，放置于疼痛的跖骨头近端，可以分散和减轻跖骨头下压力，缓解症状（图 9-25、图 9-26）。

跖籽关节炎是因为跖籽关节使用过多引起的无菌性炎症，常见于年轻人，运动后出现疼痛。将脱脂棉剪成长方形，放置于疼痛的跖籽关节近端，可以分散和减轻跖籽关节下压力，缓解症状（图 9-27）。

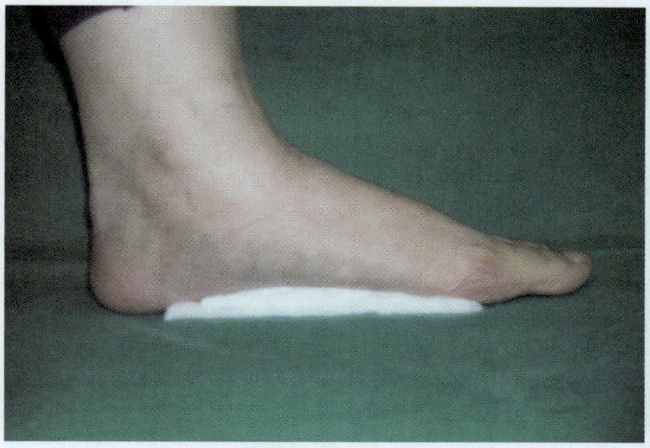

图 9-24　简易足弓垫

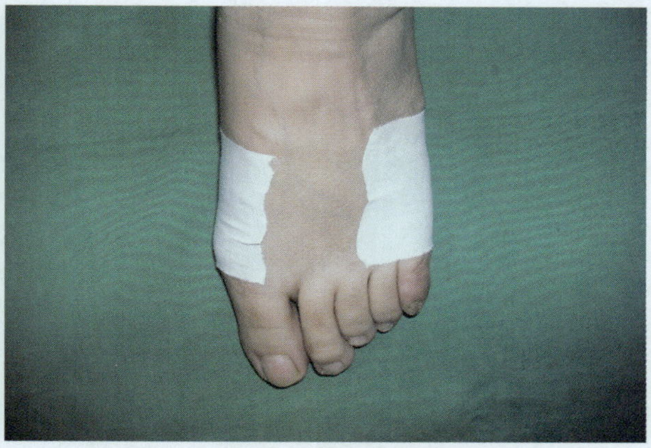

图 9-25　跖痛症的胶带固定法

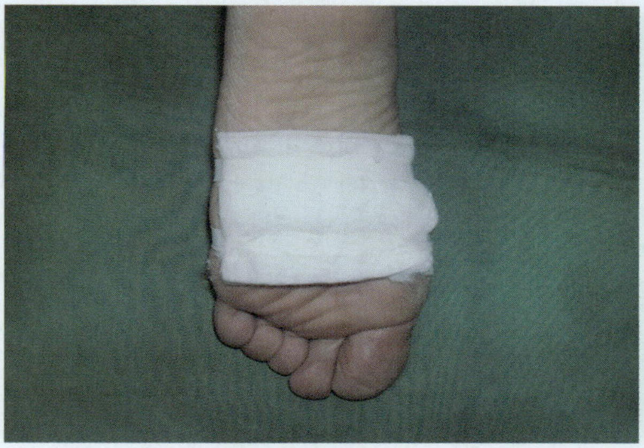

图 9-26　跖痛症的简易贴垫

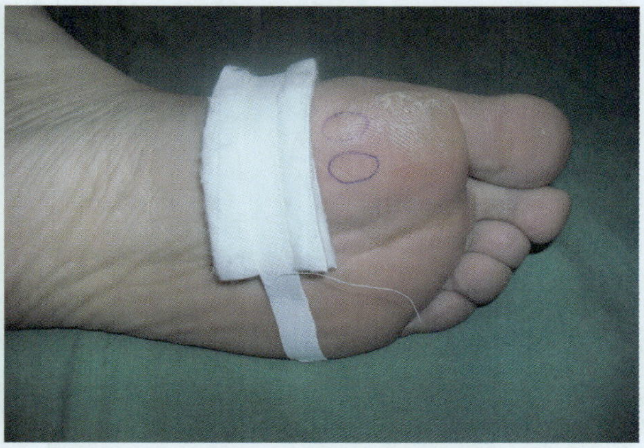

图 9-27　跖籽关节炎的简易贴垫

参考文献

[1] 王正义．足踝外科学[M]. 北京：人民卫生出版社，2006.
[2] 徐晴岩，周大伟，李立峰，等．使用硅胶足垫分解足底压力的研究[J]. 中国康复医学杂志，2007，22(8)：736-738.
[3] 温建民．中西医结合微创技术治疗踇外翻[M]. 北京：人民卫生出版社，2010.
[4] 温建民，谢飞．微创治疗踇外翻温建民 2019 观点[M]. 北京：科学技术文献出版社，2019.

第十章
中西医结合微创治疗跗外翻及相关病症诊疗体系

第一节　跗外翻的诊断

跗外翻根据临床表现即可作出诊断，但为了获得理想的治疗效果，需要了解患者的各种病理改变，全面评估患者的各种情况。

一、病史

1. 发病年龄　询问患者何时发现有异常表现，即症状（包括外翻畸形、局部红、肿、痛）。

2. 加重年龄　询问患者何时症状加重，包括畸形加重影响穿鞋、静息痛、锤状趾、叉状趾、叠趾、足趾隆突及疮、胼胝、跖痛症、小趾内翻等。

3. 家族史　询问患者家族成员患此病的情况，填写跗外翻家族图谱，确认父系、母系、无（图 10-1）。

姓名　　年龄　　婚况　　联系电话　　病历号
性别　　民族　　职业　　家庭住址

跗外翻家族史图谱

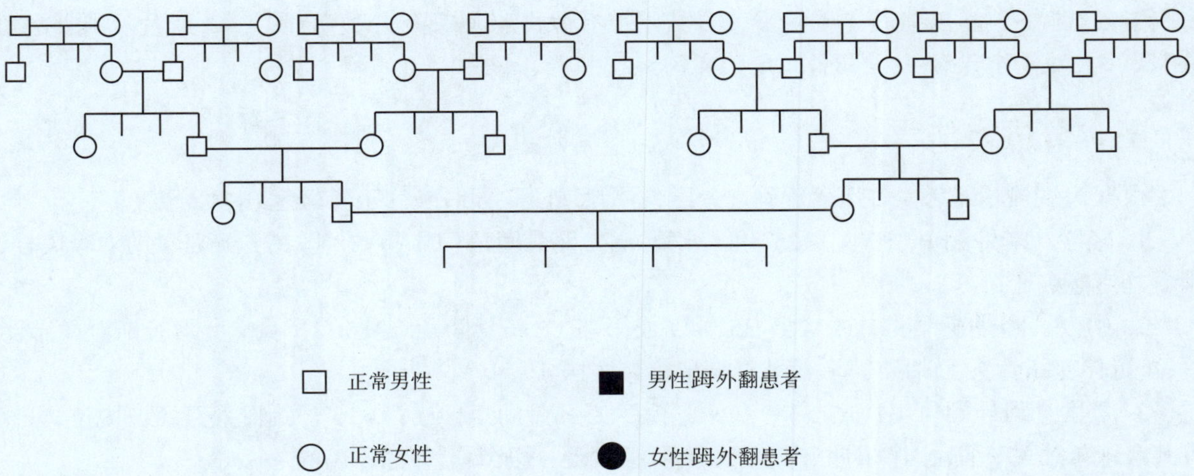

图 10-1　家族遗传图谱

例：踇外翻患者王某，女性，53 岁，其母亲及 2 个女儿皆有踇外翻，属母系遗传，其家族史图谱见图 10-2。

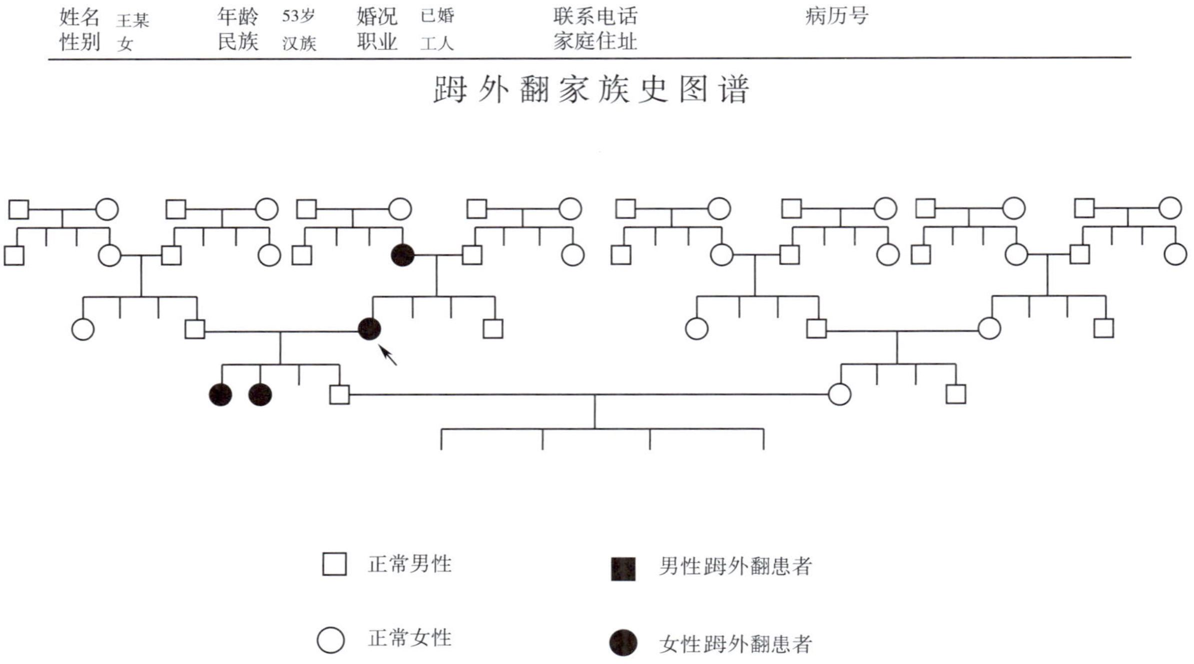

图 10-2　患者王某家族遗传图谱

4. 踇外翻是否为外伤性　询问患者患足是否有外伤史，若有外伤史，检查是不是造成踇外翻的直接或间接原因。

5. 踇外翻的形成是否与其他疾病有关　检查患者是否同时患有其他疾病（风湿、类风湿、痛风、糖尿病等），疾病是不是造成踇外翻的直接或间接原因。

6. 踇外翻手术史　询问患足是否有踇外翻手术史，如有，确认曾实施的手术术式。

二、诊断标准

我们根据国内外文献资料与临床实践经验，制定如下诊断标准：①外观。踇趾外展外翻畸形，可有踇囊处红肿、疼痛，穿鞋行走受限。②伴或不伴有锤状趾、胼胝等相关病症。③X 线片示踇外翻角（HVA）>15°，或伴有第一、二跖骨间角（IMA）>9°。

三、分度方法

根据 X 线测量结果及临床表现确立分度，将踇趾外翻畸形分为三度（轻度、中度、重度）：

1. 轻度　踇外翻角（HVA）<25° 和 / 或第一、二跖骨间角（IMA）<13°。踇趾跖趾关节对合欠佳，踇囊处疼痛（图 10-3）。

2. 中度　踇外翻角（HVA）25°~35° 和 / 或第一、二跖骨间角（IMA）13°~16°。踇趾跖趾关节半脱位，可伴有跖骨头下胼胝疼痛、锤状趾畸形等（图 10-4）。

3. 重度　踇外翻角（HVA）>35° 和 / 或第一、二跖骨间角（IMA）>16°。踇趾跖趾关节脱位，可伴有其余趾跖趾关节脱位，伴跖骨头下胼胝疼痛、锤状趾、叠趾畸形等（图 10-5）。

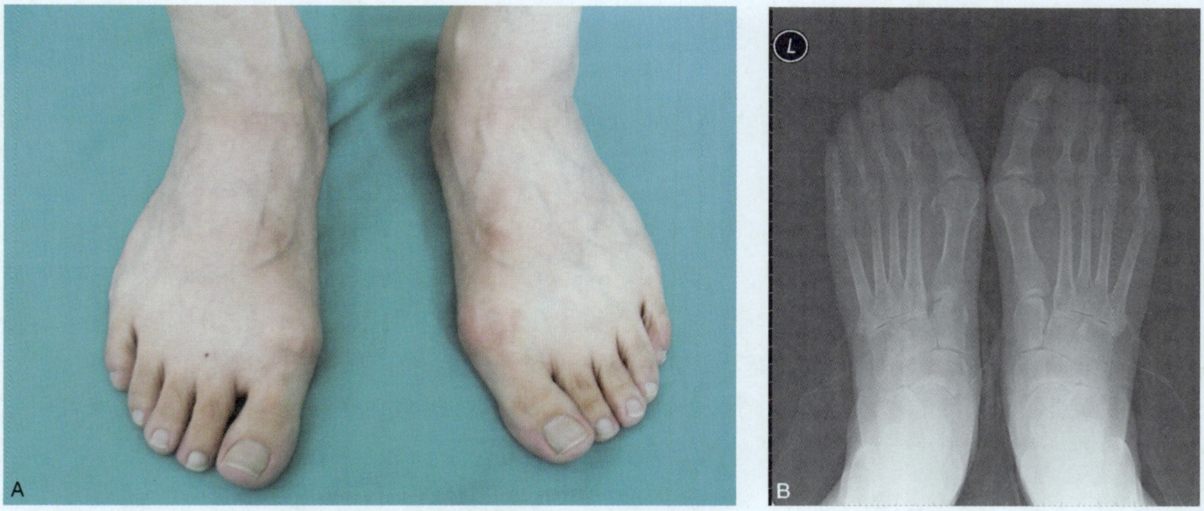

图 10-3　轻度踇外翻

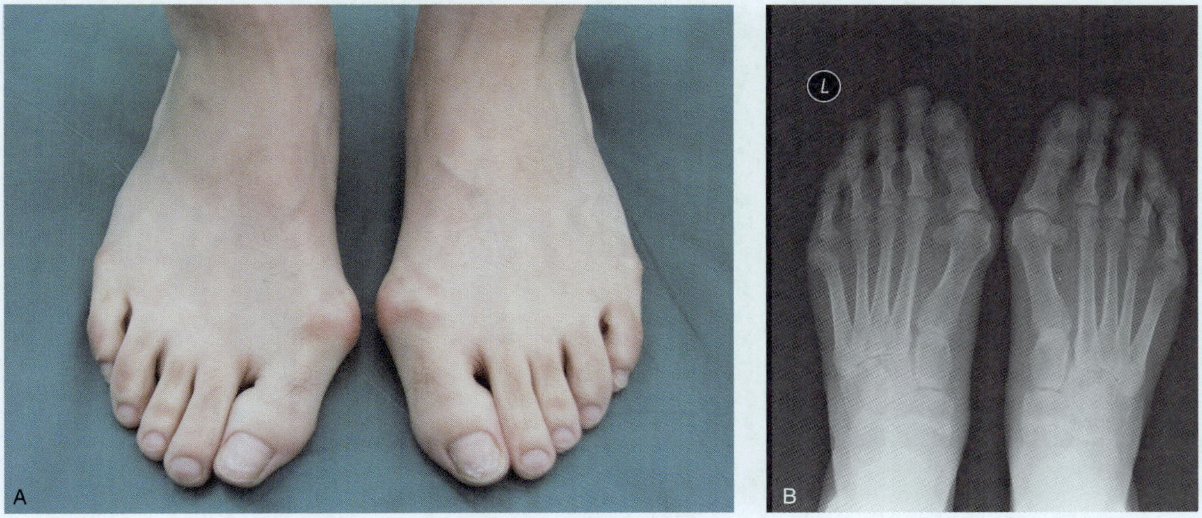

图 10-4　中度踇外翻

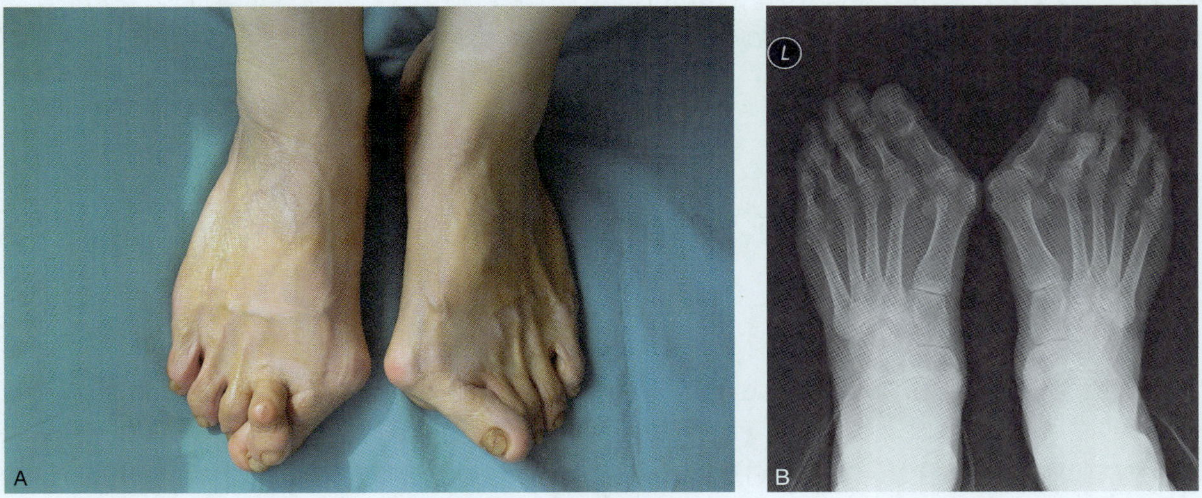

图 10-5　重度踇外翻

第二节　踇外翻的非手术治疗

踇外翻的非手术治疗，一般能暂时缓解疼痛症状，但没有长期明确的矫形效果。踇外翻的保守治疗包括：①减轻局部压力，穿宽松的鞋。②消肿止痛，对于已形成踇囊炎的患者，可理疗，局部使用消炎止痛药物，减轻症状。③使用矫形辅具。对于轻度畸形的患者，可用硅胶制作的分趾垫放置于踇趾和第二趾之间，减轻踇趾外翻，缓解疼痛。也可使用夜间矫正夹板，将踇趾固定于内翻位（图 10-6）。对于较重的畸形，支具不能永久地纠正畸形，只能延缓畸形发展，缓解疼痛。④功能锻炼，比如可用橡皮筋套住双侧踇趾向内牵拉。⑤中药外用泡洗患足。

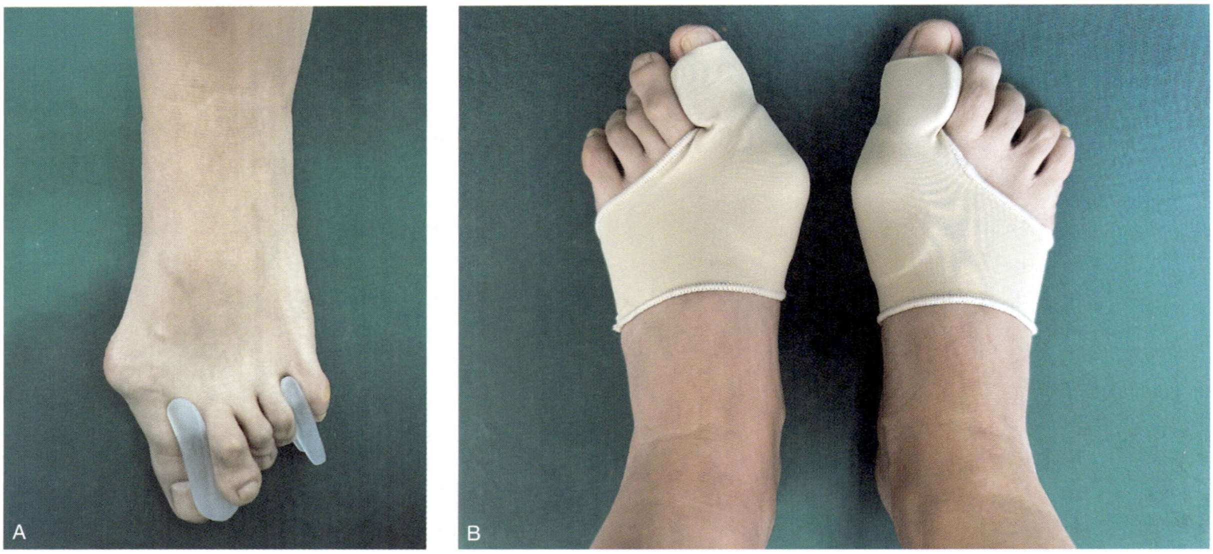

图 10-6　常用踇外翻矫形辅具

研究证实，踇外翻是一种慢性、进行性发展的畸形，非手术治疗往往只能在畸形刚刚出现时，在一定程度上缓解症状，起不到根本性的治疗作用。故对于轻度畸形、症状不重的患者，可以在初次就诊时建议其采用一些非手术治疗方法，观察疗效，并随时根据治疗情况调整方案，必要时还应尽早采用手术治疗，以防延误病情，加重畸形。

第三节　温氏踇外翻微创疗法

踇外翻的治疗应根据症状、体征及 X 线测量结果，决定治疗方法，轻度踇外翻可试行非手术治疗，但仅能缓解症状，减缓畸形发生的速度；非手术治疗无效，症状、畸形较重者建议手术治疗，以防畸形进一步发展和继发畸形的发生。一种治疗方法的有效性可能受到许多因素的影响，只有充分认识每种方法的使用范围、优缺点，把握好适应证，为患者制订合理的治疗方案，术前术后全面跟踪治疗，才能取得良好效果。

手术是治疗本病的主要手段，手术方法有多种，可分为软组织手术、骨手术以及关节融合术和人工关节置换术等。目前，跗外翻的主要术式切口大，对前足的软组织损伤大，采用内固定或石膏外固定后康复较慢。中西医结合微创技术治疗跗外翻，具有术式简便、矫形满意、畸形不复发、无需内固定、康复快、合并症少等特点，是治疗跗外翻的理想方法。

一、术前准备

（一）全身情况

在进行足部手术前，要对患者进行细致而全面的检查，对手术的风险做出正确评估。了解患者术前用药史，有无正在服用阿司匹林和激素药物，停用激素是否超过 2 年。尤其要注意脏器功能、血糖、电解质、凝血功能等相关指标。对于心肺功能异常、静脉功能障碍或是合并有严重慢性疾病的患者，必须进行相应治疗，以保证患者全身情况在术前达到最佳状态，能够耐受手术，在术后也能增强患者抗感染能力，增强伤口愈合、骨折愈合能力。

足部手术如果时间相对较长，如微创合并足部其他大切口手术，术前准备因麻醉的需要，限制饮食，而术后因为卧床，饮食常受影响，这样都会造成热量、蛋白质和维生素摄入或合成不足，影响组织修复和创口愈合，削弱防御感染的能力。理想的手术前状态，要求患者有足够量的热量、蛋白质和维生素摄入。提供热量、蛋白质和维生素的时间，取决于手术的性质，如果属于择期足部大手术，最好能有一周时间，通过口服、静脉途径提供营养（热量、蛋白质和足够的维生素）。

此外，外科感染是骨科的严重并发症，术前需增强患者体质，营养缺乏、肝功能障碍、有代谢性疾病，以及身体内有感染病灶存在，都是容易并发感染的潜在因素。另外，须严格掌握无菌原则，包括术前避免与感染病患者接触、杜绝上呼吸道感染者进入手术室等。强调无创观点，轻柔操作，尽量减少组织创伤，这对防止感染有益。术前使用抗生素作为一项预防感染的措施，目前存在不一致的看法，如能掌握使用的适应证及应用的剂量和时间，从实验资料及临床实践的经验来看，都说明对于手术具有一定价值。预防性应用抗生素的适应证：①涉及感染病灶或切口接近感染区域的手术。②预计手术操作时间较长的大手术。有些学者认为，预防感染使用抗生素，最好在手术开皮前半小时静脉滴注，使血药浓度在术中维持在有效浓度以上，手术若超过 3 小时，可追加 1 次静脉滴注抗生素。温氏法微创治疗跗外翻一般手术时间在 10~15 分钟，所以常规不用抗生素。但对于有足癣病史者，建议使用抗生素 3~7 天。

（二）局部情况

术前要注意保持术区皮肤的完整性，在备皮时不要刮伤皮肤。严格意义的备皮，术前只需剪除局部毛发，这样不破坏真皮层，仍能保持皮肤的完整性。另外，有些足部皮肤疾病，如足部真菌感染、丹毒、跖疣等，术前建议患者先治愈皮肤病，以防术后此类疾病继续进展，引起切口感染。

我们经过 30 余年的临床实践，认为术前应用中药外洗患足对防止足部感染性疾病有良好疗效。中药外洗方“足外洗 1 号”组方如下：大黄 30g、黄柏 30g、黄芩 30g、黄连 30g、苦参 15g、蒲公英 15g、紫花地丁 15g、野菊花 15g、蛇床子 15g、苍术 15g、川牛膝 10g。

一般术前 1 周使用，每天 1 剂，中药水煎泡患足 2 次，每次 30~40 分钟，水温控制在 39~42℃。

此方作为跗外翻及相关疾病术前常规使用的外洗方，能有效降低术后出现感染的概率。

（三）医患交流（心理准备）

尽管骨科微创手术已广泛在临床上使用，但因为广大患者对此手术缺乏一定认知，因此会对手术产生一定顾虑。不良的心理状态会降低机体的抵抗力，不利于疾病的恢复。良好的医患沟通对获取较好的医疗效果很有帮助。医务工作者术前应就诊断、手术方法、可能发生的各种并发症，以及预防措施等各方面进行充分讨论，在取得一致意见的基础上，对患者及其家属，就施行手术的必要性、可能取得的效果、手术的危险性、可能发生的并发症，以及术后恢复过程等交代清楚，以取得患者信任，使其对即将施行的手术充满信心。对手术后饮食、体位、大小便、给氧、可能出现的切口疼痛及其他不适，也应向患者交代清楚，争取其配合。此外，介绍手术医师的临床经验及技术水平，介绍相同病例术后恢复良好的患者情况，能有效解除患者的思想顾虑，增强信心。最后，需告诉患者手术只是治疗过程的第一步，术后需积极有效地进行康复锻炼，才能达到预期效果。

（四）其他事项

手术前一天，应对全部准备工作检查一遍。如果有发热、妇女月经来潮，应推迟手术日期。确定将于次日早晨手术者，手术前夜应给患者创造良好的休息环境，以保证睡眠，必要时遵医嘱可予镇静剂。对过度紧张的患者可术前 30 分钟肌内注射地西泮注射液 10mg，以缓解焦虑心情，同时能减少局麻药的副作用。对于手术时间可能较长、需椎管内麻醉时，按麻醉要求术前 12 小时宜禁食，6 小时禁水。最后在进入手术室时，应将患者必要的用物、病历、X 线片，随同患者一起送入手术室。

二、麻醉与体位

（一）麻醉

足踝部的麻醉方法有多种，选择合适的麻醉方法是每位临床医生都应掌握的技术。我们可以依据患者的健康状态、手术要求、患者及术者的需要，来选择合适的麻醉方法。麻醉的目的首先要确保麻醉时患者痛苦少，麻醉效果好，能使术者顺利完成手术，而且术后患者尽早、安全地恢复正常状态。足踝外科手术绝大多数可在周围神经阻滞麻醉或椎管内麻醉下完成，仅对有区域阻滞禁忌证及不愿行区域阻滞的患者或不配合手术的儿童，选择全身麻醉。对于术中在大腿上 1/3 部位使用充气止血带的足踝部手术，其麻醉范围应是大腿中部以远，可采用蛛网膜下腔阻滞、硬膜外阻滞或两者联合阻滞。近年来，许多学者提倡应用联合神经阻滞，如股神经、坐骨神经、股外侧皮神经联合阻滞，或腰丛联合坐骨神经阻滞，或局部麻醉，以完成足踝外科的手术，麻醉成功率高，对全身脏器系统无干扰，且患者术后可尽早进食，早期活动，有利于加强营养，减少各种并发症及药物不良反应，很受足踝外科临床手术医生、护理人员及患者的欢迎。

此章节重点介绍一些足部微创手术临床中常用的麻醉方式。这类麻醉方法具有相对安全，对机体影响小，术中镇痛可靠，临床易于实施的特点。

1. 局部麻醉　利用阻滞神经传导的药物，使麻醉作用局限于躯体某一局部称为局部麻醉。感觉神经被阻滞时，局部的痛觉消失；运动神经同时被阻滞时，肌肉运动减弱或完全松弛。这种阻滞的状态是暂时和完全可逆的。局部麻醉操作上一般较为简单，主要适用于各种小型手术，以及全身情况差可伴有其他严重病变不适于行其他麻醉的病例。

（1）局部浸润麻醉：注射局部麻醉药物于拟施行手术的部位，阻滞神经末梢而达到麻醉作用。此类方法常用于足踝部小范围的手术，如肿物切除，鸡眼与胼胝的切除。

基本操作方法：先在手术切口处一端进针，针的斜面向下刺入皮内，注药后形成橘皮样隆起，称皮丘。将针拔出，在第一个皮丘的边缘再进针，同法操作形成第二个皮丘，如此在切口线上形成皮丘带。再经皮丘向皮下组织注射局麻药，即可切开皮肤和皮下组织。上述操作方法的目的是使患者只在第一针刺入时有痛感。如手术要达到深层组织，可在肌膜下和肌膜内注药。如此浸润一层切开一层，注射器和手术刀交替使用，以期麻醉确切。常用药物为 0.25%~0.5% 利多卡因（图 10-7）。

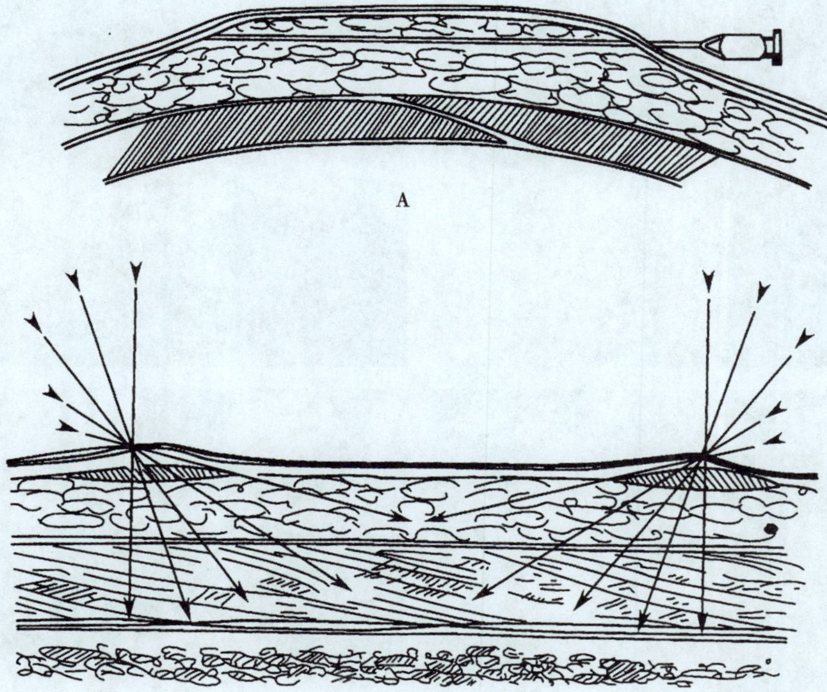

A

B

图 10-7　局部浸润麻醉

A. 皮下浸润；B. 逐层浸润

局部浸润麻醉注意事项：①注入组织内的药液需有一定容积，在组织内形成张力，借水压作用使药液与神经末梢广泛接触，从而增强麻醉效果。②为避免用药量超过一次限量，应降低药液浓度，例如用 0.5% 利多卡因。③每次注药前都要回抽，以免误注入血管内。④药液中含肾上腺素浓度 1∶（20 万 ~40 万）（即 2.5~5μg/ml）可减缓局麻药的吸收，延长作用时间。

（2）中西医结合微创治疗𧿹外翻局部麻醉法：属于区域阻滞麻醉的一种。术中根据需要，只在术区局部注射局麻药物，一般使用 2% 利多卡因 10ml、0.5% 罗哌卡因 10ml 加上 30~40ml 生理盐水，局部麻醉即可获得满意效果。

操作方法：首先用 22 号细针头在𧿹趾近节趾骨内侧面中央处做一皮丘，即把针尖斜刺入皮肤后注药，接着再由此注射点斜向近端背侧或是近端跖侧注射麻药，连续做皮丘，至第一跖趾关节背侧及跖侧。分别以跖侧或背侧皮丘为起点向第一跖骨干体部中点处做连续注射。再在第一、二跖骨间近跖趾关节处向近节趾骨方向和跖骨颈方向的跖侧注射药物，麻醉𧿹收肌止点及腓深神经终末分支。最后在第一跖骨颈内侧向外侧及跖侧注射局麻药。每一次注射药物应控制在 2~3ml（图 10-8）。

麻醉注意事项：①每次注药前都要回抽，以免误注入血管内。②每一次进针，都是在前一次麻醉区域之内操作，即应用一针技术，尽量减少患者不必要的痛苦，减少患者因疼痛造成心肺功能负担加重，引发其他意外。③麻醉操作完成后，待 1~3 分钟后，以针尖测试手术关键区域的麻醉效果，特别是第一跖骨头跖内侧及背内侧和跖骨颈的内、外侧区域。④若麻醉不充分，可另在局部追加注射麻醉药物，注射时应从麻醉区向未麻醉区域操作。⑤注意麻醉药物勿进入关节腔内。

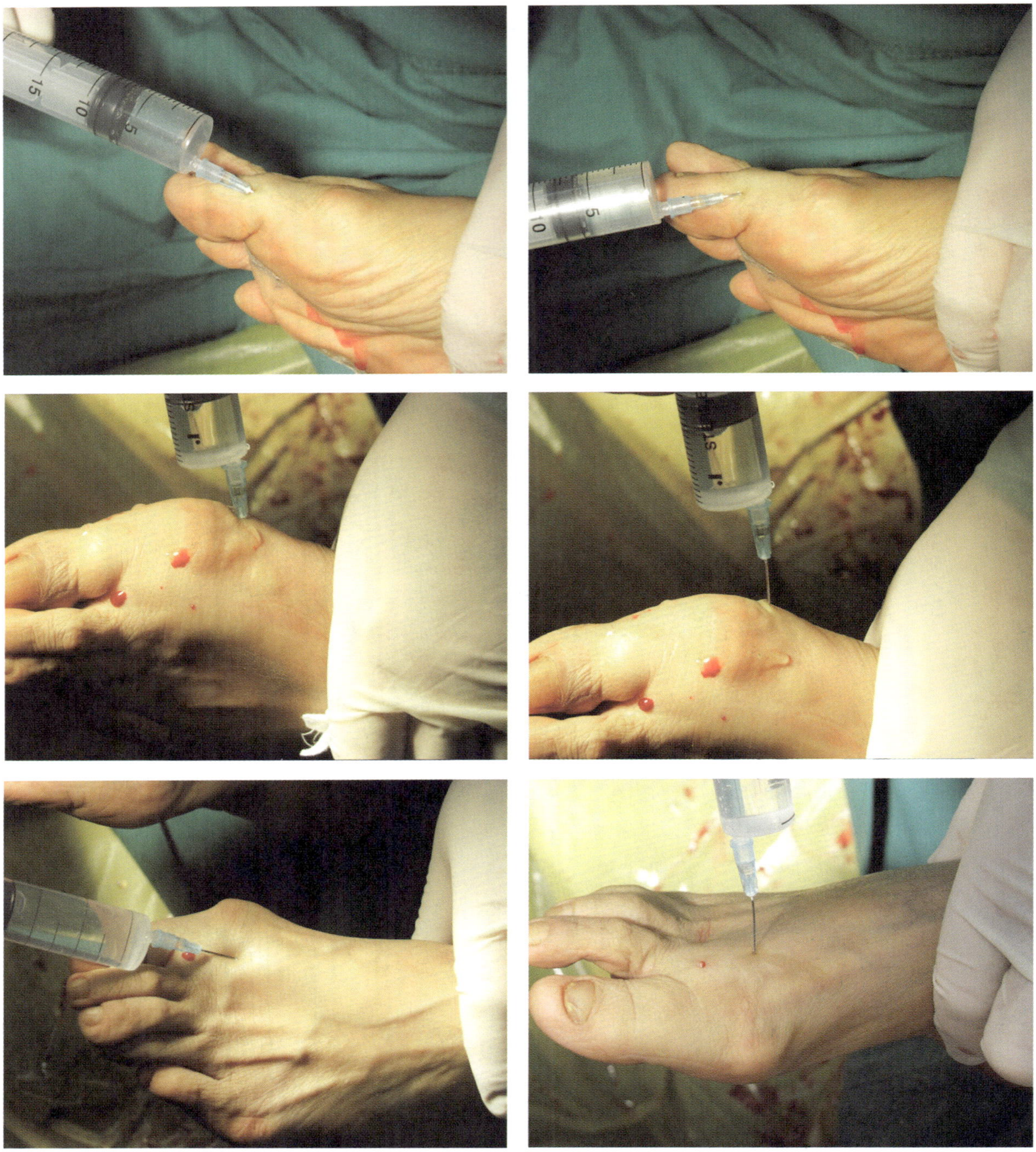

图 10-8　中西医结合微创治疗踇外翻局部麻醉法

（3）Mayo 局部麻醉：是围绕踇趾基底的局部阻滞麻醉。通过环形注射局部麻醉药，将踇趾周围的神经末梢予以阻滞麻醉。该麻醉方法的操作分为 4 步：①从踇趾基底的背内侧开始注入麻醉药，边注药边进针，直到其内跖侧为止。②从踇趾基底的背内侧开始注入麻醉药，边注药边进针，直到其背外侧为止。③从踇趾基底的背外侧开始注入麻醉药，边注药边进针，直到其外跖侧为止。④从踇趾基底的跖内侧开始注入麻醉药，边注药边进针直到其外跖侧为止。以上每一步骤所用的局麻药为 2ml（图 10-9、图 10-10）。

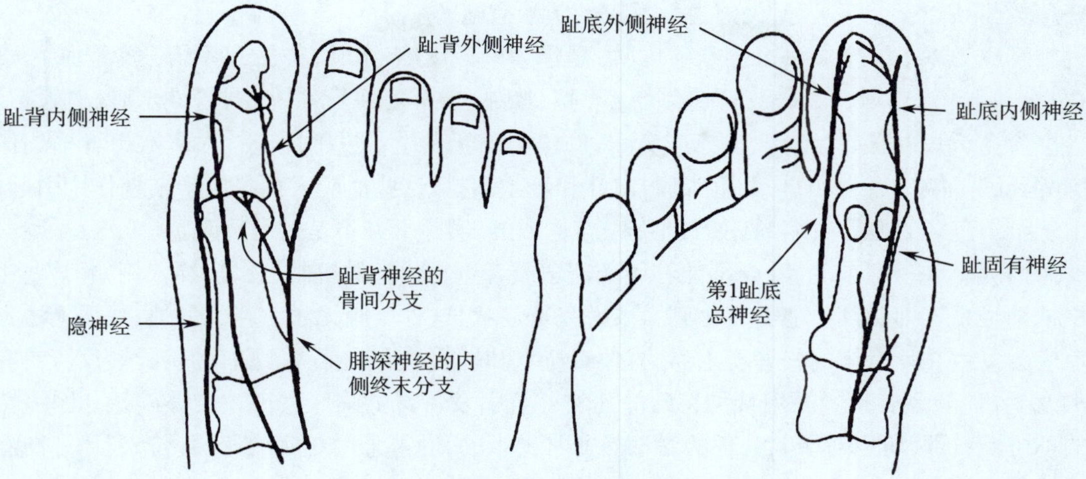

图 10-9　足趾的皮神经分布

我们曾使用此种方法行踇外翻手术，感觉此种方法在第一跖趾关节内侧偏跖侧或背侧麻醉不足，需要另外追加局部麻醉。

（4）局部麻醉药物不良反应及处理

1）毒性反应：应用局麻药后，若血液中的局麻药浓度超过一定阈值，可出现毒性反应。局麻药的剂量过大、浓度过高或将药物直接注入血管中是毒性反应的常见原因。因此，应掌握药物的使用浓度和一次用药允许的最大剂量，并避免注入血管。

①中枢神经系统：局麻药对中枢神经系统的作用是先兴奋后抑制，开始表现为眩晕、烦躁不安、肌颤和焦虑等，进而出现神经错乱和全身强直 - 阵挛性惊厥，最后转入昏迷和呼吸抑制，可因呼吸麻痹而死亡。中枢抑制神经元对局麻药比较敏感，首先被局麻药抑制，引起抑制和兴奋不平衡而出现中枢神经系统相对兴奋现象。局麻药引起的惊厥是边缘系统的兴奋向外周扩散所致。苯二氮䓬类药物（地西泮）能加强边缘系统 GABA（γ- 氨基丁酸）能神经元的突触后抑制作用，防治局麻药中毒所致的惊厥。普鲁卡因易引起中枢神经系统毒性反应，可卡因还可引起欣快感及一定程度的情绪和行为改变。

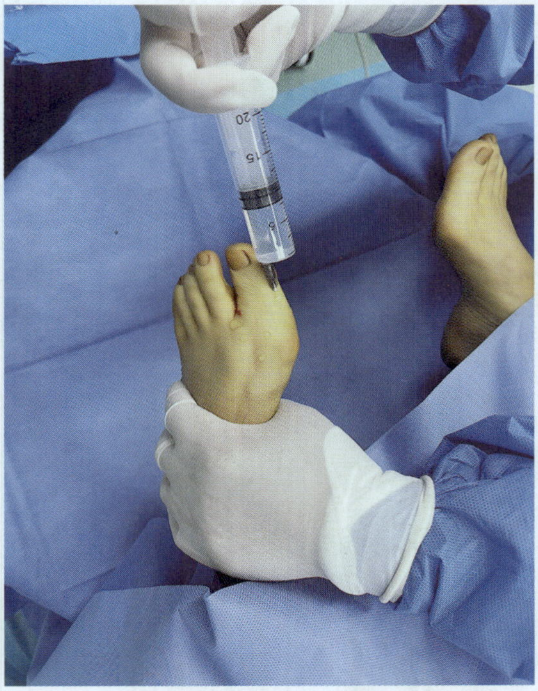

图 10-10　Mayo 局部麻醉法

②心血管系统：局麻药具有膜稳定作用，可降低心肌细胞的兴奋性，使心肌收缩力减弱、传导减慢和不应期延长。多数局麻药可使小动脉扩张、心脏抑制，引起血压降低。通常在血药浓度较高时才发生心血管反应，少数患者可能因突发的心室纤颤而致死亡。在极少数情况下较低剂量时也可发生较严重的心血管反应。丁哌卡因较易引起室性心动过速和心室纤颤。

2）过敏反应：常表现为荨麻疹、支气管痉挛和血压下降等，多见于酯类局麻药，酰胺类药则很少发生。可能由两种机制引起，一是抗原 - 抗体结合引起的过敏反应；二是局麻药直接刺激肥大细胞和嗜碱性细胞，使组胺释放引起类过敏反应。因此，用药前要详细询问过敏史，必须做皮肤过敏试验，并准备好急救药品如肾上腺素等，做好过敏反应的防治措施。

过敏反应为以下一个或多个症状。皮肤：瘙痒、麻疹、皮疹、水肿；胃肠道系统：痉挛、腹泻、恶心、呕吐；外分泌腺：流鼻涕、流眼泪；呼吸系统：哮喘、喉部水肿；心血管系统：血管性水肿、血管扩张、低血压。患者主诉皮肤瘙痒，麻疹，皮疹或者水肿，说明确实发生了过敏反应。大多数患者描述他们对局部麻醉药的过敏反应为心悸，严重头痛，出汗和轻微颤抖，这些反应大都是由于精神作用引起的，或者是由于给了过多的血管收缩剂（如肾上腺素）造成的，实际上并不是过敏反应。

3）特异性反应：目前为止，尚不能够用药理学或者生物化学的机制加以解释。例如，某些患者在服用中枢神经系统抑制剂后能够产生刺激或者兴奋症状，这种反应无法解释。另外，几乎无法预料特异性反应会发生在什么样的患者身上，具有什么特点和性质。有人认为，所有的特异性反应具有基本相同的发生机制，只有患者服用某种特殊的药物并且引发特异的临床表现才能够确认。因为特异性反应的不可预料性，所以对于其处理的讨论是非常困难的，通常采用对症治疗：卧位，通风，呼吸支持，循环支持和密切观察。

2. 神经阻滞麻醉　将局部麻醉药注射在神经干周围或神经干内，使神经分布区域内发生麻醉作用的方法，称为神经阻滞麻醉。足踝外科神经阻滞麻醉注射的区域主要是踝关节以上 10cm 范围内走向踝足部的神经。神经阻滞麻醉具有麻醉用药量小，阻滞范围大，对机体内脏系统无影响的优点。下面就各神经的阻滞方法作介绍。

（1）胫神经阻滞：在所有踝部神经阻滞麻醉中，胫神经是最难阻滞的神经，但也是获得成功麻醉最重要的神经。

1）解剖特点：胫神经为坐骨神经经腘窝的直接延续，经腘窝中间垂直下降，与腘动脉伴行，位于其浅面，达腘肌下缘，在比目鱼肌深面与胫后动脉伴行下降，至小腿后侧，在小腿中间的肌肉间下行，过内踝后方，在分裂韧带深面分为足底内侧神经和足底外侧神经进入足底，胫神经在下降过程中除了支配所有小腿后侧群肌肉，并至足底支配足底诸肌。足底内侧神经相当于手掌的正中神经，分支供给踇展肌、踇短屈肌及最内侧蚓状肌，支配内侧三趾半的皮肤；足底外侧神经相当于手掌的尺神经，向前外行于踇短屈肌和跖方肌之间，分一支支配外侧一趾半皮肤（图 10-11）。

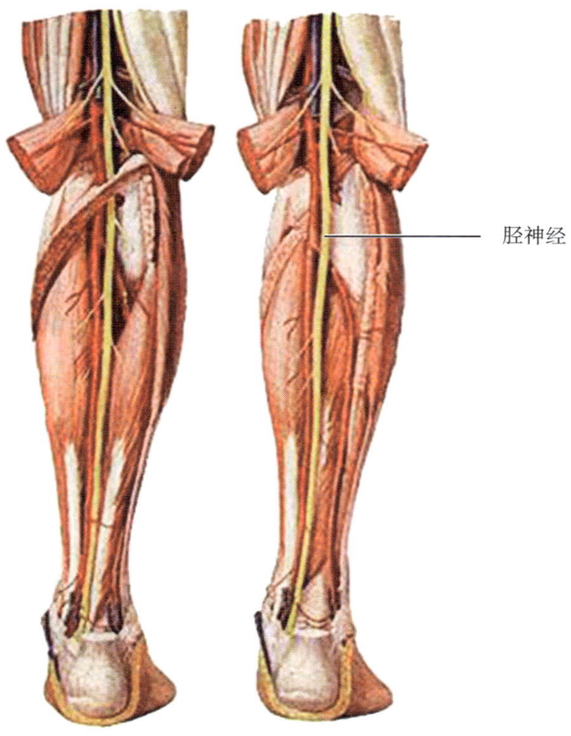

图 10-11　胫神经走行

2）操作方法

①腘窝处阻滞：此方法适于行小腿后部手术。患者取俯卧位，膝关节微屈曲 30°，在腘横纹上 5cm，腘窝正中，作为进针点。针与皮肤成 60°，缓慢进针，直到有麻木感，此时将针退回 2mm，以免损伤胫神经，注入 8~10ml 麻醉剂。

②在内踝处阻滞：此方法适于行足底部手术。在距内踝尖近端约 5cm 处，触摸到胫骨后内侧缘，然后再摸到跟腱内缘。在两者之间的中点处，胫神经位于胫后动脉的后侧。若在此处摸到胫后动脉的搏动，可以作为进针的标志。与皮肤呈 60° 角向下进针 1.0~1.5cm，抽吸确认未穿入胫后动脉或静脉后，注入 8~10ml 麻醉剂（图 10-12）。

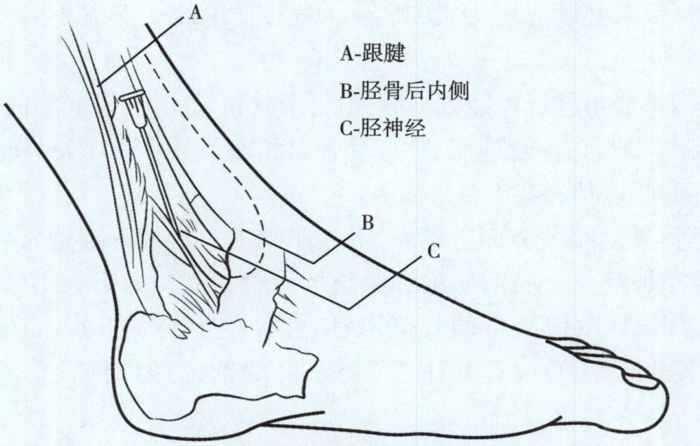

图 10-12 胫神经内踝处阻滞

（2）腓总神经阻滞：腓总神经较胫神经细，支配小腿前外侧肌肉及足背侧肌肉，另外还司小腿前侧及绝大部分的足背部皮肤感觉。

腓总神经阻滞麻醉主要用于以下几种情况：急性创伤后，拍足应力位 X 线片前，行腓总神经阻滞以放松踝部肌肉；诊断腓总神经源性扁平足；因创伤或感染，其他低位麻醉方法不能实施时。

1）解剖特点：腓总神经来源于大腿的坐骨神经，在腘窝上角分出后，沿股二头肌外侧下行，绕腓骨颈穿腓骨长肌达小腿前面，多在腓骨小头下方 20~30mm 处分为腓浅神经和腓深神经（图 10-13）。

2）操作方法

①腘窝处阻滞：在股二头肌腱与腘横纹交界处的稍内侧，或该处腘横纹稍上侧，垂直进针，如腿的下部及足背部有异感即可注药。

②腓骨小头处阻滞：患者侧卧或仰卧，患肢屈曲，腓骨小头下方约 2~3cm 处作为进针点，沿腓肠肌腱穿刺抵达腓骨小头，在腓骨小头切迹处（骨膜外）作扇形浸润，注意腓总神经在距皮肤不到 1.0~1.5cm 的地方，不能注射过深，也不能将药注射到肌肉中。

（3）腓浅神经阻滞

1）解剖特点：从腓总神经分出后，腓浅神经沿腓骨肌下行，在小腿中下 1/3 处进入浅筋膜。随后其在踝关节以上分出两个分支，经过踝关节，到达足部。终支足背内侧皮神经支配跗趾及中间三个足趾的背侧皮肤感觉。跖间背侧皮神经支配第三、第四趾外侧及第五趾内侧皮肤感觉。

2）操作方法：触摸到外踝尖后，向上 8~10cm，在腓骨前缘进针，皮下注射 5~7ml 局部麻醉剂。大部分患者的腓浅神经在这个部位穿出深筋膜而位于皮下，部分患者神经有可能分为内侧支和外侧支，但是互相很接近，因而足量的麻醉剂可以确保同时阻滞这两支神经（图 10-14）。

（4）腓深神经阻滞：腓深神经支配第一趾蹼间

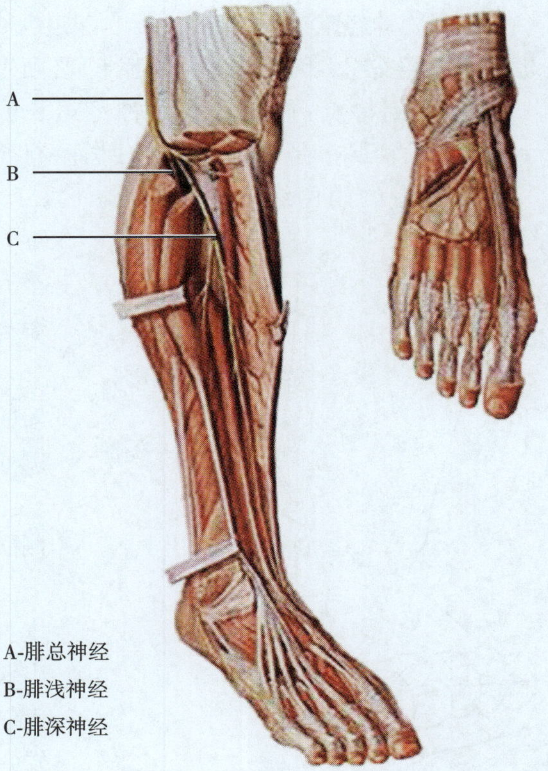

图 10-13 腓总神经走行

皮肤感觉，此区域内的手术必须先阻滞此神经。此外，腓深神经支配小腿前部肌肉及足部短伸肌运动。

1）解剖特点：腓深神经由腓总神经分出后，走行于腓骨长肌下，骨间膜的前方，斜向前内，沿途分出肌支，至胫骨前肌、趾长伸肌、踇长伸肌、第三腓骨肌和踝关节。在踝关节前方正中位置，约踇长伸肌腱与趾长伸肌腱之间，腓深神经穿出至足部。

2）操作方法：于胫骨远端关节面近侧 4~5cm，伸肌上支持带深面通常可以触及胫前动脉。该动脉及与之伴行的腓深神经位于胫前肌腱和趾长伸肌腱之间。如果触不到动脉搏动，可用邻近胫骨的胫前肌腱作为标志，紧贴该肌腱的外侧进针，神经位于皮下 1.0~1.5cm 深处。麻醉剂注射时应该很通畅，否则轻度调整针的位置并注射 3~5ml 麻醉剂，注射前要小心抽吸，避免穿入血管中（图 10-15）。

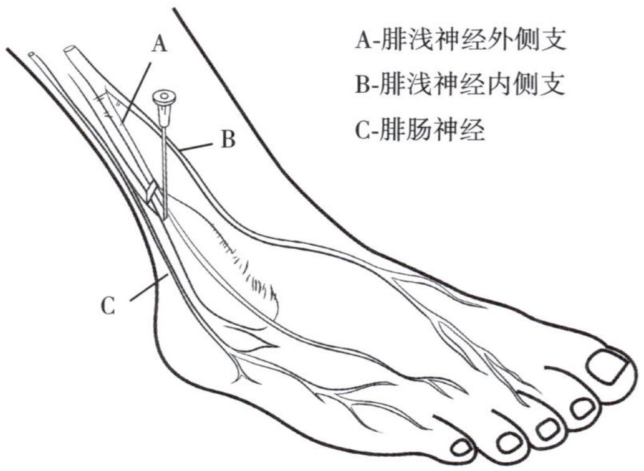

图 10-14　腓浅神经阻滞

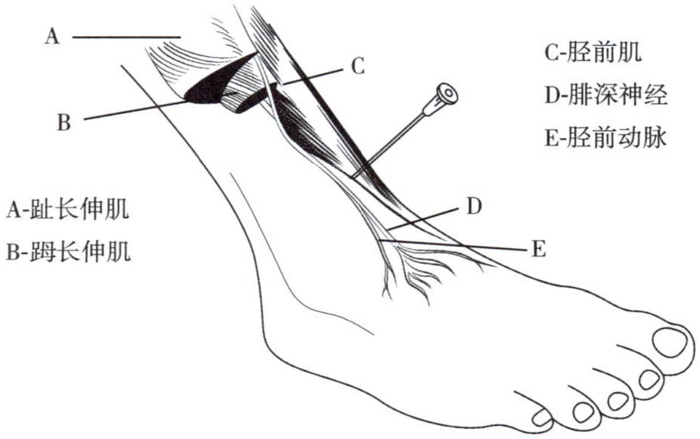

图 10-15　腓深神经阻滞

（5）隐神经阻滞：隐神经主要支配足纵弓内侧区域的皮肤感觉，偶尔跖楔关节内侧皮肤感觉可能也由隐神经支配。因此该区域的手术，必须先将此神经阻滞。

1）解剖特点：隐神经是股神经最长的分支，为感觉神经。隐神经由股神经发出后斜向外下，伴随股动脉和股静脉进入收肌管，行至半途，穿过收肌管壁，达到皮下，主支沿膝关节内侧和小腿胫骨的内侧缘下降，至小腿下 1/3 分为两支，一支继续沿胫骨内侧缘与大隐静脉伴行，下行至内踝，支配小腿内侧皮肤，另一支经内踝前面行至足内侧缘，支配足内侧皮肤；髌下支则至膝部，加入髌丛。

2）操作方法：触摸到内踝尖后，在此标志近端 3~5cm 处向前方进针，到达皮下间隙。隐神经正好位于大隐静脉内侧或后侧稍深的部位。抽吸后注射 2ml 麻醉剂（图 10-16）。

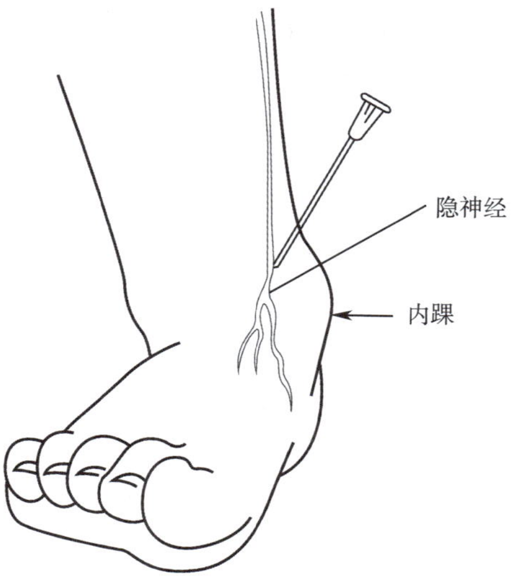

图 10-16　隐神经阻滞

（6）腓肠神经阻滞：腓肠神经支配小腿后外侧、足背外侧面，第五趾外侧面皮肤感觉。

1）解剖特点：胫神经在腘窝分出皮支，即腓肠内侧皮神经，此神经在腓肠肌两头间下行，经小腿中部离开浅出深筋膜，分出交通支，与腓总神经发出的腓浅神经交通支结合成腓肠神经。腓肠神经随小隐静脉至外踝后面，发出跟外侧支，继续下行到跟外缘成足背外侧皮神经到小趾。

2）操作方法：在外踝尖近端5cm处，沿腓骨后侧皮下边缘触摸到腓骨长肌腱。在该肌腱与跟腱外缘之间的中点处，腓肠神经恰在小隐静脉的前外侧。这两个结构通常在外踝后方交叉，因此神经位于静脉的后侧。在这一点皮下注射2~3ml麻醉剂（图10-17）。

3. 踝外侧麻醉

（1）应用范围：踝外侧麻醉可用于多种踝部手术。如外踝骨折切开复位内固定、踝关节外侧韧带损伤的外科修复、腓长肌腱滑脱手术切开复位与韧带修复的治疗等。

（2）麻醉要点：①阻滞腓浅神经与腓肠神经。腓浅神经阻滞的体表投影位置在腓上支持带的上方，与趾长伸肌外侧缘交界处，深度为皮下组织内。腓肠神经的体表投影位置在外踝的末端与跟腱之间。深度在皮下组织内。②外踝的上方与前方根据手术范围的大小施行浸润麻醉（图10-18）。

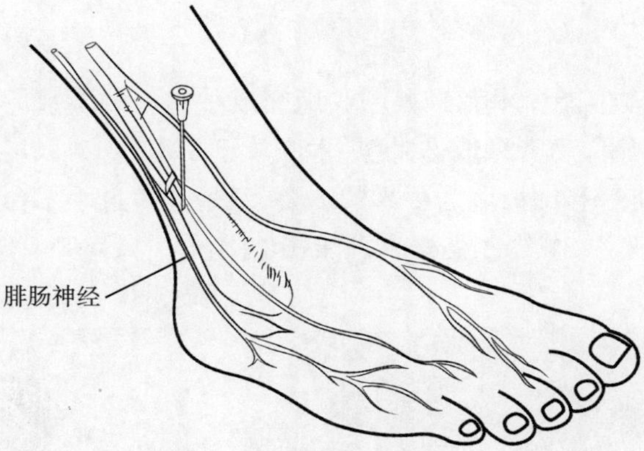

图10-17　腓肠神经阻滞

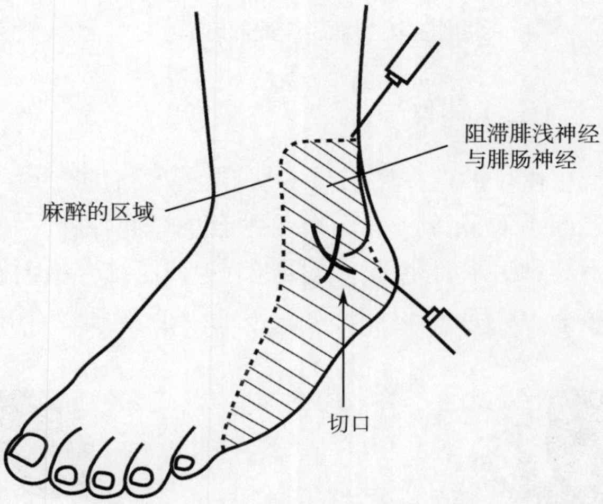

图10-18　踝外侧局部麻醉

4. 踝内侧麻醉

（1）应用范围：踝内侧麻醉可应用于多种足踝部手术。如踝关节前内侧的手术，楔舟关节、第一跗跖关节融合术，趾长屈肌腱转移至胫后肌腱，副舟骨切除，内踝骨折切开复位内固定及踝关节内侧韧带损伤的外科修复等手术。

（2）麻醉要点：①在小腿伸肌支持带上方阻滞麻醉隐神经和腓浅神经。隐神经的体表投影位置在胫距关节面上方约4cm与胫骨内侧交界处，以此为中心于皮下组织内各向前、向后方，边注入麻醉药边推进2~3cm。②若手术范围涉及足内侧靠近跖侧时需再阻滞麻醉胫后神经。胫后神经阻滞麻醉的体表投影在内踝后方的踝管部，触到胫后动脉搏动时，神经位于胫后动脉外侧，深度在深筋膜下方（图10-19）。

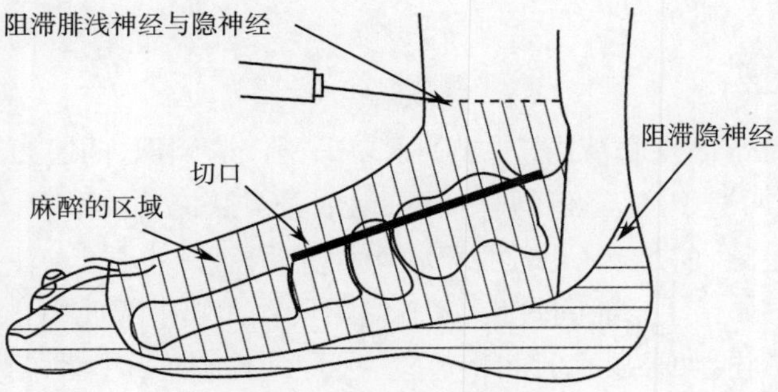

图10-19　踝内侧局部麻醉

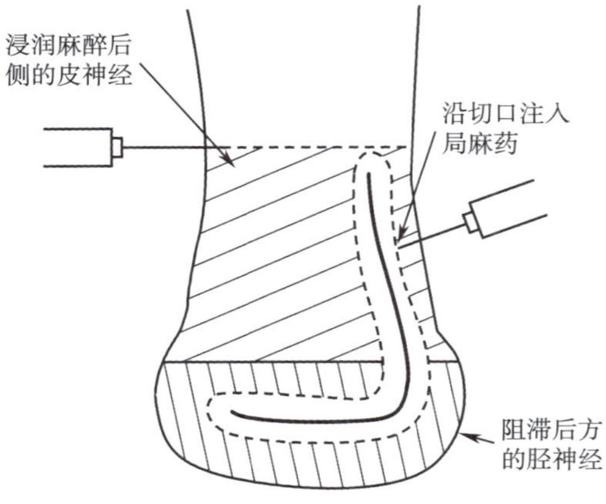

图 10-20　踝后侧局部麻醉

5. 踝后侧麻醉

（1）应用范围：踝后侧麻醉可应用于跟腱延长、切除，跟骨结节部骨赘、滑囊、腱鞘囊肿的切除及跟骨结节部撕脱骨折的切开复位内固定等手术。

（2）麻醉要点：①阻滞胫后神经：在内踝下后方跟管处，用左手食指触到胫后动脉搏动后用力压住动脉，右手持注射器避开胫后动脉在其外侧刺入注射针头；待针头进入深筋膜下方时，推入局麻药 3ml。②再在皮肤切口的近侧皮下组织内横行注入麻药，以阻滞胫后神经的一些小分支。③最后沿皮肤切口行浸润（图 10-20）。

（二）体位

体位的选择多与手术切口、手术目的有关。好的体位能令术者轻松顺利地完成手术。大多数的足部手术，尤其是前足部手术会选择仰卧位。一般情况下，患者采取仰卧位，术肢放于手术台上，双足不超过手术台尾部。若要进行中西医结合微创技术治疗踇外翻，因为手术的需要，双足需超过手术台尾部 10~15cm，以利于冲洗液能因重力流出，不浸湿无菌巾，减少感染概率（图 10-21）。

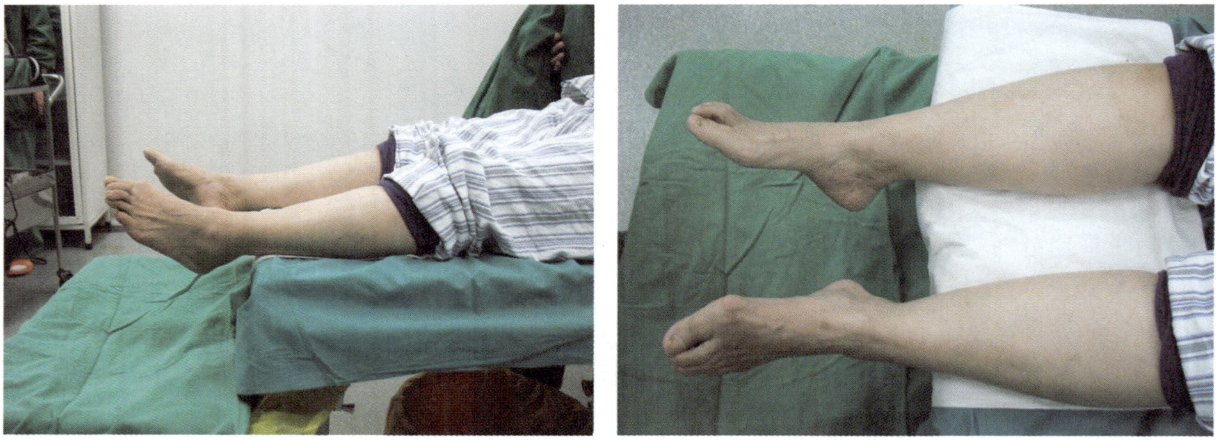

图 10-21　体位

三、消毒铺巾及止血带的应用

（一）消毒

消毒的目的是要保持术区皮肤清洁，常规手术多采用一遍碘酒，两遍酒精消毒。但有时，特别是关节置换手术的患者，可两遍碘酒，三遍酒精消毒，以清除皮肤深层的细菌。足部手术的消毒范围因手术的部位而定。常规足趾、前足、中足的手术，范围宜自脚趾至小腿上部；后足近踝关节的手术，消毒范围宜包括大腿中部。如果手术时间较长，尤其是需要在大腿根部使用止血带的手术，消毒范围应是从止血带向下的全部下肢；如果手术时间相对较短，大约不超过半小时，需要小腿中部上止血带时，消毒范围也应是从止血带向远端的肢体。

微创技术治疗足部疾病的消毒有其特殊性，因足趾趾间空间狭小，消毒钳消毒不能将趾蹼间皮肤消透，我们在临床中，刷手后，使用戴手套消毒法，能彻底解决常规消毒钳的不足。足部的消毒，一般采用两遍碘酒，三遍酒精消毒，而且消毒范围有所改变。踇外翻及小趾内翻微创手术，消毒范围是自踝上 10cm 向远端的肢体，此种消毒法经过多年临床实践，并经多次皮肤细菌培养，证实了其有效性和可靠性（图 10-22）。

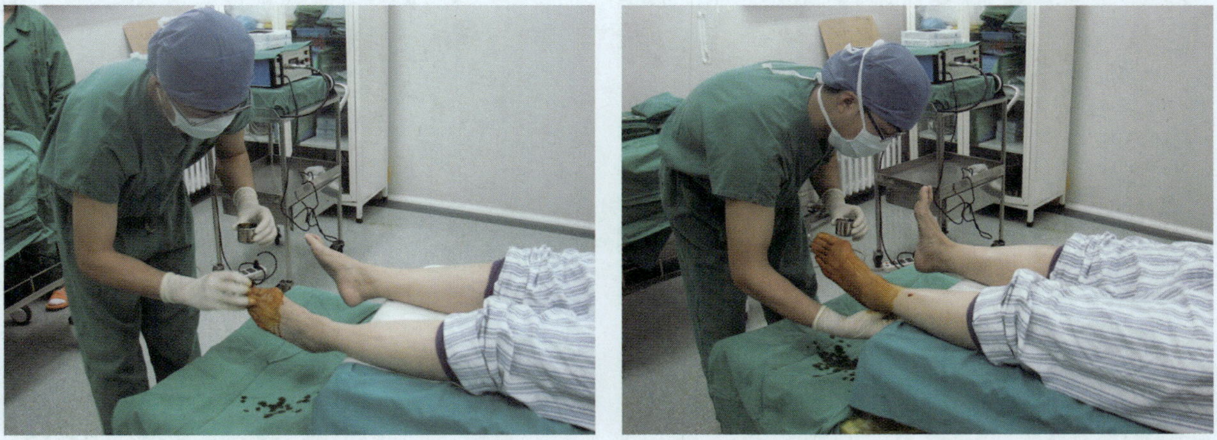

图 10-22　消毒

（二）铺巾

术区消毒后，铺无菌布单。目的是除显露手术切口所必需的最小皮肤区外，其他部分均需予以遮盖，以避免和尽量减少手术中的污染。小手术仅盖 1 块孔巾即可。对于较大手术，必须铺盖无菌巾和其他必要的布单。原则是除手术野外，至少要有 2 层无菌布单遮盖。一般的铺巾方法如下：用 4 块无菌巾，每块的一边双折少许，在切口每侧铺盖 1 块无菌巾，遮住手术切口周围。通常先铺操作者的对面，或铺相对不洁区，最后铺靠近操作者的一侧，并用布巾钳将交角处夹住，以防止移动。然后根据手术部位的具体情况，再铺中单或大单。大单布的头端应盖过麻醉架，两侧和足端部应垂下超过手术台边 30cm。手术消毒后应先在肢体下铺双层无菌中单布。足部手术需在其肢体近端用无菌单包绕止血带。

1. 铺巾注意事项

（1）在铺巾前，应先确定切口部位。铺好 4 块治疗巾后，用巾钳固定，防止下滑。

（2）无菌巾铺下后，不可随意移动，如位置不准确，只能由手术区向外移，而不能向内移（以免污染手术区）。

（3）消毒的手臂不能接触靠近手术区的灭菌敷料，铺单时，双手只接触手术单的边角部。

（4）手术野四周及托盘上的无菌单为 4~6 层，手术野以外为两层以上。

（5）无菌单的头端应盖过麻醉架，两侧和尾部应下垂超过手术台边缘 30cm。

（6）打开的无菌单与治疗巾，勿使其下缘接触无菌衣腰平面以下及其他有菌物品。铺无菌单时如被污染应立即更换。

（7）固定最外一层无菌单或固定皮管、电灼线等不得用巾钳，以防钳子移动造成污染，可用组织钳固定。

2. 中西医结合微创治疗踇外翻铺巾方法　待术区常规消毒后，由助手将患者小腿抬起。在踝上 10cm 处，用已折叠成 4 折的小单环绕踝上，末端以巾钳固定。或反折其一端，将末端插入反折后形成的间隙中。接着在下肢下方铺2层中单，让患者下肢放于其上，最后上方铺一层大单，近足部反折约50cm（图10-23）。

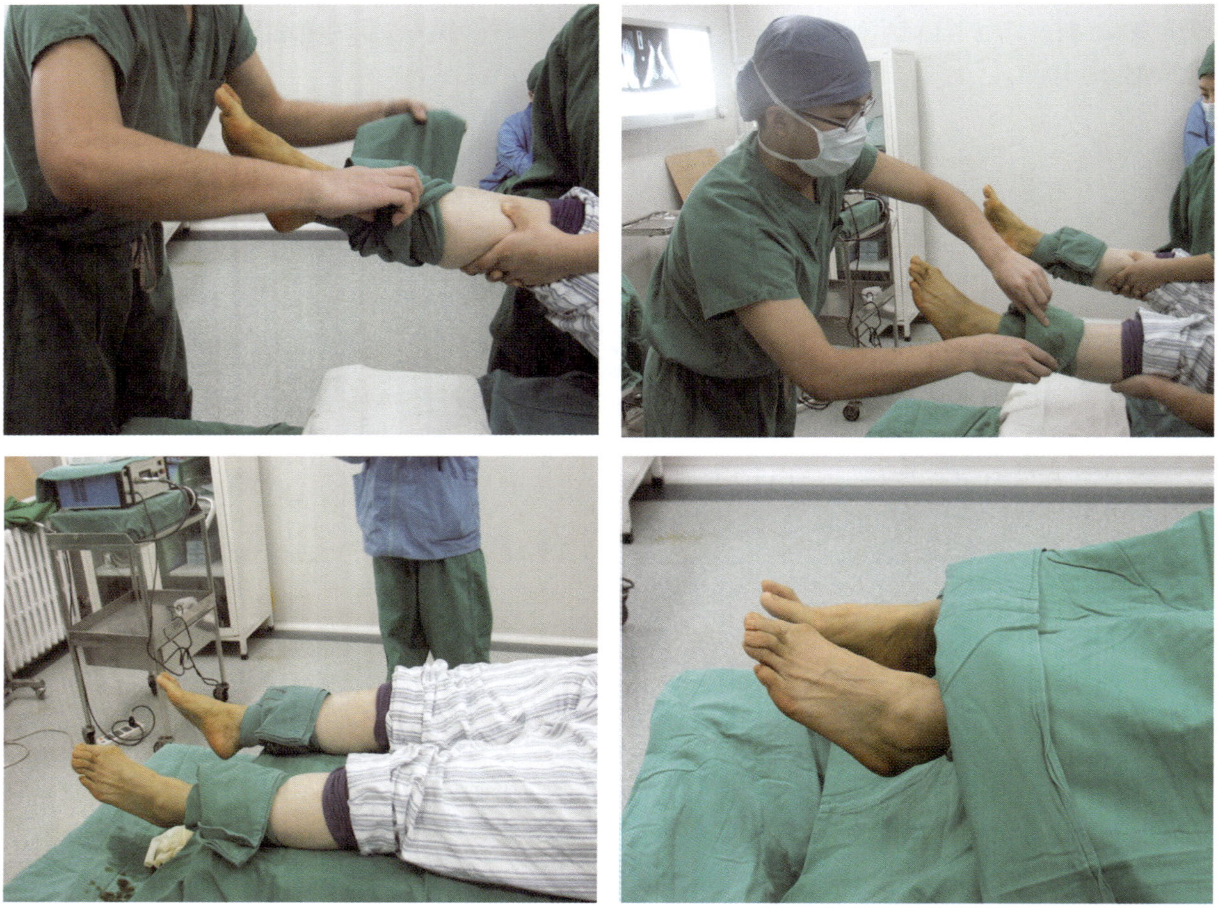

图10-23　铺巾方法

（三）止血带的使用

止血带在患者实行肢体手术时，可暂时阻断该肢体血供，有助于在手术中提供一个无血的手术视野，同时减少手术出血量。止血带使用不当，很容易造成身体伤残，如软组织压轧伤，神经、血管、皮肤损伤等。因此，掌握正确的止血带使用方法对于安全使用止血带非常重要。

1. 止血带功能　目前临床上使用的止血带是带有电子调控的气压止血带，根据需要设定压力、时间。开始使用时，气压泵快速泵气，当压力到达设定值时，自动停止泵气，当系统中有微小的漏气时，气泵及时补气；当肢体位置改变引起袖带压力变化时，随时放气或补气，提供止血带均衡的压力；时间设置好后，自动计时，剩余10分钟、5分钟、1分钟时自动声像提示。

2. 使用范围　主要是四肢的手术，包括骨折复位、肢体肿块或囊肿切除、神经探查、肌腱修复、骨移植、关节手术、截骨术、肢体再植术等。

3. 使用止血带的注意事项

（1）止血带的压力大小由患者年龄、血管收缩压、止血带宽度、肢体大小来决定。就健康成人而言，下肢压力收缩压一般为100~150mmHg。止血带压力过大或不足均可能造成神经损害。

（2）时间：要有合理的充气及间歇时间，术中应用气压止血带应坚持科学、合理原则，不能盲目延长气囊充气时间。止血带能安全使用的时间长短无一定标准，通常由病患的年龄、生理状况及肢体的血管供应情形而定，就一般 50 岁以下的健康成人而言，手臂所使用的止血带应少于 1 小时，大腿处则少于 1 个半小时。一次充气时间过长可致压力过高，对患者身体造成诸多危害，即使压力较低也不能长时间持续使用。长时间低压比短时间高压对患者神经结构的影响更大。如果需要连续使用气压止血带，应有合理的间歇时间，一般为 5~10 分钟。具体操作可视病情灵活掌握，其原则是在充分保证患者远端血液循环正常恢复的前提下，上止血带时要快速，松止血带时要缓慢。

（3）应尽可能挑选宽的止血带，因宽的止血带和皮肤接触的面积较大，可以较小的压力提供止血效果。

（4）上止血带方法：使用止血带前，先将止血带内空气排净，用无皱纹保护垫垫在止血带下方的皮肤，除非使用说明书注明不可使用保护垫。止血带上好后，不可旋转移动位置。消毒时注意保护好止血带，避免消毒液流至止血带下方，造成皮肤化学灼伤。

（5）上止血带处的皮肤若有损伤、水肿等情况，禁止使用止血带。

（6）血液病患者使用止血带时要谨慎。

（7）患有肿瘤的肢体，使用止血带时禁止（使用驱血带）驱血，在扎止血带之前将该肢体抬高 45°。

（8）计时最重要，不可随意延长时间。

4. 中西医结合微创技术治疗足部疾病止血带的使用　温氏微创踇外翻疗法手术时间相对较短，不需要使用止血带。但某些特殊情况如合并其他大切口手术时，必须使用止血带，以利于术野显露。对于 30 分钟以内的手术，我们采用小腿中上部上止血带的方法。因为小腿止血带的位置在腓骨小头下方约 10cm，对腓总神经无损伤。上止血带前，以无皱纹保护垫垫在止血带下方的皮肤，止血带充气至 250~300mmHg。

四、微创截骨手法整复术

基本术式

1. 松解外侧关节结构，复位关节　在第一跖趾关节水平外侧做一 0.5cm 的切口（图 10-24），切开外侧关节囊，手法松解外侧关节囊及跖籽联合结构、踇短伸肌腱、踇内收肌斜头，直至第一跖趾关节轻推即能复位（图 10-25）。

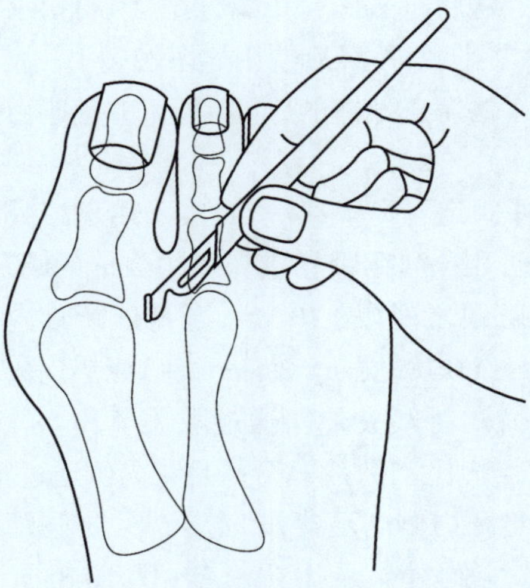

图 10-24　切开外侧关节囊

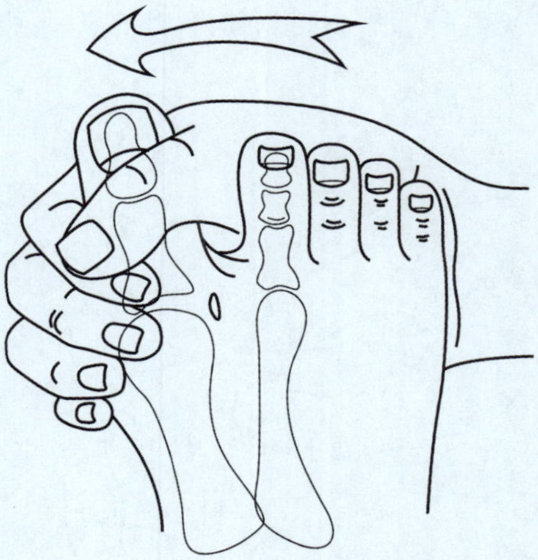

图 10-25　手法松解

2. 削磨骨赘　用15号小圆刀在第一跖趾关节远端内侧切开皮肤、皮下组织直达关节，切口1为短弧形，约1cm（图10-26），用小骨膜剥离器分离关节囊；用磨截骨器去除第一跖骨头骨赘（图10-27），用小骨锉锉平截骨面（图10-28）。

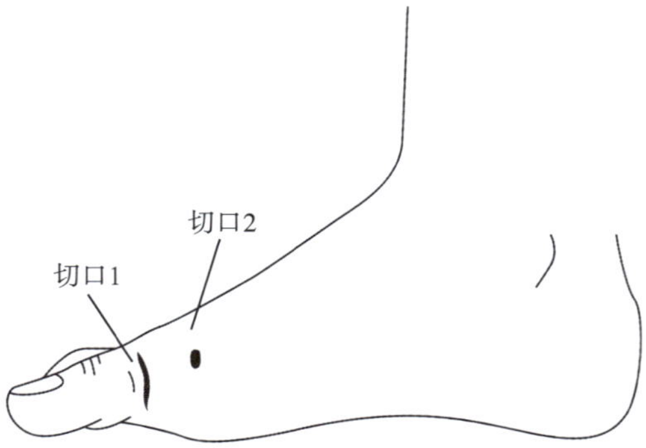

图10-26　切口

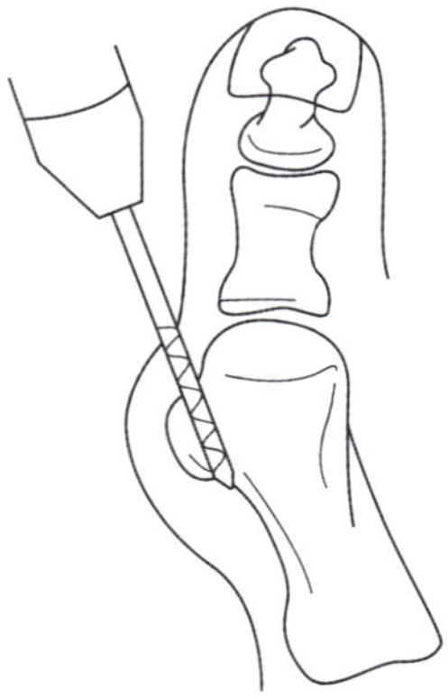

图10-27　磨除骨赘

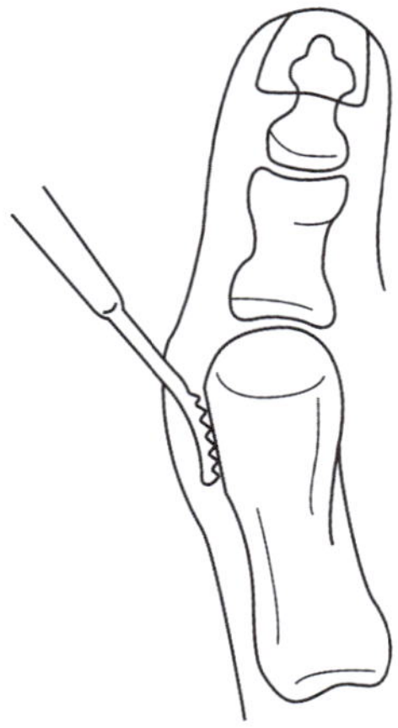

图10-28　锉平截骨面

3. 截骨　在第一跖骨颈内侧做横行切口2，为0.5cm（图10-26），切开直达第一跖骨颈，用磨截骨器作截骨。矢状面：截骨线从远端内侧至近端外侧，呈10°~30°（图10-29）；冠状面：截骨线从远端背侧至近端跖侧，呈5°~15°（图10-30）。

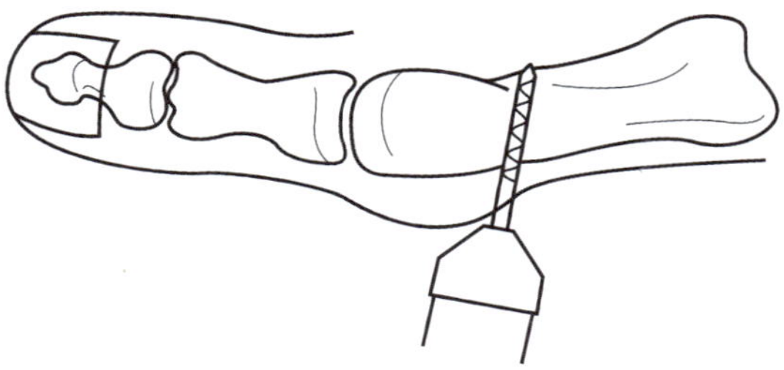

图10-29　矢状面截骨角度

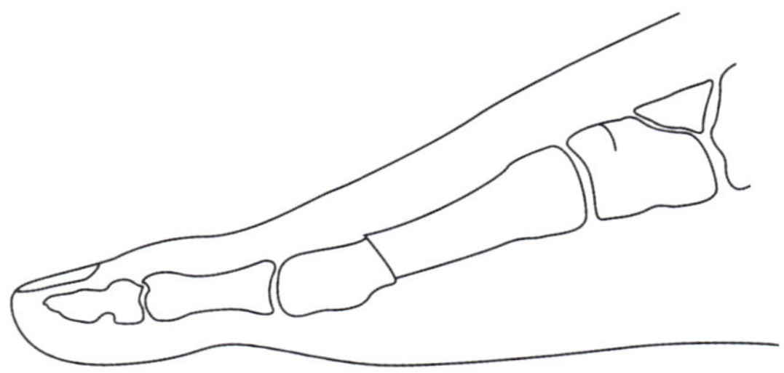

图10-30　冠状面截骨角度

4. 手法整复　将踇趾拔伸牵引，并应用折顶和端提手法将远端跖骨头向外推2~6mm，必要时使用按法将截骨远端向跖侧移位，纠正踇外翻畸形及跖趾关节半脱位，最后使用摇摆触碰手法使截骨端嵌合，用理筋手法矫正偏离的肌腱（筋），并使踇趾置于中立位（图10-31）。

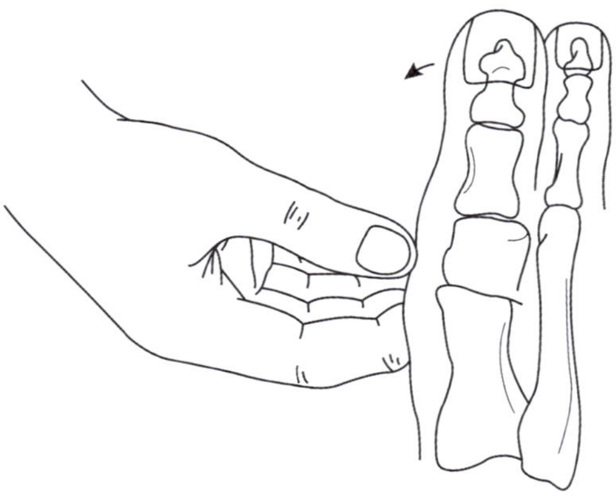

图10-31　手法整复

5. 裹帘外固定　术毕冲洗切口，采用裹帘外固定法进行术后固定，用4列绷带卷成直径约2cm的圆形夹垫，置于第一、二趾蹼之间（图10-32），磨骨处跖骨内侧放置一1.5cm（长）×1.0cm（宽）×0.5cm（厚）侧垫（图10-33），将绷带从第一、二趾蹼夹垫间通过踝关节作“8”字形包扎，将踇趾固定于中立位，用黏膏从足背内侧通过第一、二趾蹼间，绕过足跖内侧到足背作“8”字形，加强踇趾的固定（图10-34），穿踇外翻专用矫形鞋（图10-35），全足着地，下地走出手术室。

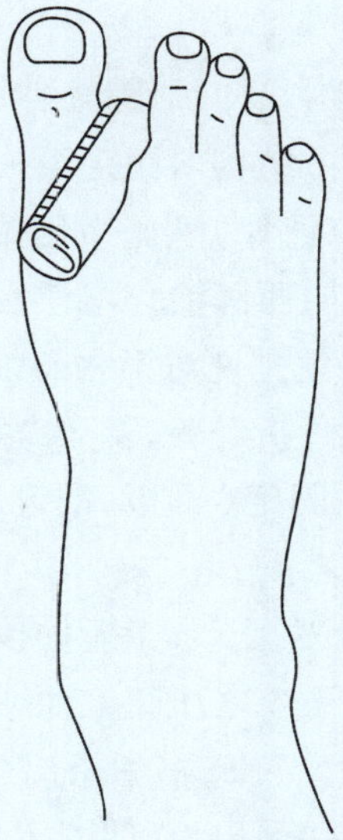

图 10-32　放置圆形夹垫

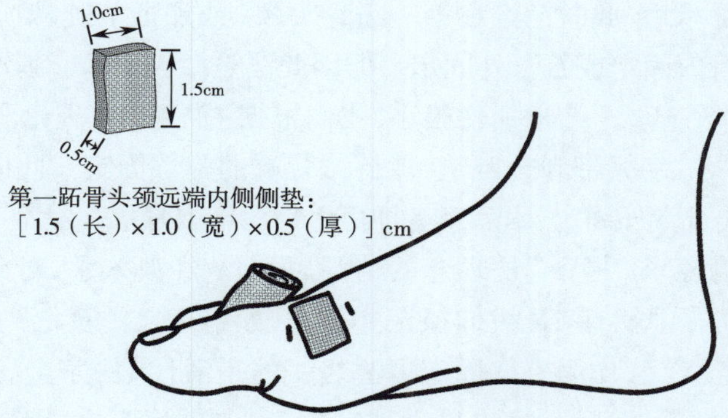

图 10-33　放置侧垫

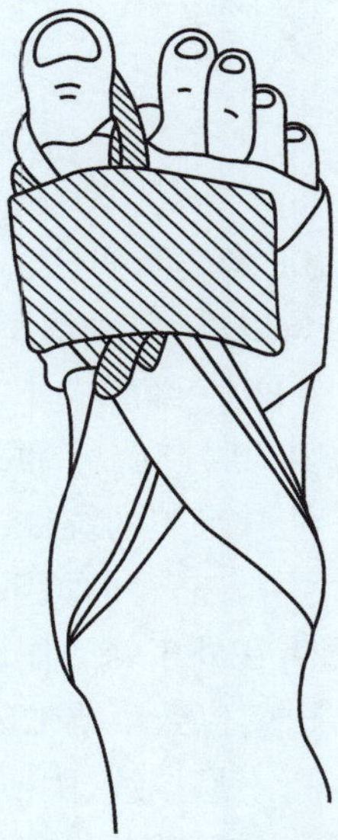

图 10-34　“8”字形包扎

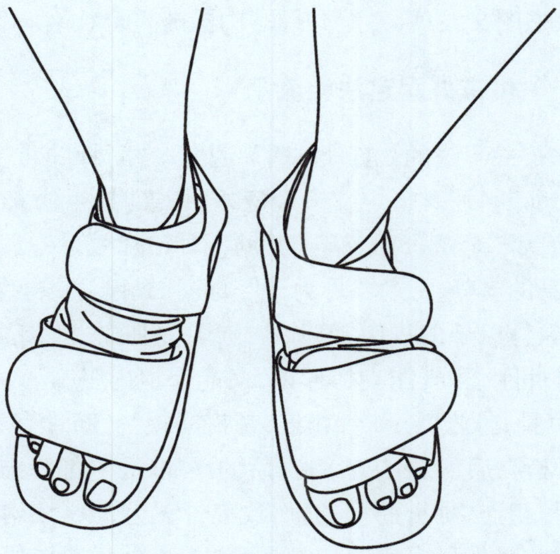

图 10-35　穿专用䠴外翻矫形鞋

6. 透视　固定完毕，用手持式 X 线机透视。确认第一跖趾关节，截骨远端位置是否正确。如果第一跖趾关节复位欠佳、截骨远端向背侧移位或向跖侧成角，则要重新整复包扎，直至满意为止。

7. 术后拍 X 片　术后拍双足正侧位片。手术成功的标准为：正位：第一跖趾关节复位、和谐；侧位：截骨远端、近端平行对接，截骨远端向跖侧移位或略向背侧成角。

8. 其他　对䠴趾近节趾骨发育性趾外翻者，可在基本术式基础上联合行近节趾骨近端横形或楔形截骨，此联合术式既能矫正䠴趾旋转畸形，也可矫正趾外翻，使䠴趾更加美观。

五、裹帘外固定法应用

在完成微创截骨手法整复术后 6 周内，采用裹帘外固定法对术足进行外固定，一般术后 3~7 天打开术足换药包扎固定，如果切口无感染征象，则 1~2 周重新包扎固定一次，直至 6 周截骨端临床愈合。患者手术当天即可下地活动，生活自理，但不可过度活动，以截骨端无痛为度。判断截骨端临床愈合标准：截骨端无压痛、无异常活动，无纵向叩击痛，生活自理，足部无痛。

解剖研究表明：在第一跖趾关节周围存在一个“吊篮式”结构，主要由踇长伸肌、踇短伸肌、踇长屈肌、踇短屈肌、踇内收肌、踇展肌组成。当足部负重行走时，这个“吊篮式”结构对稳定第一跖趾关节至关重要。中西医结合微创技术治疗踇外翻，在第一跖骨头颈（或加近节趾骨）实施微创截骨手法整复手术后，此时已经在第一跖骨头颈（或加近节趾骨）造成人工骨折，按照西医治疗习惯必须在截骨端行内固定或石膏外固定。但因此法是微创手术，对软组织损伤较小，也就是说对第一跖趾关节周围的“吊篮式”结构损伤很小，我们根据“筋束骨”理论和中西医结合治疗骨折经验，基于“裹帘”法设计“8”字绷带和分趾垫，保持截骨端的弹性固定。此固定方法摒弃了内固定（钢板、钢钉、克氏针等）或石膏外固定，术后患者即可下地生活自理。

为探求“裹帘”法理念的精髓，我们从经典入手，对此进行系统的理论发掘。早在《仙授理伤续断秘方》中就有“凡拔伸捺正要软物，如绢片之类奠之”的记载，绢片相当于今之压垫。而明确提出将“裹帘”法作为外伤固定方法之一的是清代《医宗金鉴・正骨心法要旨》一书，书中指出“跌扑损伤，虽用手法调治，恐未尽得其宜”，应“制器以正之，用辅手法之所不逮”，并列出10项固定器具，第一项即为裹帘，“裹帘，以白布为之。因患处不宜他器，只宜布缠，始为得法，故名‘裹帘’。其长短阔狭，量病势用之”。日本医家二宫彦可编著出版了整骨著作《正骨范》（中国译本名为《中国接骨图说》），该书图文并茂，系统介绍了中国的整脊技术。

（一）裹帘外固定法源流

1.“裹帘”法的“筋骨并重”理念　“筋骨并重”理论源于隋代巢元方《诸病源候论》，巢元方于“金疮伤筋断骨”中论述“夫金疮始，伤之时，半伤其筋，荣卫不通，其疮虽愈以后，仍令痹不仁也”，表明若只治疗“金疮”，而忽略“其筋”，则治疗效果不理想，而致“痹不仁”。《灵枢・经脉》曰“筋为刚”，骨为人身的支架，故称“骨为干”。筋强劲刚强，能约束骨骼。筋骨损伤，则肿胀瘀血。“筋”的定义，概括了除骨以外的皮肉、筋脉等组织，是肌腱、肌肉、神经、血管、韧带等一切软组织的统称，骨为奇恒之腑，骨性刚强，既能支持形体，又能保卫内脏，是人体之支架，为筋起止之所。筋骨的关系可以概括为“筋束骨，骨张筋；筋骨相连，骨折筋损”。筋骨有着紧密的联系，骨伤患者在外来暴力作用下，伤筋在先，骨折在后，很多患者骨折后的疼痛，医生都归结于骨损伤，而忽略了筋伤，以致影响临床疗效。

筋骨相连，骨折筋损，筋伤致束骨无力，也会影响骨的愈合，如此则骨折不易接续，关节活动不易恢复，因此骨伤科疾病治疗时需要“筋骨并重”，该原则需贯穿于具体疾病的辨证施治过程中，还需注重整体观念，重视外损与内伤、局部与整体的关系，诚如《医宗金鉴・正骨心法要旨》开篇所言：“夫手法者，谓以两手安置所伤之筋骨，使仍复于旧也。”说明用手法治疗骨折不仅要使骨折端复旧，而且骨折后所伤之筋也要复旧。“骨之截断、碎断、斜断”，“筋之弛、纵、卷、挛、翻、转、离、合，虽在肉里，以手扪之，自悉其情，法之所施，使患者不知其苦，方称为手法也”。并且提出手法治疗筋骨伤的八法要求，操作得法，减轻患者痛苦，治骨折的同时要顾及理筋，极大体现了“筋骨并重”的思想，在诊疗上“筋骨并重”对于促进骨折的早期愈合以及肢体功能的恢复都具有十分重要的意义。

《医宗金鉴・正骨心法要旨》指出：“跌仆损伤，虽用手法调治，恐未尽得其宜，以致有治如未治之苦，则未可云医理之周详也。”临床上，骨折后如医师查体不到位，常易导致肌腱、血管、韧带损伤的漏诊；在手法正骨理筋过程中，如果处理不当，经常导致骨折后患者肢体功能受到影响。

骨折后的固定也需要筋骨并重，遵循“夹缚肢体，勿伤其筋”的原则，“夹缚”即固定，避免骨折端移位，为治骨折之要法。《医宗金鉴・正骨心法要旨》提出用于外固定的器具有裹帘、振梃、披肩等。“裹帘，以白布为之。因患处不宜他器，只宜布缠，始为得法，故名‘裹帘’。其长短阔狭，量病势用之”，但未见裹帘插图。经文献考究，“裹帘”法对治疗头面、躯干及肢体骨折创伤，其白布缠绕固定有十分独特的优势，其他外固定器具均无法进行固定，“裹帘”法充分考虑到骨折部位的特点，在一定程度上不但对骨折端实行固定，白布的弹性也极大地保护了血运，避免筋伤，体现了“筋骨并重”的思想。器具的作用不仅能固定，还有复位活血等功效，是骨折治疗中的重要一环。固定要松紧适度，过紧容易导致血液循环不畅，引起肢体缺血坏死等，过松易导致骨折移位而造成二次筋伤。

2.“裹帘”法的“动静结合”理念　中国古代哲学家素来重视事物的运动，中国传统文化对动静辩证关系的认识无疑是“动静结合”理念的源头，《吕氏春秋》提出“流水不腐，户枢不蝼，动也。形气亦然，形不动则精不流，精不流则气郁”之论，这种运动观是形成“动静结合”理念的思想基础。受此哲学思想影响，中医学一向重视把“动静结合”应用到骨折的治疗当中。如唐代蔺道人所著《仙授理伤续断秘方》指出：“凡曲转，如手腕脚凹手指之类，要转动，用药贴，将绢片包之……”体现了骨折治疗中“动静结合”的思想，“绢片”可以说是“裹帘”的前身。

1958年，中国骨科前辈方先之、尚天裕等在对传统中医骨伤科治疗经验进行继承的基础上，创造性发展，提出了“动静结合，筋骨并重，内外兼治，医患合作”为中国接骨学治疗骨折四大原则，并确立“动静结合”在4个基本原则中的主导地位，从而奠定了中西医结合骨折新疗法的临床基础。

固定与功能锻炼相结合，是动静结合最基本的内涵，静即固定，静是固定的基本要求，固定是中医骨伤科疾病重要的治疗方法，不论骨折还是伤筋等疾病，固定都是必不可少的治疗措施，通过固定，可减少骨折及筋伤处的疼痛，制动消肿，以利于这些骨折愈合及创伤的修复。动即功能锻炼，肢体的功能锻炼可有效促进骨折愈合，如小夹板外固定后，通过早期功能锻炼，肌肉的收缩能使骨折断端产生纵向压力，纵向压力使断端保持紧密接触，保持稳定牢固，为骨折愈合提供生理应力，同时，进一步促进骨折的固定与愈合。有一点需要注意，从整体观念出发，“动”不能被片面理解成只有两端关节的活动，“静”不能理解为骨折局部的静，“动”与“静”既包括骨折局部环境、相邻关节，还包括全身机体在内，临床上应准确把握这个“度”。

（二）裹帘外固定法的应用

早在20世纪90年代，温建民团队就一直在中西医结合微创技术治疗踇外翻截骨术后外固定方法上进行过一系列探讨，首先考虑过使用石膏外固定，但石膏质硬、弹性差，术后患足肿胀，影响血运，容易导致二次筋伤，甚至发生足趾缺血坏死的风险，且患者不能下地及早期锻炼。也考虑过内固定治疗，但坚强内固定非弹性固定，断端不能微动，下地后影响足底力学重新分布。后来考虑到“裹帘”法独有的优势，并受纸压垫治疗骨折的启发，设计出“8”字绷带和分趾垫外固定，“筋束骨，骨张筋”，既维持了截骨端骨折稳定，又通过分趾垫纠正“筋出槽”，且绷带具有一定弹性。采用“8”字绷带和分趾垫外固定，可根据术后患足肿胀程度调节松紧，既保护了血运，又避免了筋伤。

AO学派治疗骨折的原则为“解剖复位、坚强固定、保护血运与功能康复”，强调骨折复位固定后应早期功能锻炼，然而随着AO技术的普及，陆续发现了一系列缺点和问题，一些骨折进行坚强固定后因疼痛、创伤等因素无法早期进行功能锻炼，骨折端因此失去了肌肉收缩生理应力刺激，导致骨折延迟愈合、不愈合，去除固定后再骨折发生率很高。对此，BO学派更加重视生物学固定的观点，而不再单纯强调力学固定，认为骨折愈合的主要条件并非一期稳定，骨折治疗必须着重于骨折稳固和软组织完整之间的一种平衡，充分保护骨折局部的血运。BO学派不再强调坚强的内固定，骨折固定达到相对稳定即可，断端间的微动有利于骨折愈合，把治疗所带来的创伤降低到最低限度，骨折固定达到相对稳定即可。骨痂的出现提示骨折愈合出现积极反应，在生物学固定推动下，骨折愈合为典型的二期愈合，与既往AO追求的无骨痂性一期愈合恰好相反。生物学固定理念的出现，从一定角度上反映了在骨折治疗理念上，西方接骨术正与中国接骨学（CO）日趋接近，从某种意义上，体现了中国接骨学治疗理念的科学性和先进性。

“裹帘”法与CO理论十分吻合，因其为布做，质地质软，尤适用于既要制动又要早动的骨折、筋伤、脱位类疾病。例如，肋骨骨折后“裹帘”十字带的外固定，既维持了肋骨骨折固定，又不影响正常的呼吸功能，同时通过裹帘对骨折端弹性固定，保持了断端的相对稳定，“动静结合”，促进肋骨骨折愈合。

温氏踇外翻微创截骨整复手法术后，在术足采用“裹帘”法外固定截骨端，通过“8”字绷带和1、2趾蹼间夹垫及第一跖骨头内侧侧垫，在截骨断端轴向产生一定程度的压力，术后患者下地后全足着地，踇长、短伸肌，踇长、短屈肌收缩对截骨断端也产生轴向压力，共同构成了维持截骨端的稳定系统，同时外固定也对截骨端的过度活动进行制约。基于“裹帘”法的弹性固定，既保持了骨折端的相对稳定，又引起截骨端微动；既允许患者术后下地，主动进行功能锻炼，又对截骨端产生一个应力刺激以促进骨折愈合，实现“筋束骨”的目的。

基于“裹帘”法治疗头面部、躯干及肢体骨折创伤，体现了中医“动”“静”结合的治疗理念，通过“静”——骨折端的生物学弹性固定，保持了骨折端一定的稳定性，而“动”——肢体的功能锻炼，促进了骨折端的微动和应力刺激，有利于骨折愈合和肢体功能恢复，体现了中国古代医家应用“裹帘”法理念在治疗骨病、筋伤方面的先进性和科学性。在治疗骨伤疾病过程中，我们必须在继承中医丰富的传统理论和经验的基础上，结合现代医学发展优势，采用中西医结合的方法，贯彻“筋骨并重”“动静结合”理念，合理安排“动”与“静”的关系，促进骨折愈合和功能恢复。

六、术后用药

（一）中药辨证施治

1. 外用药　常用中药外洗1号方。每天泡患足2次，术前1周开始使用，此方作为踇外翻及相关疾病术前常规使用的外洗方，能有效降低术后出现感染的概率。

术后6周拆除外固定后，予中药外洗2号方泡洗患足，以活血消肿、舒筋活络。方药组成：桃仁15g、红花10g、川芎10g、生大黄20g、伸筋草30g、透骨草30g、路路通30g、川萆薢30g、木瓜15g、赤芍15g、桂枝10g、鸡血藤30g、川牛膝10g、生甘草6g。每天1~2次，每次30分钟。水温在40℃左右，不可太高，以免烫伤皮肤。

2. 口服药　术后当天至术后2周口服“愈骨1号方”：桃仁10g、红花6g、当归12g、赤芍12g、川芎12g、防风10g、枳壳10g、乳香5g、没药5克、猪苓15克、川牛膝15g、生地黄12g、川萆薢12g、生甘草6g。水煎内服，日1剂，早晚分服，以活血化瘀、消肿止痛，也可用颗粒剂。根据个人体质辨证施治，可适当加用凉血、行气、清热、化湿等中药。

2周后，用“愈骨2号方”：当归12g、赤芍12g、枳壳10g、续断12g、骨碎补12g、煅自然铜（先煎）10g、生黄芪15g、熟地黄15g、山萸肉12g、怀山药12g、茯苓12g、泽泻12g、狗脊10g、炙甘草6g、淫羊藿10g，以补益肝肾，强筋壮骨，促进骨折愈合。水煎内服，日1剂，早晚分服，共服用12周，也可用颗粒剂。此期根据患者不同体质，辨证施治，综合调理，以利于快速恢复。

3. 中成药　常用药有虎力散片、跌打七厘片、接骨七厘片、金天格胶囊、藤黄健骨片等，以活血行瘀，消肿定痛，补肾壮骨。

（二）西药

1. 抗生素　中西医结合微创技术治疗踇外翻，手术时间较短，术前不予抗生素，术后可给予对肝肾功影响较小的注射用头孢呋辛钠 0.75mg，静脉滴注，每日 2 次，一般用药不超过 3 天。定期切口换药，严密观察切口渗出情况、患趾疼痛肿胀程度及患者体温变化等，术后第 1 天、第 3 天、第 7 天定期切口换药，确保伤口无感染。如果切口分泌物增多，应将分泌物清理，有条件的情况下，进行细菌培养及药敏试验，根据结果，有针对性地使用抗生素。

2. 镇痛药　中西医结合微创技术治疗踇外翻，多采用局部浸润麻醉，手术时间短，对周围组织损伤小，患者术后即可下地行走，手术诱发的疼痛多数患者能够耐受，术前没必要提前给予镇痛药，术后常规给予非甾体抗炎药（布洛芬缓释胶囊、洛索洛芬钠片、塞来昔布），疼痛难以忍受的患者在给予镇痛药的同时，辅助盐酸曲马多、艾司唑仑以减轻疼痛反应。文献报道，踇外翻矫形术已被用于阿片类药物和 / 或环氧合酶 -2 抑制剂的术后疼痛模型，其药具有快速镇痛作用；也有文献研究踇外翻术毕切口周围注射复方倍他米松联合布比卡因对踇外翻术后有良好的镇痛效果；布比卡因脂质体正越来越多地被用于术后即刻提供延长局部镇痛的尝试；静脉注射帕瑞昔布 40mg 在踇囊切除术的术后镇痛模型中，可有效缓解 1~3 天的疼痛。对于踇外翻术后患者的疼痛管理，除应用镇痛药外，还可充分发挥针灸镇痛技术。

3. 抗凝药　中西医结合微创技术治疗踇外翻术后一般不使用抗凝药物，特殊患者若出现足趾血运障碍，立即松开外固定包扎，持续红外线照射，肌内注射盐酸罂粟碱 20mg，每 6 小时 1 次，解除血管痉挛；静脉滴注低分子右旋糖酐，改善微循环；口服烟酸肌醇酯、己酮可可碱等药物扩张血管；如属静脉瘀阻者，可间断行趾尖点刺放血。

七、踇外翻术后的中医康复方法

（一）血肿机化期（术后 1~3 周）

本期特点是截骨端血肿形成，组织炎性渗出、水肿，毛细血管增生，成纤维细胞、吞噬细胞侵入，血肿逐渐机化，形成肉芽组织，进而演变成纤维结缔组织，截骨端形成纤维连接。

1. 治疗目的　减少出血，防止截骨端形成较大血肿，以减少软骨内化骨的范围，加速骨折愈合。促进血肿、炎性渗出和坏死组织的吸收，加速截骨端的纤维组织连接。预防伤口感染，促进伤口愈合。改善血液循环，消肿止痛，预防下肢静脉血栓。再次施手法或调整外固定，以纠正截骨端出现的不良位置。改善患者身心状态。

2. 治疗方法

（1）中药：手术当天开始口服“愈骨 1 号方”，每日 1 剂，早晚分服，共服用 1~2 周。

（2）术后处理：术后穿前开口矫形鞋，可下地行走，行走时应注意足部放平，足趾尽量跖屈抓地行走，不要用足外侧着力行走。下地活动以满足日常必需为主，没必要不下地，卧床时抬高患肢，以减少截骨端出血，减轻下肢肿胀。若发现截骨端对线对位不良，可再次手法整复、调整外固定加以纠正（图 10-36、图 10-37）。

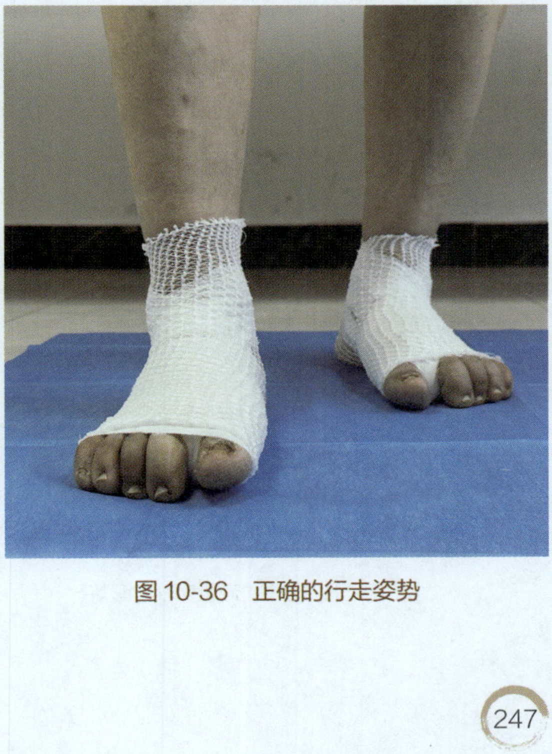

图 10-36　正确的行走姿势

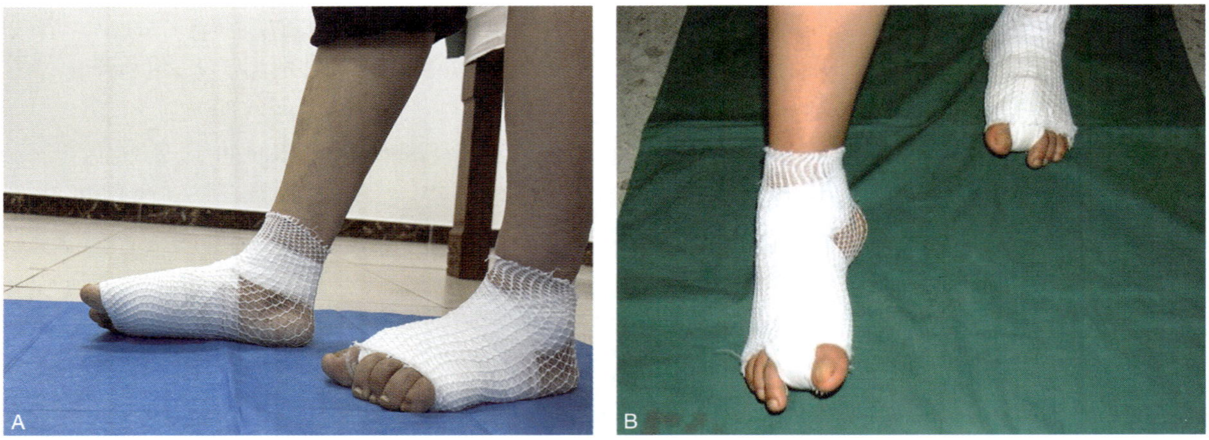

图 10-37　错误的行走姿势

（3）功能锻炼：手术当日即可行踝摆动练习。行踝关节伸屈运动及环绕运动，以活动踝关节及牵拉小腿肌肉，每天 4~5 次，每次 2~3 分钟（图 10-38、图 10-39）。足趾背伸跖屈练习：足趾主动背伸、跖屈，活动跖趾及趾间关节，重点以第一跖趾关节为主，每天 4~5 次，每次 2~3 分钟。患肢肌肉等长收缩训练：每日至少 3 次，每次时间以不引起肌肉过度疲劳为宜，一般需 5~10 分钟或更长。第一跖趾关节的主动和被动活动：术后满 2 周，嘱患者进行第一跖趾关节的主、被动活动，在加强主动活动的基础上，辅以被动屈伸第一跖趾关节。方法为患者一手握紧截骨端，维持截骨端位置不动，另一手握住第一跖趾关节远端，做关节的屈伸活动，每天 2~3 次，每次 2~3 分钟。注意应循序渐进，逐渐增加活动量，以免影响断端稳定（图 10-40、图 10-41）。

（4）物理疗法：术后第 1 天即可开始物理治疗，辐射热疗可改善患肢血液循环，促进血肿吸收，加速伤口愈合。治疗每日 1~2 次，每次 30 分钟，10 次为 1 疗程。但要注意避免过热，以免引起术后再出血。半导体激光治疗：无热量，治疗每次 10 分钟，每日 1~2 次，10 次为 1 疗程。此法有助于改善局部血液循环，消肿止痛，促进骨痂生长。其他可根据病情酌情采用光浴、超短波疗法、蜡疗、低强度磁场疗法等。

（5）其他：呼吸操。每日至少 3 次深呼吸运动，每次 3 分钟，以改善肺功能，减少呼吸道并发症，这对老人尤为重要。患者还可于足踝部向近心端做自我按摩，促进血液回流，减少下肢肿胀，并可防止肌肉失用性萎缩和关节挛缩，每日 1~2 次，每次 15 分钟左右。

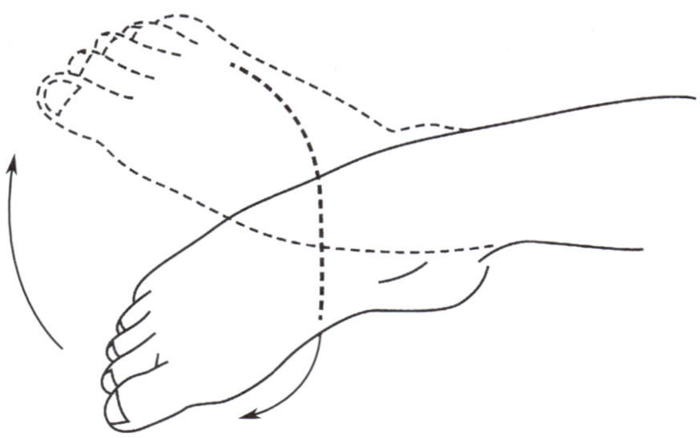

图 10-38　踝关节环绕功能锻炼

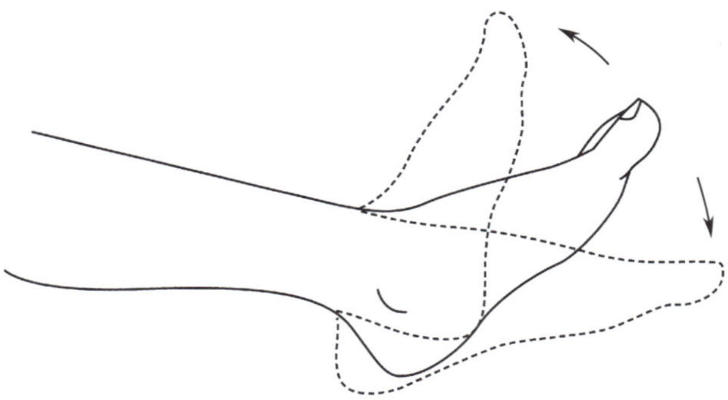

图 10-39　踝关节屈伸功能锻炼

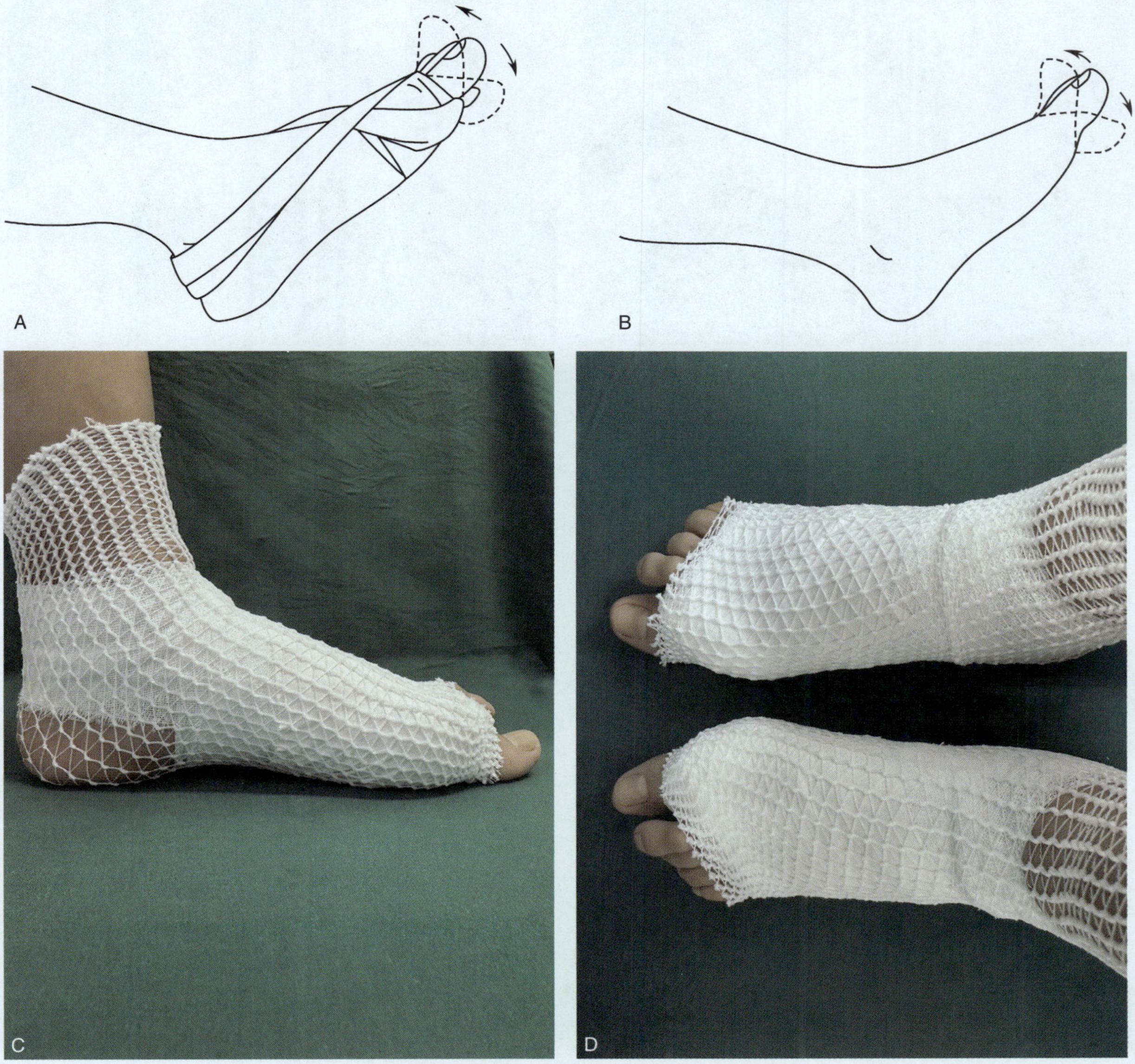

图 10-40　踇外翻术后主动功能锻炼

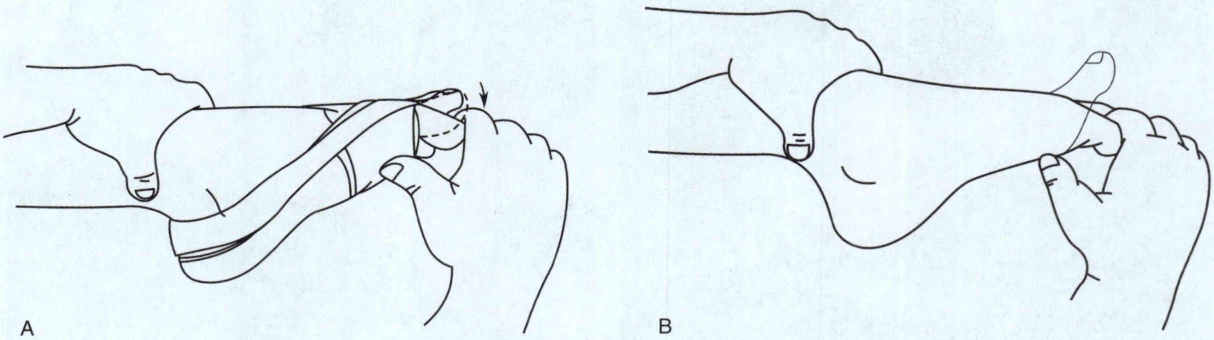

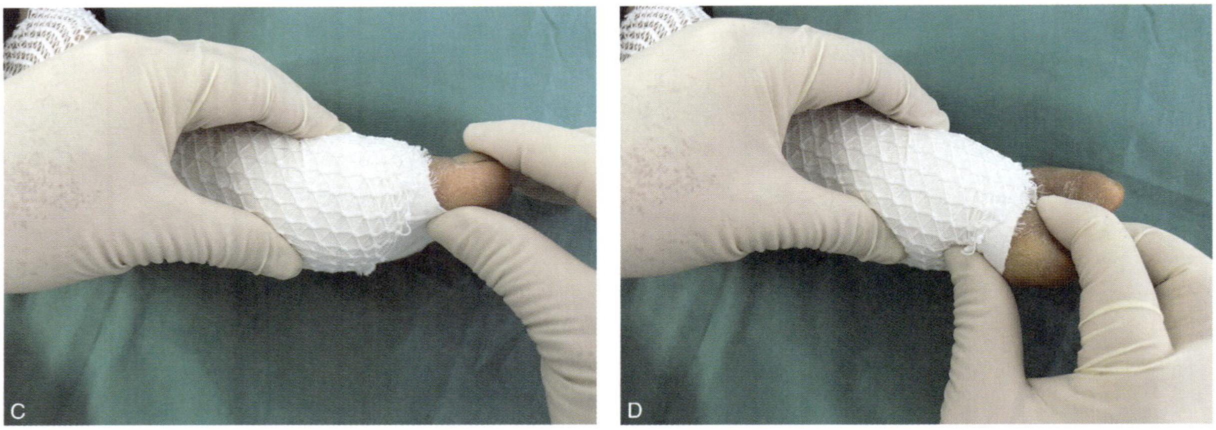

图 10-41 踇外翻术后被动功能锻炼

（二）临床愈合期（术后 4~6 周）

本期特点是疼痛基本消失，肿胀明显好转，局部受损的软组织基本恢复，截骨端位置和关节对位已基本稳定，截骨端骨痂出现并不断钙化加强，能够抵抗相当的外力。但会出现肌肉萎缩无力、关节粘连和活动不利。

1. 治疗目的　继续改善患肢肿胀，促进骨痂形成和成熟，增强肌力，防治肌肉失用性萎缩，松解关节粘连，恢复正常关节活动范围。

2. 治疗方法

（1）中药：根据足部情况和体质，可继续服用“愈骨 1 号方”和“愈骨 2 号方”，以活血化瘀、舒筋活络、接骨续筋，加快截骨端愈合。

术后 6 周拆除外固定后，予足外洗 2 号方外洗，以活血消肿、舒筋活络。每天 2 次，每次 30 分钟。注意早期水温不可太高，熏洗之后配合关节功能锻炼。

（2）功能锻炼：第一跖趾关节松解粘连手法。术者一手握紧截骨端，维持截骨端位置不动，另一手握住第一跖趾关节远端，尽力跖屈关节，此时可听到粘连撕裂的声音，表明关节粘连已松解。手法后嘱患者每日主动和被动活动第一跖趾关节，每天各 3 次，每次 10 分钟（图 10-42），以维持关节活动范围。此法一般在术后 4 周和 6 周各施行 1 次，此后根据患者复查时的关节活动情况，再酌情使用。延长患肢等长收缩时间，每日 2 次，每次时间不少于 20 分钟，以次日肌肉略感酸胀、手术部位肿胀不加重为宜。

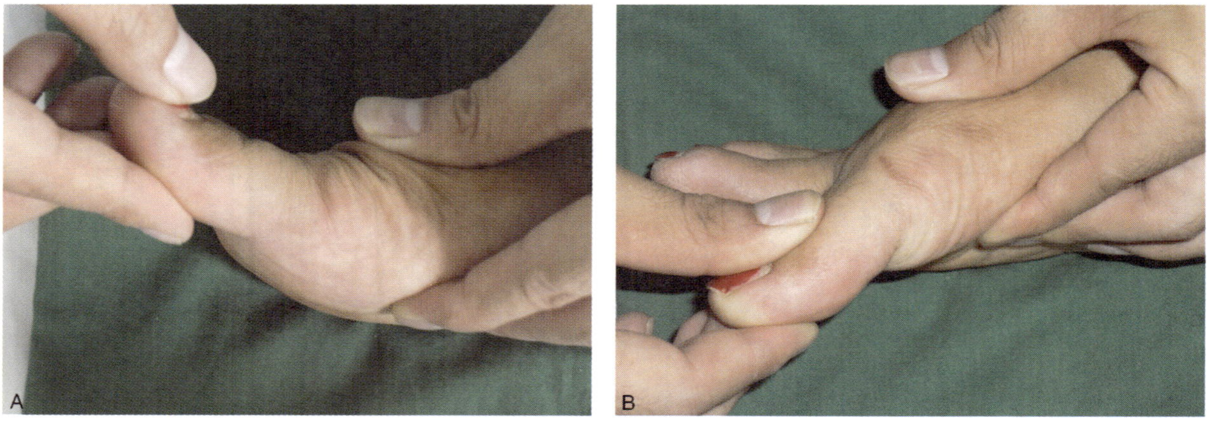

图 10-42 第一跖趾关节的松解粘连手法

其他关节的主动运动和相关肌肉的抗阻运动训练，应加做被动活动，并加大全身运动量，增加离床运动时间，早期所采用的物理治疗方法在本期仍可继续应用，温热疗法可作为运动疗法的辅助治疗。站立提踵练习：患者双足站立，足跟抬起，保持片刻后放下。进行跖屈肌群肌力训练，反复进行。

（三）骨性愈合与塑形期（术后 7~12 周）

本期特点是骨折部形成骨性连接，断端骨痂随着肢体活动和负重，应力轴线上的骨痂不断加强，应力轴线以外的骨痂逐渐被清除，骨髓腔再通，恢复骨的正常结构。

1. 治疗目的　此期应着重于增强肌力，改善关节活动度，加强应力刺激，重塑足底负重关系，预防术后并发症。

2. 治疗方法

（1）继续内服“愈骨 2 号方”，并使用足外洗 2 号方熏洗术足，此时水温可稍高，并可外擦正骨水、骨友灵等活血化瘀、消肿止痛的外用药物。也可使用针灸治疗。

（2）功能锻炼：滑动第一跖趾关节训练。患者取仰卧位，患肢屈膝，术者面向患者站立，上方手放在跖骨上，拇指在足背，食指在足底，下方手放在相应的趾骨近端；上方手固定，下方手将趾骨上下推动，使之松动。可增加跖趾关节活动范围（图 10-43）。

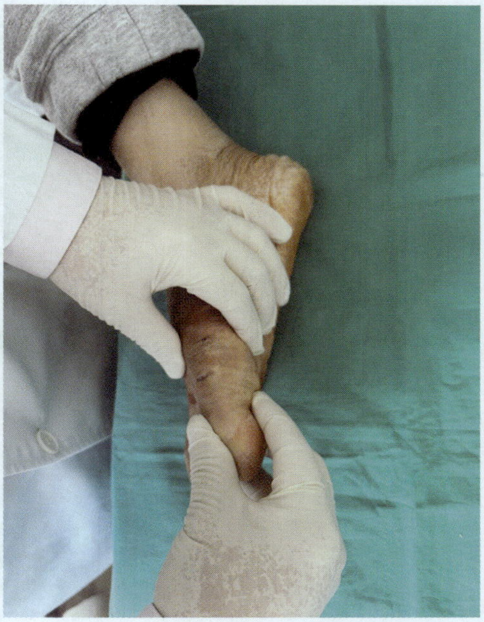

图 10-43　滑动第一跖趾关节手法

（3）弹力带训练：术后足踝肌肉萎缩力弱，是康复治疗的重点，此阶段可逐渐加大运动量，以主动运动为主，必要时辅以抗阻运动，可进行弹力带训练。需增强踝跖屈肌力时，将弹力带放在足底，双手握住另一端并拉紧，患者主动跖屈踝关节；需增强踝背伸肌群力时，将弹力带放在足背，两端固定在远端，患者背伸踝关节；需增强踝内翻或踇外翻肌群力时，双足分开，将弹力带绕在双足上并绷紧，训练时一足固定，另一足做外翻运动，或双足做外翻运动。

（4）足趾抓握训练：用足趾反复夹取放在地面上的一块毛巾或布，每天重复 2~3 次（图 10-44）。将小玻璃球放在地上，用足趾夹取，放在器皿里，每天做 2~3 次（图 10-45），以训练足趾屈伸肌群。

（5）踇收肌力量训练：在两侧第一趾上套胶皮带，做左右相反方向牵引并维持 5 秒钟，每天 2~3 次，每次 5~10 分钟（图 10-46）。将一橡皮圈套在 5 个足趾上，尽力使足趾向外分开并维持此位置 5 秒钟，每天 2~3 次（图 10-47）。

（6）物理治疗：本期物理治疗的重点是解决骨折后遗症。瘢痕及粘连时可做离子导入、超声波、中频电疗、温热等治疗。关节挛缩时可配合运动疗法、温热治疗、被动运动等，挛缩较重者做关节功能牵引治疗。不做治疗时以支具（矫正带或矫形架）支持，以提高疗效。将足趾抵于地面，足跟抬起，使足趾背伸，持续 5 秒钟，然后将足趾背侧抵于地面，持续 5 秒钟，每天做 2~3 次。

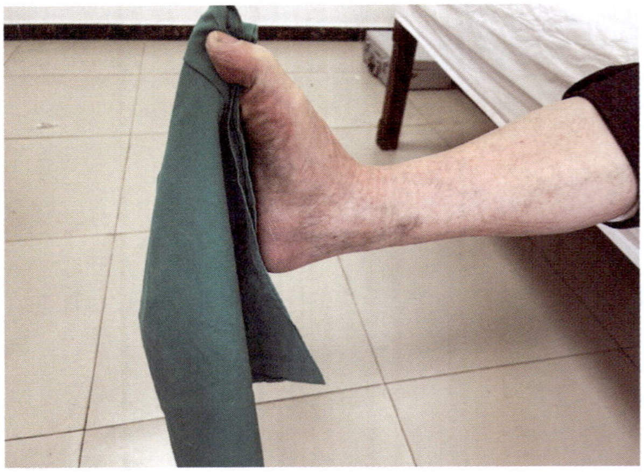

图 10-44　足趾锻炼（1）

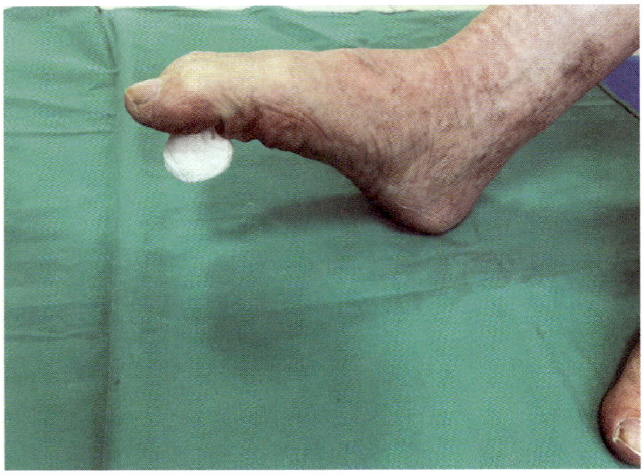

图 10-45　足趾锻炼（2）

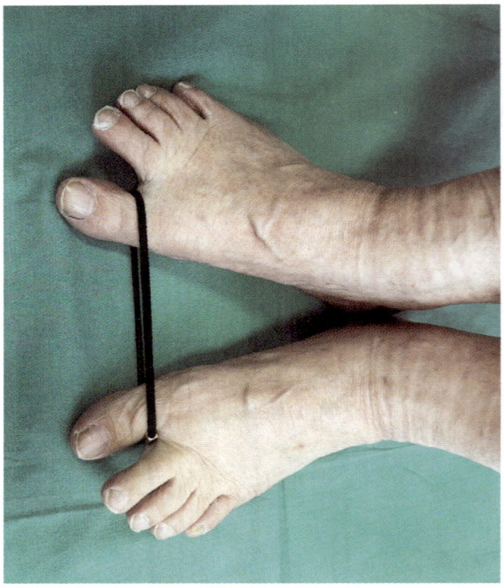

图 10-46　预防锻炼图（1）

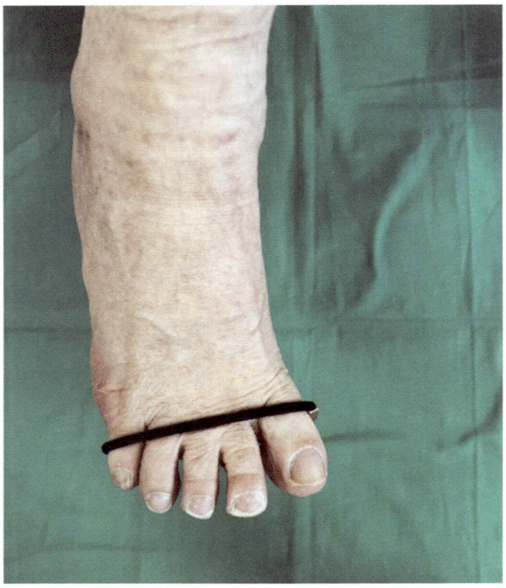

图 10-47　预防锻炼图（2）

八、术后处理

（一）常规处理

术后由于血管有不同程度的损伤，尤其是微创跗外翻手术，切口无逐层缝合，渗血较多，要注意密切观察患者的生命体征变化、伤口敷料的渗血情况。若切口渗出过多，渗透敷料，必须重新进行切口换药，可稍加压包扎以利于伤口止血；术后抬高患肢 15°~20°，这样有利于患者静脉、淋巴回流，防止或减轻术后肿胀；术后应用止痛药物以观察其效果，降低患者的痛感及应激反应，确保患者身心处于较舒适的状态，以利于术后恢复；手术当天，应嘱患者患肢制动，不下地行走，防止已闭合的血管再次破裂，引起伤口出血加重。根据手术的不同要求，决定手术后患者下地行走的时间。

（二）预防术后早期常见并发症

1. 骨折端移位　术后即行 X 线透视或常规 X 线摄片，观察截骨对位及关节面耦合情况，若发现截骨端位置异常，截骨远端不稳，关节耦合度差，需立即重新整复、调整。若是关节腔内存留骨碎片，也尽可能在麻醉下将其取出，避免遗留关节内，影响关节活动。

2. 术后切口感染　术后合理使用抗生素，定期切口换药，严密观察切口渗出情况、患趾疼痛肿胀程度及观察体温变化等。术后第 1 天、第 3 天、第 7 天定期切口换药。如果切口分泌物增多，应将分泌物清理，有条件的情况下，行细菌培养及药敏试验，根据结果，有针对性地使用抗生素。

3. 术后足趾血运欠佳　术后 2 小时内要多注意观察患趾、患足的血运。若发现足趾苍白，颜色发暗或发绀，提示足趾末端血运障碍。此时宜寻找原因，包扎过紧、血管痉挛或手术过程中损伤两侧动脉，都可能会影响足趾血运。我们的经验是松开外固定，局部理疗，使用改善微循环的药物，如盐酸罂粟碱、右旋糖酐等，增加血液循环，尽快改变患趾血液循环障碍。

4. 足趾皮肤感觉麻木，此种情况大多提示术中趾间神经或跖神经被损伤，可予神经营养药物，以期恢复神经功能。

5. 术后下肢深静脉血栓　是下肢手术常见的并发症之一。由于足部手术的特殊性，要求患者卧床，下肢静脉回流减慢，这就增加了下肢深静脉血栓的概率。术前，若有条件应行双下肢动静脉 B 超检查，查看患者动静脉功能。术后第 2 天，即让患者在医生指导下进行下肢肌肉的等长收缩，并进行下肢关节的功能锻炼，以增加下肢静脉回心血量。同时嘱患者进行呼吸操锻炼，每日至少 3 次深呼吸运动，每次 3 分钟，以促进循环，减少呼吸道合并症；也可让患者对小腿部做向心性手法按摩，每日 1~2 次，每次 15 分钟，促进患肢血液回流，消退水肿，并可防止肌肉失用性萎缩和关节挛缩。术后常规使用低分子肝素或中药活血化瘀药物，可有效减少下肢深静脉血栓的发生。

6. 足趾活动受限　早期患趾活动受限，主要与手术切口疼痛、肌腱受损发生炎症、骨干短缩、关节粘连等因素有关。术后给予适当止痛药物，能有效减轻患肢疼痛，减少功能锻炼时患者对疼痛的畏惧。另外，术后及时、有效、系统的康复锻炼对于提高手术疗效，改善肢体血液循环，减少术后并发症，尽早恢复肢体功能有重要帮助。康复锻炼的目的是促进血肿、炎性渗出和坏死组织吸收，减少粘连和瘢痕，改善血液循环，加速断端的纤维组织连接，防止肌肉失用性萎缩，改善患者身心状态。鼓励患者行患肢踝、膝、髋关节主动活动练习及肌肉等长收缩训练，每日至少 3 次，每次时间以不引起肌肉过度疲劳为宜，一般需 5~10 分钟或更长，健肢保持正常活动。

（三）出院前指导

出院前应向患者及家属详细介绍出院后的有关事项，将有关资料交给患者或家属，并告知复诊时间及日常生活、锻炼中的注意事项。例如，嘱患者进行功能锻炼且要循序渐进，逐渐增加活动量，避免活动过度引起患足肿痛，注意患肢不受外伤；术后 3 个月内不过多地下地行走，尤其是在无 X 线证实骨折已骨性愈合时，严禁跑跳等危险动作；鼓励患者摄取充足的营养物质，提高自身抵抗力，保持心情舒畅，每晚持续睡眠应达到 6~8 小时，遵医嘱按时服药，告诉患者如有异常及时来院就诊。

第四节　典 型 病 例

病例 1：魏某，女，双踇外翻 40 年，加重 5 年，母系有踇外翻史，双足第二、三趾锤状趾胼胝疼痛，HAV 角：左 48°，右 45°，IM 角：左 16°，右 16°。术后 HAV 角：左 18°，右 19°，IM 角：左 6°，右 3°。踇外翻畸形矫正，穿鞋及行走不痛，能外出旅游，对手术效果完全满意（图 10-48~ 图 10-51）。

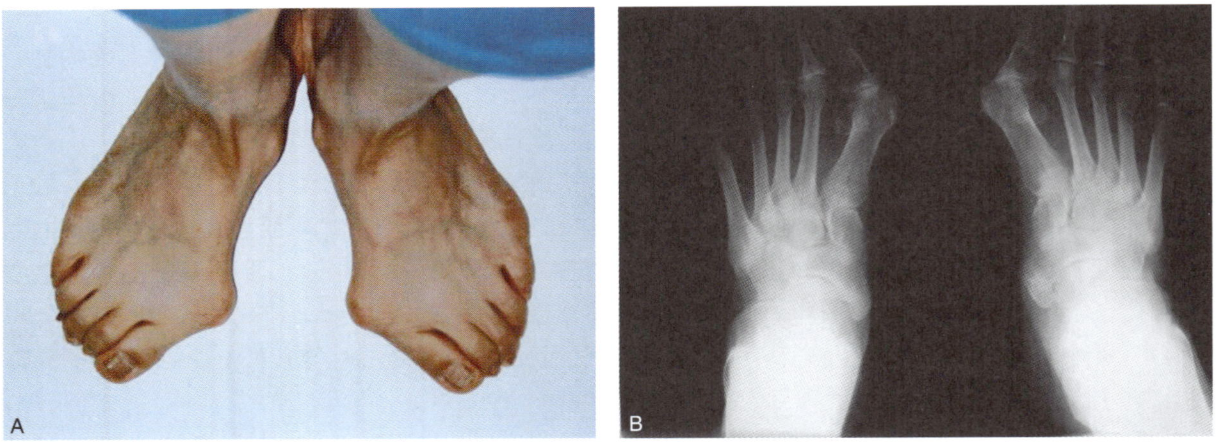

图 10-48　术前

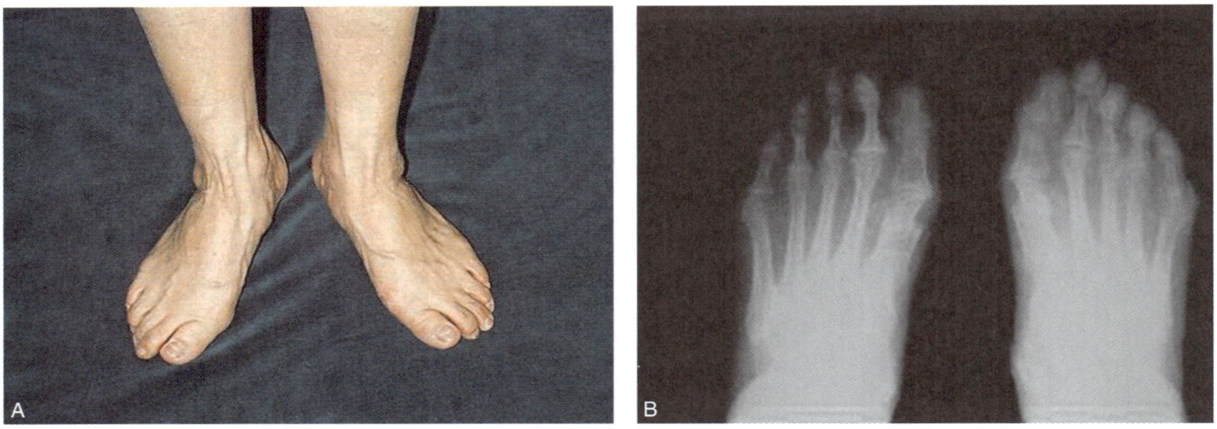

图 10-49　术后 5 年

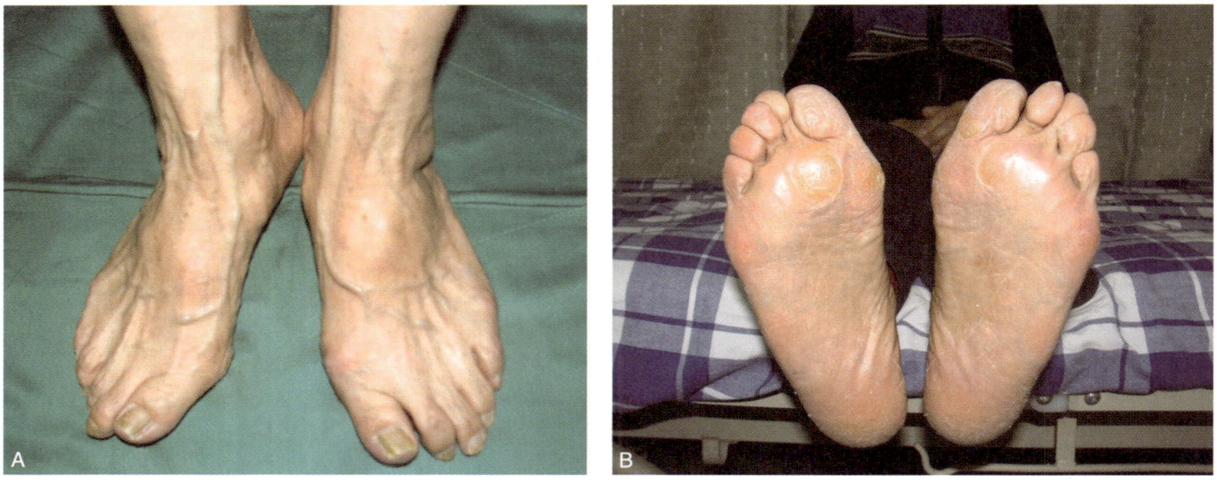

图 10-50　术后 10 年

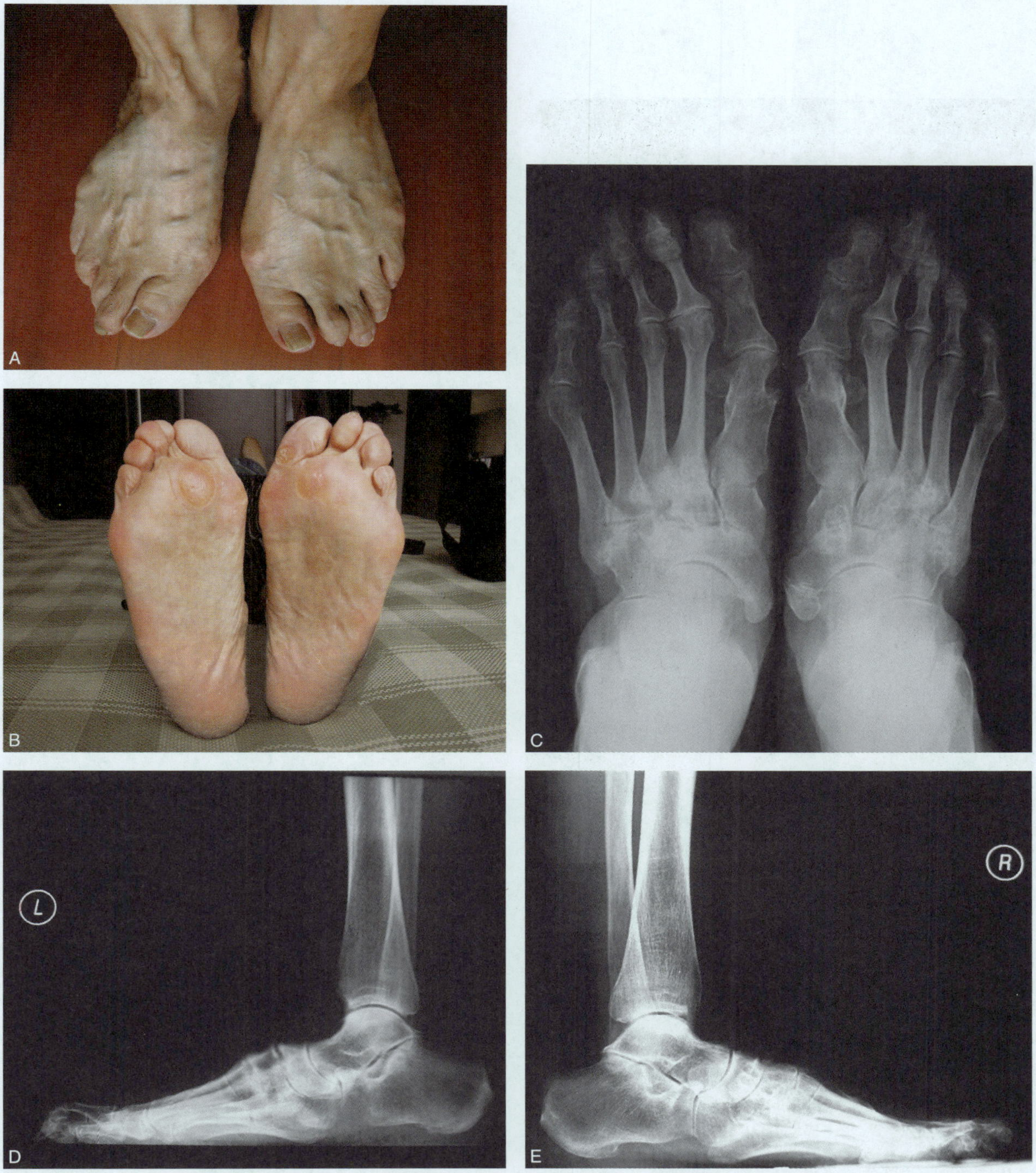

图 10-51　术后 13 年

病例 2：张某，女，踇外翻 21 年，加重 6 年，伴踇囊炎疼痛。双足第二跖骨头下胼胝形成，穿鞋疼痛，HAV 角：左 33°，右 24°；IM 角：左 10°，右 10°。术后 HAV 角：左 3°，右 3°；IM 角：左 3°，右 3°。踇外翻畸形矫正，穿鞋不疼，对手术效果完全满意（图 10-52~ 图 10-54）。

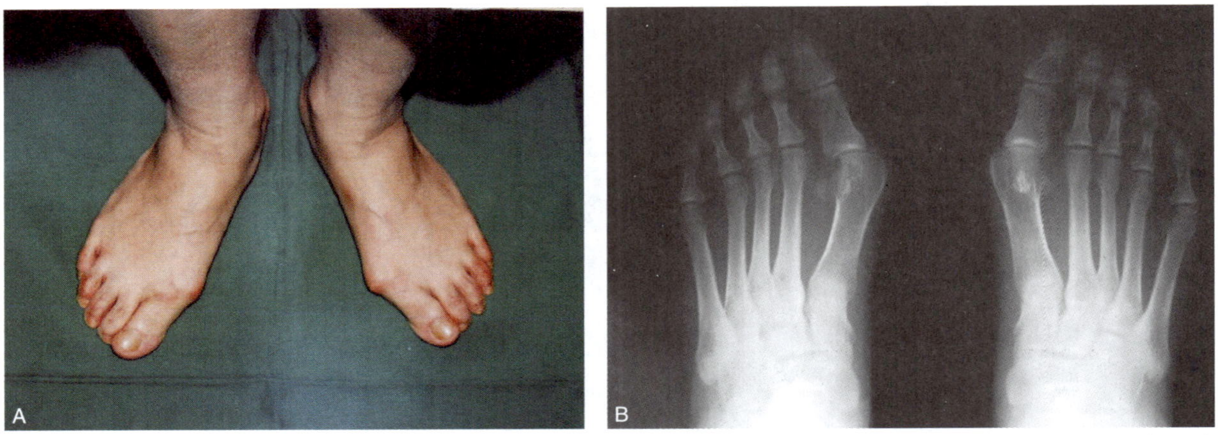

图 10-52　术前

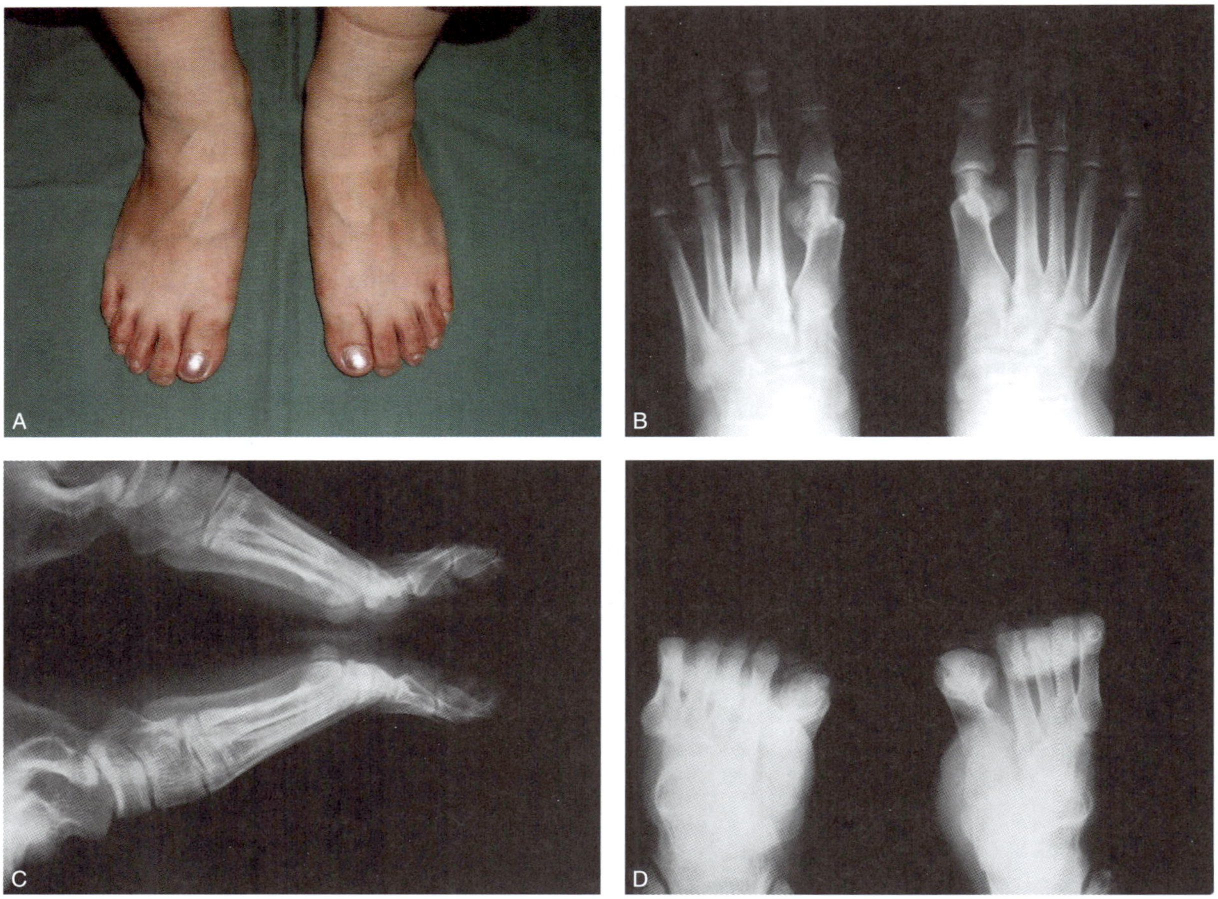

图 10-53　术后 4 年

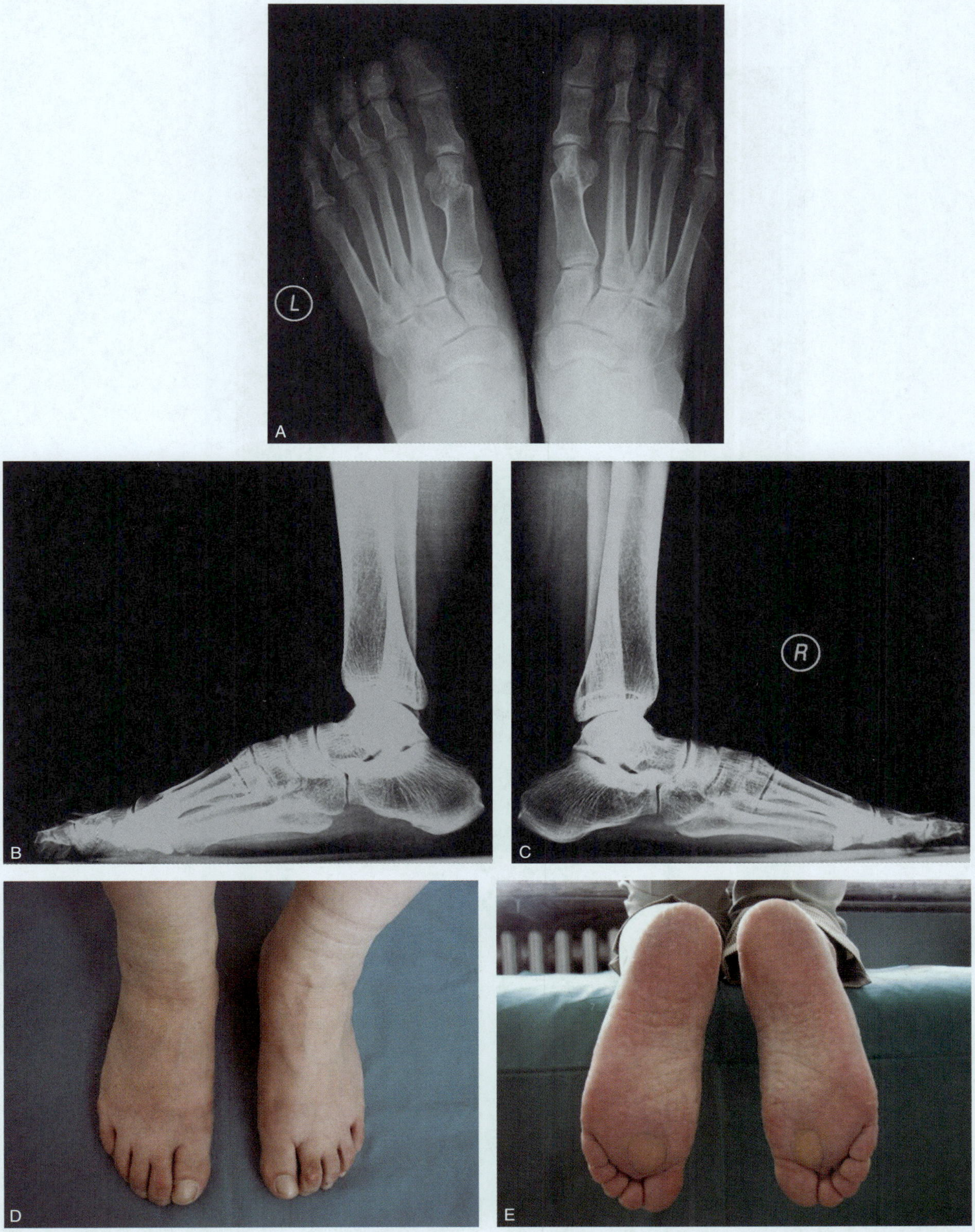

图 10-54　术后 10 年

病例 3：李某，女，53 岁，术前 HAV 角：左 34.58°，右 33.93°；IM 角：左 9.93°，右 6.64°。术后 3 年 HAV 角：左 6.75°，右 13.83°；IM 角：左 0.02°，右 1.11°（图 10-55~ 图 10-56）。

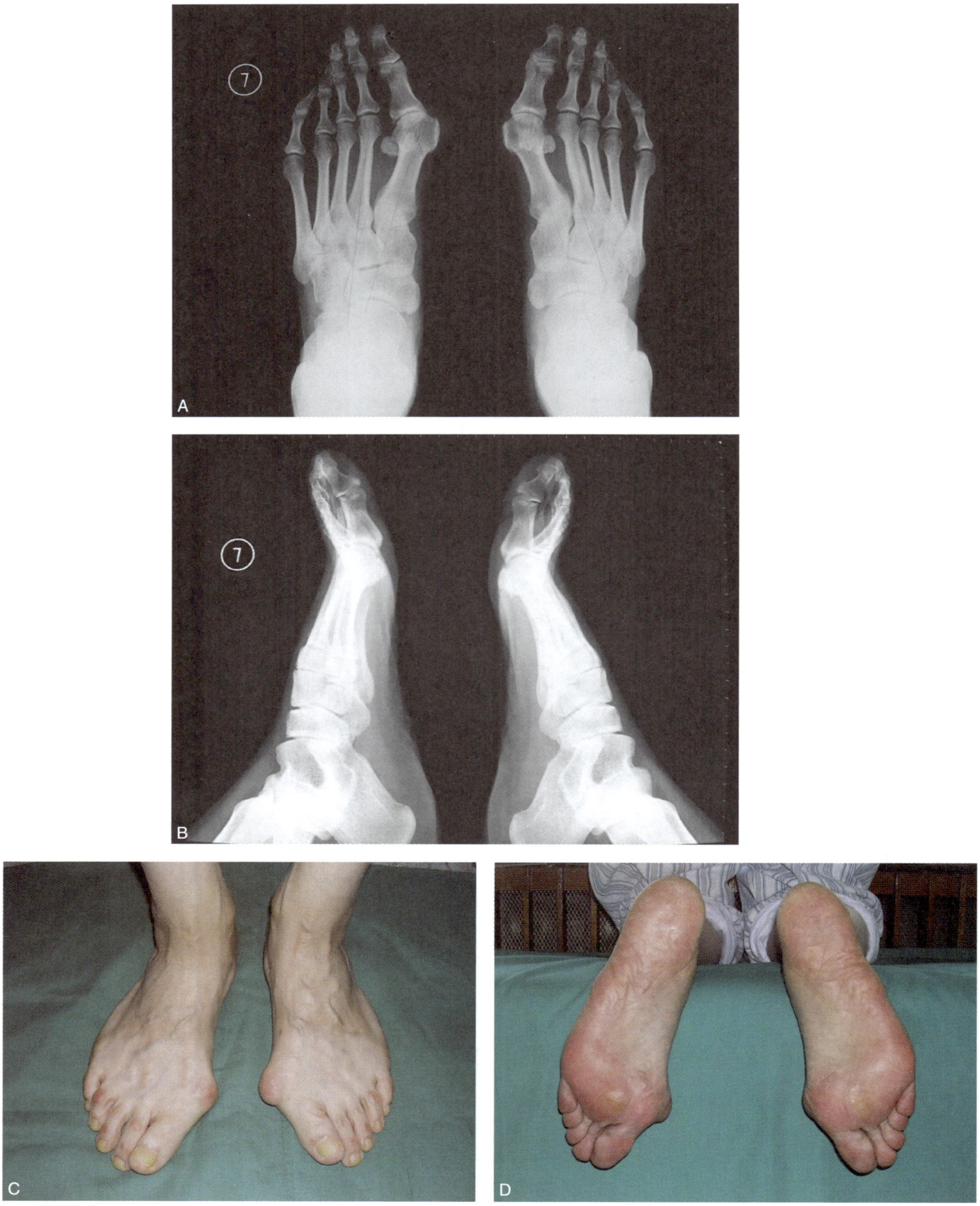

图 10-55　术前

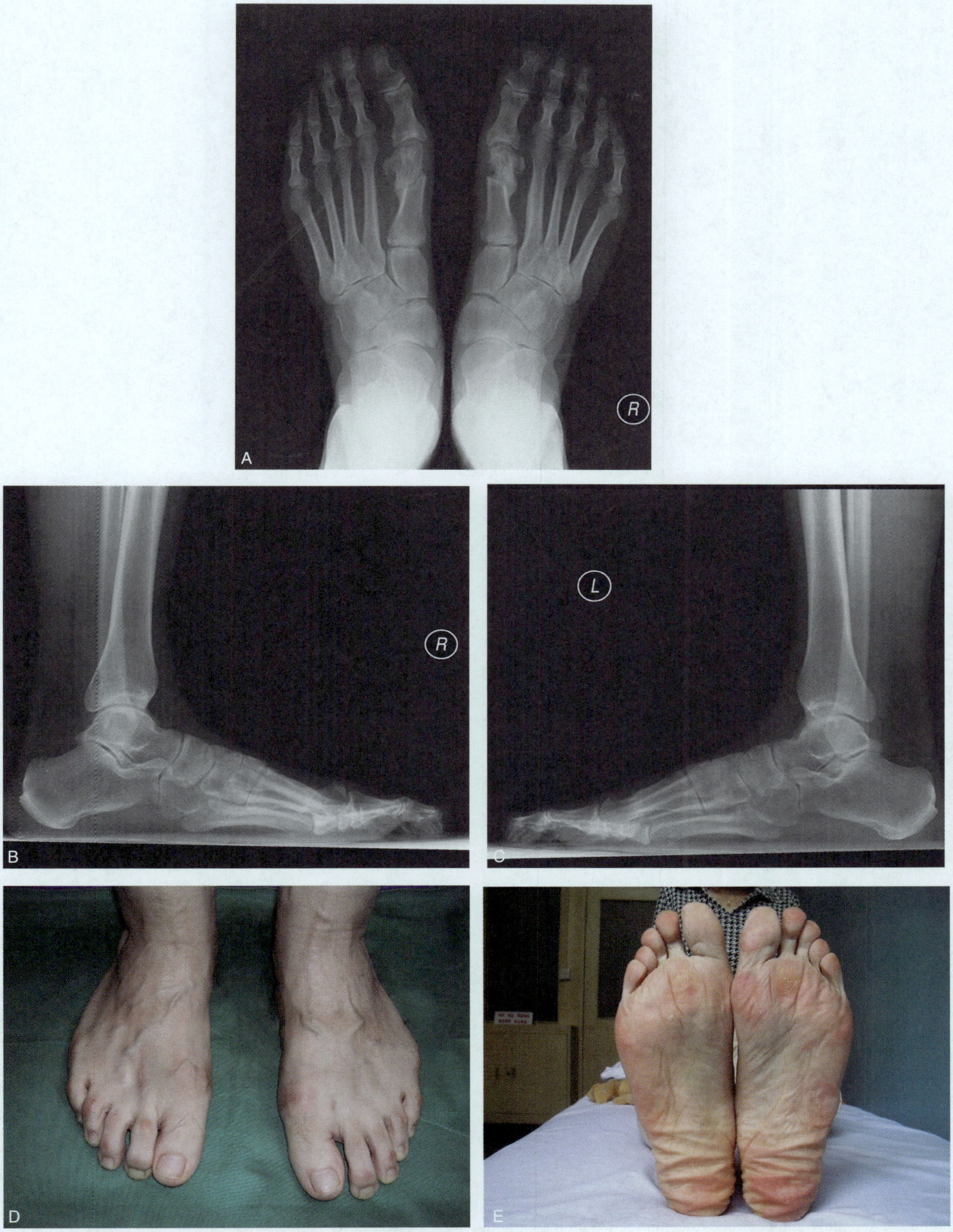

图 10-56　术后 3 年

病例 4：韩某，女，66 岁，术前 HAV 角：左 41.45°，右 33.18°；IM 角：左 12.75°，右 12.04°。术后 1 年 HAV 角：左 10.16°，右 14.96°；IM 角：左 0.50°，右 8.76°（图 10-57~ 图 10-58）。

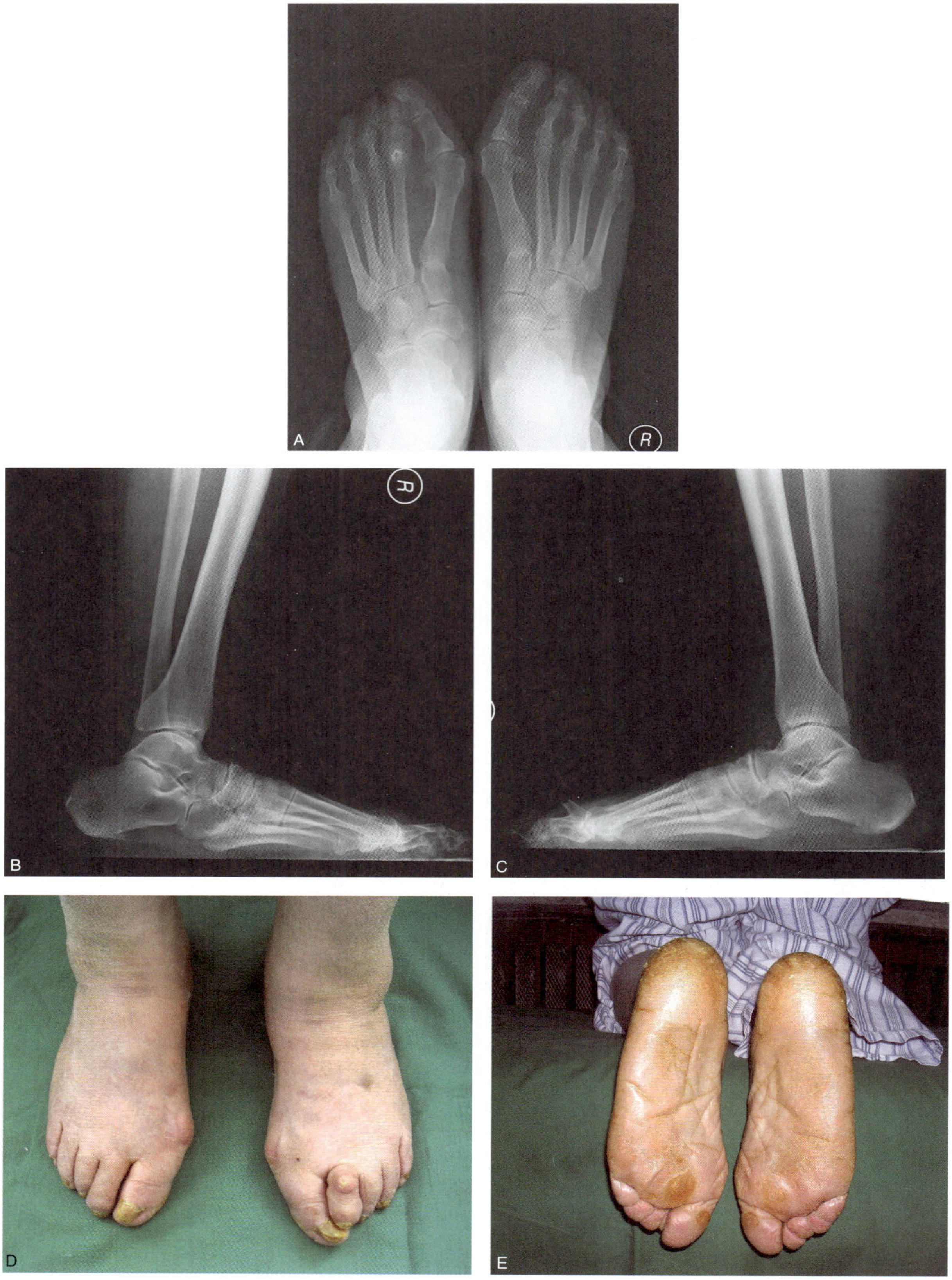

图 10-57　术前

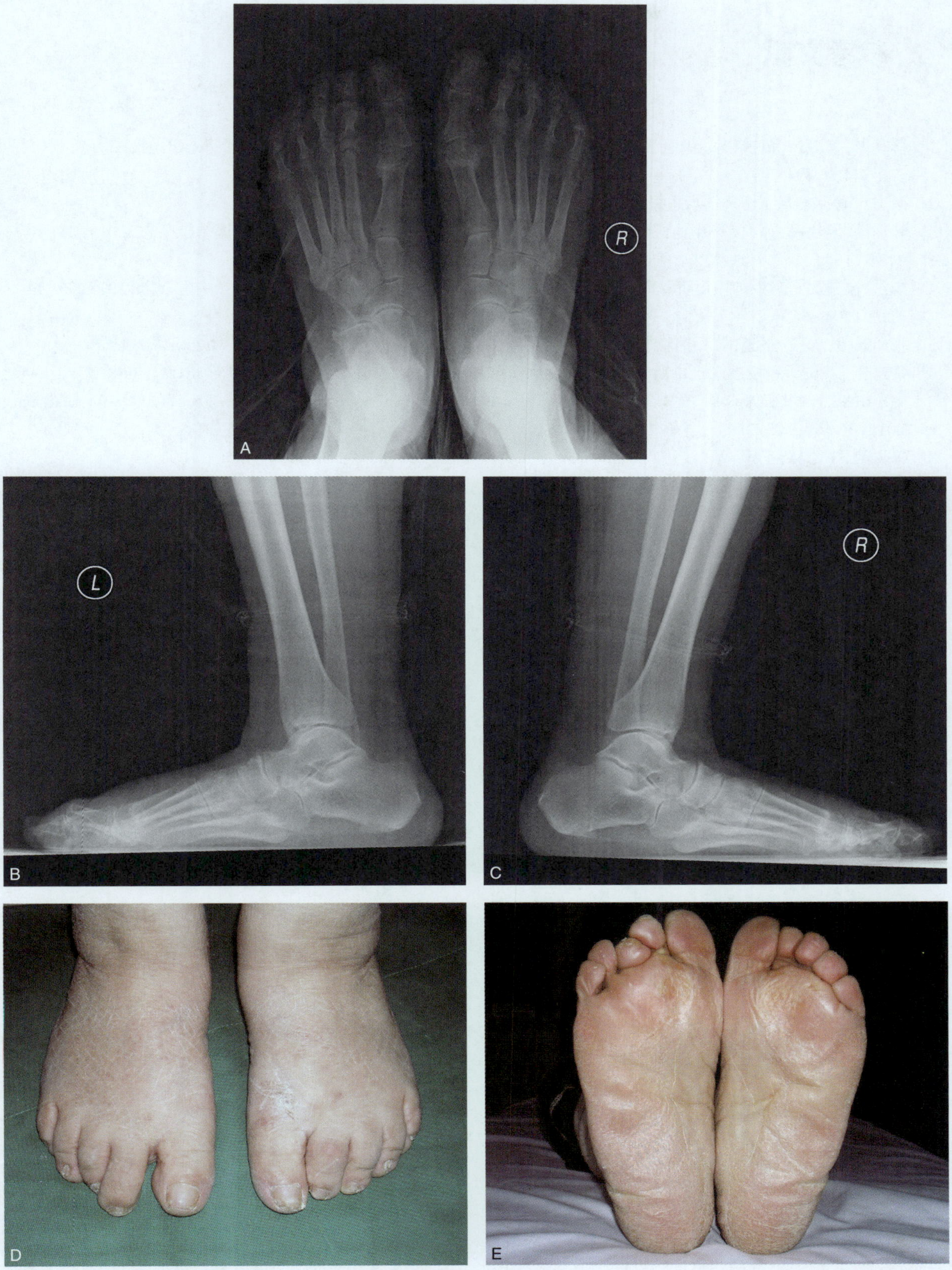

图 10-58　术后 1 年

参考文献

[1] 梁其彬，姜自伟，黄枫，等．中医筋骨并重理论在牵张成骨技术中的应用[J]. 广州中医药大学学报，2015，32(2)：342-344.

[2] 徐杰．《医宗金鉴》伤科学术思想研究[D]. 济南：山东中医药大学，2012.

[3] 韩金昌，温建民，孙卫东．中西医结合微创治疗拇趾外翻临床应用进展[J]. 现代中西医结合杂志，2014，23(10)：1132-1134.

[4] 毕锴，温建民，董颖．阴阳、筋骨理论在中西医结合微创技术治疗拇外翻中的应用[J]. 中医杂志，2015，56(14)：1202-1204.

[5] 张向东，曹向阳，王鹏，等．中医骨伤科的"动静结合"思想[J]. 中医临床研究，2015，7(25)：37-39.

[6] 蔡建春．我国骨科发展应走中西医整合之路[J]. 医学与哲学(临床决策论坛版)，2015，36(2)：86-87.

[7] ROBBINS J，GREEN C L，PAREKH S G. Liposomal bupivacaine in forefoot surgery[J]. Foot & ankle international，2015，36(5)：503-507.

[8] 薛少驰，张德林，王辉，等．浅述"筋骨并重"[J]. 河南中医，2014，34(10)：1944-1945.

[9] 温建民，孙卫东．"骨离缝、筋出槽"对拇外翻诊疗的指导意义[J]. 中医杂志，2007，48(10)：877-878.

[10] 温建民．中西医结合微创技术治疗踇外翻[M]. 北京：人民卫生出版社，2010.

[11] 温建民，谢飞．微创治疗踇外翻温建民 2019 观点[M]. 北京：科学技术文献出版社，2019.

第十一章 小趾内翻诊疗体系

第一节　概　　述

小趾内翻是一种常见的足部疾病（图 11-1）。本病以小趾内翻畸形和小趾内翻疼痛、穿鞋行走受限为主，严重者甚至出现小趾局部的皮肤溃疡和感染，影响患者的生活质量。

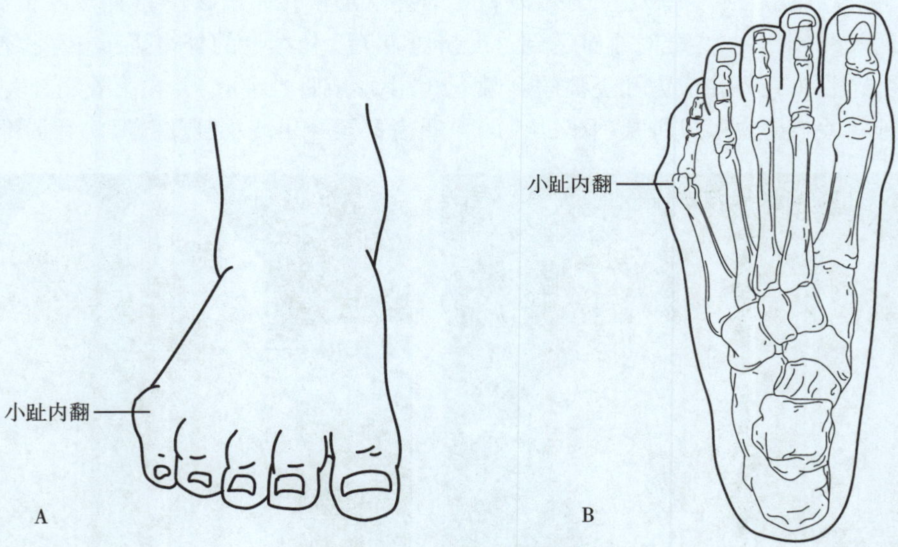

图 11-1　小趾内翻示意图

一、病因

小趾内翻的发病由多种因素引起，主要包括先天发育畸形、外伤、炎症及穿鞋等因素。

1. 先天因素

（1）前足跖横韧带发育不全，足横肌未进入第五跖趾关节，导致小趾第五跖骨外翻趋势增加。

（2）发育性第五跖骨较短或跖骨头增生、哑铃形跖骨头。

（3）第五跖骨内侧发育性籽骨。

2. 后天因素　主要包括鞋袜因素、足部畸形等。日常穿高跟鞋或盘腿坐姿时，第五跖趾关节外侧受到过度挤压，第五跖骨向外旋转并突出是形成小趾内翻的重要原因。Diebold 等认为后足旋转及踇外翻引起的第五跖骨外翻也是形成小趾内翻的原因。Root 等报道距下关节异常旋前、前足失代偿性内翻或后足异常旋前、第五跖骨屈曲或背伸畸形也是形成小趾内翻的重要原因。

二、发病机制

目前国内外学者对小趾内翻的发病机制还存在一定争议。先天跖骨头发育畸形、前足跖横韧带发育不全、足横肌未进入第五跖趾关节，使第四与第五跖骨分离、前足结构相对增宽、第五跖骨外翻趋势增加。跖骨先天发育性畸形，如第五跖骨头增生、哑铃形跖骨头、跖骨干弯曲导致跖骨头突出，跖骨头相对干部外翻。第五跖骨内侧发育性籽骨对第五跖骨的推挤增加了小趾内翻发生的概率。后天鞋袜因素是本病发生的重要原因。患者在穿高跟鞋或尖头鞋时，小趾外侧受到鞋袜异常挤压，第五跖骨发生外翻，小趾则相对内翻，跖骨头向外突出，在与鞋袜的长期摩擦下局部形成小趾内翻，同时多伴有跖骨头的异常增生。踇外翻患者常伴有小趾内翻，多因踇趾外翻畸形导致前足结构增宽，第二至第五跖骨间角相对增大，第五跖骨外翻趋势增加，在与其他因素共同作用下发病。本病除与穿鞋有关外，患者行走时距下关节异常旋前、前足失代偿性内翻或后足异常旋前导致小趾外旋内翻，使足趾与鞋袜接触面积明显增加，足趾外侧在与鞋袜反复摩擦下也会局部形成小趾内翻。

三、临床表现

以小趾外侧软组织红肿疼痛为主，穿鞋及行走时症状加重（图 11-2）。疼痛多发生在第五跖骨头的外侧、背外侧及跖侧，多与穿鞋时小趾受到过度挤压有关。持续性的外力挤压与摩擦使小趾局部形成无菌性炎症，跖骨头在外在应力和炎症的刺激下，增生形成骨性突起，并在第五跖趾关节外侧、背侧及跖侧、近节趾间关节部位形成胼胝（图 11-3）。严重者甚至会出现小趾皮肤溃疡和局部感染。

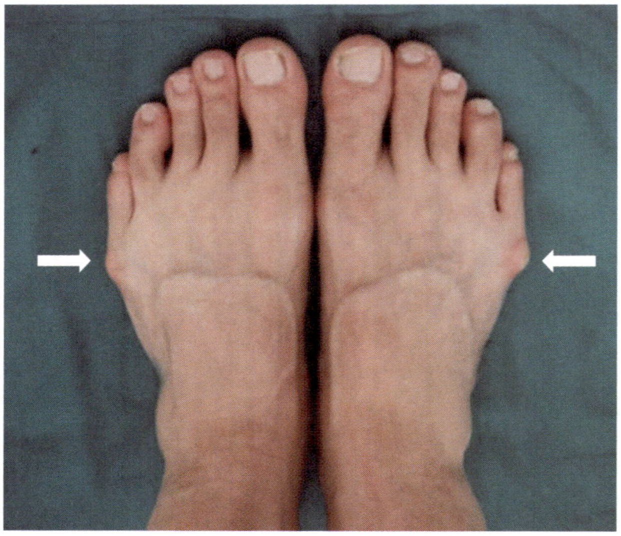

图 11-2　小趾内翻足外侧局部炎症

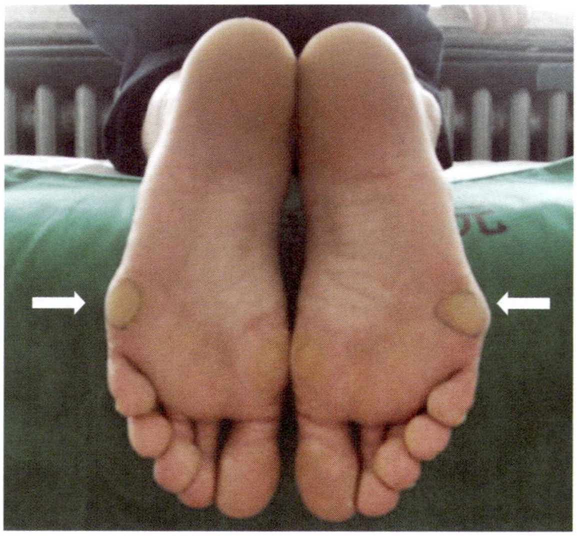

图 11-3　小趾内翻足底胼胝形成

四、分型

目前国际上还没有统一的小趾内翻分型原则，Fallat 依据小趾的畸形程度将其分为 4 型。

Ⅰ型：单纯的第五跖骨头增大突出，不伴有第五跖骨外翻畸形。

Ⅱ型：第五跖骨外翻而无跖骨头的突出。

Ⅲ型：小趾内翻伴有跖骨间角增大。

Ⅳ型：复合性畸形，包含以上两种类型者。

对于单纯局部疼痛而无内翻畸形者，可采用保守疗法。Fallat 认为单纯的Ⅰ型患者可通过第五跖骨外侧髁切除方法加以矫正，Ⅱ型患者可采用跖骨颈部斜行截骨或跖骨基底截骨的方法矫正畸形，对于跖骨间角明显增大的Ⅲ型患者，可采用跖骨楔形截骨的方法矫正外翻畸形，复合畸形患者可采用跖骨头外侧髁切除联合跖骨斜行截骨的方法矫正畸形。

五、X 线摄片与测量

小趾内翻 X 线摄片应常规拍摄足部非负重正侧位、负重正侧位及横弓轴位，并且以小趾侧为投照中心，减少其余 4 趾在侧位的阻挡，有利于临床读片。其中，双足负重正侧位能够显示足趾在受力情况下 X 线的表现，对于先天跖骨畸形或脱位的患者，负重位能够较真实地反映跖骨外翻及脱位情况。

非负重位：患者坐或仰卧于 X 线摄影台上，被检侧膝关节弯曲，将足置于 X 线胶片上，足底部紧靠暗盒。使 X 线中心线向足跟侧倾斜 15°，并对准第三跖骨基底，射入暗盒中心。X 线管焦点与胶片距离为 100cm。

负重位：受试者伸膝站立于底片盒上，X 线束向头侧与垂线呈 15° 角投照，聚焦于第三跖骨基底。其他拍摄条件同非负重位。

负重侧位：患者站立，双足并拢，将底片盒置于内踝侧、双足间的沟内。X 线束垂直照射于第五跖骨基底稍上方。

在读片时，首先要了解足趾的整体情况，包括跖趾关节间隙、第五跖骨外翻、小趾内翻、跖骨头突出或囊变的状况。部分患者第四、五跖骨间存在籽骨，这也是引起跖骨外翻的原因之一。

小趾内翻要注意对重要角度的测量，包括第四 - 五跖骨间角、改良第四 - 五跖骨间角、第二 - 五跖骨间角、小趾内翻角、第五跖骨外翻角、第五跖骨头宽度及突出距离。这些观察指标对于手术方式的选择、截骨角度的确定，以及手术前后疗效的评定有着重要的指导意义。

第四 - 五跖骨间角（fourth-fifth intermetatarsal angle，IM4-5）：第四、五跖骨轴线的夹角（图 11-4）。

改良第四 - 五跖骨间角（modified fourth-fifth intermetatarsal angle，MIM4-5）：第四跖骨轴线与紧邻第五跖骨近端内侧直线的夹角（图 11-5）。

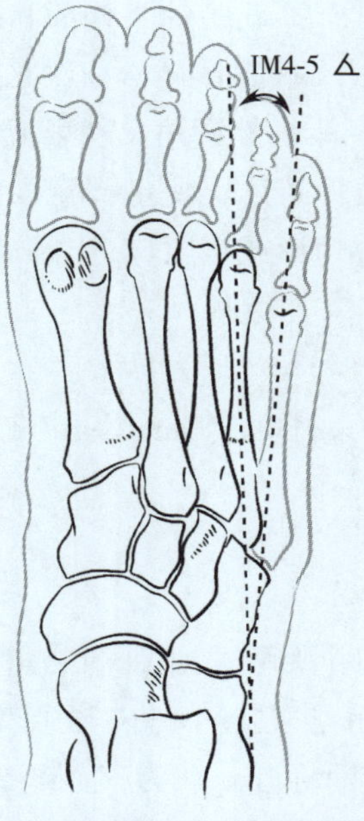

图 11-4　第四 - 五跖骨间角

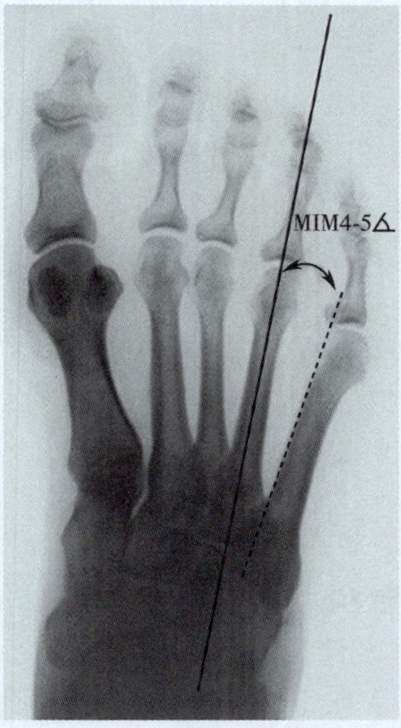

图 11-5　改良第四 - 五跖骨间角

第五跖骨外翻角（lateral deviation of the fifth metatarsal angle，LDA）：第五跖骨头颈部轴线与紧邻第五跖骨基底内侧面直线的夹角（图 11-6）。

小趾内翻角（metatarsophalangeal-fifth angle，MPA）：小趾近节趾骨轴线与第五跖骨轴线连线的夹角（图 11-7）。

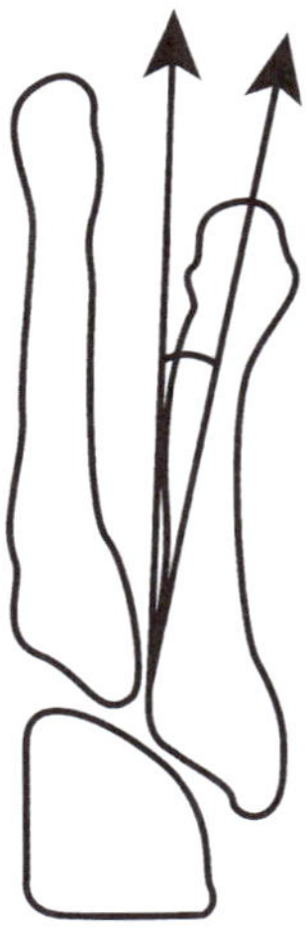

图 11-6　第五跖骨外翻角

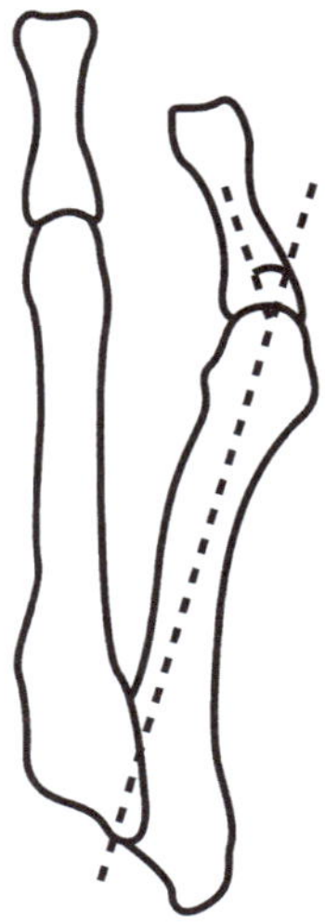

图 11-7　小趾内翻角

第二 - 五跖骨间角（second-fifth intermetatarsal angle，IM2-5）：第二、五跖骨轴线的夹角。

第五跖骨头宽度（width of fifth metatarsal head，WMH）：沿第五跖骨头内、外侧分别做平行于第五跖骨轴线的直线，两者之间的距离。

第五跖骨头突出距离（distance of prominence of the fifth metatarsal head，DPMH）：沿第五跖骨头外侧髁及第五跖骨头外侧皮质做平行于第五跖骨轴线的两条直线，两者之间的距离。

第四 - 五跖骨间角的变化，反映第五跖骨的外翻和第四、五跖骨间的分离程度。小趾内翻角反映小趾内翻畸形和跖趾关节脱位的程度，小趾内翻角越大，说明内翻畸形的程度越严重，跖趾关节脱位的可能性越大。小趾内翻患者常有第五跖骨的发育畸形，对于第五跖骨头颈部和跖骨干发育畸形的患者，传统的第四 - 五跖骨间角测量误差较大。改良第四 - 五跖骨间角从第五跖骨近端内侧做直线，可以有效避免因第五跖骨头颈部畸形造成的测量误差。第五跖骨外翻角反映第五跖骨头颈部畸形及跖骨干弯曲的程度，它不随位置的改变而变化。第二 - 五跖骨间角反映足部宽度的变化。第五跖骨头宽度和突出距离是反映跖骨头突出的指标，当跖骨头发育畸形或增宽，突出距离增大时，小趾内翻的发生率会增高。

正常小趾第四 - 五跖骨间角及改良第四 - 五跖骨间角 <8°，>8° 则为异常。第五跖骨外翻角 >3°、小趾内翻角 >10°、第二 - 五跖骨间角 >（16° ± 2°）、第五跖骨头宽度 >13mm 为异常。第五跖骨头突出距离 >4mm 说明跖骨头增生肥大。

六、小趾内翻诊断

目前，小趾内翻的诊断国内还没有统一标准。第四 - 五跖骨间角、小趾内翻角和第五跖骨外翻角是国外学者认可的诊断小趾内翻的 X 线角度。我们通过对正常人与小趾内翻患者 X 线角度的测量，结合小趾内翻临床表现，制定出适合小趾内翻患者的 X 线诊断标准。认为，第四 - 五跖骨间角 >9°、小趾内翻角 >10°、第五跖骨外翻角 >3° 并伴有小趾内翻症状者可诊断为该病。

七、疗效评价

小趾内翻的疗效评价可从临床症状的改善、X 线角度的变化、足底生物力学的改变、术后功能活动的恢复等方面进行。临床疗效评估采用 ACFAS 评分体系，该评分体系适用于小趾内翻、踇外翻、锤状趾、槌状趾、爪状趾、跖骨坏死及骨性关节炎等足部疾病的临床评价。对患有足部神经损伤及神经功能疾病的患者不适用。ACFAS 评分标准可对小趾内翻患者术前术后的疼痛、功能、力线等因素加以综合评价，比较客观地反映某种疗法的临床疗效。

ACFAS 评分是美国足踝外科医师协会用于评价足部及踝关节临床疗效的新方法。该评分体系共分为踇趾 - 跖趾 - 趾间关节评分量表、前足除踇趾评分量表、后足包括平足评分量表、踝关节评分量表四大评分标准。适用于前足、后足、踝关节及糖尿病足的临床疗效及相关研究。其中，前足除踇趾评分量表（表 11-1）适用于小趾内翻、内翻足及除踇趾外其余 4 趾相关畸形的临床疗效研究，禁忌证同 AOFAS。该量表总分为 100 分，包括功能、疼痛、外观、对鞋的要求等主观及客观因素评分，除此之外，还加入了 X 线角度等影像学指标评分。通过以上指标的综合评分，可以更加客观地评价某种治疗方法或不同治疗方法治疗同一疾病的确切疗效。

表 11-1　前足除踇趾评分量表（100 分）

项目	评分标准	分值
功能（32 分）		
第五跖趾关节活动度——背伸（7 分）		
左□	≥ 65°　7 分　45°~64°　3 分　<45°　0 分	
右□	≥ 65°　7 分　45°~64°　3 分　<45°　0 分	
第五跖趾关节活动度——跖屈（8 分）		
左□右□	≥ 0°	8
左□右□	<0°	0
第五跖趾关节的稳定性（8 分）		
左□右□	稳定	8
左□右□	半脱位	4
左□右□	脱位	0
步行（不穿鞋）（5 分）		
左□右□	无或无症状	5
左□右□	有症状	0
足趾抓地（4 分）		
左□右□	有	4
左□右□	无	0
疼痛（30 分）		
左□右□	无	30
左□右□	轻度，偶尔但活动不受限	22
左□右□	中度，活动部分受限	14
左□右□	重度，活动重度受限	6
左□右□	严重，活动完全受限	0
外观（5 分）		
左□右□	满意	5
左□右□	基本满意	4
左□右□	不确定	3
左□右□	基本不满意	2
左□右□	完全不满意	0
对鞋的要求（15 分）		
左□右□	可穿流行式样的、不需要附加衬垫的鞋	15
左□右□	大多数时间可以穿任何类型的鞋	10
左□右□	需要舒适和附加衬垫的鞋	5
左□右□	需要定制的鞋或穿戴支具	0
X 线评估——负重位（18 分）		
第四 - 五跖骨间角（4 分）		
左□右□	0°~8°	4
左□右□	≥ 9°	0
跖骨长度与跖骨切线角		
正常范围（10 分）		
左□右□	M2-M1　0°~10°	2.5
左□右□	M2-M3　11°~20°	2.5
左□右□	M2-M4　21°~30°	2.5
左□右□	M2-M5　31°~40°	2.5
异常范围（0 分）		
左□右□	M2-M1　<0° 或 >10°	0
左□右□	M2-M3　<10° 或 >20°	0
左□右□	M2-M4　<20° 或 >30°	0
左□右□	M2-M5　<30° 或 >40°	0
横断面位置		
第五跖趾关节（2 分）		
左□右□	0°~5°　内收或外展	2
左□右□	>5°　内收或外展	0
第五近节趾间关节（2 分）		
左□右□	0°~5°　内收或外展	2
左□右□	>5°　内收或外展	0

近几年，随着生物力学的快速发展，足底压力测试和步态分析作为一种基于生物力学原理，能够评估足部疾病、提供科学康复治疗的新方法已经逐渐被引入临床疗效的评估中。采用足底压力测试系统，通过对足底第五跖骨头下压力及压强峰值的测量，比较患者手术前后跖骨头下压力峰值及持续时间的变化，以综合评价该种术式的生物力学疗效，并且通过该方法的研究还可揭示小趾内翻与足底压力之间的力学关系。

第二节　小趾内翻中西医结合微创技术治疗

小趾内翻的治疗分为保守治疗和手术治疗。对于临床症状较轻、疼痛与穿鞋因素有关、无内翻畸形或畸形不严重的患者，可采用穿宽松鞋及矫正带等保守疗法加以治疗。对于局部单纯的小趾内翻而无畸形者，口服非甾体抗炎药或外用中药洗剂也可缓解局部症状。

对于小趾内翻畸形明显、行走或穿鞋时足趾疼痛、保守治疗症状不缓解的患者可采取手术的方法纠正畸形。目前国外报道的治疗小趾内翻的手术方法有几十种，主要分为第五跖骨外侧髁切除术、跖骨截骨术及跖骨头切除术三类。传统手术方法采用大切口，手术时彻底暴露手术野，显露截骨端，为了防止截骨远端向背侧移位和跖骨短缩，用克氏针、空心钉等固定截骨端，以防止其移位。术中损伤大，软组织剥离多，需要内固定或石膏固定截骨端，术后患者无法进行早期功能锻炼，功能恢复慢，有的患者甚至出现畸形复发、第五跖趾关节功能受限、局部软组织粘连、转移性跖骨头下疼痛及胼胝等问题。

中西医结合微创技术治疗小趾内翻，是温建民教授团队在长期的临床实践中，以中医骨伤科“动静结合、筋骨并重、内外兼治、医患合作”的理念为指导，结合现代微创诊疗技术创立的新方法。与传统手术方法相比，具有畸形矫正彻底、手术切口小、软组织损伤少、不采用内固定、手术时间短、患者痛苦少、术后患者就可下地活动、足趾功能恢复快、截骨端愈合良好、术后并发症少等特点。

一、适应证

对于小趾内翻畸形，足趾局部红肿、疼痛，穿鞋或行走时症状加重，患处伴或不伴有胼胝的患者可采取手术的方法加以矫正。对于保守治疗效果不理想，内翻畸形不明显伴足趾疼痛症状较重，穿鞋或行走受限的患者也可采用手术的方法根治。

X 线主要表现：小趾内翻，第五跖骨外翻、可伴有跖趾关节脱位或半脱位，第五跖骨头突出或囊变，第四 - 五跖骨间角 >8°，小趾内翻角 >10°。

二、禁忌证

严重糖尿病，急、慢性感染性疾病，严重足部类风湿关节炎，严重神经损伤，严重痛风性关节炎等。

三、术前准备

完善各项常规检查，包括各种生化检查、心电图、足部 X 线正侧位片。术前予足外洗 1 号方泡洗患足 2~3 天，每天 2 次，每次 30 分钟，以清热解毒治疗，预防感染。

四、手术器械、体位及麻醉

手术器械：同温氏踇外翻疗法。

体位：仰卧位，常规消毒及铺单（图 11-8）。

麻醉：1% 利多卡因在患趾小趾囊肿四周做局部浸润麻醉（图 11-9）。

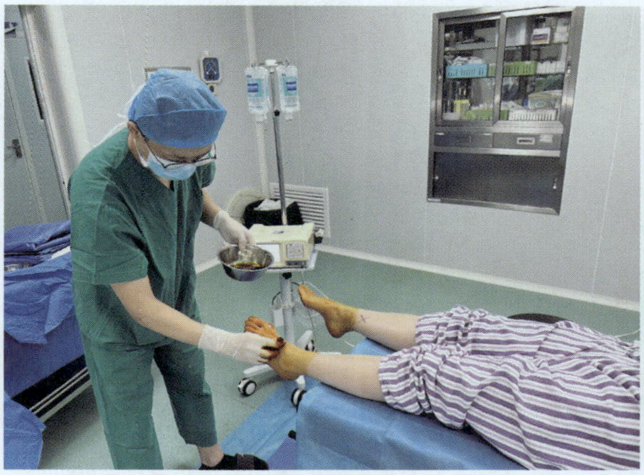

图 11-8 手术消毒及体位

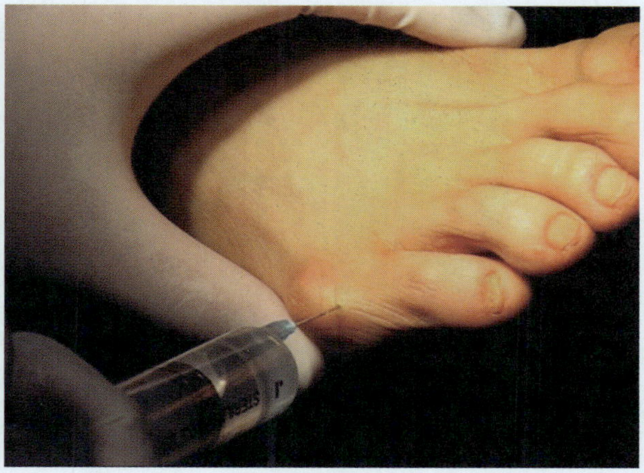

图 11-9 局部麻醉

五、技术要点

入路及削磨骨赘：在小趾近节趾骨近端背外侧切开皮肤、皮下组织直达趾骨，切口长约 0.5cm。用小骨膜剥离器从远端向近端分离关节囊，用削磨钻磨去外侧跖骨头骨赘，骨锉锉平，使其没有棱角（图 11-10、图 11-11）。

截骨：在第五跖骨头颈外侧切开皮肤直达骨膜，切口约 0.2cm，用削磨钻从远端向近端作一斜形截骨，截骨角度额状面呈 10°~15°，矢状面呈 5°（图 11-12、图 11-13）。

截骨完毕后冲洗关节腔：由近端向远端冲洗，冲洗要彻底，避免骨屑遗留在关节腔内。

手法整复：手法纠正畸形及跖趾关节半脱位。将远端跖骨头由外向内推开约一骨皮质（在跖骨头外侧可触及小凹陷），并使截骨远端不向背侧移位（背侧截骨处无台阶）（图 11-14）。

裹帘法外固定：术毕冲洗切口，用绷带卷成直径约 0.5cm 的圆形夹垫，放于第四、五趾蹼之间，再将绷带从第四、五趾蹼夹垫间通过踝关节作“8”字形包扎，将小趾固定在内翻 5° 位，然后用黏膏从足背外侧通过第四、五趾蹼间，绕过足跖外侧到足背作“8”字形，加强固定（图 11-15）。

固定完毕，用手提式 X 线机透视，如位置不满意，可用手法整复，直至位置满意（图 11-16）。

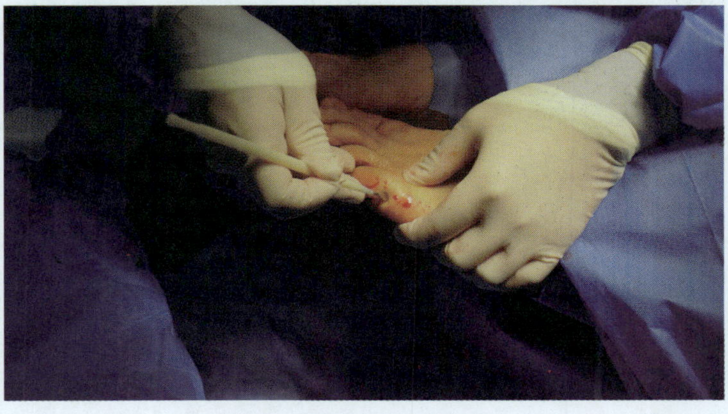

图 11-10 切口 1：小趾近节趾骨近端背外侧做一约 0.5cm 的弧形切口

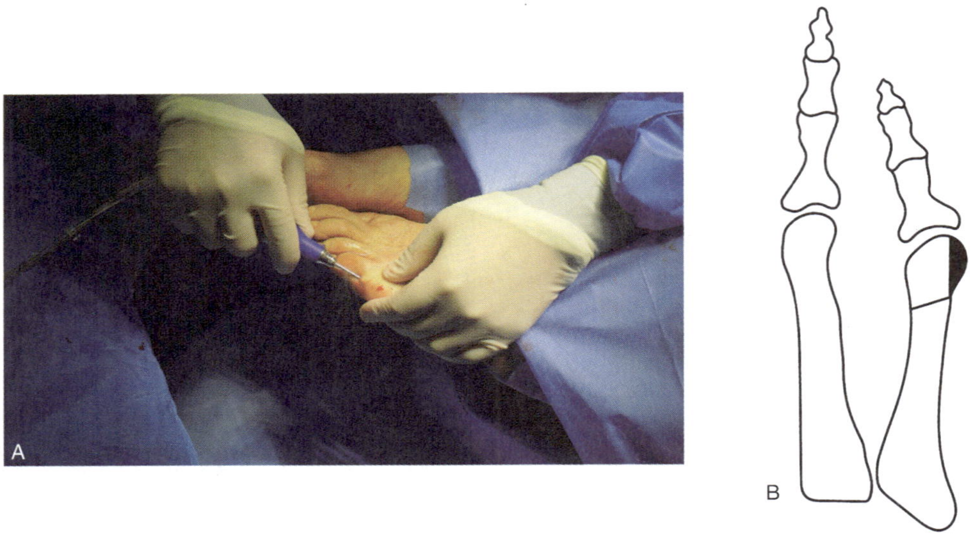

图 11-11　第五跖骨头外侧髁骨赘削磨

A. 术中削磨骨赘；B. 骨赘削磨示意图

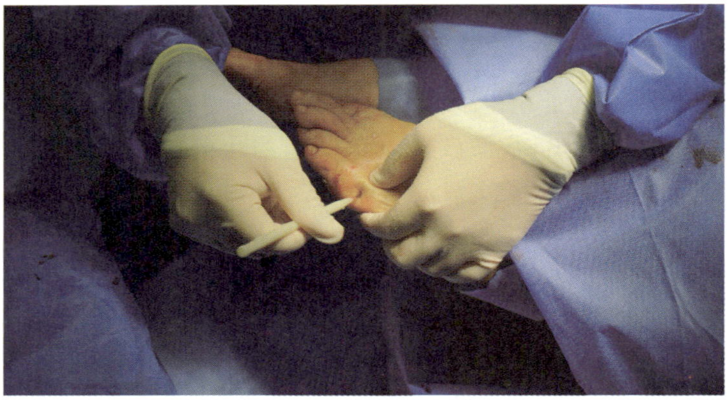

图 11-12　切口 2：在第五跖骨头颈外侧做一约 0.2cm 的切口

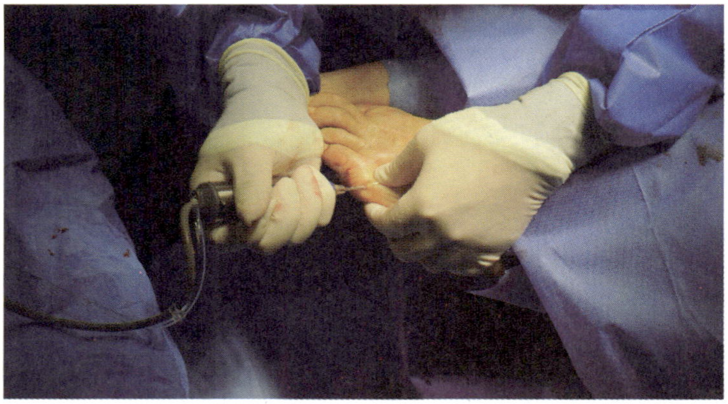

图 11-13　跖骨头颈部截骨

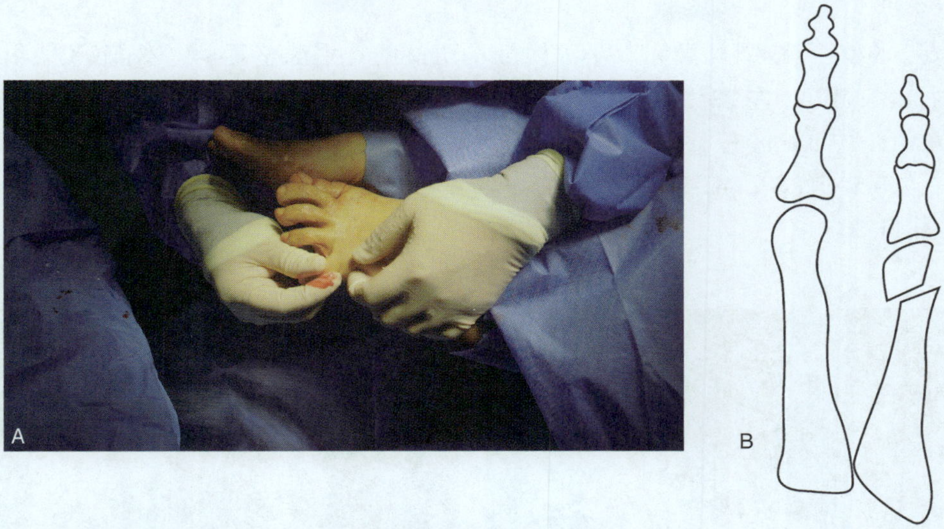

图 11-14　手法整复
A. 术中进行手法整复；B. 整复后截骨端位置示意图

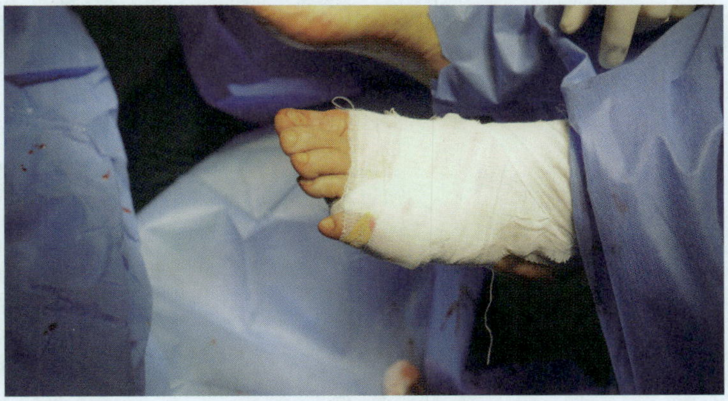

图 11-15　裹帘法外固定

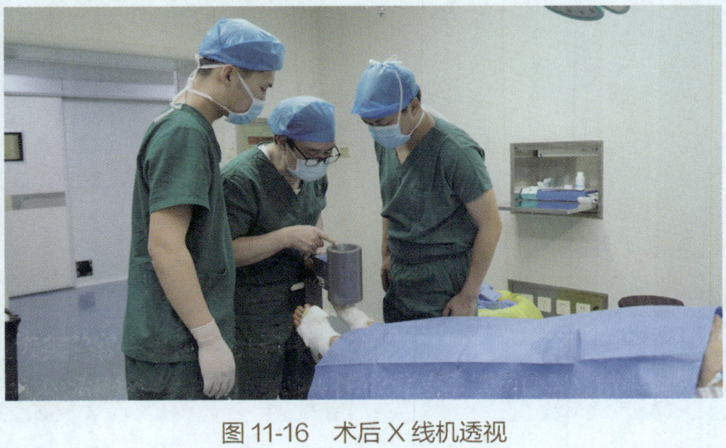

图 11-16　术后 X 线机透视

六、典型病例

刘某，女，45 岁，行双踇外翻和双小趾内翻小切口截骨手法整复术。术前（X 线负重位）IM4-5：左 10°，右 15°；MPA：左 22°，右 27°；LDA：左 4°，右 5°；IM2-5：左 20°，右 19°；WMH：左 16mm，右 16mm；DPMH：左 5mm，右 5mm。术后 6 个月（X 线负重位）IM4-5：左 6°，右 3°；MPA：左 9°，右 5°；LDA：左 0.5°，右 3°；IM2-5：左 14°，右 11°；WMH：左 9mm，右 9mm；DPMH：左 0mm，右 0mm（图 11-17~ 图 11-30）。

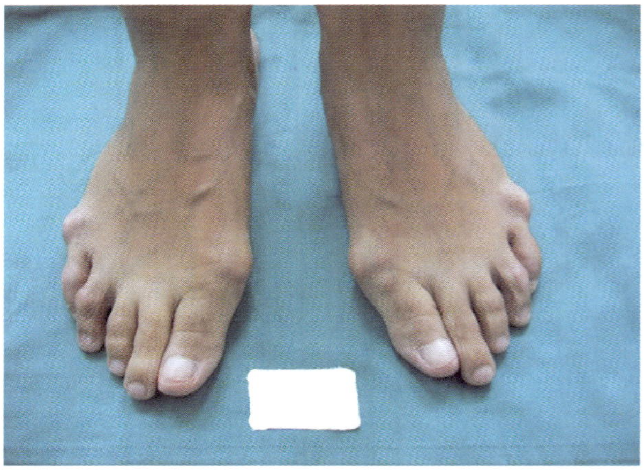

图 11-17　术前外观一

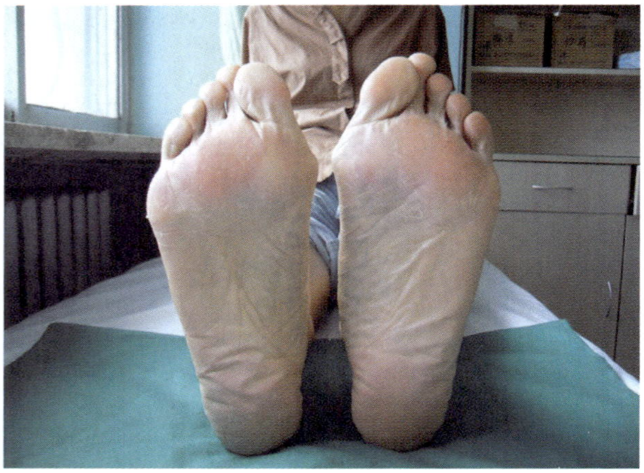

图 11-18　术前外观二

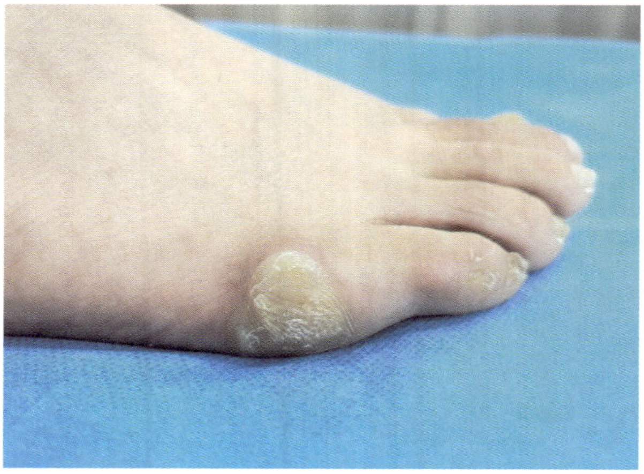

图 11-19　术前外观三

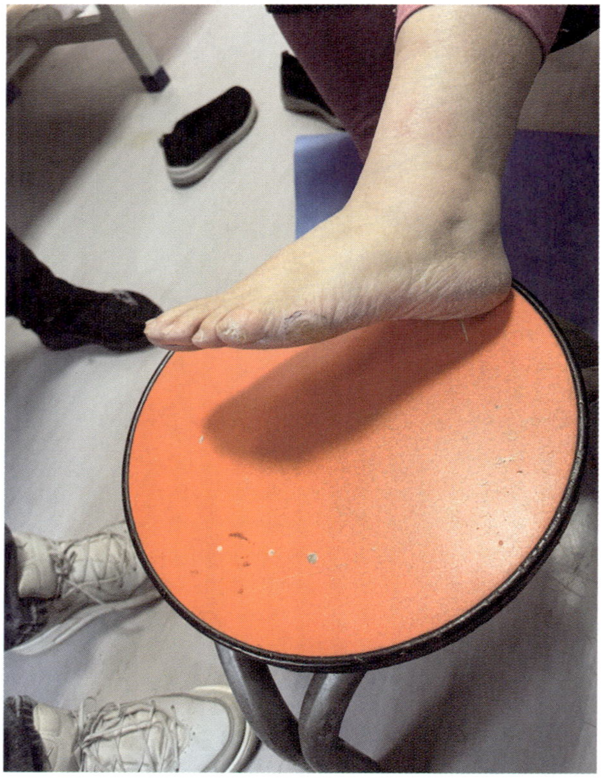

图 11-20　术前外观四

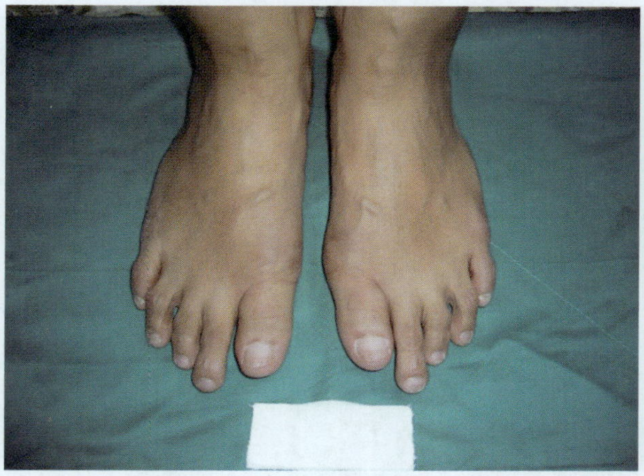

图 11-21　术后外观一

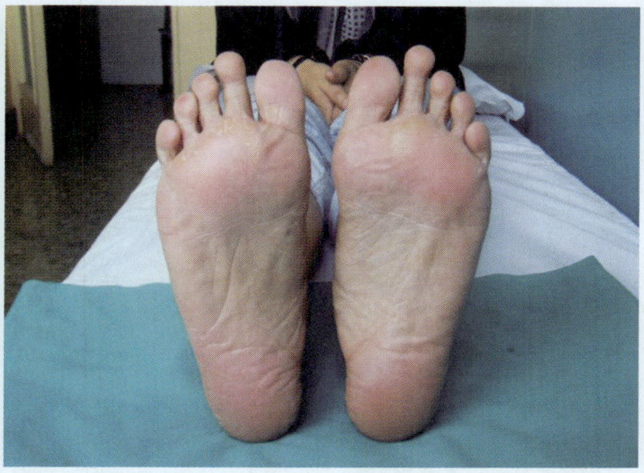

图 11-22　术后外观二

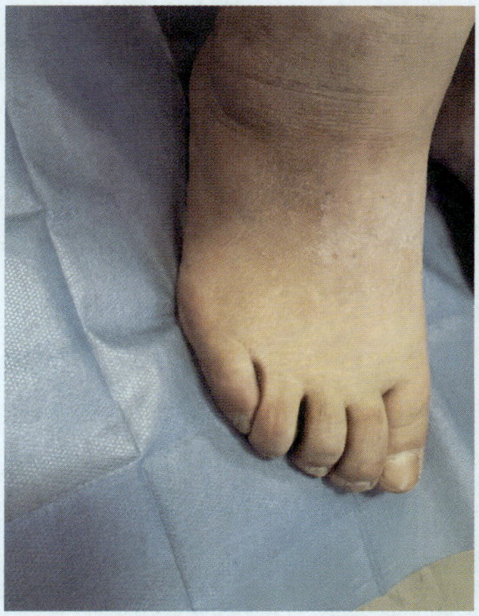

图 11-23　术后外观三

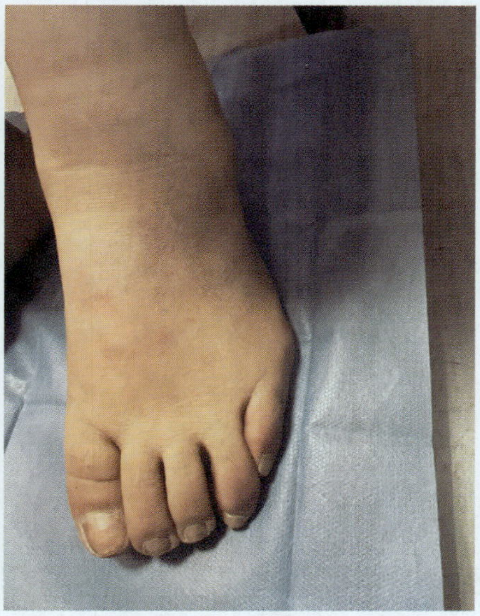

图 11-24　术后外观四

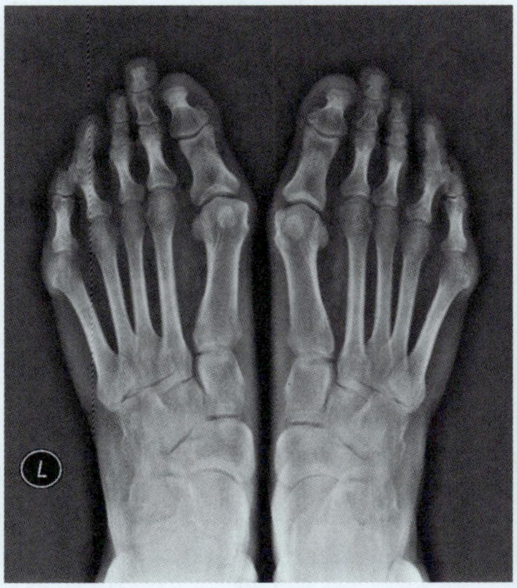

图 11-25　术前 X 线一

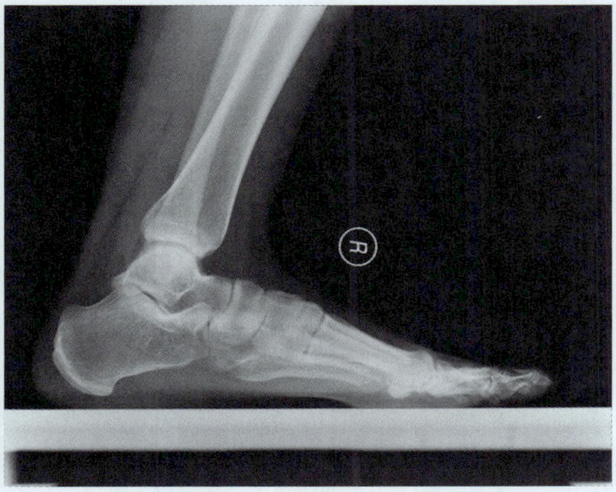

图 11-26　术前 X 线二

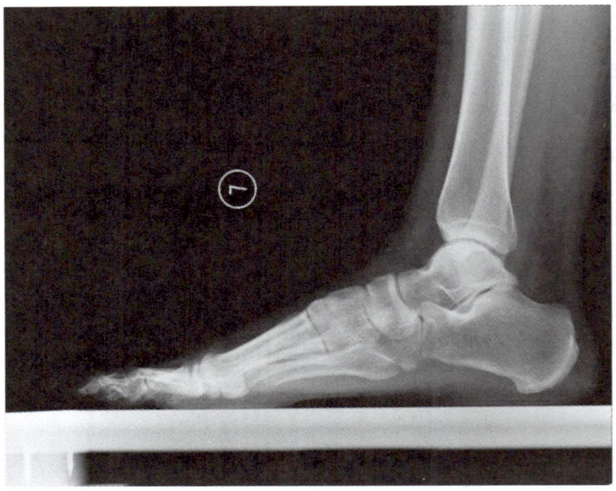

图 11-27　术前 X 线三

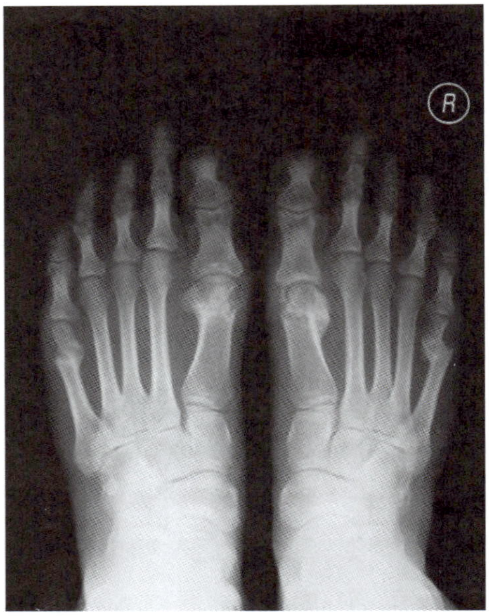

图 11-28　术后 6 个月 X 线一

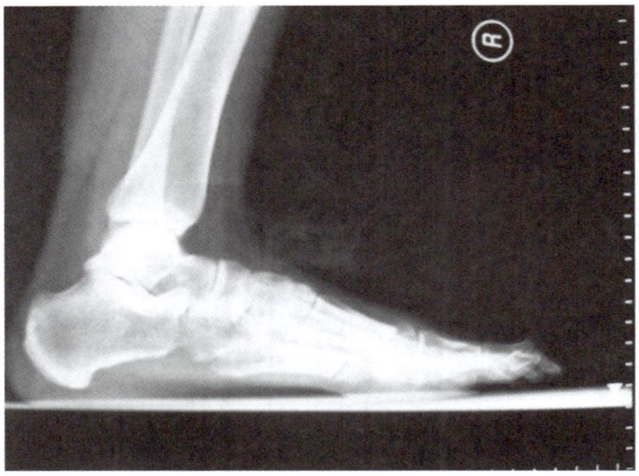

图 11-29　术后 6 个月 X 线二

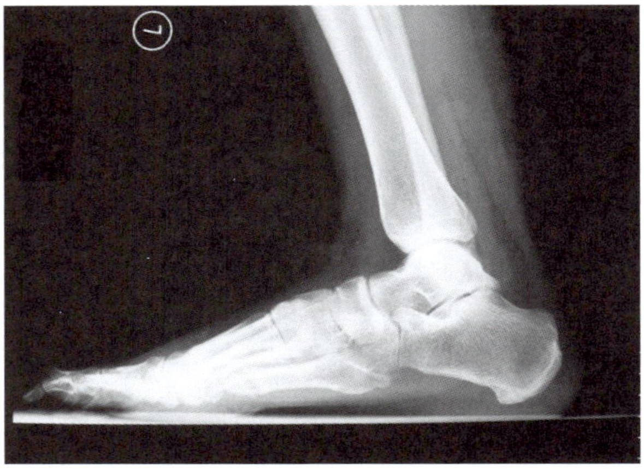

图 11-30　术后 6 个月 X 线三

七、注意事项

操作时注意勿损伤腓肠神经的背外侧皮支，以免造成术后足趾麻木；采用小趾近端背外侧切口，可避免切断附着在第五跖骨头外侧方中线跖侧面的小趾外展肌肌腱，造成术后第五跖趾关节脱位；第五跖骨干较细，术后固定时间可根据患者的恢复情况适当延长。

八、术后处理及康复

术后生活可自理，6 周可室外活动，12 周内应避免过度负重行走。药物治疗：根据患者病情，手术前后均采用中药内服外用，术前给予足外洗 1 号方泡洗双足，每天 2 次，每次 30 分钟，以清热解毒、预防感染。术后 6 周内给予口服中成药以补肾强骨、接骨续筋。术后 6 周拆除外固定后，给予足外洗 2 号方泡洗双足，每天 2 次，每次 30 分钟，以活血祛瘀，消肿止痛，直至足部肿胀恢复正常。按照中医骨折用药辨证，术后 1~6 周内用愈骨 1 号方内服，每天 2 次，每次 1 剂，以活血化瘀、消肿止痛，术后 6 周采用愈骨 2 号方内服，补肾壮骨、调补气血。

功能康复：①术后患者就可下地活动，生活可自理。术后 24 小时抬高患肢，做大小腿肌肉的等张收缩；进行踝关节、膝关节的主动屈曲、背伸运动，以促进足部肿胀的吸收及功能恢复。②术后 2~7 天做足趾的主动跖屈、背伸运动；可适当下床活动。③术后 1~6 周，继续做足趾的主动跖屈、背伸运动，辅以主动踝关节、膝关节的屈曲、背伸运动。6 周内以室内活动为主，尽量不要户外活动，指导患者进行主动跖趾关节功能锻炼，以促进小趾功能尽早恢复。④术后 6~8 周拆除外固定后，进行足趾的主动与被动跖屈、背伸运动，每天 3 次，每次 10 分钟；辅以踝关节、膝关节的主动屈曲、背伸运动；同时，中药泡足，每天 2 次，每次 30 分钟，直至正常为止。

观察周期：我们认为足部手术的恢复期需要 1 年左右，所以要求患者定期门诊复查。尤其在术后 3 个月内定期门诊拍片复查，以防止由于患者行走过多，导致截骨端移位或骨痂断裂发生。3 个月、半年、一年门诊拍片复查，评价术后远期疗效。

九、小趾内翻足底压力研究

目前对于小趾内翻足底压力采用静态测量还是动态测量尚无统一标准。国外有关学者对类风湿足底跖痛患者与正常人的足底压力进行测量分析，认为在静态站立时足的最大压力分布无明显差别，但在动态行走时，正常足在趾离地前的最大压力多集中在前足中部，而病足在趾离地前的最大压力多集中在前足外侧。小趾内翻测量方式应该根据足部的发病原因和机制进行选择，在研究中认为该病的发生主要与患者行走时小趾外侧受到鞋袜反复挤压和摩擦有关。因此，采用动态力学指标分析小趾内翻患者在行走时足底力学分布更符合本病生物力学特性。

国内对于前足力学测量及分布主要采用压力学指标，包括瞬间压力、峰值压力、平均峰值压力等。峰值压力能够反映测试瞬间跖骨头下各传感器的最大压力，选取推进期跖骨头下最大值进行测量和分析，能够评价患者足底出现最大压力时的大小、分布及手术的临床疗效。除对峰值压力进行测评外，还加入了峰值压强和冲量的研究。峰值压强能反映在测试瞬间足底压力对单位面积的作用效果，是研究力与作用面积的重要指标。在临床力学研究中，除了力和压强外，力对质点作用一段时间的积累效应（即冲量）也有着重要的临床意义，是研究足部持续应力损伤的重要指标。三者结合，能够更全面地反映足底各跖骨头负重区的生物力学效应，综合评价微创治疗的临床疗效。

小趾内翻患者术后易出现转移性跖骨头下疼痛并发症。本研究考虑到相邻跖骨之间的影响，将各跖骨分为独立 5 区进行测量和比较，能更精确地反映小趾力学变化与其余 4 趾之间的关系。小趾内翻患者足底压力变化与患者的年龄呈正相关，说明随着患者年龄的增长，足底第五跖骨压强会明显增高，这与老年患者足底肌肉及脂肪垫萎缩有关。

正常人前足由 5 个跖骨头和 2 枚籽骨组成，任何前足畸形及跖骨应力变化都会影响前足足弓的负重和各跖骨应力的分布。小趾内翻患者第五跖骨的压力、压强及冲量指标明显增高，说明第五跖骨负重增加是形成小趾内翻的重要生物力学原因之一，考虑与第五跖骨头下足底胼胝的形成和第五跖骨外翻导致足底压力升高有关。正常足底力学分布为 M2>M3>M1>M4>M5，依次递减，足底前足运动轨迹在第一、二跖骨之间。本组患者动态力学分布为 M5>M3>M2>M4>M1，依次递减，第五跖骨峰值压力、压强及冲量明显增加，足底运动轨迹明显外移（图 11-31）。

对采集的步态数据通过足底压力测试软件进行前足足底力学分析，将前足测量区域依照跖骨的位置分为第一、二、三、四、五跖骨测量区域，分别用 M1、M2、M3、M4、M5 代表跖骨头测量值。通过微创截骨手术治疗后，M2、M3、M4、M5 各力学测量值均有明显改善，足底各跖骨头的负重和分布与正常足负重接近，证明微创截骨技术可以有效矫正足部畸形，恢复前足负重（图 11-32）。患者术后第四跖骨负重的大小及分布与正常足第四跖骨接近，未出现明显的第四跖骨头下转移性跖痛症。

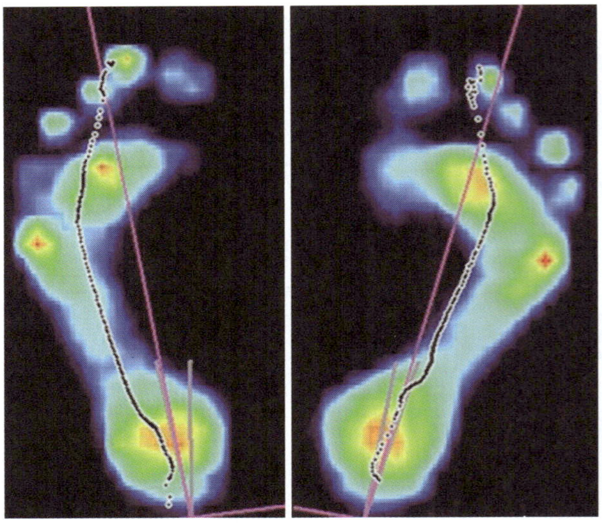

图 11-31　小趾内翻患者术前前足第二、三、五跖骨头区显示压力增高

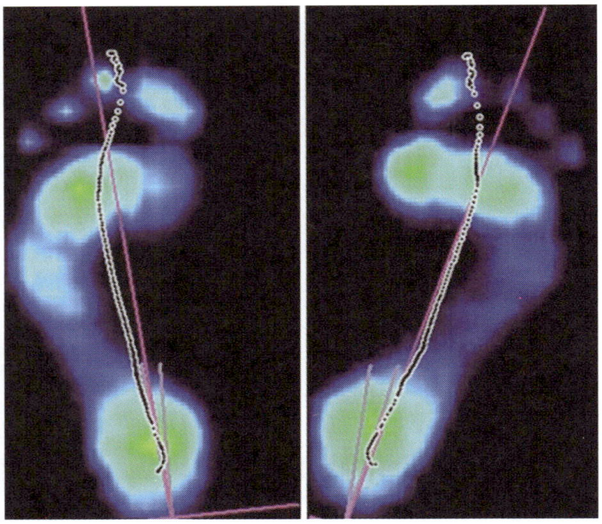

图 11-32　小趾内翻患者术后前足各跖骨头压力及运动轨迹恢复正常

综上所述，小趾内翻导致前足第五跖骨负重增加，前足运动轨迹外移。微创截骨技术可有效矫正小趾内翻畸形，恢复前足正常负重。足底动态力学测量可以较准确地反映小趾内翻足底负重的变化，对于临床疗效的评价可靠。

第三节　总　　结

小趾内翻是一种临床常见的足部疾病，患此病者十分痛苦，步履艰难，求医无门，但一直以来未引起国内广大骨科医生的足够重视。

通过临床研究，我们认为小趾内翻患者的发病主要存在两种机制的影响，即先天因素与后天因素。部分小趾患者先天存在第五跖骨头、头颈部或跖骨干部发育畸形，这是小趾内翻发生的重要因素。由于以上因素增加了第五跖骨头宽度和跖骨外翻的趋势，使跖骨与鞋袜的摩擦概率大大增加，局部可形成小趾内翻。部分小趾内翻患者 X 线表现为第二 - 五跖骨间角的增大，说明存在前足增宽的问题，认为可能与患者伴有踇外翻畸形，前足跖横韧带发育不全，足横肌未进入第五跖趾关节而致第五跖骨外翻趋势增加有关。鞋袜因素是导致该病发生的重要因素之一。患者有穿高跟鞋或紧鞋的病史，尤其像尖头鞋，会使足趾外侧受力增加。穿高跟鞋会使后足受力前移，前足各跖骨头压力增加，足部在受到外界过度挤压时，小趾会发生向内倾斜，第五跖骨会发生相对外翻，在与鞋袜的摩擦和挤压下局部形成小趾内翻，第五跖骨头与鞋袜的反复摩擦会导致跖骨头的异常增生，足趾内翻外旋会引起足胼胝的形成，同时进一步加重小趾内翻的症状，甚至形成局部溃疡。

对于小趾内翻症状较轻的患者，可采用保守疗法治疗。对于畸形严重，行走时疼痛，保守治疗效果不理想的患者，手术是一种有效的治疗方法。

目前国外报道小趾内翻的手术方式很多，主要分为第五跖骨外侧髁切除术，跖骨截骨术及跖骨头切除术。第五跖骨头外侧髁部分切除术是一种简单易行的手术方法，适用于单纯的第五跖骨头突出不伴有跖骨外翻畸形的患者。通过部分切除跖骨外侧髁增生骨赘以消除外侧隆起及压迫，利用关节囊紧缩缝合纠正跖趾关节半脱位，该方法可保留跖趾关节和跖骨长度，患者术后就可进行早期功能锻炼，无需制动，功能恢复快。第五跖骨头外侧髁部分切除术也存在一些缺点，由于单纯的外侧髁部分切除，没有根本解决第五跖骨外翻，术后常会出现畸形复发，关节活动不稳，第五跖趾关节易脱位等，尤其是跖骨头突出并伴有明显外翻畸形的患者，该方法远期效果不理想。

第五跖骨截骨术是治疗小趾内翻畸形常用的手术方法，根据截骨部位的不同主要分为跖骨颈部、体部及基底截骨，适用于第五跖骨有明显外翻畸形伴跖骨头突出的患者。该方法可有效减少前足宽度及矫正畸形，截骨端愈合时间短，可较早开始关节功能锻炼，是目前国际上常采用的治疗小趾内翻畸形的手术方法。其中，头颈部截骨包括 V 形截骨、斜形截骨及新月形截骨，由于是松质骨截骨，截骨端稳定，愈合时间短，术后可较早开始功能锻炼，有效矫正头颈部畸形，防止跖骨畸形复发。国外学者在对跖骨颈部斜形截骨与 V 形截骨对比的研究中发现，以上两种手术都可有效减少前足宽度，减小第四 - 五跖骨间角，矫正第五跖骨外翻。传统的斜形截骨术后可能发生第五跖骨短缩及跖骨远端向外倾斜的问题，但通过长期随访及 Mayo 临床疗效评价，显示两者最终疗效并无明显区别，说明以上两种方法治疗小趾内翻及内翻畸形疗效一致，术后可能发生的并发症并未影响其远期疗效。跖骨体部截骨大多采用斜形截骨的方法，并用克氏针或空心钉固定截骨端，防止其发生旋转或移位。该方法可有效保留跖骨头部血运，较少产生跖骨短缩及转移性跖骨头下疼痛症状，适用于小趾内翻伴有跖趾关节脱位的患者。跖骨基底截骨常采用楔形截骨方法，可有效矫正第四 - 五跖骨间角的增大，楔形截骨较为稳定，术后不易产生转移性跖骨头下疼痛，并且可以较早进行负重锻炼，适用于第五跖骨外翻畸形较重伴脱位的患者。由于跖骨基底部血运较差，愈合时间相对延长，部分患者有时会出现骨不连的问题。

第五跖骨头切除术目前临床较少使用。McKeever 认为采用第五跖骨头切除可有效缓解患者小趾内翻的疼痛症状，其报道了 60 例患者采用该方法，术后未发生任何并发症。Heckman 认为采用第五跖骨头切除术应极其慎重，该方法最好用于小趾内翻术后跖骨出现骨不连或骨髓炎的患者，因其切除跖骨头后会造成前足受力中心发生偏移，长期行走时易发生转移性跖骨头下疼痛及胼胝症状。

以上手术方法虽然种类繁多，但都存在一定问题。首先，传统的手术方法需要采用大切口，彻底暴露手术野，显露截骨端，剥离骨膜及周围软组织，术中损伤大，这必然会影响术后截骨端及周围软组织的愈合及骨痂生长，使截骨端愈合时间相对延长。由于采用大切口，术后常会留有瘢痕，影响足趾的外观及远期疗效。截骨端的固定与早期功能锻炼一直是困扰传统手术方法的一个难题。传统手术方式为了防止截骨远端向背侧移位和跖骨短缩，大多采用克氏针、空心钉固定截骨端，防止其移位以促进骨折愈合。由于采用内固定，早期固定时间会相对延长，足趾功能的恢复及术后远期的疗效必然受到影响。

中西医结合微创技术治疗小趾内翻，强调在微创操作的同时，尽量减少对周围组织的剥离，重视局部血运及对周围软组织的保护，以最小的解剖损伤和生理干扰达到最大的术后疗效。在操作中采用小趾近节趾骨近端背外侧切口的方法，切口大小仅为 0.5cm，可避免对局部周围神经血管的损伤，术中软组织剥离少，可有效保护足趾血运，促进截骨端骨痂生长，防止术后出现足趾坏死及麻木。截骨采用跖骨头颈部斜形截骨的方法，通过跖移跖屈截骨远端，可防止术后出现转移性跖骨头下疼痛症状，斜形截骨还可增加截骨端之间的接触面，促进断端之间的愈合，使愈合时间大大缩短。通过中医正骨手法可有效纠正小趾内翻畸形及跖趾关节半脱位，即使术后出现截骨端移位，可再行手法整复，调整截骨端位置，方法简便易行。术中不采用任何内固定，不仅缩短了手术时间，更减少了患者痛苦。通过“8”字绷带趾夹垫固定截骨端的方法，可以在有效固定截骨端的基础上较早地开展功能锻炼，断端间的微动和软组织合页对截骨端的包裹，又有利于截骨端的愈合。术后通过患者足趾负重及小趾长屈肌腱、小趾长伸肌腱、小趾短屈肌腱、小趾短伸肌腱、小趾展肌腱的纵向应力挤压和“8”字绷带趾夹垫的弹性固定，可促进术后足趾功能恢复，防止局部软组织粘连及关节僵硬的产生，有效解决了功能恢复与截骨端固定的难题。该方法采用微创技术，术后切口无需缝合，无瘢痕形成，足趾外形美观。

该技术在操作过程中强调微创操作，应避免损伤腓肠神经的背外侧皮支，否则会造成术后足趾长期麻木，感觉异常。采用小趾近端背外侧切口，在手术时可避免损伤小趾外展肌肌腱，否则会造成第五跖趾关节脱位。由于小趾跖骨颈部较细，术后固定时间可根据患者的恢复情况适当延长，以使截骨端固定牢靠。

参考文献

[1] 温建民，孙卫东，陈思，等．微创截骨治疗小趾囊炎[J]．中国矫形外科杂志，2008，16(23)：1784-1786.

[2] 王正义．足踝外科学[M]．北京：人民卫生出版社，2006.

[3] TONOGAI I，HAYASHI F，TSURUO Y，et al. Direction and location of the nutrient artery to the fifth metatarsal at risk in osteotomy for bunionette[J]. Foot Ankle Surg，2019，25(2)：193-197.

[4] CECCARINI P，RINONAPOLI G，NARDI A，et al. Bunionette：Minimally invasive and percutaneous techniques：a topical review of the literature[J]. Foot Ankle Spec，2017，10(2)：157-161.

[5] LUI T H. Percutaneous osteotomy of the fifth metatarsal for symptomatic bunionette[J]. Foot Ankle Surg，2014，53(6)：747-752.

[6] LAFFENÊTRE O，MILLET-BARBÊ B，DARCEL V，et al. Percutaneous bunionette correction：results of a 49-case retrospective study at a mean 34 months' follow-up[J]. Orthop Traumatol Surg Res，2015，101(2)：179-184.

[7] MARTIJN H A，SIEREVELT I N，WASSINK S，et al. Fifth metatarsal osteotomies for treatment of bunionette deformity：A meta-analysis of angle correction and clinical condition[J]. J Foot Ankle Surg，2018，57(1)：140-148.

[8] MALAGELADA F，DALMAU-PASTOR M，SAHIRAD C，et al. Anatomical considerations for minimally invasive osteotomy of the fifth metatarsal for bunionette correction——A pilot study[J]. Foot(Edinb)，2018，36：39-42.

[9] HRUBINA M，SKOTAK M，LETOCHA J，et al. The modified scarf osteotomy in the treatment of tailor's bunion：midterm follow-up[J]. Acta Orthop Belg，2015，81(1)：57-64.

[10] 陈思，林新晓，孙卫东，等．微创截骨治疗小趾囊炎足底压力变化[J]．中国矫形外科杂志，2021，29(5)：428-432.

第十二章
跖痛症诊疗体系

跖痛症是多种原因导致的跖骨头下方压力增高的前足疼痛，引起前足跖骨头及跖趾关节相应跖面的痛性胼胝形成，多以第二或第三跖骨头下为中心，曾有人称为跖部角化症，主要原因是跖骨头及跖趾关节负重过度所致。通过足底生物力学的研究，跖痛症主要是前足的跖骨头负重过度，跖骨头下压力分布紊乱，局部跖骨头下压力增大所致。跖痛症的诱发因素多为踇外翻或类风湿足等，往往合并出现跖骨头下痛性胼胝、叠趾、叉状趾、锤状趾、爪状趾畸形等。

跖痛症的临床表现以跖趾关节肿胀、疼痛，关节压痛，穿鞋行走疼痛为主，病程发展到一定阶段，近节趾骨向背侧脱位，形成跖趾关节背伸固定，僵硬，跖骨头下及近侧趾间关节背面受到压迫、摩擦而形成疼痛胼胝。随着人口老龄化和越来越多的中青年女性因生活或工作需要长期穿高跟尖头鞋，也导致跖痛症的发病率呈现上升趋势，但此类疾病不易引起患者重视，往往得不到及时救治。有些患者因自行处理不当，出现足底溃疡感染，往往预后不良，甚至截肢，给患者带来灾难性的后果。

我们在既往十几年临床实践的基础上，根据跖痛症的临床表现及影像学表现将跖痛症分为0~3期。针对该病的主要病机“跖骨头下陷”这一关键，在“陷者升其位”“高者就其平”理论指导下，建立了跖痛症的诊疗体系。该体系包括：①针对不同分期而采用不同术式及手法整复技术；②裹帘外固定；③术前、术后中医药的应用；④中医辨证调护及康复技术的应用。

第一节　诊断与分期

一、跖痛症分类

临床中常将跖痛症分为原发性跖痛症、继发性跖痛症和医源性跖痛症三大类。

1. 原发性跖痛症　多是由于先天解剖结构异常引起跖骨序列发生改变，如由感染、肿瘤等引起软骨或跖骨头异常增大，也可由其他遗传性因素或先天性畸形造成，如高弓足、前足马蹄样畸形等。

2. 继发性跖痛症　是由于其他系统疾病累积到足部或下肢的骨组织或软组织，最终导致前足横弓发生形变，局部跖骨头负荷紊乱而引起疼痛不适。如痛风性关节炎、莫顿神经瘤、类风湿性关节炎、跖骨头无菌性坏死等，都可间接引起继发性跖痛症。当足部外伤后，也会导致跖骨长度、相对位置发生改变，或骨折脱位及软组织损伤等引起局部疼痛不适。不同于类风湿性关节炎等代谢性疾病侵犯到关节，导致跖趾关节过伸，足底压力转移集中，此类疾病是引发了跖骨序列的直接改变。

3. 医源性跖痛症 是指在某些医疗过程中造成跖骨序列发生改变，如跖骨截骨术、跖骨重建术等。跖骨截骨术会使跖骨列线、长度改变造成医源性跖痛症；跖骨重建术容易发生跖骨延迟愈合、畸形愈合或不愈合，导致负重力转移，致使相邻跖骨应力超负荷；跖骨头部分切除术会造成残端处骨组织增生，软组织硬化等。除此之外，趾骨基底不恰当的切除也可引起跖痛症，如蹈外翻手术造成的第一跖列抬高、第一跖骨过度短缩及生物力学改变引起其邻近的跖骨骨髓水肿，并发转移性跖痛症，在临床上也较为多见。

二、跖痛症的临床表现及诊断

目前对于跖痛症的诊断并无统一标准，其临床表现以跖趾关节局部的疼痛、肿胀、功能受限，负重行走时疼痛明显加重为主，当疾病发展到一定程度时，由于跖筋膜、蚓状肌及骨间肌等足底软组织的挛缩等改变，可引发局部跖趾关节出现脱位，影响跖趾关节活动。由于局部跖趾关节过度跖屈，容易导致近节趾间关节长期处于过度背伸状态，从而造成跖骨头下方及趾间关节背侧与鞋子相互摩擦，形成胼胝，甚至使局部骨骼发生改变。

由于跖痛症主要依靠症状进行诊断，所以在早期患足可能只存在局部红肿、疼痛或角质层增厚的表现，所以查体时可能只有局部压痛，或前足横弓挤压试验阳性，但辅助检查可能无阳性表现，只有疾病发生到一定程度时，相关辅助检查才有可能出现阳性结果，如前足横弓轴位的 X 线片出现横弓高度降低，甚至塌陷等，跖趾关节或趾间关节出现局部的囊变、坏死，甚至脱位等。虽然足部生物力学、步态周期及足底压力分布对于分析跖痛症的原因有重要作用，但在临床疾病诊断的应用上仍然存在着一定的局限性。

（一）跖痛症的诊断标准

目前，国内外尚无跖痛症的确切诊断标准。笔者总结国内外文献并参照《足踝外科学》（王正义主编）制定了该病的诊断标准（图 12-1、图 12-2）。

1. 前足掌跖部跖骨头下胼胝形成，疼痛，影响行走。
2. 相应跖骨头下方压痛。
3. 跖趾关节可有肿胀、疼痛，压痛，常伴有关节失稳、脱位以及足趾畸形。

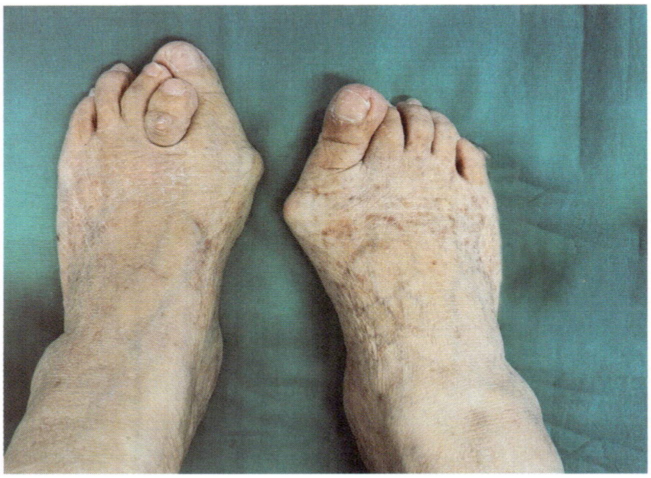

图 12-1 跖趾关节脱位伴叠趾、锤状趾

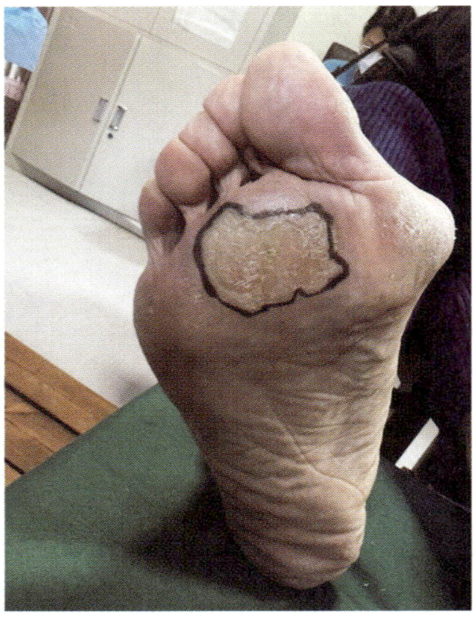

图 12-2 足底胼胝

（二）X 线表现

足部 X 线正位片可见跖趾关节间隙正常或消失，脱位者近节趾骨基底部与跖骨头重叠，近节趾骨

可向内或外倾斜。侧位片脱位者可见跖趾关节背伸，近节趾骨脱位于跖骨头背侧，还可见到近端趾间关节屈曲等锤状趾表现。

（三）X 线分期方法

根据既往临床治疗经验，本着分期指导和服务于临床治疗的原则，依据足部负重和非负重 X 线表现，将其为 4 期（0~3 期）（图 12-3~ 图 12-10）。

0 期：X 线正位片跖趾关节间隙大致正常；侧位跖趾关节无脱位。

1 期：非负重位 X 线正位片跖趾关节间隙大致正常，负重位 X 线正位片跖趾关节间隙变窄或消失；侧位片跖趾关节无脱位。

2 期：非负重位 X 线正位片跖趾关节间隙变窄或消失，负重位 X 线正位片近节趾骨基底部与跖骨头稍重叠；侧位片可见近节趾骨向背侧轻度脱位。

3 期：非负重位 X 线正位片近节趾骨基底部与跖骨头重叠；侧位片可见近节趾骨向背侧脱位，与跖骨头重叠。

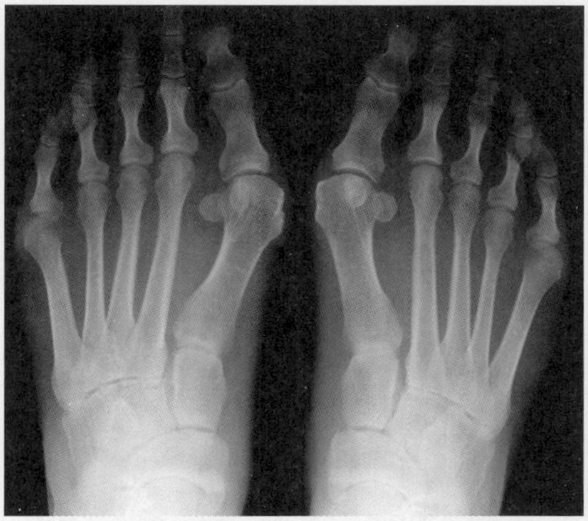

图 12-3　跖痛症 0 期正位 X 线片（非负重）

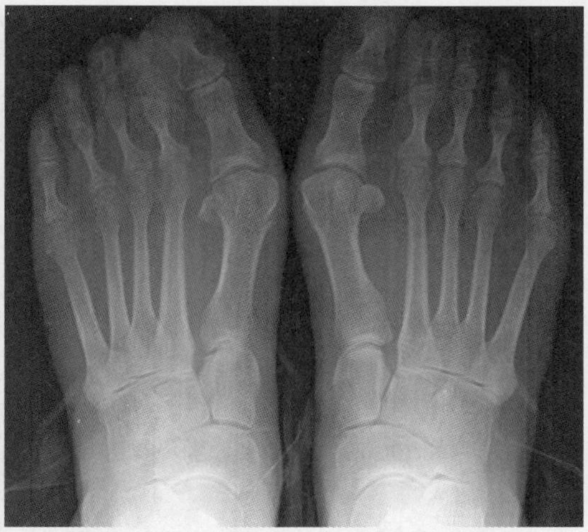

图 12-4　跖痛症 0 期正位 X 线片（负重）

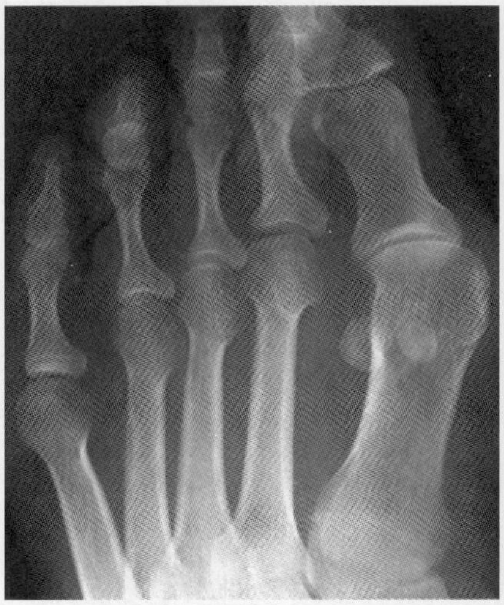

图 12-5　跖痛症 1 期正位 X 线片（非负重）

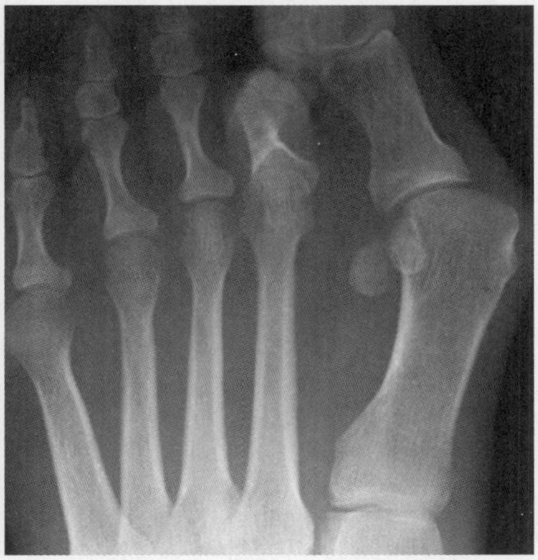

图 12-6　跖痛症 1 期正位 X 线片（负重）

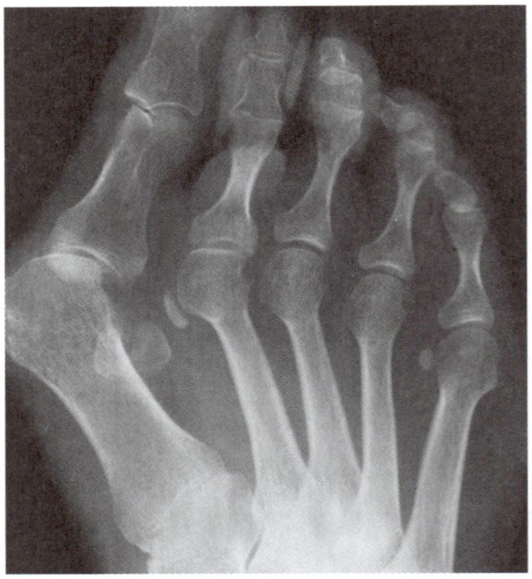

图 12-7　跖痛症 2 期正位 X 线片（非负重）

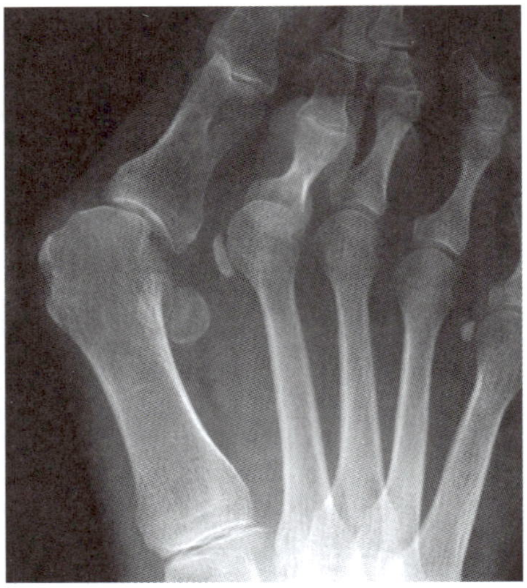

图 12-8　跖痛症 2 期正位 X 线片（负重）

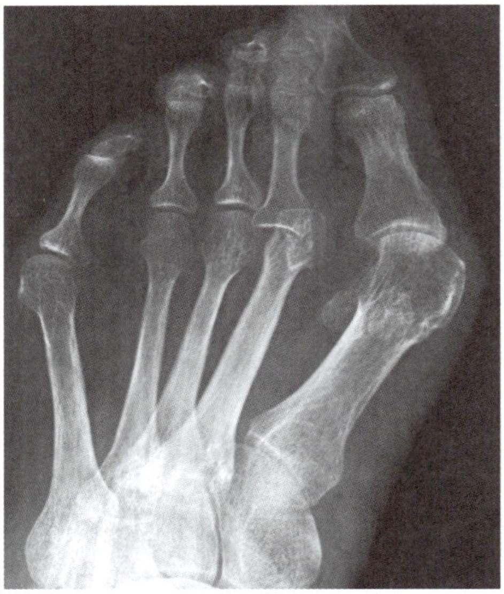

图 12-9　跖痛症 3 期正位 X 线片（非负重）

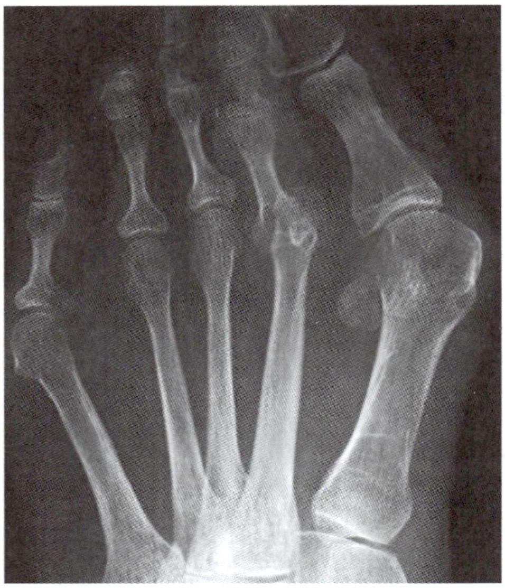

图 12-10　跖痛症 3 期正位 X 线片（负重）

第二节　治 疗 方 法

一、保守治疗

（一）封闭疗法

该方法多是应用糖皮质类激素、2% 利多卡因、生理盐水进行适量的混合注射于病患处。此种方法虽可迅速起到抗炎镇痛的疗效，但也正因此点，患者就会认为跖痛症已痊愈，又会继续使用患足，甚至是超负荷使用，导致局部组织再次损伤，程度往往会比前次发病更为严重。

另外，糖皮质类激素之所以能够迅速起效是因为该药本身具有抗胶原组织生成的作用，频繁使用此法会导致局部细胞组织变性，最终造成不可逆的损伤。不仅如此，这类药物还会使肌肉细胞的数目降低，直径减小，影响肌原纤维的排列分布，最终诱导肌肉萎缩。在本病中，则会使足底肌肉等软组织变性，进一步影响足弓形态，改变足部的生物力学，造成组织学的改变。

（二）理疗

运用温热疗法、电脑中频电疗、自我运动训练及日常活动功能锻炼治疗跖痛症，疗效明显。关于温热疗法，主要是取其温热，改善局部血液循环，降低肌肉张力以缓解局部痉挛，加快局部的新陈代谢，促进炎性物质吸收，减少局部组织的机化粘连，阻断其“损伤→无菌性炎症→再损伤”的恶性循环。可选择超短波透热、特定电磁波等。电脑中频电疗，其作用类似于温热疗法，但由于拥有多步程序，功能较多，含有低频成分，所以还能够通过刺激运动神经和肌肉，有效地对自主神经进行功能调整。本法操作简单，可以改善局部的部分病变，但患者需长期规律到医院接受治疗，若有足部行走过多等劳损，又会再次产生局部疼痛不适的症状。

（三）胼胝修治

胼胝的去除可以减少局部压力及冲量，从而达到缓解疼痛症状的效果。在进行此项操作时，应注意以下几点：①在操作过程中要随时询问患者情况，避免出现误伤；②去除胼胝应分次完成，切勿急于求成，秉承宁浅勿深的原则；③在频率上应做到因人而异。此种方法虽有一时之效，但由于造成痛性胼胝的生物力学原因并没有去除，所以胼胝会反复出现，足部的症状也会随之而来，特别是对于糖尿病患者，在进行操作时应当特别谨慎，以免出现局部皮肤溃破而造成糖尿病足。

（四）矫形鞋具的应用

穿着舒适的鞋会起到减震缓冲，吸收能量的作用。在近年的临床中，矫形足垫及矫形鞋具的应用仍处于普及的过程中，广大患者对于鞋具、足垫的认识程度还较低，并不了解这一治疗手段的原理。许多患者多是采取自行解决的办法，如改穿平底软底的运动鞋，尽量少穿高跟鞋，部分患者还会自行在足底加放棉垫等来缓解局部症状。

将特殊的鞋垫放置在应力最大的跖骨头近端治疗继发性跖痛症，发现其可以有效地将应力分散，减轻前足负荷，从而达到改善疼痛的目的。但市面上的鞋子质量良莠不齐，即便是质量合格，但究其发病的生物力学特点，也不能够达到因人而异、个体化定制的程度，所以其中一部分患者即便是换了宽松舒适的鞋子，但可能局部疼痛不适的症状并未大部分消除，其原因就在于此。

运动鞋在支撑相早期通过鞋底产生的形变来储存能量，将其释放于支撑相末期，即足部蹬离地面时，这一原理称为运动鞋能量回归原理。在行走过程中，足弓部的冲量可以通过鞋具抬高的足弓设计将其向全足转移，使得局部的受力更加均匀。对于不同的足垫，其质地的软硬程度也有所不同，若足垫较硬，则行走过程中关节力会减小而韧带力会有所增加，若足垫较软，则行走过程中关节力会增大而韧带力会有所减小。所以应对患者跖痛症病因进行分析，依照其骨性结构和软组织结构的不同来进行选择。

与前几种治疗方案相比，此种方法简单易行，可有效缓解在负重行走时足部的症状，又可避免口服用药对于人体消化道及肝肾功能的影响，避免局部有创操作的风险；同时，对于不能耐受手术治疗的严重跖痛症患者，也可缓解局部症状。

二、手术治疗

（一）术前准备

1. 全身情况 术前进行体格检查、实验室检查，以及心电图、胸片检查；填术前病例报告表；数码相机拍摄双足外观像；Footscan 足底力学测试。

2. 局部情况 中药足外洗 1 号方浴足，每天 2 次，每次 30 分钟，泡足 2~3 天，若有足癣，可适当延长浴足时间。术前常规消毒，备皮。

3. 医患交流 术前与患者进行充分沟通交流，介绍手术方式及可能出现的风险，以及术后可能出现的并发症，填写手术知情同意书；关心患者情绪，解除患者内心的恐惧，做好术前准备。

4. 其他事项 做好手术标识，严格三查七对，避免出现不必要的差错。术前指导患者进行踝关节伸屈锻炼，跖趾关节、趾间关节跖屈背伸锻炼。

（二）手术方法

手术方案：①责任跖骨头颈经皮微创截骨抬高术（术 A），适用于 0 期跖痛症经保守治疗无效患者。②责任跖骨头颈楔形或斜形截骨术（术 B），适用于 1 期跖痛症患者。③责任跖骨近端截骨短缩螺钉内固定术（术 C），适用于 2 期跖痛症患者，跖趾关节无粘连僵硬，可被动复位。④责任跖趾关节切开复位克氏针固定加跖骨近端截骨短缩螺钉内固定术（术 D），适用于 3 期跖痛症患者，跖趾关节脱位较重，关节粘连、僵硬，无法被动复位。常合并足趾的内、外翻（跖板损伤）及锤状趾畸形等。

1. 责任跖骨头颈经皮微创截骨抬高术（术 A）

【适应证】0 期跖痛症经保守治疗无效患者。

【手术器械】骨科动力系统、一次性骨科动力系统附件或一次性骨科动力系统磨截骨器 15 号小圆刀或解剖刀、足踝外科基本器械等。

【麻醉】局部麻醉。

【体位】仰卧位。

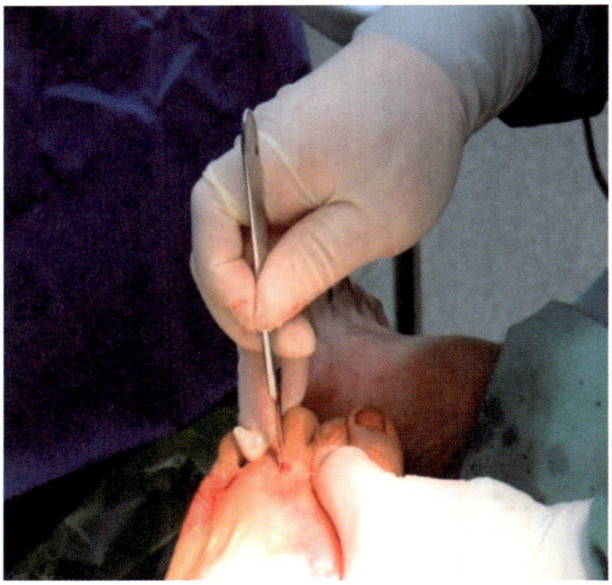

图 12-11 责任跖骨头颈经皮微创截骨抬高术

【手术操作要点及步骤】用小圆刀在要进行截骨的跖骨头颈背侧做纵行切口。切开皮肤皮下后，小骨膜剥离器剥离骨膜，将磨截骨器在跖骨头颈部进行横行截骨，冲洗切口。手法抬高截骨远端，跖侧足底放置一小块纱布，以给予适当的上抬力量，包扎（图 12-11~ 图 12-15）。

【注意事项】确认要进行截骨手术的跖骨，以免截骨错误。截骨要准确、迅速，避免反复操作造成跖骨过度短缩。碎骨屑要尽量挤出，避免过多残留，不利于截骨端愈合。

【术后处理】术后裹帘外固定，允许患者适当下地行走，通过下地自行调整跖骨头的高度。拍正、侧位 X 线检查了解截骨情况，术后第 2、6、12 周定期复查拍 X 线片，观察截骨端位置及愈合情况。

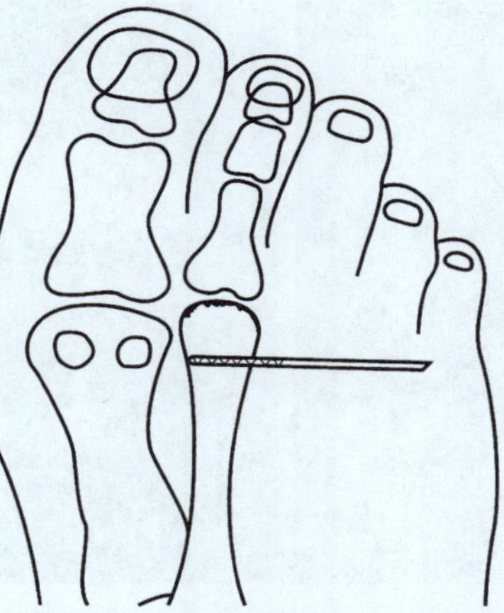

图 12-12 责任跖骨头颈经皮微创截骨抬高术示意图（正面观）

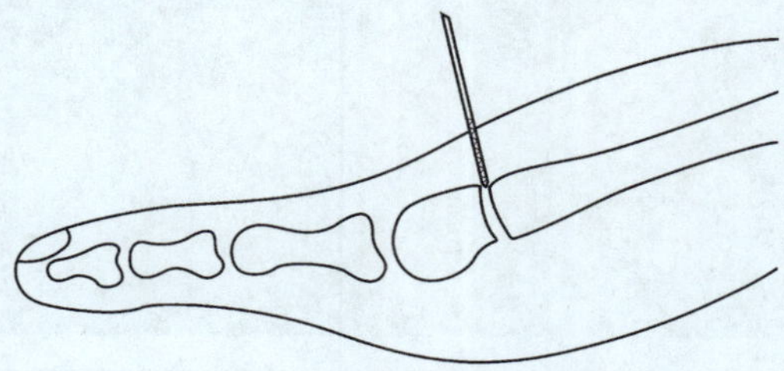

图 12-13 微创截骨示意图（侧面观）

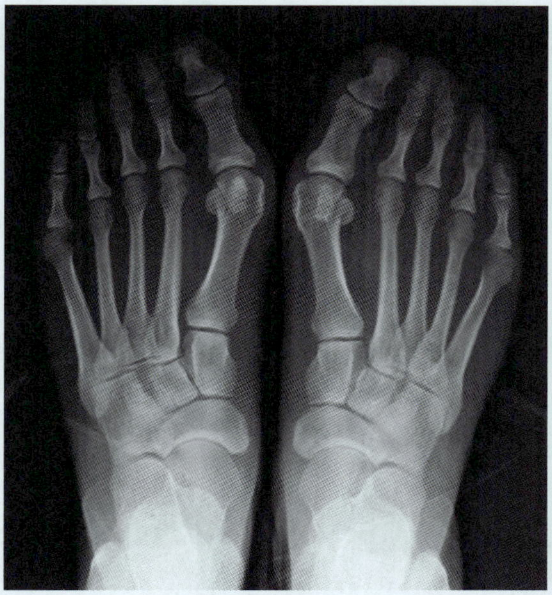

图 12-14 术 A 术前 X 线片

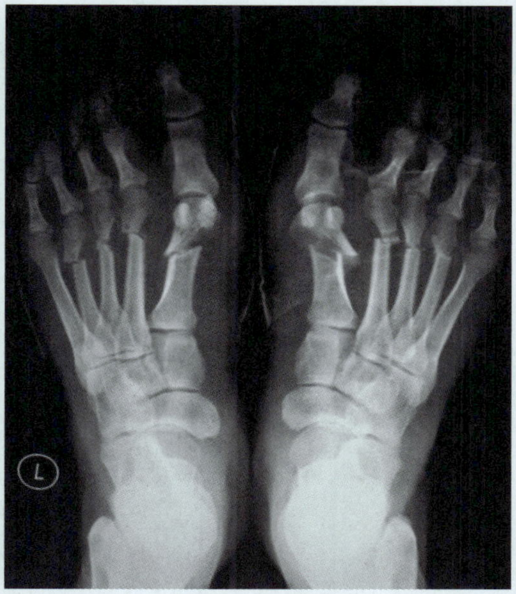

图 12-15 术 A 术后 X 线片

2. 责任跖骨头颈楔形或斜形截骨术（术 B）

【适应证】1 期跖痛症患者。

【手术器械】小摆锯、骨科动力系统、一次性骨科动力系统附件或一次性骨科动力系统磨截骨器 15 号小圆刀或解剖刀、足踝外科等基本器械、螺钉。

【麻醉】一般采用神经阻滞麻醉或局部麻醉。

【体位】仰卧位。

【手术操作要点及步骤】于病变跖趾关节背侧做切口，逐层分离显露跖趾关节，松解关节囊，于背侧切开关节囊，跖屈脱位跖趾关节，用摆锯或磨截骨器自跖骨头背侧关节缘处行第一次截骨，截骨线与足底平行，再在第一次截骨线的近端 2~3mm 处行第二次截骨，截骨面与第一次截骨面成 10° 左右夹角，取下楔形骨片，截骨完毕后将远端跖骨块向近端推移并抬高，推移距离与抬高程度根据疼痛程度及相邻跖骨长度关系决定，垂直截骨面有限固定（图 12-16~ 图 12-20）。

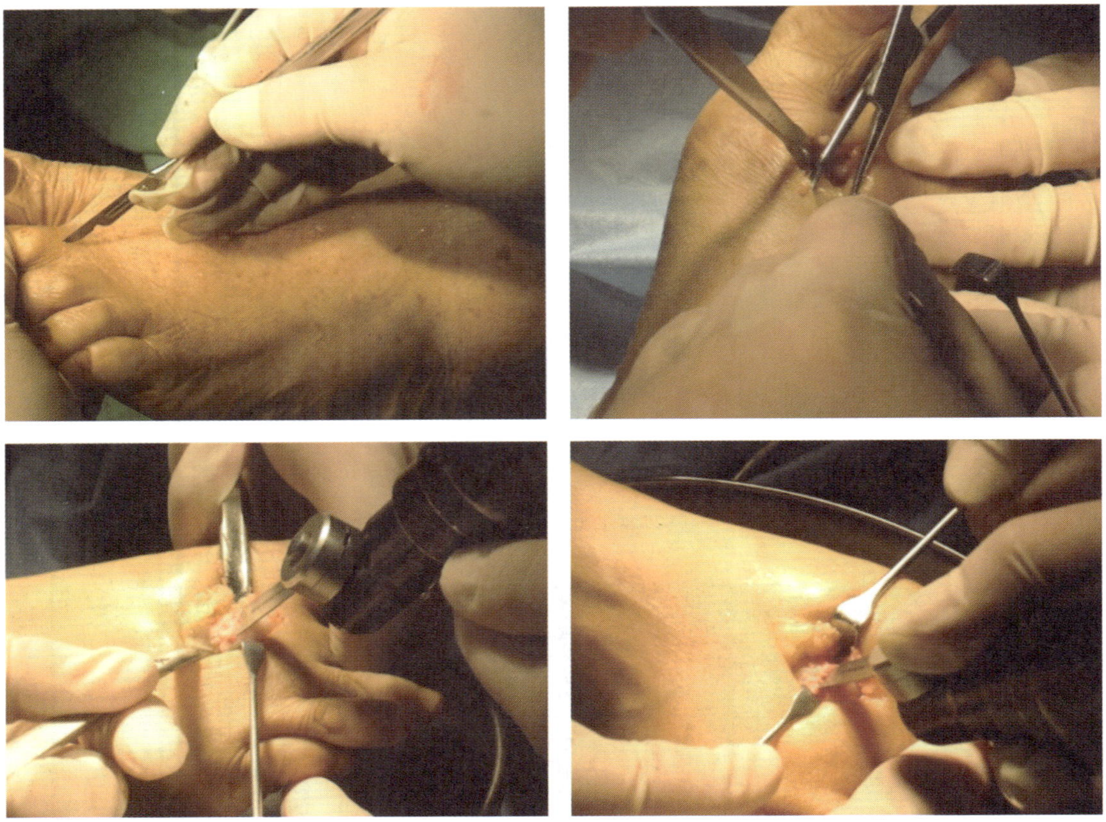

A

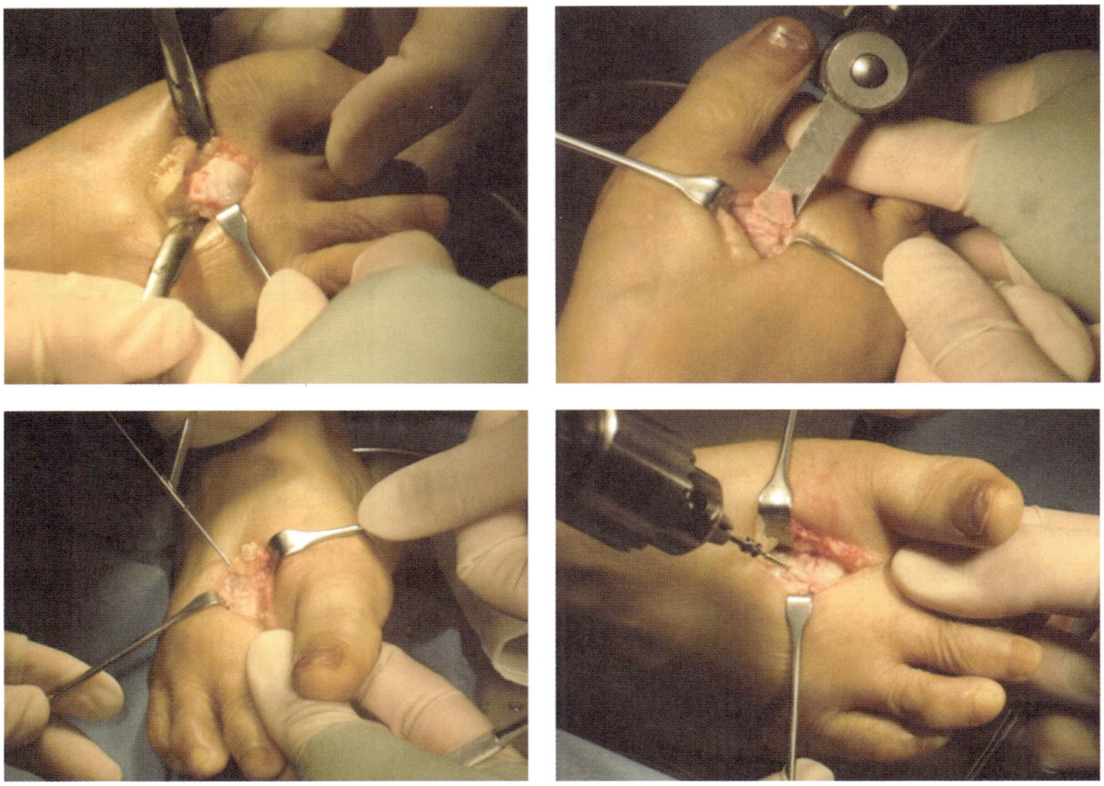

B

图12-16 术B

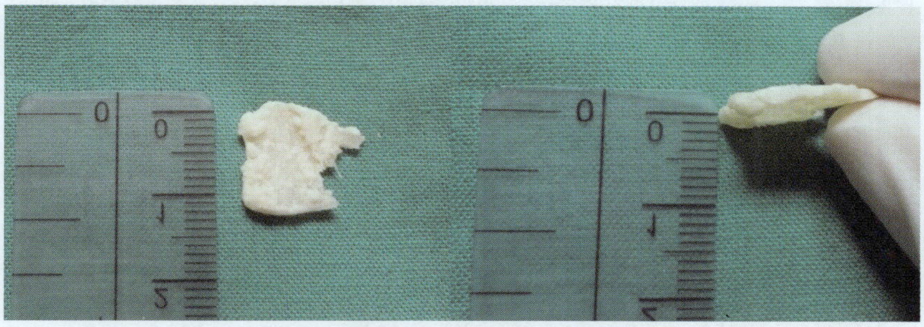

图 12-17　术 B 取出的骨块

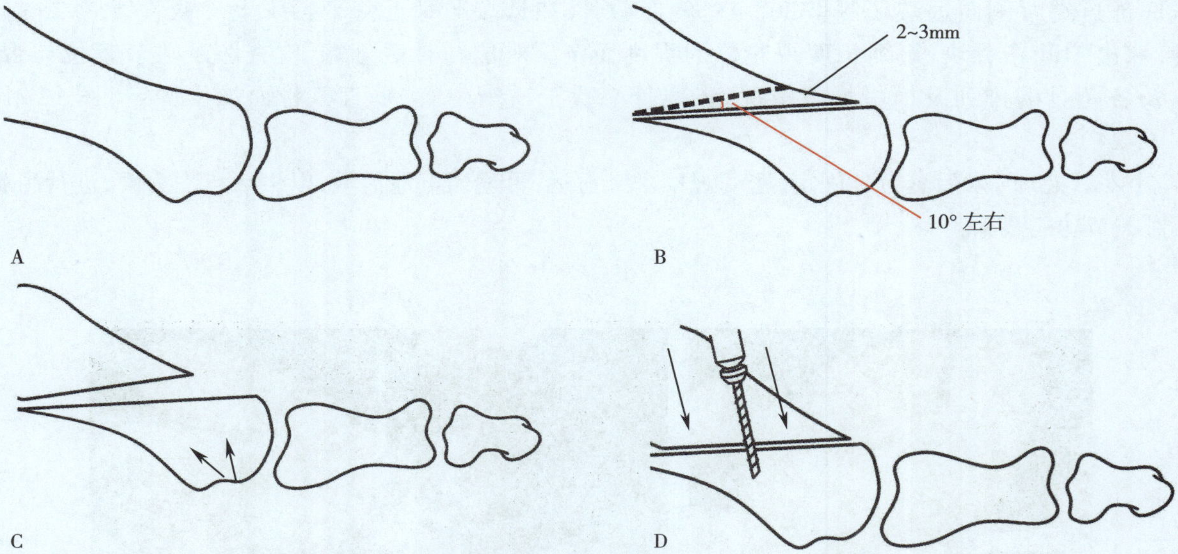

图 12-18　术 B 截骨示意图

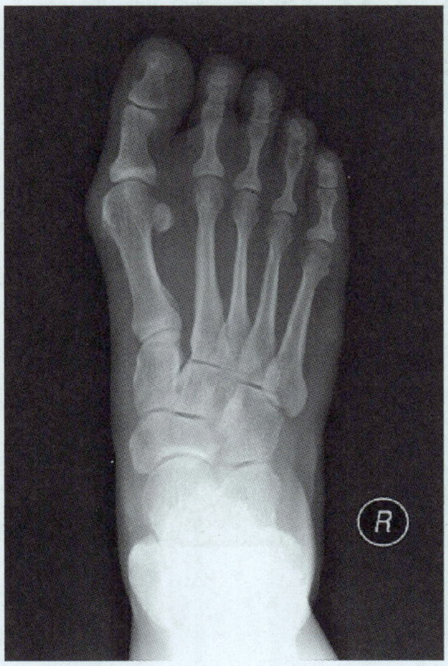

图 12-19　术 B 术前 X 线片

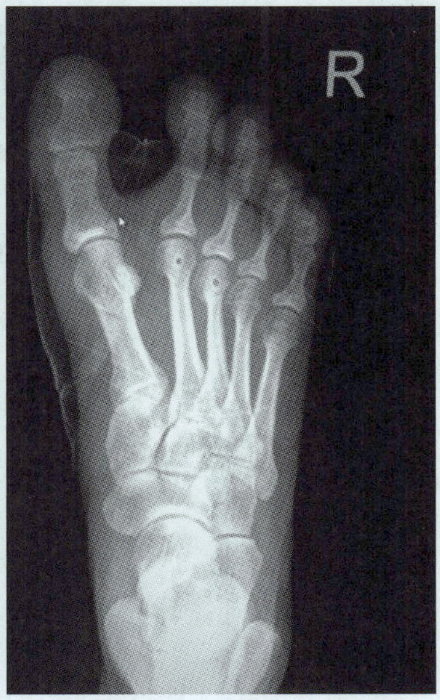

图 12-20　术 B 术后 X 线片

【术后处理】术后裹帘外固定，密切观察术趾血运，可适当下地活动，以生活自理为度，术后 3 天开始进行患足跖趾关节功能锻炼。

3. 责任跖骨近端截骨短缩螺钉内固定术（术 C）

【适应证】2 期跖痛症患者，跖趾关节无粘连僵硬，可被动复位。

【手术器械】小摆锯、骨科动力系统、一次性骨科动力系统附件或一次性骨科动力系统磨截骨器 15 号小圆刀或解剖刀、足踝外科等基本器械、空心螺钉或可吸收螺钉。

【麻醉】一般采用神经阻滞麻醉或硬膜外麻醉。

【体位】仰卧位。

【手术操作要点及步骤】于相应跖骨近端背侧做切口，显露跖骨。用摆锯或磨截骨器于跖骨基底部近端背侧向远端跖侧呈 30°~45° 斜形截骨，在远端跖骨近侧平行于上一截骨线做二次截骨，取出中间跖骨块，短缩长度视脱位的程度而定。对位跖骨截骨端，检查跖趾关节复位与否，以及各跖骨的排列及横弓恢复情况，将截骨端置于适当位置，垂直截骨面加压固定（图 12-21~图 12-24）。

【术后处理】术后裹帘外固定，密切观察术趾血运，可适当下地活动，以生活自理为度，进行患足跖趾关节功能锻炼。

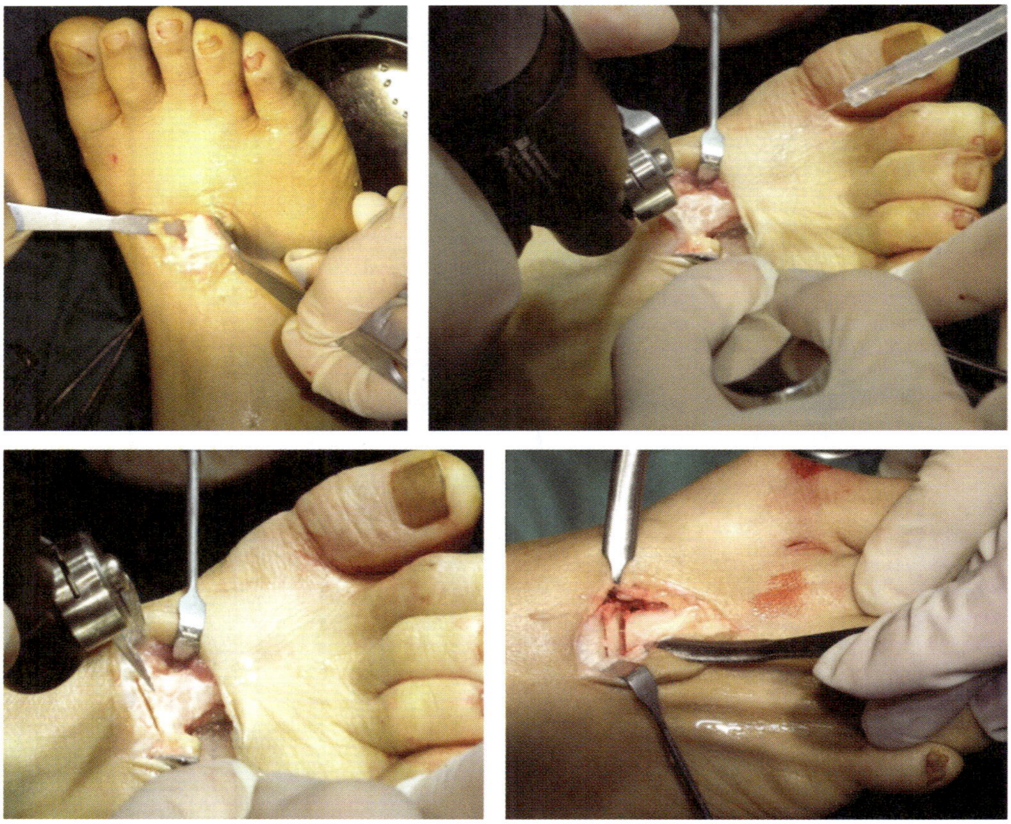

A

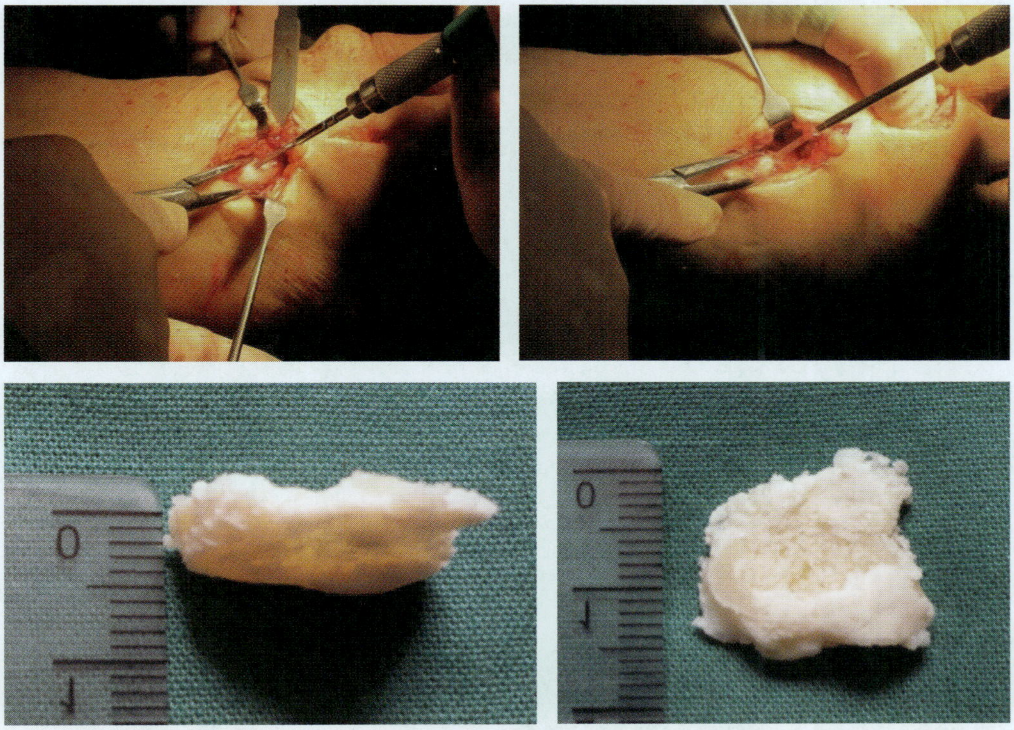

B

图 12-21　术 C

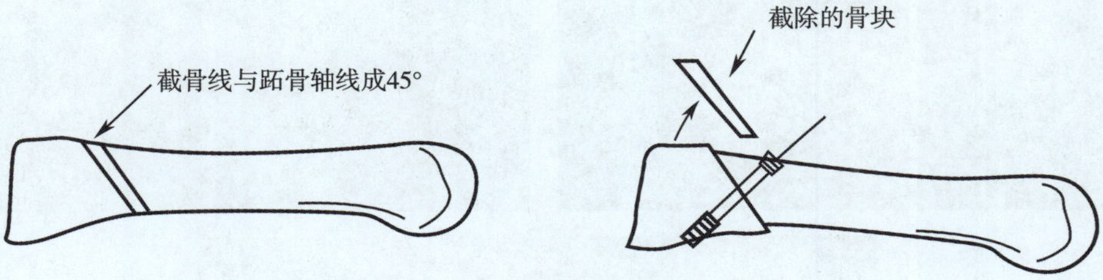

图 12-22　术 C 截骨示意图

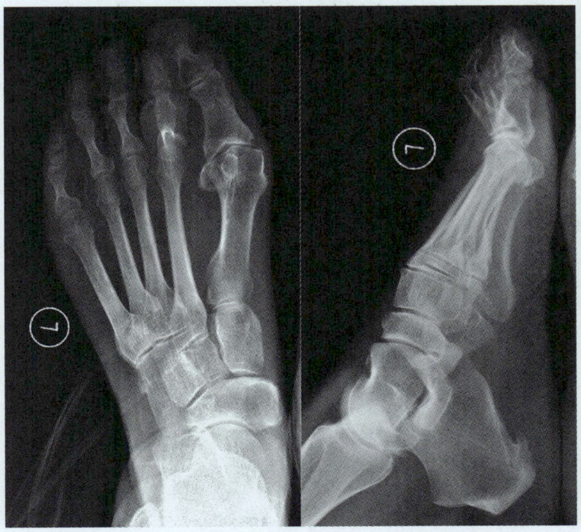

图 12-23　术 C 术前 X 线片

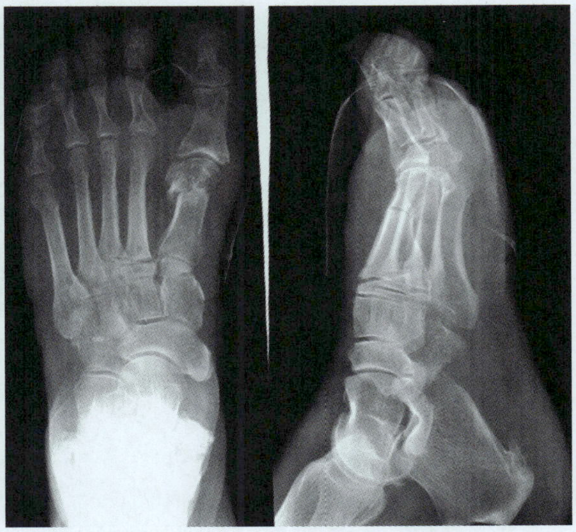

图 12-24　术 C 术后 X 线片

4. 责任跖趾关节切开复位克氏针固定加跖骨近端截骨短缩螺钉内固定术（术 D）

【适应证】3 期跖痛症患者，跖趾关节脱位较重，关节粘连、僵硬，无法被动复位。常合并足趾的内、外翻（跖板损伤）及锤状趾畸形等。

【手术器械】小摆锯、骨科动力系统、一次性骨科动力系统附件或一次性骨科动力系统磨截骨器 15 号小圆刀或解剖刀、足踝外科等基本器械、空心螺钉或可吸收螺钉。

【麻醉】一般采用神经阻滞麻醉或硬膜外麻醉。

【体位】仰卧位。

【手术操作要点及步骤】截骨方法与术 C 相同。于跖趾关节背侧做切口，松解关节囊，复位跖趾关节，自截骨端穿入 1 枚 1.5mm 克氏针固定复位跖趾关节，调整好截骨远端跖骨位置后，垂直截骨面加压固定。合并固定性锤状趾可在穿入克氏针前，行近节趾间关节成形术。（图 12-25~图 12-27）

【术后处理】术后裹帘外固定，密切观察术趾血运，可适当下地活动，以生活自理为度，术后 1 个月拔出克氏针，开始进行患足跖趾关节功能锻炼。

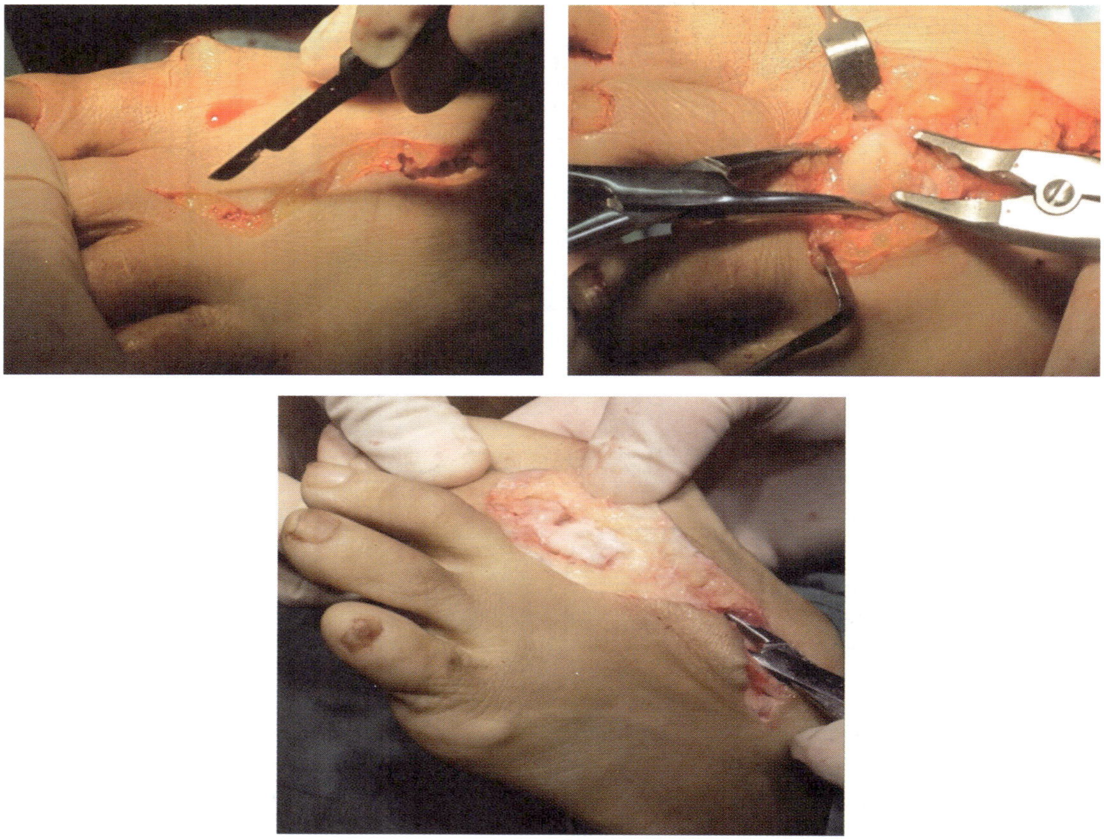

A

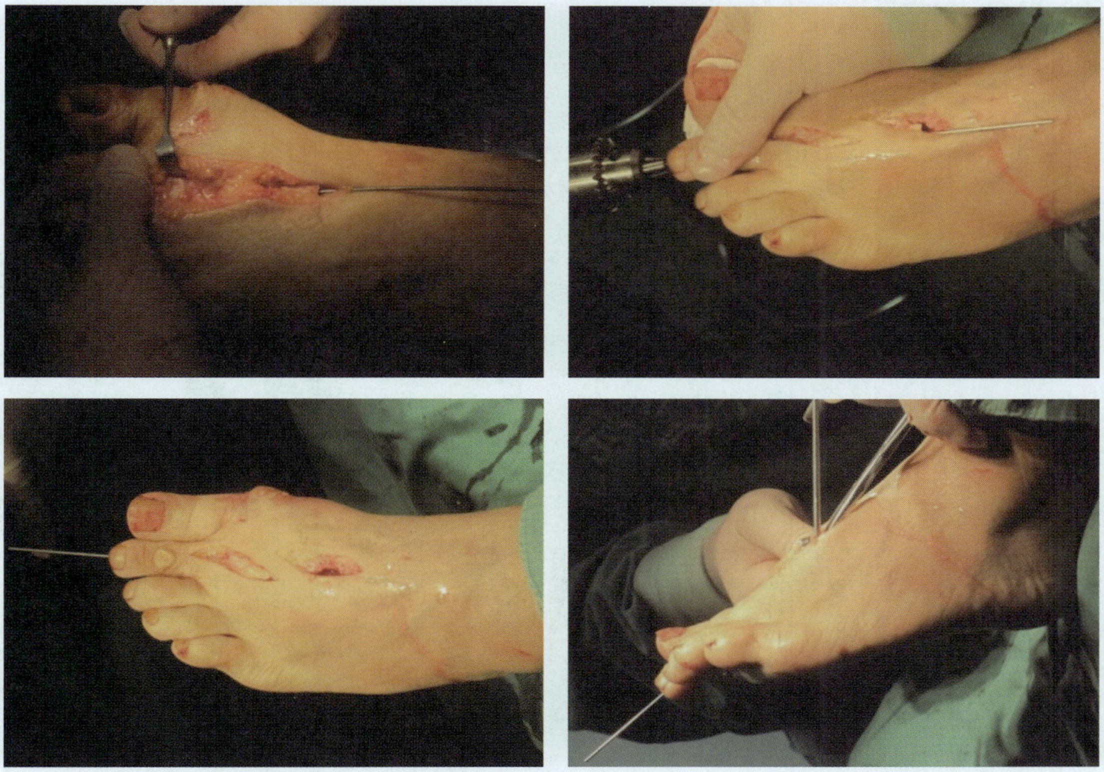

B

图 12-25　术 D

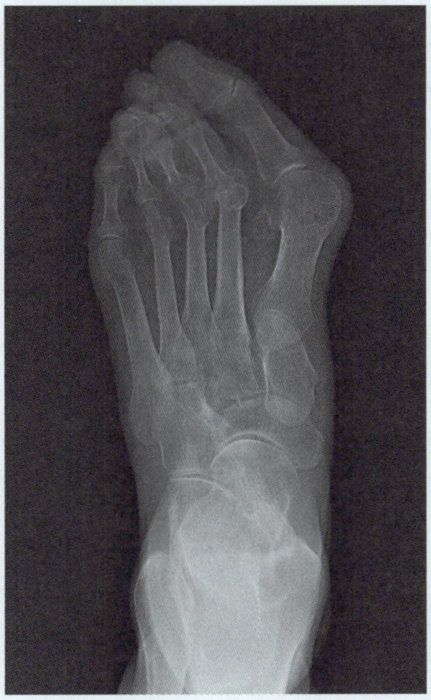

图 12-26　术 D 术前 X 线片

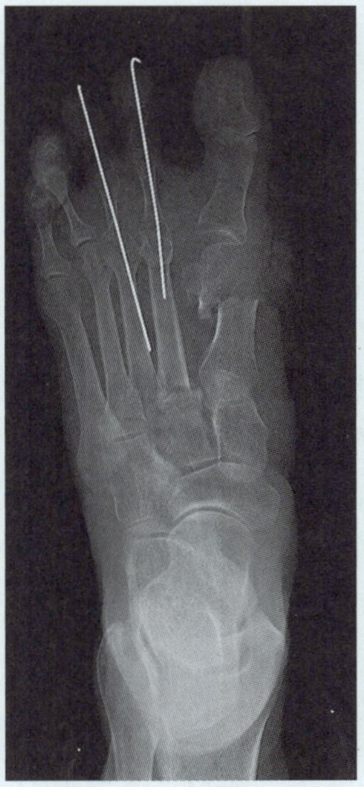

图 12-27　术 D 术后 X 线片

（三）术后外固定方法

术后用裹帘外固定法，对于合并踇外翻手术者，用绷带卷成直径约 0.5cm 的圆形夹垫（因个体差异，夹垫大小有异）放于一二趾蹼间，同时用绷带折成大小约 2cm×2cm、厚度约 0.5cm 的方形抬高垫放置于责任跖骨头正下方，胶带横向固定。再将绷带过踝后压于第一二趾蹼夹垫间做“8”字形包扎，然后用外用胶布从足背外侧做半“8”字形包扎，固定好一二趾。通过绷带及胶布外固定作用固定足底抬高垫位置，保持跖骨适当上抬力量的同时纠正跗外翻畸形。单纯跖骨抬高术未合并跗外翻手术者，于足底责任跖骨头下放置抬高垫后行常规固定包扎，术后患者均穿前开口的硬底矫形鞋（图12-28、图12-29）。

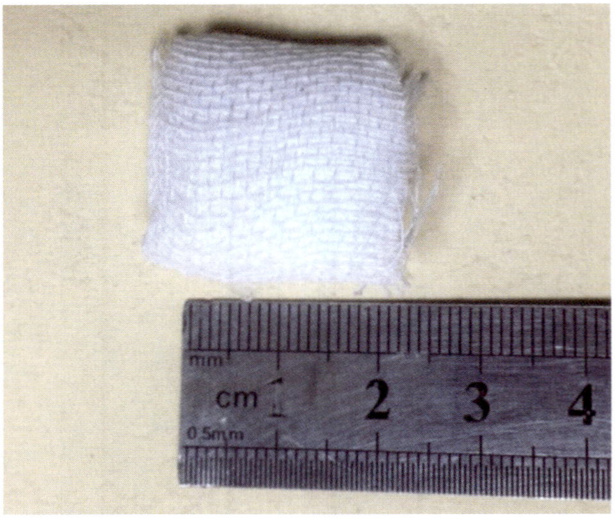

图12-28 抬高垫

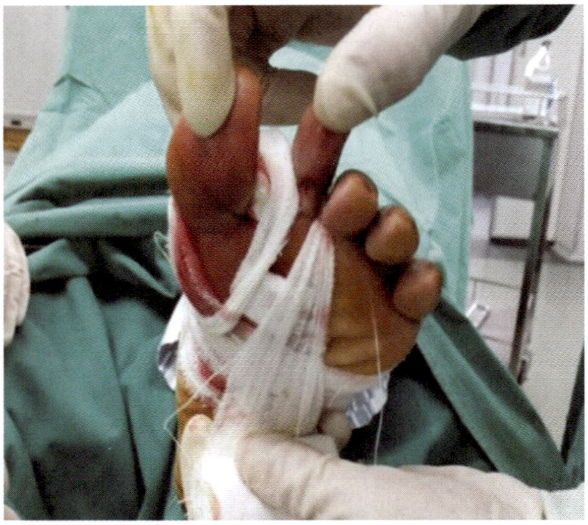

图12-29 裹帘包扎固定方法

第三节 中药的辨证应用

中医学中并无跖痛症这个名词，但传统医学将痛症归属为“痹证”范畴。痹，是阻塞不通的意思。痹证是指外邪稽留经络，发生肌肉关节疼痛、肿大、重着的一种疾病。有关痹证的记载，首先见于《黄帝内经》，书中指出：“风寒湿三气杂至，合而为痹”。《黄帝内经》不仅提出了痹之病名，而且对其病因、病机证候分类以及转归、预后等均做了较详细的论述。

历代医家根据疾病的不同症状特点，赋予不同的病名，在治法、方药上亦渐趋丰富。张仲景《金匮要略》有湿痹、血痹、历节之名，所创桂枝芍药知母汤、乌头汤等方，至今仍为临床常用。

跖痛症，中医病因多为长期站立、步行等劳累因素，患者因“久立伤骨”“久行伤筋”等因素导致机体气血不畅、经络瘀阻、肝肾虚损，跖部“不通则痛”“不荣则痛”，影响患者生活质量。

跖痛症的病机为本虚标实，本为肝肾虚损，病位在肝肾，但与脾胃因素亦有关；标实多为气滞血瘀。总的来说，跖痛症的病因可归纳为外因和内因，外因主要是风寒湿等外邪侵袭、经络瘀阻，慢性劳损等；内因主要是劳逸失当、久病体虚，肝肾亏虚等。

一、中药外用

（一）足外洗1号方

足部经常处于阴脏环境，容易滋生细菌、真菌，中药清热解毒杀虫效果良好。患者在常规备皮的情况下，外洗 1 号方浴足。

（二）足外洗 2 号方

术后患足长时间固定，必然造成局部经络不通，气血凝滞，故有局部肿胀疼痛，活动不利。患者术后 6 周，外固定拆下，嘱其采用活血化瘀消肿的足外洗 2 号方，促进其足部的血液循环，加快恢复进度。先熏双足，待水温降至适宜温度，将双足置于盆中泡洗，并配合足部按摩及主、被动活动，使药效深达经脉，以达到散瘀、消肿、舒筋、通络的目的，加速筋骨康复，改善关节周围环境，促进跖趾关节滑利。中药熏洗是通过药物热力的蒸腾，使肌肤毛孔开启，药物进入肌肤腠理，直达病所，使得局部气血通畅，以达到活血化瘀、舒筋活络的目的。

二、中药口服

术后辨证应用中药口服，拟愈骨 1 号和愈骨 2 号内服。先予活血化瘀为主的愈骨 1 号方，术后 2 周后予补益肝肾、续筋接骨为主的愈骨 2 号方，可起到消除术后肿胀、减轻疼痛、促进骨折愈合作用。

骨折愈合是一个极其复杂的生物学修复过程，受诸多因素影响，临床文献报道通过口服活血化瘀、续筋接骨、补益肝肾类药物，可促进截骨端愈合，降低骨折延迟愈合及不愈合的发生率。

第四节　康 复 训 练

由于跖趾关节属于小关节，活动度较小，在治疗中以拔伸手法为主，牵拉跖趾关节使其分离，拉伸附着在跖骨和趾骨上的肌肉和韧带，达到恢复肌肉功能的作用，同时让跖趾关节的关节间隙增大，给予局部损伤组织足够的修复空间，从而恢复跖趾关节的生理状态和功能。

一、“三结合”练功原则

术后练功遵循“三结合”原则，即医患配合、主动与被动结合、动静结合。

二、康复训练

1. 踝摆动练习　行踝关节伸屈活动及踝关节环绕运动，以活动踝关节及牵拉小腿肌肉，手术当日即可进行，每天 4~5 次，每次 2~3 分钟。

2. 足趾背伸跖屈练习　足趾主动背伸、跖屈，活动跖趾及趾间关节，重点以责任跖趾关节为主，每天 4~5 次，每次 2~3 分钟。

3. 患肢肌肉等长收缩训练　每日至少 3 次，每次时间以不引起肌肉过度疲劳为宜，一般需 5~10 分钟或更长。

4. 第一跖趾关节被动活动　术后 2 周在加强主动活动的基础上，辅以被动屈伸第一跖趾关节，可由患者或他人操作。一手握紧截骨端，维持截骨端位置不动，另一手握住责任跖趾关节远端，做关节的屈伸活动，每天 2~3 次，每次 2~3 分钟。

5. 跖趾关节的理筋手法 1　患者一手握紧截骨端，维持截骨端位置不动，另一手握住跖趾关节远端，用一定力量跖屈关节，此时可有粘连撕开的感觉，表明关节粘连已松解。手法后嘱患者每日主动和被动活动跖趾关节，每天各 2 次，每次 10 分钟。以维持关节活动范围。此法一般在术后 4 周和 6

周各施行 1 次，此后根据患者复查时的关节活动情况，再酌情使用。

6. 跖趾关节的理筋手法 2　患者取仰卧位，患肢屈膝，术者面向患者站立，上方手放在跖骨上，拇指在足底，食指放在足背，下方手放在相应的趾骨近端，拇指在足底，食指在足背，上方手固定，下方手将趾骨上下推动并维持，使关节增加活动。此法一般在术后 6 周开始进行，指导患者自行操作。

第五节　典型病例

1. 杨某，女，54 岁。双足中度姆外翻，双足第二、三、四跖骨头下疼痛。行双足姆外翻微创截骨术，双足第二、三、四跖骨头微创抬高术（图 12-30~ 图 12-33）。

2. 王某，女，59 岁。双足姆外翻，右足第二、三跖骨头下疼痛。行姆外翻微创截骨术，右足第二、三跖骨头颈截骨抬高术（图 12-34~ 图 12-37）。

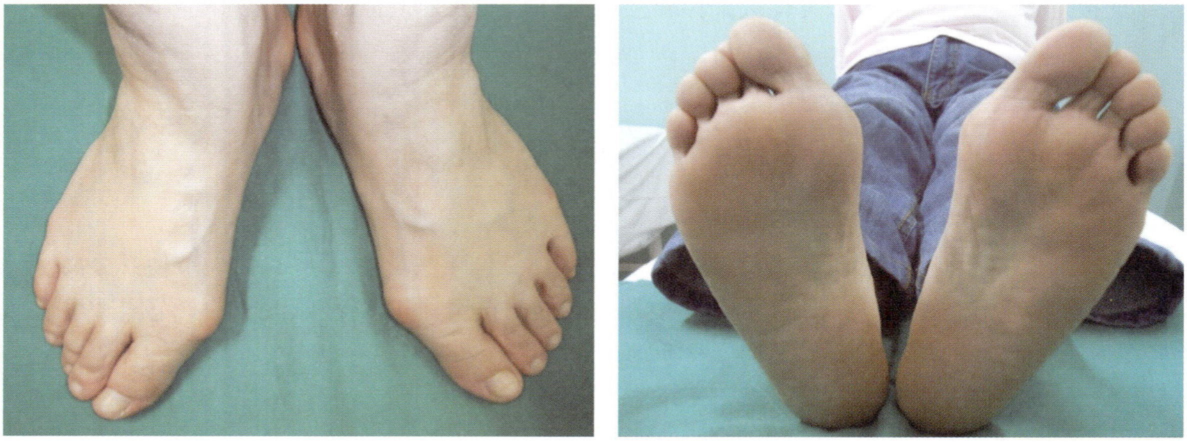

图 12-30　术 A 术前外观相

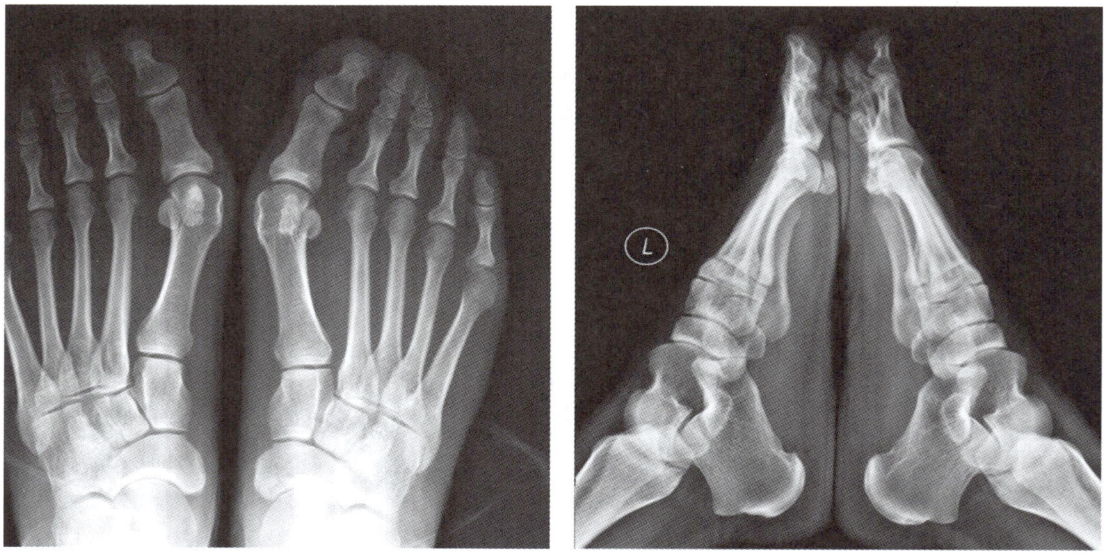

图 12-31　术 A 术前 X 线片

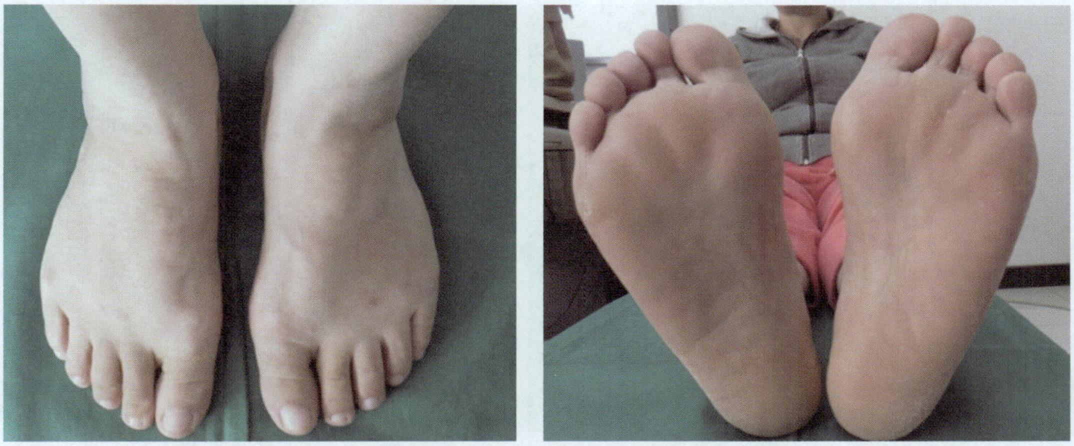

图 12-32　术 A 术后 1 年外观相

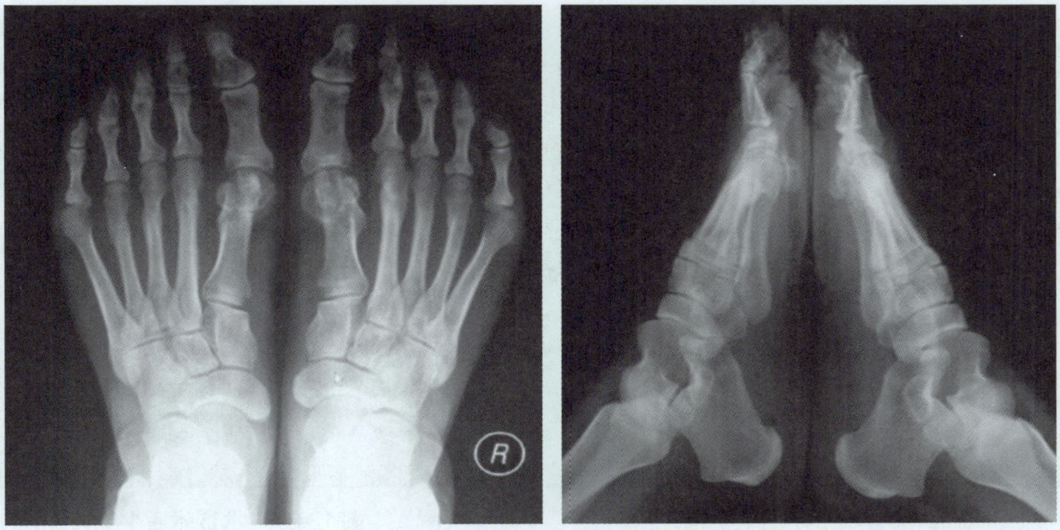

图 12-33　术 A 术后 1 年 X 线片

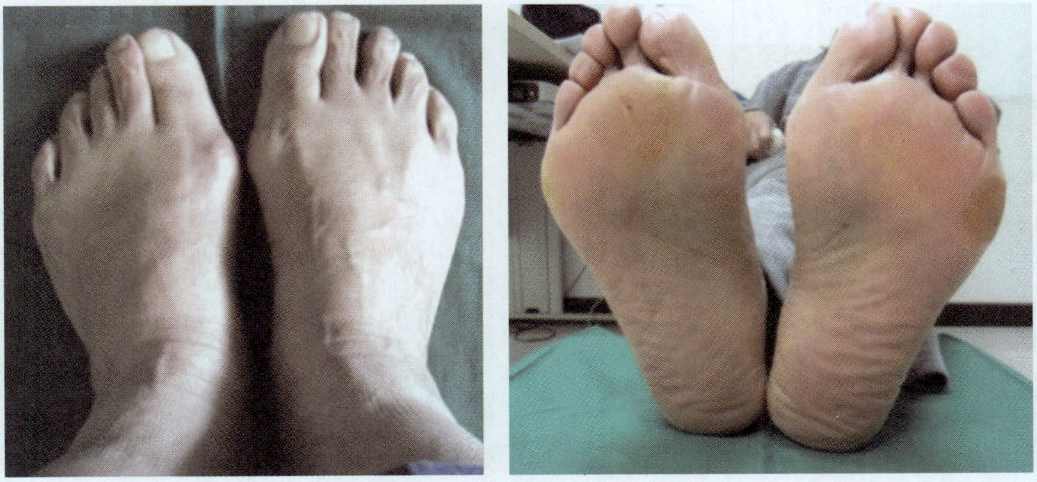

图 12-34　术 B 术前外观相

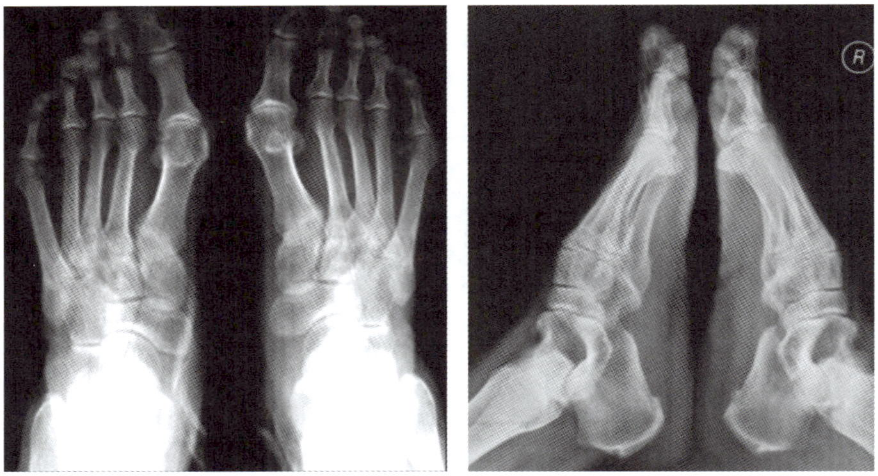

图 12-35　术 B 术前 X 线片

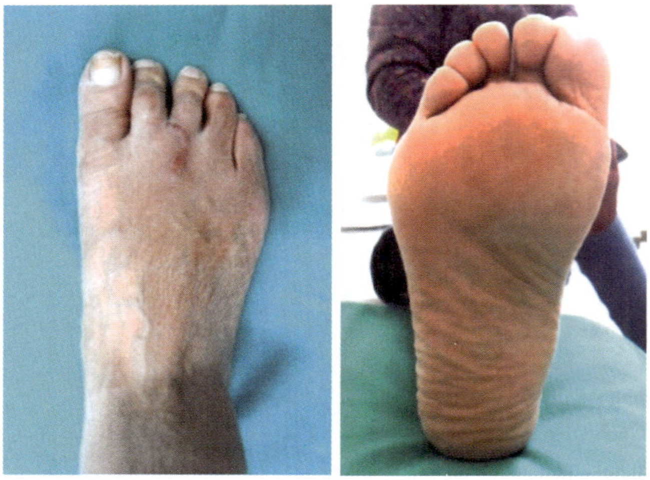

图 12-36　术 B 术后 1 年外观相

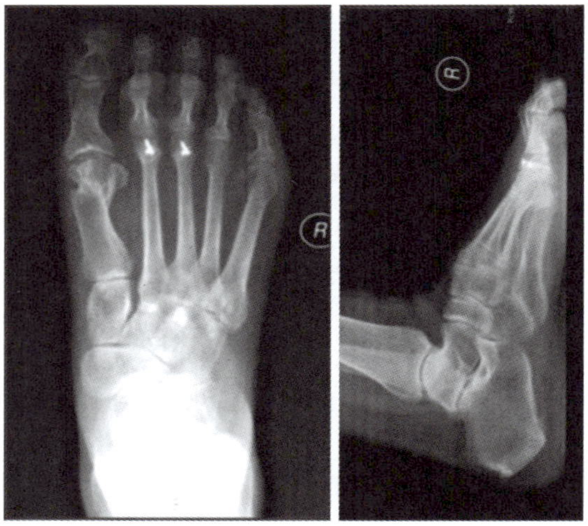

图 12-37　术 B 术后 1 年 X 线片

3. 张某，女，67 岁。双足踇外翻，双足第 2、3 跖骨头下痛性胼胝体，局部压痛（+）。行双足踇外翻中西医结合微创截骨术，双足第 2、3 跖骨基底短缩内固定术（图 12-38~ 图 12-41）。

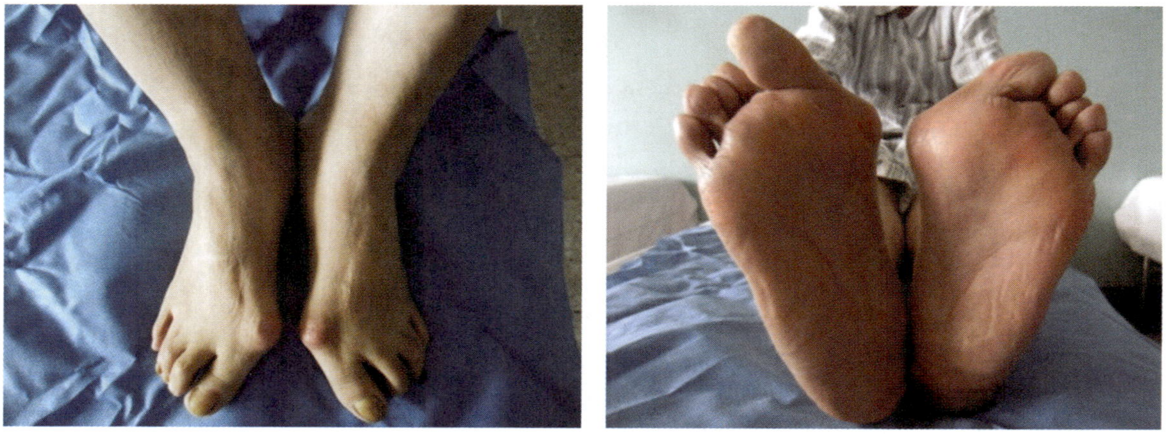

图 12-38　术 C 术前外观相

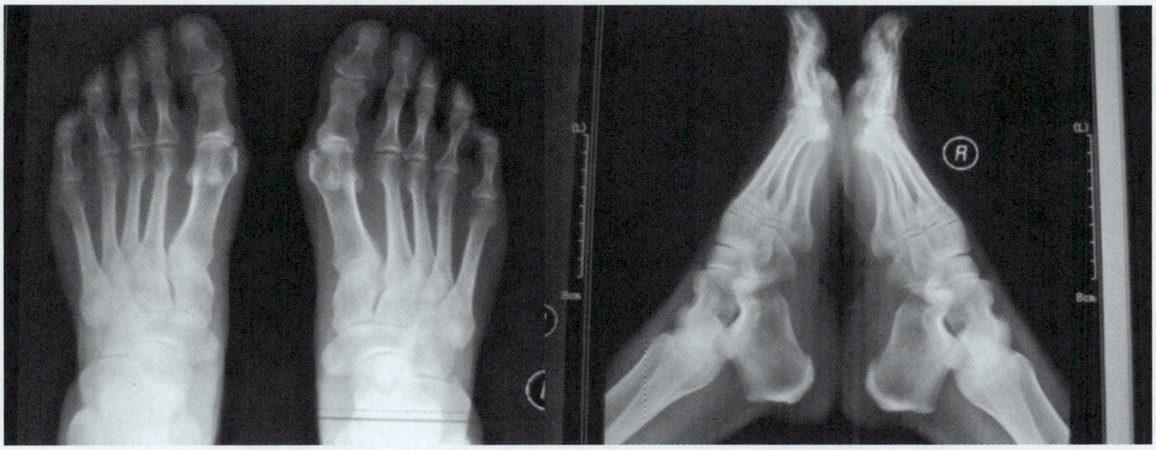

图 12-39 术 C 术前 X 线片

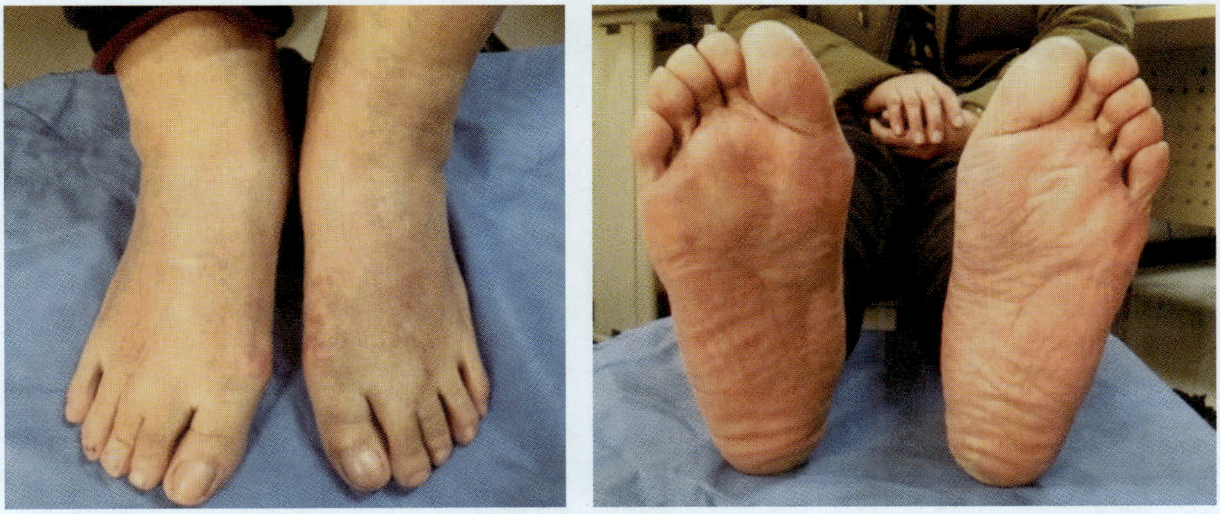

图 12-40 术 C 术后 1 年外观相

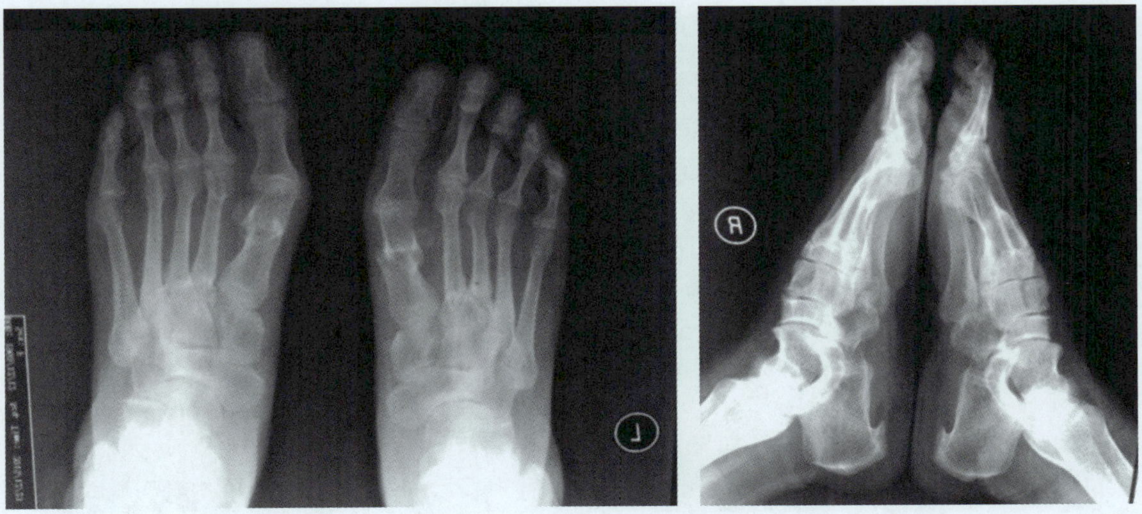

图 12-41 术 C 术后 1 年 X 线片

4. 刘某，女，64 岁。双足重度踇外翻，双足第一、二趾叠趾畸形、锤状趾畸形；双足踇趾内侧，双足第二、三跖骨头下疼痛。行双足踇外翻中西医结合微创截骨术，双足第二跖骨、左足第三跖骨基底短缩跖趾关节复位术（可吸收钉），右足第三跖骨头颈截骨抬高术（图 12-42~ 图 12-45）。

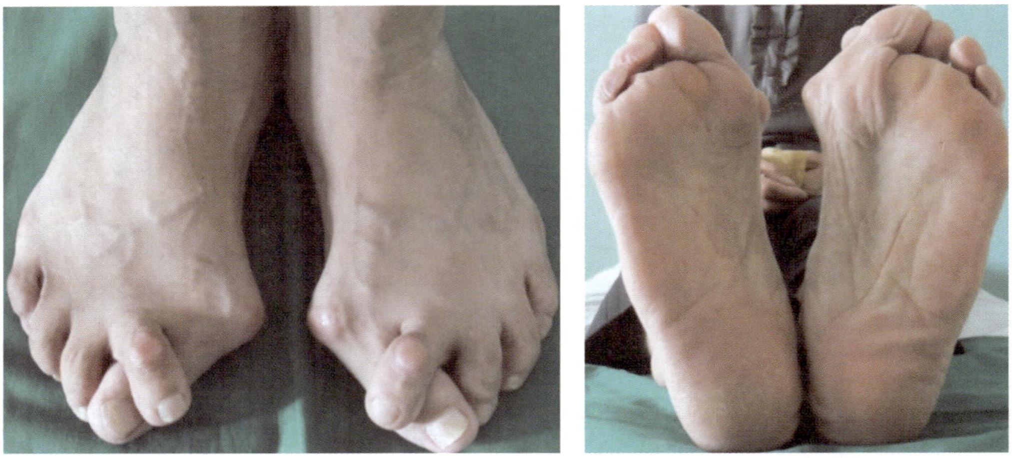

图 12-42　术 D 术前外观相

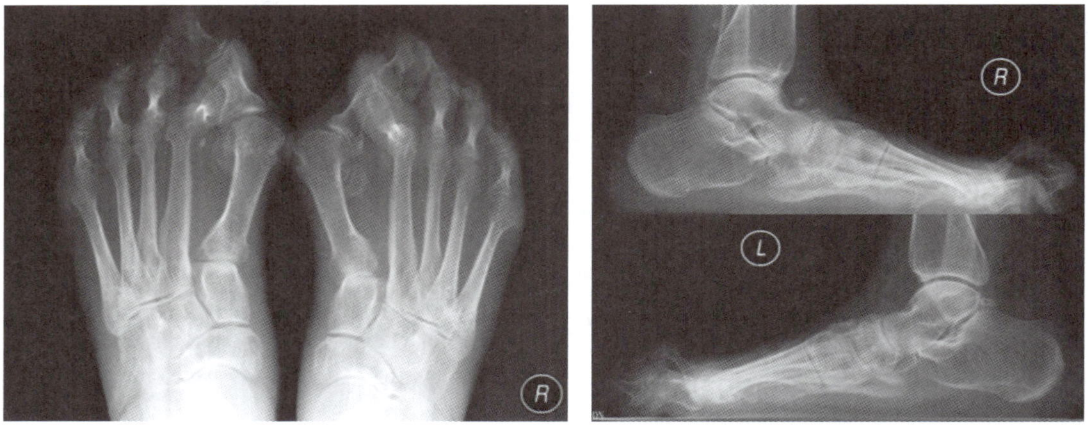

图 12-43　术 D 术前 X 线片

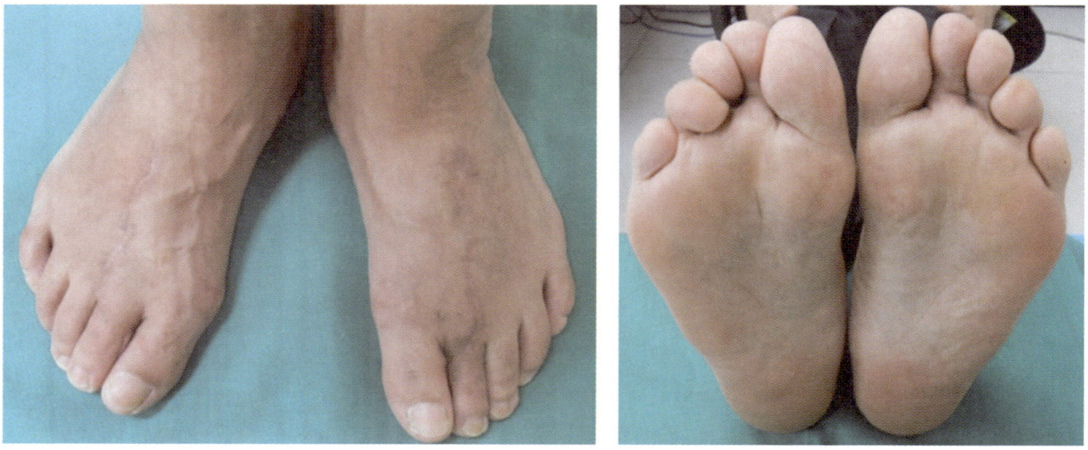

图 12-44　术 D 术后 1 年外观相

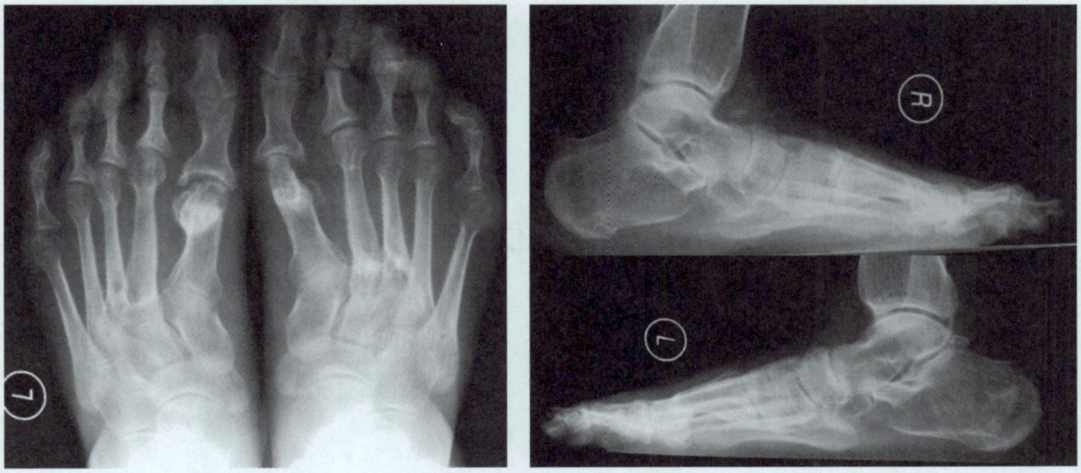

图 12-45　术 D 术后 1 年 X 线片

参考文献

[1] 温建民，胡海威，孙永生，等．踇外翻合并第二跖骨头下疼痛的生物力学定量研究[J]. 中华骨科杂志，2006，26(2)：95-99.

[2] 孙卫东，温建民，林新晓，等．两种不同术式治疗跖痛症临床疗效分析[J]. 中国矫形外科杂志，2016，24(21)：1997-1999.

[3] 孙卫东，李晏乐，温建民，等．基于 X 线分度的跖痛症临床治疗方案研究[J]. 中国骨与关节损伤杂志，2017，32(2)：168-171.

[4] 王正义．足踝外科学[M]. 北京：人民卫生出版社，2006.

[5] 白子兴，曹旭含，李晏乐，等．微创抬高术与 Weil 截骨术治疗跖痛症疗效比较的 meta 分析[J]. 中华骨与关节外科杂志，2019，12(11)：890-896.

[6] 温建民，孙卫东，桑志成．跖骨头下痛性胼胝治疗策略[J]. 中国中医骨伤科杂志，2012，20(8)：81-82.

[7] JOHANSEN J K，JORDAN M，THOMAS M. Clinical and radiological outcomes after Weil osteotomy compared to distal metatarsal metaphyseal osteotomy in the treatment of metatarsalgia——A prospective study[J]. Foot Ankle Surg，2019，25(4)：488-494.

[8] 温建民．中西医结合微创技术治疗踇外翻[M]. 北京：人民卫生出版社，2010.

[9] 温建民，谢飞．微创治疗踇外翻温建民 2019 观点[M]. 北京：科学技术文献出版社，2019.

第十三章 踇外翻及相关病症诊疗体系术后常见并发症

第一节 踇外翻术后常见并发症

一、神经、血管损伤

（一）发生原因

在解剖上，与踇趾相关的血管有趾背静脉、跖背静脉、足背静脉弓、第一跖背动脉、足底内侧动脉、踇趾内侧皮静脉等。术中均有可能伤及，导致踇趾肿胀，趾背、跖侧组织部分坏死。

1. 动脉损伤　跖骨头血运来源于两个途径，即骨内途径和骨外途径。当跖骨远端截骨时，骨内途径被截断。骨外途径主要来源于第一跖骨背外侧的跖背动脉，当松解外侧关节囊和踇收肌时可能伤及该供应血管。骨外途径若因关节囊破坏严重而截断，即可造成跖骨头血运丧失，出现坏死。踇外翻矫正术中内侧关节囊破坏是必然的，保护其他三面的关节囊血运十分重要。因此，在处理外侧软组织松解时应十分注意（图 13-1）。

2. 静脉损伤　由于踇趾皮下血管网较丰富，部分分支损伤，其血运可由其他分支代偿。解剖发现，踇背侧静脉网丰富。跖底主要是趾静脉，静脉血回流较为充分。除非趾静脉和踇背侧较大静脉损伤，才可能造成踇趾肿胀。术后因静脉损伤导致踇趾肿胀病例数较少（图 13-2）。

3. 神经损伤　微创技术第一跖骨头斜行截骨、踇囊切除、第一跖骨头骨赘削磨术是于第一跖趾关节远近两侧各行 0.5~1cm 横行切口。于远侧切口内剥离踇囊，同时削磨跖骨头骨赘，于近侧切口行跖骨头颈近端的斜行截骨。解剖时发现，踇背侧皮神经和隐神经终支在两切口处均有分支。在剥离踇囊或用截骨钻削磨骨赘截骨时，有可能伤及皮神经，造成跖趾关节附近皮肤感觉障碍，引起麻木（图 13-3）。

（二）预防

为预防跖骨头缺血性坏死，术者需熟练掌握第一跖骨头的血管解剖学，所有操作均需在距跖骨头关节面 1cm 以远的区域内进行，同时对关节囊的松解需在关节囊的内、外侧中部进行，避免损伤供血血管。

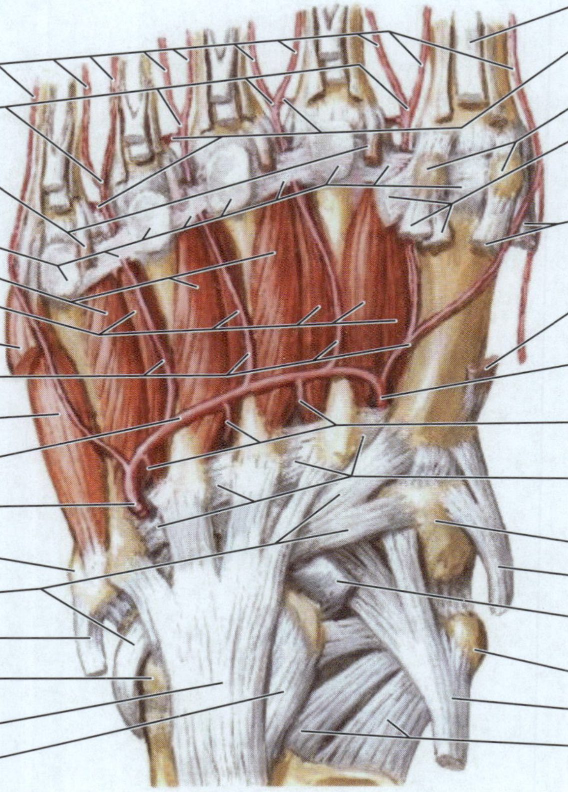
足底观
趾底固有动脉
趾底总动脉
蚓状肌（已切断）
跖深横韧带及足底韧带（跖板）
背侧肌{足底肌 骨间肌
小趾展肌（已切断）
跖足底动脉
小趾短屈肌
足底深弓
足底外侧动脉（已切断）
第5跖骨粗隆
腓骨长肌腱
腓骨短肌腱（已切断）
骰骨粗隆
跖长韧带
跟骰韧带（跖短韧带）
踇长屈肌腱（已切断）
前穿支（至跖背动脉）
籽骨
踇内收肌及踇短屈肌外侧头止点
踇外展肌及踇短屈肌内侧头止点
踇短屈肌内侧起点
足底深动脉（来自足背动脉）
后穿支（至跖背动脉）
跖足底韧带（位于跖骨基底之间）
内侧楔骨
胫骨前肌（已切断）
踇短屈肌外侧起点
舟骨粗隆
胫后肌腱
跟舟足底韧带（弹簧韧带）

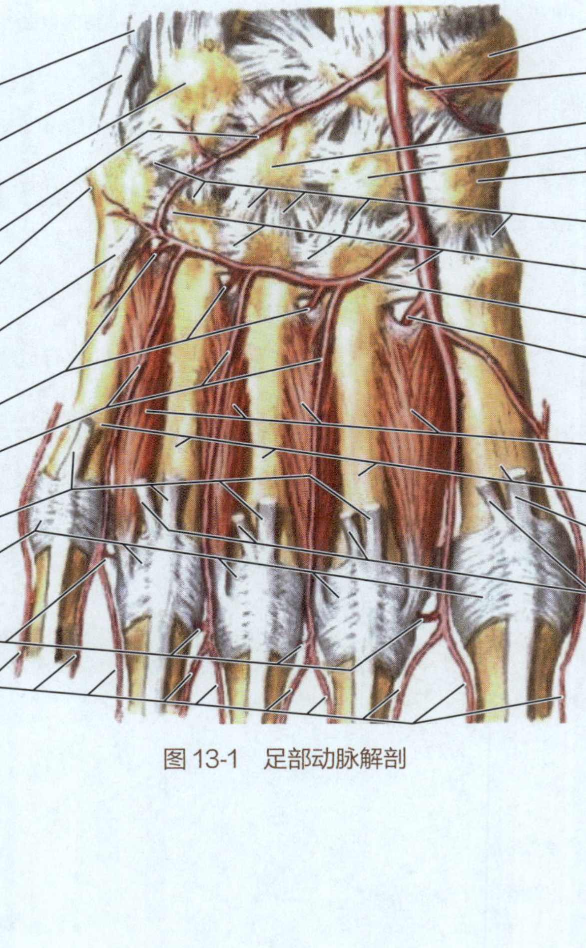
背面观
腓骨长肌腱（已切断）
腓骨短肌腱（已切断）
骰骨
跗外侧动脉
第5跖骨粗隆
第三腓骨肌腱（已切断）
后穿支（来自足底深弓）
跖背动脉
趾长伸肌腱（已切断）
伸肌扩张部
前穿支（来自跖足底动脉）
趾背动脉
舟骨
跗内侧动脉
外侧楔骨
中间楔骨
内侧楔骨
楔骨
跗跖背侧韧带
跖骨背侧韧带
弓状动脉
足底深动脉穿入后加入足底深弓
骨间背侧肌
跖骨
踇长伸肌腱（已切断）
趾短伸肌和踇短伸肌腱（已切断）

图13-1 足部动脉解剖

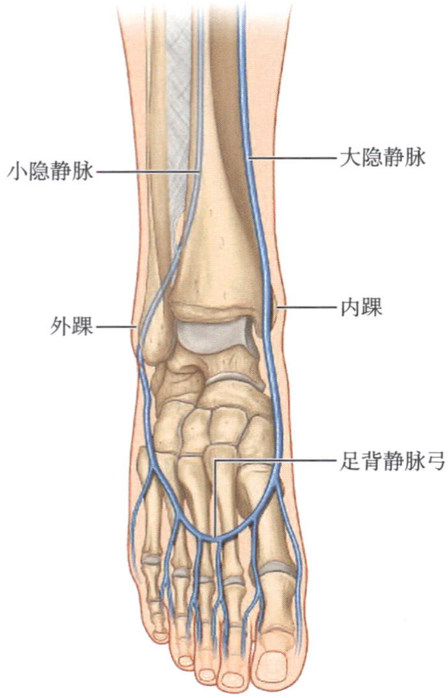
小隐静脉
大隐静脉
外踝
内踝
足背静脉弓

图 13-2　足部静脉解剖

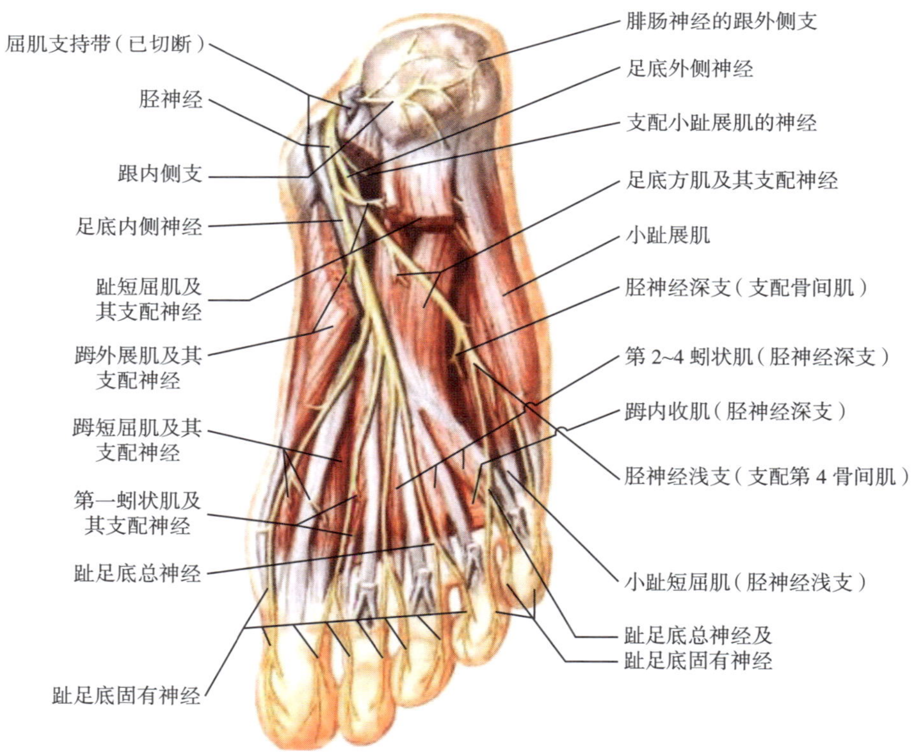
屈肌支持带（已切断）
胫神经
跟内侧支
足底内侧神经
趾短屈肌及
其支配神经
踇外展肌及其
支配神经
踇短屈肌及其
支配神经
第一蚓状肌及
其支配神经
趾足底总神经
趾足底固有神经
腓肠神经的跟外侧支
足底外侧神经
支配小趾展肌的神经
足底方肌及其支配神经
小趾展肌
胫神经深支（支配骨间肌）
第 2~4 蚓状肌（胫神经深支）
踇内收肌（胫神经深支）
胫神经浅支（支配第 4 骨间肌）
小趾短屈肌（胫神经浅支）
趾足底总神经及
趾足底固有神经

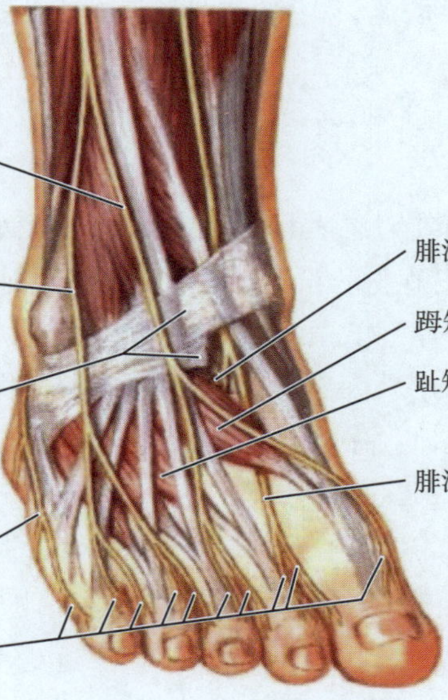

图 13-3　足部神经解剖

在削磨骨赘前，应使用骨膜剥离子充分松解关节囊，使钻头紧贴跖骨头内侧。手术弧形切口时可能出现皮神经损伤，致踇趾内侧感觉减退，由于上述神经形成神经网，部分损伤后，可由其他神经代偿。所以，可在一定时间内恢复。我们在临床中观察，患者一般在术后 6~12 个月内皮肤感觉可以恢复正常。于内侧突起表面锐性分离皮下组织和滑囊组织，注意保护踇趾背内侧感觉神经和跖内侧神经，皮肤切开后，应保护踇趾背内侧皮肤的感觉神经（腓浅神经内侧支的终末支），因其走向与常规内侧中线切口平行。

对于已发生跖骨头缺血性坏死患者，若无明显症状，可先采用支具保护、踇趾制动、肌肉训练等非手术治疗，并密切关注其病情变化，若病情未加重，大多可于 1.5 年后自愈；若症状轻微，可选择软骨下钻孔术、第一跖趾关节滑膜切除术等治疗；若症状严重，可选择 Keller 术等治疗。

提高术前、术中及术后处理水平可减少并发症发生率。

二、畸形纠正不足和复发

（一）发生原因

目前，国内医院对踇外翻的治疗主要以大切口切开手术治疗为主，术中、术后采用内固定或石膏外固定。术后出现踇外翻畸形复发及矫正不足主要与下列因素有关：

1. 手术适应证选择不当　如第一跖骨内翻明显而单独采用第一跖骨骨赘切除术及软组织松解术，术后跖骨内翻畸形依然存在，导致术后畸形复发。

2. 手术技术问题　如术中内侧关节囊重叠缝合不够，外侧关节囊及踇内收肌、跖间横韧带或籽骨松解不够等因素影响软组织平衡，导致跖趾关节复位不良，第一跖骨畸形存在。第一跖骨截骨角度及截骨端推移程度这些因素直接影响术后关节复位情况及术后跖骨畸形矫正程度，如果术中截骨角度较小，术中截骨端推移少，术后容易出现畸形复发。

3. 术中及术后内固定松动，截骨端出现移位导致跖骨畸形复发。

4. 采用传统大切口，患者术后需穿前足免负重鞋，如果患者早期下地及过度负重活动，术后出现截骨固定失效，易导致畸形复发。

5. 术后患者需要早期进行功能锻炼，如果术后足趾抓地力减弱导致足内翻而出现运动轨迹外移，会出现其余跖骨头下疼痛问题。

（二）预防

防止踇外翻术后畸形复发，术前要对患者病情及影像学进行评估，根据患者情况选择相应的手术方式，术中注意踇内收肌腱及外侧关节囊的松解，保障松解后跖趾关节容易复位，同时截骨时根据患者畸形程度采用不同截骨技术，术中注意截骨角度及截骨端稳定性，一定要保证截骨后踇外翻角度得到矫正及跖趾关节得到复位，术后采用外固定方式保证截骨断端稳定性。应尽量让患者早期下地，使足部肌肉及负重达到平衡；早期行跖趾关节功能锻炼，使足部功能及肌力尽快恢复。

三、踇内翻

（一）发生原因

踇内翻是踇趾外翻矫形术后的一种严重并发症，往往合并踇趾锤状趾等，疼痛较为剧烈，同时增加退行性骨关节炎的发病风险，但其发病率相对较低，仅为2.0%~5.4%。常见的发病原因如下：

1. 术中对跖骨头内侧骨质切除过多，如第一跖骨远端截骨术缩短了第一跖骨，术后极易出现踇内翻。
2. 踇趾外翻仅行软组织重建术治疗时，过度紧缩重叠缝合第一跖趾关节内侧关节囊。
3. 术后长期将踇趾固定于过度内翻位。
4. 行跖骨截骨术治疗时，对跖骨跖间夹角矫正过度，让其变为负数。
5. 手术治疗后，踇趾外展、内收肌力失衡。

（二）预防

踇内翻角度 <10° 时，一般不需要特殊处理。术后加强管理，及时拍片复查，一旦发现有踇内翻的趋势，应将夹垫放小，将踇趾固定于功能位，如发生明显踇内翻，则要去掉夹垫，将踇趾固定于稍外翻位。对于踇内翻的治疗，轻度可不予处理，观察即可；有症状的踇内翻可根据病情采用软组织松解、肌腱移位、截骨及关节融合等方法治疗。

四、踇外翻术后复发

（一）发生原因

踇外翻畸形复发是术后最常见的并发症，在重度踇外翻病例中，其发生率高达16%，且其严重程度较术前更重。踇外翻畸形复发原因较为复杂，最常见的原因是术中未将第一、二跖骨跖间夹角恢复到正常的生理范围，具体可见：

1. Silver 术式和 McBride 术式仅对外侧软组织进行松解，以改变跖趾受力的不均衡，但并未改变跖骨的内翻畸形，故若未对外侧软组织完全松解，术后仍可出现踇外翻。
2. 对继发踇外翻的病因未矫正，如扁平外翻足继发的踇外翻，仅对踇外翻进行矫形，术后远期仍可能复发畸形。
3. 术后外固定不足，导致内侧关节囊拉伸，影响关节稳定性。

另外，部分术者不遵循手术原则，对跖骨头修复的形状不合格，导致跖趾关节脱位，亦可引起畸形复发。

（二）预防

为预防踇外翻畸形复发，手术医师需加强对足踝外科基础理论的学习，掌握踇趾外翻的病理基础及生物力学变化，尤其是术前X线片的阅读能力，重点关注近侧关节固定角、内侧跖楔关节是否存在异常。术者同样需要熟练掌握不同术式的手术适应证与禁忌证，根据患者的病理改变，选择最合适的术式进行治疗，并加强对手术操作的训练，避免术中矫形不彻底。对于已出现踇外翻畸形复发的患者，若临床症状不明显，可持续动态观察患者病情，并指导其坚持康复训练；若临床症状较轻，可对患者采取保守治疗；若临床症状较为严重，则需进行二次翻修手术。

五、转移性跖骨头下疼痛

（一）发生原因

跖痛症指的是发生于跖骨头下方的前足痛，可由先天解剖结构异常、医源性或病理性因素诱发。由行走过程中前足局部应力集中，反复作用导致。跖痛症临床诊断标准：①足底部疼痛，行走或站在硬地面上引起疼痛加重；②跖骨头下方或跖趾关节偶尔肿胀，常伴有锤状趾畸形、胼胝；③跖骨头下方压痛。

跖骨头下疼痛常用的评估指标包括视觉模拟评分法（visual analogue scale，VAS）、压痛指数评分量表两类（表13-1、表13-2）。

视觉模拟评分法（VAS）是测定个体疼痛程度的常用方法。以0~10之间的整数为标度，无疼痛0分，最难以忍受的疼痛10分，由患者根据自己的痛觉程度进行评估，在认为的疼痛程度评分下打√。术前及术后均由患者画明疼痛所在位置，最后由医生根据疼痛程度进行评分。

表13-1　视觉模拟评分法

疼痛程度	无		轻			中			重		极重
评分	0分	1分	2分	3分	4分	5分	6分	7分	8分	9分	10分
	□	□	□	□	□	□	□	□	□	□	□

注：评分标准如下。0分：无痛；1~3分：有轻微的疼痛，患者能忍受；4~6分：患者疼痛并影响睡眠，尚能忍受；7~10分：患者有渐强烈的疼痛，疼痛难忍。

表13-2　压痛指数评分量表

压痛部位	跖骨头下			
	0分	1分	2分	3分
压痛程度	无压痛，重压或做最大被动活动时无疼痛	在关节边缘或触及韧带时重压，患者称有压痛	重压或被动活动时有压痛，患者尚能忍受，有皱眉等不适反应	重度压痛，痛不可触，压挤关节时痛甚而将手或肢体抽回
评分值	□	□	□	□

转移性跖痛症是指踇外翻术前无前足底疼痛或胼胝，术后由于第一跖骨处于非正常状态导致其负重过度减少，改变了足底负重模式，使其他跖骨负重明显增加，出现第二或合并第三、第四跖骨头下疼痛。一般顺序为先影响第二跖骨，其次为第三至第五跖骨。其原因多为：①跖骨短缩或跖骨背伸位畸形愈合。可发生在任何跖骨截骨术式中，如跖骨远端的Mitchell术式，跖骨干的Wilson、Ludloff术式，跖骨基底截骨Loison术式等。术后保护不足，要求患者术后6周不负重或X线证实截骨愈合良好后才下地行走，可明显降低此术式跖骨背伸畸形愈合概率。②Keller术式术后转移性跖痛症发生率较高。其原因为趾骨短缩后跖骨头下籽骨系统向近侧移位，即第一跖列负重点向近端移位，造成横弓继续塌陷，导致第一跖骨头负重下降出现转移性跖痛症；另外，术前第一、二跖骨间角较大时选择了Keller术式，可使第一跖骨内收进一步加大，加重转移性跖痛症。

第二跖骨头下压力越高，疼痛发生率越大，第二跖骨头下压力超过体重的5.20%，极易出现跖骨头下疼痛。足横弓的塌陷，导致第二跖骨头过度负重，第二、三跖骨头在整个步态周期中的负重时间延长。在前足离地时各趾骨的负重下降，部分转移到第二、三跖骨头下，使本来结构细弱、承受最大跖骨应力的第二跖骨头易于形成第二、三跖骨头下痛性胼胝。

第一跖骨相对于第二跖骨过度短缩，目前被认为是转移性跖痛症的常见发病原因。术后第一跖骨适当短缩对缓解关节内挛缩、减少关节内容量是有益的，但短缩过多可引起转移性跖痛症，对于第一跖骨短的患者选用跖骨远端截骨术需谨慎。跖骨背伸位畸形愈合，足横弓的塌陷，踇趾跖趾关节活动度、第一跖楔关节活动度不佳亦是转移性跖痛症的常见发病原因。削磨钻的直径、额状位上截骨的角度、跖骨远端向外侧推移的程度，加上术后骨折愈合过程骨折断端的重吸收是影响术后第一跖骨短缩程度的重要因素。

（二）预防

为防止术后发生转移性跖痛症，手术时将部分患者的远端跖骨块向跖侧屈曲，保持截骨远端跖骨块足够的跖屈可减小足内侧纵弓的顶角，弥补因第一跖骨短缩而导致的内侧纵弓高度的降低，减少转移性跖痛症的发生。

手术时截骨器械的直径，微创技术常用钻头的直径为2~2.5mm，当第一跖骨已相对短缩时，尽量应用直径更小的钻头以免截骨间隙过大，造成跖骨过度短缩，引起术后转移性跖痛症。第一跖骨已相对短缩时，应适当减小额状位上截骨角度，减少向外侧推移的程度，在纠正HAV角、IM角时，兼顾第一跖骨的长度。

穿合适的鞋，矫形鞋和弓形矫形支具是跖骨头下疼痛的有效治疗方法。矫形鞋可使前足及跖骨头下的应力调整再分布，较贴合患足的鞋内垫设计，较低的鞋跟，合适的鞋可有效改善症状。在受力最大的跖骨头近端放置特殊制作的鞋内垫，可有效分散应力，减少前足负荷。

当保守治疗跖骨头下疼痛无效后，可以考虑采用手术治疗。到目前为止，治疗跖骨头下疼痛的术式有多种，其中各种截骨术、关节融合术加跖骨头切除术和自身韧带修复脂肪垫术较常见，截骨方式有横形、斜形、V形、Z字形截骨，通常截骨部位有跖骨基底部、跖骨头颈部。矫形外科医生可根据患者的具体情况，选择某种手术，也可联合使用两种手术，以达到最佳的治疗效果。

总之，踇外翻术后转移性跖痛症应以预防为主，尽量避免第一跖骨过度短缩，对第一、二跖骨长度差明显的踇外翻患者，应避免行截骨术或尽量减少术后第一跖骨短缩量，纠正术后IM角，防止长度差进一步加大。保持截骨远端跖屈位，降低转移性跖痛症的发生。跖骨头下疼痛的最佳治疗方法目前仍未统一。就大部分跖骨头下疼痛而言，保守治疗即可取得很好的效果。若保守治疗无效，应根据患者不同的个体情况选择合适的手术方法，恢复前足底的正常应力分布。手术设计以减轻、分散前足应力为目的,可通过纠正跖趾关节半脱位、截骨术重置跖骨头以改善步行功能,缓解疼痛症状。

六、跖骨截骨后迟缓愈合

(一)发生原因

临床上将术后 4~6 个月未完全愈合称为延迟愈合,将术后 6~8 个月没有发生愈合称为不愈合,其临床发生率极低。跖骨截骨后延迟愈合或不愈合通常包括全身性因素和局部因素,其中全身性因素包括糖尿病、放射治疗、长期服用激素等,局部因素包括术后感染、术中过度剥离骨膜、骨断端接触不良、内固定不牢靠或外固定配合差等。

(二)预防

术后嘱患者适当下地负重,以生活自理为度。下地时间逐渐延长,6 周内避免过度负重。定期复查拍 X 线片,发现截骨有延迟愈合的迹象,嘱患者近期减少下地。如已出现截骨端延迟愈合,要让患者减少下地,避免长时间、远距离行走,口服促进骨折愈合的药物等。一般经处理都能愈合,笔者团队治疗的患者,目前没有一例骨不连情况发生。

七、感染

(一)发生原因

术后切口感染及骨髓炎为手术治疗跗外翻畸形常见的并发症,究其原因通常包括全身性因素和局部因素,其中全身性因素包括糖尿病、放射治疗、长期服用激素等;局部因素包括术前术中消毒及术后换药管理不规范,术中过度剥离骨膜、反复截骨、骨钻反复摩擦皮缘致皮缘损伤过多,切口对合不良致皮缘延迟愈合等。

(二)预防

做好术前检查,备皮,尽量保持术区皮肤完整性;术前 1 周予足外洗 1 号方泡双足,清热解毒,杀除足部细菌;降低手术切口感染率;术中无菌操作,使用一次性磨截骨器削磨骨赘及截骨,彻底冲洗伤口及截骨周围,无菌敷料包扎。术后观察伤口渗血,严格无菌换药,密切观察体温变化,合理使用抗菌药物。术后用足外洗 2 号方温经祛瘀、舒筋通络、消肿止痛,改善局部血液循环,以达到散瘀、消肿、舒筋、通络之目的,气血和则筋骨强劲,经络通则关节滑利,促进炎性物质代谢,缓解疼痛,增强免疫力。一旦感染,尽早控制感染,必要时去除坏死骨,植骨融合。

八、血管栓塞性并发症

(一)发生原因

深静脉血栓是下肢手术常见的并发症之一。血液高凝状态、血管壁损伤和血流速度慢是导致深静脉血栓形成的主要因素,大部分跗外翻手术采用微创治疗,局部麻醉,罹患血栓的风险较低。当然,也有部分患者由于创伤、肢体制动、血管损伤等多种因素的存在,发生深静脉血栓。

在临床上，对患者采取 Caprini 量表进行深静脉血栓的风险评分，早期发现深静脉血栓的危险因素，根据研究结果和评分，采取适当的预防和治疗措施，提高患者及家属对深静脉血栓疾病健康教育的重视程度，使其能正确进行肢体功能锻炼，可有效增强下肢静脉血液回流，降低 D- 二聚体水平，从而减少下肢静脉血栓的形成。

采用静脉血栓栓塞（VTE）评估及防治量表，从年龄、手术类型、体重指数、肺功能、创伤风险、活动能力、凝血功能、服用激素类型药物和合并疾病等方面进行风险评估。监测血压、血糖水平，使血压、血糖控制在理想范围内。对有双下肢脉管炎的患者需慎重手术。年龄 >50 岁的患者，常规行双下肢血管彩色多普勒检查，以排除下肢静脉血栓和动静脉功能不全等血管病变引起的并发症。

（二）预防

饮食指导：戒烟、戒酒，避免尼古丁、酒精刺激血管；多饮水，多食用富含纤维的蔬菜、水果，降低血液黏度，促进血液循环，同时保持大便通畅，避免便秘；少吃高脂肪、高胆固醇食物。

病情观察：患者入院行静脉血栓栓塞（VTE）风险评估。同时密切观察下肢静脉回流情况：肢体的肿胀程度、皮温、色泽、感觉等，若肢体远端出现凹陷性水肿，皮肤紧绷，患肢疼痛加剧，常提示 VTE，应及时行影像学检查。常规双下肢抬高 20°~30°，促进静脉回流。天冷注意加强肢体保暖，避免血管受凉痉挛，血流缓慢，形成血栓。

预防护理：若患者评分后为低危，则以物理预防为主，督促患者术后早期活动，踝泵运动，宣教；若患者评分后为中危且出血风险低，则增加间歇充气加压泵治疗；若患者评分后为高危以上且出血风险低，则增加皮下注射达肝素钠或口服利伐沙班。使用药物治疗时，常规监测凝血功能，观察患者皮肤黏膜有无出血倾向。

功能锻炼：术后 24 小时抬高患肢，做大、小腿肌肉的等张收缩；进行踝关节、膝关节的主动屈曲、背伸运动。术后 2~7 天做踇趾的主动跖屈、背伸运动；可适当下床活动，以生活自理即可。术后 2~6 周做踇趾的主动跖屈、背伸运动，辅以踝关节、膝关节的主动屈曲、背伸运动。术后 6 周拆除外固定后，进行踇趾的主动与被动跖屈、背伸运动，辅以踝关节、膝关节的主动屈曲、背伸运动。

第二节 小趾内翻及跖痛症术后并发症

一、神经、血管损伤

足踝部的神经来自小腿，均发自腰丛和骶丛，主要有胫神经、腓总神经、隐神经等。胫神经进入足底后分为足底内侧神经及足底外侧神经，腓总神经分为腓浅神经与腓深神经两支，下行入足。支配足踝部感觉的神经主要有腓浅神经分支，腓肠内、外侧皮神经，腓肠神经，隐神经，腓神经皮支，跟骨内、外侧皮神经等。

临床解剖发现腓浅神经皮支，在足背部分叉，分为足背内侧皮神经和足背中间皮神经，足背内侧皮神经分两支，内侧支分布于踇趾内侧皮肤，外侧支分管第二趾蹼周围皮肤，足背中间皮神经分为两支，内侧支分布于第三趾蹼周围，外侧支分布至第四趾蹼周围，腓深神经在踝关节分为内侧支及外侧支,内侧支在第一跖骨间隙发出踇背外侧皮神经和第二趾背内侧皮神经,分别支配踇趾及第二趾蹼周围皮肤(图 13-4)。

神经损伤较常见的表现为术趾足背部皮肤感觉麻木或感觉迟钝,为术中损伤足背侧皮神经分支所致,多数可于术后自行恢复正常,无需特殊处理。腓浅神经皮支与腓深神经皮支及足背外侧皮神经组成足背部皮肤感觉神经网,足背内侧及足背中间皮神经部分损伤后,通过自身神经皮支修复及其他神经皮支代偿,可在一定时间内恢复正常,无需特殊对症给药处理。

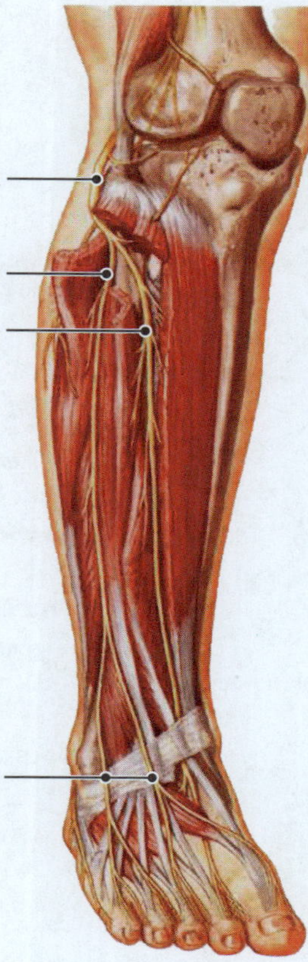

图 13-4 足背部皮肤感觉神经

足部有丰富的动静脉丛,腘动脉分出胫后动脉及胫前动脉两支进入足部,胫后动脉分为足底内侧动脉和足底外侧动脉二终支,胫前动脉下行至踝关节前为足背动脉,足底外侧动脉与足背动脉的足底深支构成足底动脉弓;足部的深静脉均与相应的同名动脉伴行,足部的浅静脉在皮下组织中构成形式不定的静脉网。足踝部的血供主要来自胫前动脉和胫后动脉,足背动脉为胫前动脉的延续。足底动脉可分为足底内侧动脉和足底外侧动脉。

临床中关于血管损伤并发症的报道较少,动脉损伤大致可分为五种类型:动脉痉挛,动脉裂伤,动脉挫伤,动脉横断,动静脉瘘。动脉血管损伤最直接的表现是皮肤坏死。此外,跖骨迟缓愈合、责任跖骨的坏死以及术后感染等并发症的发生也与血管损伤后供血不足相关。因此,对血管损伤的处理优劣直接影响患者是否致残,影响其未来的生活质量。动脉损伤常表现为出血、血压下降、休克、疼痛、脉搏减弱或消失、毛细血管充盈时间长、肿胀、感觉及运动障碍、搏动性血肿以及连续性杂音等。血液积聚在局部软组织中,表现为血肿,张力高,坚实,边缘不清。当伤口有喷射性或搏动性鲜红色出血可诊断动脉损伤,出血量与受伤血管的直径大小、血管是部分或完全断裂有关。

静脉血管损伤最直接的表现是足部肿胀。足部解剖发现足背侧静脉网丰富(图 13-5),包括跖骨头静脉、趾背静脉、跖背静脉、足背静脉弓、踇趾趾背静脉、小趾趾背静脉等。术中行跖趾关节切开时可能损伤跖背静脉及跖骨头静脉,跖骨近端截骨入路时可损伤足背静脉网,静脉血管损伤,引起足部静脉血回流障碍,局部足趾及足背部肿胀明显,由于足部静脉血管网丰富,足部肿胀的程度随静脉循环的重新建立,将得到有效改善,同时佐以中药外洗,改善足部静脉血液循环。若术中软组织剥离大,跖骨头静脉、趾背静脉血管壁损伤相对较大,静脉回流障碍则会引起足趾的肿胀充血、皮肤张力高,发生张力性水疱,因此在术中应尽最大程度保护静脉血管,小心剥离软组织,避免对静脉血管的损伤,减少术后足部肿胀的发生。

跖痛症手术过程中,为减少神经、血管损伤并发症,术中剥离骨膜时应在跖骨背侧跖骨与骨膜之间操作,保护跖间血管、神经,避免损伤。对于跖痛症合并跖趾关节脱位严重者,关节周围组织已挛缩紧张,足趾的血管、神经同时挛缩,强行复位会导致血管痉挛,故松解关节囊时动作务必轻柔,以免损伤血管,尽量不要损伤跖侧组织,同时也能防止发生术趾缺血坏死。

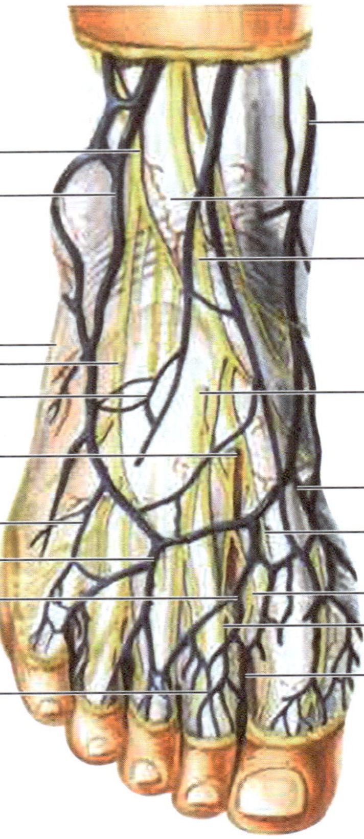

图 13-5　足背静脉分布图

二、畸形纠正不足和复发

畸形纠正不足和复发是跖痛症术后常见的并发症，主要原因是对跖痛症的病理改变不了解，手术方式选择不当，术中操作不当，未重视术后护理或患者不配合等。跖痛症患者由于跖骨头过度负重，使得其下方的跖筋膜拉伸，甚至发生撕裂，跖板随近节趾骨向远端背侧移位，足趾周围肌力失衡，造成跖趾关节脱位，若术中跖趾关节复位不足，易出现畸形矫正不足，甚至程度及症状较术前加重。跖痛症的复发多由跖骨短缩不充分或上抬不足造成，跖骨头颈部截骨时截骨面的方向对术后跖骨头的移位至关重要，如果该平面与跖骨干间的角度过大，不与足底平行，就会导致跖骨头在向近端短缩的过程中发生下降，引起跖痛症复发（图 13-6）。

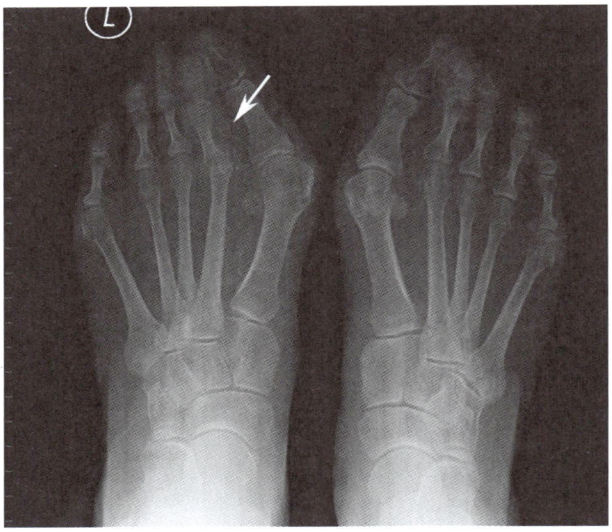

图 13-6　跖趾关节脱位 X 线图

为预防畸形复发，术前应进行详细的规划，明确各术式适应证，选择正确术式；术中操作要规范，必须兼顾骨与软组织平衡，在截骨固定的同时要注意修复关节囊，松解或紧缩加强关节侧方软组织，“筋骨并重”；术后进行正确的护理及功能锻炼。手术方式的选择至关重要，例如对于

Weil 截骨术，由于重度脱位的跖趾关节粘连僵硬、肌腱挛缩紧张，Weil 截骨术存在着复位困难、短缩长度不足且不易控制等问题，术后跖趾关节不稳定，易出现脱位的复发。跖骨短缩术中，对于截骨后跖趾关节脱位仍难以恢复或合并严重锤状趾者，需采用克氏针维持关节的稳定性，才能有效矫正关节畸形，预防脱位的复发。对于已出现畸形复发者，若临床症状不明显，可持续动态观察患者病情，并指导其坚持康复训练；若临床症状较轻，可对患者采取保守治疗；若临床症状较为严重者，则需进行二次返修手术。

漂浮趾畸形是跖痛症手术常见的并发症，多见于 Weil 术后，表现为足趾向背侧抬起、站立时不能接触地面，原因较为复杂，多数研究者认为与跖骨头向近端及跖侧移动后跖趾关节旋转轴改变有关，原本位于旋转轴跖侧的骨间肌转至背侧，使其跖屈功能削弱，甚至变为背屈功能，从而导致跖趾关节屈伸肌力失衡，跖趾关节背伸。也有研究者认为，漂浮趾是由跖板松弛，跖骨短缩后跖腱膜张力下降，减弱其绞盘机制所致。因此，有研究者建议在截骨的同时行伸肌腱延长，并将跖板远端紧缩固定于近节趾骨基底部。

三、转移性跖痛症

转移性跖痛症是术后最常见的并发症，主要是指前足跖骨头区域术前无疼痛，术后出现疼痛。一般顺序为先影响第二跖骨，其次为第三至第五跖骨。短缩的跖骨在足站立及行走时，不能正常承担负荷，这就要求其他跖骨要负担过多的压力，相应地，其下方软组织的损伤首当其冲。跖骨头下局部的软组织出现反应性炎症，跖趾关节囊滑膜肥厚、跖板损伤，继发引起转移性跖痛症（图 13-7）。

跖痛症术后出现转移性跖痛症主要与术中责任跖骨短缩过多或过度抬高，改变了足底负重模式，使其他跖骨头应力分布过大有关。也有研究者认为，术前跖趾关节的稳定性也与术后转移性跖痛症密切相关，如果术前即有跖趾关节不稳，术后跖痛转移的发生率会更高。研究发现，跖骨短缩、异常的跖骨排列、异常增高的跖骨头下压力是引起转移性跖痛症的危险因素。此外，术后跖趾关节活动减少也会引起转移性跖痛症。主要原因如下：跖骨过度短缩、抬高或跖屈过多，肌腱收缩需滑行更长的距离才能带动关节；术中关节囊因手术损伤致其滑膜层变得粗糙，不光滑，加上术中止血不充分，关节囊内积血，血肿机化导致大量瘢痕增生，限制关节活动；术后关节功能锻炼过晚，或是锻炼未到位；术前或术后踇趾跖趾关节骨性关节炎严重，活动范围本身就小。针对于此，术前要注意跖趾关节退行性改变的程度，尽可能选择不影响或少影响关节的手术方式；术中注意保护关节囊，小心止血；术后注重跖趾关节早期功能锻炼。

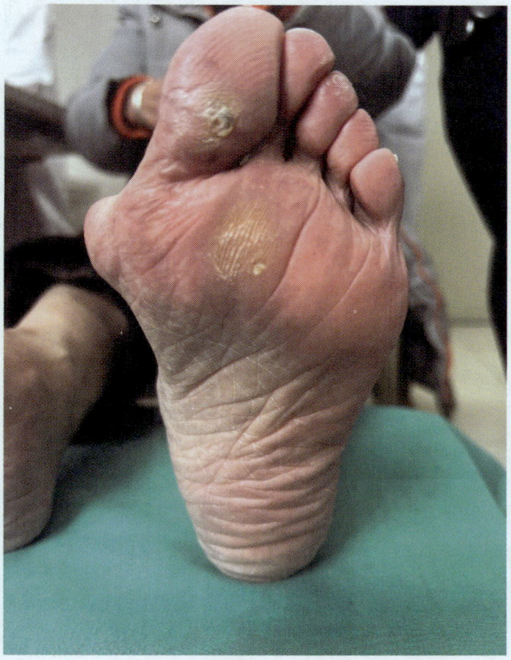

图 13-7　跖骨头下痛性胼胝形成

为了预防转移性跖痛症，详细全面的术前评估和个体化的矫形术式是获得良好矫形效果的关键，术中要特别注意跖骨短缩长度及上抬高度。①跖骨短缩长度设计：要认真测量足部 X 线片，尽量以恢复协调的 Maestro 曲线为准，恢复跖骨排列正常的解剖结构，为跖骨头提供足够的触地面积，但临床实际中，由于人足部结构复杂、类型各异，并且对尚未出现跖痛症的跖骨进行手术，患者无法接受，所以在参照 Maestro 曲线的基础上，还要根据复位跖趾关节时阻力的大小合理确定短缩量，如此才更符合临床实际。②跖骨高度调节：根据跖骨的排列及足横弓情况确定，将截骨远端跖骨调整固定于适当位置，恢复跖骨排列正常的解剖结构。固定跖骨截骨端时要注意检查跖骨头是否与其他跖骨头在同一水平面上，要避免跖骨头上抬过低或者过高，预防术后症状改善不佳或出现转移性跖痛症。

对于 Weil 截骨术，为预防短缩过多，出现转移性跖痛症，截骨量要精确，需充分考虑到锯片厚度对截骨量的影响。在跖骨短缩术中截骨的同时，要注意保护软组织，在复位跖趾关节时要修复关节囊，松解或紧缩加强关节侧方软组织，结合克氏针对跖趾关节进行固定，防止脱位复发。

四、跖骨截骨后迟缓愈合

骨延迟愈合指经过治疗，固定时间已超过 4~6 个月，断端仍有明显异常活动，局部有疼痛和压痛，X 线片示断端边缘不整齐、模糊，甚至呈囊性改变，骨质吸收疏松，骨痂生长较少，断端间隙增宽，无硬化及髓腔闭塞征者。骨不愈合指经过 6~8 个月治疗，肢体活动时骨折断端有异常假关节活动，疼痛不显著，X 线片示断端骨痂极少或完全无骨痂形成，骨折断端萎缩光圆，髓腔封闭，两断端骨质硬化并可见明显间隙者（图 13-8）。临床症状主要为局部疼痛、肿胀，亦有患者主诉足部负重困难及影响步态。

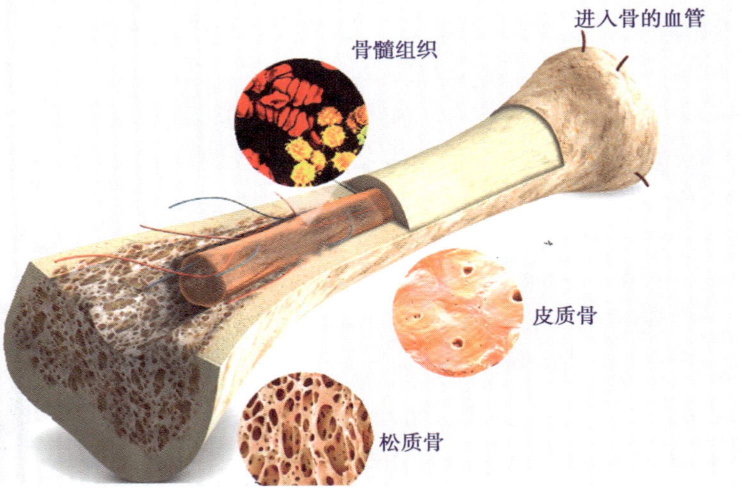

图 13-8 骨的组成及血供

截骨后迟缓愈合或不愈合的发生原因通常包括全身性因素及局部因素，全身性因素包括长期服用激素、糖尿病等，常见的局部因素包括局部骨质量差、手术操作不当、术中过度剥离骨膜、骨断端接触不良、内固定的不当使用、患者过早负重及不当的功能锻炼等。

为预防跖骨截骨后迟缓愈合，术中截骨部位要尽量靠近跖骨头颈部，保证截骨断端的接触面积，若偏于近端跖骨干部，因截骨端所受应力加大，会影响截骨愈合，因此术后要避免过早负重，同时加强术趾非负重下功能锻炼，恢复跖趾关节活动度。对于已发生跖骨延迟愈合或不愈合者，可对不愈合处进行矫正性截骨，并对其加强内固定，值得注意的是，骨延迟愈合或不愈合的治疗目的不仅是促进愈合，还要注意纠正跖骨的非正常位置，避免畸形愈合。

手术操作过程中应小心剥离软组织，减轻对足部血管的损伤，避免对跖骨血运的破坏。足部解剖学研究发现，足部跖骨滋养体的分布特点为第一跖骨的滋养孔主要位于外侧面，第二至第五跖骨的滋养孔主要位于内侧面。术中进行骨膜剥离时，应避免对足部动脉血管及滋养体的破坏，减少跖骨供血系统损伤，降低截骨端延迟愈合及不愈合的概率。术后予以中药口服，补益肝肾，强筋健骨，全身调理，利于截骨端的愈合。

五、感染

引起骨科术后感染的原因有以下几个方面：空气污染，术中直接污染，手术野局部因素（切口局部组织坏死、积血、血运差等，有利于细菌生长繁殖而发生感染），患者体质虚弱或存在潜伏感染灶（高龄、肥胖、基础疾病等）。

关于感染的诊断，急性发病诊断不难，周身发热，局部肿痛，深部感染患处软组织深压痛，凹陷水肿，典型的伤口溢脓，相关化验异常，穿刺可抽出脓液等。慢性发作时，诊断有一定的难度，可从以下几个方面考虑：有无医源性因素；周身持续低热，患处隐痛；患处压痛；血常规检查、红细胞沉降率及C反应蛋白指标高；伤口愈合不佳，甚至溢脓。为确定诊断，除摄X线片外，根据需要尚可做窦道造影、放射性核素扫描及穿刺液细菌培养等。穿刺检查尤为可靠，诊断深部感染的阳性率可达到73%，如抽不出脓液，可注入生理盐水后再抽（图13-9）。

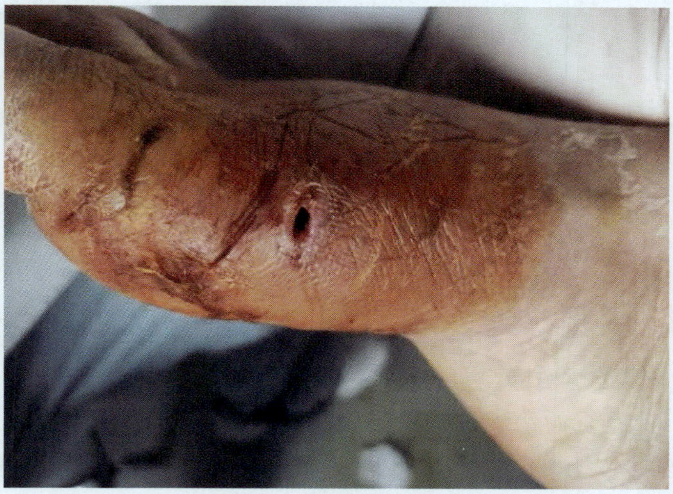

图13-9 足部感染

感染的预防措施：①认真实施消毒灭菌技术，坚持无菌原则，及时正确处理伤口；②提高患者机体抗感染能力，努力改善营养状态；③术前用中药外洗方泡洗患足2~3天，可有效预防术后感染。

感染的治疗方法：跖痛症术后较常见的感染为切口浅表感染，给予抗感染及规范换药后多可愈合，严重者则需行清创术，彻底清除感染导致的坏死组织和失活组织是治疗的关键。

六、血管栓塞性并发症

静脉血栓栓塞（venous thromboembolism，VTE）是指静脉内血凝块形成，或由血栓或血栓的一部分脱落至静脉内引起的栓塞。使血管完全或不完全阻塞，导致静脉回流障碍。主要包括深静脉血栓（deep vein thrombosis，DVT）和肺栓塞（pulmonary embolism，PE），是骨科术后常见并发症。有文献报道，骨科大手术后若不进行药物或机械预防，VTE的发病率可达45%~80%，而足踝术后患者不进行预防，发生VTE且导致机体功能障碍的概率约为5.9%。

VTE 临床表现多种多样，均缺乏特异性，容易被忽视或误诊，其严重程度亦有很大差别，从轻者无症状到重者出现血流动力学不稳定，甚或猝死。主要临床表现为下肢不对称性肿胀；不明原因呼吸困难、低氧；不明原因胸痛、咯血；不明原因低血压、休克或心搏骤停；不明原因心悸、心动过速；不明原因晕厥。上述表现与心、肺等原基础疾病不相称，常在术后较长时间制动下地活动后发生。

VTE 的诊断：多普勒彩超是首选方法；静脉造影为诊断的"金标准"，对股静脉以上的血栓，敏感性为 98%~100%，特异性为 94%~100%，然而对于小腿血栓的诊断率仍较低；核素扫描，敏感性为 59%~81%，特异性为 65%~77%；CT 肺动脉造影（CTPA），用于诊断肺栓塞（PE）；D- 二聚体的敏感性可达 96.8%，但特异性较低，仅为 35.2%，其他可引起 D- 二聚体升高的原因为恶性肿瘤、术后、惊厥、感染、外伤等，阴性结果作为排除诊断的依据比较可靠。

足踝术后是否使用药物常规预防 VTE 是一个存在争议的话题，美国胸科医师协会关于抗凝治疗和血栓预防的指南指出，骨科适应证包括全膝关节置换术、全髋关节置换术及髋周骨折术。由于足踝术后 VTE 的发生率较低，预防循证证据不充分，且建议往往不一致，故血栓预防的适应证中并不包括足踝部手术。然而预防 VTE 仍十分重要，术后要早期活动、缩短绝对卧床时间，积极行踝泵功能锻炼，并予机械预防，若患者罹患 VTE 的风险较高，应及时向患者交代病情并针对不同的风险程度制定相应的预防策略，必要时行抗凝药物治疗。

基本预防措施：手术操作仔细、轻柔，避免损伤静脉内膜；规范下肢止血带的应用；术后抬高患肢，鼓励患者深呼吸及咳嗽；鼓励患者主动活动，尽早下床，促进静脉血液回流；不能活动者，被动按摩下肢比目鱼肌和腓肠肌；术中和术后补液，多饮水，避免脱水；DVT 高危患者应避免做下肢静脉穿刺，避免在同一部位、同一静脉反复穿刺输液；改善生活方式，戒烟戒酒，控制血糖、血脂等。

七、责任跖骨的坏死

缺血性骨坏死由血供破坏引起，它会导致骨骼的细胞坏死，当关节受累时，有可能发生关节塌陷和骨关节炎等，是一种严重的手术并发症，骨骺和含有黄骨髓的骨骼多见。跖骨骨骺主要由软骨构成，血供较差，较易发生缺血性骨坏死，也与无菌性坏死、骨软骨炎或骨坏死等有交叉。跖骨头缺血性坏死由 Freiberg 在 1914 年首次报道，故又称 Freiberg 病，第二跖骨头最常见，偶见于第三、四跖骨头。临床表现为局部疼痛、压痛、肿胀和跖趾关节活动受限。X 线片显示：跖骨头密度增高，扁平呈杯状凹陷、碎裂、头颈变粗，关节面不规则凹陷，关节面下不规则硬化关节腔或有游离体（图 13-10）。

跖骨远端截骨伴外侧软组织松解时，跖骨头坏死发生率相对较高。跖骨头血运来源于两个途径：骨内途径及骨外途径，当跖骨远端截骨时骨内途径被截断，骨外途径若因关节囊破坏严重而截断，即可造成跖骨头血运丧失出现坏死。跖痛症手术中，截骨本身就影响跖骨头的血运，跖骨头周围软组织的过度松解也会影响或破坏跖骨头的血供，导致发生缺血性坏死，因此，术中要注意保护血供及软组织。对于已发生跖骨头缺血性坏死者，若无明显症状，可先采用支具保护、制动等非手术治疗，密切关注病情变化，若病情无进展，则有自愈可能。当出现跖骨头关节软骨塌陷或跖趾关节骨关节炎时，应当行手术治疗。手术方法很多，包括关节唇切除术和清创术，关节滑膜切除，清理破碎的软骨及软骨下骨开窗术，Keller 手术，减压截骨术及关节融合术等，如有跖骨短缩，需要植骨以保持跖骨长度。

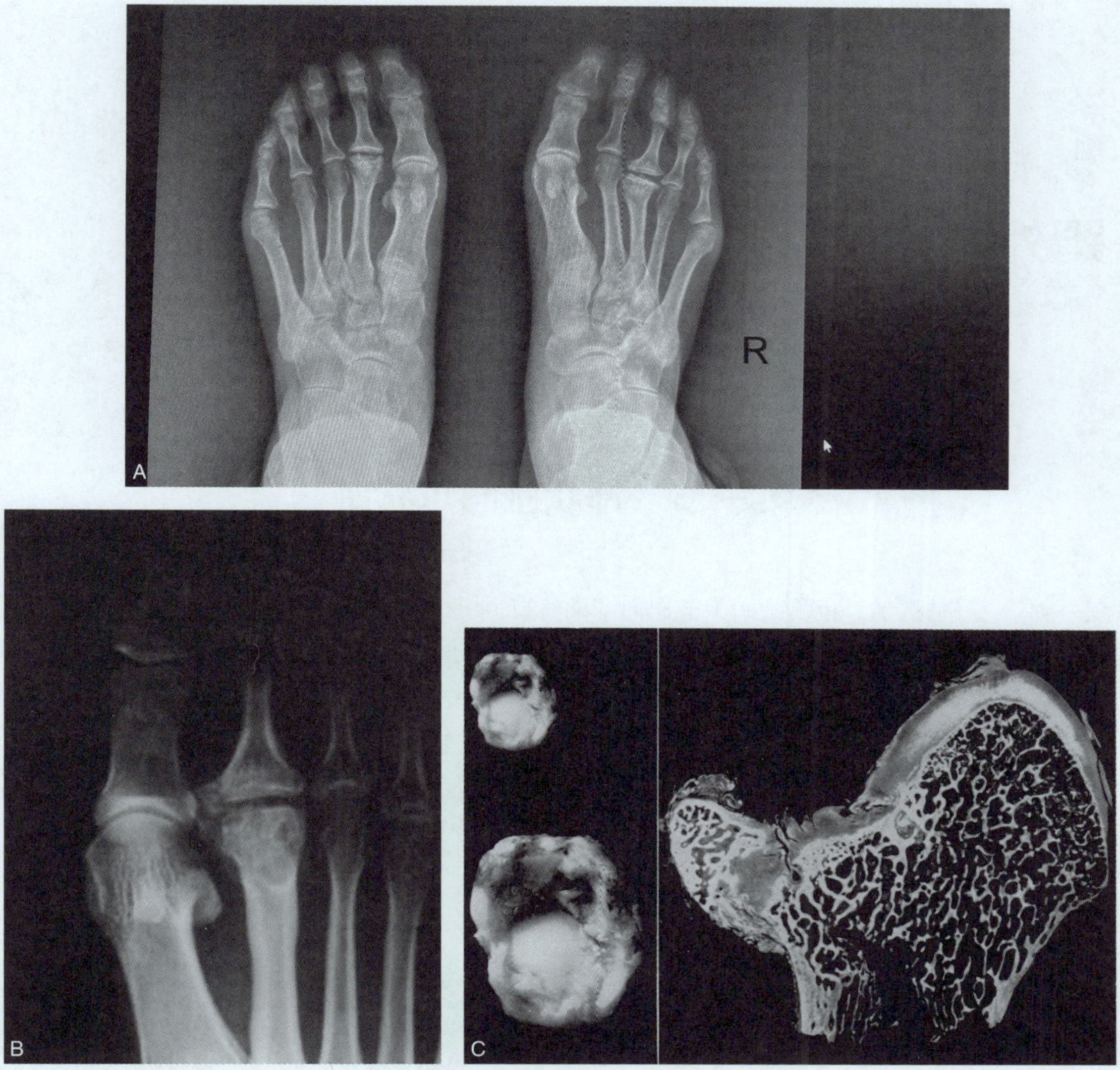

图 13-10　跖骨头缺血性坏死

参考文献

[1] 胡海威，孙卫东，蒋科卫，等．中西医结合微创技术治疗拇外翻术后转移性跖痛症危险因素的 Logitstic 回归分析［J］．中国医药科学，2012，2（24）：9-11.

[2] 王正义．足踝外科学［M］．北京：人民卫生出版社，2006.

[3] 韩金昌，温建民，耿成武，等．跖骨近端短缩跖趾关节复位术治疗跖痛症合并重度跖趾关节脱位临床疗效分析［J］．中国骨与关节损伤杂志，2013，28（8）：740-742.

[4] 温建民，孙卫东，桑志成．跖骨头下痛性胼胝治疗策略［J］．中国中医骨伤科杂志，2012，20（8）：81-82.

第十四章
跗外翻其他相关病症诊疗

第一节　锤状趾与爪状趾

锤状趾，一般是指足趾近侧趾间关节屈曲挛缩，这种屈曲可以是僵硬、不能被动活动至中立位的，也可以是柔软、可以被动活动的，跖趾关节保持过伸状态，同时伴有脱位、远端趾间关节中立或背伸的一种畸形。好发于除跗趾外的其余四趾，多发于第二趾，可累及足趾的三个关节。临床可见到重叠锤状趾，是由于近节趾骨的长轴内翻偏离了第二跖骨的长轴。

爪状趾是由跖趾关节背屈，近侧及远侧趾间关节跖屈所形成的固定性畸形。其发病原因为足内外部肌力失去平衡或高弓足横弓塌陷。爪状趾与锤状趾的区别在于爪状趾的畸形较严重，累及多个足趾，足部的症状及功能障碍更明显；爪状趾包含近侧趾间关节的屈曲畸形和跖趾关节背伸畸形，而锤状趾不一定存在跖趾关节背伸畸形（图 14-1~ 图 14-3）。

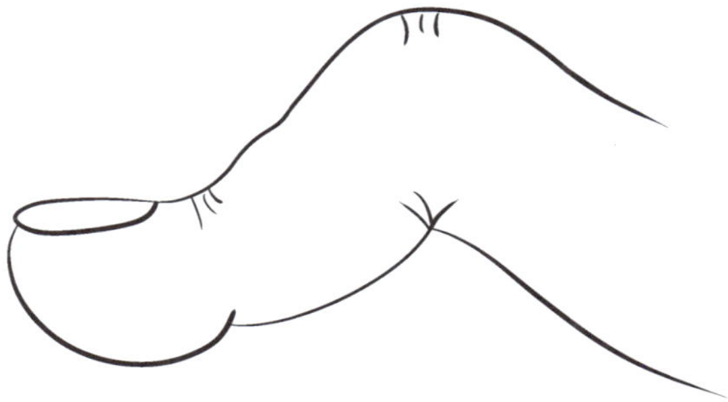

图 14-1　锤状趾示意图

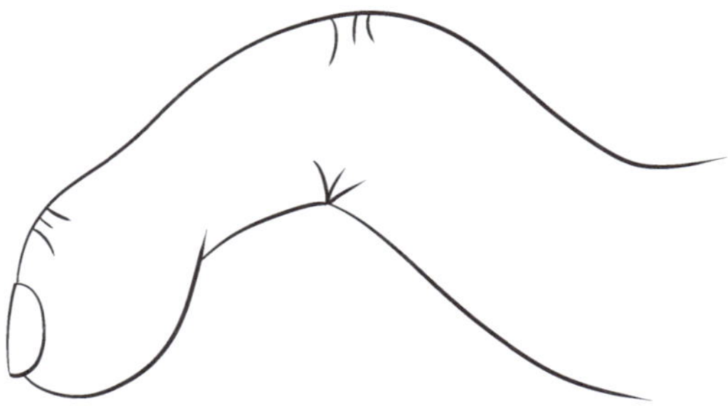

图 14-2　爪状趾示意图

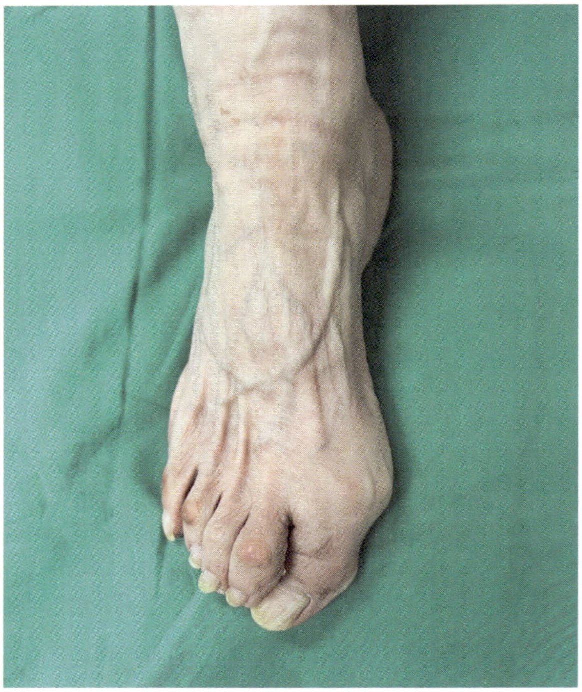

图 14-3　跗外翻合并锤状趾畸形

一、病因及发病机制

锤状趾的病因一般包括机械性和炎性因素。机械性因素主要与患者所穿鞋的类型有关，故锤状趾在女性中的发病率较男性高，男女比为1∶5。重叠锤状趾常见于一些慢性疾病如类风湿性关节炎等。病因主要有：①长期穿不合适的鞋子，长期穿尖头高跟鞋可使跖趾关节过伸，产生“屈曲效应”而导致锤状趾畸形；②第二跖趾序列过长，跖趾关节过伸引起足第二序列过长，特别是第二跖骨过长，进而使跖趾关节压力过高，导致跖盘和双侧副韧带病变而产生锤状趾畸形；③踇趾外翻畸形，踇外翻也可传递压力至第二趾，使踇趾与第二趾重叠，致第二趾跖趾关节过伸；④创伤因素，急性创伤损伤了跖趾关节的支持韧带和关节囊，导致跖趾关节不稳定，引起锤状趾；⑤结缔组织病；⑥先天性锤状趾。以上病因可以单独作用或共同影响导致畸形发生，如病因持续存在，则会造成跖趾关节向背侧半脱位，进而削弱足内在肌的功能，使得足肌平衡失调，畸形加重并固定。

爪状趾畸形除以上原因外，常与足弓畸形及神经肌肉疾病相关，如脊髓前角灰质炎、进行性肌萎缩、马尾神经疾患、高弓足畸形、类风湿性关节炎等。

二、临床表现

在国外文献中，锤状趾和爪状趾的概念经常互用，主要是因为这两种畸形的手术方法基本相同。两者均可分为僵硬性和非僵硬性，依据畸形程度分为三度：①轻度畸形，即跖趾关节或近侧趾间关节无僵硬性挛缩，畸形随负重增加而增加；②中度畸形，即近侧趾间关节出现僵硬性跖屈挛缩，但跖趾关节未出现背伸挛缩；③重度畸形，即近侧趾间关节出现僵硬性跖屈挛缩，同时伴跖趾关节背伸挛缩。重度畸形通常伴有跖趾关节的半脱位或完全脱位。

锤状趾畸形平时并不疼痛，近侧趾间关节背侧由于受到鞋面压迫、摩擦而形成胼胝，跖骨头下方及趾尖也可形成胼胝。穿鞋不合适时，这些病损可造成局部疼痛，也可继发局部滑囊炎导致症状加重。后期可引起跖趾关节肿胀、疼痛和关节不稳定（图 14-4）。

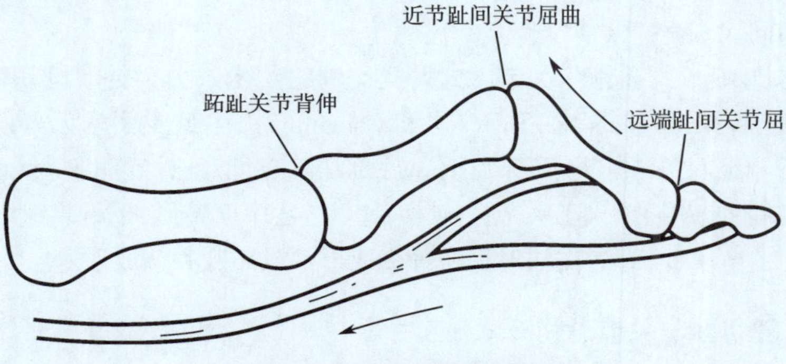

图 14-4　锤状趾畸形示意图

爪状趾畸形一般畸形较轻，纵弓略高，足趾呈爪状畸形，一旦站立负重，则畸形消失，恢复正常形态；严重者常表现为多趾畸形，跖趾关节背伸，近侧趾间关节屈曲挛缩，跖骨头向跖侧突出。足底跖骨头突出处疼痛，跖侧疼痛性胼胝，有时出现皮肤溃疡。趾间关节屈曲导致的疼痛症状和胼胝情况与锤状趾相同（图 14-5）。

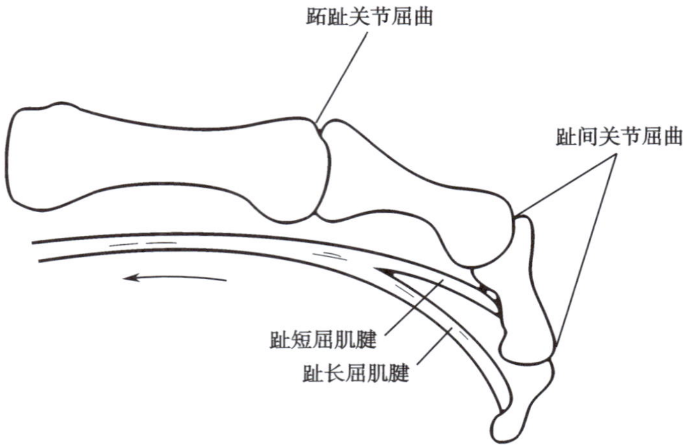

图 14-5 爪状趾畸形示意图

三、诊断

根据症状及典型的畸形表现，诊断容易确定，必要时进行 X 线检查以明确病情程度及合并其他病变情况。畸形的临床检查对治疗方法的选择极为重要。区别锤状趾畸形是弹性的还是固定的至关重要，可通过用手在受累趾的跖骨头底部施压，观察畸形的趾是否能恢复到正常状态来判断。让足负重也可检查出近节趾骨是否过伸，以及畸形是弹性的还是固定的，弹性畸形在负重时畸形会好转。

四、治疗

锤状趾和爪状趾早期足趾能活动，畸形能被动矫正。保守治疗可以利用各种衬垫或固定带，但这些方法只能缓解症状，不能根治畸形。晚期畸形固定，在跖骨头跖面、足趾末端及屈曲畸形的趾间关节背侧均可产生胼胝。症状明显、畸形固定时需手术治疗。手术治疗是根本的治疗方法，两种畸形的手术治疗方法基本相同。

手术方式分为软组织术式和骨与关节术式两类。软组织术式分为伸肌腱切断术和趾长屈肌腱转移至伸肌腱手术，包括 Girdlestone 术、Taylor 术和 Coughlin 术等，此类手术无需行截骨和关节融合。骨与关节术式包括近侧趾间关节切除、近节趾骨基底部切除、近节趾骨远侧 1/3 或 1/4 切除、完全的近节趾骨切除和近侧趾间关节融合、人工关节置换术等。对轻、中度畸形，单行软组织术式即可，而对重度畸形则须加做骨与关节术式，有时需同时行跖骨头成形术或跖趾关节成形术。

（一）微创伸肌腱切断与关节囊切开术

本手术适用于伴有跖趾关节背伸的弹性锤状趾或爪状趾畸形。具体方法：患者取仰卧位，手术区用局麻或神经阻滞麻醉，患者背屈足，用 15 号小圆刀在跖趾关节背侧伸肌腱的内侧或外侧与之平行纵切 3~6mm 的切口。刀片进至皮下则取横行，与足背面平行；若由腱外侧入路，则刀片沿腱背侧向内侧滑行，使患趾背屈，刀片旋转 90° 使刀刃朝向肌腱，以拉锯式动作切断全腱，若矫正满意，则将刀片向相反方向旋转 90° 后退出。若矫正不满意，则令患者放松，刀片不向回转，继续向内侧移动至跖趾关节内侧，再以拉锯式动作切断内侧及背外侧关节囊，旋转刀片并抽出，缝合皮肤切口（图 14-6、图 14-7）。敷料加压包扎前足固定。术后患者穿宽松前开口的鞋。

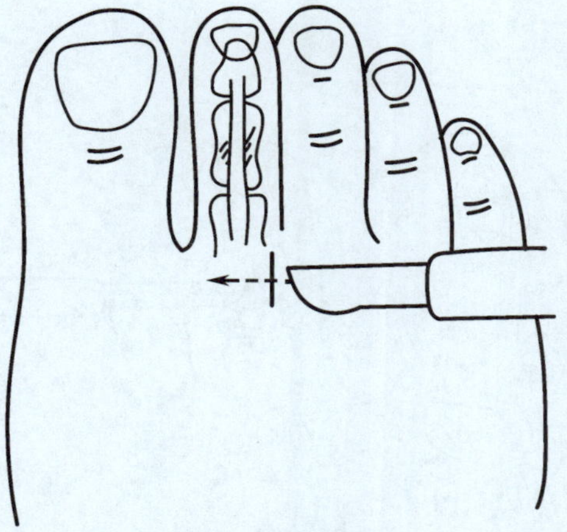

图 14-6　切口

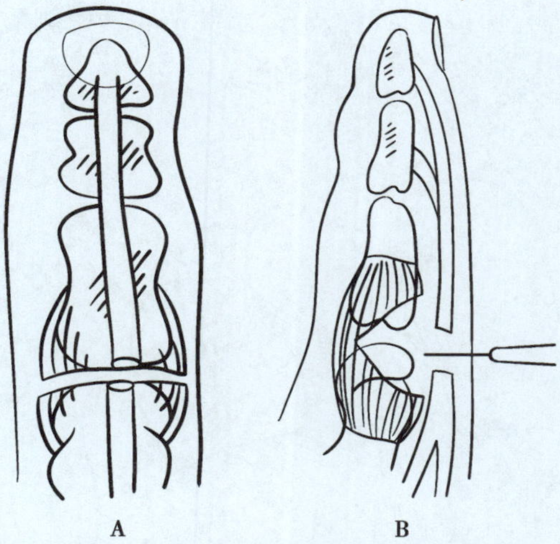

图 14-7　切断伸趾肌腱及背侧关节囊

（二）微创趾长伸肌腱延长术

本手术适用于弹性的锤状趾畸形或爪状趾。患者体位与麻醉同前。先用 15 号小刀片在足背跖趾关节近侧 2.5cm 处的伸肌腱侧方纵向切开约 5mm 的皮肤切口。刀片进入皮下后放平并与皮肤平行，刺入伸肌腱背侧，并穿向内侧，将刀刃转向伸肌腱，以拉锯式切断伸肌腱的背侧一半，旋回刀片并抽出。再于跖趾关节背侧或其远侧或趾间关节近侧伸肌腱的另一侧，刀片进入皮下，仍取横位，与足平行沿伸肌腱跖侧，刺向外侧，旋转刀刃转向伸肌腱，以拉锯式切断伸肌腱的跖侧一半，同时拉直并向跖侧用力拉患趾，当腱的两切口接近时，其间的腱滑行延长，患趾变直，旋回刀片并抽出，缝合切口。跖屈位敷料包扎固定患趾（图 14-8、图 14-9）。

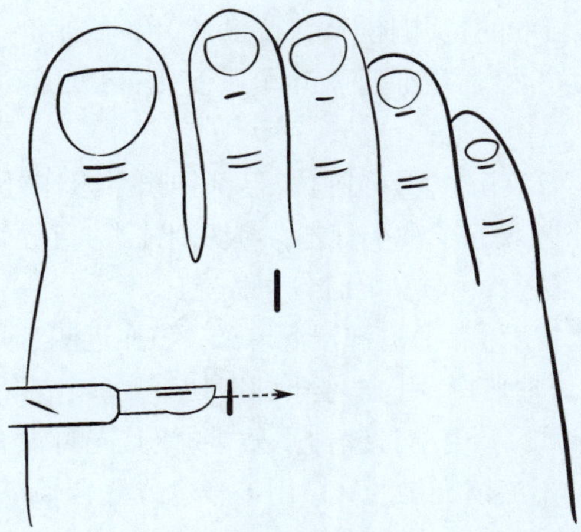

图 14-8　切口

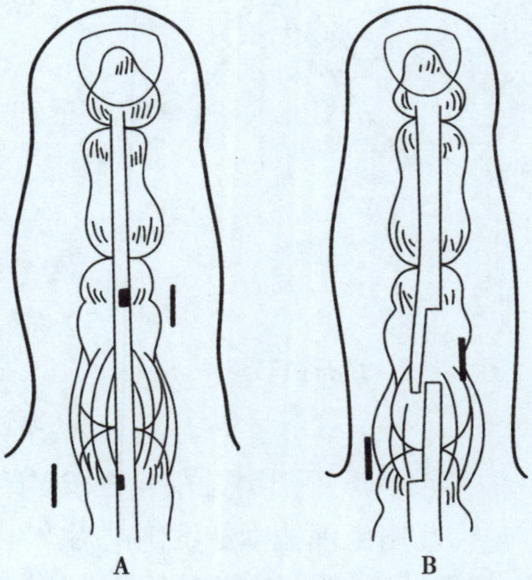

图 14-9　切断背侧伸趾肌腱并延长

（三）微创远或近侧趾间关节囊切开伴屈肌腱切断术

本手术适用于弹性的锤状趾畸形或爪状趾。可采用侧方入路或跖侧入路。以跖侧入路为例，具体方法是患者取仰卧位，手术区用局部麻醉或神经阻滞麻醉，患者背屈足，用 15 号小圆刀在近侧或远侧趾间关节跖侧中央纵向切约 3mm 的切口。旋转刀片，使刀刃与关节平行，当牵拉趾末端并向背侧用力的同时，刀片以扇形移动切断屈趾肌腱，若矫正满意则将刀片退出；若矫正不满意，则令患者放松，刀片原位，以同样动作，将关节囊的两侧及跖侧关节囊切开，抽出刀片，缝合皮肤切口。敷料包扎。术后患者穿宽松前开口的鞋（图 14-10~ 图 14-12）。

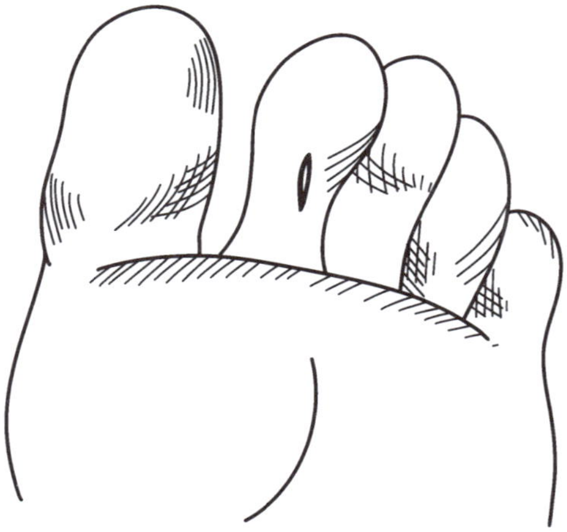

图 14-10　切口

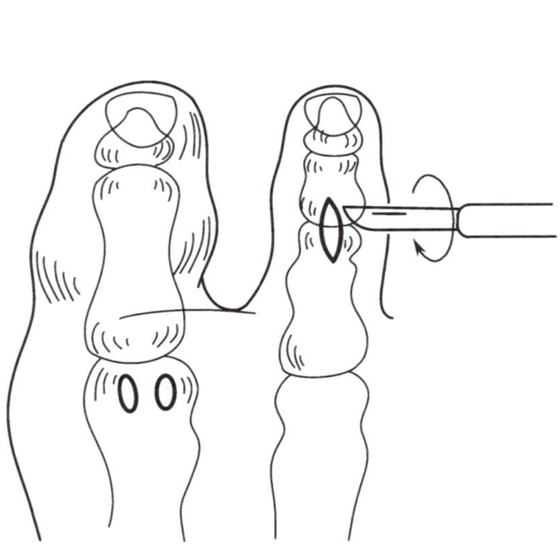

图 14-11　屈趾肌腱切断

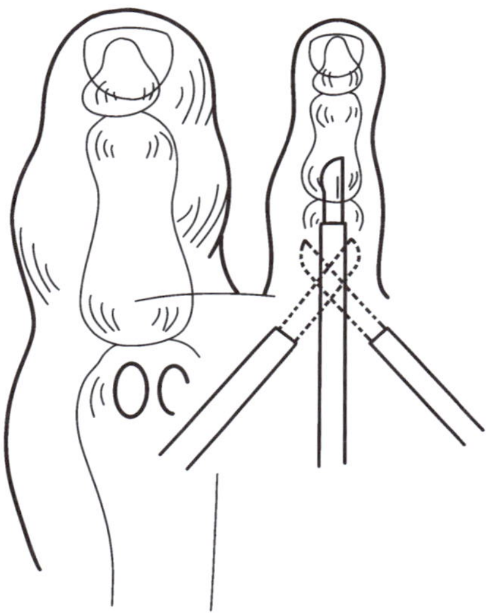

图 14-12　切开关节囊

（四）微创趾间关节成形术

1. 适应证　①固定性锤状趾或爪状趾；②合并有明显症状的可屈性锤状趾或爪状趾；③保守治疗无效，例如垫鞋垫、穿前部宽松的鞋。

2. 禁忌证　①外周血管病；②局部或全身感染；③患者全身情况不允许，或合并其他严重疾患。

3. 术前准备　①标准的正、侧位及斜位 X 线片；②评价踇趾和第一序列的位置；③检查足部胼胝和角质变化；④足部清洁；⑤消毒包扎。

4. 特殊器械、体位及麻醉　①仰卧位，足部伸出手术床外；②软轴高速磨钻；③小骨膜起子和小骨锉；④切割钻头：直径为 2.5mm；⑤在局部麻醉下进行；⑥必要时备 1 枚克氏针。

5. 技术要点（手术技术）　①局部浸润麻醉；②在近侧趾间关节外侧水平，沿跖骨长轴切口，用 15 号小圆刀切开皮肤、皮下、筋膜及关节囊；③用削磨钻削除远、近端关节面各 2mm 骨质；④用小骨锉锉平残端，使其光滑没有棱角；⑤反复用生理盐水冲洗削磨后产生的骨碎屑，直至冲出液清亮为止；⑥用 1 号丝线缝合切口；⑦采用绷带包扎，将患趾固定于伸直位（图 14-13~ 图 14-15）。

6. 注意事项　①切口位置尽量避开侧方神经、血管；②削除的远、近端关节面的长度要合适，避免过长或不足；③术后患趾伸直位包扎固定；④必要时，可行克氏针穿针固定。

7. 术后护理及康复　①观察患趾血运、感觉，活动足趾；②下地行走需穿硬底矫形鞋；③去除固定后可尽早行功能锻炼（图 14-16、图 14-17）。

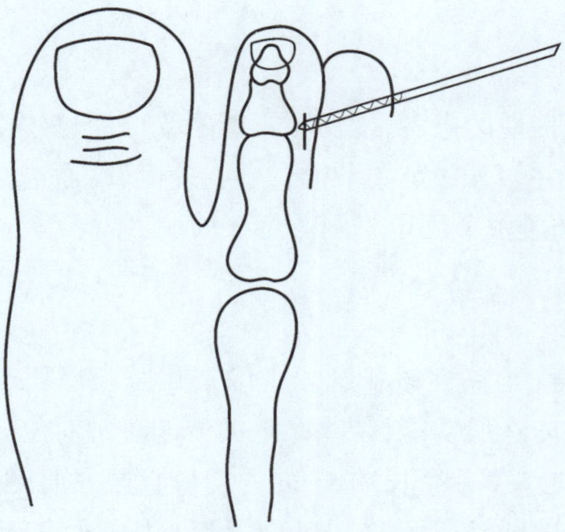

图 14-13　切口

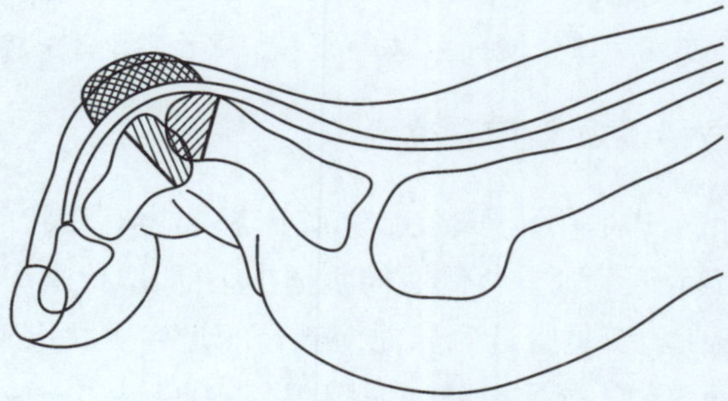

图 14-14　去除骨质范围

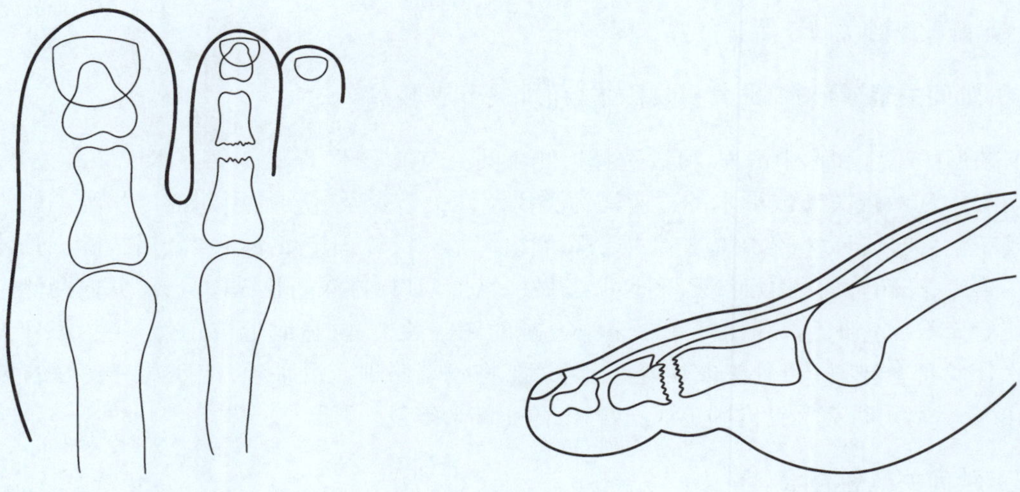

A　　B

图 14-15　趾间关节成形术后示意图

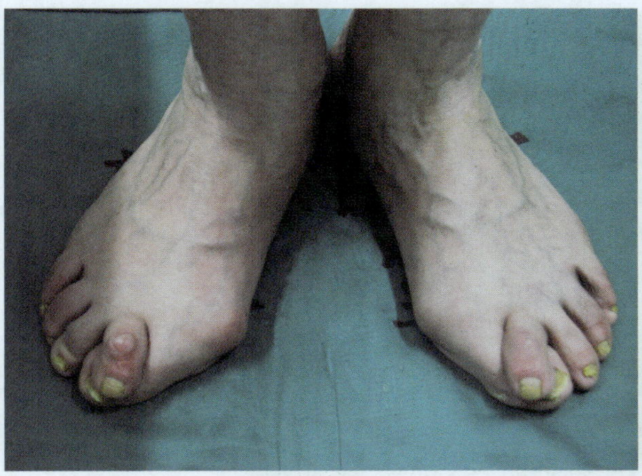

图 14-16　微创趾间关节成形术术前外观像

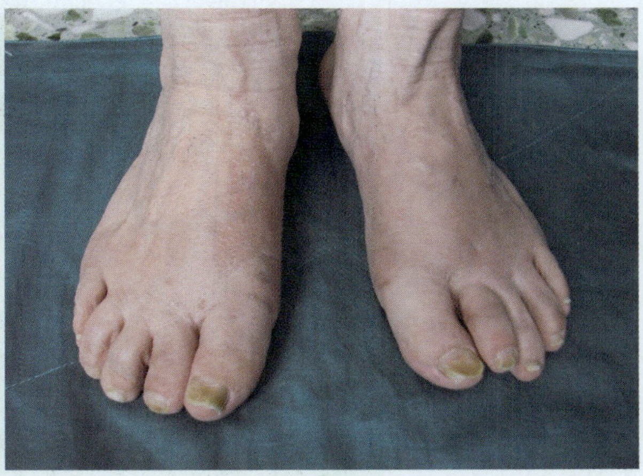

图 14-17　微创趾间关节成形术术后外观像

（五）伸肌腱切断及关节囊切开术

本手术适用于跖趾关节半脱位，畸形关节有一定柔韧性的患者，或用在不能耐受广泛重建手术的年老体弱患者。手术是在跖趾关节水平切断伸趾肌腱，并切开跖趾关节囊背、内、外侧壁，通过充分松解挛缩的软组织，使跖趾关节复位，畸形矫正。术后将跖趾关节固定于屈曲位 3 周。

（六）屈趾肌腱移位术

此术式适用于年轻患者，临床表现为有症状的轻度、柔韧性锤状趾。本术是将趾长屈肌腱向背侧移位至近节趾骨背侧面伸肌腱扩张部，取代缺失的足内在肌功能，恢复跖趾关节的正常对位。具体步骤：在病变足趾近侧屈曲褶皱处的足底皮肤水平方向作第一个长约 5mm 的切口直至屈肌腱鞘，分离切开腱鞘。显露趾长屈肌腱，并从中央纵向分成等量的两条肌腱，在止点处切断，用止血钳夹持，然后在近节趾骨和跖趾关节背侧面上作一纵形切口，显露伸肌腱扩张部，再将两条趾长屈肌腱从近节趾骨内、外侧面及神经血管束深面穿向背侧伸肌腱扩张部，并在近节趾骨中部将两条肌腱缝到趾长伸肌上，使足趾的跖趾关节置于跖屈 20° 位。也可以采用近节趾骨基底处钻孔完成趾长屈肌腱的移位。术后维持足趾及跖趾关节于矫正位置 3 周。

（七）趾间关节成形术、跖骨头切除术、跖趾关节成形术

根据畸形的程度和术中情况，可以选择近侧趾间关节成形术、跖骨头切除术或跖趾关节成形术。跖骨头切除术和跖趾关节成形术的适应证为类风湿性关节炎及外伤后引起的爪状趾。如行跖骨头切除术或跖趾关节成形术，术中应避免损伤跖侧组织。克氏针固定可于 3~4 周后拔除。具体方法是沿足背在第二、三跖骨间和第四、五跖骨间，各做一纵形切口，将深筋膜纵向分开，并向两侧牵开。将各趾伸肌腱牵开，分别显露和切开第二至第五趾的跖趾关节囊，显露近节趾骨基底、跖骨头颈。以骨刀依次切除部分趾骨、跖骨头或切除跖骨头颈，将残端修理光滑平坦，使残端有良好的自由活动（图 14-18）。术后可行克氏针内固定或石膏托，防止畸形复发。

（八）趾间关节融合术

此种手术可以缩短足趾，松解软组织，易于矫正畸形。术后 6 周可根据骨折愈合情况拔除克氏针。

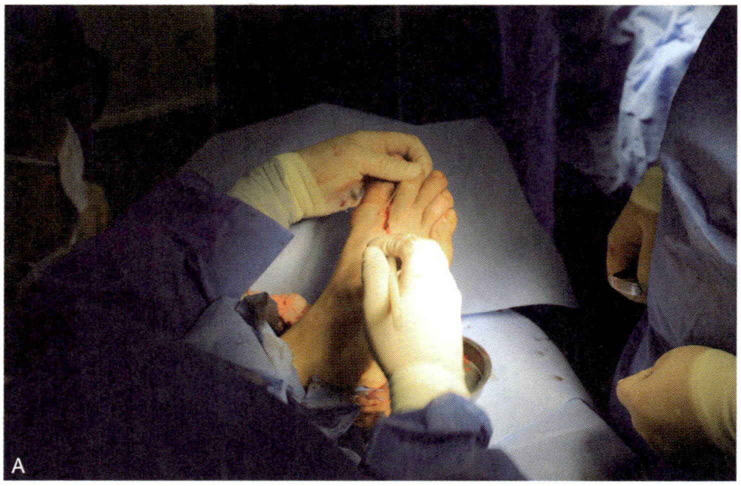

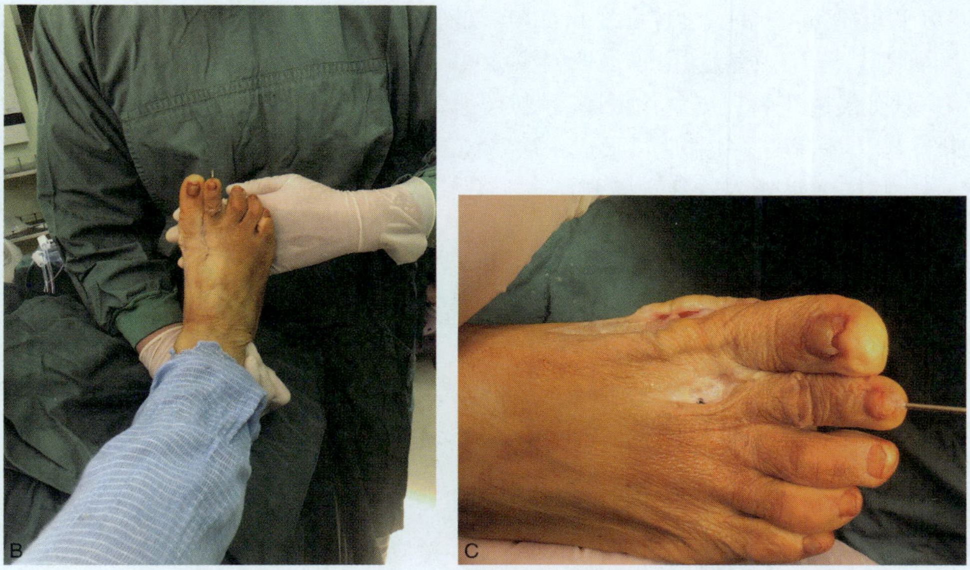

图 14-18　跖趾关节成形术

（九）人工趾间关节置换术

本手术适用于对关节活动度要求高，外形要求美观，趾间关节强直的锤状趾畸形。具体步骤：患者仰卧位，采用局部阻滞麻醉或硬膜外麻醉，患趾背侧以关节为中心作纵形切口，长约 2.5~3.5cm。切开皮肤后，适当牵开皮瓣，纵向切开趾长伸肌腱在关节背侧形成的扩展部、骨膜与关节囊，继之行骨膜下剥离后向两侧牵开，即可显露关节腔。适当切除两侧的关节面，厚度约 4cm。然后用小磨头在截骨断面上钻孔，试放假体模型，选择合适的假体，冲洗术野，放入假体，试行活动；如满意则分层关闭切口。术后主要存在感染、骨质劈裂、人工关节断裂、假体松动等并发症。术后应用宽大合适的绷带包扎，抬高患足，3~4 天后可下地行走。2 周后拆除缝线，之后进行功能锻炼（图 14-19）。

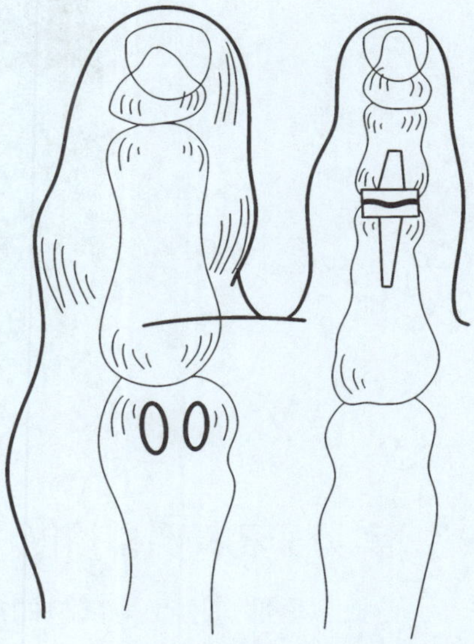

图 14-19　趾间关节置换示意图

第二节　足部胼胝

胼胝是临床上常见的足部皮肤疾患，多由趾骨和跖骨高低不平引起，如长期穿过紧的鞋、高跟鞋、尖头鞋，反复摩擦骨突处皮肤；也有一部分病例因为足部畸形，导致局部压力增高从而形成胼胝，如马蹄内翻足的足外侧、高弓足的前跖部及趾腹部等。常引起临床疼痛不适症状。

一、病因病理

足部胼胝的病因与鸡眼相似，由于鞋袜因素或足部畸形等导致皮肤长期受压或摩擦，在受压部位造成局限性扁平角质过度增生、增厚（图 14-20）。如平足症，因第二至第四跖骨头负重增加，在其跖面可能会发生胼胝。马蹄内翻足，由于足外侧缘负重，在骰骨背外侧的皮肤上常发生胼胝。与鸡眼相比，胼胝无中心核，仅边线为表皮角化增厚，颗粒层尤为明显，乳头变平，由于刺激、激惹，真皮内可有轻度炎症细胞浸润。病程长，其基底可形成一层坚韧的乳白色膜样生长物，刺激其深部的游离神经末梢而发生疼痛。临床上胼胝多与踇外翻相关。

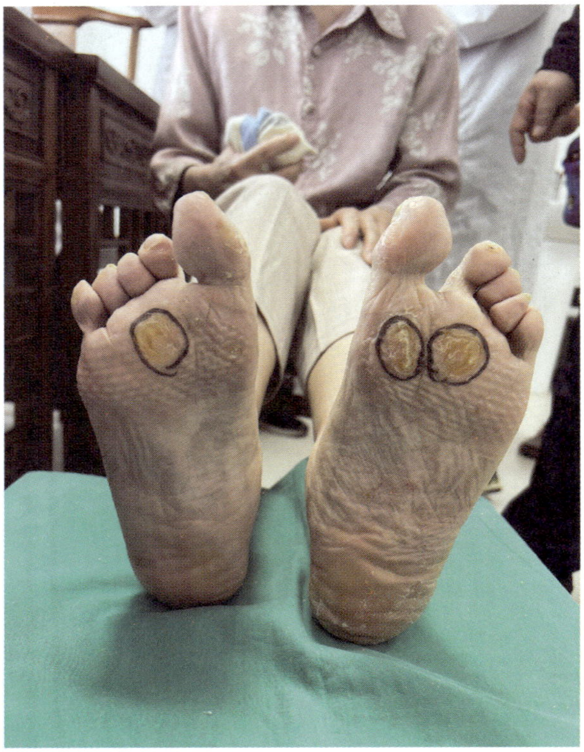

图 14-20　足底胼胝

二、临床表现和诊断

胼胝为足部过度受力部位的皮肤形成的扁平或隆起的局限性片状角化增厚，呈蜡黄色，质坚韧，中央略高，边缘不整，表面可见皮纹，局部汗液减少，感觉迟钝，可有轻度压痛。多见于足前跖部及趾腹部。胼胝在其病程的早、中期可不出现疼痛，仅有异物感。后期可因局部炎症刺激出现疼痛，影响行走及负重。

临床上尚有一种较罕见的遗传性疼痛性胼胝，为染色体显性遗传，幼年发病，在足跖受压部位可有多处胼胝发生，有明显的压痛，尤其当浸水后胼胝被泡软而增大时，疼痛更加严重。

三、治疗

1. 保守治疗　胼胝可用温水浸泡后，用刀削平，但致病原因不去除，容易复发。一般来说，第一及第五跖骨头下面的胼胝，如有疼痛，可在鞋内放一足横弓软垫，以减少疼痛。若采用各种非手术疗法后仍无效，疼痛影响生活和工作者，可考虑采用手术治疗。

2. 手术治疗　适用于第二至第四跖骨头下胼胝疼痛，经各种非手术方法治疗仍难痊愈，且疼痛严重，妨碍生活和工作者。微创手术治疗胼胝，特别是前足胼胝，损伤小，疗效确定，患者易于接受，是目前较为可行的治疗方法。

（1）微创跖骨头颈截骨术：以 1% 利多卡因于跖骨颈周围进行局部浸润麻醉。用小圆刀在跖骨颈背侧作约 0.5cm 切口，直达跖骨颈。用骨膜剥离器剥离跖骨颈周围附着的组织及骨膜，确定进钻位置。用削磨钻行跖骨头颈横行截骨。术毕挤出截骨碎屑，冲洗切口，切口不用缝合，跖骨头下垫约 0.3cm 厚纱布垫，保持跖骨头抬高。患者术后可适当下地行走，自行调节跖骨头的高度。3 天后拆开包扎换药。注意术后 3 个月不要过多负重，以免引起截骨延迟愈合。

（2）跖骨头跖侧骨突削磨术：该手术适用于第二至第五跖骨头肥大，伴有跖骨头下痛性胼胝者。需注意，患有骨质疏松的老年人，跖骨头下痛性胼胝，若施行跖骨颈截骨有可能不愈合或延迟愈合。患者仰卧、局麻，极度背伸跖趾关节，于跖侧病变跖骨头的远端非负重区，做一约 0.5cm 横切口直达骨质，小骨膜剥离器将跖骨头跖侧软组织剥离，置入削磨钻将跖骨头跖侧骨突削除。冲洗切口，无需缝合切口，加压包扎，2 周可解除敷料，逐渐负重行走。

第三节　嵌压性软鸡眼

鸡眼最易发生于足的前跖部和足趾，足部任何有骨突起的部位，如果长期遭受挤压和摩擦，就会引起局部的皮肤角质层增生变厚，形成鸡眼。患者此时穿较紧的鞋子或足部踩及硬物时会引发疼痛不适。

一、病因病理

鸡眼多是由于长期穿过窄过硬的鞋子及高跟鞋，致前足逐渐出现诸如踇外翻、锤状趾等畸形，形成骨突部位，这些部位被鞋子长时间摩擦压迫，逐渐形成鸡眼（图 14-21）。另外，足部本身存在畸形也会形成鸡眼，例如趾骨局部骨突，会在骨突处及其对侧形成鸡眼（图 14-22）。鸡眼的病损为一同心角质层围绕一个致密的角质物所形成的圆锥体，高出皮面，色泽深黄，状如鸡的眼睛，因而得名。圆锥尖部向内挤压真皮层，真皮层富含游离神经末梢，受到刺激后产生疼痛。有时圆锥尖端有一滑囊，可发生滑囊炎，受到挤压时产生疼痛。

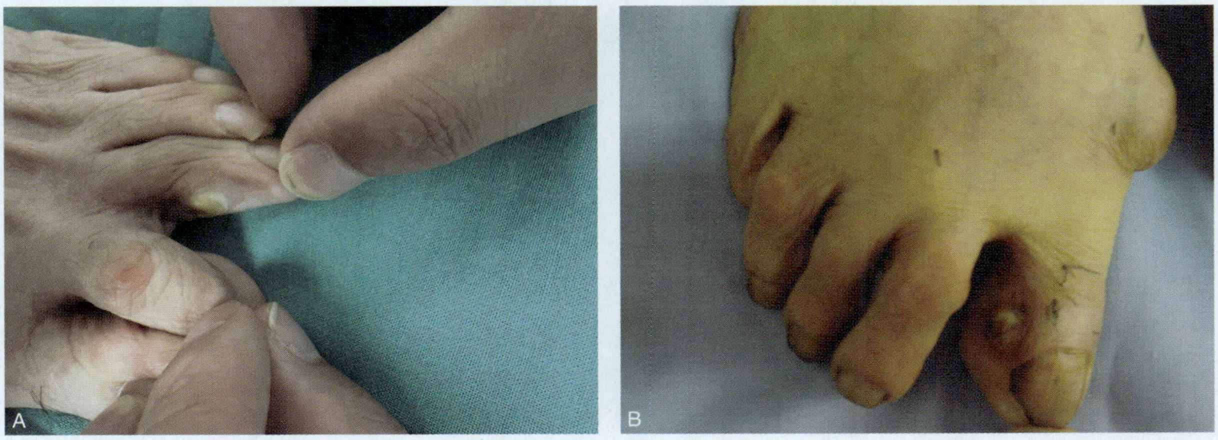

图 14-21　鸡眼

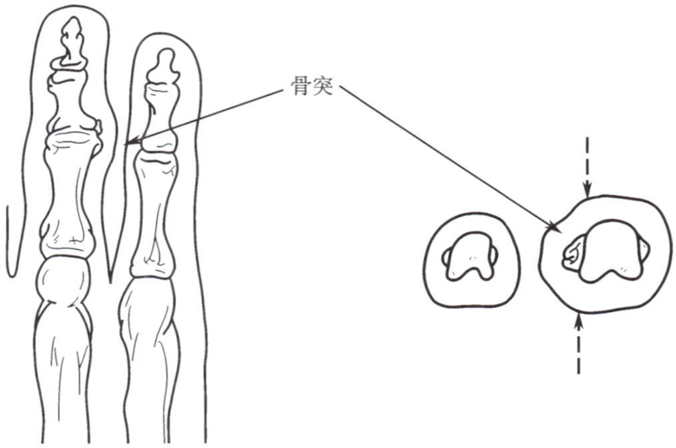

图 14-22 鸡眼形成示意图

二、临床表现和诊断

鸡眼的发生常常见于长期穿高跟鞋的女性，也见于行走与站立职业者。表现为一高出皮肤表面、色泽深黄、边界清晰的硬角质块，基底呈圆形露于表面，触之较周围皮肤坚硬而不光滑。

鸡眼按其生长部位，可分为硬性鸡眼和软性鸡眼两种。硬性鸡眼多发生在第五趾近节趾间关节的背外侧，锤状趾的近节趾间关节的背面或趾尖近趾甲处。软性鸡眼可发生在任何两趾中间，但以第四、五趾间最多见。发生在第四、五趾间者，多位于第四趾基底外侧，因第四趾近节趾骨基底的外侧与第五趾近节趾间关节或近节趾骨的远侧干骺端相压迫所致（图 14-23）。

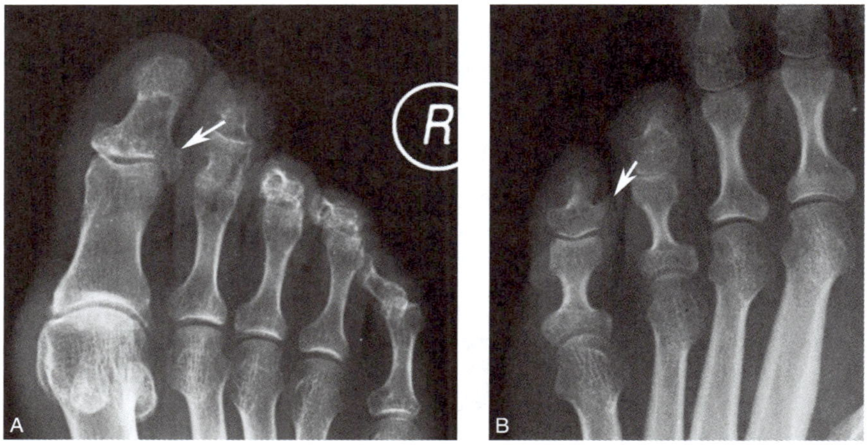

图 14-23 趾骨骨突

三、治疗

1. 保守治疗　首先改穿宽松的鞋子，解除压迫，可缓解疼痛。平时可用温水泡足，软化去除角质层。用刀片修去角化的角质层，注意操作时勿过深，以防感染。

2. 手术治疗　单纯手术切除鸡眼，而不去除引起鸡眼的致病因素，一般会复发。因此，保守治疗无效的鸡眼考虑手术治疗时，应首先查明引起鸡眼的原因。由趾骨骨突引起的鸡眼可考虑切除突起的骨突。常用的手术方法有趾外侧骨突切除术、近端趾间关节切除术等。

3. 微创技术　用削磨钻通过小切口即能完成骨突切除和趾间关节成形术，治疗足部鸡眼，手术时间短、损伤小，疗效确切。

（1）手术方法：采用局部阻滞麻醉。在骨突部位背侧做 0.3cm 切口深达骨膜，自骨膜下剥离软组织，以显露骨突部位，削磨钻磨削骨突，检查骨突磨平后，挤出碎骨屑，冲洗切口，切口视情况缝合，无菌敷料包扎（图 14-24）。

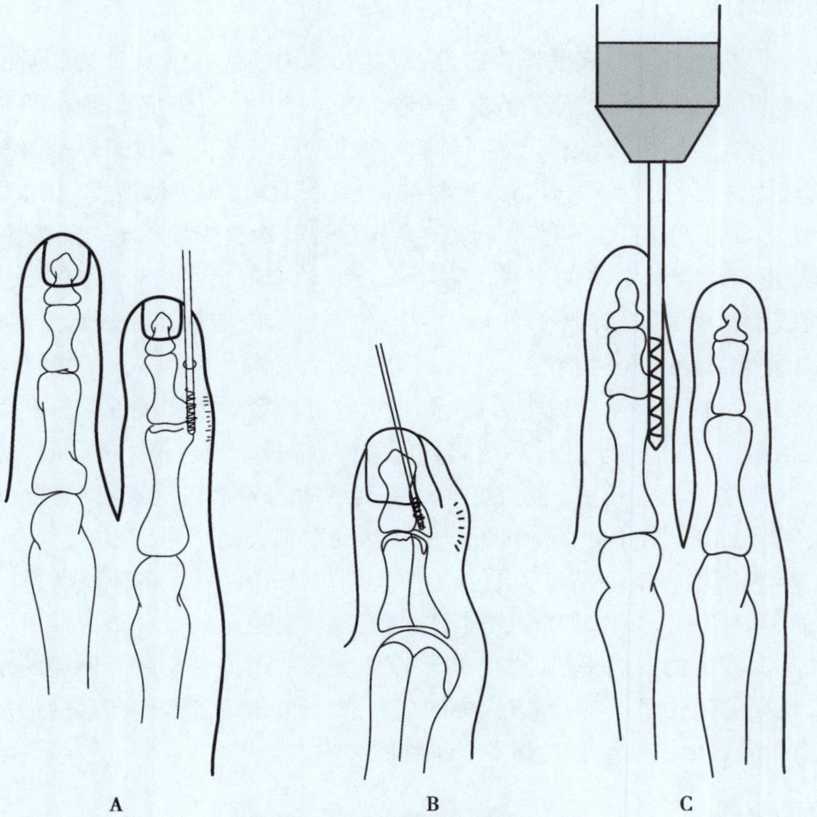

图 14-24　鸡眼微创手术示意图

（2）注意事项：手术是以去除引发鸡眼的骨突为目的，有时引发鸡眼的骨突在鸡眼的对侧，临床要仔细检查，勿做错位置；X 线片有助于临床诊断。勿在鸡眼上作切口，以免影响愈合，且鸡眼正位于受压、摩擦部位，在此处作切口会形成瘢痕，受到摩擦会发生疼痛。

在拟定第四、五趾间软性鸡眼的治疗方案时要慎重。一般患者很少单独患软性鸡眼，多半合并第五趾外侧硬性鸡眼。此时，若手术切除第五趾近节趾间关节，解除压迫，不但第五趾外侧的硬性鸡眼可被治愈，而且第四、五趾间的软性鸡眼也会因之逐渐消失，并不需再行第四趾近节趾骨基底外侧的骨突切除术。

第四节　跖趾关节炎

跖趾关节炎是临床常见疾病，骨关节退变主要是以关节软骨变化、骨质增生为主，发病人群以中老年人居多，多见于负重关节。王正义等经过研究提出，第一跖趾关节是前足最主要、最复杂的结构,支持了近 1/3 的体重。在行走过程中,第一跖趾关节传导的力可以达到体重的 40%~60%,而跑跳运动时,可达到体重的 8 倍。面对如此大的负重,第一跖趾关节容易发生跖趾关节炎。Freiberg 等在 1914 年提出第二跖骨头缺血性坏死的分型,使人们认识到跖趾关节炎的另一种发病原因,但其具体发病机制仍不明了。

一、病因病机

杨豪等通过对退行性骨关节病的调查研究及总结,认为现代医学对骨关节退行性改变的病因及发病机制认识不够明确,总体而言,骨关节炎与年龄、肥胖、负重、损伤及微循环障碍、内分泌紊乱等因素有关。病因主要有:①创伤、劳损。尽管目前该病的发病机制仍存在诸多争议,但创伤、劳损被认为是最常见的病因之一,包括关节内骨折或反复的慢性微损伤。当机体遭受创伤时,跖趾关节被迫过度伸展或跖屈,使之局部产生压缩和剪切,导致关节软骨或骨软骨损伤、关节囊损伤、滑膜炎及局部粘连,并最终导致退行性骨关节炎的出现。青年人及活动度较大的患者在扭伤或其他类型创伤后,容易导致跖趾关节骨软骨的损伤,但在临床诊断上常比较困难,容易出现误诊及漏诊,足斜位 X 线片和 MRI 有助于诊断。②第一跖骨抬高。典型的第一跖骨抬高,是指第一跖骨相对于其他跖骨背侧抬高。医源性的第一跖骨截骨术后或骨折后畸形愈合,可能会导致僵硬性第一跖骨抬高的出现。柔软性的第一跖骨抬高,可能是由于胫骨后肌腱功能障碍、腓骨肌腱力量减弱、肌肉痉挛及肌肉麻痹无力等引起。近年来许多学者提出,通过纠正这种解剖结构的异常来治疗踇僵硬。然而,另外的研究表明,第一跖骨抬高是退行性骨关节炎和跖趾关节活动度丢失的结果,并认为第一跖骨抬高 5mm 可以考虑是正常的生理解剖。第一跖趾关节骨关节炎的患者出现第一跖骨抬高是一种继发性的病理改变,不是发病的主要原因。③家族病史。阳性的家族病史也是跖趾关节炎的重要病因之一。以往的文献表明女性具有较高的发病率,大约有 80% 双侧发病的踇僵硬患者有明显的跖趾关节炎或踇囊炎的家族病史。长期的随访显示,阳性家族史的患者有 95% 出现了双侧症状的踇僵硬。同时他们认为,具有家族病史的患者似乎并没有受到发病年龄的影响。

二、临床表现

临床上以关节疼痛、肿胀、畸形、僵硬、功能障碍为主要表现。疼痛为本病最常见的症状,早期疼痛较轻,在活动或负重时发生,休息后可缓解。最常见的体征为关节触痛,畸形及功能障碍。上述症状多由轻微的外伤、长期劳损或寒冷引起而发作。多次发作后,症状可变为持续性。患者无明显的全身性症状,红细胞沉降率检查通常无异常。

三、影像学检查

1. X 线检查 可见关节间隙狭窄,软骨下骨硬化,关节边缘尖锐,并伴有骨赘形成。关节面邻近骨松质骨内可见小囊腔。晚期可见关节面凹凸不清,骨端变形。

(1)骨关节炎 Kellgren-Lawrence 分期

0 级:正常;

Ⅰ级:关节间隙可疑变窄;

Ⅱ级:有明显的骨赘,关节间隙可疑变窄;

Ⅲ级:中等量骨赘,关节间隙变窄较明确,有硬化性改变;

Ⅳ级:大量骨赘,关节间隙明显变窄,严重硬化性病变及明显畸形。

(2)跖骨头缺血性坏死 Smillie 分期(图 14-25~图 14-29)

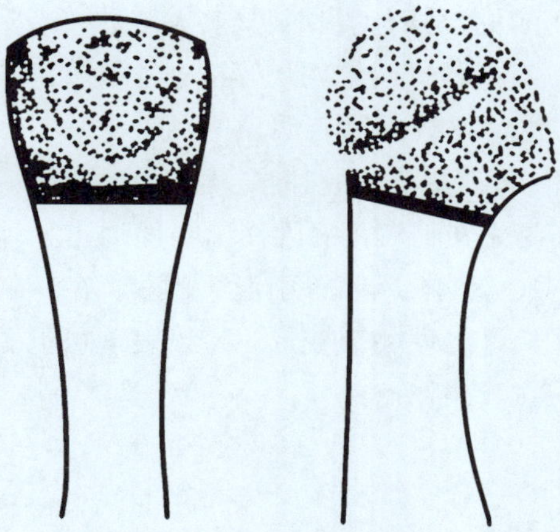

图 14-25　SmillieⅠ期

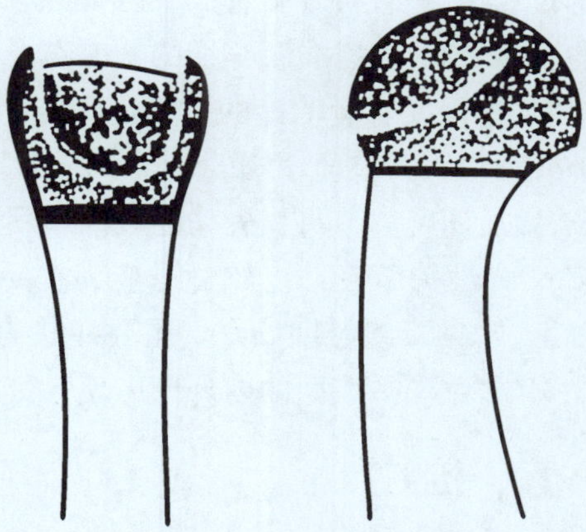

图 14-26　SmillieⅡ期

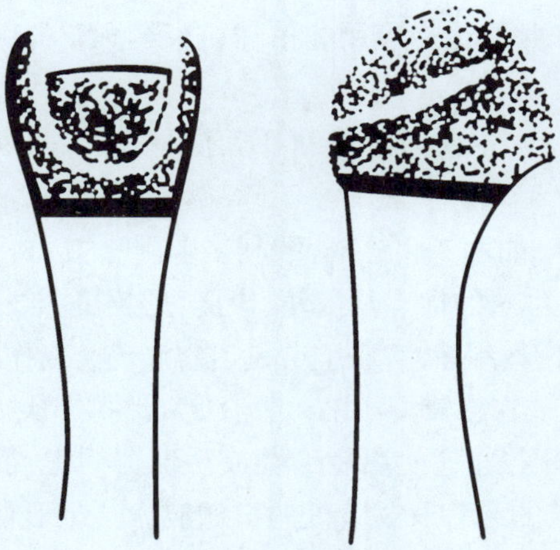

图 14-27　SmillieⅢ期

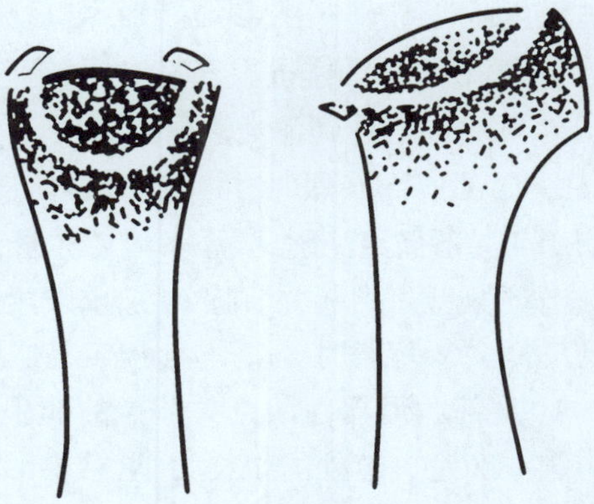

图 14-28　SmillieⅣ期

Ⅰ期：只有用核素骨扫描或 MRI 才可发现穿过骨骺的软骨下骨折；

Ⅱ期：背侧跖骨头开始向干骺端塌陷，X 线片可见这种改变；

Ⅲ期：跖骨头进一步塌陷，但跖肌部尚未受累；

Ⅳ期：整个跖骨头全部塌陷，跖肌受累并开始出现关节炎的表现；

Ⅴ期：出现严重关节炎的表现和关节间隙消失。

2. MRI 检查　可发现早期软骨病变，对早期治疗有重要意义。

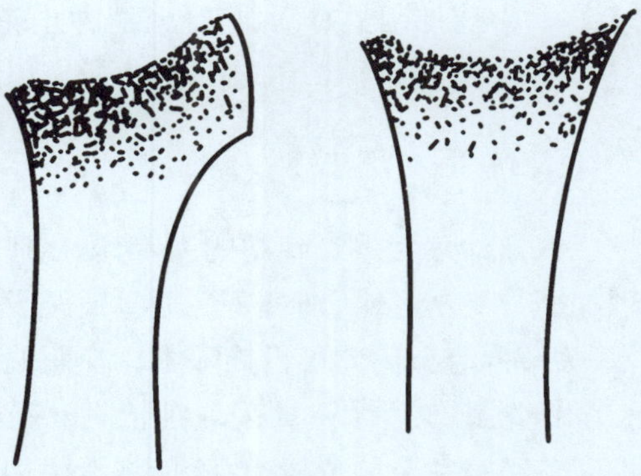

图 14-29　SmillieⅤ期

四、常见跖趾关节炎类型

1. 踇僵硬　跖趾关节炎晚期，关节面严重破坏，关节间隙消失，关节活动严重受限，关节活动度（跖屈 + 背伸）<15°，行走时疼痛剧烈。僵硬是一种症状描述，可由多种原因造成。

2. Freiberg 病　第二跖骨头缺血性坏死又称为 Freiberg 病，是 1914 年由 Freiberg 初次报道的跖骨头缺血性疾病，主要出现在第二跖骨头，也可发生在其他跖骨头处，也有人称其为幼年畸形性跖骨头骨软骨炎、跖骨头骨软骨病。Freiberg 病以第二跖骨头病变多见，早期症状不明显，大多数患者对自己的发病时间无法描述，早期的病变在 X 线上也难以看出，只有进行 CT 或 MRI 等检查才能看到早期病变表现，促使患者治疗的主要症状为前足疼痛、行走受限，此时 X 线上已有明显的跖骨头关节面下囊肿或跖骨头关节面塌陷的表现。临床上主要以跖骨头压痛，跖趾关节处的肿胀、疼痛及活动受限为特点，最后跖趾关节将丧失功能。该病发生的病因复杂，目前尚无文献对其病因作出明确阐述。

3. 骨性关节炎　以软骨退变为主要病理变化的疾病，多由劳累、风寒等引起，发病年龄多在 50 岁以上，常见于绝经期妇女。主要症状为关节疼痛，活动受限，可出现关节变形。X 线表现可见关节间隙明显变窄，关节面的内外侧出现骨赘。经放射学检查可明确诊断。

五、治疗

（一）保守治疗

保守治疗旨在控制局部炎症，降低局部应力，减轻局部疼痛，包括应用非甾体抗炎药（NSAIDs）、关节内皮质类固醇注射、佩戴矫形器以及中药外用等。

1. 常用的非甾体抗炎药有吲哚美辛、双氯芬酸、布洛芬等，主要通过抑制环氧化酶，减少前列腺素（PG）的合成，达到消炎镇痛的作用。

2. 局部疼痛剧烈时，可采用关节内皮质类固醇注射治疗，如用 2ml 5% 盐酸利多卡因 + 复方倍他米松 1ml 局部痛点注射，嘱患者注意休息，可有效缓解疼痛。本法的优点是简便、快捷、见效快。缺点：①操作不规范可引起关节感染，加重破坏关节面。②可短时间内缓解疼痛，但劳累后疼痛仍会发作，病情易反复。③可暂时缓解疼痛，但容易造成关节脱位。因此，现在已较少使用本法治疗跖趾关节炎。

3. 足部矫形器在跖趾关节炎的非手术治疗中有一定作用，通过使用矫形鞋或矫形器固定，能够改善第一跖趾关节处的生物力学，减少活动度，减少背侧骨赘的激惹及关节处的机械应力。矫形鞋可使第一跖趾关节处的应力重新分布，在应力峰值最大处放置特殊的鞋垫能够有效分散应力，且最大程度减少第一跖趾关节的负荷。

4. 中药外用具有活血化瘀、消肿止痛等作用，在一定程度上可以缓解疼痛。

保守治疗往往作用有限，无法改变引起症状的病理因素。

（二）手术疗法

保守治疗无效或晚期的患者，因疼痛并影响功能者，可行软组织手术、跖骨头钻孔减压术、关节清理加跖骨头塑形术、跖骨基底截骨使跖骨头抬高术等，关节疼痛及僵硬时可行跖骨头和趾骨基底切除术，关节内有游离体可行摘除术。晚期关节严重变形者，可行跖趾关节置换术、关节融合术。

1. 软组织手术　即采取趾长肌腱延长、背侧关节囊及滑膜切除的方式，适合轻、中度的跖趾关节炎。若跖趾关节脱位较大，除了将滑膜切除外，还应增加特定手术，将跖侧屈肌腱转为伸肌腱位，通过跖侧屈肌腱的拉伸作用，来稳定关节和提高手术疗效。但对于重度跖趾关节炎而言，使用软组织手术的疗效不佳，主要存在跖趾关节复位不良、跖趾关节周围软组织损伤大、术后容易复发等缺点。

2. 跖骨头钻孔减压术　适用于早中期、有明显症状且保守治疗（例如垫鞋垫、穿前部宽松的鞋）无效的跖骨头无菌坏死。

操作要点（图 14-30）：①用小圆刀在要进行钻孔的跖趾关节水平外侧平行于跖骨作 1cm 的切口；②切开皮肤、皮下及筋膜后，应用骨膜剥离器顺肌腱间隙探至要钻孔的部位，避免损伤跖间血管神经；③将骨钻顺原入路顶住要钻孔的跖骨头，确认要进行手术的跖骨头，以免错误；④开动骨钻，在跖骨头进行 2 次钻孔；⑤确认钻孔完成后，将骨碎屑挤出；⑥切口可根据情况用 1 号丝线缝合 1 针。

注意事项：①钻孔要准确、迅速，避免反复操作造成骨折；②钻孔产生的骨屑要尽量挤出。

术后护理及康复：①术后避免过度负重与剧烈活动；②定期伤口换药；③术后行正侧位 X 线检查，以了解钻孔情况，术后 12 周酌情复查 X 线片观察情况。

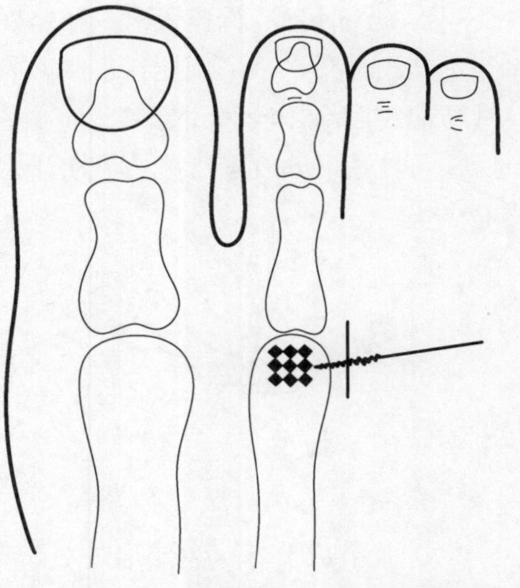

图 14-30 跖骨头钻孔减压术示意图

3. 关节镜手术 陈思等对踇外翻并发跖趾关节炎患者进行关节镜治疗，先行踇外翻微创手术后，再在关节镜下清理关节滑膜、修整关节面，术后随访效果良好。关节镜手术采用局部浸润麻醉，具有切口小、剥离组织少、术中损伤小、术后恢复快的优点，但对于跖趾关节炎晚期患者，这种手术方式不能完全达到手术目的。因此，跖趾关节炎轻、中度患者可考虑关节镜手术治疗。

4. 截骨术 包括跖骨头颈截骨抬高术、第二跖骨颈背侧楔形截骨术、跖骨颈滑行截骨术等。

（1）跖骨头颈截骨抬高术（图 14-31）

技术要点：①用小圆刀在要进行截骨的跖骨头颈外侧平行于跖骨作 1cm 的切口。②切开皮肤皮下后，应用骨膜剥离器顺肌腱间隙探至要截骨的部位，避免损伤跖间血管神经。③将骨钻顺原入路进入要截骨的部位，确认要进行截骨手术的跖骨。④开动骨钻，在跖骨头颈部进行横行截骨。⑤确认截骨完成后，将截骨端的骨碎屑挤出。⑥切口可根据情况用 1 号丝线缝合 1 针。注意事项：①截骨要准确、迅速，避免反复操作造成的截骨短缩。②截骨的骨髓屑要尽量挤出，避免过多残留，不利于愈合。术后护理及康复：①截骨远端的掌侧足底放置一小块纱布，给予适当的上抬力量。②术后行正侧位 X 线检查了解截骨情况，术后 2~12 周酌情复查 X 线片观察截骨愈合情况。③允许患者适当负重，自行调整跖骨头的高度。

（2）第二跖骨颈背侧楔形截骨术（图 14-32）：在拟行手术的跖骨之间的趾蹼做一长约 3cm 背侧纵形切口。牵开伸肌腱，切开骨膜，显露跖骨颈。用一窄的弯头咬骨钳在背侧跖骨颈和跖骨干之间横向开一个 V 形槽，并尽可能靠近跖骨头，去掉约 5mm 的背侧皮质。该方法截掉了跖骨颈部约 80% 的厚度。保持足底侧皮质完整。然后通过在跖骨头施加向上的压力将截骨远端向背侧旋转来折断足底皮质，这样就闭合了楔形截骨面并更改了跖骨头方向。这种术式相对比较稳固且不需要内固定。常规缝合切口。鼓励患者尽早开始行走（需穿硬底鞋）。早期的承重练习可以较好地纠正跖骨位置。

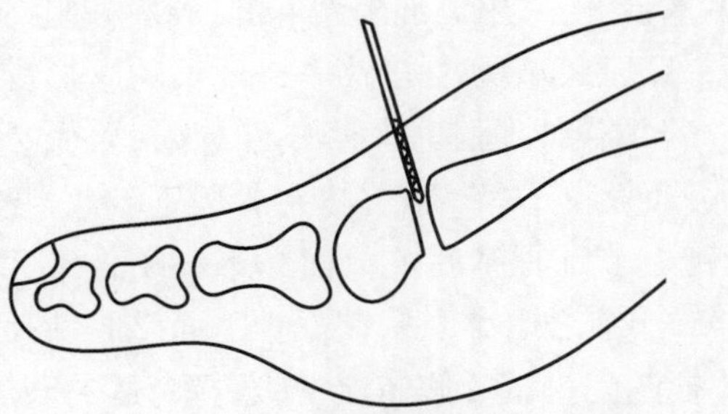

图 14-31 跖骨头颈截骨抬高术示意图

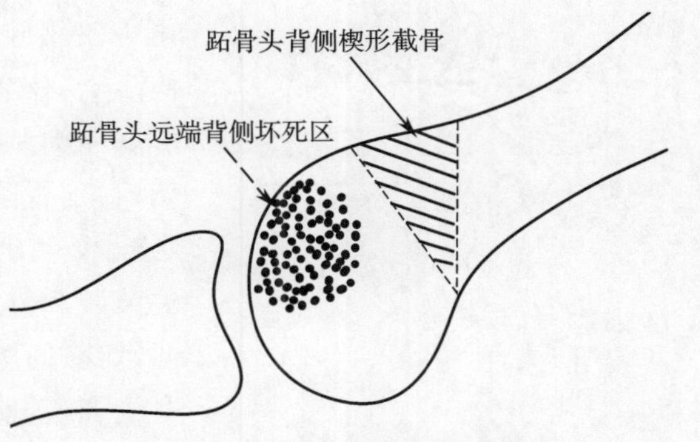

图 14-32 楔形截骨术示意图

（3）跖骨颈滑行截骨术（图 14-33）：在受累跖骨的背侧正中位置做一 3cm 的纵形切口，切口远端要达到跖骨头水平。用拉钩显露跖骨颈。再用摆锯从背侧以 45° 角向远端足底方向切断跖骨颈。截骨断端锐利缘用咬骨钳修整。将截骨远端向背侧及近侧移位。不需采用内固定。常规关闭切口，术后在跖骨头下方放置压垫。早期开始负重练习。

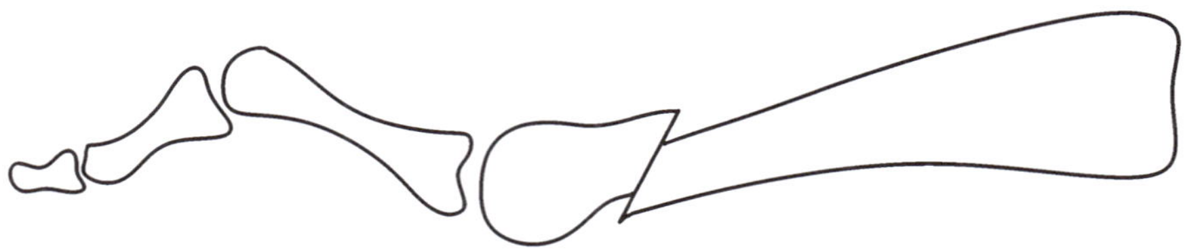

图 14-33　跖骨颈滑行截骨术示意图

5. 关节成形术　主要通过对跖骨头以及近节趾骨基底部的切除，重建跖趾关节。该术式存在创伤大的缺点，跖趾关节被全部破坏，术后并发症多，需行二次手术的风险较大，容易出现转移性跖骨头下疼痛。目前此类术式在临床上已较少应用。

6. 关节融合术　跖趾关节融合术是目前治疗重度跖趾关节炎的常用术式，可使跖趾关节融合，跖趾关节结构被破坏，关节活动消失，由趾间关节来代偿。目前大量的研究报道指出，关节融合术治疗踇僵硬可获得良好疗效。但国内患者对于该手术方式接受度不高，可作为重度跖趾关节疾病术后的补救措施。

7. 关节清理术加跖骨头修整塑形术　适用于晚期跖骨头缺血性坏死、变扁、不整齐，有退行性骨关节炎表现、疼痛严重并影响功能者。踝部阻滞麻醉后，患者取仰卧位，经跖趾关节背侧作一略带弧形的切口，弧形的顶端位于跖趾关节外侧。常规显露并切开关节，暴露跖趾关节及跖骨头，清理软骨碎片、骨赘，并将跖骨头修整光滑，必要时可在基底部钻孔，促进纤维软骨再生。冲洗关节，常规缝合关闭。术后软质敷料包扎固定复位的跖趾关节。抬高患肢，2 周拆除缝线，4 周穿宽头鞋，鞋底安放跖骨垫，足趾主动与被动伸屈锻炼持续 8~12 周。

8. 人工跖趾关节置换术（图 14-34）　适用于晚期患者、中度或重度类风湿性关节炎稳定期、严重创伤性关节炎、趾间关节强直或锤状趾畸形等，疗效可靠，关节功能可得到较好保留，目前逐渐被患者接受。通过将病变的跖趾关节面切除，重建一个功能良好的假关节，适用于重度跖趾关节炎出现跖趾关节僵直、跖趾关节严重破坏的情况。Lawrence 等对行硅胶假体置换的踇僵硬患者进行术后随访，发现术后 AOFAS 评分平均为 88.2 分，患者对治疗的满意度较高。温建民与陈兆军等使用硅胶假体置换治疗 Freiberg 病，短期随访效果不错。具体步骤：患者仰卧于手术台上，采用局部阻滞麻醉、硬膜外阻滞麻醉。在踇趾背侧以第一跖趾关节为中心做一 5cm 长的纵形皮肤切口，皮下适当游离。若踇长伸肌腱过紧影响跖屈时，可做 Z 形延长术。按切口方向切开骨膜、关节囊，并进行骨膜下剥离，显露关节腔。分别切除踇趾近节趾骨基底关节面和第一跖骨头关节面，切除的厚度为 2~4cm。继之用小磨钻在截骨断面髓腔钻孔打磨成隧道，使之与假体柄匹配。试放假体模型，选择合适的假体，冲洗切口后放入假体，关闭切口。术后应用宽大合适的绷带包

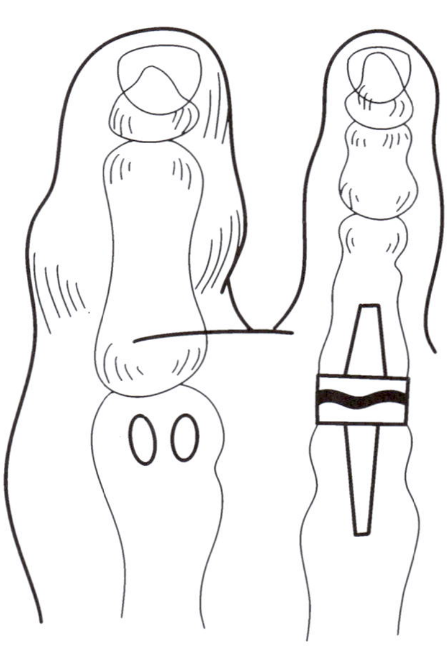

图 14-34　跖趾关节置换示意图

扎，抬高患足，3~4 天后可下地行走。2 周后拆除缝线，之后进行功能锻炼。术后 6 个月内避免穿高跟鞋。

（三）跖趾关节置换术配合中医药综合疗法

1. 术前皮肤准备　予患者足外洗 1 号方泡洗患足 7 天，预防足部感染。足癣患者可适当延长足浴时间并根据具体情况使用硝酸咪康唑等外用药膏，根据病情辨证调整中药及药量。

2. 手术方法

（1）第一跖趾关节置换术：在第一跖趾关节内侧作纵向微弧的切口，然后作纵向舌状筋膜瓣，切开背侧关节囊显露出跖趾关节，保持 10° 外翻角，分别切除趾骨近端及部分第一跖骨头，制造出足够的矩形关节间隙，用髓腔锉锉跖骨及趾骨髓腔，使之与要植入的假体大小相适应，人工关节柄不能与髓腔端挤压。植入适当大小的硅胶假体。最后冲洗关节腔，紧缩缝合舌状瓣并闭合切口。术后用棉垫绷带固定患足趾于功能位（图 14-35~ 图 14-44）。

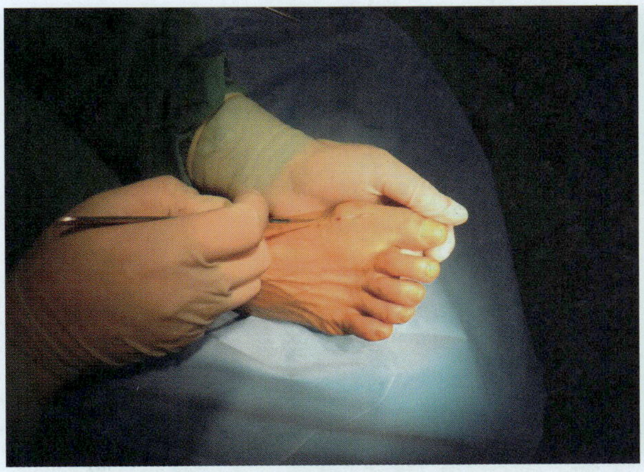

图 14-35　第一跖趾关节内背侧入路

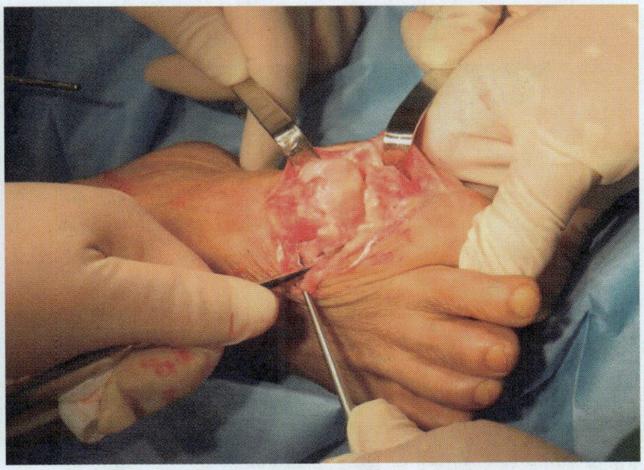

图 14-36　切开，暴露第一跖趾关节

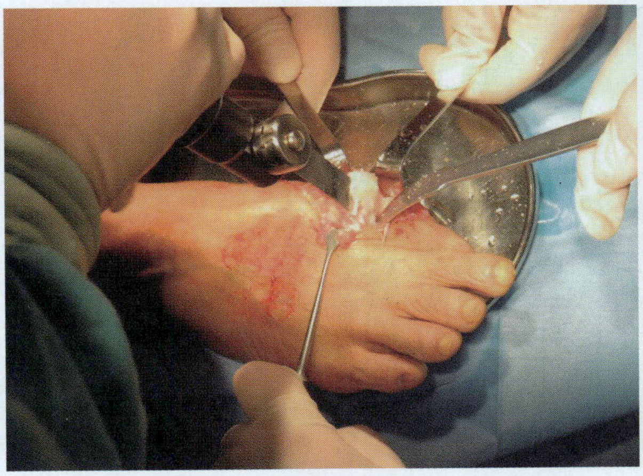

图 14-37　第一跖骨头截骨

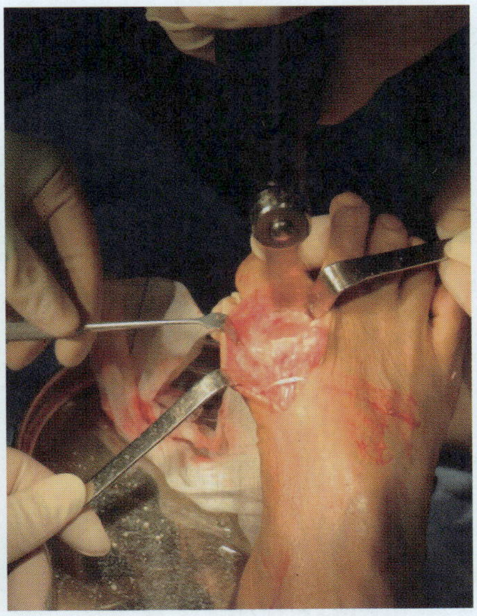

图 14-38　第一近节趾骨近端截骨

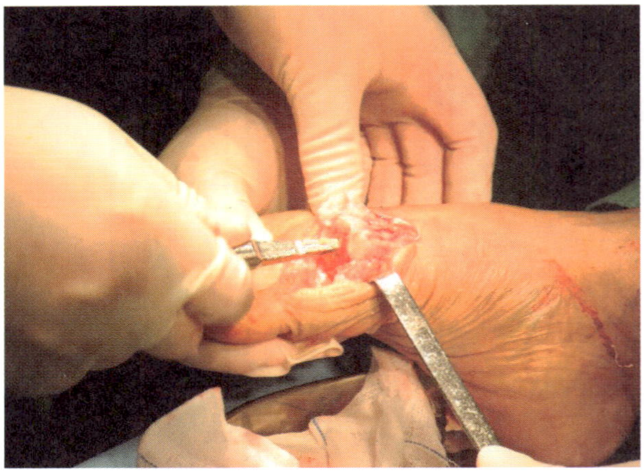

图 14-39　跖骨远端尖锥定位、开髓

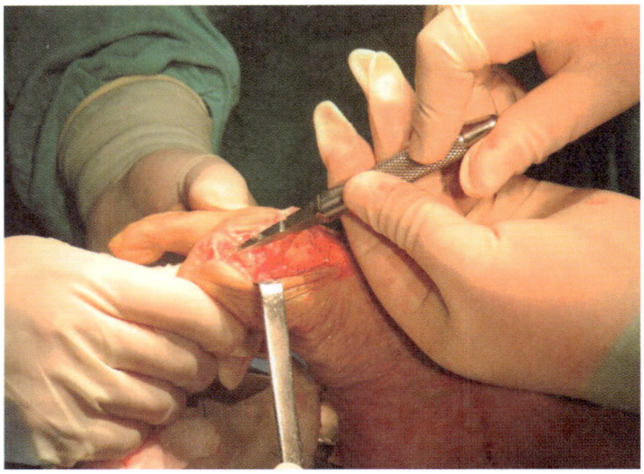

图 14-40　近节趾骨近端尖锥定位、开髓

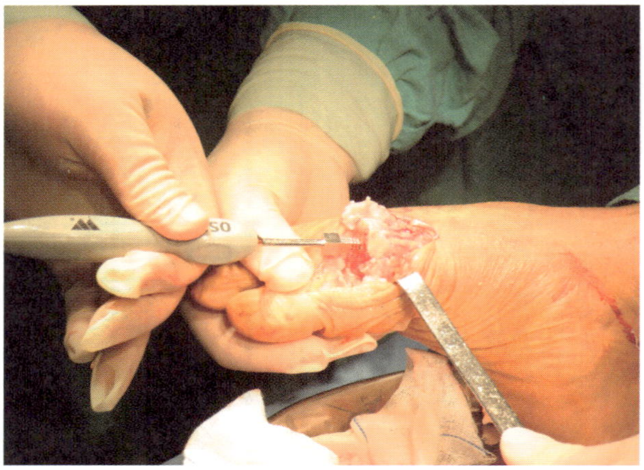

图 14-41　髓腔锉扩髓

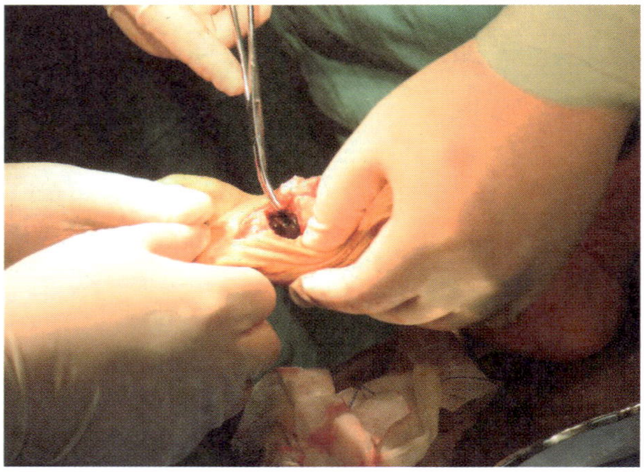

图 14-42　假体试模

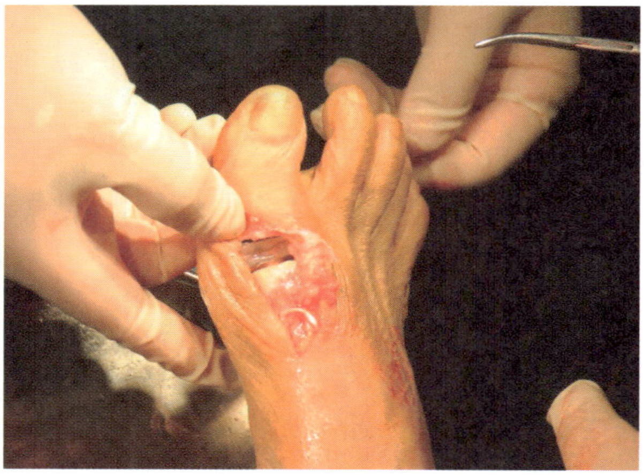

图 14-43　冲洗、置入合适的硅胶假体

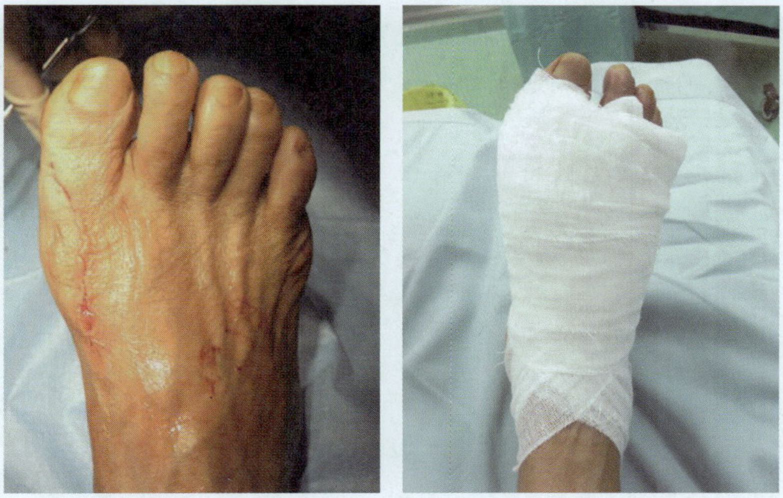

图 14-44 缝合、包扎

（2）第二跖趾关节置换术：用小圆刀在患足的第二跖趾关节背外侧做弧形切口，横行切开关节囊，松解内、外侧关节囊，显露跖趾关节。脱位跖趾关节，将 3~4mm 厚的跖骨头远侧骨组织切除，并将跖骨截骨端两侧不平的骨赘修理平整。截骨面垂直于趾骨纵轴，将近节趾骨基底及周围的骨赘切除。尖锥定位、开髓，髓腔锉扩髓，使髓腔呈方锥形，假体试模。跖屈背伸跖趾关节，检查关节稳定无脱位，周围骨质与假体无撞击、摩擦后，取出试模，冲洗切口，置入硅胶假体。缝合、加压包扎（图 14-45~图 14-52）。

（3）术后处理

1）抗生素：术后常规预防性使用抗生素，术后 1 周后可适当下地，但嘱患者尽量卧床，患足抬高，减轻肿胀。

2）中药治疗：中药口服：术后当天即可口服愈骨 1 号方，术后第 3 周开始口服愈骨 2 号方，具体情况可随证加减。中药患足熏洗：术后拆除外固定，予足外洗 2 号方进行患足熏洗治疗，疗程为 2~4 周。

3）患足功能锻炼：术后当天即可进行足踝关节功能锻炼，术后 2~7 天做足趾的主动跖屈、背伸运动，每天 3~6 次，每次 5 分钟；1 周后可适当下地活动，以生活自理为度。术后 3 天拆开，包扎换药，重新固定。3 周拆线。

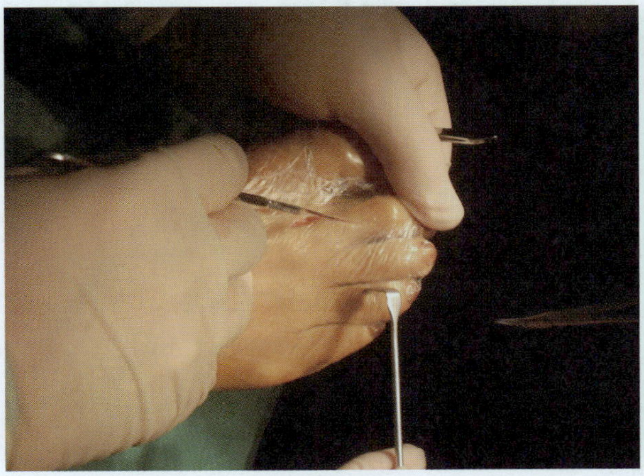

图 14-45 第二跖趾关节背侧入路

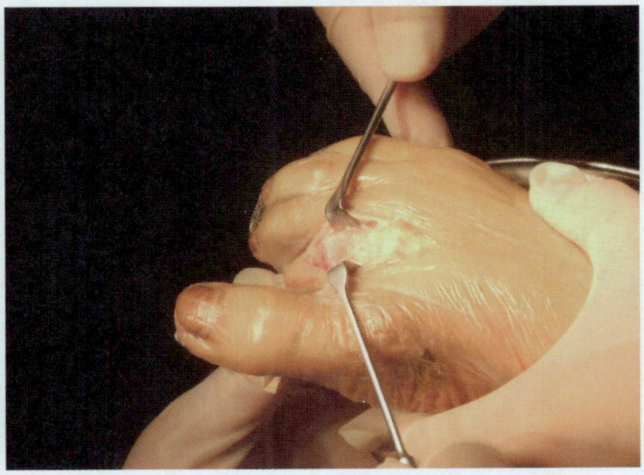

图 14-46 切开，暴露第二跖趾关节

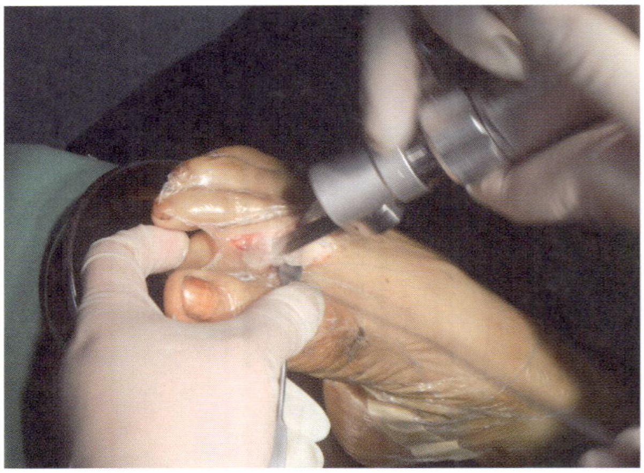

图 14-47 第二跖骨头截骨

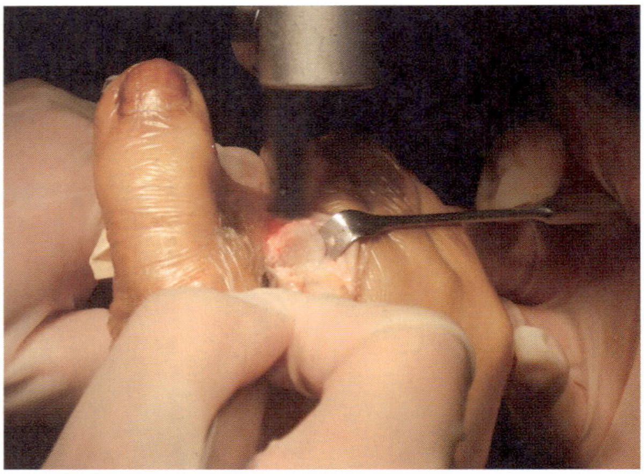

图 14-48 第二趾近节趾骨近端截骨

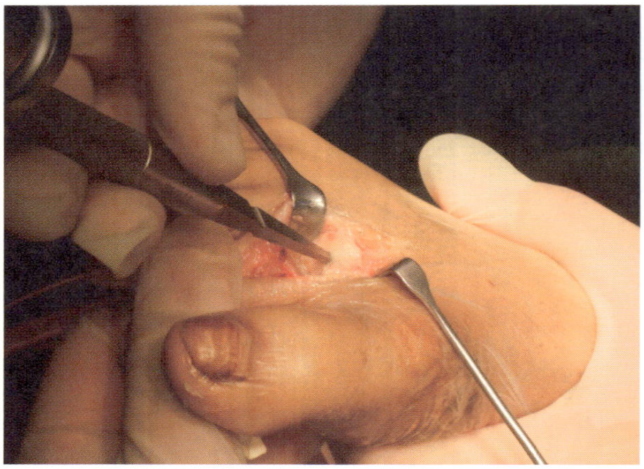

图 14-49 尖锥定位、开髓

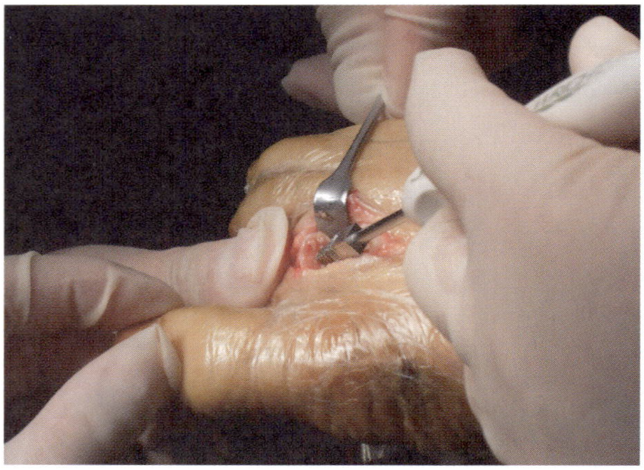

图 14-50 髓腔锉扩髓

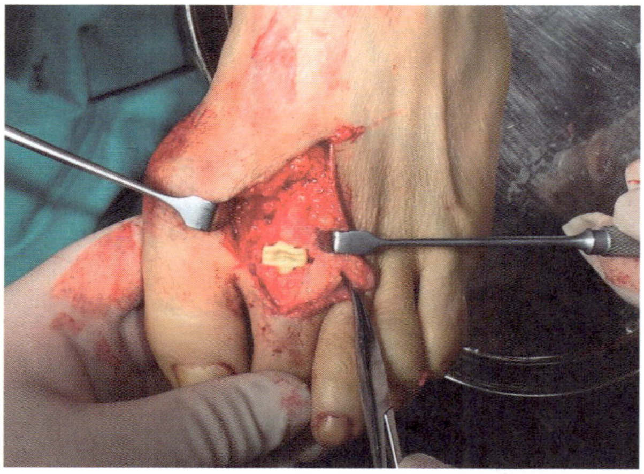

图 14-51 假体试模

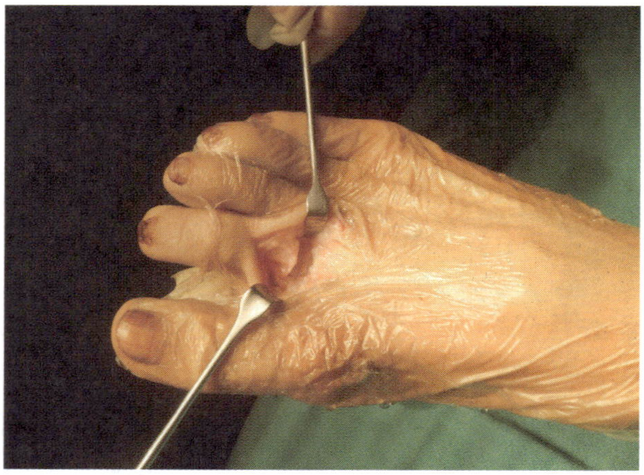

图 14-52 冲洗、置入假体、缝合包扎

术后拆除包扎后，手法松解跖趾关节，恢复跖趾关节活动度，并指导患者主动进行跖趾关节活动功能锻炼，每天 3 次，每次 10 分钟，指导进行跖趾关节的跖屈和背伸功能锻炼。

主动锻炼：①踝关节摆动练习：患者主动进行踝关节伸屈摆动活动，踝关节活动时尽力牵拉小腿肌肉。②足趾背伸跖屈练习：患者主动进行足趾背伸、跖屈，活动跖趾及趾间关节，重点以第一跖趾关节为主。③肌肉等长收缩训练：指导患者进行患肢肌肉等长收缩训练，以不引起肌肉过度疲劳为宜。以上锻炼方法自手术当日开始进行，至术后 6 周。

被动活动：①患者对患趾进行被动活动。患者一手握紧截骨端，维持截骨端位置不动，另一手握住第一跖趾关节远端，做关节的屈伸活动，以跖屈为主。②术者对患趾进行手法松解。术者一手握紧截骨端，维持截骨端位置不动，另一手握住第一跖趾关节远端，尽力跖屈和背伸关节，仍以背伸为主，此时可听到粘连撕裂的声音，表明关节粘连已松解。

3. 典型病例

（1）高某，女，74 岁，北京人，右足踇趾关节疼痛，活动受限，诊断为“右足第一跖趾关节骨关节炎（K-L 分级Ⅳ级）”，行右足第一跖趾关节置换术（图 14-53、图 14-54）。

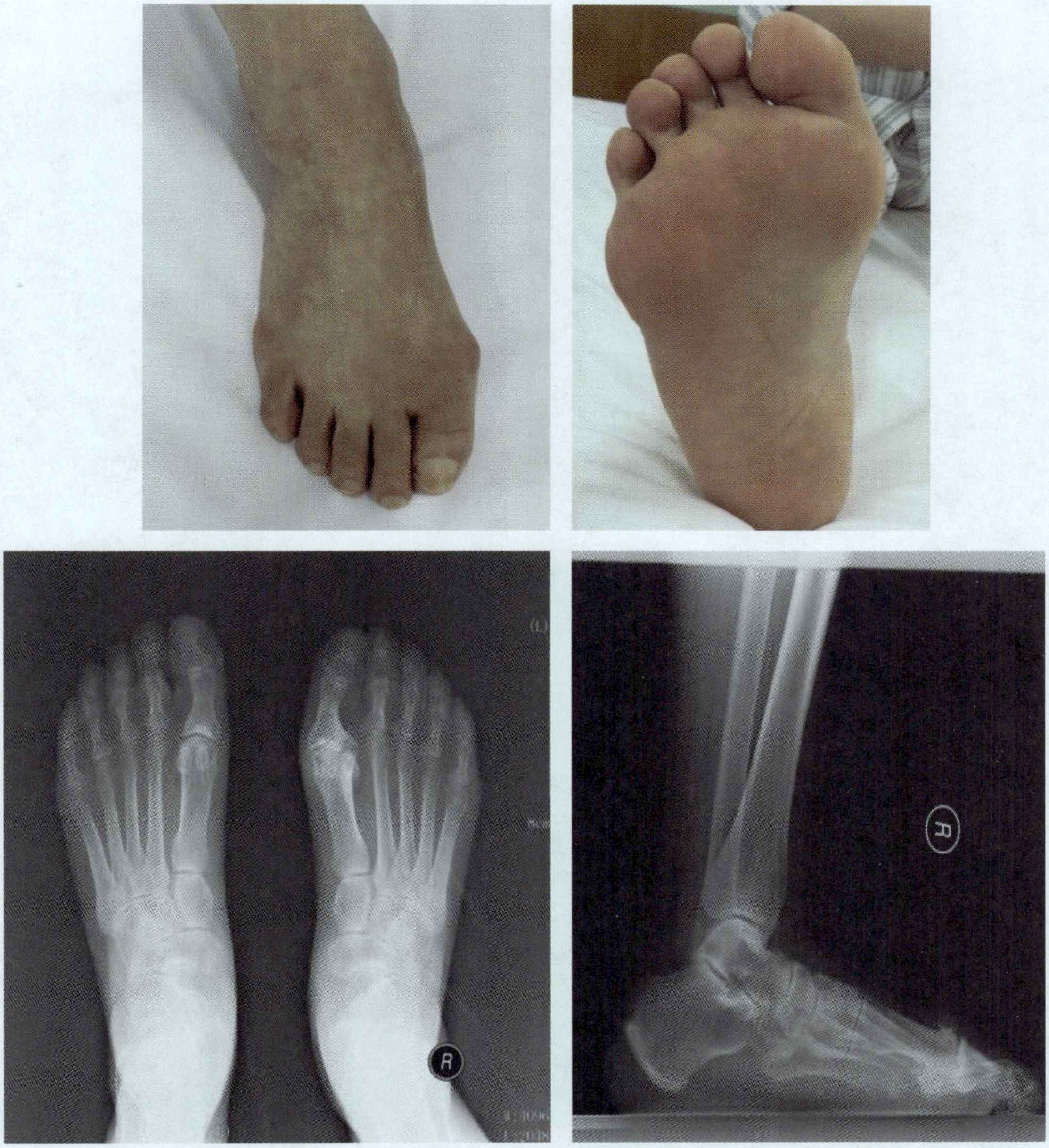

图 14-53　术前外观照及 X 线

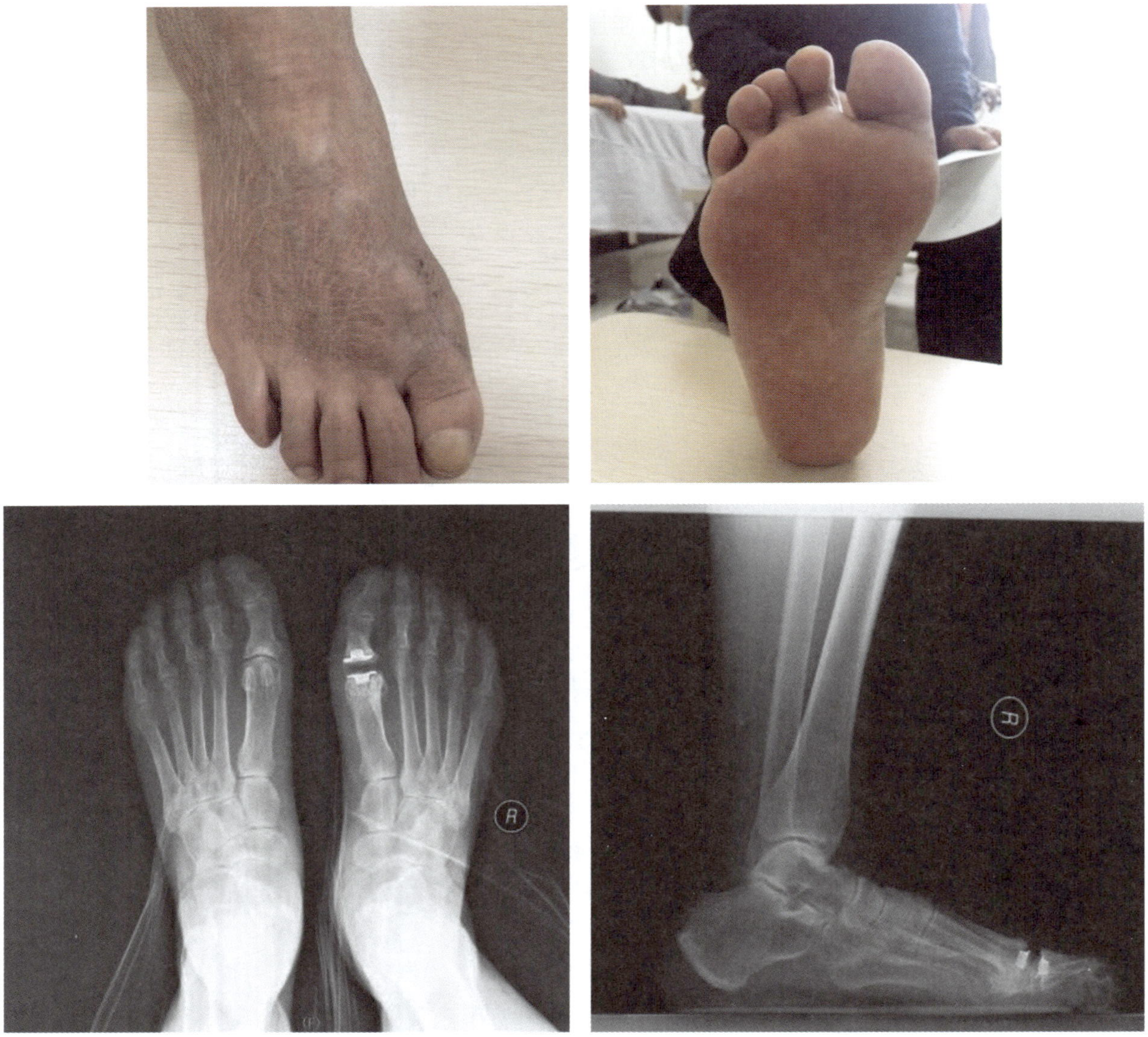

图 14-54　术后 7 个月外观照及 X 线

（2）王某，女，64 岁，北京人，右足第二跖骨头下疼痛，诊断为“右足第二跖骨头缺血性坏死（Smillie 分期Ⅲ期）”，行右足第二跖趾关节置换术（图 14-55、图 14-56）。

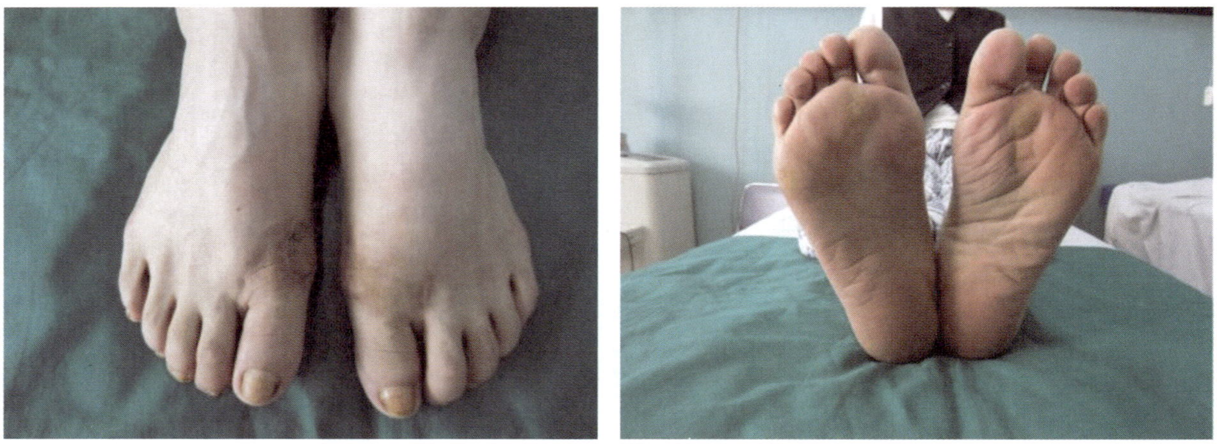

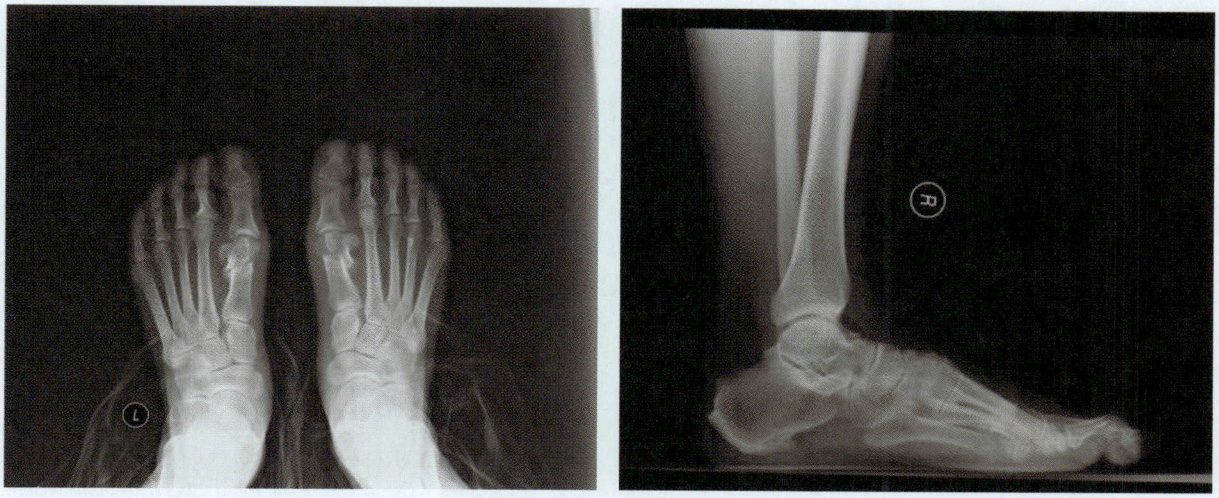

图 14-55　术前外观照及 X 线

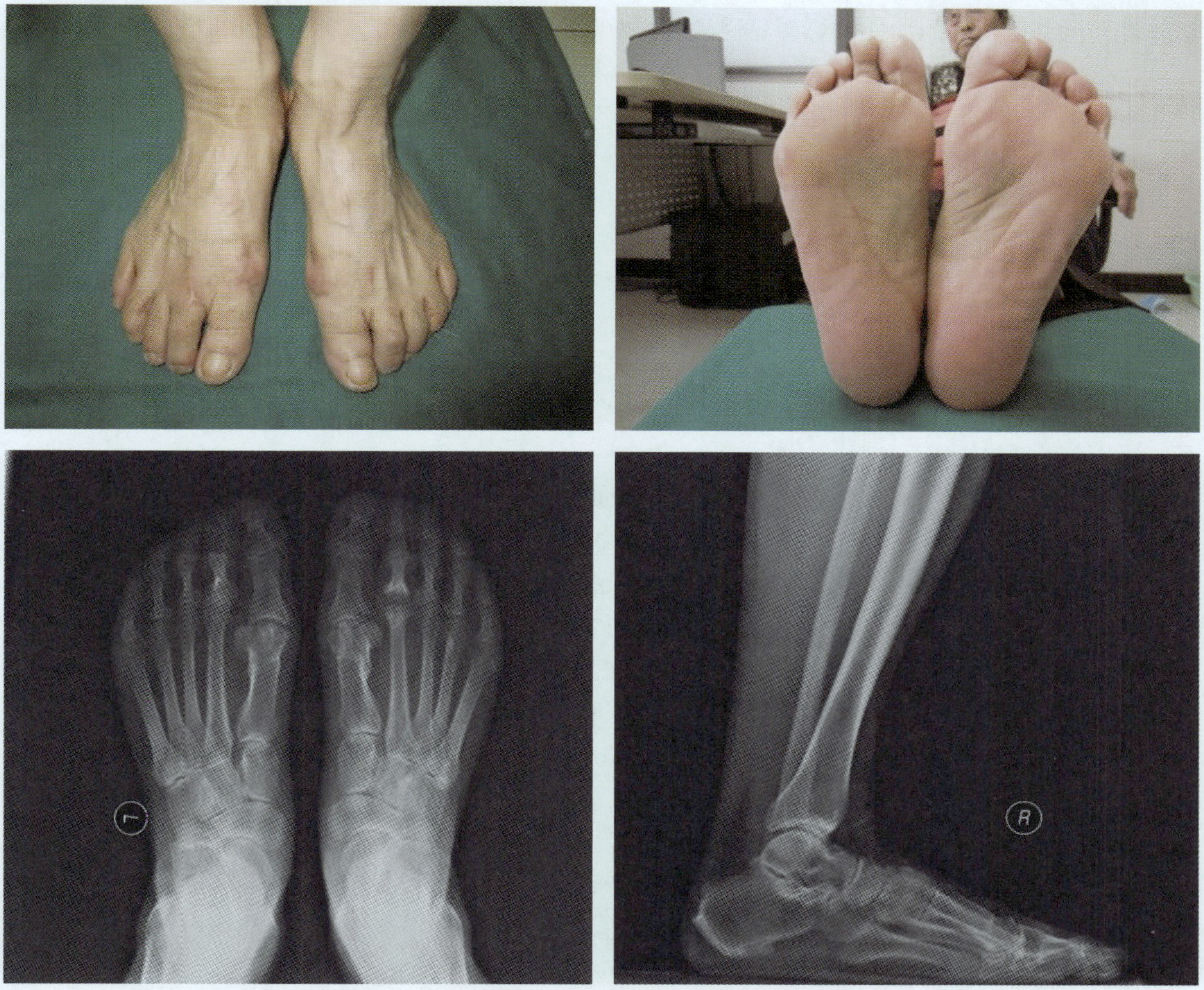

图 14-56　术后 1 年外观照及 X 线

4. 讨论

（1）中医理论的应用

1）中医骨伤理论的基本原则：跖趾关节置换术操作过程中动骨伤筋，可将其归于中医骨伤科的范畴。中医骨伤科治疗骨伤类疾病的基本原则是“动静结合、筋骨并重、内外兼治、医患合作”，对于跖趾关节置换术中医综合疗法的应用有着重要的指导意义。

2）动静结合：“动静结合”强调术后纱布的软性外固定与足踝的运动相结合，在本病的中医治疗中强调患趾固定与早期足踝功能锻炼相结合。置换术后使用绷带包扎固定，术后当天患者恢复正常饮食后即可进行足踝部位的功能锻炼，以及足趾的主动跖屈背伸活动，两周后配合手法松解及患者主动锻炼，促进跖趾关节功能活动，最大程度恢复患者足部功能。患肢的功能活动能够在一定程度上预防下肢静脉血栓的形成，对于患者的预后也有积极意义。

3）筋骨并重：“筋骨并重”体现在骨与跖趾关节周围的肌腱韧带之间的平衡及协同性。进行跖趾关节置换术时应考虑到骨膜肌腱等软组织对于术后跖趾关节功能恢复的促进作用，尽可能减少截骨端周围软组织的剥离。假体试模时除了考虑足趾骨、跖骨的大小外，在截骨时也应注意跖趾关节的平衡与趾长伸肌腱、趾长屈肌腱、趾短伸肌腱、趾短屈肌腱的平衡关系，防止术后假体断裂或脱出。

4）内外兼治：“内外兼治”强调治疗时局部与整体的作用。跖趾关节置换术的中医综合疗法，要求患者进行患足足趾的功能锻炼，并且根据整体辨证，内服中药方剂，主要以活血化瘀、补益肝肾为主，达到消肿止痛、强筋健骨、促进愈合的作用。术后除去绷带外固定后，予足外洗 2 号方，活血化瘀，改善足部血液循环，减轻足部肿胀，提高手术效果。

5）医患合作：“医患合作”主要是医生的主观措施和患者的主观能动性相结合。在跖趾关节置换术前医生与患者充分沟通，详细交代手术风险以及中医疗法相关内容，交代病情发展变化与可能存在的并发症，经患者同意后签署手术同意书，术后患者需定期门诊复查，术者手法松解跖趾关节，指导患者进行跖趾关节的功能锻炼，告知术后康复训练时的注意事项，系统化、规范化地进行中医治疗。通过医患之间的相互协作达到更好的临床治疗效果。

（2）中医疗法的应用：跖趾关节置换术作为一种手术治疗方式，术中有截骨、剥离等骨的破坏过程，动骨伤筋，也可视作一种损伤，其后痊愈的病理生理变化与骨折愈合过程大致相同。因此，采用中医药疗法对患者进行辨证施治。

根据跖趾关节置换术后愈合的不同阶段，辨证用药。早期（1~2 周内）以活血化瘀为主，使瘀血得以消散，恢复气血通畅。愈骨 1 号方以桃红四物汤为底方，根据经验加减而成，主要药效机制集中在促进血液循环，重组破坏的循环体系，达到“活血祛瘀”的目的。经过 2 周治疗，血瘀气滞逐步消除，肿痛渐减，筋骨初接，但瘀血未化，经脉欠通，故肿痛时作。因此中、后期（3~6 周）应用活血通络、祛瘀止痛之法。予愈骨 2 号方口服，方以和营止痛方为底方加减，经过这一阶段的治疗，瘀血消散，气脉畅通，肿痛自除。

此外，跖趾关节置换手术前 7 天采用足外洗 1 号方泡洗患足，方剂以清热解毒为主，对患足做术前皮肤准备，为预防术后感染提供良好的皮肤环境。术后去除固定后，因患足的长时间固定，会加重局部的经络闭塞，使局部肿胀疼痛，活动不利，给予足外洗 2 号方中药熏洗患足，组方以活血祛瘀、利水消肿中药为主。先熏后洗，配合足部按摩，增加药效，达到祛瘀、消肿、舒筋、通络的目的。

手法是中医学的重要诊疗手段，也是中医骨伤科的重要诊疗方法。跖趾关节置换术后，术者中医手法的使用非常重要。术后患趾局部气滞血瘀、肿胀疼痛，影响患者自主锻炼的积极性。术后门诊复查时，对于存在关节粘连的患者，术者采用中医理筋手法松解，有助于改善关节活动度，对于提高患者的自主锻炼积极性也有帮助。然而，由于关节假体的存在，进行手法松解时应注意：不要过于跖屈，避免假体柄脱出，造成二次手术。

患者的自主功能锻炼同样重要，术后当天即可开始进行足踝部的功能锻炼，促进下肢血液循环，预防下肢深静脉血栓形成，防止术后长期固定造成肌肉萎缩，影响关节功能恢复。

（3）手术方式对跖趾关节功能的影响：跖趾关节的跖屈背伸功能在足的行走过程中起到重要作用，关节功能的好坏直接影响到治疗效果。手术治疗应以保留足部跖趾关节功能为目的。

重度跖趾关节炎患者的跖趾关节功能很差，疼痛剧烈。跖趾关节置换术重建了跖趾关节、保留了部分跖趾关节功能，虽然对于术后参加体育运动仍有一定影响，但能满足大部分患者的日常生活需求。然而，伴随而来的并发症也引起了医生们的重视。随着材料学的发展，跖趾关节置换的假体材料也在不断更新，在一定程度上减少了某些并发症的发生。

（4）术中及术后常见并发症分析

1）术中常见并发症：截骨处劈裂。类风湿足的患者晚期骨质破坏严重，术中截骨后，在扩髓、试模阶段容易出现截骨处劈裂的情况。建议患者减少下地行走，口服中药补益肝肾，强筋健骨。术中进行扩髓、试模时应谨慎用力，避免此类情况出现。

2）术后并发症

足趾皮肤麻木：皮肤麻木的原因主要与手术时操作不细致而损伤足背皮神经有关。腓浅神经皮支在足背部分叉，分支分别支配踇趾内侧皮肤，以及第二趾蹼、第三趾蹼和第四趾蹼周围皮肤，腓深神经在踝关节处发出分支，分别支配踇趾及第二趾蹼周围皮肤。跖趾关节置换术中操作不谨慎容易伤及足背皮神经，造成跖趾关节附近皮肤感觉障碍，出现足趾皮肤麻木的症状。因此，在手术时应注意避免过度牵拉软组织，防止损伤内侧皮神经。足背皮神经部分损伤后，可通过自身神经皮支修复以及其他神经皮支代偿，患者的感觉功能可在一定时间内恢复（图 14-57、图 14-58）

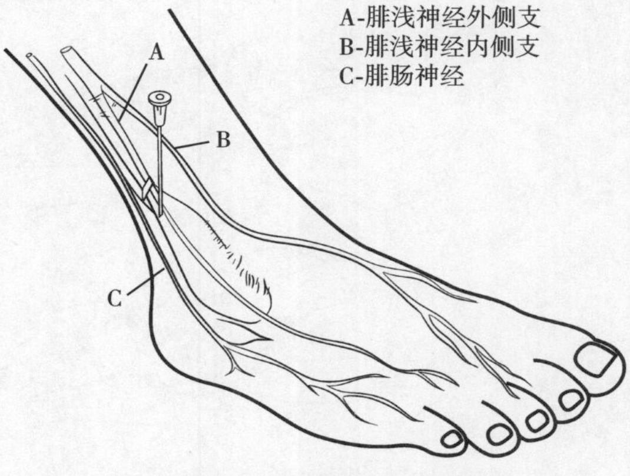

图 14-57　足背部皮肤感觉神经

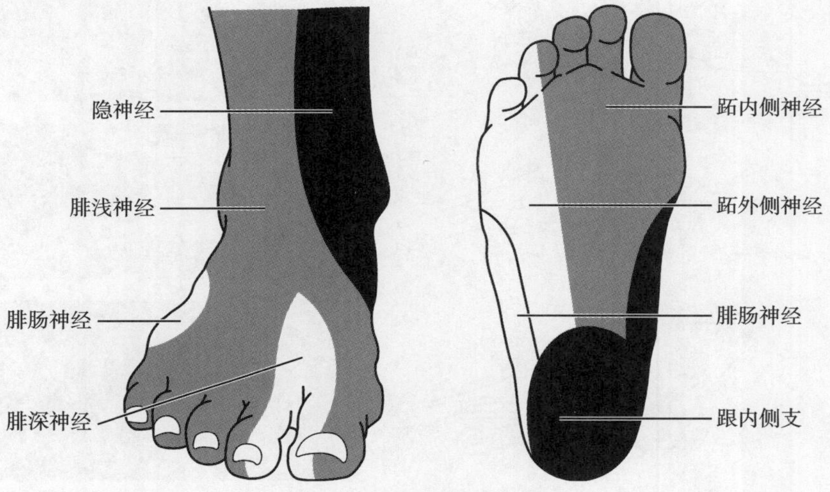

图 14-58　足背部皮肤感觉神经支配区域

切口愈合不良：第二跖趾关节炎病史较长，跖趾关节脱位严重，关节周围关节囊肌腱挛缩，皮肤张力较大，切口缝合后足背皮肤张力大引起切口周围血运欠佳；长期相对畸形的跖趾关节结构，血管也相对挛缩变短，手术恢复正常解剖位置后，血管直径变小，血运变差；患者年纪较大，高血压、高血脂，足部皮肤末梢血液循环相对供血差。以上种种原因，均可造成术后切口周围软组织生长速度慢，切口周围组织愈合不良。

第五节 成人足舟骨坏死

成人足舟骨坏死是一种少见且原因不明的足部疾病，以中足慢性疼痛、足舟骨压缩碎裂和跟骨进行性内翻畸形为特点。

1. 临床表现 患足背侧疼痛，负重时加重，并逐渐出现跛行。查体可见足弓改变、后足内翻、距骨外侧移动、距下关节活动度减少。影像学改变可分为足舟骨的改变及足舟骨以外的改变。患足的负重侧位片可发现足舟骨宽度不同程度的改变、足舟骨碎裂成两部分及“距楔关节”形成。

2. 诊断 依赖于患者的临床表现及影像学检查。该病好发于 40~50 岁的中年女性。主诉常为患足背内侧疼痛，负重时明显。查体可见足舟骨部位压痛，足弓减低、后足内翻（即“平足 - 内翻”畸形）。影像学示足舟骨外侧部压缩碎裂，出现距舟或楔舟关节骨关节炎（图 14-59）。

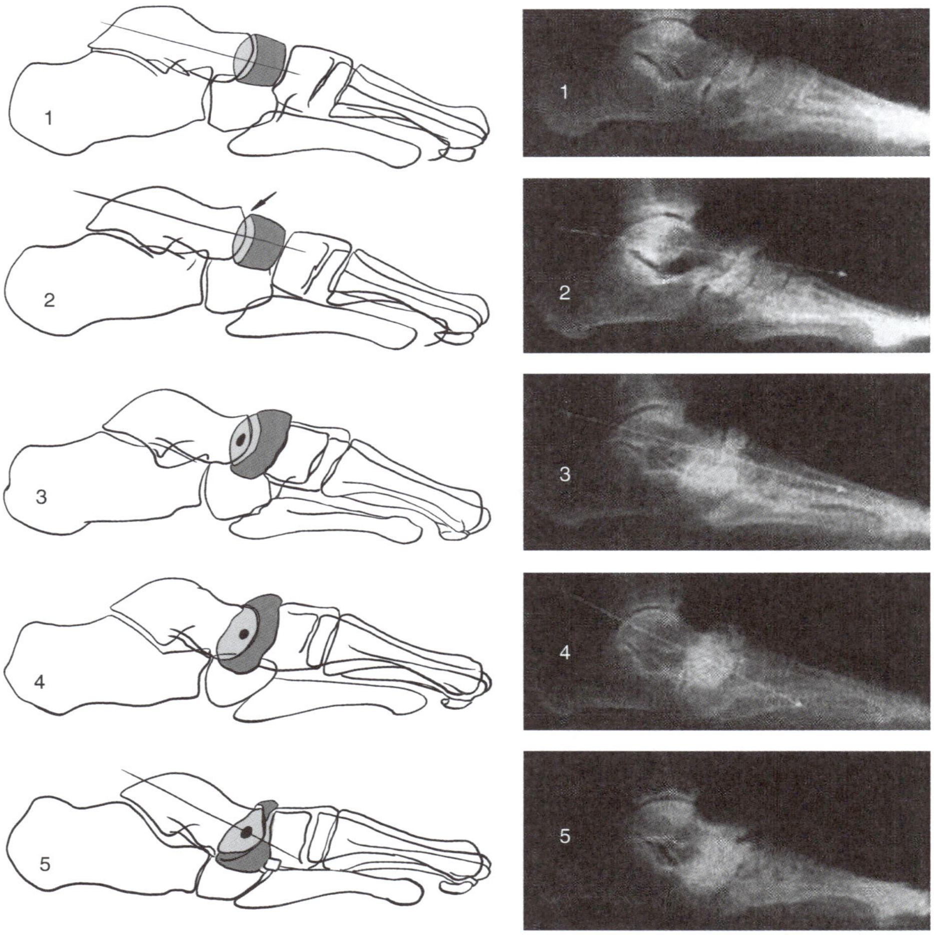

图 14-59 舟骨坏死分期

3. 治疗 保守治疗适用于早期患者,往往效果较差,包括使用内侧足弓垫、减少患足活动及应用非甾体抗炎药物等。手术治疗适用于保守治疗无效、晚期患者,疼痛早期可行舟骨钻孔减压术,后期则需行关节融合术,包括距舟楔关节融合、距舟关节融合、三关节融合等。

第六节 跟 痛 症

跟痛症是跟骨跖面因慢性损伤引起的以疼痛及行走困难为主要临床表现的一种足部疾病,常伴有跟骨结节前缘骨刺形成,其致病原因包括足跟部脂肪垫萎缩、跖腱膜炎、足底神经卡压、跟骨高压症及跟腱炎等,其中跖腱膜炎和跟骨骨刺与跟痛症发病密切相关,跟痛症约占足部疾病的 15%,好发于40~60 岁的中老年肥胖者,其发病率随着人口老龄化的加重呈逐年增加趋势。

一、足底筋膜炎

(一)病因病理

足底筋膜起于跟骨底内侧,与远端的趾骨相连分裂为五束,这些纤维同时与周围的真皮、横向的跖韧带以及屈肌腱等紧密相连。尤其在第一跖趾关节,背屈运动增加足底筋膜与纵弓的张力,但其本身又缺乏弹性,仅能延长约 4%。反复的小创伤及过度紧张易引起无菌性炎症,近年来人们多认为其为非炎症反应,称为足底筋膜退变更合适。由于跟腱或腓肠肌紧张而导致的踝关节背伸活动受限,与足底筋膜炎的发展也有一定关系。另外,肥胖、过度负重、年龄、穿鞋不适、过度训练,以及距下关节活动度降低等均为跖痛症发生的危险因素。高足弓与扁平足也是诱发足底筋膜炎的重要原因。

(二)临床表现

患者常觉起始疼痛,即晨起或者长时间休息后迈出第一步更明显,行走数步后疼痛有所缓解,但随着步行时间增长或站立时间增加,疼痛又加剧。疼痛性质为锐性疼痛而没有放射性。多于跟骨结节周围局部压痛明显,沿筋膜走行触及压痛,足底筋膜紧张时更加明显,如踝关节背伸时。负重的足部平片是必要的,用于发现骨刺及钙化。

(三)治疗

对于所有病例均应以非手术为主,包括休息、功能治疗、自行拉伸训练、减肥、使用足跟垫、冰敷、使用非甾体抗炎药物等。恢复足弓的鞋有助于减少第一跖趾关节背伸及足底筋膜最大张力。其他治疗方法还包括夜间固定制动,矫正器械,固定的作用为预防、纠正足底筋膜与腓肠肌的位置。仅有一小部分患者需要使用局部注射药物及体外超声治疗。局部注射类固醇药物短期有效而长期效果不明显,其副作用有足底筋膜撕裂,锤状趾畸形,局部皮肤及脂肪萎缩,周围血管、神经损伤,并可导致血糖一过性升高,肌腱损伤,感染以及面部潮红。使用声波消除炎症反应,理论上可以产生新生血管及修复。手术治疗则局限于筋膜切开而非去除骨刺。腓肠肌萎缩患者可以采用腓肠肌松解,治疗后大多可缓解疼痛。预防及康复训练包括松解、拉伸筋膜和肌肉,强化肌肉力量训练,神经肌肉控制练习。

二、足跟垫萎缩

（一）病因病理

足跟垫为跟骨下方富含脂肪的一块组织。本病好发生于 50 岁以上。由于水分、胶原以及弹性的丢失，造成足跟垫的萎缩，无法起到较好的缓冲压力及保护作用，故而引起疼痛。

（二）临床表现与诊断

疼痛多呈深部痛，无放射性，集中于跟骨结节中央承重部位。易被误诊为足底筋膜炎，赤足行走或走在坚硬的表面易诱发，少走路则减轻。跟骨结节足底侧易出现压痛，与肿胀程度相关。疼痛通常与踝关节、足趾活动度及结节压迫无关。跟骨侧位片可用于测量足跟垫的厚度，而 MRI 也不是必需的，但其可以说明足跟垫的肿胀与萎缩程度。

（三）治疗

应用 NSAIDs 药物，穿合适的鞋，佩戴特制的矫正支具。由于本病多由机械原因引起，减少挤压及负重是有效的方法。皮质类固醇局部注射应避免，因为其容易造成远期进一步的萎缩，手术方法也不推荐。

三、足底神经卡压综合征

（一）病因病理

外侧足底神经的第一分支，唯一一支位于踇展肌与趾短屈肌下，同时在足底方肌上的神经。支配方肌、趾短屈肌、小趾外展肌，以及足底外侧皮肤、跟骨骨膜、沿足底韧带的感觉。易发生卡压处：在踇展肌的下方、神经通过内侧跟骨结节处。

（二）临床表现与诊断

疼痛多位于跟骨前 4~5cm，或在跟骨结节远端。疼痛性质多为炽热痛，沿外侧足底放射。本病多与足底筋膜炎并存。需检查腓肠肌、比目鱼肌是否萎缩以及足后部力线情况。足后部由于胫后肌腱力量不足所致的外翻与马蹄足所致的内翻可加重症状。当足部跖屈与旋前时，外侧足底压力最高。叩击时疼痛可诱发。慢性疾病时足底外侧感觉减退。神经电生理图可用于诊断狭窄部位是否有神经卡压。

（三）治疗

早期包括休息、冰敷、应用非甾体抗炎药、足后部力线异常矫形、局部理疗等。如果保守治疗无效且症状持续 3 个月，可考虑手术减压。包括松解覆盖在神经表面的踇展肌的深、浅筋膜。而对于是否消除跟骨前骨赘，目前意见不一。但对于开放手术而言，绝大部分患者的满意率较高。

四、跟骨高压

（一）病因病理

跟骨高压症是指跟骨内压升高，继而导致的肿痛、压痛、行走痛等一系列症状。该病多见于中老年人群，对患者的生活质量造成严重影响。目前尚未明确跟骨高压症的病因，但大部分学者认为其发病与骨内静脉回流不畅有关。

（二）临床表现及诊断

疼痛以晨间下地负重时最为明显，并有明显的静息痛或静息时跟骨酸胀感。跟骨压痛广泛，无固定压痛点。发病早期，患肢抬高休息可使跟痛减轻或消失。跟骨内压大于 2.67kPa。

（三）治疗

本病并无十分有效的方法，西医通常采用减压手术治疗和物理治疗，中医常采用中药治疗。

五、跟腱炎

（一）病因病理

跟腱炎是指跟腱背侧深筋膜和腱组织之间的滑膜层及其结缔组织损伤，造成血液循环障碍，导致腱围及腱组织的损伤性炎症。病因尚不十分清楚，一般认为是由于跟腱受到反复应力作用后发生微小撕裂所致。也有人认为运动鞋的局部磨损也可诱发此症。另外，一些全身性疾病如类风湿性关节炎、强直性脊柱炎等也可引起此症。

（二）临床表现及诊断

主要表现为足跟后部疼痛。开始时，在活动较多后感到疼痛，以后可逐渐转为持续性疼痛。早期于跟腱两侧缘处有压痛，晚期跟腱部常出现梭形肿大，能摸到粗大而硬的跟腱。患者单足提踵困难或可引发疼痛。

（三）治疗

首先采取非手术治疗，包括减少活动、理疗、冰敷、跟腱牵拉锻炼（图 14-60）等，同时应用非甾体抗炎药物；也可使用局部封闭治疗，但效果一般，只能防止病情发展，而不能使之治愈，而多次封闭治疗有增加跟腱断裂的可能性。非手术治疗 6 个月以上症状仍不减轻时，可采取手术治疗。可切除止点部炎性组织、滑囊和退变的跟腱及增生的跟骨后上结节。

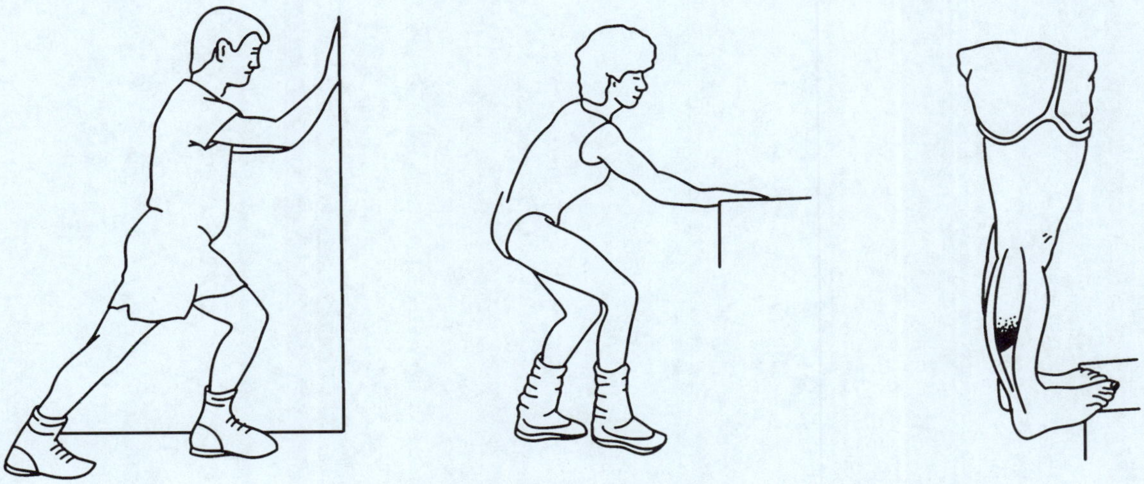

图 14-60 跟腱的牵拉锻炼方法

参考文献

[1] 温建民，孙卫东，陈思，等. 微创截骨治疗小趾囊炎[J]. 中国矫形外科杂志，2008，16(23)：1784-1786.

[2] LUCAS D E，HUNT K J. Hallux rigidus：relevant anatomy and pathophysiology[J]. Foot Ankle Clin，2015，20(3)：381-389.

[3] 大卫. 足踝外科精要[M]. 张建中，译. 2nd ed. 北京：北京大学医学出版社，2013.

[4] PEREZ-AZNAR A，LIZAUR-UTRILLA A，LOPEZ-PRATS F A，et al. Dorsal wedge phalangeal osteotomy for grade Ⅱ-Ⅲ hallux rigidus in active adult patients[J]. Foot Ankle Int，2015，36(2)：188-196.

[5] HUNT K J，ANDERSON R B. Biplanar proximal phalanx closing wedge osteotomy for hallux rigidus[J]. Foot Ankle Int，2012，33(12)：1043-1050.

[6] 余伟林，宋国勋，施忠民. Muller-Weiss 病的临床研究进展[J]. 组织工程与重建外科杂志，2014，10(2)：117-120.

[7] 魏驰，邓玲珑，屈文强，等. 距舟楔关节融合联合跟骨截骨矫形治疗成人足舟骨坏死合并平足[J]. 中国矫形外科杂志，2018，26(23)：2195-2198.

[8] 王和鸣. 中医骨伤科学[M]. 北京：中国中医药出版社，2017.

[9] WACLAWSKI E R，BEACH J，MILNE A，et al. Systematic review：plantar fasciitis and prolonged weight bearing. [J]. Occup Med，2015，65(2)：97-106.

[10] 吴晗，吕浩，程文丹，等. 关节镜下跟骨骨刺切除联合足底跖筋膜松解术治疗足跟痛的临床疗效[J]. 局解手术学杂志，2019，28(6)：442-445.

[11] 杨豪，王衍全. 中医骨关节疾病学[M]. 北京：人民军医出版社，2006.

[12] 殷方明，肖涟波，何勇. 跖趾关节置换术临床研究进展[J]. 国际骨科学杂志，2014，35(4)：235-237.

[13] LAWRENCE B R，THUEN E. A retrospective review of the primus first MTP joint double-stemmed silicone implant[J]. Foot Ankle Spec. 2013，6(2)：94-100.

[14] 陈兆军，王正义，吴俊德，等. Swanson 人工跖趾关节置换术治疗晚期跖骨头骨软骨病[J]. 中国骨与关节外科，2012，5(4)：325-328.

[15] 陈思，林新晓，温建民，等. 关节镜治疗第一跖趾关节炎近期疗效研究[J]. 中国矫形外科杂志，2015，23(11)：1038-1040.

下篇 科研篇

第十五章
基础研究

第一节　解剖与手术安全性研究

自 1993 年我们设计微创削磨骨赘、第一跖骨头颈斜行截骨、手法矫正的新术式治疗 535 例踇外翻（986 只足）以来，取得了满意疗效。但是，术后曾出现踇趾内侧麻木 11 只足（1.12%），麻木在 3~6 个月内消失；或发生第一跖趾关节粘连、踇趾肿胀。为了解微创术式对足部解剖结构的影响，我们解剖 5 只足，其中正常足 3 只，踇外翻足 2 只。

一、材料与方法

福尔马林浸泡足共 5 只，正常足 3 只，踇外翻足 2 只；左足 3 只，右足 2 只。

踇趾相关结构解剖如下：切除踇趾及足背、足底部分皮肤，解剖踇趾下动脉、静脉，皮神经及深层动、静脉和趾神经，观察其本源。解剖踇长、短伸肌腱和踇长、短屈肌腱及其籽骨，分清其关系。解剖踇囊、第一跖骨头骨赘及第一跖趾关节。暴露踇收肌横、斜头和止点。

二、结果

1. 踇背浅静脉　每趾有两条趾背静脉，起自甲床静脉丛，沿趾背后行，于趾蹼处注入趾背静脉，再入足背静脉弓，最后延续为大、小隐静脉。足背浅静脉与深静脉间在第一跖骨间隙有一交通支，在第一、二跖趾关节处跖趾关节亦存在细小交通支。

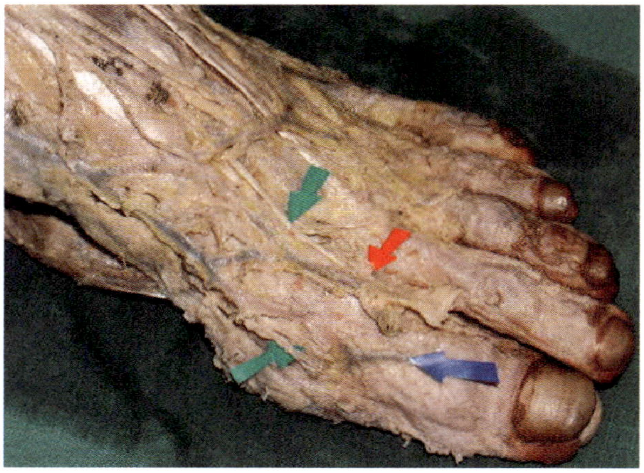

图 15-1　足背趾间动脉、静脉、神经

2. 踇背皮动脉　4 只足踇趾背侧皮动脉直接发自足背动脉，1 只足踇背皮动脉来自弓形动脉。

3. 踇背皮神经　腓浅神经至足背分为足背内、外侧皮神经，足背内侧皮神经向下内侧走行，越过伸肌支持带浅面，分为两支，内侧支分布于踇趾内侧皮肤。踇背外侧神经主要来源于腓深神经内侧终支，它于第一跖趾间隙穿出深筋膜，分出两皮支：踇背外侧神经和第二趾背内侧神经，分布于第一趾蹼相对缘及邻近的骨膜、跖趾关节和趾间关节。另外，隐神经 2~3 终支亦分布于踇趾背侧（图 15-1~ 图 15-3）。

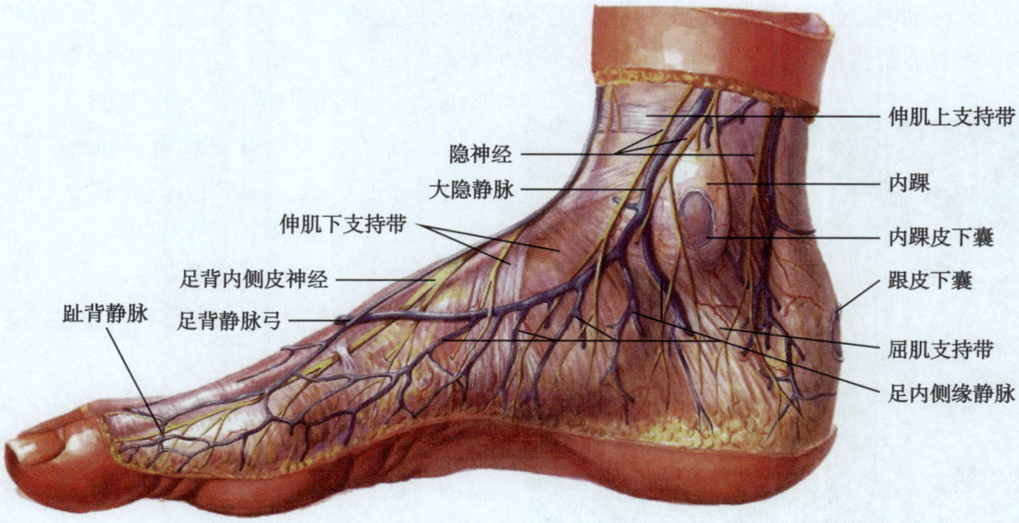

图 15-2　足背内侧皮下动脉、静脉、神经

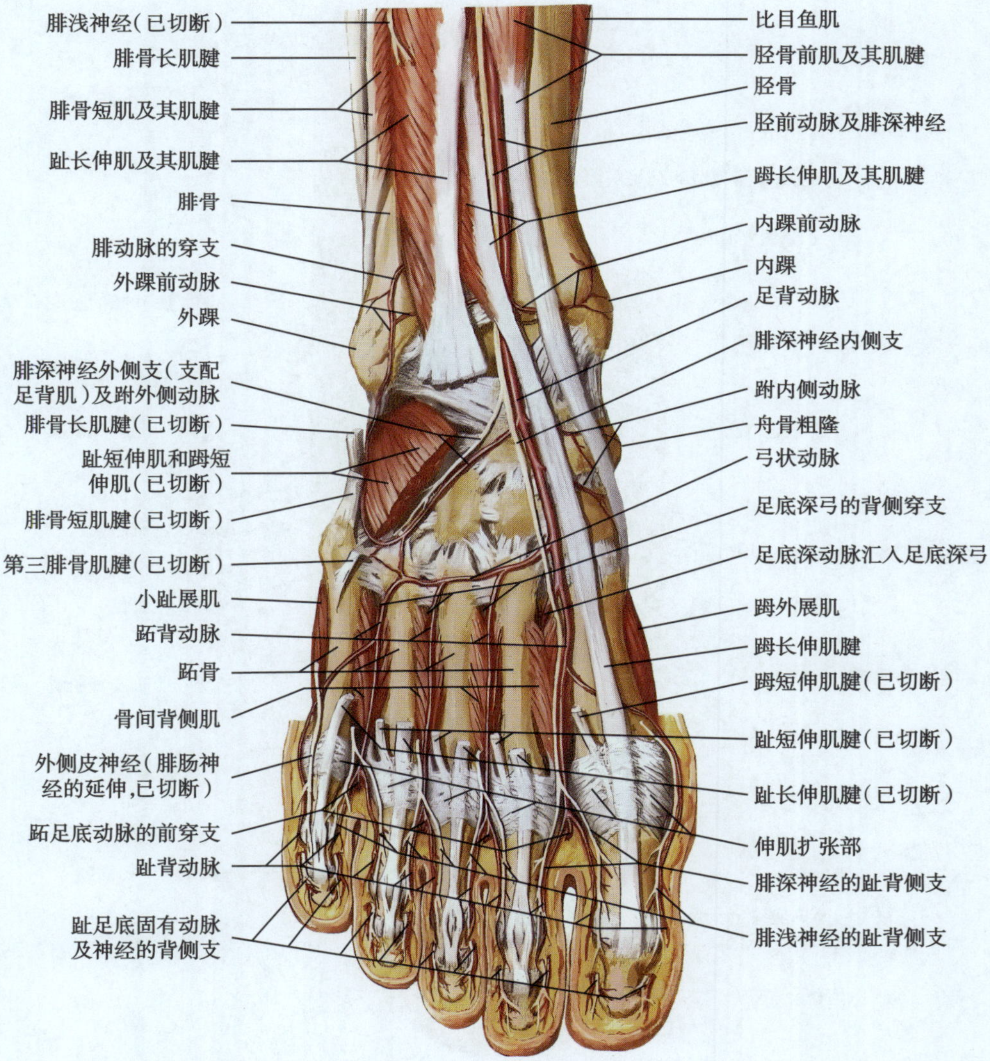

图 15-3　足背趾间动脉、静脉、神经

4. 踇长、短伸肌腱　踇长伸肌腱经伸肌支持带深面，跨过胫前血管至足背内侧，与踇短伸肌腱会合，止于踇趾末节趾骨底背面。踇短伸肌起自趾长伸肌腱深面，为梭形小扁肌，肌纤维斜向前内，移行于细腱，止于踇趾近节趾骨底背面。

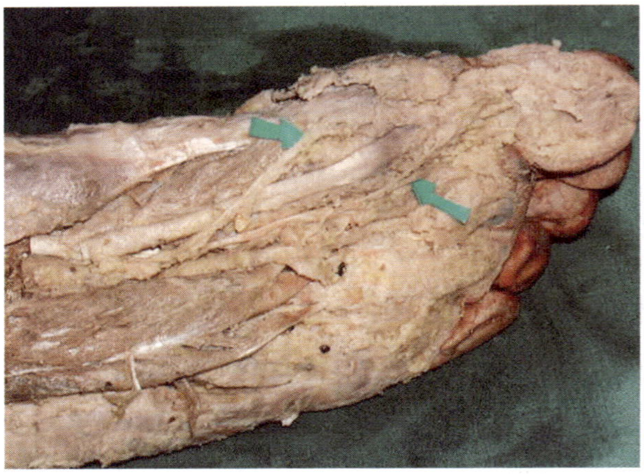

图 15-4　足底神经

5. 第一跖骨头骨赘及第一跖趾关节　2 只踇外翻足均有踇囊，壁厚为 0.2cm 和 0.35cm，已无囊液。3 只正常足踇囊不明显，但第一跖趾关节囊内侧增厚。2 只踇外翻足第一跖骨头骨赘形成，质硬于跖骨头，且 2 只足第一跖趾关节软骨有缺损，软骨下骨质坚硬。

6. 趾底固有神经和动、静脉　三者均各起自足底内侧神经和动、静脉，相伴而行，最终形成趾间神经和动、静脉，其中足底内侧 1 支趾底固有神经到达踇趾内侧缘，与踇背内侧皮神经和隐神经终支形成神经网（图 15-4、图 15-5）。

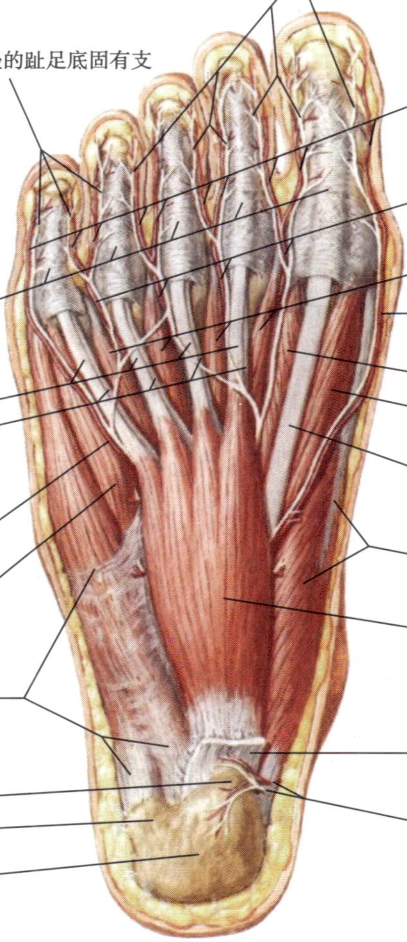

图 15-5　足底神经、动脉、静脉

7. 踇长、短屈肌腱与籽骨　踇短屈肌腱位于踇展肌的外侧和深面，分为两肌腹，两肌腹间的底面有踇长屈肌腱经过，内侧肌腹与踇展肌合成一腱，止于踇趾近节趾骨底跖面外侧。两腱内各包含一扁圆形籽骨，两籽骨间借纤维软骨相连，软骨跖面形成一沟，借踇长屈肌腱在其中滑动（图 15-6）。踇长屈肌腱初位于趾长屈肌腱外侧，斜向内行，经过此肌腱深面至其内侧，在交叉点，踇长屈肌腱发出一纤维束至趾长屈肌腱。然后，踇长屈肌腱越过踇短屈肌腱外侧，行于第一跖骨头下方的内、外侧籽骨间，止于踇趾远节趾骨底跖面。

8. 踇收肌　位于足底中部，分斜头和横头。斜头呈纺锤形被趾长屈肌腱、蚓状肌和足底方肌所覆盖，深面紧贴跖骨间肌，其内侧部纤维与踇短屈肌外侧肌腹合成一腱，止于外侧籽骨和踇趾近节趾骨底跖面内侧。横头起自第三至五跖骨头底，横跨第二至五跖骨头，与斜头合并（图 15-7、图 15-8）。

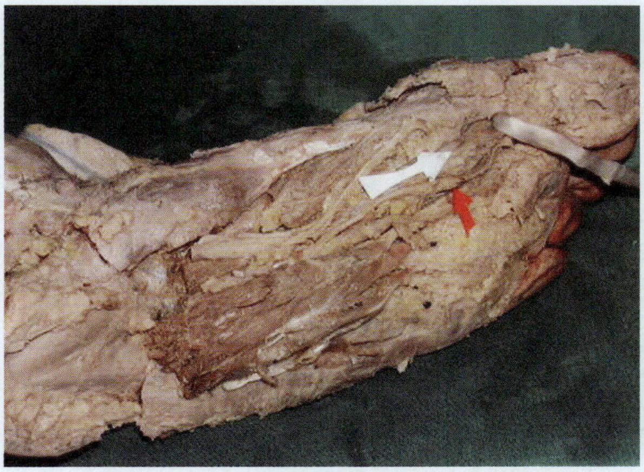

图 15-6　踇长屈肌腱及其滑车、趾间动脉

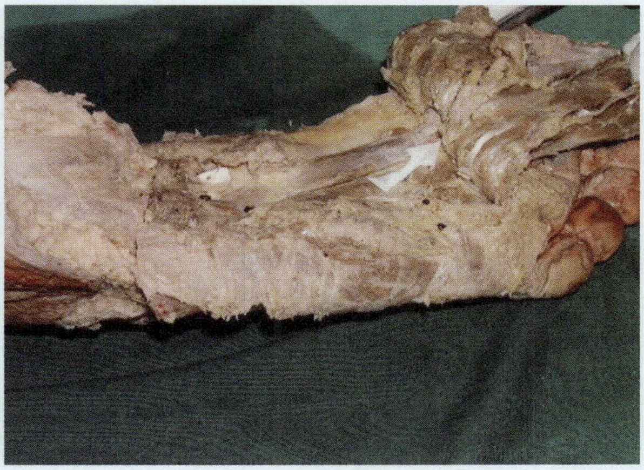

图 15-7　踇收肌及其止点

三、结论

一般来说，微创术式不会损伤足部重要的神经、血管、肌腱及第一跖趾关节。

四、讨论

1. 踇趾内侧麻木原因探讨　微创第一跖骨头斜行截骨、踇囊切除、第一跖骨头骨赘削磨术是于第一跖趾关节远近两侧各行 0.5~1cm 横行切口。于远侧切口内剥离踇囊，同时削磨跖骨头骨赘，于近侧切口行跖骨头颈近端的斜行截骨。解剖时发现踇背侧皮神经和隐神经终支在两切口处均有分支。在剥离踇囊或用截骨钻削磨骨赘截骨时，有可能伤及上述神经分支，造成跖趾关节附近皮肤感觉障碍，引起麻木。因此，在削磨骨赘时，建议将钻头、骨膜剥离子紧贴跖骨头内侧，避免损伤跖骨内侧皮神经。另外，如果伤及踇背内侧皮神经主支或隐神经主要终支，就可能出现踇趾内侧较大面积的麻木。由于上述神经形成神经网，部分损伤后，可由其余部分代偿和再生。所以，可在一定时间内恢复。我们的病例证实在术后 3~6 个月内皮肤感觉可以恢复正常。

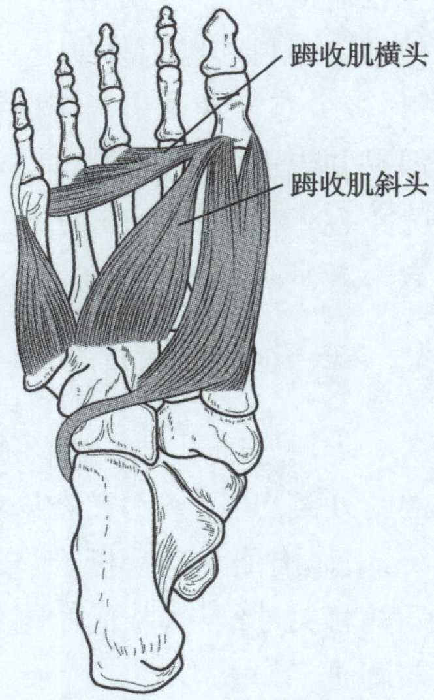

图 15-8　踇收肌示意图

2. 肿胀　术后踇趾肿胀病例数较少，这是由于踇趾皮下血管网较丰富，部分分支损伤，其血运可

由其他分支代偿。解剖发现踇背侧静脉网丰富。跖底主要是趾静脉，静脉血回流较为充分。除非趾静脉和踇背较大静脉损伤，才可能造成踇趾肿胀。

3. 跖趾关节伸屈障碍　削磨第一跖骨头骨赘、摘除踇囊，则第一跖趾关节囊内侧可受到损伤。术后若患者不能及时进行伸屈锻炼，可造成跖趾关节粘连，伸屈障碍。另外，在跖骨头颈斜行截骨，若电钻对踇伸肌腱有磨损，亦可造成踇趾长、短伸肌腱粘连，导致跖趾关节伸屈功能障碍。

第二节　遗传因素与基因研究

一、研究背景

踇趾外翻畸形是临床常见的足部畸形，近年来越来越多见于骨科临床，并日益受到人们的重视。既往文献对该病的病理机制、治疗方法多有论述，但其发病原因至今仍未完全明了。国内外虽有学者对其可能的发病原因提出了一些观点，但到目前为止，我国尚未有临床流行病学方面的研究文献，也极少有此方面大样本流行病学调查报告。

踇外翻发病原因可分为先天因素和后天因素。在后天因素中，多数文献报道认为踇外翻的发生与穿鞋习惯密切相关，倾向于穿不合适的鞋，尤其是高跟鞋、尖头鞋是踇外翻发病的主要原因。但是，大多数研究尚不能得出关于鞋袜致畸的确切性结论，同时有学者提出，对于功能正常的足，没有证据说明鞋能引起踇外翻畸形。而且事实上许多爱穿高跟、尖头鞋的女性并不出现踇外翻畸形，与此同时，一些未曾穿过皮鞋的人也有踇外翻发生。因此，必然有其他原因在影响着踇外翻的发病。

在对踇外翻病因的研究中，一些学者注意到了先天家族遗传因素。近年来，更有许多矫形外科医生在对踇外翻患者的治疗中发现了家族史的存在，因此很多学者认为踇外翻与家族遗传有明显关系，但是由于目前国内外缺乏对踇外翻患者大样本的临床调查，对于家族史是否为踇外翻发病的主要因素，极少有学者提出确切性结论。我们团队在既往对踇外翻患者的治疗中亦曾发现了家族史的存在，但是并未进行深入的大样本统计分析调查，对于家族史与踇外翻发病的相关性，亦未得出结论。目前为止，对于有阳性家族史及无家族史背景的踇外翻患者，在发病及病变程度上有无异同，国内外尚未有学者对此进行大样本调查研究。

二、研究目的

本课题通过对 1 491 例踇外翻患者的家族史调查，将有明确家族史、无家族史背景和家族史不详的踇外翻患者，分别在就诊年龄、畸形出现年龄、病情加重年龄、踇外翻角度等方面进行流行病学调查统计，作出回顾性分析，比较各组在上述几方面的差别，观察其发病有无异同，得出家族史与踇外翻发病的相关性结论，从而对踇外翻的发病原因作一初步探讨，也为该病在病因学方面的系统研究完成前期调研工作。

三、材料和方法

（一）临床资料

对 1993 年至 2004 年在望京医院骨关节二科、骨伤科研究所住院治疗的踇外翻患者进行调查，共获得有效病例 1 491 例（2 827 只足）。其中男性 83 例，女性 1 408 例。所有患者自觉有踇趾内侧疼痛，穿鞋或行走后加重，其中绝大多数患者尚有踇趾跖趾关节内侧皮肤红肿疼痛等踇囊炎症状；临床查体可见踇趾外翻畸形，部分患者还伴有疼痛性胼胝、锤状趾等；X 线片测量踇趾外翻角增大（大于 15°），第一跖趾关节半脱位，临床诊断明确。

（二）数据收集

1. 一般资料　设计踇外翻患者数据表，采集上述患者的性别、就诊年龄、畸形出现年龄、病情加重年龄、家族遗传史、既往病史（如风湿、类风湿等）、足部外伤史，并测量其术前踇趾外翻角（hallux valgus angle，HVA）（即第一跖骨轴线与踇趾近节趾骨轴线的夹角），第一二跖骨间角（intermetatarsal angle，IMA）（即第一、二跖骨轴线的近端夹角）。

自行设计踇外翻患者家族史系谱表，对有家族史的患者则进一步填入其家族史系谱中，详细记录其发病的家族成员。

2. 数据分组　以 10 岁为一年龄段，分为≤10 岁、11~20 岁、21~30 岁、31~40 岁、41~50 岁、51~60 岁、61~70 岁、≥71 岁，共 8 组，分别统计全部患者的就诊年龄，以及有家族史、无家族史和家族史不详的患者的畸形出现年龄、病情加重年龄（即畸形加重并出现疼痛等临床症状的年龄）在上述 8 个年龄段的例数。

（三）统计分析

将所有数据输入计算机，建立数据库，对有家族史和无家族史的患者分别在就诊年龄、畸形出现年龄、病情加重年龄和踇外翻角方面，采用 SPSS10.0 统计分析软件进行统计分析，计量资料采用单因素方差分析，结果以均数 ± 标准差（$\bar{x} \pm s$）表示，并进行 t 检验。由于家族史不详的患者样本量较少（共 29 例，占总样本数的 1.95%），对研究结果无明确指导意义，故未参加统计分析。

四、结果

（一）一般情况

1. 患者 1 491 例（其中双足 1 336 例，占 89.60%，单足 155 例，占 10.40%），患足 2 827 只（左足 1 431 只，右足 1 396 只）。

2. 性别　男性 83 例，占 5.57%，女性 1 408 例，占 94.43%，男性：女性 =1：16.96。

3. 年龄　平均年龄为 51.52 岁（最小 13 岁，最大 82 岁）。

4. 畸形出现年龄　平均年龄 30.23 岁（最小 0 岁，最大 72 岁）。

5. 病情加重年龄　平均年龄 47.92 岁（最小 9 岁，最大 77 岁）。

6. 畸形持续时间　平均时间 21.05 年（最短 1 年，最长 63 年）。

7. 家族史　有家族史 1 036 例，占 69.48%（其中母系 749 例，占 72.30%，为总样本数的 50.23%；父系 215 例，占 20.75%，为总样本数的 14.42%；父系母系均有 72 例，占 6.05%，为总样本数的 4.83%）。无家族史 426 例，占 28.57%。家族史不详 29 例，占 1.95%。

8. 既往病史　风湿、类风湿、痛风性关节炎等病史 55 例，占 3.69%。

9. 足部外伤史 66 例，占 4.43%。

10. 踇外翻角　平均 32.44°（最小 12°，最大 65°）。

11. 第一二跖骨间角　平均 10.69°（最小 3°，最大 20°）。

（二）统计分析结果

患者就诊年龄、畸形出现年龄、加重年龄、蹈外翻角统计结果如表15-1。

表15-1　患者就诊年龄、畸形出现年龄、加重年龄、蹈外翻角统计结果（$\bar{x} \pm s$）

	全部患者	有家族史	无家族史	t值	P值
就诊年龄	51.52 ± 12.74	49.57 ± 12.84	55.10 ± 12.81	–5.387	<0.000 1
畸形出现年龄	30.23 ± 12.88	27.43 ± 14.94	36.05 ± 15.71	–6.868	<0.000 1
加重年龄	47.92 ± 13.08	45.94 ± 12.91	51.56 ± 12.81	–5.254	<0.000 1
蹈外翻角	32.44 ± 9.46	32.57 ± 9.07	32.63 ± 10.01	–0.111	0.912 0

有家族史的蹈外翻患者和无家族史的蹈外翻患者，在就诊年龄、畸形出现年龄、病情加重年龄上有显著性差异（P<0.000 1），而在畸形轻重（即蹈外翻角大小）上则无显著性差异（P>0.05）。

五、讨论

本组病例共1 491例，其中有明确家族史的蹈外翻患者1 036例，占总样本数69.48%，他们当中以母系遗传为主（占72.30%），说明家族史为蹈外翻发病的重要因素，而且有家族史的蹈外翻患者在畸形出现年龄、病情加重年龄上均要早于无家族史背景的蹈外翻患者，尤其是有家族史的蹈外翻患者，其畸形出现时间要早于无家族史的患者10年，他们之中一半以上在20岁之前就出现蹈外翻畸形，尤其是集中在11~20岁这一年龄段，而无遗传背景的患者发病时间散在，无集中趋势，由此可以看出家族史对蹈外翻发病的影响。因此，我们可以认为家族史是蹈外翻发病的重要原因。另外，绝大多数蹈外翻患者在畸形开始出现的青少年时期并无自觉不适症状，而是在人过中年以后才开始出现畸形加重、疼痛等临床症状。相比之下，有家族史的患者其临床症状出现的时间要早于无遗传背景的患者约5年，前者的平均年龄为46岁，后者为52岁，而无论有无家族遗传因素的影响，两者在畸形程度上无显著性差异。由此可推测，家族史只是影响蹈外翻的发病，而不影响其病情轻重。

第三节　生物力学研究

一、足底压力学测试研究（蹈外翻合并跖骨头下疼痛的生物力学定量研究）

（一）目的

第二跖骨头下疼痛是前足疾病中常见的症状之一，它好发于蹈外翻、扁平足等患者。以往对此症的研究不多，对于疼痛的研究也多从解剖结构以及病理改变来认识。由于近二十年来，生物力学技术的迅速发展，对足底生物力学的研究日益深入，与跖骨头下疼痛的相关生物力学研究已略有端倪。国内外对蹈外翻足底生物力学的研究较多，普遍认为蹈外翻足的前足压力异常改变，第二跖骨头下压力增高，临床中常见的第二跖骨头下疼痛和胼胝可能与增高的压力有关。但国内外鲜有人就疼痛的跖骨头下的生物力学进行研究。我们既往研究表明，第二跖骨头下疼痛是踇外翻主要的合并症之一，跖骨头下疼痛的治疗是治愈踇外翻的重要组成部分。本项研究的目的在于揭示踇外翻合并第二跖骨头下疼痛足的足底压力分布特征，探讨跖骨头下疼痛与跖骨头下压力变化的关系及联系程度，并对第二跖骨头下疼痛的跖骨头下压力进行定量研究，以指导临床对此症的治疗。

（二）研究内容和方法

1. 足底压力测试系统的研制　由原中国中医研究院骨伤科研究所生物力学室和足踝外科研究室合作，设计研制了一套足底压力测试系统。该测试系统的硬件主要由测力鞋、放大器、滤波器、模拟 / 数字转换器和 PC 微机构成。与硬件相配套的软件由原中国中医研究院骨伤科研究所生物力学室编写，由通道采样、平滑、波形显示、样本贮存等模块组成，能有效完成 18 个通道的数据采集、处理、波形显示、信息贮存。

（1）研究内容：组成测试系统的每个传感器线性度、测试系统的噪声误差、测试系统的重复性。

（2）方法

1）对每个压力传感器施加量程范围内的砝码，记录传感器的输出电压，研究不同砝码的质量与输出电压之间的关系。统计采用 Pearson 相关分析。

2）随机抽取空载下测试的 30 次结果，就各导的噪声误差进行研究，采用噪声与量程的比值作为评价标准。

3）对同一受试者，一天内分别在早、中、晚进行足底压力测试 3 次，并在随后的两天中在相同的时间重新测试，共 27 次，研究不同时间之间、测试次与次之间的测试结果的差异。统计学采用重复测量方差分析。

2. 踇外翻合并第二跖骨头下疼痛的生物力学定量研究

（1）研究内容：研究对象分为正常组、踇外翻合并第二跖骨头下疼痛组、踇外翻无足底疼痛组。具体研究内容如下：

1）正常足跖骨头下压力分布特征。

2）踇外翻合并第二跖骨头下疼痛的跖骨头下压力的特征。

3）跖骨头下压力与跖骨头下疼痛的关系及联系程度。

4）踇外翻合并第二跖骨头下疼痛的跖骨头下压力定量。

以上跖骨头下压力的测量均为静态下压力测量。

（2）方法

1）测试方法：测试的部位在足底特定 7 个区域，踇趾头、第一至第五跖骨头下及足跟下。测试时受试者自然站立在传感器上，使待测定区域与传感器相对应后，开始测试。每次测试持续约 30 秒，中间休息 1 分钟。每名受试者共接受 3 次测试，以减少测试误差。测试系统对测试过程进行实时显示，并将测试数据写入硬盘。测试结束后，调取原数据文件，可在屏幕上显示出测试压力的真实值及与体重的百分比。由于个人的体重不同，跖骨头下压力无法直接比较，为了能便于观察、分析和比较，测试的数据按每个部位的压力真实值与测得受试者体重的百分比来计算。最后取 3 次测试的平均值作为测试区域的压力值。

2）正常足跖骨头下压力分布：我们对 58 名正常人（116 足）的足底压力进行测试，研究正常足跖骨头下压力分布特征。此外，我们将正常人按每 10 岁，分为 3 个年龄段，研究跖骨头下压力变化与年龄的关系。最后确定第二跖骨头下压力的正常参考范围。正常组各跖骨头间压力对比及正常组各年龄组间跖骨头下压力对比采用单因素方差分析。

3）踇外翻合并第二跖骨头下疼痛组的第二跖骨头下压力特征：分别对 27 名（45 足）踇外翻合并第二跖骨头下疼痛患者，56 名（102 足）踇外翻足底无疼痛者进行足底压力测试，并将踇外翻合并第二跖骨头下疼痛组、踇外翻无足底疼痛组、正常组的第二跖骨头下压力进行相互对比。此外，我们将踇外翻按踇趾外翻角（HAV 角）是否大于 35°，分为轻度、中度及重度，以便观察不同程度下踇外翻合并第二跖骨头下疼痛组、踇外翻无足底疼痛组、正常组的第二跖骨头压力的相互关系。以上各组间第二跖骨头下的压力对比，均采用 t 检验。

4）跖骨头下压力与疼痛的相关性研究：按照流行病学病例 - 对照的研究设计，以正常人第二跖骨头下压力参考值作为判定压力高低的标准。分别在踇外翻无足底疼痛组和踇外翻合并第二跖骨头下疼痛组中计算出第二跖骨头下压力高于正常组及不高于正常组的个数，填入四格表，对跖骨头下压力高低与疼痛的关系及联系程度进行研究。压力高于正常组与压力不高于正常组的疼痛的发生率对比，采用卡方检验。

5）踇外翻合并第二跖骨头下疼痛的跖骨头下压力定量：将踇外翻合并第二跖骨头下疼痛组与正常组、踇外翻无足底疼痛组的第二跖骨头下压力 95% 可信区间对比，算出只有踇外翻合并第二跖骨头下疼痛组分布的区间。

（三）结果

1. 足底压力测试系统的研制

（1）各导的传感器的压力线性关系良好，压力 - 电压相关系数最小为 0.997，最大为 1，各导传感器压力 - 电压相关检验 $P<0.01$。

（2）各导的噪声误差均较小，误差与量程的比值最小为 0.000 4 ± 0.000 0，最大为 0.007 5 ± 0.000 7。

（3）测试系统的重复性良好，组内因素 - 测量的显著性检验，$F=2.64$，$P=0.165$（$P>0.05$），交互因素 - 测量与测试时间的显著性检验，$P>0.05$。

2. 踇外翻合并第二跖骨头下疼痛的生物力学定量研究

（1）正常人跖骨头下压力的分布特征：正常足每个跖骨头下都负重，但以中间跖骨头负重最多。将压力由高到低顺序排列：跖 3> 跖 4> 跖 1> 跖 2> 跖 5，其比值为：跖 3∶跖 4∶跖 1∶跖 2∶跖 5=5.77∶3.68∶3.46∶2.94∶1.07。随着年龄增加，正常足跖骨头压力发生变化，第一、第二、第三跖骨头下压力逐渐减小，第四、第五跖骨头下压力逐渐上升，但 3 个年龄段间相同跖骨头下压力变化无明显差异。第二跖骨头下压力正常参考值（95%CI）：0.94~4.94。

（2）踇外翻合并第二跖骨头下疼痛组的第二跖骨头下压力的特征

1）踇外翻合并第二跖骨头下疼痛组与踇外翻无足底疼痛组对比，第二跖骨头下压力明显增高（$P<0.05$）。

轻、中度踇外翻合并第二跖骨头下疼痛组与轻、中度踇外翻无足底疼痛组对比，第二跖骨头下压力明显增高（$P<0.05$）。

重度踇外翻合并第二跖骨头下疼痛组与重度踇外翻无足底疼痛组对比，第二跖骨头下压力增高，但差异无显著性（$P>0.05$）。

2）踇外翻合并第二跖骨头下疼痛组与正常组对比，第二跖骨头下压力明显增高（$P<0.05$）。

轻、中度踇外翻合并第二跖骨头下疼痛组与正常组对比，第二跖骨头下压力明显增高（$P<0.05$）。

重度踇外翻合并第二跖骨头下疼痛组与正常组对比，第二跖骨头下压力增高，但差异无显著性（$P>0.05$）。

3）踇外翻无足底疼痛组与正常组对比，第二跖骨头下压力稍低于正常组，但差异无显著性（$P>0.05$）。

轻、中度踇外翻无足底疼痛组与正常组对比，第二跖骨头下压力稍低于正常组，但差异无显著性（$P>0.05$）。

重度踇外翻无足底疼痛组与正常组对比，第二跖骨头下压力稍低于正常组，但差异无显著性（$P>0.05$）。

（3）跖骨头下压力高低与疼痛的关系及联系程度：高压力组与压力不高于正常组对比，疼痛的发生率明显增高（χ^2=4.512，P=0.034，$P<0.05$）。表明压力增高确是跖骨头下疼痛的危险因素。

（4）踇外翻合并第二跖骨头下疼痛的跖骨头下压力定量：在正常组、踇外翻合并第二跖骨头下疼痛组、踇外翻无足底疼痛组中，只有踇外翻合并第二跖骨头下疼痛组的第二跖骨头下压力分布在5.2~7.29之间。

（四）结论

1. 由原中国中医研究院骨伤科研究所生物力学室和足踝外科研究室合作、设计研制的足底压力测试系统达到测试要求，可以应用于临床测试。

2. 跖骨头下压力增高是跖骨头下疼痛的危险因素。

3. 引起踇外翻合并第二跖骨头下疼痛的跖骨头下压力为体重的5.2%以上。

二、细胞生物力学研究（机械应力对踇外翻足截骨端成纤维细胞外泌体调控机制影响的临床研究）

成纤维细胞是人体组织对应力作用的主要感受细胞之一，是组织创伤修复过程中的主要效应细胞，对组织的重建和修复有着不可或缺的作用，但机械应力对成纤维细胞（fibroblast）外泌体（exosome）具有何种调控机制，国内外相关研究尚为空白。中西医结合微创治疗踇外翻术后通过使用趾蹼间夹垫及“8”字绷带的裹帘弹性外固定，为截骨端愈合提供适宜的力学环境。本实验建立机械应力对成纤维细胞体外刺激培养模型，确定机械应力对成纤维细胞及其来源外泌体的影响。

（一）材料与方法

1. 主要仪器和试剂　气体恒温培养箱；离心机（1~4 000rpm）；电热恒温水浴箱；超净工作台；TE2000-S型倒置相差显微镜；液氮罐；FX-5000柔性基底细胞牵张拉伸应力加载系统；自动CO_2培养箱；扫描电镜；酶联免疫检测仪；培养瓶、6孔培养板；低糖培养液（DMEM）；活性炭处理胎牛血清；胰蛋白酶；CCK-8试剂盒；PBS；青-链霉素双抗；苏木精及伊红染液；二甲基亚砜；外泌体提取试剂盒（exoquick exosome precipitation）；蛋白定量试剂盒（BCA）；单克隆抗体（CD9、CD81）、辣根过氧化物酶标记羊抗兔（IgG）。

2. 踇外翻截骨端成纤维细胞的培养　选取在望京医院接受踇外翻微创截骨手法整复术治疗的志愿者12例，取手术中截取的第一跖骨头内侧骨组织留作标本（图15-9）。整个研究方案经医院伦理委员会批准，标本采集前患者签署知情同意书。患者基本信息：女性，年龄21~45岁，身高150~175cm，体重40~80kg，右足踇外翻角（HVA）<35°，第一、二跖骨间角（IMA）<16°，无其他足部畸

形及足部外伤史、手术史。将跗外翻手术截下的第一跖骨头截骨块立即放入有低糖培养液（DMEM）的无菌离心管中，密封后带入超净台内操作。将获取的标本放入无菌培养皿内，使用磷酸盐缓冲生理盐水缓冲液漂洗 3 次，将骨组织标本平放于 25cm^2 细胞培养瓶中，注意保持截骨平面与瓶壁接触以增加成纤维细胞贴壁的概率。加入 10%FBS-DMEM 胎牛血清培养基 10ml，静置于 5%CO_2、37℃条件下的细胞培养箱内培养。待组织块周围细胞爬出后，将骨组织取出。每 3~4 天更换一次培养液，随细胞的生长逐渐缩短更换培养液的间隔时间，待细胞铺满瓶底的 80% 左右后对细胞进行传代培养备用，细胞融合度至 80% 左右时冻存。

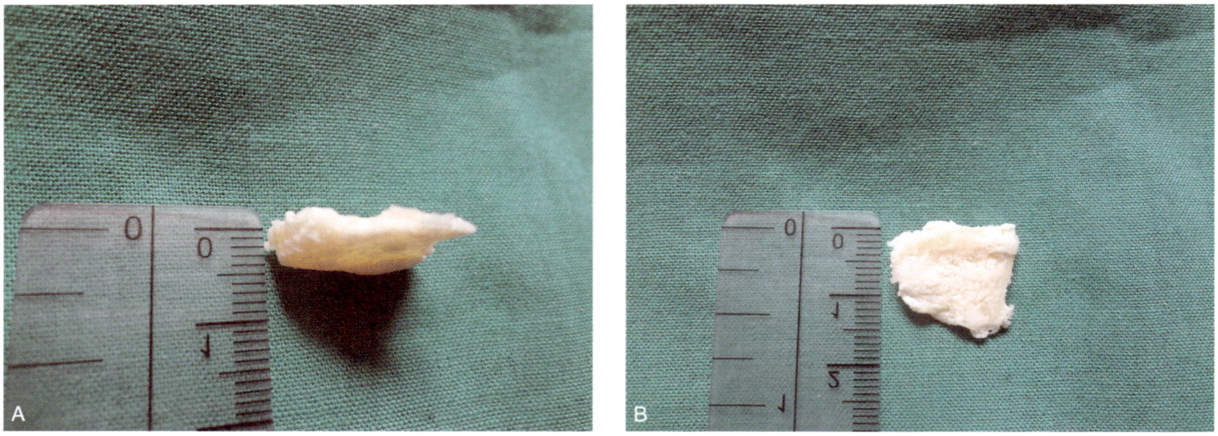

图 15-9　术中截取的骨组织

3. 成纤维细胞加载机械应力培养　实验采用 FX-5000 柔性基底细胞牵张拉伸应力加载系统，该系统采用负压交换原理，在培养基底膜和基底座之间密闭的腔体中注入气体而产生负压，从而达到基底形变，效应细胞可受到来自各个方向的应力刺激，其可通过计算机精准控制气压大小，从而控制细胞受力大小。对生长在三维状态下的细胞，进行静态的牵拉应力刺激加载和弧矩形加载平台，对生长在三维环境下的第 3 代成纤维细胞（跗外翻截骨端成纤维细胞）（图 15-10）进行单轴向的静态的应力加载刺激培养（使用弹性基底 6 孔板培养细胞），加载应变为 0%、5%、10%、15% 及 20% 的静态拉伸，于作用 24 小时、48 小时后，选择合适的应力参数 K，分为两组进行对照。采用 CCK-8 试剂盒检测成纤维细胞的增殖情况。选择合适的应力参数 K 进行后续实验。

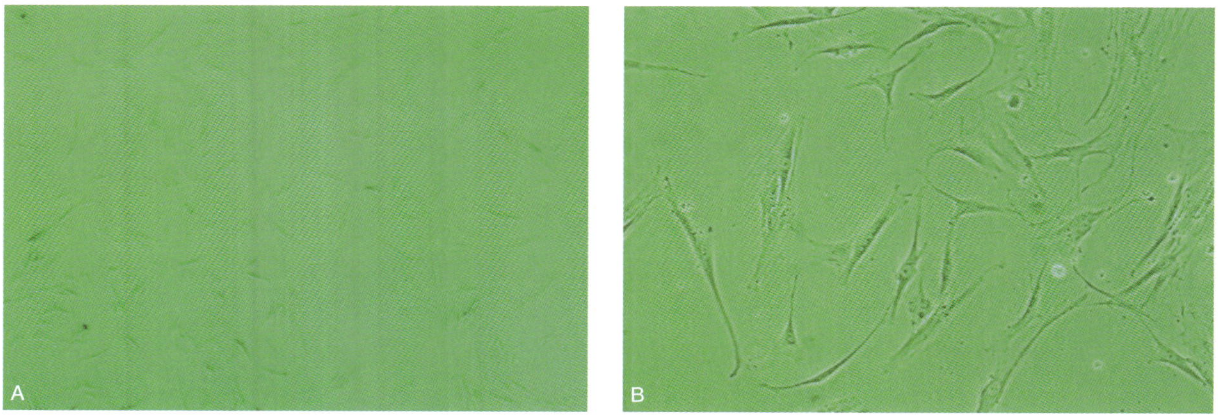

图 15-10　成纤维细胞传代培养 3 代

A. 倒置相差显微镜（×40）；B. 倒置相差显微镜（×100）

4. 成纤维细胞外泌体的提取　在限制性培养基中将无应力刺激（0）和有应力刺激（K）的两组细胞置入 CO_2 培养箱中继续培养 24 小时，显微镜下观察细胞状态良好，换培养液继续培养 48 小时，4℃离心 90 000×g 离心 30min，留上清，将细胞残渣、碎片等杂质从培养基中去除，按照比例为 500∶120 加入外泌体提取试剂盒充分混匀，4℃静置过夜后离心，2 000×g 离心 30min，沉淀后即为外泌体，-80℃保存备用。

5. 成纤维细胞外泌体及蛋白的鉴定

（1）使用透射电镜观察外泌体的形态，将得到的成纤维细胞来源外泌体沉淀加入 4% 戊二醛固定液，4℃离心 3 500×g 离心 30min，成团后以一倍浓缩磷酸盐缓冲液（1×PBS）清洗 3~4 次，固定 3 小时后采用不同浓度乙醇脱水，包埋处理后切片电镜观察。

（2）采用蛋白质印迹法（western blotting）检测成纤维细胞来源外泌体表面标志蛋白及浓度。

1）裂解：首先培养细胞，用磷酸盐平衡生理盐水清洗 3 次后吸取多余液体，加入适量裂解液置于冰上裂解 30 分钟，4℃离心 12 000×g 离心 15min 后取得的上清液即为总蛋白。蛋白样品的定量主要依照蛋白定量试剂盒说明进行，使用酶标仪检测。

2）十二烷基硫酸钠聚丙烯酰胺凝胶电泳（SDS-PAGE）：①配制胶。固定好玻璃板，配制 10% 浓度的分离胶，取适量倒入电泳玻璃板中，再添加浓缩 5% 的浓缩胶，使胶体注满所有空间，并迅速插入梳子，室温下静置约 30 分钟至凝固。②上样。玻璃板放入电泳道中，缓慢加入蛋白上样标记和蛋白样品。③电泳。浓缩胶电压 100V，约 10 分钟后使蛋白到同一水平，调整电压为 200V 约 1 小时，待分子分离至边缘处停止电泳。

3）转膜：①待电泳结束后取出玻璃板，去除多余的浓缩胶体，保留目的蛋白大小的分离胶，放入转膜缓冲液浸泡待用。②裁剪聚偏二氟乙烯（polyvinylidene fluoride）膜（PVDF 膜）接近胶体的大小，浸入甲醇中 3 分钟后，放入转膜缓冲液中 10 分钟待用。③剪裁两份大小相同的 6 层滤纸浸入转膜缓冲液中，按照顺序：滤纸、聚偏二氟乙烯膜、胶、滤纸，依次放入转膜槽中，加入转膜液，恒压 20V 转膜 1 小时。

4）免疫反应：①利用 5% 脱脂奶粉抗原封闭液，将膜放入抗原封闭液中，室温摇床封闭 2 小时，结束后使用 TBST 缓冲溶液洗膜 5 次，每次 5 分钟。②一抗稀释液稀释 CD9、CD81 抗体（比例 1∶1 000）后加至膜上，4℃，摇床混匀过夜。③将 5% 脱脂奶粉按照一定比例稀释辣根过氧化物酶标记羊抗兔（IgG），25 分钟翻膜 1 次，培育 50 分钟，结束后使用 TBST 缓冲溶液洗膜 5 次，每次 5 分钟。

5）发光显影：将显影液 A、B 等体积比例混合，用吸水纸轻轻吸除 PVDF 膜多余的液体，加入显影液，曝光处理，利用图像实验室软件成像系统分析所得的图像。

（二）外泌体提取及鉴定

1. 外泌体提取　成纤维细胞在培养过程中均贴壁生长，状态佳。高速离心后收集细胞培养上清液，采用外泌体试剂盒提取成纤维细胞上清液中的外泌体。

2. 外泌体鉴定　取得外泌体进行包埋切片后，通过电镜可清晰发现外泌体。利用纳米颗粒跟踪分析（NTA）技术检测机械应力处理对于成纤维细胞分泌的外泌体形态大小分布的影响。蛋白质印迹法（Western blotting）：将培养的成纤维细胞取得的外泌体和对照组进行比较，均有 CD9、CD81 标记蛋白的表达。实验表明，提取物系成纤维细胞来源外泌体。

3. 统计学分析　应用 SPSS11.0 统计软件对实验数据进行单因素方差分析，两两比较用 SNK 法，检验水准 $\alpha=0.05$。

（三）结果

1. CCK-8 检测机械应力对于成纤维细胞增殖的影响　结果分析：牵拉力为 15% 时对成纤维细胞的增殖促进作用最明显；而 24 小时的应力作用时间对成纤维细胞更为合适（图 15-11、图 15-12）。综合分析：15% 的静态拉伸作用于成纤维细胞 24 小时时，可显著促进细胞增殖（表 15-2）。

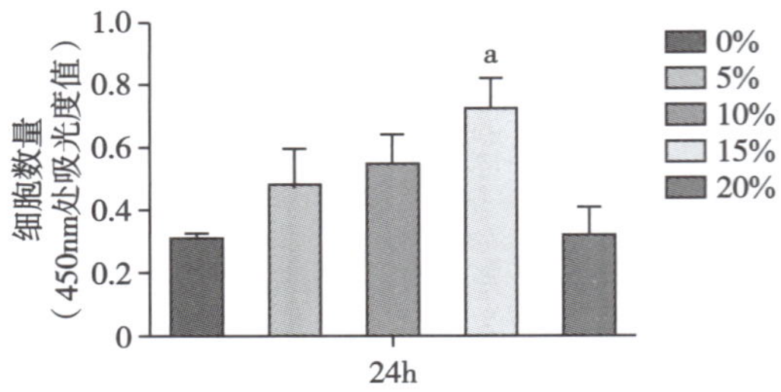

图 15-11　应力作用时间为 24h 时，对成纤维细胞增殖的影响

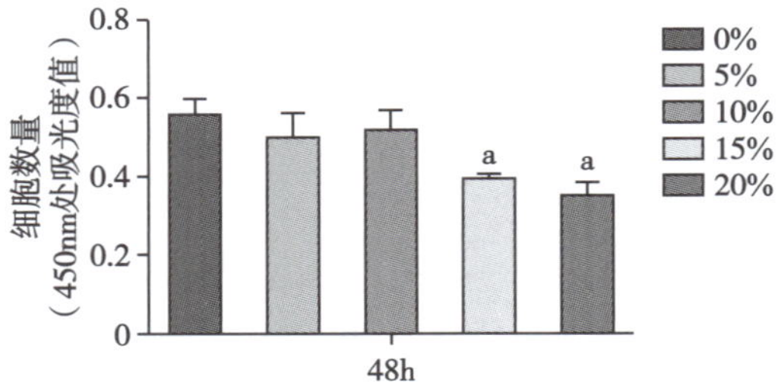

图 15-12　应力作用时间为 48h 时，对成纤维细胞增殖的影响

表 15-2　不同压力对成纤维细胞增殖的影响（OD 值，$x \pm s$）

时间（h）	压力值（MPa）				
	0	0.5	1.0	1.5	2.0
24	0.369 ± 0.036	0.491 ± 0.042	0.571 ± 0.049	0.799 ± 0.071	0.611 ± 0.062
48	0.584 ± 0.470	0.552 ± 0.054	0.559 ± 0.034	0.391 ± 0.028	0.364 ± 0.038

2. 纳米颗粒跟踪分析技术检测分离的外泌体粒径分布和数量　结果分析：两组外泌体的 NTA 检测结果与外泌体粒径分布范围相符，且 15% 的静态拉伸作用后会促进成纤维细胞分泌外泌体，使得外泌体的浓度增高（图 15-13）。

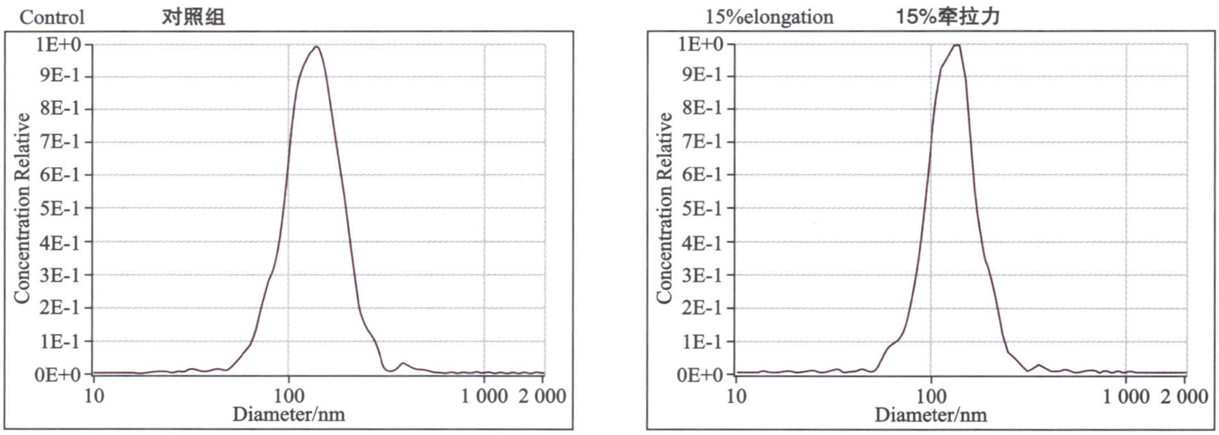

图 15-13　粒径 - 浓度分布图

3. WB 检测　WB 结果显示，对照组及加载 15% 静态拉伸组的成纤维细胞外泌体中均有 CD9、CD81 表达，其中 CD9 和 CD81 是外泌体标志性蛋白，表明外泌体提取成功（图 15-14）。

（四）讨论

中西医结合微创截骨手法整复术治疗踇外翻，截骨后需采用中医正骨手法纠正踇外翻畸形及第一跖趾关节半脱位，遵循筋束骨、骨张筋、筋归槽、骨合缝等中医正骨原理，使偏离的肌腱（筋）与错位的骨节得以矫正。术后采用“8”字绷带结合分趾垫的方式对截骨端进行外固定，采用第一、二趾蹼间放置分趾垫、“8”字绷带及宽胶布弹性外固定的方法代替传统的石膏固定和内固定，以维持截骨端的弹性稳定。包扎固定的截骨端形成骨折二期愈合模型，成纤维细胞作为骨折创伤修复过程中主要的应力感受及效应细胞，在其截骨端的愈合过程中起到重要作用。近些年大量研究表明，以上骨愈合的过程中都有外泌体参与，并发挥了积极作用。外泌体是细胞经过“内吞 - 融合 - 外排”等一系列调控过程而形成的细胞外纳米级小囊泡，能够被细胞分泌并传递到细胞，可运输 RNA（主要是微小核糖核酸），携带蛋白质，进行细胞间的物质与信息传递，调控细胞功能，从而参与机体的免疫反应、组织损伤及骨组织损伤修复过程。尽管外泌体参与细胞间通信的方式还未完全清楚，但现有研究表明配体 - 受体的相互作用在这一过程中起到了重要作用。

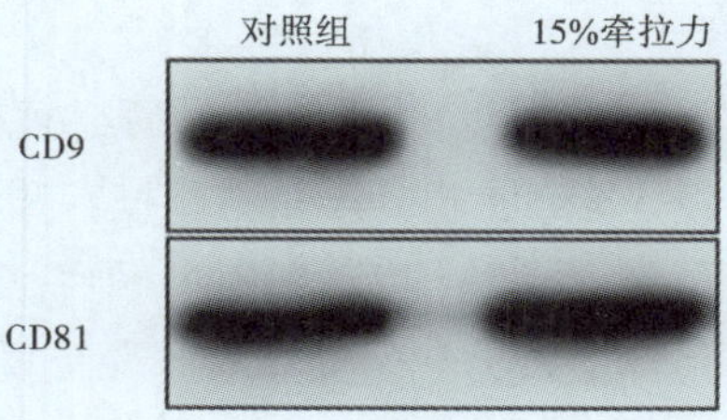

图 15-14　WB 检测外泌体 CD9、CD81 蛋白表达

本文通过研究表明：对蹈外翻足截骨块培养出成纤维细胞加载 15% 的静态拉伸力刺激后，会促进成纤维细胞分泌外泌体。其对照组和实验组提取成纤维细胞外泌体中均有 CD9、CD81 等外泌体标志性蛋白的表达。两组外泌体的电镜及 NTA 检测结果与外泌体粒径分布范围相符，且 15% 的静态拉伸作用使得外泌体的浓度增高。实验结果证实了成纤维细胞来源外泌体在一定阈值的应力刺激下而增殖，研究成纤维细胞来源外泌体在骨折愈合应力环境下的生长和分化机制，对于探索更有利于截骨端愈合的力学环境具有重要意义。

三、有限元研究

（一）基于“裹帘”法外固定蹈外翻术后截骨端稳定性的有限元分析

1. 研究背景　蹈外翻是足部常见畸形，主要表现为足部蹈囊炎，蹈趾跖趾关节内侧红肿疼痛、行走困难，严重影响生活质量。传统蹈外翻治疗术式存在对软组织损伤大，采用内固定或石膏支具外固定，费用较高，患者痛苦大，恢复慢，术后生活不能自理等缺点。中西医结合微创技术治疗蹈外翻具有操作简单、患者痛苦小、合并症少、疗效确定等优点。近 30 年来经过温建民教授团队的不断完善、创新与发展，已经形成了蹈外翻规范化的诊疗体系。

中西医结合微创技术治疗蹈外翻，是采用第一跖骨头颈斜行截骨矫正畸形，通过中医正骨手法整复外翻畸形及关节脱位，依据小夹板纸夹垫原理及“筋束骨”理论，基于“裹帘”法，采用“8”字绷带和分趾垫固定截骨端，摒弃传统的钢板螺钉内固定和石膏外固定方法。该方法的技术要点为：①微创技术在中医足踝外科的应用；②采用第一跖骨头颈斜行截骨矫正畸形；③中医正骨手法纠正畸形及关节脱位；④依据小夹板纸夹垫原理及“筋束骨”理论，基于“裹帘”法采用“8”字绷带和分趾垫外固定。

近年来，随着有限元分析方法在生物力学中的应用，尤其在对人体骨骼结构进行力学研究时，传统力学实验几乎无法直接进行，所以在模拟力学实验时有限元分析便成为一种行之有效的方法。有限元分析方法的最大优点是对生物体无损伤，且可以模拟活体组织内部的生物力学行为，不局限于模型的几何形状、受力条件等。随着技术发展，材料参数等的不断完善，模拟生物力学环境及测试精度越来越高。

足部力学结构上，包括 26 块骨骼、1 对籽骨，复杂的韧带、跖腱膜、肌腱等软组织维持足部三维结构。在功能上，足踝起到支撑承重、吸收震荡、传递运动和杠杆平衡等作用。随着足部疾病发病率不断上升，在人体生物力学研究领域中，足部生物力学研究随着足外科的发展在近几年内广泛兴起。从技术角度来说，各种测量技术和计算机软、硬件的快速发展为足部生物力学的研究提供了必要条件，包括运动捕捉系统、压力平台、CT 和 MRI 三维扫描技术、逆向工程软件，以及有限元分析软件等，使足部生物力学研究中有限元模型仿真精度越来越高。

中西医结合微创技术治疗跗外翻，术后基于“裹帘”法采用“8”字绷带和分趾垫外固定，术后患者即能下地行走，曾受到部分骨科学者的质疑。西医学认为截骨的愈合需要稳定固定，截骨复位后必须保持稳定才能愈合。人体在负重时足部负荷增大，尤其是在第一跖骨处压力较大。一些骨科医生认为，在此处截骨不做内固定，又不制动，会影响截骨端稳定，可能会出现截骨端的延迟愈合，甚至不愈合，但事实是中西医结合微创技术治疗跗外翻的方法，通过近 30 年的临床应用，3 万余例患者随访，并未出现截骨不愈合现象。微创技术治疗跗外翻，基于“裹帘”法采用“8”字绷带和分趾垫外固定是否可以维持截骨端有效固定？允许患者早期下地行走是否会影响截骨端愈合？“裹帘”法外固定是否科学？这些问题亟待我们进行系统的理论研究。

目前，对跗外翻足进行有限元分析研究的报道较少，多数为静态模拟，我们有必要建立足部跗外翻有限元模型，对中西医结合治疗跗外翻相关生物力学机制进行研究，使得我们进一步了解跗外翻术后不同状态（静态和步态周期中）下的应力分布和位移，探讨“裹帘”法外固定对第一跖骨截骨端稳定和生物力学的影响，进一步阐明中西医结合微创技术治疗跗外翻的生物力学机制，为本疗法的完善和改进提供理论依据。

2. 目的

（1）建立和完善跗外翻足有限元模型，模拟微创截骨手法整复和“裹帘”外固定，建立“裹帘”法外固定的有限元模型。

（2）探讨“裹帘”法外固定在准静态和步态周期中对截骨端的位移和应力影响。

（3）观察跗外翻微创截骨手法整复“裹帘”法外固定后，不同时间点影像学上的截骨端成角和距离变化。

（4）分析中西医结合微创截骨手法整复术后，基于“裹帘”法外固定对截骨端稳定性的影响，提高对中西医结合微创技术治疗跗外翻科学性的认识，为中西医结合治疗跗外翻理论的丰富和完善提供实验依据。

3. 方法

（1）建立中西医结合微创截骨手法整复后跗外翻模型

1）选取青年女性跗外翻志愿者，右足 HAV 角 24°，IM 角 13°，PASA7°，DASA7°，体重 58kg，无足部其他畸形及足部手术史，采用 CT 对患足进行扫描，层厚 1mm，间隔 1mm，扫描从足尖至足后跟，获得足的 CT 图像。扫描时受试者踝关节处于中立位，患足非负重。

2）利用 Mimics10.01 导入足部 CT 图像，进行图像分割填充，生成 3D 模型，导入 Geomagic Studio 12.0 软件，通过拟合曲面，生成实体模型，然后进行骨骼、韧带等的装配，在 ABAQUS 中定义材料属性，都设定为单一各向同性线弹性材料，进行网格划分，生成四面体自由网格，将所有骨骼、软骨、韧带等装配起来，在 ABAQUS 中建立长方体模型，作为地面模型，划分六面体网格。

3）模拟跗外翻患者在双足平衡站立时双足受力情况，定义作用载荷跟腱力、足底压力、足底摩擦力。支撑结构上表面和足底表面定义为接触关系，摩擦系数为 0.6，固定平板完全约束，双足处在平衡站立时中立位，胫、腓骨上端加载。以 Footscan 力板测试系统，静态下测量受试者足底压力，通过将测试结果与有限元足底云图比较，进行模型验证。

4）利用 CATIA 软件在踇外翻模型上模拟截骨，削磨掉第一跖骨头内侧骨赘，在第一跖骨头颈部截骨，水平面与第一跖骨轴线的垂线成 20° 角，方向从远端内侧向近端外侧，矢状面与第一跖骨轴线垂线成 15° 角，方向从远端背侧向近端跖侧，模拟手法复位，将远端截骨块向外侧推移 3mm，通过机械载荷模拟皮肤，建成中西医结合微创截骨手法整复后踇外翻有限元模型。

（2）研究中西医结合微创技术截骨手法整复后，基于“裹帘”法外固定在准静态条件下对截骨端位移和应力的影响

1）采用已建立的踇外翻足三维有限元截骨模型，在 ABAQUS 软件中，采用机械载荷方式，模拟基于“裹帘”法“8”字绷带及第一与第二趾间分趾垫、黏膏外固定系统的工况。外固定绷带的弹性模量根据实测为 44.61MPa。分趾垫和“8”字绷带的外固定力，经术后外固定包扎实际测得，在分析时以载荷的方式表示，其他设定同前工况。

2）模型的约束与加载：模型的约束和加载同前工况。

3）有限元模型数据的计算：计算和分析截骨远端截骨面 4 个节点（上、下、内、外）的应力分布、方向、大小，位移的大小与方向，以及截骨面间总应力和总位移量。

4）数据采集及统计学处理：采集在有 / 无外固定的两种工况下，截骨端的位移和应力变化的有限元计算数值，进行对比，观察和研究截骨端基于“裹帘”法外固定对截骨端稳定性的影响，本实验数据采用 SPSS13.0 统计软件进行方差分析。

（3）研究中西医结合微创技术截骨手法整复后，基于“裹帘”法外固定在步态周期中对截骨端位移和应力的影响

1）通过足底压力测试和同步的三维运动测试两种步态分析技术，获取足底反力 - 时间曲线和下肢胫骨轴线与地面垂线的角度 - 时间曲线，确定足底反力和胫骨角度对应关系。

2）模型的约束与加载：选取步态周期支撑时相中 2 个波峰和 1 个波谷共 3 个特征点，通过对应的胫骨轴线角度、地面垂直反力和足外在肌力进行约束和加载。模型中的足外在肌，全部通过机械载荷的方式模拟，约束胫、腓骨的自由度，模拟地面，对模型进行垂直加载。

3）有限元模型数据的计算：计算和分析步态周期中，不同时刻加载前后 4 个节点的应力和位移变化，并进行统计学分析。

（4）基于“裹帘”法外固定踇外翻术后截骨端稳定性的影像学评价：采用回顾性研究，选取 2014 年 11 月至 2015 年 3 月在中国中医科学院望京医院骨关节二科采用微创截骨手法整复术治疗的踇外翻患者 63 例（120 足），基于“裹帘”法采用“8”字绷带、分趾垫外固定，术后即刻、2 周、6 周、3 个月均行足负重位 X 线片检查，记录不同时间点角度位移指标（∠α、∠β），位移指标（距离 M、距离 N 值），进行统计学分析，分析不同时间点角度位移和位移指标的差异。

4. 结果

（1）建立了踇外翻足三维有限元模型，模型重建了骨骼、软骨、内在肌、皮肤等组织，总节点 209 832，总单元数 333 776，以 Footscan 力板测试系统，静态下测量受试者足底压力，通过将测试结果与有限元足底云图比较，得出压力主要集中在跟骨、第二跖骨、第三跖骨下，受力区域大致相同。

（2）利用 ABAQUS 软件的 Load 模块，采用机械载荷方式，模拟了基于“裹帘”法“8”字绷带及第一与第二趾间分趾垫、黏膏外固定系统的工况，在远端截骨面 4 个节点中，无外固定工况最大应力 0.067MPa，有外固定工况最大应力为 1.258MPa，应力主要分布在截骨端的外侧边缘部位。无外固定工况最大绝对位移为 0.363mm，有外固定工况最大绝对位移为 0.716mm，均在 Z 轴方向位移最大，经单因素方差分析，有 / 无外固定工况，4 个节点应力和绝对位移存在显著性差异（$P<0.01$）。选取近端、远端截骨面 4 个节点相互对应，对应的 2 个节点的变形距离：无外固定工况最大相对位移为

0.101mm，有外固定工况最大相对位移为 0.046mm，经单因素方差分析，有 / 无外固定工况 4 个节点相对位移存在统计学差异（$P<0.05$）。

（3）第 1 个波峰瞬间：出现在足跟着地后，支撑期 0.24s 时，胫骨轴线与地面垂线成角约为 –4.3°，垂直加载力为 621N。波谷瞬间：出现在全足支撑阶段，支撑期 0.40s 时，胫骨轴线与地面垂线成角约为 4.5°，垂直加载力为 564N。第 2 个波峰瞬间：出现在加速蹬离阶段，支撑期 0.63s 时，胫骨轴线与地面垂线成角约为 27.3°，垂直加载力为 632N。在步态周期支撑期中有限元分析：第 1 波峰工况总位移 0.133mm，Von Mises 应力 1.3MPa；波谷时工况总位移 0.183mm，Von Mises 应力 3.4MPa；第 2 波峰工况总位移 0.115mm，Von Mises 应力 24.8MPa。X 轴相对位移、Z 轴相对位移和总相对位移有显著性差异（$P<0.01$），而 Y 轴位移无统计学差异（$P>0.05$）。

（4）术后不同时间点比较，∠α、距离 M 无统计学差异（$P>0.05$），∠β 有统计学差异（$P=0.032$，<0.05），距离 N 值有统计学差异（$P=0.047$，<0.05），而在多重分析比较中，∠β、距离 N 值组间多重比较无统计学差异（$P>0.05$）。

5. 结论

（1）通过 CT 平扫、逆向工程软件和有限元分析软件，成功建立了踇外翻三维有限元模型和中西医结合微创技术治疗踇外翻的术后模型，通过 Footscan 力板测试对有限元模型进行了可靠性检验，证实模型可靠。

（2）通过准静态有限元分析证实中西医结合微创技术治疗踇外翻，基于“裹帘”法采用“8”字绷带及第一与第二趾间分趾垫、黏膏外固定系统外固定，可有效减少截骨端位移，保持截骨端微动、应力适中，不影响截骨端骨折愈合。

（3）通过步态分析技术，对步态周期中支撑期 3 个特征时相进行有限元分析，证实了在步态周期中“裹帘”法外固定可以维持截骨端相对稳定，应力适中，有利于截骨端骨折愈合，是一种安全、有效的外固定方法。

（4）通过对踇外翻患者 120 足术后不同时间点的截骨端稳定性测量和分析，从临床实践证实了“裹帘”法外固定可以有效保持截骨端稳定，同时截骨端存在微动，骨折愈合属于间接愈合，符合“弹性固定”准则。

（5）通过有限元分析法对中西医结合微创技术治疗踇外翻生物力学机制的有限元分析，提高了对此方法治疗踇外翻机制和科学性的认识，为中西医结合治疗踇外翻理论的丰富和完善，提供了实验依据。

（二）踇外翻微创截骨手法整复术后软组织对截骨端稳定性的有限元分析

微创技术治疗踇外翻，采用微创器械进行截骨，无需内固定及石膏外固定，术后允许患者适当下地行走，方法简单，疗效确定，很少有截骨端不愈合和移位的情况。该术式维持截骨端稳定的因素，除截骨部位与角度、截骨工具及固定方法外，截骨端周围软组织在维持截骨端稳定和促进截骨愈合方面也起着重要作用。为进一步观察截骨端周围组织对截骨端稳定性及应力的影响，采用有限元法模拟踇外翻微创截骨整复后平衡站立状态，分析截骨端在有 / 无软组织存在的情况下，截骨端的应力和位移情况，为微创治疗踇外翻的生物力学机制研究提供科学支撑，为临床治疗提供理论依据。

1. 资料与方法

（1）踇外翻模型的建立：选取青年女性踇外翻志愿者，HAV 角 24°，IM 角 13°，PASA 7°、DASA 7°，体重 58kg，无其他系统疾病及其他足病。采用 CT 对患足进行扫描，层厚 1mm，间隔 1mm，扫描从足尖至足后跟。获得足的 CT 图像。扫描时受试者踝关节处于中立位。检查前患者签订知情同意书，研究方案得到中国中医科学院望京医院伦理委员会批准，检查过程中严格注意辐射防护。利用

Mimics10.0 处理足部 CT 图像，辨别软组织、骨皮质、髓腔的界限，获得骨骼边缘轮廓曲线的矢量数据，进行足部骨骼曲面重构，获得足部骨骼的三维实体模型，通过布尔运算生成软骨，填充关节缝隙，用 RapidForm 软件建立足部韧带。将带有软骨的实体模型导入 ABAQUS 6.13 软件中进行网格划分，获得有限元模型。模型肌肉、肌腱、韧带等软组织的位置根据解剖资料添加，为了计算简化，所有组织都被理想化为均匀的、各向同性的线弹性单元。

（2）模型的约束与加载：模拟体重 58kg 患者平衡站立，支撑结构上表面和足底表面的相互作用定义为接触关系，摩擦系数为 0.6，约束地面自由度，在胫、腓骨端以 290N 的力垂直向下加载，跟腱附着点上施加垂直向上的 145N 的肌腱力。为了简化模型，足内在肌仅考虑踇展肌、踇长屈肌、踇短屈肌、踇长伸肌、踇短伸肌和踇收肌，其他软组织均不予考虑。

（3）模型的可靠性验证：采用 Footscan 平板式足底压力测试系统，对同一患者进行测试。测试前根据受试者的体重对测力板进行校准。在静态下测量受试者足底受力情况，测试结果与有限元足底应力云图比较。

（4）踇外翻截骨术后模型与工况的建立：利用 CATIA V5 软件在建好的踇外翻模型上模拟第一跖骨头颈部截骨。首先，削磨掉第一跖骨头内侧骨赘，而后在第一跖骨头颈部截骨，截骨线在水平面与第一跖骨轴线成 70° 角，方向从远端内侧到近端外侧；在矢状面与第一跖骨轴线成 75° 角，方向从远端背侧到近端跖侧。模拟手法复位的要求，将远端截骨块向外侧推移约 3mm，建成中西医结合微创技术截骨手法整复后踇外翻截骨模型。总节点数 175 711，总单元数 412 557。截骨端周围软组织存在情况下的工况：截骨端周围软组织（肌腱、韧带、跖腱膜和肌肉），肌腱材料特性定义为各向同性弹性材料和缆索材料，采用 2 节点线性单元 COMBIN14 弹簧阻尼复合单元（spring-damper 14）模拟肌腱，阻尼系数设为 0。肌肉定义为被动张力非线性超弹性材料。韧带和跖腱膜被定义为只受拉不受压的线单元 Link10。截骨端无周围软组织存在情况下的工况：根据上面的完整模型删去肌腱、肌肉、跖腱膜及韧带等软组织的模型，将跖骨截骨近端设为固定端，远端为自由端，断端间摩擦系数根据实际测量设定为 0.6。

（5）观测项目：在远端截骨面的上、下、内、外边缘 4 个点分别标记作为观察点。在上述的加载和边界条件下，对 2 个模型分别运用 ABAQUS 求解器进行非线性静态有限元计算，计算截骨端的 Von Mises 应力和总位移。

2. 结果　从踇外翻足有限元模型的足底应力可见足跟区、第一跖骨头、第二跖骨头区是应力较高的部位，与 Footscan 足底压力相比，两者的压力集中分布大体一致，模型截骨端在无周围软组织存在的情况下，截骨远端最大位移是 0.336mm，发生在整个截骨面上。截骨断端间最大 Von Mises 应力为 0.296MPa，应力主要集中在截骨背侧远端，并向近端逐渐减小。模拟模型截骨端周围软组织存在的情况下，截骨远端最大位移是 0.265mm，发生在整个截骨面上。截骨断端间最大 Von Mises 应力为 0.468MPa，应力主要集中在整个截骨面上，并向近端和跖侧集中。

3. 讨论　第一跖趾关节周围软组织主要包括踇长屈肌腱、踇长伸肌腱、踇短屈肌、踇短伸肌、踇展肌、踇收肌、跖腱膜及关节周围韧带。它们之间的彼此平衡是维持跖趾关节正常生理状态的重要因素，一旦因病理作用平衡被打破，即会出现踇外翻、关节撞击症和骨关节病等疾病。从生物力学方面研究它们之间的关系以及对踇外翻术后截骨端稳定性的影响，具有重要的临床意义。

有限元软件有十分强大的建模和计算能力，通过建立生物体局部的有限元模型，可以进行多样化的预实验，模拟在生物体内不能直接测试的生物力学情况，无疑为微创治疗踇外翻截骨端稳定性研究提供了便捷的方法和可靠的工具。在跖趾关节中第一跖趾关节活动度大，结构最复杂，其周围有多组肌肉互相拮抗平衡，以维持踇趾正常的位置和功能。第一跖趾关节被踇展肌、踇收肌、踇短屈肌、踇短伸肌包绕，有学者将其称为“跖袖”，它与籽骨及其周围韧带形成“吊篮”结构，其作用是维持第一跖趾关节的稳定性。第一跖趾关节附近有 6 条肌腱通过或附着。踇长屈肌腱在第一跖骨跖侧两籽骨之间通过。踇短屈肌内侧腱与踇展肌融合，外侧腱与踇收肌止点融合，分别经籽骨止于近节趾骨底内、外跖侧面。踇长伸肌腱通过关节背侧止于远节趾骨背侧。踇短伸肌腱止于近节趾骨基底背侧。跖骨头因无肌腱附着，受到异常外力作用，容易发生移位，导致其周围肌肉正常的拮抗关系改变，平衡状态被打破，从而引发各类足病的发生。

踇外翻足周围的软组织在其发病及治疗中都起到重要作用，特别是籽骨位置相对固定，有利于不同肌群的协调和维持力学平衡。籽骨位置因病理因素发生移位，会加速踇外翻的发生与发展。踇外翻产生对第一跖骨的推挤力，导致第一跖骨内翻。同时因踇趾外翻，第一跖趾关节内侧关节囊紧张，产生对第一跖骨头的牵拉，关节面外侧压力增高，挤压跖骨头进一步内翻，产生所谓“绞盘式机制”，打破了跖趾关节周围肌群的力学平衡，引起踇外翻畸形的进行性加重。籽骨因踇收肌、踇短屈肌和跖横韧带等软组织牵拉使其维持原位，籽骨相对于第一跖骨头向外移位，籽骨失去了固定和滑车作用，踇展肌被拉长并移位到踇趾的跖侧，力量减弱，踇收肌力量相对增强，进一步牵拉踇趾向外偏斜，加重畸形进展。踇长、短伸肌和踇长、短屈肌维持踇趾正常的背伸跖屈功能。踇外翻发生时，随着踇趾的逐渐外翻，踇长、短伸肌因周围无固定结构向外侧移位。第一跖骨内翻使籽骨系统相对外翻，由于踇长屈肌肌腱在两粒籽骨间的骨纤维通道内穿过，踇长屈肌腱随籽骨外移，在第一跖趾关节的外侧，形成“弓弦样作用”。当踇长、短伸肌和踇长、短屈肌收缩时，力量作用在第一跖趾关节外侧，牵拉踇趾外翻，加重畸形进展。

微创治疗踇外翻对截骨端软组织剥离较少，基本保持了局部组织的完整性，为术后稳定愈合创造了较好的初始条件。同时，截骨端周围的肌肉通过慢速等长生理舒缩运动，产生肌肉间隔“不可压缩液体效应”，形成类似“软组织夹板”样作用，使截骨端达到相对稳定状态。通过踇外翻有限元模型计算分析显示，截骨端存在软组织时远端最大位移是 0.265mm，较无软组织存在的位移明显减小。通过手法整复，将第一跖骨远端向外侧推移，复位跖趾关节，纠正籽骨系统的相对移位，踇趾屈、伸肌腱亦随之恢复到正常位置，踇展肌与踇收肌之间的肌力逐渐恢复平衡。当截骨端周围肌肉收缩时，原来的“弓弦样作用”力变成轴向挤压力，使截骨端相互嵌插，从而增加了截骨端稳定性。通过有限元模拟截骨端周围软组织存在情况下的工况，截骨断端间最大 Von Mises 应力为 0.468MPa，较无软组织存在时应力有所增加。跖腱膜是维持内侧足纵弓的主要结构之一，足趾背伸时，牵拉跖腱膜向前，通过“卷扬机原理”，锁定内侧跖列，增加足部的稳定性。第一跖骨与地面形成一定的角度，第一跖骨头受到地面向上的反作用力和跖腱膜拉力，根据力的合成与分解平行四边形法则，这两个力可以合成与第一跖骨轴方向一致的力，使截骨端主要承受压应力，有利于截骨端的稳定愈合。

总之，第一跖趾关节周围软组织在踇外翻疾病的发生发展中扮演重要角色，在微创治疗踇外翻术后对维持截骨端的稳定起到重要作用。

（三）中西医结合治疗踇趾外翻生物力学机制的有限元分析

1. 研究背景　踇外翻是常见的足部畸形，主要表现为足部红肿疼痛、行走困难，严重影响生活质量。中西医结合微创技术治疗踇趾外翻畸形具有操作简单、患者痛苦小、合并症少、疗效确定等优点。从生物力学角度研究中西医结合治疗踇趾外翻的机制，探讨小夹板纸压垫原理、“筋束骨”理论的科学内涵，为本疗法的完善和改进提供理论依据。

踇外翻第一跖骨在何部位以何角度截骨最科学，截骨后根据小夹板纸压垫原理和“筋束骨”理论而采用“8”字绷带外固定是否稳定，第一跖骨截骨对前足的生物力学会产生什么影响，这些问题尚需做深入研究。因此，十分有必要对中西医结合治疗踇外翻相关生物力学机制进行研究。有限元分析为我们研究足部正常和病理状态下的生物力学情况提供十分有用的工具，使我们能够全面了解足在不同状态下的应力分布以及各种治疗措施对足部的影响。研究中西医结合治疗踇趾外翻截骨部位、截骨角度、"8"字绷带外固定的生物力学机制，探讨本疗法的作用机制，进一步证实其科学性，已成当务之急。

2. 研究目的　本研究拟通过建立踇外翻足有限元模型，分析中西医结合治疗踇外翻不同截骨角度截骨端位移和应力变化，明确最佳截骨角度。探讨"8"字绷带外固定方式对截骨端稳定和愈合的影响及其作用机制。提高对中西医结合治疗踇外翻科学内涵的认识，为中西医结合治疗踇外翻理论和方法的不断完善和发展提供实验依据。

3. 研究内容

（1）踇外翻足的有限元模型建立与验证

1）材料与方法

①足部相关组织材料参数测量：45 岁女性左小腿 - 足新鲜标本 1 具，解剖出踇长屈肌及其肌腱、踇短屈肌内侧与外侧头、踇长伸肌及其肌腱、踇收肌横头及斜头、踇展肌，分别做成试样。测试前将试样进行预加载拉伸，消除试样的载荷蠕变。每个试样重复测量 4 次，加载速率设为 0.083 5cm/min。采集强度极限、最大载荷等数据以及载荷 - 位移曲线。将载荷 - 位移曲线转换为力 - 变形曲线，用力除以横截面积，位移除以试件长度，得到应力 - 应变曲线，拟合曲线中间直线段，得到其弹性模量（E）。

②有限元图像数据的获得和存储：选择踇趾外翻志愿者，青年女性，年龄 28 岁，身高 168cm，体重 62kg，其右足 HAV 角为 24°，IM 角为 13°。足部无其他畸形，无跖骨头下痛性胼胝，无足部手术和外伤史。采用螺旋 CT 对患足进行扫描，层厚 1mm，间隔 1mm，扫描从足尖至足后跟，共获得 512×512 像素 CT 图像 542 张，图片以 DICOM 格式输出并存储。

③踇外翻有限元模型建立：利用软件对足部 CT 图像进行分割和轮廓数据提取处理，辨别软组织、骨皮质、髓腔的界限，获得骨骼边缘轮廓曲线的矢量数据。根据自由曲面实体的建模规则，进行足部骨骼曲面重构，获得足部骨骼的三维实体模型并进行装配。为了简化模型、减少计算量，模型中仅考虑骨骼、软骨、肌腱、足内在肌 4 种组织材料。把足部三维模型输入有限元软件 ANSYS12.0 中，定义材料特性并对材料参数赋值，进行网格划分，获得有限元模型。

④模型载荷的加载和边界约束：模拟一个体重 62kg 踇外翻患者在双足平衡站立时足部的受力情况，以及足跟抬起趾背伸 30° 和 70° 时第一跖骨应力分布和变化情况。设足底压力、跟腱力和足底摩擦力为作用载荷。支撑结构上表面和足底表面的相互作用定义为接触关系，摩擦系数为 0.6。根据载荷和地面反作用力等效互换原理，以集中力向上通过支撑结构面施加在压力中心处，距骨上表面完全约束，踝关节处在平衡站立时的中立位。

⑤踇外翻足的 Footscan 足底压力测试：采用平板式足底压力测试系统，对同一患者进行测试。测试前根据受试者的体重对测力板进行校准。分别在静态和动态下测量受试者足底受力情况，观察足底 6 个区域的静态压力（P）以及动态最大压力（MP）。将测量数值与有限元分析结果对比，寻找两者之间的关系，检验有限元模型的可靠性。

2）结果

①通过测量和计算共获得了 9 个样本的相关数据，主要包括：长度、宽度、厚度、横截面积、最大载荷、强度极限和弹性模量。为足部有限元建模，提供较为确切的材料参数。

②建立了踇外翻足站立和步态周期站立相不同位置（0°、30°、45° 和 70°）三维有限元模型 7 个，模型重建了骨骼、软骨、肌腱、内在肌、皮肤等组织，共有 67 239 个节点，69 189 个单元。

③有限元模型静态足底应力与 Footscan 力板测量对比，两者压力集中部位大体一致，压力在第二、三、五跖骨头部位的数值非常接近。有限元模拟步态周期前足足底最大应力换算值与相应部位力

板最大压力测量值比较，变化趋势相似。

3）结论：本研究建立了包括骨骼、肌腱、内在肌和皮肤等组织在内的踇外翻足有限元模型，并对部分材料参数进行了实测，获得了相关数据。通过 Footscan 力板测试对有限元模型进行了可靠性检验，证实有限元模型可靠，基本反映了踇外翻足的实际情况。

（2）第一跖骨头颈部不同方向截骨后截骨端稳定性的有限元分析

1）材料与方法

①研究材料：建立踇外翻有限元截骨模型，分别模拟截骨线与第一跖骨轴线在矢状面上成 30°、45°、60°、75°、90°、105°、120° 角的 7 个截骨方向，共 7 种工况。

②测试方法：模拟体重为 62kg 的踇外翻患者第一跖骨截骨后，踇趾尽量跖屈站立时，不同截骨角度截骨端的应力和位移情况。截骨近端设为固定端，远端设为自由端，断端间设为肉芽组织填充。其他部位的约束同前。单足约承受 310N 的体重载荷，仅考虑踇长屈肌和踇短屈肌对截骨端的影响，肌力以载荷表示，约为 319N，设肌力载荷与第一跖骨长轴平行。截骨端摩擦系数设为 0.6。

③观测项目：观察在相同条件的负荷加载下，7 种工况截骨断端边缘节点的最大应力值（Von Mises）和总位移量 V 值，并进行比较。

2）结果

①截骨端总位移从 30° 开始逐渐变小，至 60° 达到最小值，后逐渐增大，截骨角度超过 90° 后，位移有明显加大的趋势。最大位移发生在 120° 时，为 0.648 6mm；最小位移发生在 60° 时，为 0.283 3mm。

②截骨端 Von Mises 应力从 30° 逐渐增加，至 75° 达到第一个峰值，后应力走平并有逐渐减小趋势，至 105° 应力迅速增大。截骨端最大应力出现在 120° 时，为 0.986MPa；最小应力出现在 30° 时，为 0.212MPa。

3）结论：通过有限元模型对第一跖骨矢状面不同角度截骨的模拟和计算，发现 60° 左右时截骨端最稳定。保持矢状面上从远端背侧到近端跖侧截骨线方向，截骨端才能维持稳定。矢状面上的最佳截骨角度要根据患者的不同情况适当调整，截骨不应采取固定的截骨角度。

（3）中西医结合治疗踇外翻外固定方法对第一跖骨截骨端固定作用有限元分析

1）材料与方法

①研究材料：建立踇外翻足第一跖骨颈部截骨三维有限元模型，截骨线在矢状面与跖骨轴线的垂线成 10° 角，水平面与跖骨轴线的垂线成 15° 角，模拟第一、二趾蹼间放置分趾垫“8”字绷带包扎外固定站立时工况。模型各部分的材料特性和材料参数详见前两部分。

②测试方法：模拟体重 62kg 的踇外翻患者按要求截骨和固定后，踇趾尽量跖屈站立时，截骨端的应力和位移情况。将截骨近端设为固定端，远端为自由端，断端间设为肉芽组织填充。其他部位的约束同前。分趾垫和“8”字绷带的外固定力，经实验测量为 24.84N，将其分解为与趾骨垂直和与第一跖骨平行的两个力，在分析时以载荷的方式表示。其他载荷和设置与前模型相同。

③观测项目：观测和计算截骨端的最大应力值（Von Mises）和总位移及 X、Y、Z 轴三个方向的位移情况。

2）结果

①截骨端位移情况：X 轴上位移为 0.261mm；Y 轴位移为 0.078mm；Z 轴位移为 −0.167mm；截骨端总位移为 0.293mm。截骨端位移主要发生在 X 轴方向上，其他两个方向位移很小。

②截骨端 Von Mises 应力值为 0.712MPa，应力主要分布在截骨端的外侧边缘部位。

3）结论：通过有限元法对中西医结合微创技术治疗踇外翻术后“8”字绷带弹性固定的模拟与计算，发现该固定方式可有效减小截骨端位移，应力适中，能促进截骨端以软骨成骨的方式愈合。

4. 总结

（1）本研究建立了踇外翻足有限元模型，通过 Footscan 力板测试证实有限元模型可靠。

（2）第一跖骨矢状面截骨角度在 60° 左右时截骨端最稳定；截骨线方向从远端背侧到近端跖侧截骨端才能维持稳定；最佳截骨角度要根据患者的不同情况适当调整。

（3）中西医结合微创技术治疗踇外翻术后“8”字绷带弹性固定可有效减小截骨端位移，应力适中，截骨端以软骨成骨的方式愈合。

该研究通过有限元法分析中西医结合治疗踇外翻截骨角度的选择和固定方式对截骨端稳定和愈合的影响，从生物力学角度阐释了截骨角度的确定方法，分析了分趾垫“8”字绷带外固定的作用机制，同时对“筋束骨”理论在踇外翻治疗中的作用作了深入探讨。加深和提高了对中西医结合治疗踇外翻机制的认识，并证实了其科学内涵，对中西医结合治疗踇趾外翻理论和方法的不断完善产生深远影响。

第四节　病理学研究

一、踇外翻和末端病研究

（一）踇展肌止点的局部解剖学研究

1. 研究背景　在踇外翻的发病过程中，第一跖趾关节周围肌力的不平衡是重要因素。踇趾内侧以第一跖骨头为中心组织的局部解剖学是研究足外科疾病的重要理论依据。关于这部分的局部解剖，尤其是踇展肌止点目前存在着争议。本研究拟通过对足部标本的踇趾内侧组织进行解剖，明确踇展肌止点，为临床的进一步研究提供依据。

2. 材料与方法　自然解冻成人新鲜足部标本 6 例，男 2 例，女 4 例；左足 3 例，右足 3 例；年龄 22~35 岁，平均 28.6 岁，肉眼观察无足部外伤及畸形。

3. 结果　皮下组织内无粘连，未见踇囊样结构，深筋膜内见踇展肌与踇短屈肌的内侧头在踇趾跖趾关节近端相融合，并与跖趾关节内侧关节囊广泛、紧密愈着，部分止于第一跖骨头内侧并向下延伸到胫侧籽骨，部分止于第一趾骨基底的内、跖侧。

4. 讨论

（1）踇展肌在踇外翻病情发展中的作用：生物力学研究认为，踇内收肌和踇展肌原本是互相拮抗的肌肉，在畸形的发展中，踇收肌和踇展肌分别受到不同方向力的被动牵拉，二者的平衡被破坏，第一跖骨和踇趾近节趾骨出现内旋，踇展肌止点旋至跖面，失去外展踇趾的拮抗功能，病情进展，变成屈曲踇趾，反而帮助进一步加重了踇趾外翻畸形。

（2）踇展肌止点的争议：目前对踇展肌止点的研究存在着争论。有的认为踇展肌止于踇趾近节趾骨底内侧，作用为外展踇趾；有的认为止于踇趾内侧籽骨和第一跖骨基底部的跖面和内侧，与踇短屈肌内侧头愈着，除使踇趾远离中趾外展，还对维持足弓起到一定作用；还有的学者认为踇展肌止于近节趾骨底，作用为外展和“微屈”踇趾，由此可以推论，他们仍然认为踇展肌大部分止于第一趾骨底内侧，起外展作用。

还有的学者认为踇展肌位于足底肌肉内侧的最浅层，与踇短屈肌内侧头同止于踇趾第一趾骨底的跖侧。而且提出，踇展肌的止点有很多变异，仅 5% 附着于踇趾近节趾骨底内侧，所以虽然它名为踇展肌，但是只有17%可做一些外展，其余大部分（83%）的功能为屈曲踇趾，其屈曲踇趾的作用要远大于外展踇趾的作用。

（3）解剖发现：通过对踇趾内侧组织的局部解剖，我们发现踇展肌与踇短屈肌的内侧头在踇趾跖趾关节近端相融合，并与跖趾关节内侧关节囊广泛、紧密愈着，近端部分止于第一跖骨头内侧并向下延伸到胫侧籽骨，远端部分止于第一趾骨基底的内、跖侧。它的作用在于屈曲、部分外展跖骨和踇趾近节趾骨。因为它与踇短屈肌肌腱融合且具有跨关节止点，所以对近节踇趾的作用大于跖骨，它们的联合肌腱的屈曲力量远远大于外展力量。这与有的书上的记载比较相似，不同点在于我们发现踇展肌与踇短屈肌内侧头相融合，具有广泛的止点，它包括踇趾跖趾关节囊在内的第一趾骨近端和第一跖骨远端，并向跖侧延伸，直到内侧籽骨。

综上所述，通过对踇趾内侧组织的解剖研究，我们得出如下结论：踇趾第一跖骨头内侧有关节囊、踇展肌和踇短屈肌的联合肌腱附着，属于末端结构。

（二）踇外翻与末端病

1. 背景　踇外翻患者的主要症状是踇趾第一跖骨头内侧疼痛。西医学认为踇外翻是一个与遗传、穿鞋等因素密切相关的复杂、进行性发展的前足畸形，踇外翻导致的踇囊炎是患者疼痛的主要原因。这种理论沿用多年。

我们团队从事足踝外科疾病的研究已有很多年，尤其对踇外翻进行了系统的研究。经过大量、长期的临床实践发现，踇外翻患者病程较长，从发病到住院治疗平均需要将近20年。而且患者的疼痛程度不一、性质多样。单纯应用踇囊炎理论解释踇外翻病情变化存在许多矛盾之处。

本研究拟通过对足部标本踇趾内侧组织的解剖，观察踇展肌的止点；通过对踇外翻患者疼痛规律的总结和对手术切除的踇趾第一跖骨头内侧骨组织及附着软组织的病理学变化的观察分析，结合局部解剖学观察结果阐明踇外翻是否存在末端病样改变，踇展肌末端病是否为踇外翻疼痛的原因之一，为临床的诊断和治疗提供更为科学的依据。

2. 材料与方法

（1）一般资料：123例（235足）踇外翻患者选自中国中医科学院望京医院骨关节二科2003年8月至2004年12月的253例住院患者，男6例，女117例；年龄18~80岁，平均年龄50岁；初发年龄1~42岁，平均30.27岁；加重年龄15~73岁，平均47.52岁。平均病程19.68年。双足112例，单足11例。无足部外伤史、手术史，及痛风、类风湿性关节炎病史。

（2）末端病诊断要点：患处疼痛、功能受限；患处压痛可伴不同程度肿胀，附近肌肉萎缩，患病关节活动度减少。

（3）取材方法：作踇趾内侧距踇趾跖趾关节远端1cm的横行切口约1cm，切开直达骨质，用削磨钻去除第一跖骨头内侧骨赘及其附着的软组织，作踇趾内侧跖骨颈处横行手术切口0.5cm，直达骨质，用削磨钻于第一跖骨颈皮质骨处截断骨赘的基底部，并把骨赘从切口中取出。

（4）标本处理方法：常规10%甲醛溶液固定、脱钙、制作蜡块、制作切片、苏木精-伊红染色。

（5）观察内容：观察踇外翻第一跖骨头内侧各层次组织，即骨组织、骨与软组织交界处、肌腱及其关节囊等。了解是否存在炎细胞浸润、骨赘增生的微观情况，第一跖骨头内侧软组织附着点有无改变、改变有无规律性等病理组织学变化。

3. 结果

（1）踇外翻患者疼痛、压痛和其他临床表现：所有123例（235足）患者均出现第一跖骨头内侧不同程度的疼痛伴关节周围肌肉萎缩和第一跖趾关节活动受限。有54足在第一跖骨头内侧可及压痛，31 足在沿踇展肌走向及舟骨结节附近可及压痛。

（2）踇外翻患者足部正位 X 线表现及其踇外翻角分布情况：123 例（235 足）患者均可见不同程度第一跖骨头内侧骨赘形成，骨赘中骨小梁的方向为与第一跖骨干纵行骨小梁垂直，方向改变的骨小梁密度减低，第一跖趾关节面硬化。HAV 角在 13°~57°，平均为 32.77°。

按温建民教授制定的标准，轻度（<25°）者 53 足，占 22.55%；中度（≥25° 且 <35°）者 99 足，占 42.13%；重度（≥35°）者 83 足，占 35.32%。

（3）标本测量结果：肉眼观为黄白色，包括皮质骨、松质骨及其上附着的软组织，长 1.3~2.5cm，宽 0.8~1.5cm，厚 0.4~0.9cm。

（4）骨与软组织交界处（末端结构）的病理学变化

肌腱、关节囊末端：腱细胞及其周围胶原纤维大部分丧失规律的排列，可见玻璃样变性的无结构区。小血管团增生，小动脉壁增厚，部分管腔闭塞，小静脉内可见血液瘀滞的红细胞，血管周围炎症细胞分布，以淋巴细胞为主。肌腱末端部分软骨化，可见软骨细胞，细胞周围可见淡蓝色的细胞囊。部分病例可见假黏液囊，即组织黏液样变性后未能吸收而存在的组织。个别病例部分区域可看到神经细胞成团存在。

纤维软骨带：纤维软骨细胞无成群排列，大小不一，丧失规律性，胶原纤维排列不规整；部分区域纤维软骨带增宽。

潮线：失去整体上规律的波浪状形态，部分区域增宽且染色变浅；部分区域出现“双潮线”，即出现两条并非平行的无明显相互关系的蓝染线条；部分区域潮线断裂，断裂区域可见成骨细胞、破骨细胞及其增生的纤维细胞、成纤维细胞，使骨髓腔与纤维软骨带相通。

钙化软骨带：皮质骨变薄，部分可见坏死。

（5）骨组织的病理学变化：皮质骨表面失去平滑的边缘，部分区域出现向松质骨方向的凹陷，形成骨吸收陷窝，陷窝内可见成骨细胞和破骨细胞，部分皮质骨软骨化、变薄，部分深层皮质骨骨陷窝内未见骨细胞，骨小梁变细、稀疏，部分骨小梁坏死。

（6）总结：对以上病理学变化的频率和范围进行总结，我们把病理学变化归纳为五大类。①肌腱末端退行性变和结缔组织增生；②骨膜的反应性增生；③皮质骨下骨小梁减少；④皮质骨和骨膜、肌腱末端软骨化；⑤皮质骨表面成骨和破骨反应。123 例（235 足）均出现“肌腱末端退行性变和结缔组织增生”和“骨膜的反应性增生”这两项变化，其中 86.8% 出现“皮质骨下骨小梁减少”，90.21% 出现“皮质骨和骨膜、肌腱末端软骨化”，90.6% 出现“皮质骨表面成骨和破骨反应”。从整体上进行分析，踇趾第一跖骨头内侧骨组织及其附着软组织的病理学变化符合末端病的病理学变化（图 15-15~ 图 15-21）。

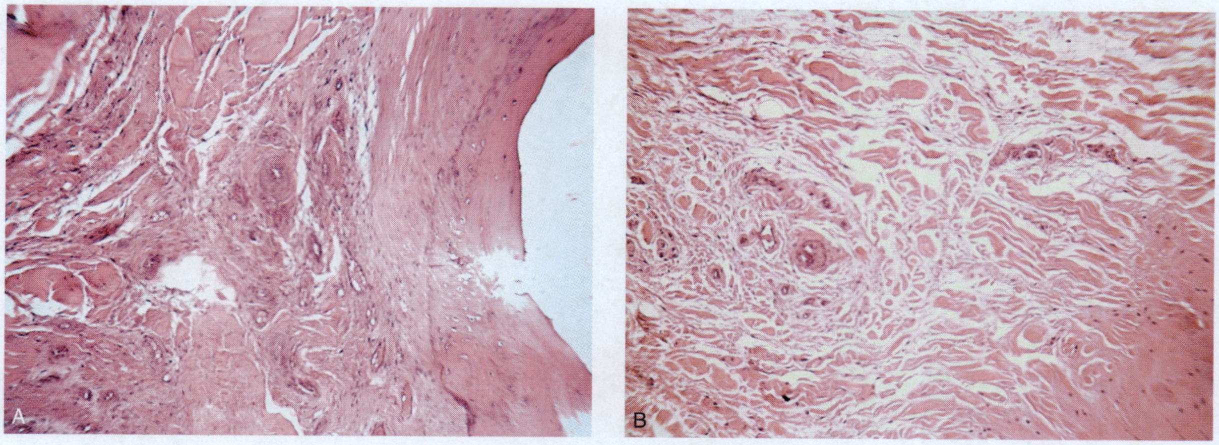

图 15-15 肌腱末端变性和结缔组织增生

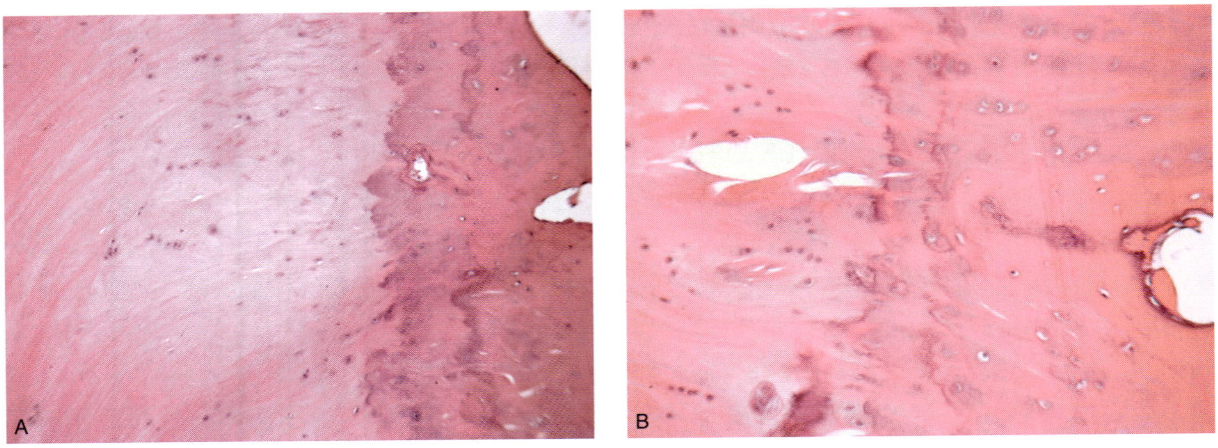

图 15-16　肌腱末端和皮质骨软骨化

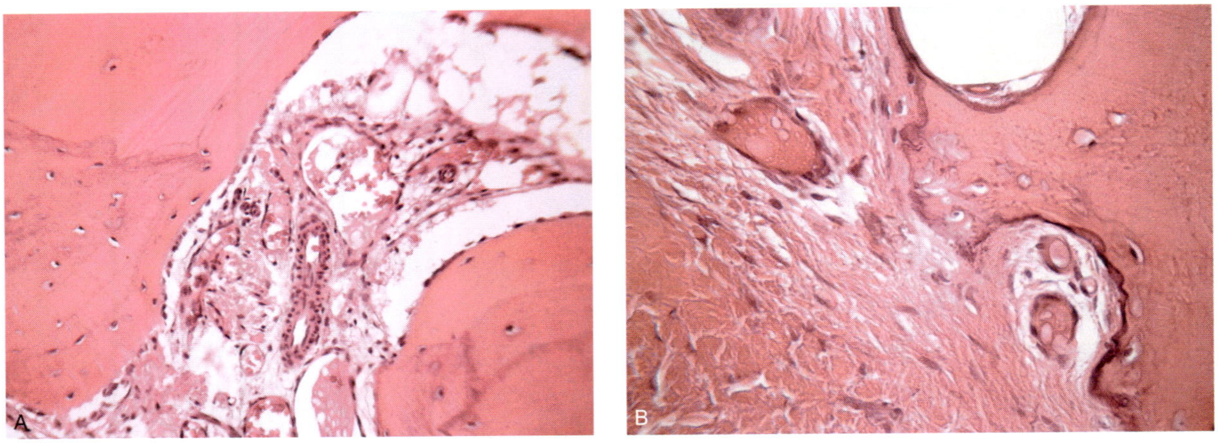

图 15-17　皮质骨表面成骨和破骨反应

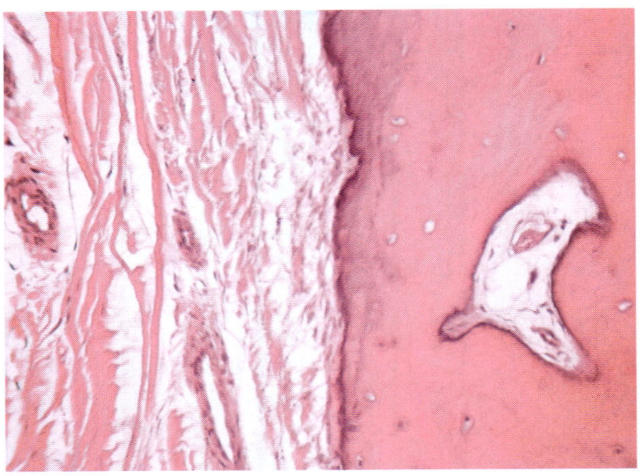

图 15-18　基本无病变的潮线

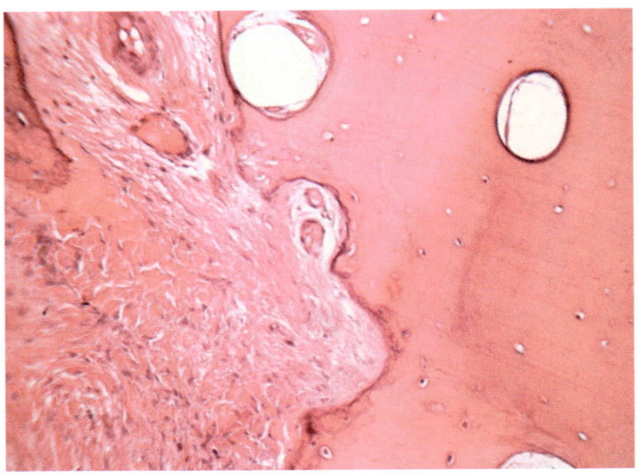

图 15-19　潮线凹凸不平，形成骨吸收陷窝

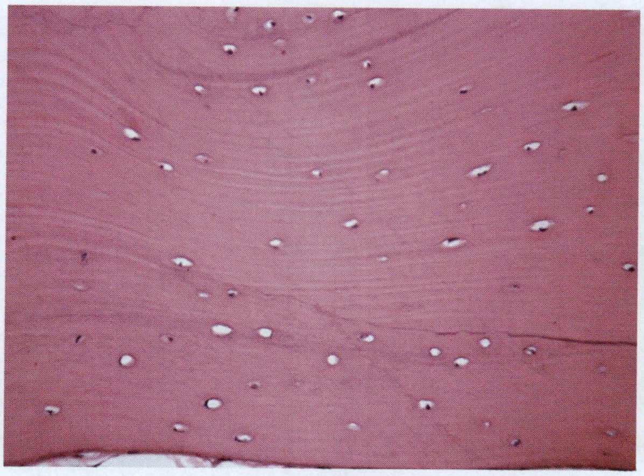

图 15-20 致密的骨小梁

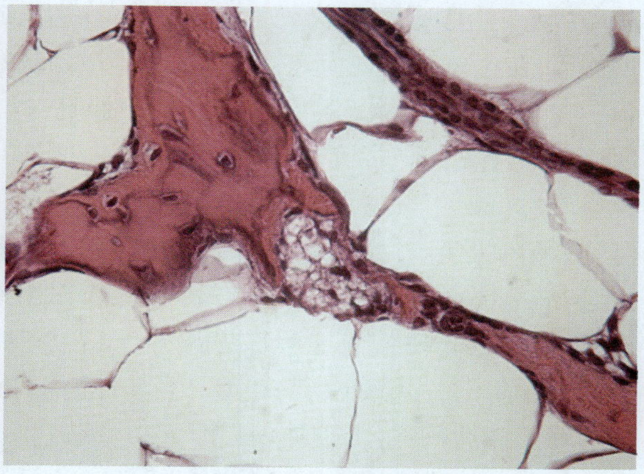

图 15-21 疏松的骨小梁

4. 讨论

（1）末端结构与末端病：肌腱或韧带在骨上附着的结构称为末端结构，末端结构因劳损而引起的组织变性改变称为末端病（enthesopathy），它累及全身多处，广泛发生在一般人群。病理学研究认为，正常的末端结构包括 5 个不同的组织：波浪状的腱纤维、纤维软骨层、潮线、钙化软骨层及骨。从层次的演变上即可看出末端结构为软组织向骨的过渡区域。末端病时，末端结构会出现规律性变化，如腱组织肥厚，纤维化，玻璃样变，腱内软骨化、骨化；潮线弯曲度改变甚至中断，骨髓内纤维结缔组织突破腱止装置，进入腱内等。

（2）踇外翻疼痛及其特点：临床观察发现，踇外翻患者的疼痛具有时间长（本研究中，患者平均病程为 19.68 年）、多样性、不同时期的疼痛性质不同的特点。踇外翻早期，末端结构和皮肤同时受损，皮肤的感受器比较丰富，所以产生定位非常准确的锐痛，加之末端结构的病变较轻容易恢复，所以疼痛多为皮肤痛所掩盖。此时基本上相当于轻度踇外翻。患者穿宽松鞋、休息、自我局部按揉可帮助缓解症状。因为疼痛相对比较好恢复，所以患者很少就诊，故本研究轻度患者仅占 22.55%。当病情继续发展，踇外翻角虽然进行性增大，患者第一跖骨头内侧的疼痛程度反而有所减小，疼痛性质由定位清楚（位于第一跖骨头内侧的刺痛），转变成性质不明确、疼痛部位变大、涉及踇趾近端并有时向踝关节内侧放射的疼痛，部分患者很难描述清楚疼痛的性质，这即为典型的“钝痛”表现，原因在于踇展肌和关节囊的病变逐渐严重，深在的踇展肌腱和关节囊，产生的疼痛多定位不清，而此时局部皮肤的痛觉感受器已逐渐丧失敏感性，所以患者诉定位清楚的皮肤痛反而有所减轻。在本研究的患者中，仅有 22.97% 在第一跖骨头内侧出现压痛，可能与患者病程较长、病情较重，痛觉感受器不敏感有关。所以，对踇外翻患者的临床症状，尤其是疼痛性质进行分析后我们认为它符合末端病的症状。

（3）踇外翻和末端病：根据本课题的第一部分研究，从解剖学上分析，踇展肌与关节囊附着于第一跖骨头内跖侧，属于末端结构。

踇外翻时，踇趾第一跖趾关节周围软组织不平衡，会刺激肌肉和关节囊附着于骨的末端结构，早期的牵拉会造成关节囊和踇展肌的保护性痉挛，引起踇趾第一跖骨头内侧疼痛。当病情继续发展，肌肉长期的痉挛不仅造成末端结构承受过大的牵拉力，出现末端病，而且会进一步使肌肉间血液循环受阻，血液回流不畅，血管通透性增强，血内大量致痛物质渗出，促进疼痛加重，进而重新加重软组织的痉挛。长此以往，形成恶性循环，出现疼痛的反复发作和病情的逐渐加重。局部的缺血缺氧，使原本正常的末端结构出现变化，腱纤维中有大量小血管增生，后者带来纤维母细胞的增生，形成杂乱的纤维结构；纤维软骨带中的纤维软骨细胞和骨会向软骨细胞方向化生；潮线的弯曲度改变甚至中断；第一跖骨头内侧损伤的肌肉受力点周围发生钙化，常如同刺状，使肌腱或肌纤维附着面增宽，受力能力增加等，在X线上表现为骨赘。以上均是损伤基础上的修复反应，符合末端病的病理学变化。

在五大类变化中，全部患者均出现“肌腱末端退行性变、结缔组织增生和骨膜的反应性增生”，说明这两项是发生最早、最基本的病理变化。这是因为末端结构原本血液循环不佳，当持续外力造成组织损伤后更无法完成自我修复，以至于发生退行性改变，组织不能以原先的形态再生，大量的纤维母细胞以瘢痕的形式增生，填充到组织中。90.11%的患者出现“皮质骨和骨膜、肌腱末端软骨化”，这说明，当局部缺血缺氧到一定程度时，不仅损伤难以修复，连正常组织的形态都难以维持。软骨是低代谢、无血管的组织，靠糖原酵解获得能源，所以正好适合无血管的环境，于是具有化生功能的细胞向软骨细胞方向化生以适应新的环境。当畸形进一步发展，作用于第一跖骨头的应力不平衡加重，超出骨质所能负载的范围，皮质骨表面即可“出现成骨和破骨反应”，有90.9%的患者出现这种变化以完成骨的外形上的塑造，所以在X线上可明确看到第一跖骨头内侧“骨赘”的形成。还有86.96%的患者出现“皮质骨下骨小梁减少”的变化，临床上称为“骨质疏松”，在X线上同样可以观察到第一跖骨头内侧稀疏的骨小梁。骨质疏松分为原发性和继发性两大类，前者为年龄导致激素改变所致，后者主要是在原发病的影响下发生的。活动和受力减少是继发性骨质疏松的重要原因之一。踇外翻患者因为踇外翻及其相关畸形导致的疼痛会减少行走，或不自主地采取步态的改变来减少踇趾负重，这必然导致局部骨质疏松。但本研究的患者多数为中老年女性，原发性骨质疏松的发生率高，故对废用性骨质疏松的真实性有一定干扰。但是，我们在观察中发现当女性患者年龄相近时，踇外翻角度大的患者存在骨小梁减少的趋势。

（4）踇外翻和Wolff定律：德国医学家Wolff于1892年发表了《骨转化定律》，即“骨的现有的形态和成分会自动沿着起作用的压力方向安定下来或发生置换，它们的质量会根据起作用的压力的大小而反射性的增加或减少”。

在踇外翻的X线上可见第一跖骨头发生形变，产生增生的“骨赘”，“骨赘”中骨小梁的方向变为横形，大体垂直于第一跖骨的骨小梁方向。这说明第一跖骨头，尤其是内侧的骨小梁必然经过重建。附着于其上的踇展肌和关节囊对第一跖骨头的牵拉无疑是改建的始动力。长期的慢性应力可造成骨向肌腱和韧带的牵拉方向增生。随着踇外翻的进一步加重，踇趾跖趾关节继续受到持续的致畸外力，关节周围的软组织处于不断适应改变的非平衡的状态，骨膜中存在着丰富的血管和神经，其内层有大量高度活性的成骨细胞，应力的持续牵拉使皮质骨表面出现成骨和破骨反应，因为它的诱导因素是应力方向和大小的持续变化，所以这种成骨和破骨反应不是偶联的，而是应力下各自独立的生物过程，即在增生的地方增生，该吸收的地方吸收，导致第一跖骨头内侧骨小梁的方向和外形同时发生改变。

所以，运用Wolff定律即骨重建的原理，不仅从生物力学和X线表现方面可充分阐述踇外翻病情的发展，而且有助于说明与跟腱、髌腱等末端结构相比，第一跖骨头内侧突出的骨赘及附着软组织的末端结构出现破骨和成骨变化的原因。原因即在于前两者所附着的末端结构不存在持续改变方向的牵拉力作用下的逐渐形变过程，所以局部未见成骨和破骨变化。可见，踇外翻踇展肌末端结构的病变不仅是末端病的一种，而且是有自己特殊病理学变化的末端病。

综上所述，从病程、临床表现和对第一跖骨头内侧突出的骨赘及附着的软组织的病理学结果来分析，我们认为，踇展肌的末端病是踇外翻疼痛的原因之一。这提示在踇外翻的手术设计上，应该充分放松踇展肌，纠正骨与软组织的力线，从根本上对其进行治疗。保守治疗上，踇外翻早期可以采用手法放松踇展肌及其止点，甚至采用封闭和针刀治疗消除炎症、促进局部血液的微循环，促进末端修复，阻止病情发展。

第五节　中药促进骨愈合研究

一、骨折三期治疗对 SD 大鼠骨生长因子表达影响的实验研究

（一）研究设计

随机、盲法、对照、动物实验。

（二）研究背景

随着社会的发展，创伤日益增多，呈现出发病年轻化、伤势复杂化、高度致残化的趋势。而其中骨折最常见，骨折的发生率迅猛增加，骨折严重程度、并发症也显著增加，严重地威胁着人类的健康。如何促进骨折的修复、加速骨折愈合一直为骨科界研究的重要课题。中药治疗骨折历史悠久、疗效确切，是中医学的一大优势。辨证论治是中医学治疗疾病的理论核心和精髓，中医学根据骨折愈合过程中的证候与病理组织学变化规律将骨折愈合过程分为三期——早期、中期与后期，根据不同时期辨证治疗，从而提出骨折三期治疗，成为现代中医药治疗骨折的指导原则。但是中医骨折三期治则的提出是基于前人经验的总结，缺乏科学的实验依据。既往对骨折三期治则的研究较少，而且多为临床疗效的初步粗略观察，均是与空白对照组或成药之间的比较，对中医骨折三期治则的作用及其机制系统的实验研究，尚属空白。

随着现代遗传学、分子生物学、基因工程的发展，骨折愈合的研究深入分子与基因水平，发现骨折局部存在大量细胞因子，并阐明和克隆了部分因子的相应控制基因。其中，局部骨生长因子对骨折愈合起着极其重要的调节作用，调控着骨折的整个修复过程，决定着骨折修复的速度与质量。但是，就总体而论，中医药治疗骨折的研究还主要停留在形态学水平，基因与分子水平方面的研究则刚刚起步，而且多局限于对骨形态发生蛋白（bone morphogenetic protein，BMP）、转化生长因子 -β（transforming growth factor-β，TGF-β）、胰岛素样生长因子（insulin-like growth factor，IGF）或胶原基因的研究，对中医药对骨折局部骨生长因子成纤维细胞生长因子 -2（fibroblast growth factor-2，FGF-2）表达及分布影响方面的研究，报道较少。

（三）研究目的

观察骨折三期治疗及一期治疗对骨折愈合过程中骨生长因子 BMPs、FGF-2 及 TGF-β1 表达及分布规律的影响，研究中药治疗对骨折局部 FGF-2 表达的干预作用，从分子水平探讨中医骨折三期治则对骨折愈合的作用及其机制，阐明中医骨折分期治疗的必要性，从现代医学的角度为中医药治疗骨折提供更为科学的理论根据，指导骨折的治疗。

（四）材料与方法

1. 实验方剂　实验所用方剂基于高等中医药院校统编教材《中医正骨学》中的肢伤一方、二方及三方，各经加减而成。

2. 骨折分期　根据骨折愈合分期方法与 SD 大鼠骨折局部组织学变化，将 SD 大鼠骨折愈合过程

分为三期：早期，即血肿机化演进期；中期，即原始骨痂形成期；后期，即改造塑形期。

3. 治疗分期 三期治疗：按照中药骨折治疗的标准方法进行，即早期活血化瘀、行气止痛，选用加减肢伤一方；中期接骨续筋、舒筋活络，选用加减肢伤二方；后期补益肝肾、强筋壮骨，选用加减肢伤三方。一期治疗：将骨折愈合的早期、中期与后期合并为一期进行治疗，将“活血化瘀、行气止痛、接骨续筋、舒筋活络、补益肝肾、强筋壮骨”融为一体，选用加减肢伤一方、二方与三方的综合方。

4. 实验用药剂量 根据动物和人用药剂量换算关系，确定 SD 大鼠的用药剂量，以此作为等效剂量进行预实验，观察用药剂量与骨折愈合速度之间的量效反应情况，根据量效反应确定实验最佳用药剂量为 2 倍等效剂量。

5. 建立骨折模型 于 SD 大鼠双胫骨上 1/3 段前部的中点造成 2mm × 1.5mm 的缺损，作为骨折愈合实验模型。

6. 随机分组 168 只雄性 SD 大鼠随机取 6 只作为正常对照组，其余于造模后随机平均分为模型对照组、三期治疗组和一期治疗组，每组再随机平均分为 9 个小组，每小组 6 只。

7. 实验干预 三期治疗组接受三期治疗，一期治疗组接受一期治疗，正常对照组和模型对照组给予相应量的生理盐水。

8. 标本处理 每组分别于骨折后 1、3、5、7、9、12、15、21、28 天各处死 1 小组动物，常规取材，标本常规固定、脱钙、包埋、切片。

9. 检测与定量 常规组织学检查，免疫组化 S-P 法检测标本中的 BMPs、FGF-2 和 TGF-β1，应用计算机图像分析系统进行定量分析，对相应骨生长因子表达阳性细胞进行记数和平均光密度（mean optical density，MOD）测定。

（五）结果

1. SD 大鼠骨折愈合过程中 BMPs、FGF-2 和 TGF-β1 表达定量变化曲线 就整体而言，骨折愈合过程中各时间点 BMPs、FGF-2 和 TGF-β1 表达定量的动态变化（MOD 或阳性细胞数）描绘呈一曲线，这一曲线大体上由 3 部分组成：一个基础水平，两个高峰。两个高峰：小高峰，出现于骨折愈合的早期（血肿吸收机化期）；大高峰，出现于骨折愈合的中期（原始骨痂形成期）。

2. 一期治疗组、三期治疗组、模型对照组与正常对照组 BMPs 的表达

（1）正常对照组个别的骨细胞 BMPs 表达（+~++），MOD 值 0.66 OD，阳性细胞数 4.36 个 / 视野。

（2）一期治疗组、三期治疗组与模型对照组骨折局部 BMPs 表达的 MOD

1）各时间点光密度值：骨折后 1 天，三期治疗组 BMPs 表达 MOD 值有高于一期治疗组和模型对照组的趋势；骨折后 3~7 天，各组没有差别；骨折后 9 天，一期治疗组明显高于模型对照组，P 值 <0.05；骨折后 12~15 天，三期治疗组显著高于一期治疗组和模型对照组，P 值 <0.05；骨折后 21 天，三期治疗组有高于一期治疗组和模型对照组的趋势，P 值 >0.05；骨折后 28 天，各组没有差别。

2）平均光密度值：三期治疗组 > 一期治疗组 > 模型对照组，P 值 <0.05。

3）高峰期：三期治疗组与模型对照组 BMPs 表达高峰期出现时间与持续时间相同。一期治疗组的 BMPs 表达高峰期出现时间提前 3 天，提前了 25%，高峰期持续时间延长了 3 天，延长了 100%。

4）峰值水平：三期治疗组 BMPs 表达峰值水平显著高于一期治疗组和模型对照组，P 值 <0.05，而一期治疗组和模型对照组无明显差别。BMPs 表达峰值水平出现时间，三期治疗组明显迟于一期治疗组和模型对照组。

（3）一期治疗组、三期治疗组与模型对照组 BMPs 表达阳性细胞数：总体而言，骨折后各组各时间点 BMPs 表达阳性细胞数变化趋势与 MOD 值的变化趋势基本一致。

3. 一期治疗组、三期治疗组、模型对照组与正常对照组 FGF-2 的表达

（1）正常对照组个别的骨细胞 FGF-2 表达（+~++），MOD 值 0.59OD，阳性细胞数 3.00 个 / 视野。

（2）一期治疗组、三期治疗组与模型对照组骨折局部 FGF-2 表达的 MOD

1）各时间点光密度值：骨折后 1~3 天，一期治疗组和三期治疗组 FGF-2 表达 MOD 值显著高于模型对照组，P 值 <0.05，三期治疗组有高于一期治疗组的趋势；骨折后 5~12 天，有三期治疗组 > 一期治疗组 > 模型对照组的趋势；骨折后 15 天，一期治疗组显著高于模型对照组和三期治疗组，P 值 <0.05；骨折后 21 天，各组没有差别；骨折后 28 天，一期治疗组有高于模型对照组的趋势。

2）平均光密度值：三期治疗组有高于一期治疗组的趋势，P 值 >0.05；一期治疗组显著高于模型对照组，P 值 <0.05。

3）高峰期：①高峰期出现时间。一期治疗组和三期治疗组 FGF-2 表达高峰期出现时间显著早于模型对照组：三期治疗组比一期治疗组提前 4 天，提前了 80%；一期治疗组比模型对照组提前 4 天，提前了 44%。②高峰期持续时间。三期治疗组和一期治疗组长于模型对照组 4~5 天，延长了 64%；三期治疗组比一期治疗组长 1 天，延长了 9%。

4）峰值水平：①FGF-2 表达峰值出现时间，各组无明显差别。②FGF-2 表达峰值水平，有三期治疗组高于一期治疗组、一期治疗组高于模型对照组的趋势，P 值 >0.05。

（3）一期治疗组、三期治疗组与模型对照组 FGF-2 表达阳性细胞数：就整体而言，骨折后各组各时间点 FGF-2 表达阳性细胞数变化趋势与 MOD 值的变化趋势基本一致。

4. 一期治疗组、三期治疗组、模型对照组与正常对照组 TGF-β1 的表达

（1）正常对照组散在的骨细胞 TGF-β1 表达（+~+++），MOD 值 2.10 OD，阳性细胞数 10.08 个 / 视野。

（2）一期治疗组、三期治疗组与模型对照组骨折局部 TGF-β1 表达的 MOD

1）各时间点光密度值：骨折后 9~15 天为 TGF-β1 表达 MOD 的“分水岭”，其间各组没有差别；骨折后 12 天以前，三期治疗组有高于模型对照组的趋势，一期治疗组与模型对照组没有差别；骨折 15 天以后，模型对照组仍保持较高水平，模型对照组与三期治疗组明显高于一期治疗组。

2）平均光密度值：一期治疗组、三期治疗组与模型对照组之间无差别。

3）高峰期：一期治疗组、三期治疗组与模型对照组 TGF-β1 表达高峰期同时出现，而三期治疗组与模型对照组高峰期持续时间显著延长。

4）峰值水平：一期治疗组、三期治疗组与模型对照组 TGF-β1 表达峰值水平同时出现。峰值水平各组无差别。

（3）一期治疗组、三期治疗组与模型对照组 TGF-β1 表达阳性细胞数：从整体来看，骨折后各组各时间点 TGF-β1 表达阳性细胞数变化趋势与 MOD 值的变化趋势基本一致。

（六）结论

1. SD 大鼠骨折愈合过程中各时间点 BMPs、FGF 和 TGF-β1 表达的定量变化（MOD 或阳性细胞数）描绘呈一双峰曲线，大体上由 3 部分组成：一个基础水平，两个高峰。

2. 中药治疗骨折可以有效地促进 SD 大鼠骨折愈合过程中 FGF-2 的表达。

3. 骨折三期治疗可以有效地促进 SD 大鼠骨折愈合过程中 BMPs、FGF-2 和 TGF-β1 的表达，此可能是三期治疗加速骨折愈合的作用机制之一。

4. 中医骨折的分期治疗是非常必要的，可以更有效地提高骨折愈合过程中 BMPs、FGF-2 和 TGF-β1 的表达量，加速表达高峰期和峰值的出现，提高峰值水平。

二、骨折三期治则对家兔骨折愈合及血管内皮生长因子基因表达的影响

（一）研究背景

目前对于中药促进骨折愈合的研究多集中在单一方剂、单味中药，或强调中药有效成分的应用等。多是从中药对骨折愈合全过程或对某一类细胞的影响等方面进行研究。而对于分阶段用药治疗骨折的研究鲜见报道，系统的骨折三期治疗研究则更少。为了研究骨折三期治疗对骨折愈合的作用和机制，我们前期进行了这方面探索性的研究工作，发现各中药治疗组对FGF-2表达高峰出现较提前，高峰持续时间增加，三期治疗组有高于一期治疗组的趋势。因此，对骨折进行分期辨证治疗是非常必要的，其作用机制与促进骨折局部FGF-2表达有关。为进一步深入研究骨折三期治则的作用机制，我们设计了本次实验。采用家兔桡骨中下1/3处3mm骨质缺损的动物模型，应用组织学、原位杂交和免疫组化方法对骨折三期治则对骨折愈合的作用和骨折愈合过程中骨痂各种组织VEGF及其mRNA表达的影响做初步探讨。

（二）材料与方法

研究设计类型：采用双因素一元析因设计方案。

1. 实验动物及建立骨折模型　新西兰家兔140只，健康，雄性，体重2kg ± 0.5kg。以0.3%戊巴比妥钠30mg/kg进行耳缘静脉注射麻醉。无菌施术，于双侧桡骨中下1/3用特制骨锯造成3mm骨质缺损，不作任何固定。术后分笼饲养，予常规饲料及饮水。术后肌内注射青霉素预防感染，每次40万IU，每天1次，连续3天。

2. 随机分组　用SPSS软件产生随机数字的方法将140只家兔随机分为4个实验组，每组35只。分别为中药三期治疗组（简称三期组）、中药一期治疗组（简称一期组）、模型对照组（简称模型组）和阳性药物组（简称阳性药组），每个实验组再随机分为7个小组，每小组5只家兔。

3. 干预方法

（1）骨折愈合分期：根据中医骨折三期治则及家兔桡骨中下段骨折愈合的组织学变化，将骨折愈合过程分为三期：早期为术后1~7天，相当于血肿机化演进期；中期为术后8~28天，相当于原始骨痂形成期；后期为术后29天以后，相当于改造塑型期。

（2）给药方法：本实验所用的基本方剂是采用高等中医药院校统编教材《中医正骨学》和《骨伤科学》中的肢伤一方、二方及三方。三期组按照中医骨折三期治疗原则及家兔桡骨中下段骨折愈合的组织学变化，将骨折愈合过程分为三期，早期给予肢伤一方；中期给予肢伤二方；后期给予肢伤三方。

一期组则骨折愈合过程不分期，给予肢伤一方、二方与三方的综合加减方（一期方）。

阳性药组骨折愈合过程不分期，给予骨折挫伤胶囊水溶液。

给药剂量为家兔对人等效剂量的2倍，每日分2次灌胃。

模型组给予等量蒸馏水灌胃。

4. 标本处理　术后第3、6、9、14、28、42、56天每个实验组随机抽取一小组家兔用空气栓塞法处死，取出双侧桡骨，置于质量分数为40g·L^{-1}的多聚甲醛（含1‰ DEPC）中4℃下固定24小时。取左侧桡骨标本为研究对象。以骨折处为中心取长约10㎜的骨段，将其置于质量分数为10%的乙二胺四乙酸二钠（含1‰ DEPC）中脱钙。

5. 组织学检查　采用HE染色方法观察各组骨折愈合的情况，并根据断端边缘、骨痂情况、骨外

膜增生情况以及骨髓腔情况分别对骨折愈合情况评分，各分为 0~4 分。

6. 原位杂交和免疫组化检查 采用免疫组化和原位杂交方法观察骨折愈合不同时间点各组标本骨折端及骨痂各种组织血管内皮生长因子（VEGF）及其 mRNA 的表达情况。

采用显微图像采集系统，以骨折处为中心对骨折断端附近的骨干细胞、骨外膜、骨内膜、血肿、纤维骨痂、软骨骨痂、骨小梁、小梁间组织及骨髓组织各取 2 个高倍镜视野。并用 Image-Pro Plus 5.0 图像分析软件对这些组织中的阳性表达细胞的平均光密度值（MOD）进行测定。

7. 统计分析 应用 SAS 统计软件对实验数据进行统计分析。对骨折愈合过程中每种组织阳性表达细胞 MOD 值的组间差异进行统计分析，并对每个时间点数据进行组间两两比较。结果采用均数 ± 标准差（$\bar{x} \pm s$）表示。检验水准 α=0.05。

（三）结果

1. 中药对骨折愈合作用的组织学研究 从骨折愈合的组织学评分结果来看，3 个中药治疗组在术后大部分时间点组织学评分均有高于模型组的趋势，骨折愈合过程中平均得分模型组最低。三期组平均得分最高，与其他 3 组相比差异非常显著，P<0.01。同时一期组和对照组平均得分也有高于模型组的趋势，P=0.079 和 0.059，接近显著性差异界限，增大样本量后差异会更加显著。在骨折愈合的时间上，各中药治疗组未见明显提前，但从肉眼观察结果来看，各中药治疗组骨折愈合后期骨痂质量及成熟程度较模型组好，倘若增加观测时间点及提高样本量，各中药治疗组和模型组在愈合时间上的差异可能会出现。三期组在术后 9~42 天大部分时间点得分均最高。说明三期治疗能够显著提高骨折中后期骨痂得分，促进骨折愈合。因此，中药对骨折愈合具有一定的促进作用，三期治疗对于骨折愈合的促进作用更强。

2. 中药对骨折愈合过程中骨干细胞 VEGF 表达的影响 皮质骨在骨折后，从初级到次级骨单位，从中央管到板层骨，以至于骨单位和板层骨中的骨细胞、成骨细胞，均处于非常活跃的状态。骨折后 4 天，近骨折端骨皮质表面外环板及骨单位的骨细胞变形增大，颜色加深，排列紊乱。中央管逐渐增粗变形，至骨折第 14 天时中央管已明显扩大，并分别穿过内、外环板进入髓腔及皮质外。骨折 4 周前后，主要表现为皮质骨中的管道增生。约在骨折 5、6 周，皮质外及断端间血管管道周围开始形成骨细胞。有些细胞又各自形成不典型的新骨单位及骨小梁。从免疫组化和原位杂交结果来看，各中药治疗组对整个骨折愈合过程中骨干细胞 VEGF 及 mRNA 的表达均有促进作用，可以促进骨干中的血管再生，促进中央管塑形改建。三期组在促进骨折早期和后期 VEGF 及其 mRNA 的表达上更佳。

3. 中药对骨折愈合过程中骨外膜 VEGF 表达的影响 从骨折后 6 天开始，骨外膜开始增厚，骨外膜内层的骨原细胞增生肥厚，逐渐形成骨样组织和软骨。骨外膜 VEGF 表达区域主要集中在骨膜间充质细胞、血管内皮细胞和骨皮质表面的破骨细胞上。从免疫组化和原位杂交结果来看，各中药治疗组对整个骨折愈合过程中骨外膜 VEGF 及 mRNA 的表达均有促进作用，尤其是骨折愈合的中后期，3 个中药治疗组 VEGF 及 mRNA 的表达均高于模型组。三期组在术后 6~56 天大部分时间点 VEGF 表达均最强。

4. 中药对骨折愈合过程中骨内膜 VEGF 表达的影响 术后 3 天即可见到骨内膜增厚，最早在术后 6 天，骨内膜已有少量类骨组织形成，并且迅速增长，在术后 9 天已有部分标本骨髓腔内充满新生骨小梁，说明骨内膜在骨折愈合中具有显著的作用。在骨内膜的成纤维细胞、间充质细胞、成骨细胞、破骨细胞以及炎细胞中均可见到 VEGF 阳性表达。从免疫组化和原位杂交结果来看，各中药治疗组对整个骨折愈合过程中骨内膜 VEGF 及 mRNA 的表达均有促进作用，三期组在骨折愈合的 3~14 天 VEGF 及 mRNA 的表达强度均高于其他 3 组，三期组对骨折愈合早中期骨内膜 VEGF 表达有明显促进作用，促进内骨痂形成。

5. 中药对骨折愈合过程中血肿 VEGF 表达的影响　骨折后的血肿中均可见明显的 VEGF 表达，主要集中在血肿机化后的网状纤维组织和血肿中的炎细胞中。术后六天开始血肿中的表达 VEGF 的网状纤维组织中开始出现钙质沉积。从免疫组化和原位杂交结果来看，各中药治疗组对骨折后 6~14 天血肿中 VEGF 及 mRNA 的表达均有明显的促进作用，三期组 VEGF 及 mRNA 的表达最高。

6. 中药对骨折愈合过程中纤维骨痂 VEGF 表达的影响　术后 3 天即可见到个别标本骨折端有成纤维细胞的聚集，术后 9 天绝大部分标本骨折端均有成纤维细胞的聚集，大量成纤维细胞和新生毛细血管侵入，血肿增加，逐渐形成连接两骨折端的纤维骨痂，纤维骨痂中某些纤维细胞增粗，核仁变大，并逐渐钙化，逐步形成类骨组织。在纤维骨痂的血管内皮细胞、炎细胞以及纤维结缔组织中有 VEGF 表达。从免疫组化和原位杂交结果来看，各中药治疗组对骨折后 14~28 天纤维骨痂中 VEGF 及 mRNA 的表达有明显的促进作用，三期组对于 VEGF、mRNA 的促进作用更明显。

7. 中药对骨折愈合过程中软骨骨痂 VEGF 表达的影响　术后 9~42 天，在骨外膜区可见大片透明软骨区域，在大量透明软骨或基质中可见 VEGF 阳性表达。从免疫组化和原位杂交结果来看，各中药治疗组对骨折后软骨骨痂中 VEGF 及 mRNA 的表达有促进作用，3 个中药治疗组对于软骨骨痂 VEGF 表达的促进作用相差不多，但在术后 28~42 天一期组 VEGF 及 mRNA 表达较低。

8. 中药对骨折愈合过程中骨小梁 VEGF 表达的影响　从术后 6 天开始，骨内外膜中的纤维母细胞开始显著增粗，分化成类骨组织和软骨骨痂，类骨组织再进一步形成编织骨和骨小梁。软骨骨痂发生毛细血管的侵入和钙盐沉积，逐渐形成骨小梁。部分骨小梁的骨细胞胞浆里可以观察到 VEGF 阳性表达。从免疫组化和原位杂交结果来看，各中药治疗组对术后大部分时间点骨小梁中 VEGF 及 mRNA 的表达有促进作用，主要表现在术后 14~42 天，三期组则对术后各个时间点骨小梁 VEGF 表达均有促进作用。

9. 中药对骨折愈合过程中小梁间组织 VEGF 表达的影响　以膜内成骨和软骨内成骨形成的骨痂非常脆弱，需要经过骨改建才能使之恢复成熟骨的形态，并适应新的功能需要。骨改建是一个相当长的过程，是一个骨吸收——沉淀的过程，主要由破骨细胞和成骨细胞参与。术后 14~56 天，在骨小梁间的血管内皮细胞、成骨细胞、破骨细胞、髓样组织中均有 VEGF 阳性表达。从免疫组化和原位杂交结果来看，各中药治疗组对术后 14~56 天各个时间点小梁间组织中 VEGF 及 mRNA 的表达有促进作用，而三期组在术后 42~56 天对小梁间 VEGF 表达促进作用非常明显。

10. 中药对骨折愈合过程中骨髓组织 VEGF 表达的影响　骨髓具有诱导成骨的能力，在术后各时间点均可见到骨髓组织中 VEGF 阳性表达，主要在骨髓血管内皮、间充质细胞、网状纤维以及炎细胞等组织。VEGF 表达在术后两周内较高，两周后 VEGF 表达开始逐渐下降。各中药治疗组在骨折后大部分时间点 VEGF 表达均高于模型组，三期组对骨折愈合早期和后期骨髓 VEGF 表达促进作用较明显。

（四）结论

1. 中药可以促进骨折愈合过程中 VEGF 的表达，这可能是中药促进骨折愈合的机制之一。

2. 中药对骨折愈合不同阶段各种组织的 VEGF 表达有不同的作用，根据骨折愈合不同阶段施以相应治则的分期治疗较不分期治疗对于 VEGF 表达的促进作用更明显，显示中医骨折分期治疗是必要的。

3. 中医骨折三期治则分别针对骨折愈合不同时期的病理变化，促进相应部位的 VEGF 表达，三期治则是较好的骨折分期治疗方法。

三、骨折三期治则对家兔骨折愈合X线及BMP-2基因表达影响的实验研究

（一）研究目的

本研究拟通过动物实验，应用免疫组化技术和原位杂交技术检测骨折局部各种组织骨生长因子BMP-2、BMP-2 mRNA，观察骨折三期治疗、一期治疗及阳性药物治疗对骨折愈合过程中骨生长因子表达及分布规律的影响，从分子水平阐明中医骨折三期治则对骨折愈合的作用及其机制，探讨中医骨折治疗的最佳分期方法，从现代医学的角度为中医药治疗骨折提供更为科学的理论根据。

（二）材料与方法

1. 实验动物　新西兰家兔，健康，雄性，体重2kg ± 0.5kg。

2. 骨折模型　桡骨中段造成3mm骨质缺损。

3. 随机分组　将140只家兔随机分为4组，每组35只，分别为三期组（中药三期治疗组）、一期组（中药一期治疗组）、模型组（模型对照组）和阳性药组（阳性药物对照组）。三期组、一期组与阳性药组3组文中统称中药组。每个小组再随机分为7个小组，每组5只。

4. 干预方法

（1）药液制备：将中药制成含生药$5g \cdot ml^{-1}$的浓缩口服液，灭菌后装瓶冷藏备用。

（2）给药方法：分早晚2次，灌胃。

（3）用药剂量：根据量效反应，确定实验最佳用药剂量为2倍等效剂量。

（4）骨折分期：根据骨折愈合分期方法与家兔骨折局部组织学变化，将家兔骨折愈合过程分为三期。早期，术后1~7天；中期，术后8~28天；后期，术后29~56天。

（5）每组具体用药

三期组：根据“中医骨折三期治疗”原则，分三期治疗：早期活血化瘀、行气止痛，选用加减肢伤一方；中期接骨续筋、舒筋活络，选用加减肢伤二方；后期补益肝肾、强筋壮骨，选用加减肢伤三方。

一期组：将骨折的早期、中期与后期合并为一期，活血化瘀、行气止痛、接骨续筋、补益肝肾、强筋壮骨，选用肢伤一方、二方与三方加减方。

阳性药组：全程给骨折挫伤胶囊水溶液。

模型组：给予和实验组等量的蒸馏水灌胃，每日2次。

5. 标本处理　术后第3、6、9、14、28、42、56天每组随机抽取一小组家兔用空气栓塞法处死，取左侧桡骨标本为观察对象，将标本固定、脱钙。

6. X线检查　经固定的桡骨标本在同一条件下拍摄CR片，根据断端边缘、骨痂量、骨痂密度、骨痂边缘分别对骨折愈合情况进行记分，评分标准参考柴本甫等人的标准。

7. 原位杂交　检测骨折标本BMP-2mRNA。

8. 免疫组化检测　应用S-P法检测骨折标本BMP-2。

9. 图像分析　对骨折端骨干细胞、外骨膜、内骨膜、骨折端血肿、纤维骨痂、软骨骨痂、骨小梁、小梁间组织及骨髓腔组织各取2个高倍镜视野，对阳性表达细胞进行MOD值测定。

10. 数据处理　用SPSS13.0软件进行统计分析。

（三）结果

1. 模型组、一期组、三期组与阳性药组骨折愈合过程中影响 X 线肉眼评分　各组间比较显示：三期组与一期组极显著高于模型组与阳性药组，$P<0.01$。术后 6 天：三期组与一期组极显著高于模型组，$P<0.01$；三期组极显著高于阳性药组，$P<0.01$。术后 9 天：三期组与一期组极显著高于模型组与阳性药组，$P<0.01$。

2. 模型组、一期组、三期组与阳性药组骨折愈合过程中 BMP-2 表达 MOD 值变化

（1）各组骨干细胞 BMP-2 表达

各组间比较显示：一期组与三期组极显著高于模型组，$P<0.01$；阳性药组显著高于模型组，$P<0.05$；三期组显著高于一期组，$P<0.05$；三期组极显著高于阳性药组，$P<0.01$。术后 9~42 天：三期组极显著高于模型组，$P<0.01$；三期组显著高于阳性药组，$P<0.05$。

三期组、一期组与阳性药组表达呈三峰曲线。模型组高峰出现得早，但峰值低。中药组同时出现高峰，三期组峰值最高。

（2）各组骨折端血肿 BMP-2 表达

各组间比较显示：一期组显著高于模型组，$P<0.05$；三期组极显著高于模型组，$P<0.01$。术后 6 天：三期组极显著高于模型组，$P<0.01$；一期组显著高于模型组，$P<0.05$。术后 9~14 天各组无差别。

阳性药组表达呈一双峰曲线。三期组与一期组高峰比阳性药组提前 3 天，模型组高峰出现早，但峰值低，三期组峰值最高，三期组提高了峰值水平。

（3）各组外骨膜 BMP-2 表达

各组间比较显示：三期组与一期组极显著高于模型组，$P<0.01$；一期组显著高于阳性药组，$P<0.05$；三期组极显著高于阳性药组，$P<0.01$。术后 9 天：三期组显著高于模型组，$P<0.05$。术后 14 天：三期组极显著高于模型组，$P<0.01$；一期组与阳性药组显著高于模型组，$P<0.05$；三期组显著高于阳性药组，$P<0.05$。

三期组、模型组与一期组呈一双峰曲线。一期组高峰出现早但峰值低，三期组术后 14 天出现高峰，峰值显著高于模型组。

（4）各组内骨膜 BMP-2 表达

各组间比较显示：三期组与阳性药组极显著高于模型组，$P<0.01$；一期组有高于模型组的趋势，$P>0.05$。术后 14 天：三期组显著高于模型组，$P<0.01$；阳性药组有高于模型组的趋势。术后 42 天：阳性药组与三期组有高于模型组的趋势，$P>0.05$。

三期组、阳性药组与一期组呈一双峰曲线。一期组高峰出现早但峰值低，三期组与阳性药组同时出现高峰，三期组峰值显著高于其他各组。

（5）各组骨髓腔 BMP-2 表达

各组间比较显示：一期组与三期组极显著高于模型组，$P<0.01$；阳性药组显著高于模型组，$P<0.05$；三期组显著高于阳性药组，$P<0.05$。术后 9 天：三期组显著高于模型组，$P<0.05$；一期组有高于模型组的趋势；阳性药组有高于一期组的趋势。术后 14 天，三期组显著高于模型组，$P<0.05$。

三期组与阳性药组呈三峰曲线，一期组与模型组表达呈一双峰曲线。各中药组高峰比模型组提前 5 天，三期组峰值显著高于模型组，术后 9~42 天三期组一直持续较高水平，说明三期组提高了峰值水平，并延长了高峰持续时间。

（6）各组软骨骨痂 BMP-2 表达

各组间比较显示：一期组极显著高于模型组，$P=0.01$；三期组与阳性药组显著高于模型组，

$P<0.01$。术后 9 天：三期组极显著高于模型组，$P<0.01$；三期组显著高于一期组，$P<0.05$。术后 14 天：三期组极显著高于模型组，$P<0.01$。术后 42 天：三期组显著高于模型组，$P<0.05$。

各组表达曲线呈一双峰曲线，一期组、三期组与模型组高峰同时出现，阳性药组无高峰出现。三期组峰值极显著高于模型组，三期组提高了峰值水平。

3. 模型组、一期组、三期组与阳性药组骨折愈合过程中 BMP-2mRNA 表达 MOD 值变化

（1）各组骨干细胞 BMP-2mRNA 表达

各组间比较显示：三期组有高于一期组与阳性药组的趋势，$P>0.05$，极显著高于模型组，$P<0.01$；各中药组都极显著高于模型组，$P<0.01$。术后 9 天：三期组显著高于模型组，$P<0.05$。术后 14~28 天：三期组显著高于模型组，$P<0.05$；三期组有高于一期组和阳性药组的趋势。

阳性药组呈一双峰曲线，三期组与一期组表达呈一三峰曲线，中药组均同时出现高峰，比模型组提前了 5 天，并显著提高了峰值水平，三期组峰值最高。

（2）各组骨折端血肿 BMP-2mRNA 表达

各组间比较显示：一期组与三期组极显著高于模型组，$P<0.01$；阳性药组显著高于模型组，$P<0.05$；三期组显著高于阳性药组，$P<0.05$。术后 6 天：三期组有高于模型组的趋势，$P>0.05$。术后 9 天：三期组与一期组极显著高于模型组，$P<0.01$。

三期组与一期组表达呈双峰曲线。三期组与一期组同时出现高峰，但三期组峰值最高，其他组无高峰。

（3）各组外骨膜 BMP-2mRNA 表达

各组间比较显示：各中药组显著高于模型组，$P<0.01$；三期组有高于一期组的趋势；三期组显著高于阳性药组，$P<0.05$。术后 9 天：三期组显著高于模型组，$P<0.05$。术后 14 天：三期组极显著高于模型组，$P<0.01$；中药组显著高于模型组，$P<0.05$；三期组显著高于阳性药组，$P<0.05$。

三期组表达呈一三峰曲线，阳性药组与一期组呈一双峰曲线，三期组与阳性药组同时出现高峰，比一期组提前 5 天，三期组峰值显著高于模型组。

（4）各组内骨膜 BMP-2mRNA 表达

各组间比较显示：三期组有高于一期组的趋势，$P>0.05$；三期组与一期组极显著高于模型组，$P<0.01$；三期组极显著高于阳性药组，$P<0.01$；一期组显著高于阳性药组，$P<0.05$。术后 9 天：三期组显著高于模型组，$P<0.05$，三期组有高于阳性药组的趋势。术后 14 天：三期组显著高于模型组，$P<0.05$；一期组显著高于模型组，$P<0.05$。

三期组与一期组表达呈三峰曲线，三期组高峰比一期组提前了 3 天，三期组峰值有高于其他各组的趋势，三期组一直维持较高的水平，高峰出现早，持续时间长。

（5）各组骨髓腔 BMP-2mRNA 表达

各组间比较显示：三期组与一期组极显著高于模型组，$P<0.01$；三期组极显著高于阳性药组，$P<0.01$；一期组显著高于阳性药组，$P<0.05$。术后 9~14 天：三期组极显著高于模型组，$P<0.01$；一期组显著高于模型组，$P<0.05$；三期组显著高于阳性药组。

三期组与一期组表达呈三峰曲线，阳性药组表达呈双峰曲线。三期组与一期组比阳性药组提前 5 天出现高峰，三期组峰值显著高于模型组。

（6）各组软骨骨痂 BMP-2mRNA 表达

各组间比较显示：中药组极显著高于模型组，$P<0.01$；三期组显著高于阳性药组，$P<0.05$。术后 9~42 天：三期组极显著高于模型组，$P<0.01$；一期组与阳性药组显著高于模型组，$P<0.05$。

一期组表达呈一双峰曲线。三期组与一期组高峰同时出现，比模型组与阳性药组高峰提前了 14

天，三期组与一期组峰值极显著高于模型组，阳性药组峰值显著高于模型组，三期组一直维持较高的水平，三期组提高了峰值水平。

（7）各组小梁间组织 BMP-2mRNA 表达

各组间比较显示：中药组都极显著高于模型组，$P<0.01$；三期组有高于阳性药组的趋势。术后 14 天：三期组显著高于模型组，$P=0.01$；一期组显著高于模型组，$P<0.05$。

各组高峰同时出现，表达呈一双峰曲线，三期组提高了峰值水平。

（四）结论

1. 中药能促进骨折愈合过程中不同组织 BMP-2、BMP-2mRNA 表达，说明中药干预有促进骨折愈合的作用。

2. 骨折三期治疗在不同组织中都有促进 BMP-2、BMP-2mRNA 的表达作用。这是骨折三期治疗促进骨折愈合的作用机制之一。

3. 中药对骨折愈合不同阶段各种组织的 BMP-2、BMP-2mRNA 表达有不同的作用，根据骨折愈合不同阶段施以相应治则的分期治疗较不分期治疗对于 BMP-2、BMP-2mRNA 表达的促进作用更明显，显示中医骨折分期治疗是必要的。

4. 中医骨折三期治则分别针对骨折愈合不同时期的病理变化，采用相应的中药可以促进相应部位的 BMP-2、BMP-2mRNA 表达，是比较科学的骨折分期治疗方法。

四、中医骨折分期治疗对骨折愈合 bFGF、TGF-β、VEGF、BMP-2 基因表达影响的实验研究

（一）研究背景

中医骨伤学家总结了骨折三期辨证治疗，虽然其临床疗效已得到充分验证，但既往研究较多为临床疗效的初步观察，且多是中药汤剂组与空白对照组、单味中药与空白对照组或某种中成药与空白对照组之间的相互比较，认为不分期的一期治疗或二期治疗能够促进骨折愈合，但并不能充分说明一期治疗与二期治疗疗效强于三期治疗。而关于中医骨折三期治疗原则的作用及其机制系统的实验研究，尚鲜见于文献报道。

本课题组前期研究发现在 SD 大鼠骨痂愈合过程中，二期治疗不但可以明显提高其骨折愈合过程中碱性成纤维细胞生长因子（basic fibroblast growth factor，bFGF）的表达量，二期治疗对骨折愈合过程中 bFGF 表达的促进作用显著强于三期治疗和一期治疗。并在前期的家兔骨折愈合过程的实验研究中，发现在骨折愈合时间及质量上分期的治疗组明显强于不分期治疗组，骨折三期治疗组在外骨膜、骨干细胞、骨小梁组织、骨痂质量及骨髓组织等骨折端组织的血管内皮生长因子（vascular endothelial growth factor，VEGF）和 VEGF mRNA 表达的促进作用明显优于一期治疗组。

bFGF 有促血管形成、诱导胚胎发育、促进神经生长等功能。转化生长因子 β（transforming growth factor-β，TGF-β）可促进骨膜间充质细胞增殖和分化，促进成骨细胞增殖、骨连接素和骨桥蛋白的合成，在骨组织代谢过程中发挥了重要作用。而 VEGF 是较强的促血管形成因子，不仅能够促进血管重建，还能够增强软骨细胞活性，其他促血管生成因子对于血管重建全部或部分通过 VEGF 的作用得以实现。bFGF 与 VEGF 两因子都是对血管重建较为重要的因子，而骨的愈合过程中，骨形成的最关键因子莫过于骨形态发生蛋白（bone morphogenetic proteins，BMPs），其具有诱导成骨作用，尤其是间充质细胞发生化学趋向、聚集、分化形成软骨和骨，最终形成骨髓，因此，被认为是最强的骨诱导分化因

子。而实验研究方面，对于在骨折愈合过程中较为重要的 BMPs，多选择其家族的 BMP-2 进行研究。为了较全面地从分子生物水平进一步探讨中医骨折分期治疗的作用及其机制，研究骨折治疗的合理分期方法，本实验对中医分期治疗将从 bFGF、TGF-β、VEGF 及 BMP-2 四个生长因子入手，同时进行全方位的分析。

（二）研究目的

本研究拟通过对家兔双侧桡骨中下 1/3 旋前圆肌远端 3mm 横断骨折的 bFGF、TGF-β、VEGF、BMP-2 及其 bFGFmRNA、TGF-βmRNA、VEGFmRNA、BMP-2mRNA 的基因表达、细胞因子的表达，以及分布规律情况，从分子水平对家兔桡骨下段骨缺损的愈合进行分期，进而从器官、细胞与分子水平系统地阐明中医骨折分期治疗对骨折愈合的作用及其机制，确定最佳的分期治疗方案，阐明中医骨折分期治疗的原则，从现代医学的角度为中医药分期治疗骨折提供更为科学的理论根据，指导骨折的治疗。

（三）材料与方法

1. 研究对象及建立骨折模型　本实验研究对象为实验用雄性新西兰家兔 174 只，于双侧桡骨中下 1/3 处在旋前圆肌肌止远端用锯造成 3mm 横断骨折，不作任何固定。用计算机产生随机数字的方法将 174 只家兔先随机取出 6 只作为对照组，其余 168 只家兔随机分为 4 组，每组 42 只。分别为中药三期治疗组、中药二期治疗组、中药一期治疗组、模型对照组。每个小组再随机分为 7 个小组，每组 6 只。分别为 3、6、9、14、28、42、56 天组。

2. 干预方法　将家兔桡骨骨折愈合过程分为三期，即早期，血肿机化演进期，骨折后 1~7 天；中期，原始骨痂形成期，骨折后 8~28 天；后期，改建塑形期，骨折 28 天以后。本研究所选用的肢伤一方、二方及三方选自高等中医药院校统编教材《中医正骨学》。

1 组：中药三期治疗组。将骨折愈合过程分为三期，早期，活血化瘀、行气止痛，给予肢伤一方；中期，接骨续筋、舒筋活络，给予肢伤二方；末期，补益肝肾、强筋壮骨，给予肢伤三方。

2 组：中药二期治疗组。将骨折愈合过程分为两期，早期，给予肢伤一方加减方；将中医骨折三期治疗的中期和末期合并为后期，给予肢伤二方与三方的综合方（后期方）。

3 组：中药一期治疗组。骨折愈合过程不分期，给予肢伤一方、二方与三方的综合方（一期方）。

4 组：模型对照组。给予等量蒸馏水，灌胃，每日 2 次。

5 组：空白对照组。给予等量蒸馏水，灌胃，每日 2 次。

3. 标本处理　术后第 3、6、9、14、28、42、56 天每组随机抽取一小组家兔用空气栓塞法处死，取左侧桡骨标本为观察对象，经固定、脱钙及 HE 染色切片制作等程序，采用免疫组化及原位杂交的方法观察骨折不同时间点 bFGF、TGF-β、VEGF、BMP-2 及其 bFGFmRNA、TGF-βmRNA、VEGFmRNA、BMP-2mRNA 的表达情况，在骨折中心以及两断端附近相同位置取 9 个高倍镜视野，采用彩色图像分析系统与图像分析软件对阳性表达细胞进行光密度测定。

4. 统计分析　采用 SPSS20.0 统计软件对实验数据进行统计分析，采用一般线性模型的重复测量过程对骨折愈合过程中每种组织 MOD 值组间差异进行比较，并应用 LSD 法对每个时间点组间差异进行比较，结果采用均数 ± 标准差（$\bar{x} \pm s$）表示，检验水准 α=0.05。

（四）结果

1. bFGF 及 bFGFmRNA 表达的结果

（1）外骨膜 bFGF 表达结果：平均值组间两两比较，二期组、三期组的 MOD 值显著强于模型对照组，

$P<0.01$；一期组高于模型对照组，有显著性差异，$P<0.05$；其中二期组最高，高于三期组，有显著性差异，$P<0.05$，也高于一期组，差异非常显著，$P<0.01$。术后第9天，三组治疗组均达到高峰，但分期组明显最高，二期组高于模型对照组，差异非常显著，$P<0.01$；二期组高于一期组，三期组高于模型对照组，均有显著性差异，$P<0.05$。总体而言，分期组均保持较高的水平，且明显强于模型对照组以及不分期的一期组。

（2）外骨膜bFGFmRNA表达结果：平均值组间两两比较，二期组、三期组的MOD值显著强于模型对照组，$P<0.01$；一期组高于模型对照组，有显著性差异，$P<0.05$；其中二期组最高，高于三期组，有显著性差异，$P<0.05$，也高于一期组，差异非常显著，$P<0.01$；三期组高于一期组，有显著性差异，$P<0.05$。术后第9天，二期组达到高峰，二期组高于一期组，有显著性差异，$P<0.05$。总体而言，分期组无论高峰期还是峰值水平均强于不分期的一期组和模型对照组。

（3）内骨膜bFGF表达的结果：平均值组间两两比较，二期组、三期组的MOD值显著强于模型对照组，$P<0.01$；一期组高于模型对照组，有显著性差异，$P<0.05$；其中二期组最高，高于三期组，有显著性差异，$P<0.05$，也高于一期组，差异非常显著，$P<0.01$；三期组高于一期组，有显著性差异，$P<0.05$。术后第9天，二期组高于一期组、模型对照组，差异非常显著，$P<0.01$；三期组高于模型对照组，有显著性差异，$P<0.05$。总体而言，分期治疗组峰值水平仍高于不分期组及模型对照组。

（4）内骨膜bFGFmRNA表达的结果：平均值组间两两比较，二期组、三期组的MOD值显著强于模型对照组，二期组高于一期组和三期组，差异非常显著，$P<0.01$；一期组高于模型对照组，有显著性差异，$P<0.05$；三期组高于一期组，有显著性差异，$P<0.05$。术后第9天，二期组高于一期组、模型对照组，差异非常显著，$P<0.01$；也高于三期组，有显著性差异，$P<0.05$。总体而言，分期组峰值水平以及高峰期均强于一期组及模型对照组。

（5）骨髓腔bFGF表达的结果：平均值组间两两比较，二期组、三期组的MOD值显著强于模型对照组，二期组高于一期组，差异非常显著，$P<0.01$；二期组高于三期组，一期组高于模型对照组，三期组高于一期组，均有显著性差异，$P<0.05$。术后第14天，二期组高于模型对照组，差异非常显著，$P<0.01$；二期组高于三期组，有显著性差异，$P<0.05$。总体而言，分期组的峰值水平及高峰期均强于不分期的一期组。

（6）骨髓腔bFGFmRNA表达的结果：平均值组间两两比较，二期组、三期组的MOD值显著强于模型对照组，二期组高于一期组，差异非常显著，$P<0.01$；二期组高于三期组，一期组高于模型对照组，三期组高于一期组，均有显著性差异，$P<0.05$。术后第14天，三期组高于模型对照组，差异非常显著，$P<0.01$；二期组高于模型对照组，有显著性差异，$P<0.05$。总体而言，分期组大部分时间点的峰值水平及高峰期均强于不分期的一期组。

2. TGF-β及TGF-βmRNA表达的结果

（1）外骨膜TGF-β表达结果：平均值组间两两比较，二期组、三期组的MOD值显著强于模型对照组，二期组高于一期组，差异非常显著，$P<0.01$；二期组高于三期组，一期组高于模型对照组，三期组高于一期组，均有显著性差异，$P<0.05$。术后第42天，二期组高于一期组、三期组、模型对照组，三期组高于一期组，均差异非常显著，$P<0.01$。总体而言，分期组均保持较高的水平，且明显强于模型对照组以及不分期的一期组。

（2）外骨膜TGF-βmRNA表达结果：平均值组间两两比较，二期组、三期组的MOD值显著强于模型对照组，二期组高于一期组，差异非常显著，$P<0.01$；二期组高于三期组，有显著性差异，$P<0.05$。术后第42天，二期组高于一期组、模型对照组，均差异非常显著，$P<0.01$；二期组高于三期组，三期组高于一期组，均有显著性差异，$P<0.05$。总体而言，分期组无论高峰期还是峰值水平均强于不分期的一期组和模型对照组。

（3）内骨膜 TGF-β 表达的结果：平均值组间两两比较，二期组、三期组的 MOD 值显著强于模型对照组，二期组高于一期组，差异非常显著，$P<0.01$；二期组高于三期组，三期组高于一期组，一期组高于模型对照组，均有显著性差异，$P<0.05$。术后第 42 天，二期组高于一期组、三期组、模型对照组，均差异非常显著，$P<0.01$；三期组高于一期组、模型对照组，均有显著性差异，$P<0.05$。总体而言，分期治疗组峰值水平仍高于不分期组及模型对照组。

（4）内骨膜 TGF-βmRNA 表达的结果：平均值组间两两比较，二期组、三期组的 MOD 值显著强于模型对照组，二期组高于一期组，差异非常显著，$P<0.01$；二期组高于三期组，三期组高于一期组，一期组高于模型对照组，均有显著性差异，$P<0.05$。术后第 42 天，二期组高于一期组、模型对照组，三期组高于一期组，均差异非常显著，$P<0.01$；二期组高于三期组，三期组高于一期组、模型对照组，均有显著性差异，$P<0.05$。总体而言，分期组峰值水平以及高峰期均强于一期组及模型对照组。

（5）骨干细胞 TGF-β 表达的结果：平均值组间两两比较，二期组、三期组的 MOD 值显著强于模型对照组，二期组高于一期组，差异非常显著，$P<0.01$；二期组高于三期组，三期组高于一期组，一期组高于模型对照组，均有显著性差异，$P<0.05$。术后第 42 天，二期组高于一期组、模型对照组，均差异非常显著，$P<0.01$；二期组高于三期组，三期组高于模型对照组，均有显著性差异，$P<0.05$。总体而言，分期组的峰值水平及高峰期均强于不分期的一期组。

（6）骨干细胞 TGF-βmRNA 表达的结果：平均值组间两两比较，二期组、三期组的 MOD 值显著强于模型对照组，二期组高于一期组，差异非常显著，$P<0.01$；二期组高于三期组，三期组高于一期组，一期组高于模型对照组，均有显著性差异，$P<0.05$。术后第 42 天，二期组高于模型对照组、一期组，三期组高于模型对照组，均差异非常显著，$P<0.01$；二期组高于三期组，一期组高于模型对照组，均有显著性差异，$P<0.05$。总体而言，分期组大部分时间点的峰值水平及高峰期均强于不分期的一期组。

3. VEGF 及 VEGFmRNA 表达的结果

（1）外骨膜 VEGF 表达结果：组间两两比较，三组中药治疗组 MOD 值显著强于模型对照组，$P<0.01$。其中二期组的平均 MOD 值最高，二期组高于三期组，有显著性差异，$P<0.05$，三期组高于一期组，有显著性差异，$P<0.05$，一期组高于模型对照组，差异非常显著，$P<0.01$。术后第 6 天，二期组最高，与一期组及模型对照组相比，差异非常显著，$P<0.01$；三期组高于一期组和模型对照组，有显著性差异，$P<0.05$。总体而言，分期组均保持较高的水平，且明显强于模型对照组以及不分期的一期组。

（2）外骨膜 VEGFmRNA 表达结果：组间两两比较，二期、三期治疗组 MOD 值显著强于模型对照组，$P<0.01$，一期治疗组 MOD 值显著高于模型对照组，$P<0.05$。其中二期组的平均 MOD 值最高，二期组高于三期组，有显著性差异，$P<0.05$，三期组高于一期组，有显著性差异，$P<0.05$，一期组高于模型对照组，有显著性差异，$P<0.05$。术后第 6 天，二期组高于模型对照组，差异非常显著，$P<0.01$；二期组高于一期组，有显著性差异，$P<0.05$。总体而言，分期组无论高峰期还是峰值水平均强于不分期的一期组和模型对照组。

（3）内骨膜 VEGF 表达的结果：平均值组间两两比较，一期组、二期组、三期组的 MOD 值显著强于模型对照组，$P<0.01$；其中二期组最高，高于三期组，有显著性差异，$P<0.05$；三期组高于一期组，有显著性差异，$P<0.05$。术后第 6 天，二期组高于模型对照组，有显著性差异，$P<0.05$；二期组高于一期组，差异非常显著，$P<0.01$。总体而言，分期治疗组峰值水平仍高于不分期组及模型对照组。

（4）内骨膜 VEGFmRNA 表达的结果：平均值组间两两比较，二期组、三期组的 MOD 值显著强于模型对照组，$P<0.01$；一期组强于模型对照组，差异具有统计学意义，$P<0.05$；其中二期组最高，高于

三期组，有显著性差异，$P<0.05$，也高于一期组，差异非常显著，$P<0.01$；三期组高于一期组，有显著性差异，$P<0.05$。术后第6天和术后第9天，二期组均高于模型对照组，差异非常显著，$P<0.01$；二期组均高于一期组，有显著差异，$P<0.05$；三期组均高于模型对照组，有显著差异，$P<0.05$。总体而言，分期组峰值水平以及高峰期均强于一期组及模型对照组。

（5）骨髓腔 VEGF 表达的结果：平均值组间两两比较，一期组、二期组、三期组的 MOD 值显著强于模型对照组，$P<0.01$；其中二期组最高，高于三期组，有显著性差异，$P<0.05$，也高于一期组，差异非常显著，$P<0.01$；三期组高于一期组，有显著性差异，$P<0.05$。术后第9天，二期组高于模型对照组，有显著性差异，$P<0.05$；二期组均高于一期组，差异非常显著，$P<0.01$；三期组均高于一期组，有显著差异，$P<0.05$。总体而言，分期组的峰值水平及高峰期均强于不分期的一期组。

（6）骨髓腔 VEGFmRNA 表达的结果：平均值组间两两比较，二期组、三期组的 MOD 值显著强于模型对照组，$P<0.01$；一期组强于模型对照组，有显著性差异，$P<0.05$；其中二期组最高，高于三期组，有显著性差异，$P<0.05$，也高于一期组，差异非常显著，$P<0.01$；三期组高于一期组，有显著性差异，$P<0.05$。术后第9天，二期组高于模型对照组，有显著性差异，$P<0.05$；二期组均高于一期组，差异非常显著，$P<0.01$；三期组均高于一期组，有显著差异，$P<0.05$。总体而言，分期组大部分时间点的峰值水平及高峰期均强于不分期的一期组。

4. BMP-2 及 BMP-2mRNA 表达的结果

（1）外骨膜 BMP-2 表达结果：平均值组间两两比较，一期组、二期组、三期组的 MOD 值显著强于模型对照组，$P<0.01$；其中二期组最高，高于三期组，有显著性差异，$P<0.05$，也高于一期组，差异非常显著，$P<0.01$；三期组高于一期组，有显著性差异，$P<0.05$。术后第42天，二期组、三期组均高于模型对照组，差异非常显著，$P<0.01$；一期组高于模型对照组，有显著性差异，$P<0.05$。总体而言，分期组均保持较高的水平，且明显强于模型对照组以及不分期的一期组。

（2）外骨膜 BMP-2mRNA 表达结果：平均值组间两两比较，一期组、二期组、三期组的 MOD 值显著强于模型对照组，$P<0.01$；其中二期组最高，高于三期组，有显著性差异，$P<0.05$，也高于一期组，差异非常显著，$P<0.01$；三期组高于一期组，差异非常显著，$P<0.01$。术后第42天，二期组、三期组均高于模型对照组，差异非常显著，$P<0.01$；一期组高于模型对照组，有显著性差异，$P<0.05$。总体而言，分期组无论高峰期还是峰值水平均强于不分期的一期组和模型对照组。

（3）骨干细胞 BMP-2 表达的结果：平均值组间两两比较，一期组、二期组、三期组的 MOD 值显著强于模型对照组，$P<0.01$；其中二期组最高，高于三期组，有显著性差异，$P<0.05$，也高于一期组，差异非常显著，$P<0.01$；三期组高于一期组，有显著性差异，$P<0.05$。术后第28天，二期组高于模型对照组，差异非常显著，$P<0.01$；二期组、三期组均高于一期组，有显著性差异，$P<0.05$；二期组高于三期组，有显著性差异，$P<0.05$。总体而言，分期治疗组峰值水平仍高于不分期组及模型对照组。

（4）骨干细胞 BMP-2mRNA 表达的结果：平均值组间两两比较，二期组、三期组的 MOD 值显著强于模型对照组，$P<0.01$；一期组高于模型对照组，有显著性差异，$P<0.05$；其中二期组最高，高于三期组，有显著性差异，$P<0.05$，也高于一期组，差异非常显著，$P<0.01$；三期组高于一期组，有显著性差异，$P<0.05$。术后第14天，二期组高于模型对照组、一期组和三期组，差异非常显著，$P<0.01$。总体而言，分期组峰值水平以及高峰期均强于一期组及模型对照组。

（5）骨髓腔 BMP-2 表达的结果：平均值组间两两比较，二期组、三期组的 MOD 值显著强于模型对照组，$P<0.01$；一期组高于模型对照组，有显著性差异，$P<0.05$；其中二期组最高，高于三期组，有显著性差异，$P<0.05$，也高于一期组，差异非常显著，$P<0.01$；三期组高于一期组，有显著性差异，$P<0.05$。术后第42天，二期组高于模型对照组，差异非常显著，$P<0.01$；二期组高于一期组，三期组

高于模型对照组，有显著性差异，$P<0.05$。总体而言，分期组的峰值水平及高峰期均强于不分期的一期组。

（6）骨髓腔 BMP-2mRNA 表达的结果：平均值组间两两比较，二期组、三期组的 MOD 值显著高于模型对照组，$P<0.01$；一期组高于模型对照组，有显著性差异，$P<0.05$；其中二期组最高，高于三期组，有显著性差异，$P<0.05$，也高于一期组，差异非常显著，$P<0.01$；三期组高于一期组，有显著性差异，$P<0.05$。术后第 42 天，二期组、三期组均高于模型对照组，有显著性差异，$P<0.05$。总体而言，分期组大部分时间点的峰值水平及高峰期均强于不分期的一期组。

（五）结论

1. 无论是免疫组化还是原位杂交检查，中药都能够促进家兔骨折愈合过程中不同组织 bFGF、TGF-β、VEGF、BMP-2 的表达，这可能是中药促进骨折愈合的机制之一。

2. 骨折三期治疗方法在不同组织中都有促进 bFGF、TGF-β、VEGF、BMP-2 及 bFGFmRNA、TGF-βmRNA、VEGFmRNA、BMP-2mRNA 的表达作用，这是骨折三期治疗方法促进骨折愈合的作用机制之一，更显示出骨折分期治疗的必要性。

3. 本试验中，骨折愈合过程中的二期组能够更好地发挥作用，使 bFGF、TGF-β、VEGF、BMP-2 及 bFGFmRNA、TGF-βmRNA、VEGFmRNA、BMP-2mRNA 的表达无论在峰值水平还是峰值时间上都得到充分提高。因此，笔者认为，二期治疗是骨折分期治疗的最合理分期。

参考文献

[1] BREEN E C.. Mechanical strain increases type 1 collagen expression in pulmonary fibroblasts in vitro[J]. J Appl Physiol, 2000, 88(1): 203-209.

[2] 毕春强，温建民，孙卫东，等 . 静态有限元法分析基于“裹帘”法外固定拇外翻术后截骨端的稳定性[J]. 中国组织工程研究，2016，20(22): 3294-3300.

[3] 孙卫东 . 中西医结合治疗拇趾外翻生物力学机制的有限元分析[D]. 北京：中国中医科学院，2010.

[4] 孙卫东，温建民，胡海威，等 . 拇外翻第 1 跖骨颈部不同截骨角度截骨端稳定性有限元分析[J]. 中华损伤与修复杂志(电子版)，2012，7(5): 492-496.

[5] BOTTLANG M, FITZPATRICK D C, SHEERIN D, et al. Dynamic fixation of distal femur fractures using far cortical locking screws: a prospective observational study[J]. J Orthop Trauma, 2014, 28(4): 181-188.

[6] GIANNINI S, FALDINI C, NANNI M, et al. A minimally invasive technique for surgical treatment of hallux valgus: simple, effective, rapid, inexpensive(SERI)[J]. Int Orthop.2013, 37(9): 1805-1813.

[7] 高杰，张吉霞 . 人牙周膜成纤维细胞原代培养成功率的相关性研究[J]. 现代口腔医学杂志，2015，29(4): 209-212.

[8] ZHANG H, LIU H, LIN Q, et al. Effects of intermittent pressure imitating rolling manipulation on calcium ion homeostasis in human skeletal muscle cells[J]. BMC Complement Altern Med, 2016, 16(1): 314.

[9] 周敏，闻娟，李煌 . Flexcell 系统加载周期性张应变对不同细胞增殖凋亡活性的影响[J]. 现代生物医学进展，2015，15(13): 2535-2539.

[10] 李晏乐，常程，岳肖华，等 . 拇外翻微创截骨联合“8”字绷带外固定的生物力学分析[J]. 中国组织工程研究，2018，22(23): 3659-3664.

[11] 常程，乔治，温冠楠，等 . 拇外翻术后行“裹帘法”外固定对截骨端稳定性的影响[J]. 中华中医药杂志，2017，32(5): 2325-2328.

[12] 孙卫东，温建民，胡海威，等 . 微创截骨治疗踇外翻的远期疗效分析[J]. 中华骨科杂志，2010，30(11): 1133-1137.

[13] COLOMBO M, RAPOSO G, THÉRY C. Biogenesis, secretion, and intercellular interactions of exosomes and other extracellular vesicles[J]. Annu Rev Cell Dev Biol, 2014, 30: 255-289.

[14] WEILNER S, KEIDER V, WINTER M, et al. Vesicular Galectin-3 levels decrease with donor age and contribute to the reduced osteo-inductive potential of human plasma derived extracellular vesicles[J]. Aging (Albany NY), 2016, 8(1): 16-33.

[15] YAMAGUCHI T, IZUMI Y, NAKAMURA Y, et al. Repeated remote ischemic conditioning attenuates left ventricular remodeling via exosome-mediated intercellular communication on chronic heart failure after myocardial infarction[J]. Int J Cardiol, 2015, 178: 239-246.

[16] LU Z F, CHEN Y J, DUNSTAN C, et al. Priming Adipose Stem Cells with Tumor Necrosis Factor-Alpha Preconditioning Potentiates Their Exosome Efficacy for Bone Regeneration[J]. Tissue Eng Part A, 2017, 23(21-22): 1212-1220.

[17] KHATUN Z, BHAT A, SHARMA S, et al. Elucidating diversity of exosomes: biophysical and molecular characterization methods[J]. Nanomedicine (Lond), 2016, 11(17): 2359-2377.

[18] Cui Y, Luan J, Li H, et al. Exosomes derived from mineralizing osteoblasts promote ST2 cell osteogenic differentiation by alteration of microRNA expression[J]. FEBS Lett, 2016, 590(1): 185-192.

[19] Zhang S, Chu WC, Lai RC, et al. Exosomes derived from human embryonic mesenchymal stem cells promote osteochondral regeneration[J]. Osteoarthritis Cartilage, 2016, 24(12): 2135-2140.

[20] Ge M, Wu YKe R, et al. Value of Osteoblast-Derived Exosomes in Bone Diseases[J]. J Craniofac Surg, 2017, 28(4): 866-870.

第十六章 临床研究

第一节　中西医结合微创治疗踇外翻诊疗体系的规范化研究

一、规范化方案的确立

（一）主要过程

通过多中心、自身前后对照的研究方法，并与临床资料回顾性分析对比研究。制定 CRF 表和操作手册，确定踇趾外翻的各项诊断标准、治疗方法规范。遵循中医骨伤科“筋骨并重、内外兼治”和中西医结合微创技术、中医正骨手法与小夹板纸压垫并用的治疗原则，通过微创手术、正骨手法、小夹板外固定、术中术后中药的辨证内服外用、术后中医特色的康复理疗等方法，并对患者随访，定期进行专项指标检查，通过专业的数据统计分析，建立中西医结合治疗踇趾外翻的临床标准操作规范和疗效评价体系，通过在分中心实施验证规范的可行性。同时与成熟的西医传统大切口技术作比较，观察两者的优缺点。促进中西医结合治疗踇趾外翻技术科学化、系统化、标准化，使广大医务工作者更易于掌握该方法的技术要点和操作规范，以利于在全国医疗机构推广应用。

1. 中西医结合治疗踇趾外翻病例分析研究（回顾性研究）　通过对既往中西医结合治疗踇趾外翻患者 150 足（79 例）资料完整的病例进行分析研究，观察分析 HAV 角（踇趾外翻角）、IM 角（第一、二跖骨间角）等指标，采用新的疗效评价标准，通过 SPSS 统计软件进行数据分析，对该治疗方法的疗效进行评价。进一步评价中西医结合治疗踇趾外翻的疗效，寻找存在的问题及不足。

2. 中西医结合治疗踇趾外翻诊疗规范化研究　通过病例回顾性研究发现既往存在的问题和不足，鉴于中西医结合治疗踇趾外翻现存的问题，本研究组制定了规范化的临床诊断标准、分型标准、操作流程、术后康复及疗效评价方案。对望京医院 144 足（77 例）踇趾外翻采用规范化方案治疗，采用自身前后对照的方法进行对比，观察 HAV 角、IM 角、美国足与踝关节协会（AOFAS）踇趾 - 跖趾 - 趾间关节评分系统等 10 项指标，并通过 SPSS 统计软件进行数据分析，研究并验证该规范化的中西医结合治疗踇趾外翻诊疗方案的有效性和科学性。

3. 中西医结合治疗踇趾外翻诊疗规范化多中心研究　通过在中国中医科学院望京医院、北京电力医院及中国中医科学院广安门医院 3 个分中心均采用规范化的中西医结合治疗踇趾外翻诊疗方案，共治疗 116 足（62 例）踇趾外翻，采用多中心自身前后对照及分中心相互之间进行对比，对疗效进行评价。验证规范化的中西医结合治疗踇趾外翻诊疗体系的科学性、有效性及该规范化体系在

3个分中心推广过程中的一致性和可行性。

4. 中西医结合治疗踇趾外翻诊疗规范化方案与传统大切口技术对照研究　通过在望京医院与北京冶金医院（现北京中医药大学第三附属医院）两个分中心分别采用规范化的中西医结合治疗踇趾外翻诊疗方案和传统大切口技术（Austin 和 Mitchell 手术）共治疗 78 足（41 例）踇趾外翻，采用多中心自身前后对照及分中心相互之间进行对比，并对疗效进行评价，进一步验证规范化的中西医结合治疗踇趾外翻诊疗方案的有效性、科学性。

5. 中西医结合治疗踇趾外翻手术安全性分析　通过解剖福尔马林浸泡正常足 4 只，踇趾外翻足 2 只，结合文献及解剖图谱，观察切口及截骨与重要组织结构的位置及相互关系，通过观察判断切口与截骨对这些组织造成损伤的可能性，评估中西医结合治疗踇趾外翻微创技术对足部解剖结构的影响，明确手术关键操作与周围血管、神经的位置关系，完善中西医结合治疗踇趾外翻的微创操作技术，寻找第一跖骨远端截骨及外侧关节囊松解的安全区域，以确定手术的安全性，避免并发症的发生。

中西医结合治疗踇趾外翻技术在已有的科研成果中采用的是回顾性研究方法，无系统的前瞻性研究。本研究在病例回顾性分析的基础上，采用多中心、自身前后对照研究方法，多中心同时设立了中西医结合微创技术与微创技术、微创技术与传统大切口技术对照，在该领域首次进行了较系统的前瞻性研究，取得了中西医结合治疗踇趾外翻更加可靠的疗效数据，建立健全了规范化的中西医结合治疗踇趾外翻诊疗体系。进一步验证了中西医结合治疗踇趾外翻技术的科学性、可行性，发挥优势病种效应，在中医特色发挥、中医人才培养、中医疗效提高、降低医疗成本及中医特色诊疗技术的发掘和发扬等方面发挥示范作用。

（二）主要成效

1. 主要研究结果及提高临床疗效数值　在原有的评价标准基础上引入 AOFAS 评分系统，将两者结合起来综合评判，形成新的踇趾外翻评价标准。通过对既往中西医结合治疗踇趾外翻患者 150 足（79 例）资料完整的病例进行分析研究，证明中西医结合治疗踇趾外翻能很好地矫正 HAV 角、IM 角、第 1~2 跖骨头间距及 TSP（胫侧籽骨位置）等观察指标（$P<0.01$）。第二、三跖骨头下胼胝（胼胝痛）术后改善了 91.8%。疗效评价优 56 足，占 37.3%；良好 88 足，占 58.7%；差 6 足，占 4.0%；优良率 96%。

本研究组在以往经验的基础上结合临床实践中发现的问题与不足，制定了规范化的临床诊断标准、分型标准、操作流程、术后康复及疗效评价方案。并对望京医院 144 足（77 例）踇趾外翻采用规范化方案治疗，采用自身前后对照的方法进行研究。结果表明，手术前后大多数观察指标差异均具有显著性（$P<0.01$）。术后矫正 HAV 角平均 21.03°（其中轻度组矫正 HAV 角 16.05°，中度组矫正 HAV 角 20.79°，重度组矫正 HAV 角 25.98°）；矫正 IM 角平均 4.69°（其中轻度组矫正 IM 角 2.39°，中度组矫正 IM 角 4.31°，重度组矫正 IM 角 7.26°）；AOFAS 评分术后平均提高 31.52 分（其中轻度组提高 30.62 分，中度组提高 31.18 分，重度组提高 32.75 分）；TSP 术后平均纠正 2.74（其中轻度组 TSP 矫正 2.48，中度组 TSP 矫正 2.70，重度组 TSP 矫正 3.06）；第一跖趾关节活动度（跖屈 + 背伸）平均减小 5.24°（其中轻度组第一跖趾关节活动度减小 8.65°，中度组第一跖趾关节活动度减小 2.85°，重度组第一跖趾关节活动度减小 4.67°）。该规范化方案针对各种程度的踇趾外翻足采用个体化治疗，有效地纠正了 HAV 角、IM 角等观察指标，优良率可达 99.1%，与未规范化的方案相比，优良率提高了 3.1%。

采用规范化的中西医结合治疗踇趾外翻诊疗方案治疗望京医院、北京电力医院及广安门医院 3

个分中心共116足（62例）踇趾外翻患者，采用多中心自身前后对照及分中心相互之间进行对比，术后均获得了较为满意的效果（影像学及功能评价），患者满意度高。表明该规范化方案在3个医院推广应用疗效肯定，优良率分别为98.2%（望京医院）、97.3%（北京电力医院）和97.1%（广安门医院）。能很好地纠正HAV角、IM角、TSP、AOFAS评分等（$P<0.01$）。3家分中心手术前后各项观察指标差值比较，P>0.05。

望京医院及北京冶金医院两家分中心分别采用规范化方案及传统大切口两种方法治疗78足（41例）踇趾外翻患者，采用自身前后对照及分中心相互之间进行对比，经临床证实，规范化方案治疗踇趾外翻可获得同大切口技术相同的疗效（两家分中心各项观察指标手术前后比较，均$P<0.01$；各项观察指标手术前后差值比较，均$P>0.05$），优良率望京医院为98.2%、北京冶金医院为96.7%。结果显示，术后残余踇趾外翻、术区足趾麻木、足部肿胀时间及术后第二、三跖骨头下胼胝（胼胝痛）的发生，望京医院均较北京冶金医院少，规范化方案优于大切口技术。

2. 诊疗方案、技术标准及关键技术

（1）踇趾外翻诊断标准：踇趾外展外翻畸形，可有踇囊处红肿、疼痛，穿鞋行走受限。伴或不伴有足底胼胝、锤状趾等相关病症。X线示（负重位）：踇趾外翻角（HAV角）>15°，第一、二跖骨间角（IM角）>9°。

（2）病例纳入标准：凡符合诊断标准、要求微创治疗的患者均为纳入之列。并根据X线检查分为三型：

轻度：HAV角<30°或IM角<13°。跖趾关节对合欠佳。

中度：HAV角在30°~35°，或IM角在13°~16°。跖趾关节半脱位，可伴有跖骨头下疼痛、锤状趾畸形等。

重度：HAV角>35°，或IM角>16°。跖趾关节半脱位，可伴有跖骨头下疼痛、锤状趾畸形等。

（3）病例排除标准：足部外伤所致踇趾外翻畸形患者、踇趾外翻畸形有手术史者（包括踇趾关节融合）、踇趾外翻畸形伴痛风、踇趾外翻畸形伴类风湿性关节炎、踇趾外翻术后复发，其他结缔组织病病史者；合并其他严重脊柱、髋关节、膝关节、踝关节疾患者；严重糖尿病患者；急性感染性疾病患者；严重的神经损伤患者。

（4）治疗措施

1）不同程度踇趾外翻术式规范

轻度踇趾外翻：一般采用标准术式；踇囊炎疼痛症状较重，畸形不明显者，可行单纯骨赘磨削术。

中度踇趾外翻：主要根据第一跖趾关节外侧结构的紧张度选择，外侧结构紧张的在标准术式的基础上加外侧结构松解。

重度踇趾外翻：常规在标准术式的基础上加外侧结构松解；合并其他跖骨头下疼痛者，行跖骨头颈截骨；合并固定性锤状趾者，行趾间关节成形术。

2）术前准备：术前进行体格检查；抽血化验检查；心电图、X线检查；填手术知情同意书；填术前踇趾外翻病例报告表；数码相机拍摄双足外观像、双足足印；术前指导踝关节伸屈锻炼，跖趾关节、趾间关节跖屈背伸锻炼；若患者有其他基础疾病，如糖尿病、重度高血压、重度心脏病等，需先纠正原发疾病至接近正常，方可手术。

中药泡脚（足外洗1号方，每天2次，每次30分钟，泡足2~3天，若有足癣，可适当延长泡脚时间）。立法：清热解毒。组方：生大黄、黄连、黄柏、苦参、蛇床子、川牛膝、蒲公英、紫花地丁、生甘草等。

术前常规消毒，备皮。

3）手术治疗方案及手术流程

①基本术式

消毒：常规消毒。

铺单：常规铺单。

麻醉：采用 1% 利多卡因局部浸润麻醉。

手术器械：高速磨钻；小骨膜起子；小骨锉；钻头。

手术步骤：

松解外侧关节囊：如关节囊外侧紧张或外侧踇收肌挛缩，可在踇趾背外侧作一 1cm 切口，松解外侧关节囊及跖籽联合结构、踇内收肌斜头在第一趾骨止点。

入路及削磨骨赘：用 15 号小圆刀在踇趾近节趾骨近端内侧切开皮肤、皮下组织，直达趾骨，切口约 1.0cm。用足外科小骨膜剥离器从远端向近端在关节囊和内侧跖骨头之间分离关节囊；用削磨钻磨去内侧跖骨头骨赘（宽不超过跖骨干内侧缘连线，不累及髁部），可磨成粉状或整个骨片取出。用小骨锉锉平跖骨头内侧，不使其有棱角。

截骨：在第一跖骨头颈内侧切开皮肤直达骨膜，切口约 1cm，用削磨钻做一斜形截骨。冠状面：截骨线从远端内侧至近端外侧，呈 10°~30°；矢状面：截骨线从远端背侧至近端跖侧，呈 10°~15°。

截骨完毕，冲洗切口：由近端向远端冲洗，冲洗要彻底，避免骨渣遗留在关节腔内。

手法整复：手法纠正畸形及跖趾关节半脱位。

整复标准：用手法将远端跖骨头由内向外推开约一骨皮质（在跖骨头内侧可触及小凹陷），并使截骨远端不向背侧移位（背侧截骨处无台阶），踇趾置于内翻位 5°~10°。

包扎固定：用 4 卷绷带卷成直径约 2cm 的圆形夹垫，放于 1、2 趾蹼之间，将绷带从 1、2 趾蹼夹垫间通过踝关节作“8”字形包扎（因个体差异不同，夹垫大小有异），将踇趾固定在内翻位 5°~10°，然后用黏膏从足背内侧通过 1、2 趾蹼间，绕过足跖内侧到足背作“8”字形，加强踇趾的内翻位固定。

固定完毕，用手提式 X 线机透视，如位置不满意，可用手法整复，直至位置满意为止。术后行 X 线正侧位片。

术后穿硬底、前开口的矫形鞋，步行走出手术室，再使用轮椅推至放射科摄像（双足正侧位）。

②个体化手术治疗方法：根据患者踇趾外翻畸形程度与合并畸形情况，在常规标准术式的基础上可酌情采用以下术式。

第一跖趾关节外侧结构松解术。检查外侧结构松紧度：术前检查踇趾近节趾骨，如果踇趾较易扳到正常位置，则表明外侧结构不紧张，无需处理；如果很难达到正常位置，则需松解外侧结构。切口位置：在第一跖趾关节外侧做一 0.5cm 纵行切口，紧贴外侧关节囊，小圆刀纵向切开外侧关节囊。重新检查外侧结构松紧度。如果仍然紧张，则用小骨膜剥离器作进一步松解。

锤状趾：趾间关节成形术。以 1% 利多卡因于趾间关节周围及关节间隙进行局部浸润麻醉。用小圆刀在趾间关节外侧作约 0.5cm 纵行切口，直达趾间关节间隙；用骨膜剥离器从趾间关节外侧进入关节间隙，以确定进钻位置。用削磨钻分别磨削趾间关节的近端及远端关节面，使其光滑没有棱角。术毕冲洗切口，酌情将外侧关节囊及切口全层缝合，并与邻趾包扎固定。3 天后拆开包扎换药，7~10 天后拆除缝线。

跖骨头下痛性胼胝：跖骨头颈截骨术。以 1% 利多卡因于跖骨颈周围进行局部浸润麻醉。用小圆刀在跖骨颈背侧作约 0.5cm 切口，直达跖骨颈。用骨膜剥离器剥离跖骨颈周围附着组织并确定进钻位置；用削磨钻行跖骨头颈横行截骨。术毕冲洗切口，全层缝合，跖骨头下垫纱布垫约 0.3cm 厚，保持跖骨头抬高。患者可下地行走，自我调节跖骨头的高低度。3 天后拆开包扎换药，7~10 天后拆除缝线。

4）踇趾外翻截骨角度的规范

轻、中度：冠状面截骨角度 10°~15°，矢状面截骨角度 5°~10°。

重度：冠状面截骨角度 15°~30°，矢状面截骨角度 10°~15°。

5）手法整复的规范

轻、中度：截骨后将远截骨端向外推约一骨皮质，向跖侧推约一骨皮质或平行截骨线。

重度：截骨后将远截骨端向外推约一骨皮质，向跖侧推 0.4~0.6cm 或成角 5°~15°，或平行截骨线（冠状面截骨远端可超过截骨面的 1/2）。

6）术后处理及康复

①术后 24 小时内患足可行冰袋冷敷，抬高患肢，术后穿前开口矫形鞋，可下地行走，行走时应注意足部放平，足趾尽量跖屈抓地行走。但要避免过多下地，以减少截骨端出血。若发现截骨端对线对位不良，可再次手法整复、调整外固定加以纠正。

②术后功能锻炼：手术当日即可行踝摆动练习，行踝关节伸屈活动，以活动踝关节及牵拉小腿肌肉，每天 4~5 次，每次 2~3 分钟。足趾背伸跖屈练习：足趾主动背伸、跖屈，活动跖趾及趾间关节，重点以第一跖趾关节为主，每天 4~5 次，每次 2~3 分钟。患肢肌肉等长收缩训练：每日至少 3 次，每次时间以不引起肌肉过度疲劳为宜，一般需 5~10 分钟或更长。第一跖趾关节的主动和被动活动锻炼：术后满 2 周嘱患者进行第一跖趾关节的主、被动活动，在加强主动活动的基础上，辅以被动屈伸第一跖趾关节，方法为患者一手握紧截骨端，维持截骨端位置不动，另一手握住第一跖趾关节远端，做关节的屈伸活动，每天 2~3 次，每次 2~3 分钟。注意应循序渐进，逐渐增加活动量，以免影响截骨断端稳定。并辅以主动屈曲、背伸踝关节、膝关节。

③术后中药的应用：愈骨 1 号，用于手术后 1~2 周，每日 1 剂，水煎，分早晚 2 次内服。治则：活血化瘀、消肿止痛。组方：桃仁、红花、当归、赤芍、川芎、防风、黄柏、枳壳、乳香、生地黄、川萆薢、生甘草等。愈骨 2 号，用于手术后 3~8 周，每日 1 剂，水煎，分早晚 2 次内服。治则：补肾壮骨、调补气血。组方：当归、赤芍、枳壳、续断、骨碎补、煅自然铜、生黄芪、熟地黄、山萸肉、怀山药、茯苓、泽泻、狗脊、炙甘草等。足外洗 2 号，水煎外洗足部，用于术后 6 周后，根据患者术肢肿胀程度及功能康复情况确定使用时间。治则：活血消肿、舒筋活络。组方：桃仁、红花、当归、川芎、生大黄、木通、川萆薢、枳壳、赤芍、桂枝、鸡血藤、生甘草、川牛膝等。

④术后中医手法的运用

第一跖趾关节的理筋手法 1：患者一手握紧截骨端，维持截骨端位置不动，另一手握住第一跖趾关节远端，尽力跖屈关节，此时可听到粘连撕裂的声音，表明关节粘连已松解。手法后嘱患者每日主动和被动活动第一跖趾关节，每天各 2 次，每次 10 分钟，以维持关节活动范围。此法一般在术后 4 周和 6 周各施行 1 次，此后根据患者复查时的关节活动情况，再酌情使用。

第一跖趾关节的理筋手法 2：患者取仰卧位，患肢屈膝，术者面向患者站立，上方手放在跖骨上，拇指在足底，食指放在足背，下方手放在相应的趾骨近端，拇指在足底，食指在足背，上方手固定，下方手将趾骨上下推动，使之松动。此法一般在术后 6 周开始进行，指导患者自行操作。

（5）疗效评价标准：按照目前国际上足踝外科通用的踇趾 - 跖趾 - 趾间关节评分系统（AOFAS）结合温氏（2002）评价标准进行评判。

优：AOFAS 积分≥90 分。踇趾外翻畸形纠正，踇囊炎症状消失；轻、中度踇趾外翻 HAV 角≤15°，IM 角≤9°，重度踇趾外翻 HAV 角≤20° 和 / 或 IM 角≤11°；踇趾关节活动正常，趾力及走路正常，患者对手术完全满意。

良：AOFAS 积分达≥70 分，<90 分。踇趾外翻畸形纠正，踇囊炎消失，踇趾内背侧麻木；轻、中度踇趾外翻 HAV 角≤20° 和 / 或 IM 角≤11°，重度踇趾外翻 HAV 角≤30° 和 / 或 IM 角≤13°；踇趾关节活动近于正常，有轻度的跖骨头下痛，患者对手术基本满意。

差：AOFAS 积分 <70 分。踇趾外翻畸形有所纠正，或踇内翻，轻度踇囊炎疼痛或跖骨头下疼痛比术前加重；轻、中度踇趾外翻 HAV 角≤25° 和 / 或 IM 角≤13°，重度踇趾外翻 HAV 角 >30° 和 / 或 IM 角 >13°，患者不满意。

3. 数据库系统及学术交流协作网络　本研究在实施过程中，同时开发了一套中西医结合治疗踇趾外翻诊疗规范化数据库系统，极大地方便了临床病例资料及数据的采集和管理，提高了工作效率，为后期的数据录入分析及病例查询带来了极大的方便。目前该系统正在使用阶段，随着其功能的不断开发和完善，必将为科研工作提供更大的帮助。

中西医结合治疗踇趾外翻获得多项省部级及国家级奖项，并作为国家中医药管理局推广项目在全国推广。全国已有三十几所中医院开展此疗法，目前形成了辐射北京、广州、珠海、深圳、黑龙江、辽宁、西安、湖南、山东、河北、河南及新疆等省、市、自治区的学术交流协作网络。

二、中西医结合微创技术治疗重度踇外翻的回顾性研究

1. 目的　观察中西医结合微创截骨技术治疗重度踇外翻的临床疗效。

2. 方法　对望京医院关节二科 2007 年 1 月至 2011 年 1 月住院行中西医结合微创截骨技术治疗的 268 例（417 足）重度踇外翻患者进行术后随访，随访时摄足负重正侧位 X 线片，其中 66 例（103 足）随访 10 个月以上，术前及术后资料完整。回顾性分析手术前后各足情况，行术前及术后踇趾 - 跖趾 - 趾间关节 AOFAS 评分，测量第一跖趾关节活动度，在手术前、后 X 线片上测量 HAV 角、IM 角、TSP（胫侧籽骨位置）并进行比较。将术前及术后评分、相关解剖角度、第一跖趾关节活动度及胫侧籽骨位置进行统计学分析。所得数据应用 SPSS16.0 统计软件分析处理，进行配对 t 检验及两配对样本的非参数检验，探讨微创技术治疗重度踇外翻的实际疗效。

3. 结果　本组随访时间为 10~31 个月，平均随访时间 14.61 个月。患者年龄 19~75 岁，平均 56.55 岁。左足 55 例，占 53.40%；右足 48 例，占 46.60%。37 人双足，29 人单足。男性 2 例 4 足，占 3.88%；女性 64 例 99 足，占 96.12%。

HAV 角术前：43.43° ± 6.00°，术后：16.85° ± 6.59°，两者比较，平均减少 26.58°，P<0.01，差异有统计学意义。

IM 角术前：13.88° ± 3.18°，术后：7.94° ± 2.88°，两者比较，平均减少 5.94°，P<0.01，差异有统计学意义。

TSP 术前：6.50 ± 0.85，术后：3.70 ± 0.96，两者比较，平均减少 2.80，P<0.01，差异有统计学意义。

第一跖趾关节活动度术前：63.16° ± 18.70°，术后：62.60° ± 12.41°，两者比较，术后比术前平均减少 0.56°，P=0.21，无明显差异。

术前 AOFAS 评分：（48.00 ± 14.14）分，术后：（90.51 ± 6.77）分，两者比较，平均增加 42.51 分，P<0.01，差异有统计学意义。

随访共 66 例 103 足，术前前足底疼痛 73 足，占 70.87%，术后前足底疼痛 62 足，术后消失 11 足（10.68%），术后前足底疼痛较术前无变化者 29 足（28.16%），加重 4 足（3.88%），减轻 29 足（28.16%），转移性跖骨痛发生率较低。

4. 结论　本组病例术后踇外翻角度有所纠正，胫侧籽骨位置改善，AOFAS 评分提高，第一跖趾关节活动度改变不明显，表明中西医结合微创截骨术治疗重度踇外翻有显著疗效。

5. 讨论

（1）松解第一跖趾关节外侧软组织在治疗重度踇外翻时的重要作用：踇趾解剖结构中，第一跖趾关节内侧主要为踇展肌，背侧为踇长屈肌、踇短屈肌，内侧为踇收肌，跖侧为踇短屈肌和踇长屈肌，构成一个伞状结构，包绕跖骨头部；主要动脉有位于背侧的踇趾腓侧跖背动脉和位于跖侧的跖底动脉；主要神经有位于第一跖趾关节囊内侧的足背内侧皮神经和位于第一跖趾关节跖侧的足底神经。中西医结合微创截骨技术切口的选择恰好避开了这些重要的肌腱、神经和血管，在治疗重度踇外翻时较治疗轻、中度踇外翻加用了外侧软组织松解术，术中在足背侧以小圆刀切开外侧关节囊，并加以松解关节囊，予手法将近节趾骨向内侧扳动，至听到关节弹响声后，活动近节趾骨，检查外侧结构松解度，如果外侧结构仍然紧张，再次予小骨膜剥离器进一步松解，直至外侧组织结构松解。此种松解法为中西医结合微创截骨术的关键步骤之一，有助于恢复关节正常的解剖位置。此操作对第一跖趾关节复位起很大作用，外侧结构松解，可使外侧肌腱牵拉趾骨的紧张度减低，从而利于第一跖趾关节复位。在行外侧关节囊松解术时，并未对关节囊造成不可逆性的破坏，从临床效果看，没有发生因关节囊内操作而导致跖骨头坏死的情况。松解外侧组织不同于切断踇收肌，保留了踇收肌的功能，在辅助截骨治疗效果的同时也限制了术后并发症的发生，这是中西医结合微创截骨技术治疗重度踇外翻并发症较少的原因。保留踇收肌是基于“阴阳平衡”理论，恢复和保持自身的组织结构平衡，维持前足的生物力学结构，才能获得最佳效果。

但是在松解过程中，因为重度踇外翻畸形严重，病程长，关节外侧组织挛缩明显，踇趾长期外展外翻，所以在松解外侧组织结构时，尤其在手法复位扳动踇趾时，足外侧皮肤往往受到撕扯而发生趾蹼裂。另外，由于重度踇外翻畸形严重，需要较大的力量才可将外侧软组织结构松解彻底，而近节趾骨基底部外侧为踇收肌肌腱的附着点，所以在向内侧扳动踇趾时，对抗内侧软组织的牵拉力，力量较大时可能会合并发生近节趾骨基底部外侧的撕脱性骨折。本组 103 足中 14 足（13.59%）手术过程中发生趾蹼裂，5 足（4.85%）发生撕脱性骨折。趾蹼裂长度不超过 1cm 的未行皮肤缝合等特殊处理，超过 1cm 者以丝线缝合皮肤，术后同切口处一样予常规清洁换药，无菌敷料包扎，全部愈合良好；撕脱性骨折在截骨术毕行 X 线透视时发现，但是骨折端没有明显移位，均未做特殊处理。术后随访均恢复良好，对手术治疗效果没有影响。

（2）中西医结合微创截骨技术对籽骨的作用：第一跖骨头下籽骨是足部的重要结构，主要起负重、固定和滑车作用，“籽骨半脱位”被认为是踇外翻的重要病理因素。籽骨系统将各种屈肌力在前足下汇聚止于踇趾。当踇外翻发生时，第一跖趾关节周围的肌腱力量不平衡，使跖骨头与籽骨相对移位，又加剧了踇外翻的进一步发展。经中西医结合微创截骨技术治疗踇外翻后，X 线片显示籽骨较术前有很大程度上的复位。术中截骨后向外侧推移远端截骨端，使第一跖骨头内翻得到纠正，从而籽骨也得到相对的内移。跖骨头外移及外侧软组织松解使踇收肌牵拉力减弱。重建各肌力的平衡，籽骨得到复位。重度踇外翻的 TSP 较大，在踇外翻的治疗中，TSP 恢复得越好，跖骨 - 籽骨系统越能达到软组织力量平衡，矫正效果也会越好，踇外翻的复发率越低。本组病例中重度踇外翻的 TSP 数值较大，术后随访，TSP 由术前的 6.50 ± 0.85 减至 3.70 ± 0.96，平均减少 2.80，胫侧籽骨基本复位，证实了胫侧籽骨位置对于治疗踇外翻的作用，这也是重度踇外翻术后效果较理想的原因之一。

（3）裹帘法的应用：患者术后，用绷带卷成 2cm × 5cm 的圆柱形夹垫，置于 1、2 趾蹼间，下压跖屈远端截骨块，将绷带从 1、2 趾蹼间夹垫，通过踝关节作“8”字形包扎，将踇趾固定在中立位，然后用黏膏从足背内侧通过 1、2 趾蹼间，绕过足跖内侧到足背作半“8”字形，加强踇趾内翻位的固定。这就是裹帘外固定法。传统切口术式后，术后恢复期往往会用石膏做外固定，但本组病例采用中西医结合微创截骨术后，用裹帘法代替石膏。这种固定方法能够让患者充分做到术后的功能锻炼，包括主动及被动跖趾关节活动，加快术后恢复速度。

（4）术后复查的重要性：复查对于术后指导功能锻炼及跖趾关节活动度检查很重要，还能及时发现特殊情况，如术后轻度踇内翻、踇外翻，若在1周内及时进行手法整复，重新外固定包扎进行调整，则能纠正畸形。本组病例均于术后1周、2周、4周、6周进行复查，主要观察术趾血运并重新更换外固定，拍片并进行有效的手法整复，6周后去除外固定，但仍要求复查、拍片，以进一步了解患者情况，检查患者跖趾关节活动度，指导功能锻炼。这样不仅有效预防了踇僵硬，还可防止跖趾关节炎的发生。本组患者依从性相对较好，能够很好地配合，做到自主功能锻炼，这也是术后患者恢复较好的重要因素。

（5）中西医结合微创截骨技术与其他术式的比较：现临床上常用的治疗重度踇外翻的手术方法，大致分为第一跖骨头颈部、干部、基底部截骨，近节趾骨截骨，第一跖趾关节成形、固定、置换术，第一跖楔关节融合术，等等。其中，关节成形、关节融合术对第一跖趾关节面没有很好的保护作用，破坏了正常结构关系，不适用于单纯的重度踇外翻患者。近节趾骨截骨术在治疗重度踇外翻时效果不理想，往往与跖骨截骨联合应用。跖骨截骨术在踇外翻的矫正中应用较普及。上述方法治疗重度踇外翻时多采用改良术式或联合截骨，优良率报道不一致。且创伤大，恢复期长，截骨端多采用内固定物进行固定治疗，术后转移性跖骨头下疼痛发生率较高。

本组患者经中西医结合微创截骨技术治疗后，术后AOFAS评分为（90.51 ± 6.77）分。手术前后各项指标比较，HAV角术后平均纠正26.58°；IM角平均纠正5.94°；TSP平均纠正2.80。能较好地纠正踇趾旋转，转移性跖骨头疼痛的发生率较低，表明该手术方法治疗重度踇外翻疗效肯定。

（6）疗效分析：术后AOFAS评分在90分以上者62足，占60.19%，80~89分者36足，占34.95%，70~79分者5足，占4.86%。随访患者时了解，因大部分患者术前即存在痛性胼胝，术后有部分患者疼痛改善或消失，但还有一部分患者仍存在胼胝疼痛。因此，在评分时患者因胼胝疼痛仍然要选择舒适的鞋子，娱乐或生活受限制。对于术后仍存在前足底下胼胝的患者，随访时建议其进行其他术式治疗。本组103足中，术后前足胼胝疼痛较术前减轻29足（28.16%）。该术式在截骨时尽量一次截断，不要反复削磨，以减少骨质缺损及跖骨短缩，并且将截骨远端跖骨向外侧推移的同时向跖侧屈曲，以避免足内侧纵弓高度减小。另外，术后积极指导患者行第一跖趾关节功能锻炼及步态指导，避免因第一跖骨头下负重减少而致的其余跖骨头下压力增高，减少转移性跖骨痛的发生。跖骨头下胼胝疼痛在踇外翻矫正后，可自然改善或消失，这可能也是本组病例转移性跖骨头下疼痛发生率较低的原因。

本组患者中有4足术后胼胝疼痛加重。其中，3足术前HAV角均大于55°，在手术治疗过程中因为畸形严重，截骨端推移程度较大，术后第一跖骨短缩不可避免，故术后胼胝疼痛较术前加重；另1足术后6周拆除外固定后，未积极按照医嘱进行术后功能锻炼且步态练习不够准确，依从性较差。

（7）重度踇外翻治疗的几点思考

1）术后疗效评价不能循规蹈矩：踇外翻手术治疗的目的在于解除患者疼痛、纠正外观畸形、尽可能地恢复足的正常生理功能。微创截骨治疗踇外翻采用跖骨头颈截骨，对重度踇外翻畸形的矫正能力相对不足。用于治疗重度踇外翻畸形时，对术者操作时截骨角度及手法整复有较高的要求。较重的畸形很难达到满意的外形矫正，对于畸形较严重者，笔者认为不能过分追求外观，患足外观上遗留踇外翻，但是症状改善明显即可。

2）重度踇外翻的术式选择：重度踇外翻患者多因疼痛、行走困难等临床症状较难忍受来就诊，故治疗上除了纠正畸形外，更为重要的是解除患者疼痛等临床症状。因此，治疗效果不能仅关注足部外形和相关角度矫正，更要注意患者的症状改善和功能恢复。重度踇外翻的治疗要根据患足的具体情况及患者的健康情况来决定手术方式。微创技术手术治疗适应证的选择也是重要的，并不是所有的重度蹈外翻都可以用微创技术矫正。重度蹈外翻患者大多合并第一跖趾关节骨性关节炎的存在，足第一跖趾关节为非负重关节，所以跖趾关节骨性关节炎的疼痛相对于膝关节骨性关节炎的疼痛程度不是很明显，在行中西医结合微创截骨手术时关节囊内冲洗以及术后第一跖趾关节的功能锻炼均可在一定程度上改善第一跖趾关节炎的症状。所以对于重度蹈外翻合并第一跖趾关节骨性关节炎的患者，可以进行此术式。对重度蹈外翻患者伴随其他疾病，如第一跖骨头坏死等，微创技术难以达到好的治疗效果，需要采用其他术式治疗。如蹈僵硬应采用融合术或人工关节置换术；重度蹈外翻合并第二或第二、三跖趾关节脱位，行蹈外翻温氏微创截骨手法整复术 + 责任跖骨基底部短缩空心钉内固定术；重度蹈外翻合并第二或第三跖骨头下痛性胼胝可以行温氏微创截骨手法整复术 + 责任跖骨 Weil 术式，或温氏微创截骨手法整复术 + 微创第二或第三跖骨头颈部截骨抬高术，术后可配合特制鞋垫进行治疗。对术足外形要求较高的患者谨慎采用上述术式，或采用其他术式。

3）重度蹈外翻术后的功能锻炼：重度蹈外翻的治疗疗效不仅取决于术式选择，还取决于术后的康复锻炼，术后积极指导患者行第一跖趾关节功能锻炼及步态调整对手术效果有明显的促进作用。术后康复锻炼包括主动以及被动的第一跖趾关节功能锻炼，主动锻炼于术后 3 天开始，每天做抓地动作；被动锻炼于术后 2 周后开始，术者一手握住跖骨截骨端以保持稳定，另一手固定术足第一趾远端，做第一跖趾关节的跖屈和背伸活动。如术后功能锻炼不到位，门诊复查时进行手法整复，以加强跖趾关节活动度。本组患者术后跖趾关节活动度均良好，未出现蹈僵硬情况，也避免了由于术后康复锻炼不当导致的转移性跖骨头下疼痛及其他合并症问题。

第二节　中西医结合微创治疗蹈外翻的随访研究及远期疗效研究

一、蹈外翻术后转移性跖痛症研究概述

蹈外翻是足踝外科常见疾病，除了保守治疗外，许多患者接受手术治疗，但是术后出现转移性跖痛症却常成为患者复诊的主要原因之一。尽管有许多手术被设计出来治疗跖痛症，无论是在跖骨基底、跖骨干部或是跖骨远端截骨，其目的只有一个：尽可能减轻相应跖骨头下压力，从而减轻局部疼痛，同时要保证邻近跖骨头下的负荷在正常范围内。但此类手术存在一定不足，术中具体跖骨短缩量，跖骨截骨远端移位量仍没有一个准确的参考，如果采取了不合适的手术干预，又有可能导致相邻跖骨负荷加大，引起新的继发转移性跖痛症。因此，有必要对蹈外翻术后转移性跖痛症的病理机制及治疗有一全面了解，以便在术前制订最佳的手术方案。

1. 蹈外翻术后转移性跖痛症的病理机制　首先从蹈外翻手术矫正蹈外翻畸形的机制谈起。蹈外翻畸形，不是单一平面的畸形，它是复合畸形。在水平面上，存在蹈趾外展，跖骨内收畸形，包括骨性结构异常，如第一跖骨远端关节角异常，趾间关节角异常，跖趾关节角异常，第一、二跖骨间角异常等畸形；矢状面上第一跖骨列异常松弛，第一跖骨头向背侧移位；冠状面上蹈趾呈旋前位。蹈外翻的手术治疗大致分为四大类：第一类是软组织手术，代表手术为蹈囊切除术、内收肌松解术、Mcbride 手术；第二类为骨组织手术，包括第一跖骨远端截骨（Chevron、Wilson）、第一跖骨中部截骨（Scarf、改良 Ludloff）、第一跖骨基底截骨（楔形截骨、新月形截骨）、第一跖楔关节融合术（Lapidus）、蹈趾近节趾骨截骨术（Akin）、趾间关节成形术；第三类为组合手术；第四类为关节置换术。术前全面、详细的查体，

细致的足部X线片观察，选择合适的手术方法，是手术后不出现转移性跖痛症的关键。

（1）第一跖骨长度异常：踇外翻畸形主要存在第一跖列的畸形，而大多数踇外翻手术是针对第一跖骨进行操作，因此跖骨的长度会因截骨角度及截骨工具的变化而变化（因截骨量的多少而改变）。常见的问题是术后第一跖骨过度短缩。适当短缩对踇外翻手术有利，可以减少关节内容量，缓解关节内挛缩，但短缩过多，对足的静力及动力平衡会造成很大影响：①对足静力平衡的影响。足的特定骨性解剖形态形成足的横弓与纵弓，以维持足的静力平衡。即第一、五跖骨头和跟骨最低点，三点划线形成一个三角形，三角形任何一条边线的改变，皆会改变三角形的形态。而第一跖骨短缩，势必使三角形的边线长度改变，从而破坏了足的静力平衡。另外，第一、五跖骨头是维持足横弓的主要骨性结构，第一跖骨短缩和位置改变会使横弓角度随之变化，同样影响足的静力平衡。②对足动力平衡的影响。足的肌腱、肌肉、韧带及关节囊等软组织是维持足动力平衡的主要结构。当第一跖骨过度短缩后，跖趾关节的关节囊、内收肌、伸屈肌肌腱等结构的松弛，影响足的动力平衡。随之足弓塌陷，踇趾屈、伸肌力下降，正常足趾推进期踇趾蹬地力减弱，而其他足趾屈肌代偿增加，引起锤状趾或爪状趾，近侧趾间关节背伸，压迫跖骨头偏向跖侧，引起局部胼胝，最终引起疼痛。国外学者对135名采用Wilson截骨的踇外翻术后患者（240足）进行随访，随访（4.19 ± 1.29）年。他们发现，第二跖骨头下疼痛与第一跖骨短缩呈明显的正相关，相似的结果也出现在第三、四跖骨头。也有学者应用改良Wilson截骨术治疗137例患者，术后平均随访4.1年，第一跖骨平均短缩3.8mm，他们也得出第一跖骨短缩度与第二至四趾转移性跖骨痛呈正相关。有关第一跖骨短缩限值，目前仍未有定论。到底短缩多少最为合适？Keogh P等提出，第一跖骨短缩最多不能超过4mm，否则第二跖骨头下会出现疼痛。而Mann认为，第一跖骨短缩2~3mm就会潜在增加术后出现跖痛症的风险。除了相对长度之外，Schemitsch等提出，因摄片时X线球管高度，投照方向不尽相同，所得X线片放大率就不一样。从不同放大率的X线片中测得第一、二跖骨绝对长度不可信，因此他采用第一、二跖骨绝对长度之比作为观察值，他的研究结果表明：在此值小于0.825的群体中，50%的患者在第一跖骨短缩截骨术后出现第二跖骨头下疼痛。还有一种观点认为，除了短缩量要考虑之外，还要保持其他跖骨头处于“和谐”的位置。正常各跖骨头的位置，形成一抛物曲线（Maestro曲线）。第二跖骨头中点至后足中点连线（距骨头最内侧与跟骰关节最外侧连线中点）是足部的轴线，从腓侧籽骨中心向足纵轴做一垂线，此线通过第四跖骨头中心或中1/3。第一跖骨长度基本等长于第二跖骨，或不低于第二跖骨长度3mm。第三、四、五跖骨相对于第二跖骨的长度，分别为3mm、6mm、12mm，但可在此基础上浮动20%。

（2）第一跖骨截骨远端向背侧移位：正常足在行走过程中，足的负重中心自足跟向前足转移，依次从第五跖骨头向第一跖骨头过渡，最后转移至踇趾尖，足趾推离结束。踇外翻术后，第一跖骨短缩，远端会自然移向背侧近端。或由于患者过早负重，截骨远端向背侧移位，在此位置愈合。静态下，足会处于旋前状态，外侧跖骨尤其是第二、三跖骨因跖楔关节固定，而不得不负担过多的负荷。正常行走时，外侧跖骨头因距地面最低而优先负荷，而且第一跖骨头因相对移向背侧，外侧跖骨头负荷时相延长，此种状态的持续，渐渐会引起前足负荷过度，导致跖痛症。我们对79足踇外翻微创术后胼胝痛的研究中，疼痛加重5足，其中4足第一跖骨头处于非跖屈跖移位；疼痛减轻74足，其中64足处于跖屈跖移位。可见术中和术后保持第一跖骨头跖移，对跖痛症的预防有着重要作用。陈晖、王斌等采用Scarf截骨治疗中、重度踇外翻患者25例，只有1例出现转移性跖骨痛，他们分析主要和截骨不当引发的第一跖骨头上抬有关。

（3）第一跖楔关节异常活动：第一跖楔关节的活动包括上下、水平和旋转活动，而旋转活动度非常微弱，可忽略不计，水平活动度也较小。第一跖楔关节上下活动，即矢状面活动，是第一跖楔关节主要的活动方向，其活动范围直接关系第一跖骨头负重和足横弓的形态。当第一跖楔关节活动异常增大时，负重后，因为第一跖骨向背侧移位，前足呈现旋前状态，而外侧跖骨，尤其是第二跖骨由于解剖因素不能同时向背侧移位，导致外侧负荷势必增大以致引起跖痛症。Justin Greisberg 等研究了 352 名足踝疾病患者的第一跖列活动度，288 名无跖痛症患者，64 名跖痛症患者，跖痛症组第一跖列活动度及抬高程度较无跖痛组明显增高（P<0.000 2），跖痛组抬高 5mm，总共上下活动为 9mm。而无痛组抬高 3mm，总共能上下活动 7mm。第一跖骨抬升范围较整个关节活动对跖痛症的影响更大些。桂鉴超等的研究表明：第一跖楔关节的活动范围与转移性跖骨头下疼痛相关（P<0.01）。他主张对于第一跖楔关节活动度增大，同时有转移性跖骨头下疼痛、楔骨间隙分离、第一跖楔关节炎的患者，行 Lapidus 手术（跖楔关节融合术），否则容易复发转移性跖骨头下疼痛。

（4）次要跖趾关节畸形：踇外翻术后，尤其是当踇趾过短或是踇趾屈伸活动范围减少后，足趾因推离的需要，屈肌肌力代偿增大，足趾内外侧肌力平衡受到影响，最终会引起锤状趾、爪状趾或槌状趾。另外，跖趾关节半脱位及脱位会引起跖骨头下的纤维脂肪垫随着跖板的移动而向远方移动，引起跖骨头下软组织的保护减少，增加步态中跖骨头下的压力。而且，当跖板随着畸形滑向跖骨头前方时，与邻近的跖板粘连。同时，跖横韧带与跖筋膜的滑动在跖骨头处产生强大的向下压力，称为“活塞效应”，更加重了跖骨头处的压力。跖骨头下压力增加，跖侧软组织磨损加大，受伤概率增加。

2. 踇外翻术后转移性跖痛症的治疗

（1）保守治疗：保守治疗对于尚不严重的跖痛症疗效较佳，包括矫形鞋治疗、小腿肌肉锻炼、理疗、口服药物等。平日里患者可以选择穿柔软且弹性较好的鞋子，在鞋内加衬前足跖骨垫或特制的足弓垫，使前足及跖骨头处的应力再分布，以改善疼痛。足底胼胝的局部磨除可减少难治性角化病跖侧压力，暂时缓解疼痛。小腿肌肉锻炼对维持或加强足弓的动态平衡有着重要作用：腓肠肌或腓肠肌-比目鱼肌伸展活动，可延长小腿三头肌，从而降低前足应力；胫骨后肌、腓骨长肌功能锻炼，能增加足纵弓及横弓的维持力，避免足弓塌陷。我们对 77 例 144 足踇外翻患者术后进行康复疗法，通过对跖趾关节的主动和被动锻炼，局部手法松解等，恢复关节功能，减少了转移性跖骨头下疼痛等手术并发症的发生。

（2）手术治疗：当保守治疗无效后，可考虑行手术治疗。

1）第一跖骨延长术：主要针对踇外翻术后第一跖骨过度短缩患者，有学者应用一次延长术对 16 名医源性跖骨短缩患者进行治疗，发现延长 10mm 时可以缓解所有患者产生的跖骨痛症状，当延长 8mm 时，只有 50% 得到缓解，他们认为延长超过 8mm 是能够实现的，而且可以取得良好效果。Jason M 等应用 Orthofix 微型外固定支架延长术治疗第一跖骨短缩引起的医源性跖痛症，术后第一跖骨延长至与第二跖骨接近。第一跖骨与第二跖骨长度比由术前的 77.1%，变为术后的 93.8%。此种方法治疗的 5 名患者术后跖痛症状消失，并且无相关并发症出现（如骨折不愈合、畸形愈合、踇僵硬等）。Toth 等应用 Wu 氏截骨术治疗踇外翻，在第一跖骨颈处做一垂直于跖骨干的截骨，术中延长第一跖骨，平均延长 0.3mm，他们发现第二、三跖骨痛与第一跖骨的延长呈负相关，第四、五跖骨未见类似结果，第二至五跖骨痛与 HVA、IMA 未发现相关性，同时他们认为第一跖骨延长可以预防转移性跖骨痛的发生。尽管第一跖骨延长术不如跖骨短缩术常用，但以上的研究表明，在第一跖骨特别短时，增加第一跖骨长度可使塌陷的前足横弓得到改善，同时使塌陷的内侧纵弓有所恢复，第一跖骨头下的负荷增加，第二、三跖骨头下负荷相对减少，跖骨头下压力重新再分布，可减少转移性跖痛症的发生概率。

2）次要跖骨短缩术：相对于第一跖骨延长术，次要跖骨短缩术更为大多数医生所接受。

①跖骨远端截骨：目的在于抬高或是短缩跖骨，减少跖骨头向跖侧突出和疼痛。

Helal 手术：颈部斜形截骨术，截骨后断端不做内固定，术后嘱患者下地行走，目的是让截骨远端自行抬高至合适的位置自行愈合。此方法治疗跖痛症确有其优势，但如不做内固定，患者早期下地行走，截骨断端的移位不可控制，因断端不稳定，往往会导致骨折不愈合或残留跖痛症，甚至因术后跖骨头过度抬高引起新的转移性跖痛症。经皮微创跖骨颈截骨术，严格意义上说也是Helal手术的一种，截骨方向自远端背侧斜向近端跖侧，截骨后无需固定，术后早期下地负重。不同于单纯Helal手术的是，其截骨要参考Leventin方程，如果第三跖骨头下疼痛，截骨需在第二至第四跖骨；如果是第四跖骨头下疼痛，可在第三、第四跖骨截骨。J. E. Salinas-Gilabert等应用微创跖骨颈截骨术治疗跖痛症患者37名，平均随访15个月，满意率达93.2%，AOFAS评分平均91分，其中有5名患者跖痛复发，2名患者发现有转移性跖痛症；X线示跖骨短缩平均2.9mm，跖趾关节活动并无明显减少。

Weil手术：跖骨颈部截骨，通过控制截骨的厚度和跖骨头向近侧方向的滑移达到短缩抬高跖骨头的目的。Weil截骨术可有效维持第二至第五跖列曲线，恢复跖骨相对长度，纠正跖趾关节脱位或半脱位，从而使前足应力再分布。该术式对跖骨过长引起的跖痛症特别有效，有研究证实Weil手术后第二跖骨下方中立位时和足跟抬高时应力分别下降36%和65%。薛剑锋等应用Weil截骨术治疗踇外翻合并的跖痛症，跖骨短缩3~8mm，平均4.5mm，术后18足跖痛症状全部缓解，7例好转，所有患者日常生活正常。应用这项技术时应注意：a. 保持截骨平面和足底平行，否则有可能造成跖骨头的跖侧移位，影响术后疗效。b. 跖骨的短缩应根据患者术前的症状以及和相邻跖骨的相对长度关系来决定，原则上应注意跖骨头的排列曲线，即第一跖骨和第二跖骨等长或第二跖骨稍长（<2mm），第二至第五跖骨长度依次递减。c. 可以根据实际情况，使用厚锯片截骨达到防止过度跖移截骨远端的目的。d. 注意避免螺钉太长向下穿透跖骨头引起术后医源性跖痛。e. 固定跖骨头的螺钉进针点应避免过于靠近远端而影响关节活动，术中尽量保护跖骨头关节面和周围软组织；术后早期活动跖趾关节，避免关节僵硬。Weil截骨术的缺点是术后易出现飘浮趾。

②跖骨干斜形截骨：跖骨干斜形截骨相对颈部截骨具有骨折断端接触面积大，截骨断端易于愈合的优点。John G. Kennedy等采用跖骨干斜形截骨术治疗32名跖痛症患者（42个跖骨干），截骨自近端外侧向远端内侧，将跖骨远端向近端推移，根据足中立及足趾背伸位，以第一和第四跖骨长度为参考，进行相应短缩，最后以钢丝固定截骨断端。术后平均第二、第三跖骨短缩3.4mm（1~5mm），相对毗邻的跖骨长度，差别分别为0.7mm和0.3mm。结果31名患者跖痛症消失，仅有1名需要再次手术治疗。作者认为术中判断截骨后跖骨的位置最为重要，尽管也许截骨量合适，跖骨头或许在矢状面仍存在异常。他们采用两种方法来判断跖骨头的位置：一是将跖趾关节、后足及踝关节置于中立位，模拟足部站立相，以食指卷曲放于各跖骨头下，调整跖骨头位置，保证各跖骨头相对内侧毗邻的跖骨向跖侧突起。二是让足趾跖趾关节背伸，模拟足在足趾推进期，以同样的触摸方法调整跖骨头位置。跖骨干斜形截骨术，可以根据相邻跖骨调整跖骨头位置，同时改变跖骨长度。不足之处是截骨断端愈合时间较长，相对于Weil截骨，其愈合时间为10周，甚至15周。

Jones手术：主要针对踇趾过短，其他趾过长，跖趾关节失稳的跖痛症患者。该手术是将足趾短缩，趾间关节融合，放松屈肌腱，同时将趾长伸肌腱移位至相应跖骨颈。目的：一是减少趾长伸肌腱对末节趾骨的牵拉，即减少趾长屈肌被动张力增大，跖趾关节背伸肌力下降，减少出现次要跖趾关节脱位的概率；二是将跖骨颈向背侧提拉，减少跖骨头向跖侧下压的趋势。

3. 总结　踇外翻术后出现转移性跖痛症，首先在于预防，即治疗踇外翻时要根据患足的病理特点选择合适的手术。出现转移性跖痛症后，首先选择保守治疗，如改变步态姿势、使用矫形鞋垫、增加足趾肌肉锻炼等，若保守治疗无效，再考虑手术干预。

手术时需注意以下事项：

（1）保持第一跖骨相对长度，确保踇趾功能恢复，踇趾关节活动正常及踇趾推进肌肌力正常。

（2）不论跖骨短缩或延长，要保持毗邻跖骨头排列曲线的合理，手术要对受累跖骨进行处理，还要根据全部跖骨头的位置关系决定是否需要处理相邻跖骨。

（3）截骨后，要保证截骨断端稳定，确保骨折愈合，防止出现骨折移位，以及其他跖骨过度负荷，继发引起新的跖痛症状。

二、踇外翻术后转移性跖骨痛的多因素回归分析

1. 目的　探讨踇外翻术后转移性跖骨痛的危险因素，为踇外翻术后前足底疼痛的预防及治疗提供理论参考依据。

2. 方法　采用回顾性研究方法，对 2007 年 3 月至 2009 年 12 月在我科用中西医结合微创技术治疗的踇外翻患者进行术后随访。共有符合纳入标准而无排除标准中任一项的 41 名患者（67 足）参加此项研究，其中术后出现转移性跖骨痛的 20 足为观察组，术后未出现转移性跖骨痛的 47 足为对照组，随访时间 1 年以上，平均 17 个月。研究人员按研究方案填写回访表，内容包括年龄、随访时间、踇趾外翻角、第一与第二跖骨间角、第一跖骨短缩度、第一跖骨近端关节固定角、足内侧纵弓角、第一跖趾关节活动度、第一跖楔关节矢状面活动度、推进期第二跖骨头下压力及踇趾下压力。对可能影响踇外翻术后转移性跖骨痛的高危因素进行单因素分析与 logistic 多元回归分析。

3. 结果　logistic 回归分析结果显示，术后踇趾跖趾关节活动度、第一跖楔关节活动度、第一跖骨短缩（相对第二跖骨）为踇外翻患者出现转移性跖骨痛的危险因素。

4. 结论　术前针对每一只踇外翻患足的具体病理变化进行细致分析，选择相应的手术方法，尽量避免第一跖骨过度短缩和第一跖楔关节过度活动，而且要注意术后踇趾功能的恢复，只有这样才能有效降低患足出现转移性跖骨痛的概率，提高手术疗效。

5. 讨论　踇外翻矫正术中，骨组织手术占据相当重要的地位。截骨主要集中在第一跖列，包括跖骨远端截骨术、跖骨干截骨术、跖骨基底截骨术、趾骨截骨术和跖楔关节融合术。这些手术方法各异，有不同的适应证。但不论是何种手术，术后第一跖列的结构会相应发生改变，这些改变是否能恢复至正常功能要求，对预后往往产生一定影响。以往的研究发现，跖骨短缩、异常的跖骨排列、异常增高的跖骨头下压力会引起转移性跖骨痛。但这些研究多以单一因素为主，主要比较两组间单一因素的差异，不能全面揭示跖骨痛的影响因素，对影响因素的影响大小不能做出评价，所以对临床治疗的指导缺乏全面性。另外，由于转移性跖骨痛往往是多因素综合作用的结果，采用多因素分析可以避免各个因素之间的交互作用或因某些干扰因素而造成的假象，克服单因素分析的片面性。本研究通过 logistic 多元回归分析，共筛选出 3 个转移性跖骨痛的危险因素，分别为第一跖骨短缩度（相对于第二跖骨）、第一跖楔关节活动度及第一跖趾关节活动度。

第一跖骨短缩过多，大多是由于手术方式的选择不合适，或是术中截骨过多导致。第一跖骨截骨不可避免出现跖骨短缩，但短缩程度因手术术式、术者实际操作而异。过度的第一跖骨短缩会改变跖骨头正常的毗邻位置关系，造成足过度旋前。短缩的跖骨在足站立及行走时，不能正常承担负荷，这就要求其他跖骨要负担过多的压力，相应地，其下方软组织的损伤便首当其冲。跖骨头下局部的软组织出现反应性炎症，跖趾关节囊滑膜肥厚、跖板损伤，继发引起转移性跖骨痛。

我们的研究也发现第一跖骨短缩是踇外翻术后转移性跖骨痛的一个危险因素。跖骨短缩越多，患者出现踇外翻术后转移性跖骨头下疼痛的危险越大。值得注意的是，有研究发现，跖骨轻度短缩并不造成明显症状，无须处理。Mann 报道了 109 例踇外翻术后患者，经 X 射线证实跖骨抬高者占 28%，但均无临床症状。Broughton 也报道 Mitchell 术式后跖骨向背侧抬高不大于 10° 不会引起转移性跖骨痛。似乎这些研究与我们的研究结果有些出入，但关键点就在于对轻度短缩的理解。Duke and Kaplan 认为，第一跖骨短缩 7mm 会引起跖骨头抬高 2mm，即大约 20° 跖骨倾斜度的改变，我们推测：

轻度短缩的范围是 3~4mm。当跖骨短缩超过此值后，如果不跖屈跖骨截骨远端以抵消跖骨短缩，必然引起足部负重点向外侧转移。这与大多数文献报道是一致的。

䠷外翻术后䠷趾跖趾关节活动度减少是常见并发症。Jones 等发现大约有 8% 跖骨远端截骨的患者有跖趾关节活动受限问题。Horne 对采用 Chevron 截骨的 76 足术后患者进行 3 年随访，发现有 26 足第一跖趾关节活动度少于 30°。Meier and Kenzora 描述 60 足行 Chevron 截骨，术后跖趾关节活动从术前的 78° 降至 61°。但是术后跖趾关节需要多大的活动度，才能获得最佳的功能及活动未被记载。根据 Root 等观点，跖趾关节最小的生理需要量，要保证相对跖骨有 65°~75° 的屈伸度。只有这样才能在足趾离地时，䠷趾跖趾关节成为一个坚强的支柱，利于后期推进。我们的研究发现，疼痛组䠷趾跖趾关节活动度平均为 53°，而非疼痛组平均为 65°，这提示䠷趾跖趾关节活动度越大，出现转移性跖骨痛的危险越小。跖趾关节活动减少的主要原因是：①跖骨过度短缩、抬高或跖屈过多，肌腱收缩需滑行更长的距离才能带动关节；②术中关节囊因手术损伤致其滑膜层变得粗糙，不光滑，加上术中止血不充分，关节囊内积血，血肿机化导致大量瘢痕增生，限制关节活动；③术后关节功能锻炼过晚，或是锻炼未到位；④术前或术后䠷趾跖趾关节骨性关节炎严重，活动范围本身就小。针对上述原因，术前要注意跖趾关节退行性改变的程度，选择不影响或少影响关节的手术方式；术中注意勿过多短缩跖骨，保护关节囊，小心止血；术后注重跖趾关节早期功能锻炼。

第一跖楔关节是足内侧纵弓的重要组成部分，其结构稳定对于前足、中足有着关键作用。跖楔关节跖侧有坚韧的 Lisfranc 韧带加强，胫后肌腱及腓骨长肌腱形成绊，稳定足横弓和纵弓。外伤致 Lisfranc 韧带损伤，或是年龄增大，胫后肌、腓骨长肌肌力下降，第一跖骨在负重时会移向背侧，但因为第二跖骨解剖结构相对稳定，不能抬高，故第二跖骨承担相当大的负重，引起转移性跖骨痛。第一跖楔关节的活动包括上下、水平和旋转活动，而旋转活动非常微弱，可忽略不计，水平活动也较小。第一跖楔关节上下活动，即矢状面活动是其主要的活动方向，其活动范围直接关系第一跖骨头负重和足横弓的形态。第一跖楔关节稳定与否可通过测量第一跖楔关节活动度来判断。目前尚无大量的流行病学统计资料研究正常的第一跖楔关节活动度是多少，但有时根据查体情况，结合 X 线表现，如果第一跖楔关节侧位上出现开口征、第二跖骨骨皮质增厚，可判断第一跖楔关节活动度增大，这时就需要在术前考虑对此病理改变进行纠正。

䠷外翻虽然表现为䠷趾外翻外展畸形，䠷趾内侧红肿疼痛，但其病理变化各异，主要包括：①第一跖骨内收，跖骨头内侧骨赘形成，出现䠷囊炎；②籽骨向外侧移位；③跖趾外侧关节囊挛缩；④前足横弓减弱或消失，足底胼胝形成。根据䠷外翻不同病理阶段的畸形特点，治疗方案也应有不同的侧重点。详细全面的术前评估和个体化的矫形术式是获得良好矫形效果的关键。需要注意的是，在治疗䠷外翻的同时，应尽可能避免发生转移性跖骨痛。这就要求治疗者在术前对患足进行详细的查体及 X 线观察，手术计划要考虑到第一跖骨相对第二跖骨的长度是否过短，第一跖楔关节是否存在不稳，手术方式是否存在术后䠷趾跖趾关节受限的不足，等等。另外，术中的手术操作、微创技术的实施、术后患趾功能锻炼等都与跖骨痛的发生有关。对于第一跖骨本身过短的患者，最好不要选择 Keller、Mitchell 等术式，应选择术后跖骨短缩量少的截骨方式，如 Chevron、Scarf 等截骨术；如果病理改变需要，必须选择前者，要在截骨后，适当跖移截骨远端骨折块，以抵消跖骨短缩。对于跖趾关节退变明显的，关节活动轻度受限的患者，尽量不选择涉及关节面的截骨术，如 Reverdin 等手术，而选择跖骨干及基底截骨术或䠷趾跖趾关节置换术。对于术前第一跖列过度活动的患足，应考虑行改良的 Lapidus 手术，固定第一跖楔关节的同时保证第一跖列尽可能少的短缩。

总之，䠷外翻术后转移性跖骨痛是多种因素共同作用的结果，通过本项研究，我们得出：䠷外翻术后转移性跖骨痛与第一跖骨短缩度（相对于第二跖骨）、第一跖楔关节及第一跖趾关节活动度有着密切关系。第一跖趾关节活动为保护性因素，其余两者为高危因素。当然限于本研究的病例数及观察指标的有限，有可能还存在其他因素是我们没有考虑到的，这需要我们之后的研究工作继续深入。

三、跖籽关节炎与踇外翻关系的临床研究

1. 目的　探讨跖籽关节炎与踇外翻严重程度的相关性。

2. 方法　回顾分析 162 例（302 足）踇外翻患者的原始资料（包括病历、踇外翻数据表、术前 X 线片等），对其进行病例分析研究。其中，男性 8 例 15 足，女性 154 例 287 足；年龄 15~78 岁，平均 48.4 岁。对跖籽关节炎与踇外翻的严重程度进行相关性研究。

3. 结果　经统计学分析（$P<0.05$），跖籽关节炎罹患率及严重程度与踇外翻的严重程度有较强的相关性。

4. 结论　跖籽关节炎的发病率随踇外翻严重程度的增加而增加；跖籽关节炎的严重程度随踇外翻的严重程度增加而增加，均呈正相关。

5. 讨论

（1）跖籽关节的解剖：跖籽关节籽骨关节面覆盖透明软骨，与第一跖骨头关节面向近侧延长的两个沟状籽骨关节面（被籽骨嵴隔开）相关节。籽骨关节面在冠状面上呈凸面，在矢状面上呈凹面，纵轴略大于横轴，籽骨无光滑骨膜，籽骨关节面边缘为关节囊所附着，其余部分包埋于踇短屈肌腱束中，籽骨有条内在肌腱和籽骨间韧带、跖籽骨间韧带、趾籽骨间韧带相连，形成纤维软骨板样结构，活动性很小，可做前后滑动，所以两粒籽骨位置相对固定。跖籽关节是滑膜关节，籽骨位于关节囊内，关节面间存在滑膜和滑液。本研究中跖籽关节的解剖是基于长期临床实践及手术所见所得，为详细了解跖籽关节的解剖还需进一步由实际尸体解剖得出，待进一步研究。

（2）跖籽关节炎与踇外翻的关系：跖籽关节炎的罹患率与踇外翻严重程度之间的关系经统计学分析，得出跖籽关节炎的发病随踇外翻的严重程度增加而上升。在跖籽关节炎的严重程度与踇外翻的严重程度之间的关系研究中，经 χ^2 检验得出各组数据间存在显著差异，但结果显示，病程、年龄及性别因素也会对二者之间的关系造成影响。尤其是在病程较短的重度踇外翻患者中就会出现轻度甚至相当数量的无跖籽关节炎的情况，还有年龄较轻的病程较长的严重踇外翻患者中也可能会出现轻度或者无跖籽关节炎的情况。

经过单因素 logistic 回归分析，男性比例仅占 5%，变异比较小，不能成为跖籽关节炎和踇外翻严重程度之间的影响因素。而年龄越大，跖籽关节炎的严重程度越高。考虑到年龄、病程对跖籽关节炎的影响均有统计学意义，采用多因素 logistic 回归分析，病程对跖籽关节炎的影响变得无统计学意义，而校正了病程因素后，踇外翻的严重程度与跖籽关节炎的关系仍有统计学意义。

因此，在今后的临床工作中，对于第一跖骨头下疼痛的问题，在考虑踇外翻原因的同时也要将跖籽关节炎的因素考虑进去。治疗方面，可以提示在明确诊断跖籽关节炎后，行针刀或手法早期治疗跖籽关节炎，防止病情加重，跖籽关节结构发生改变，从而导致或加重踇外翻的形成。对于跖籽关节炎的具体治疗方面，还需在临床研究工作中不断完善。

四、中西医结合微创法治疗踇外翻后对籽骨复位的临床研究

1. 目的　观察中西医结合微创法治疗踇外翻后籽骨复位情况。

2. 方法　通过 81 例（150 足）踇外翻患者经中西医结合微创法治疗前后负重位 X 线片，观察第一跖骨头下籽骨复位情况。

3. 结果　经中西医结合微创法治疗后，籽骨复位总有效率达 96.67%，术前与术后 6 周和 12 周均

存在显著差异，有统计学意义；术后3个月、半年、1年TSP无明显差异，无统计学意义。

4. 结论　中西医结合微创法治疗踇外翻后对第一跖骨头下籽骨脱位有着明确复位作用。

5. 讨论

（1）籽骨脱位与踇外翻的相关性：第一跖骨籽骨系统在踇外翻的发生发展过程中起重要作用。胫腓侧籽骨的肌肉附着不同，踇展肌和踇短屈肌的内侧头止于胫侧籽骨，而踇收肌和踇短屈肌的外侧头止于腓侧籽骨。正常情况下，这两组肌群处于动态平衡之中，所以不发生踇外翻畸形。在外力作用下，如所谓"绞盘式机制"，加重第一跖骨内翻，跖骨内翻导致籽骨相对半脱位，跖骨籽骨系统发生附着肌群的力量失衡，踇展肌向腹侧移位，力量减弱，而踇收肌力量相对增强，牵拉近节趾骨向外侧移位，使踇外翻的畸形更明显。温建民提出踇趾外翻的发生与矫正不仅与骨组织有关，而且与肌腱等软组织密切相关。软组织的平衡在矫正术中至关重要。因为籽骨和足部肌肉肌腱关系复杂，所以籽骨在平衡软组织时起到了非常重要的作用。

（2）中西医结合微创法对籽骨的复位作用：术前与术后（负重位）TSP数据统计结果显示，籽骨位置从术前的5.8左右恢复到3.13（6周）和3.36（3个月），术前和术后籽骨位置均存在显著性差异。表明中西医结合微创法在矫正踇外翻畸形时对第一籽骨脱位有明确的复位作用。

术后（负重位）6周与3个月TSP数据统计：术后6周为3.13，而术后3个月为3.36，存在显著性差异。这就说明术后6周至3个月这段时间里，骨折端没有完全骨性愈合，可能由于多种原因，如过度行走、扭伤等造成籽骨位置发生改变，为保证手术效果，要求术后3个月复查是非常有必要的。

术后3个月与术后半年、术后半年与术后一年TSP数据统计显示：籽骨位置术后3个月时约3.36，术后半年约3.40，术后1年约3.43。其位置无明显差异，无统计学意义。考虑3个月后骨折端基本达到骨性愈合，骨与软组织位置相对固定，所以籽骨位置不会发生显著改变。

五、踇趾外翻足负重位、非负重位下X线测量指标与跖骨头下疼痛相关性的临床研究

1. 目的　通过踇趾外翻足负重位和非负重位的X线测量指标分析，探讨踇趾外翻畸形时负重位、非负重位下X线测量指标差值变化与踇趾外翻畸形、跖骨头下疼痛的相关性。

2. 方法　通过对2012年5月至2012年12月194例（383足）踇趾外翻患者跖骨头下疼痛观察并摄患足负重位和非负重位下的正侧X线片，分别测量踇趾外翻角（HVA）、1-2跖骨间角（IM1-2）、1-5跖骨间角（IM1-5）、内弓顶角（TAOTMLA）、前弓角（AAOTMLA），比较其负重与非负重位下的差异，并分析它们（除HVA）的差值与踇趾外翻畸形、跖骨头下疼痛的相关性。

3. 结果　194例踇趾外翻患者，383足中296足存在跖骨头下疼痛，踇趾外翻足负重位1-2跖骨间角、1-5跖骨间角、内弓顶角较非负重位均明显增加（$P<0.01$），而踇趾外翻角和前弓角则反之（$P<0.05$），1-5跖骨间角的差值与踇趾外翻畸形程度密切相关（$P<0.05$），并与跖骨头下疼痛密切相关（$P<0.05$）。

4. 结论　踇外翻畸形严重程度及跖骨头下疼痛程度与1-5跖骨间角差值呈正相关。负重与非负重位下，1-5跖骨间角差值能在踇外翻早期很好地预测足弓塌陷程度，为跖骨头下疼痛的早期预防提供参考。

5. 讨论

（1）足部负重与非负重位下拍摄X线片及相关测量指标的意义：国内外研究显示，负重是足部的主要生理功能之一，某些足部畸形只有在负重下才能表现出来。Chhaya等认为，单纯应用负重位或非负重位摄片均不能全面评估足部的疾病，在条件允许的情况下应同时拍摄负重位和非负重位片，并

注意对比。张建中等人的研究发现，除踇外翻角以外，其余指标的数值均在负重时显著增加或减少，并认为负重位X线片反映了足部的特殊结构变化；因为在前足结构中，第二跖骨位置最为恒定，负重位1-2跖骨间角较非负重位明显增大，排除了楔骨倾斜及复杂的跖趾关节不平衡等因素的影响，直接反映第一跖骨内翻的程度，应作为手术参考的因素之一。从383足踇趾外翻足负重位、非负重位下影像学分析结果获知，踇趾外翻患者负重位、非负重位下HVA、IM1-2、IM1-5、前弓角、内弓顶角存在统计学差异。从结果可知，踇外翻IM1-2、IM1-5、内弓顶角负重位下所测的值较非负重位下所测的值大，而负重位下测量的前弓角小于非负重位下测量的结果，这些与文献报道相同。以上结果说明，足从非负重状态到负重状态时，前足扇形张开，足纵弓压低。在影像学上表现为IM1-2、IM1-5增大，提示前足横弓降低，而前弓角减小及内弓顶角增大，提示内侧纵弓降低。说明踇外翻足从非负重到负重位的过程中，由于自身重力的作用使得足横弓和纵弓出现不同程度的下降，这样从侧面反映足底软组织在体重的作用下维持足弓的力量，说明一些足部畸形只有在负重下才能表现出来，如本研究中可见踇外翻足的足底软组织力量减弱表现在影像学中为足弓的塌陷程度增加。

（2）负重位、非负重位下测量指标差值与踇外翻畸形程度的相关性：全部踇外翻患者，其IM1-2差值、IM1-5差值均与畸形程度具有相关性，提示当踇外翻畸形程度加重时，前足横弓塌陷有明显改变，同时反映当踇外翻畸形越严重时，维持横弓的足底韧带及肌肉，如踇趾内收肌、跖骨间肌等力量减弱。踇外翻根据畸形程度可分成轻、中、重三度，重度踇外翻中，IM1-2差值、IM1-5差值、内弓顶角差值均与踇外翻畸形具有相关性，而轻、中度均无相关性。这说明当畸形程度尚轻时，维持足弓的足底肌肉力量未出现明显减弱，使得足弓未出现明显塌陷。但通过将轻、中度踇外翻畸形合并再次分析时，IM1-5差值与畸形程度再次出现相关性。可能的原因为轻度和中度合并后，样本量增大，使得IM1-5差值与畸形程度呈现相关性，说明在轻、中度患者中已经有部分患者出现横弓塌陷。结果示踇外翻足负重位较非负重位下，IM1-5随HVA的增加有增大趋势，说明IM1-5差值变化能较为灵敏地体现畸形初期的病理改变，这是因为在病变早期，维持足横弓的韧带及肌肉将首先出现应力松弛，可能与踇趾内收肌、跖间横韧带提前劳损有关，继而导致足横弓的塌陷。

（3）负重位、非负重位下测量指标差值与跖骨头下疼痛的相关性：跖骨头下疼痛的主要原因是足弓的塌陷引起负重异常，从而出现第一跖骨头负荷减少，第二、三跖骨头负荷增加，前足弓的负重外移。跖骨头下疼痛与踇外翻畸形呈正相关，这些结果在生物力学研究中被证实。本研究显示，在一定程度上，踇外翻畸形及跖骨头下疼痛程度可通过足底足弓塌陷程度来解释。全部踇外翻足跖骨头下疼痛指数与IM1-5差值、前弓角差值具有相关性，这与踇外翻的病理改变密切相关，如第一跖骨的内翻、抬升、旋前，籽骨的外侧移位和跖间横韧带的连接松弛。当足负重站立时，足趾近节趾骨失去跖筋膜的牵拉，第一跖骨稳定性降低，背向活动增加，足纵弓前壁塌陷，这些解剖力学的平衡遭到破坏使得软组织如踇内收肌、踇长屈肌、跖骨间肌等紧张劳损，久而久之出现不同程度足底软组织的劳损松弛。以上说明IM1-5能很好地代表足横弓情况，而前弓角能很好地代表内侧纵弓情况。轻度和轻、中度患者跖骨头下疼痛都与IM1-5差值呈正相关性，即跖骨头下疼痛程度与横弓塌陷的程度呈正相关。重度患者跖骨头下疼痛与足弓塌陷并无相关性，这可能与足底肌肉及韧带的应力松弛和蠕变特性相关。长期负重存在使得软组织出现松弛、张力下降，以致足弓低平，故负重与非负重位下足弓变化不明显，跖骨头下疼痛有所减轻。综上所述，轻、中度踇外翻畸形足弓塌陷程度与跖骨头下疼痛呈正相关，故负重与非负重位下IM1-5的差值可反映跖骨头下疼痛的程度。

六、踇外翻远端截骨术后HAV角和IM角不同X线测量方法

1. 目的　确定踇外翻远端截骨术后适宜的HAV角和IM角X线测量方法。

2. 方法　采用影像学测量软件对踇外翻术后 X 线片进行测量，不同测量者使用 6 种方法测量同一张 X 线片；同一测量者使用 6 种方法测量不同 X 线片，对测量结果进行 Bland-Altman 分析和一致性评价。

（1）测量角度：HAV 角，即第一跖骨轴线和踇趾近节趾骨轴线的夹角；IM 角，即第一跖骨轴线和第二跖骨轴线的夹角。

（2）第一跖骨轴线的确定方法

方法 A：第一跖骨轴线通过第一跖骨长轴。

方法 B：在第一跖骨干不同水平标出两个跖骨干的平分点，连接这两个点。

方法 C：通过第一跖骨远端和近端关节面的中点的连线。

方法 D：通过第一跖骨头中心点和第一跖骨基底部中心点的连线。

方法 E：通过第一跖骨头中心点和第一跖骨干近端中心点的连线。

方法 F：通过第一跖骨头中心点和第一跖骨近端关节面中点的连线。

3. 结果　不同测量者使用 6 种方法对同一张片子测量，测量值之间的差异比较，差异无统计学意义。同一测量者使用 6 种方法测量不同 X 线片，方法 C 测量平均值最小，标准差和置信区间的范围最窄；其次是方法 A 和 D；方法 B 测量值的标准差及置信区间比其他方法大。方法 A 与 D 差值的标准差最小，方法 A 与 D 在可信区间内最接近，两者具有较高的一致性。

4. 结论　方法 A 利用测量软件自动确定第一跖骨轴线，重复性好，测量可靠、准确，可作为踇外翻术后 X 线软件测量的“金标准”。方法 D 在手工测量时第一跖骨轴线参考点唯一、重复性好、最为准确，可作为踇外翻远端截骨术后 X 线片的首选测量方法。

5. 讨论

（1）踇外翻术后相关角度测量方法研究现状：踇外翻目前临床常用的手术方法有十几种，大多数手术均通过第 1 跖列的截骨达到矫正畸形的目的，其均造成第 1 跖列的畸形。踇外翻术后 HAV 角和 IM 角的测量关键在第一跖骨轴线的确定，确定第一跖骨轴线的不同方法，造成了这两个角度测量值的差异，使不同临床研究之间的数据不具有可比性。Resch 等研究发现，使用不同测量方法测量同一张踇外翻术后 X 线片，结果会出现较大差异。

从文献资料看，踇外翻术后第一跖骨轴线的确定方法主要分为 3 类：①经典方法。根据第一跖骨近端和远端骨干的中点确定轴线。②根据基底部中心和跖骨头中心确定轴线。③根据第一跖骨两端关节面的中点确定轴线。第一跖骨轴线的 3 类测量方法又分为 6 种画线方法。

Schneider 等分别将 20 位术前和 Chevron 手术术后患者的负重 X 线片使用 5 种测量方法（A 方法 ~E 方法）进行测量，发现术前 5 种方法之间的差异微小，术后则表现出很大的差别，认为把跖骨轴作为术后第一跖骨轴线测量精度差，方法 D 是测量第一跖骨远端截骨术后角度最准确的方法。Srivastava S 等在其踇外翻 X 线测量的综述里也推荐了方法 D，并认为可用于 Scarf 手术和 Chevron 手术后 HAV 角和 IM 角的测量。

Allen 等回顾分析了第一跖骨近端截骨术后 IM 角的测量方法资料，跖骨轴线的确定方法绝大部分采用跖骨解剖轴法（方法 A），只有个别采用头部中心、基底部中心法（方法 D）。结果表明两种测量方法存在显著差异，认为方法 D 可能较方法 A 更准确，但需更多的临床研究来支持。

Shima 等通过 5 种测量方法（B~F）对第一跖骨基底部新月形截骨术后 X 线片测量，发现方法 B 和 E 在 5 种方法中可靠性较差。方法 C 虽较前两法稍好，但因为第一跖骨头外侧关节面边缘确定困难，影响其可靠性。方法 D 与方法 F 相比，其近端标志点靠近截骨端，方法 F 近端标志点在近端关节面中点，不受截骨端的影响，因此方法 F 具有更高的可靠性。Kopp 等对改良 Lapidus 手术治疗踇外翻

X 线前后对比中，使用的测量方法参照了 Coughlin 的踇外翻角度测量。

（2）踇外翻术后不同 X 线测量方法“金标准”的确立：HAV 角和 IM 角经典方法（方法 A）是根据跖骨干和踇趾近节的轴线确定，在术前测量中是公认的标准测量方法，可以认为其是术前 X 线测量的“金标准”。

踇外翻截骨术后，截骨造成第一跖骨畸形，手工测量很难准确确定第一跖骨轴线，造成测量的不准确。因此，为避免测量误差，临床上出现了许多踇外翻术后测量方法。最好的测量方法应具有标记点易于确定，尽量避免受截骨部位及跖骨解剖变异的影响，可重复性好等特点。

专业测量软件为术后畸形的第一跖骨轴线确立带来可能，通过测量软件提供的轴线确定工具，可以方便准确地绘制出第一跖骨轴线，基本上排除了因第一跖骨畸形对轴线确定带来的影响，测量可靠，准确性高，可重复性好。方法 A 在术前被认为是测量的“金标准”，由于第一跖骨轴线在软件测量时确定准确、可靠，可以将 A 方法作为踇外翻术后测量的“金标准”，用之评价其他测量方法。

（3）踇外翻 X 线不同测量方法 Bland-Altman 分析与一致性评价：Bland-Altman 分析法的基本思想是计算出两种测量结果差值的 95% 一致性界限，如果这个界限在临床实际中可被接受，则认为这两种测量方法具有较好的一致性，两种方法可以互换。反之，则不能认为两种方法可以互换。它解决了相关分析不能解决的问题，该统计方法在评价两种测量方法的结果一致性上更科学、简单、直观。

1）不同测量者之间的一致性分析：在 5 名不同测量者对同一张片子用 6 种方法测量中，测量者、测量值之间的差异比较，P 值均 >0.05，差异无统计学意义，说明测量者之间没有明显差异，质量控制有效，6 种方法均容易被掌握，测量者按照此方法进行测量误差较小。

2）同一测量者不同测量方法测量结果的一致性分析：方法 B 在第一跖骨干距远端关节面近端 1~2cm 范围内确定参考点，此参考点因受截骨的影响，不易确定，测量数值变异大，与方法 A 作一致性分析，95% 可信区间比其他几种方法都大，一致性最差，说明该方法最不可靠。大多数文献均为采用该法测量。

方法 C 为通过关节面中点的连线，由于关节面中点是唯一的，其两次测量值标准差和置信区间的范围最窄，测量数据信度高。但与方法 A 作一致性分析时，95% 可信区间比方法 D 要大，与方法 A 一致性较差。原因除 Schneider 和 Shima 提出的关节面内、外缘不易确定外，本组病例的主要原因是截骨远端“倒头”现象，关节面发生偏歪，如果仍采用关节面中点连线，会影响轴线的测量准确性，造成与方法 A 之间一致性较差。

方法 D 为通过第一跖骨头中心点和第一跖骨基底部中心点的连线。跖骨头中心点通过莫斯球的圆心确定，两个中心点都是唯一的一个点，受截骨部位影响小，手工测量时易于确定，可重复性好。其与方法 A 一致性最好，可作为手工测量的首选方法。这与诸多作者的研究基本一致。

方法 E 是通过第一跖骨头中心点和第一跖骨干近端中心点的连线，由于与 D 方法有一个相同的参考点，其与方法 D 一致性也较其他方法高，但近端骨干部莫斯球的确定，由于近端关节面远端 1~2cm 范围内参考点不是唯一的，因而影响到测量值的可重复性和准确性。

方法 F 通过第一跖骨头中心点和第一跖骨近端关节面中点。为方法 D 的一个参考点和方法 C 的一个参考点的组合，其与方法 A 的可信区间，大于方法 A 与 D 的可信区间，也就是一致性较方法 D 差。从 Shima 的介绍看，该方法主要适用于第一跖骨近端截骨术后测量，这可能是该法用于测量远端截骨术后可靠性不高的原因。

（4）踇外翻术后测量方法展望：踇外翻术后的测量，手工测量由于反复多次在一张 X 线片上划线，造成划线不准确；用普通的测量尺容易出现误差大的情况。运用专业的测量软件，自动生成的轴线，标记点易于确定，受其他因素影响最小，可靠性和重复性好，基本上可以摒弃除“金标准”之外的其他测量方法。测量方法的统一为学术交流带来便利。专业化的工具软件用于测量是未来发展的趋势。

七、踇外翻中医证型的调查研究

1. 目的　研究踇外翻患者的中医证型、症状特点、诊断要点以及中医证型分布特点。

2. 方法　以"痹证"、"骨离缝、筋出槽"、"踇外翻"为关键词检索、查阅中医典籍和公开发行的期刊文献，对病名、病因病机以及中医证候等资料进行归纳整理。在中国中医科学院望京医院骨关节二科，对确诊为踇外翻的患者采用问卷调查方法，收集患者的一般资料、局部症状及全身症状，参照《证素辨证学》对症状进行量化，建立 SPSS 数据库，归纳出辨证要素，用系统聚类分析及快速聚类分析归纳出中医证型，用频数分析研究各症状的分布规律及其诊断要点。

3. 结果　在中医古籍中，与踇外翻相似的病名有"骨痹""骨离缝、筋出槽"等。踇外翻类似的中医病因病机：肝肾亏虚、筋骨不强是其发病的病理基础，"湿""瘀""虚""热""寒"所致"骨离缝、筋出槽"是其基本病理，肝肾亏虚、气滞血瘀的本虚标实情况贯穿整个病理过程。调查踇外翻患者 300 例，大部分踇外翻为复合证，以肝肾亏虚、湿热蕴结、气滞血瘀、阳虚寒凝等证型出现的频率较高。从病状归纳出肾虚、肝虚、脾虚、阴虚、阳虚、气虚、血虚、血瘀、气滞、湿热、寒湿等 11 种辨证要素，聚类分析出肝肾亏虚、气滞血瘀、阳虚寒凝、湿热蕴结 4 种主要中医证型。

4. 结论　踇外翻是一个多病因的疾病，"虚""瘀""湿""热""寒"是踇外翻的主要致病因子，其病因病机主要为肝肾之虚和湿、瘀、热、寒之实。肾阳虚、肾阴虚、肝阴虚、脾阳虚、血瘀、气滞、湿热、寒湿是踇外翻的主要辨证要素。肝肾亏虚证、气滞血瘀证、阳虚寒凝证、湿热蕴结证是踇外翻的常见中医证型。

5. 讨论　踇外翻是足部常见畸形，患者发病年龄在各年龄段都有，在 60 岁之前各年龄段没有太大差异；患者就诊年龄集中在 41~70 岁，由此可知踇外翻患者刚开始发病并无症状，直到 41~70 岁症状才明显，此年龄段患者大部分已肝肾亏虚、筋骨失养，故畸形加重、疼痛明显。因此，肝肾亏虚、筋骨羸弱是踇外翻的病理基础，虚、瘀、寒、湿、热所致筋不束骨是其基本病理。

300 例踇外翻患者各证型的年龄分布显示，肝肾亏虚型患者集中在 41~70 岁，阳虚寒凝型患者 84.5% 都处在 51~70 岁年龄段。正如《素问・上古天真论》所说：女子五七，阳明脉衰，六七，三阳脉衰于上，七七，任脉虚，太冲脉衰少，天癸竭；丈夫五八，肾气衰，六八，阳气衰竭于上，七八，肝气衰，筋不能动，天癸竭，精少，肾脏衰，形体皆极。气滞血瘀型患者在 21~70 岁各年龄段分布比较均匀，初以实证为主，病久则"久病入肾，久病必虚"，故此证型患者发展到后期为虚实夹杂证。湿热蕴结型患者在年龄上未见明显差异，此证型主要以外邪侵袭为主。

此次研究结果发现"风邪""痰"对踇外翻的致病影响很小。盖因风为阳邪，易袭阳位，其性数变所致。《素问・太阴阳明论》说："伤于风者，上先受之。"踇外翻患者的发病部位在第一跖趾关节，病位在下，且踇趾内侧疼痛固定不移。事实证明，300 例患者基本无风邪表现。关于"痰"，可能是由于地域或体质差异，抑或是由于病例数不够，痰浊型患者亦较少。

寒为阴邪，其性收引；湿也属于阴邪，其性趋下，易袭阴位。寒湿之邪客袭经络关节，则经脉拘急收引，可使肢体屈伸不利，或冷厥不仁，病久则关节变形。寒湿之邪郁久可化热而成湿热之邪，同时湿热之邪也可直接侵袭人体。《素问・痹论》提出如果人体自身阳气偏盛，风寒湿邪侵袭之后就会化热而成为湿热痹；华佗首先提出了"暑邪致痹说"，叶天士将"湿热致痹说"进一步发展，被后来诸多医家所重视。通过此次调查发现，湿热证的患者并不多，寒湿证者亦很少，地域性差异是其主要原因，因这次受试者绝大部分都是北方人，故湿邪侵袭人体很少，还有可能是病例数不够所造成的。

踇外翻患者的就诊年龄多在40岁以上，以中老年人为主，“年四十而阴气自半也”“风、雨、寒、暑不得虚，邪不能独伤人”“邪之所凑，其气必虚”，故外邪侵袭人体发病的基础是人体正气不足。陈士铎《辨证录·痹证门》说：“人有下元虚寒，复感寒湿，腰肾重痛，两足无力，人以为此肾痹也，而肾痹之成，非尽由于风寒湿也，夫肾虽寒脏，而其中原自有火，有火则水不寒，而风寒湿无从而入，无奈人过于作强，将先天之水日日奔泄，水去而火亦随流而去，使生气之原竟成为藏冰之窟，火不能敌寒，而寒邪侵之矣。寒气直入于肾宫，以邪招邪，而风湿又相因而至，则痹症生矣。”强调了肾阳虚在痹证中的作用，肾阳虚衰，寒湿入侵，相因为病，故71例阳虚寒凝证患者以肾阳虚为主，若称为脾肾阳虚、寒湿痹阻证更为妥当，但是要考虑证型的简约化以及规范化，故称为阳虚寒凝证。

肝肾亏虚证患者以肾虚为主，阴阳俱虚，阴损及阳、阳损及阴，只是偏重不同。肝为刚脏，体阴而用阳，故肝少有阳虚之说。肝阴虚，濡养筋脉功能下降，引起肢体麻木，关节屈伸不利。中医有“乙癸同源”的说法，所以肝肾之阴是相通的，当肾阴亏虚的时候，水不能滋养木，从而导致肝阴虚。由于肝肾之阴不足，筋束骨而利关节的功能下降，关节不稳而致畸形加重。

气滞血瘀证患者主要为血瘀，血瘀以刺痛为主，气滞以胀痛为主。导致血瘀的原因有多种：气机郁滞，可形成血瘀；气虚推动无力可引起血瘀；痰浊阻滞引起血行不畅，而产生血瘀；寒邪侵袭人体也可导致血瘀；热邪侵入人体，蒸灼津液而形成血瘀；外伤后筋脉受损，或产后恶露不净而形成血瘀。气滞可形成血瘀，血瘀也可导致气滞，气滞、血瘀也可同时产生。

本次研究是将收集到的患者症状建立SPSS数据库，采用SPSS中的频数、频率统计、聚类分析，从300例踇外翻证候调查表中归纳出踇外翻不同的疼痛性质、影响因素以及全身症状。将患者的各个症状进行统计量化，产生辨证要素，然后运用聚类分析，再结合专业知识将踇外翻分为肝肾亏虚证（主要是阴虚，严格来说应该是肝肾阴虚证）、气滞血瘀证、湿热蕴结证、阳虚寒凝证4种主要的中医证型，4种证型有的虚实夹杂。

由于时间限制，此次研究只收集到了300例踇外翻患者的资料，样本量偏小，还有地域性差异明显，可能导致某些致病因素没有显现出来。今后需要进行更大样本量的流行病学调查研究，以期归纳出更客观、更标准的踇外翻中医证型。

第三节 中西医结合微创治疗小趾内翻诊疗体系的临床研究

1. 目的 对中西医结合微创治疗小趾内翻技术进行系统的临床研究，进一步验证该治疗方法的临床疗效，以促进此项技术的推广及应用。

2. 方法 选取2007年3月至2008年11月采用中西医结合微创技术治疗小趾内翻的患者31例（53足），并获得随访。通过手术前后自身对照的方法进行对比研究，观察分析第四-五跖骨间角（IM4-5）、小趾内翻角（MPA）、第五跖骨外翻角（LDA）、第二-五跖骨间角（IM2-5）等指标，采用AOFAS评分标准进行手术疗效评价，通过统计学处理及数据分析，验证该治疗方法的临床疗效。

3. 结果 通过手术前后X线负重及非负重位各测量值比较及统计学分析，该方法能够有效矫正IM4-5、MPA、LDA、IM2-5观察指标（$P<0.01$），证明中西医结合微创技术可有效矫正小趾内翻及内翻畸形。术后随访周期为6~24个月，平均11.3个月。小趾内翻患者手术前后评分差异具有统计学意义（$P<0.01$），AOFAS评分优良率为94.3%。

4. 结论 中西医结合微创技术治疗小趾内翻，疗效可靠、术式简单、术后并发症少、患者满意。

本项技术治疗小趾内翻，可有效纠正小趾内翻和第五跖骨外翻畸形，恢复和改善小趾的解剖结构和前足的受力状况。

5. 讨论　目前治疗小趾内翻的手术方法很多，主要分为第五跖骨外侧髁切除术、跖骨截骨术及跖骨头切除术。第五跖骨外侧髁切除术是切除跖骨外侧髁增生骨赘以消除局部肿大，利用关节囊紧缩缝合纠正跖趾关节半脱位，适用于单纯的第五跖骨头突出不伴有跖骨外翻畸形的患者。由于该法只是单纯切除增生骨赘，无法矫正第五跖骨外翻畸形，因此存在术后畸形易复发、关节活动不稳、第五跖趾关节脱位等缺点。跖骨头切除术是通过将跖骨头全头切除，矫正跖骨畸形。McKeever 认为采用第五跖骨头切除可有效缓解患者小趾内翻的疼痛症状，其报道了 60 例患者采用该方法，术后未发生任何并发症。Heckman 等人认为第五跖骨头切除术仅适用于小趾内翻术后跖骨出现骨不连或骨髓炎的患者，跖骨头完全切除会造成前足受力中心发生偏移，长期易形成转移性跖骨头下疼痛及足底胼胝。

传统手术方法采用大切口，手术时需彻底暴露术野，为了防止截骨远端向背侧移位和跖骨短缩，用克氏针、空心钉等固定截骨端。而采用微创技术，切口仅为 0.5cm 左右，术中减少对神经、血管等软组织的剥离和损伤，可防止术后局部粘连、足趾肿胀麻木的产生。第五跖骨颈部斜形截骨，截骨角度额状面呈 10°~15°，矢状面呈 5° 左右，斜形截骨可增加截骨端接触面，促进断端愈合，使愈合时间大为缩短，为早期功能锻炼奠定了基础。术后通过手法整复和弹性固定，指导患者跖屈足趾，使截骨远端跖移，防止术后出现截骨远端向背侧移位及转移性跖骨头下疼痛症状。中医手法整复可有效纠正小趾内翻畸形及跖趾关节半脱位，即使出现截骨远端移位，亦可通过手法整复及时调整。术中不采用内固定物，术后通过患者足趾负重及小趾长屈肌腱、长伸肌腱、短屈肌腱、短伸肌腱，小趾展肌腱的纵向应力挤压和“8”字绷带趾夹垫的弹性固定，在有效固定截骨端的基础上较早开展功能锻炼，截骨端的微动和纵向挤压有利于截骨面愈合，早期的功能锻炼可防止足趾局部软组织粘连及关节僵硬的发生，有效解决了截骨端固定与早期功能锻炼的难题。

第四节　中西医结合微创治疗跖痛症诊疗体系的临床研究

一、跖痛症分级治疗研究

1. 研究内容

（1）在回顾和总结既往诊疗跖痛症经验的基础上，提出确立跖痛症的分度方法和标准。

（2）根据跖痛症的分度标准，确立相应的中西医结合诊疗方案及临床评价体系。

（3）通过历史性对照试验临床研究方法，观察中西医结合跖痛症诊疗方案的疗效及其安全性，明确其适应证，可能存在的潜在不良事件及长期预后、复发情况等，为跖痛症的分度和中西医结合治疗提供理论支持与科学依据。

2. 研究方法

（1）研究队伍：分为 3 组，由临床治疗组、专家评价组、数据管理组共同实施。

1）临床治疗组：由同一组医师组成，负责病例筛选、诊断、治疗方案的实施、签署知情同意书、入组患者的临床观察记录等，并负责组织患者随访及 CRF 表的完成。

2）专家评价组：负责通过数据平台提供的信息，按照预先制定的诊断标准及评价量表，观察并对每一例患者的诊断及疗效进行确定和评价。

3）数据管理组：负责收集、整理观察资料，对数据进行统计分析，对统计结果进行综合分析及总结。

（2）病例选择

1）患者来源：研究病例均来自中国中医科学院望京医院确诊住院病例，同意参加该研究，并签署知情同意书。

2）诊断标准：总结国内外文献并参照《足踝外科学》制定该病的诊断标准。诊断标准如下：①前足掌跖部跖骨头下胼胝形成，疼痛，行走时疼痛加重。②相应跖骨头下方压痛。③跖趾关节可有肿胀、疼痛、压痛，常伴有跖趾关节失稳、脱位以及锤状趾畸形。

3）X 线表现：足部 X 线正位片可见跖趾关节间隙正常或消失，脱位者近节趾骨基底部与跖骨头重叠，近节趾骨可向内或外倾斜。侧位片脱位者可见跖趾关节背伸，近节趾骨脱位于跖骨头背侧，还可见到近端趾间关节屈曲等锤状趾表现。

4）X 线分度方法：根据既往临床治疗经验，本着分度指导和服务于临床治疗的原则，依据 X 线表现将其分为 4 度。

0 度：X 线片跖趾关节间隙大致正常。

1 度：非负重位 X 线片跖趾关节间隙大致正常，负重位 X 线片跖趾关节间隙变窄或消失。

2 度：非负重位 X 线片跖趾关节间隙变窄或消失，负重位 X 线片近节趾骨基底部与跖骨头稍重叠。

3 度：非负重位 X 线片近节趾骨基底部与跖骨头重叠。

5）病例纳入标准：①符合跖痛症的诊断标准；②经系统保守治疗无效，需要手术治疗者；③无手术禁忌证；④同意参加该研究，并签署知情同意书者。

6）病例排除标准：跖痛症与前足负重分布紊乱无关者；痛风性关节炎、类风湿性关节炎及其他结缔组织疾病者；足部畸形和外伤者；有前足手术史者（包括关节融合、关节成形等手术）；Morton 综合征；跖间神经瘤；跗管综合征；跖骨头无菌性坏死；合并其他严重脊柱、髋关节、膝关节、踝关节疾患者；严重糖尿病患者；急性感染性疾病患者；严重神经损伤者，不纳入本研究之列。

（3）治疗方案

1）围手术期准备：术前进行体格检查；实验室检查；心电图、胸片检查；填写手术知情同意书；填术前病例报告表；数码相机拍摄双足外观像；Footscan 足底力学测试。

足外洗 1 号方浴足（生大黄、黄连、黄柏、苦参、蛇床子、川牛膝、蒲公英、地丁、生甘草等）。每天 2 次，每次 20 分钟，泡足 2~3 天，若有足癣，可适当延长浴足时间。

2）手术方法

①微创截骨跖骨头抬高术

适应证：0 度跖痛症患者。

手术操作要点及步骤：用小圆刀在要进行截骨的跖骨头颈背侧做纵行切口。切开皮肤皮下后，小骨膜剥离器剥离骨膜，将削磨钻在跖骨头颈部进行横行截骨，冲洗切口。手法抬高截骨远端，跖侧足底放置一小块纱布，以给予适当的上抬力量，包扎。

②跖骨头颈截骨抬高术

适应证：1 度跖痛症患者。

手术操作要点及步骤：于病变跖趾关节背侧做切口，逐层分离显露跖趾关节，松解关节囊，于背侧切开关节囊，跖屈脱位跖趾关节，摆锯自跖骨头背侧关节缘处行第一次截骨，截骨线与足底平行，再在第一次截骨线的近端 2~3mm 处行第二次截骨，截骨面与第一次截骨面成 10° 左右夹角，取下楔形骨片，截骨完毕后将远端跖骨块向近端推移并抬高，推移距离与抬高程度根据疼痛程度及相邻跖骨长度关系决定，垂直截骨面有限固定。

③跖骨基底截骨短缩内固定术

适应证：2 度跖痛症患者。

手术操作要点及步骤：于相应跖骨近端背侧做切口，显露跖骨。摆锯于跖骨基底部近端背侧向远端跖侧呈 30°~45° 斜形截骨，在远端跖骨近侧平行于上一截骨线做二次截骨，取出中间跖骨块，短缩长度视脱位程度而定。对位跖骨截骨端，检查跖趾关节复位与否，以及各跖骨的排列及横弓恢复情况，将截骨端置于适当位置，垂直截骨面加压固定。

④跖骨基底截骨短缩内固定 + 跖趾关节切开复位克氏针固定术

适应证：3 度跖痛症患者，跖趾关节脱位较重，常合并近节趾骨内外翻及锤状趾畸形等。

手术操作要点及步骤：截骨方法与③同。于跖趾关节背侧做切口，松解关节囊，复位跖趾关节，自截骨端穿入 1 枚 1.5mm 克氏针固定复位跖趾关节，调整好截骨远端跖骨位置后，垂直截骨面加压固定。合并固定性锤状趾可在穿入克氏针前，行近节趾间关节成形术。

3）术后中药的辨证应用

愈骨 1 号方：桃仁、红花、当归、赤芍、川芎、防风、黄柏、枳壳、乳香、生地黄、川萆薢、生甘草等。活血化瘀、消肿止痛，手术后 1~6 周水煎内服，或口服颗粒剂。

愈骨 2 号方：当归、赤芍、枳壳、续断、骨碎补、煅自然铜（先煎）、生黄芪、熟地黄、山萸肉、怀山药、茯苓、泽泻、炙甘草等。补肾壮骨、调补气血，手术后 6~12 周水煎内服，或口服颗粒剂。

足外洗 2 号方：桃仁、红花、当归、川芎、生大黄、木通、川萆薢、枳壳、赤芍、桂枝、鸡血藤、生甘草、川牛膝等。术后 6 周，水煎外洗足部，以活血消肿、舒筋活络，增加关节活动度。每日 2 次，每剂药可熏洗 1~2 天，7~10 天为 1 个疗程。

4）术后“三结合”练功原则与理筋手法应用：术后练功遵循“三结合”原则，即医患配合、主动与被动结合、动静结合。

①踝摆动练习：行踝关节伸屈活动及踝关节环绕运动，以活动踝关节及牵拉小腿肌肉，手术当日即可进行，每天 4~5 次，每次 2~3 分钟。

②足趾背伸跖屈练习：足趾主动背伸、跖屈，活动跖趾及趾间关节，重点以责任跖趾关节为主，每天 4~5 次，每次 2~3 分钟。

③患肢肌肉等长收缩训练：每日至少 3 次，每次时间以不引起肌肉过度疲劳为宜，一般需 5~10 分钟或更长。

④第一跖趾关节被动活动：术后 2 周在加强主动活动的基础上，辅以被动屈伸第一跖趾关节，可由患者或他人操作。一手握紧截骨端，维持截骨端位置不动，另一手握住责任跖趾关节远端，做关节的屈伸活动，每天 2~3 次，每次 2~3 分钟。

⑤跖趾关节的理筋手法 1：患者一手握紧截骨端，维持截骨端位置不动，另一手握住跖趾关节远端，用一定力量跖屈关节，此时可有粘连撕开的感觉，表明关节粘连已松解。手法后嘱患者每日主动和被动活动跖趾关节，每天各 2 次，每次各 10 分钟，以维持关节活动范围。此法一般在术后 4 周和 6 周各施行 1 次，此后根据患者复查时的关节活动情况，再酌情使用。

⑥跖趾关节的理筋手法 2：患者取仰卧位，患肢屈膝，术者面向患者站立，上方手放在跖骨上，拇指在足底，食指放在足背，下方手放在相应的趾骨近端，拇指在足底，食指在足背，上方手固定，下方手将趾骨上下推动并维持，使关节增加活动。此法一般在术后 6 周开始进行，指导患者自行操作。

（4）疗效评价标准：受研究时间所限，观察周期定为术后1年，主要进行近期疗效评价。

1）一般项目观察方法：对跖痛症患者分别于治疗前及手术3、6、12个月4个时间点进行检查。检查VAS疼痛评分、压痛指数、ACFAS评分、关节活动度及Footscan足底压力测试，观察跖骨头下压力变化情况。观察原始数据，及时记录，填入CRF表。

2）X线片的观察方法：患者X线检查非常重要，它决定了病情的分度和手术方案的选择。患者术前常规拍摄足部负重位和非负重位两套片子，以资对比。

①非负重位摄片方法：受试者坐在椅子上，双足垂直放于X线片盒上，膝关节屈曲，小腿垂直地面，X线投照方向与人体纵轴成15°，球管距片盒1m。如果单足摄片，则中心光束对准足舟骨外侧部；如果双足摄片，则中心光束对准两舟骨之间位置。

②负重位摄片方法：受试者站于X线片盒上，膝关节伸直，小腿垂直地面，X线投照方向与人体纵轴成15°，球管距片盒1m。如果单足摄片，则中心光束对准足舟骨外侧部；如果双足摄片，则中心光束对准两舟骨之间位置。

X线检查应于治疗前、手术后及术后6、12、24、48周各检查一次。X线具体观察和测量方法如下：①术前X线分度方法的判定。由3名副高级职称以上的足踝骨科医师组成专门的X线观察评判组，独立对跖痛症跖趾关节的X线分度进行判定，判定结果采用简单多数原则，有争议的片子进行三方协商确定。②术后X线观察。手术后及术后2周主要观察截骨端位置、跖趾关节复位情况、内固定物位置及是否恢复了协调的Maestro曲线等。术后6、12、24、48周主要观察截骨端愈合情况，有无延迟愈合、不愈合和畸形愈合，同时观察跖趾关节有无再脱位，内固定物有无松动、断裂等。

3）Footscan足底压力测试观察方法：采用Footscan足底压力测试系统，测试前记录受试者性别、年龄、职业、住址等一般信息。测量受试者身高、体重以及足长、足宽等相关信息，并录入系统存储。分别观察患者术前及术后3、6、12个月复查时病变跖骨头下压力变化。

①静态测试观察方法：静态站立时观测病变跖骨头下压力，分别测量3次，记录并取平均值。

②动态测试方法：于步态周期中观测病变跖骨头下最大冲量，分别测量3次，记录并取平均值。

（5）症状积分统计

治疗前积分：治疗前各项得分之和。

治疗后积分：最后就诊各项得分之和。

疗效指数 =（治疗前积分 – 治疗后积分）/ 治疗前积分 ×100%

优：症状体征消失或基本消失，疗效指数≥90%；ACFAS评分≥90分。

良：症状体征明显改善，疗效指数≥70%，<90%；ACFAS评分≥80分，<90分。

可：症状体征均有好转，疗效指数≥30%，<70%；ACFAS评分≥60分，<80分。

差：症状体征无明显改善，疗效指数在30%以下；ACFAS评分<60分。

3. 研究结果　本研究选择在2013年10月至2015年9月采用跖骨截骨术治疗的跖痛症患者49人（66足），其中男3人，女46人；年龄在26~76岁，平均59.9岁。共120个跖骨，根据跖痛症的分度标准确定手术方案，采用微创截骨跖骨头抬高术治疗30个跖骨，其中第二跖骨12个，第三跖骨12个，第四跖骨6个；跖骨头颈截骨抬高术治疗30个跖骨，其中第二跖骨13个，第三跖骨15个，第四跖骨2个；采用跖骨基底截骨短缩内固定术治疗30个跖骨，其中第二跖骨16个，第三跖骨13个，第四跖骨1个；跖骨基底截骨短缩内固定 + 跖趾关节切开复位克氏针固定术治疗30个跖骨，其中第二跖骨15个，第三跖骨13个，第四跖骨2个。随访时间12~24个月，平均14个月。均于手术前、后测量记录患足责任跖骨头下胼胝大小及术趾跖趾关节活动度，应用美国足踝外科医师学会（ACFAS）前足评分系统、视觉模拟量表（VAS）评分对治疗前后进行评估，采用Footscan足底压力分析仪测量步态周期中责任跖骨头下最大压力、最大压强及冲量的变化，拍摄患足负重、非负重位 X 线片以及术足外观照片，并对相关指标进行评估研究。

微创截骨跖骨头抬高术后跖骨头下痛性胼胝消失及明显减轻率达 96.7%；压痛指数术前为（1.74 ± 1.86）分，术后为（0.48 ± 0.73）分；VAS 评分术前为（3.06 ± 1.94）分，术后为（0.42 ± 0.58）分；ACFAS 评分术前为（78.42 ± 3.58）分，术后为（95.12 ± 1.88）分，差异均有统计学意义（$P<0.05$）。责任跖骨头下最大压力术前为（121.66 ± 50.26）N，术后为（89.42 ± 42.29）N；最大压强术前为（17.33 ± 8.66）Pa，术后为（14.21 ± 7.91）Pa；冲量术前为（52.46 ± 28.12）N·s，术后为（36.98 ± 25.77）N·s，差异均有统计学意义（$P<0.05$）。截骨后跖骨平均短缩长度为 2.06mm；术足跖趾关节间隙、跖趾骨夹角等 X 线指标与术前相比，无明显差异，$P>0.05$，无统计学意义。优良率达 96.7%。微创截骨跖骨头抬高术术前与术后 X 线片相关测量指标比较见表 16-1。

表 16-1　微创截骨跖骨头抬高术术前与术后 X 线片相关测量指标比较

相关测量指标	N	术前	术后	t 值	P 值
跖趾关节间隙（mm）	30	3.44 ± 1.41	3.24 ± 1.65	1.62	0.214
跖趾骨夹角（°）	30	8.30 ± 3.43	8.10 ± 5.21	2.52	0.103
关节活动度（°）	30	49.47 ± 22.32	39.35 ± 20.15	5.24	0.072

跖骨头颈截骨抬高术后跖骨头下痛性胼胝消失及明显减轻率达 93.1%；压痛指数术前为（2.19 ± 1.86）分，术后为（0.48 ± 0.81）分；VAS 评分术前为（4.48 ± 2.52）分，术后为（0.98 ± 0.42）分；ACFAS 评分术前为（77.27 ± 10.73）分，术后为（89.41 ± 5.59）分，差异均有统计学意义（$P<0.05$）。责任跖骨头下最大压力术前为（116.54 ± 65.46）N，术后为（87.51 ± 49.77）N；最大压强术前为（18.44 ± 8.43）Pa，术后为（15.43 ± 8.01）Pa，冲量术前为（56.55 ± 19.32）N·s，术后为（32.86 ± 14.15）N·s，差异均有统计学意义（$P<0.05$）。截骨后跖骨平均短缩长度为 2.31mm；术足跖趾关节间隙、跖趾骨夹角等 X 线指标与术前相比，差异有统计学意义（$P<0.05$）。优良率达 93.3%。跖骨头颈截骨术术前与术后 X 线片相关测量指标比较见表 16-2。

表 16-2　跖骨头颈截骨术术前与术后 X 线片相关测量指标比较

相关测量指标	N	术前	术后	t 值	P 值
跖趾关节间隙（mm）	30	−1.27 ± 2.85	1.42 ± 1.62	−2.85（Z）	0.004
跖趾骨夹角（°）	30	12.23 ± 6.79	8.67 ± 5.76	0.93	0.012
关节活动度（°）	30	49.47 ± 22.32	28.35 ± 10.85	4.34	0.000

跖骨基底截骨短缩内固定术后跖骨头下痛性胼胝消失及明显减轻率达 95.1%；压痛指数术前为（2.74 ± 1.12）分，术后为（1.28 ± 0.65）分；VAS 评分术前为（7.23 ± 2.77）分，术后为（2.49 ± 1.81）分；ACFAS 评分术前为（55.64 ± 12.36）分，术后为（88.67 ± 14.33）分，差异均有统计学意义（$P<0.05$）。责任跖骨头下最大压力术前为（125.32 ± 47.71）N，术后为（92.12 ± 43.41）N，最大压强术前为（16.34 ± 10.31）Pa，术后为（14.34 ± 6.65）Pa，最大冲量术前为（46.47 ± 30.42）N·s，术后为（28.34 ± 11.89）N·s，差异均有统计学意义（$P<0.05$）。截骨后跖骨平均短缩长度为 4.31mm；术足跖趾关节间隙、跖趾骨夹角等 X 线指标与术前相比，差异有统计学意义（$P<0.05$）。优良率达 93.3%。跖骨基底截骨短缩内固定术术前与术后 X 线片相关测量指标比较见表 16-3。

表 16-3　跖骨基底截骨短缩内固定术术前与术后 X 线片相关测量指标比较

相关测量指标	N	术前	术后	t 值	P 值
跖趾关节间隙（mm）	30	-4.24 ± 6.41	1.56 ± 1.48	-3.64（Z）	-0.005
跖趾骨夹角（°）	30	20.30 ± 14.11	9.50 ± 5.31	2.64	0.013
关节活动度（°）	30	38.69 ± 19.87	28.66 ± 14.42	4.83	0.000

跖骨基底截骨短缩内固定 + 跖趾关节切开复位克氏针固定术后跖骨头下痛性胼胝消失及明显减轻率达 96.2%；压痛指数术前为（2.24 ± 1.56）分，术后为（0.65 ± 0.87）分；VAS 评分术前为（7.64 ± 2.21）分，术后为（1.89 ± 1.23）分；ACFAS 评分术前为（47.84 ± 13.12）分，术后为（83.57 ± 11.53）分，差异均有统计学意义（$P<0.05$）。责任跖骨头下最大压力术前为（121.32 ± 53.21）N，术后为（79.92 ± 32.53）N；最大压强术前为（21.34 ± 8.31）Pa，术后为（16.34 ± 5.65）Pa；冲量术前为（46.47 ± 30.42）N·s，术后为（26.34 ± 1.89）N·s，差异均有统计学意义（$P<0.05$）。截骨后跖骨平均短缩长度为 4.28mm；术足跖趾关节间隙、跖趾骨夹角等 X 线指标与术前相比，差异有统计学意义（$P<0.05$）。跖骨基底截骨短缩内固定 + 跖趾关节切开复位克氏针固定术术前与术后 X 线片相关测量指标比较见表 16-4。

表 16-4　跖骨基底截骨短缩内固定 + 跖趾关节切开复位克氏针固定术术前与术后 X 线片相关测量指标比较

相关测量指标	N	术前	术后	t 值	P 值
跖趾关节间隙（mm）	30	-6.74 ± 5.25	1.14 ± 4.15	-3.64（Z）	0.001
跖趾骨夹角（°）	30	25.30 ± 9.27	9.00 ± 5.31	2.94	0.021
关节活动度（°）	30	42.47 ± 21.26	26.37 ± 14.65	4.74	0.000

微创截骨跖骨头抬高术对跖趾关节活动度基本无影响，其余 3 种术式术后跖趾关节活动度均较术前无明显改善，特别是跖骨基底截骨短缩内固定 + 跖趾关节切开复位克氏针固定术，术后跖趾关节活动度明显减小，差异有统计学意义（$P<0.05$）。术后出现转移性胼胝疼痛 7 个，与跖骨短缩上抬程度不佳有关，占 5.83%，可采取责任微创跖骨头抬高术进行改善；出现术趾皮肤麻木 14 个，与术中损伤足背神经分支有关，占 11.67%，给予营养神经药物，均于术后 6~12 个月内恢复正常，未作其他特殊处理；有 3 足 8 个跖骨出现截骨端延迟愈合，占 6.67%，减少负重活动及口服中药后愈合；本组未发现截骨端移位、关节脱位复发、深静脉血栓、排异反应等并发症。

4. 结论　根据跖痛症分度标准确定的跖骨截骨术治疗跖痛症合并跖趾关节脱位，可显著改善前足底疼痛症状，有效复位跖趾关节，并发症少，临床疗效确切。跖痛症的分度标准具有一定科学性及实用性，具有临床指导意义。

二、基于“陷者升其位”原理进行跖骨头颈截骨抬高术治疗跖痛症的临床疗效研究

1. 目的

（1）探讨分析基于“高者就其平，陷者升其位”原理设计提出的跖骨头颈截骨抬高术治疗跖趾关节无明显脱位型跖痛症的临床疗效。

（2）验证和评价跖痛症分度标准的科学性及实用性。

2. 方法　依据课题组提出的跖痛症分度标准，基于“高者就其平，陷者升其位”原理设计治疗方

案，对其中的“1 度”跖痛症患者采取跖骨头颈截骨抬高术进行治疗。

病例选取：均在中国中医科学院望京医院骨关节二科，于 2014 年 7 月至 2016 年 3 月期间，采用跖骨头颈截骨抬高术治疗跖趾关节无明显脱位型跖痛症的患者。经随访，资料完整者 43 例 62 足（纳入 49 例 70 足，脱落 6 例 8 足，脱落病例均为失访所致），男 3 例 4 足，女 40 例 58 足。共 76 个跖骨，其中第二跖骨 46 个、第三跖骨 27 个、第四跖骨 3 个；年龄 52~71 岁，平均 62.1 岁。根据跖痛症的分度标准确定手术方案，随访时间 12~24 个月，平均 14 个月。

均于手术前、后测量记录患足责任跖骨头下胼胝大小，应用美国足踝外科医师协会（ACFAS）前足评分系统、视觉模拟评分法（VAS）对治疗前后进行评估，使用 Footscan 足底压力分析仪测量并记录正常行走步态周期中相应跖骨头下所承受最大压力、最大压强及冲量的前后变化，并且拍摄患者足部 X 线片（包括负重与非负重位片），研究相关指标。术前告知患者详情，并签署知情同意书，符合病例纳入条件，无手术禁忌证者方可纳入本研究中。

3. 结果　跖骨头颈截骨抬高术术后跖骨头下痛性胼胝消失及明显减轻率达 90.8%；VAS 评分术前为（5.42 ± 1.22）分，术后为（1.64 ± 1.54）分；压痛指数术前为（2.21 ± 1.39）分，术后为（1.19 ± 0.93）分；ACFAS 评分术前为（54.98 ± 17.18）分，术后为（89.21 ± 18.11）分，差异均有统计学意义（$P<0.05$）。责任跖骨头下最大压力术前为（132.06 ± 45.21）N，术后为（110.20 ± 41.13）N；最大压强术前为（18.48 ± 7.55）N/cm^2，术后为（14.28 ± 8.19）N/cm^2；最大冲量术前为（60.77 ± 28.69）N·s，术后为（23.10 ± 15.89）N·s；差异均有统计学意义（$P<0.05$）。

4. 结论

（1）基于“高者就其平，陷者升其位”原理设计提出的跖骨头颈截骨抬高术治疗无明显脱位型跖痛症，可显著改善前足底疼痛症状，如有轻度跖趾关节脱位，可在一定程度上缓解脱位情况。并发症少，临床疗效确切。

（2）跖痛症分度标准具有科学性及实用性，具有临床指导意义。

5. 讨论

（1）跖痛症的分度分析：恢复正常的足底负重关系是截骨术治疗跖痛症的核心，依据疾病发展的不同程度采取合适的手术术式则是关键，所以，对跖痛症进行明确的分度并确定相应的手术方案是很有必要的。我们在过去对跖痛症的诊疗中，通常综合双足 X 线片及患者症状体征进行评判。分度标准的划分，主要基于足部 X 线表现，通过观察跖趾关节间隙等情况来判断脱位程度，跖趾关节的脱位畸形程度常常被作为选择手术方案的重要参考指标。通过既往对术前责任跖趾关节间隙间距的统计分析，负重位与非负重位间隙的间距是不同的，差异有统计学意义，这与 Mixuno 等的研究一致；负重位与非负重位比较，测量跖趾关节间隙，负重位要小于非负重位；跖趾关节脱位情况较轻时，仅在负重站立或行走的情况下才会出现，当脱位达到一定程度时，则在非负重正位片上表现出来。患者的症状、跖骨头下痛性胼胝的大小及其压痛程度，一般与跖痛症的严重程度呈正相关，也可以作为分度的参考。

（2）跖骨头颈截骨抬高术疗效及并发症分析：VAS、ACFAS 等疗效评分术后与术前相比，差异有统计学意义，表明患者疼痛症状得到了显著缓解；手术疗效的优良率为 88.2%，表明手术疗效确切。术前 62 足（76 个跖骨）胼胝疼痛，术后足底胼胝消失 40 个，较术前明显减轻 29 个，责任跖骨头下痛性胼胝消失及显著降低率达 90.8%，无改善 4 个，增大 3 个，可能与跖骨短缩量不足有关；出现转移性胼胝疼痛 7 个，可能与术后责任跖骨短缩过多，跖骨头下压力向其他跖骨头下转移有关。对于出现复发或转移跖骨痛的患者，我们采取责任微创跖骨头抬高术进行改善。术后 6 个术趾足背部皮肤感觉麻木、迟钝，与术中足背侧皮神经分支的损伤有关，辅以口服营养神经药物治疗后，经临床观察多于术后8~14个月内恢复正常或改善。未出现术趾背侧皮肤坏死现象。有3足（4个跖骨）出现截骨端延迟愈合现象，多与患者过早和/或过多负重活动有关，嘱其减少负重活动及辅以口服促进骨愈合中药，均在10~12个月内愈合。本组未出现跖痛症切口不愈合、静脉血栓、骨不连、内固定失败等问题，表明跖骨头颈截骨抬高术治疗跖趾关节无明显脱位型跖痛症临床疗效确切。

（3）跖骨头颈截骨抬高术临床应用的注意事项

1）为了避免或减少传统跖骨远端截骨术术后并发症，术前的病例选择要严格按照手术适应证进行；当术前测量足部X线片时，应注意跖趾关节情况，如果跖趾关节脱位程度较重，则不宜选择此术式；同时对于锤状趾、爪状趾畸形也要慎重，不建议采用此术式。

2）跖骨上抬时，以恢复协调的Maestro曲线为准，上抬距离要适当。

3）术中剥离骨膜时应在跖骨背侧跖骨与骨膜之间操作，以保护跖间血管、神经，避免损伤。

4）避免反复操作致使骨量丢失过多、跖骨过度短缩，因摆锯有其自身厚度（大约1mm），震荡时对截骨量亦有影响，每次截骨都存在骨量丢失，所以截骨要尽可能准确且迅速；截骨量要求精确，预防出现转移性跖痛症。

5）为防止跖骨头向跖侧移位，第一次截骨时截骨平面尽量与足底平行。

6）考虑到跖骨颈部较细，钻孔时要小心操作，避免造成骨质劈裂。

7）注意螺钉或可吸收钉的长度，避免螺钉过长穿出跖侧面，造成医源性跖痛症。

8）对于合并足踇外翻者，为解除踇趾对邻近足趾的压迫，须行踇外翻矫正术；由于第一跖骨截骨造成跖骨有一定短缩，截骨远端要有适度的跖移、跖屈，避免转移性跖骨痛的发生。

9）术后要避免过量下地负重活动，以生活自理为度，防止截骨端延迟愈合或不愈合。

10）术后第1天开始做跖趾关节的主动功能锻炼，踝关节、膝关节及小腿的功能锻炼；2周后，进行跖趾关节主动屈伸功能锻炼及跖趾关节被动活动。

11）术后3个月后也要注意活动量，以免出现骨痂及内固定断裂，同时应继续加强跖趾关节及踝关节的锻炼。

12）术后2周、4周、6周要到门诊复诊，拍摄双足X线片、换药以及重新行绷带外固定包扎，注意观察伤口愈合情况、截骨端位置及愈合情况，避免不良事件发生；术后3个月后的复诊，要拍摄双足负重、非负重X线片，进行Footscan足底压力测试，以便更好地观察截骨端及足底压力变化情况。

（4）跖骨头颈截骨抬高术优势分析：综合国内外文献，传统的跖骨远端截骨术术后主要并发症包括跖趾关节（MTPJ）僵硬、漂浮趾（即在负重条件下脚趾不接触地面）、跖痛症复发、医源性跖痛症、表面切口愈合不良等。跖趾关节僵硬主要与关节囊切开后的关节挛缩、关节周围瘢痕形成以及内固定刺激有关。

跖骨头颈截骨抬高术，截骨位置位于关节软骨背侧边缘上方，保护了关节软骨的完整性；利用跖骨头颈截骨抬高的方法，通过末端截断的跖骨头滑动与抬高，可灵活掌握跖骨短缩量，调整跖骨长度；能有效缓解跖趾关节趾长、短屈肌的紧张情况，从而恢复趾长、短屈肌功能，加强术后足趾抓地能力；间隙变窄或消失的跖趾关节得到一定程度松解，术后关节活动度增加，功能也得到了改善；加之，本术注重对术后跖趾关节的功能锻炼，术后2周后即开始跖趾关节的主动及被动运动，再辅以跖趾关节理筋手法及外洗2号方，预防和松解粘连，有效增加了跖趾关节活动度，大大降低了跖趾关节僵硬的发生概率。

漂浮趾畸形是跖骨远端截骨术的严重并发症，文献报道称造成漂浮趾的原因较为复杂，多数认为与跖骨头向近端及跖侧移动后跖趾关节旋转轴改变有关，发生率为30%。跖痛症的复发多由跖骨短缩或上抬不足造成，因此截骨面的方向对于术后跖骨头的移位至关重要，如果该平面与跖骨干间的角度过大，不与足底平行，就会导致跖骨头在向近端短缩的过程中发生下降，引起跖痛症复发，然而在实际操作中常难以做到与足底完全平行。通过第二次截骨再将近端骨质锯除2~3mm，以避免跖骨头向跖侧移位，同时第二次楔形截骨调整了跖骨头高度，可使跖骨头产生一个小仰角，以使跖骨头下的压力重新分配，从而减少责任跖骨头下的压力，降低跖骨头下降的风险。手术操作中没有破坏背侧骨间肌和跖趾关节横向旋转的关系，避免了跖趾关节伸展畸形，减少了跖痛症复发及漂浮趾的发生。需要补充的是，漂浮趾的出现并不表明临床治疗效果差，有些并没有明显的临床症状，可不予处理。目前需要一个漂浮趾严重程度的量化指标来指导临床。

此种手术术式损伤相对较小，切口较小，术后恢复较快，未出现切口愈合问题。此外，此术式仅需一根spin螺钉或可吸收钉内固定，操作较为简便。术后患者生活可以自理。

（5）中医特色分析

1）中医对跖痛症的认识：中医学将跖痛症归为“痹证”范畴。邪气痹阻经络，气血不通，不通则痛。此外，跖痛症的发病原因可概括为外部和内部因素，外部因素是风寒侵袭、跌扑损伤、慢性疲劳等；内部因素为先天禀赋不足、久病体虚等。

我们团队结合中医理论，经过多年临床实践经验总结，以“阴阳”理论及“筋出槽，骨错缝”原理对跖痛症进行了重新认识。“阴平阳秘，精神乃治”，我们的治疗目的就是恢复阴阳平衡，即“筋”与“骨”的平衡，使得“筋归槽、骨合缝”。筋与骨，二者相辅相成，共同维持跖趾关节的正常功能，保持一种阴阳平衡、动态平衡状态，此所谓“筋柔才能骨正，骨正才能筋柔”。

2）“高者就其平，陷者升其位”原理：《医宗金鉴・正骨心法要旨・器具总论》中提及“爰因身体上下、正侧之象，制器以正之，用辅手法之所不逮，以冀分者复合，欹者复正，高者就其平，陷者升其位，则危证可转于安，重伤可就于轻”。“高者就其平，陷者升其位”由吴谦提出，最早是骨折外固定器的应用原则。经过继承与发挥，结合临床实践经验，我们将此原理应用到跖痛症的手术治疗方案设计上。考虑到横弓塌陷，责任跖骨头下过度负重是导致跖痛症的直接原因，再基于“陷者升其位”的中医原理，我们设计的手术方案主要是将责任跖骨进行短缩并上抬，以减低其载重负荷。与此同时，还要注意把握短缩和上抬的程度，即所谓的“高者就其平”，以免矫枉过正，引发医源转移性跖痛症，同时体现出中医学的“治未病”思想。

3）“筋束骨”与“阴阳平衡”理论：中医治疗骨科疾病历来重视筋与骨的动态平衡关系，在中西医结合治疗跖痛症的临床实践中，我们运用中医这一理论，充分重视周围软组织及趾屈、伸肌腱在截骨术后的阴阳平衡作用，使内外、上下两对肌群保持平衡。跖骨头颈截骨抬高术所选择的患者，因无关节脱位或相对较轻，截骨后无需对软组织过度操作，术中在尽量减少对软组织的剥离与损伤基础上，通过手法整复等进行调整，术后理筋手法的应用，做到了同时兼顾“筋束骨”与“阴阳平衡”。

4）中药辨证运用：中药的运用包括外用和内服两方面。患者在术前应用外洗1号方浴足，可清热解毒杀菌；6周后，外固定拆下，则嘱患者采用活血化瘀消肿的足外洗2号方，以促进其足部血液循环，加快恢复速度。术后辨证应用愈骨1号和愈骨2号方内服，以消除术后肿胀、减轻疼痛、促进骨折愈合。需要注意的是，以上各方应根据患者情况及病情变化随证加减，不可拘泥。

5）康复锻炼：术后注意观察患肢术趾血运状况，指导患者行踝摆动练习、患肢肌肉等长收缩练习等，预防血栓形成。《素问・阴阳别论》曰：“静者为阴，动者为阳。”术后康复，非负重下屈伸足趾即为动，少负重行走即为静，动静结合，一阴一阳。患者门诊复查时，对跖趾关节施行理筋手法，以改善跖趾关节活动度，预防或分离粘连。

三、动态三维个体化足垫治疗跖痛症的临床观察

1. 目的　综合评价动态三维个体化足垫治疗跖痛症的临床疗效，探讨跖痛症的发病与足部生物力学及步态周期的关系，为临床治疗跖痛症提供依据。

2. 方法　本文以回顾性研究的方法，让符合纳入标准的26例患者（51足）采用动态三维个体化足垫，连续使用足垫16周以上，进行跖痛症的治疗，检测治疗前后的步态周期中疼痛部位、中足及后足的最大压力、最大压强、冲量，观察疼痛评分及胼胝面积，采用SPSS17.0对相关资料进行统计分析，将治疗前后进行自身对照，分析研究对象的VAS疼痛评分、胼胝面积，以及步态周期中的疼痛部位，中足及后足的最大压力、最大压强、冲量的改变情况等。

3. 结果　所有入组患者在使用动态三维个体化足垫治疗跖痛症16周以上后，VAS疼痛评分由治疗前的（6.35 ± 0.11）分降低到治疗后的（3.46 ± 0.19）分，差异具有统计学意义（$P<0.05$）；所有疼痛部位的最大压力治疗前为（140.88 ± 91.08）N，治疗后为（124.66 ± 71.63）N，最大压强治疗前为（21.61 ± 11.39）Pa，治疗后为（19.42 ± 9.58）Pa，冲量治疗前为（55.00 ± 3.13）N·s，治疗后为（46.33 ± 2.52）N·s，差异均具有统计学意义（$P<0.05$）；患足中足的最大压力治疗前为（171.51 ± 14.90）N，治疗后为（195.62 ± 17.18）N，其冲量治疗前为（65.17 ± 7.07）N·s，治疗后为（79.53 ± 9.93）N·s，差异均具有统计学意义（$P<0.05$）；患足中足的最大压强治疗前为（4.27 ± 0.35）Pa，治疗后为（4.81 ± 0.37）Pa，差异不具有统计学意义（$P>0.05$）；患足后足的最大压力治疗前为（392.87 ± 147.92）N，治疗后为（383.71 ± 142.27）N，最大压强治疗前为（23.59 ± 9.39）Pa，治疗后为（24.35 ± 10.56）Pa，冲量治疗前为（128.20 ± 10.37）N·s，治疗后为（126.13 ± 9.72）N·s，差异均不具有统计学意义（$P>0.05$）。

4. 结论　动态三维个体化足垫能够减轻跖痛症患者的疼痛症状，在一定程度上可以减轻疼痛部位的最大压力、最大压强及最大冲量，将部分负荷转移至患足的中足，减少患者足底胼胝面积，具有一定临床治疗效果。

5. 讨论

（1）动态三维个体化足垫治疗跖痛症的中医理论基础及优点：按照中医阴阳理论划分，动力平衡系统属阳主动，静力平衡系统属阴主静，跖痛症的发病归结于足部生物力学的稳定性遭到破坏，只有阴阳调和时才能维持足部的相对稳定。在此基础上，属阳的动力平衡系统中还可再划分阴阳，其中足底部的肌肉、筋腱属阴，为阳中之阴；足背侧的肌肉、筋腱属阳，为阳中之阳。跖痛症的发病多是由于骨性结构（阴）异常，或足底部的软组织（阳中之阴）异常而出现局部跖骨序列改变，均为阴阳系统中相对应的阴发生改变，导致了局部的阴阳不调。早在《灵枢·经筋》中就有“经筋之病，寒则反折筋急，热则筋弛纵不收，阴痿不用，阳急则反折，阴急则俯不伸”。当足背侧的趾伸肌（阳）力量大于足底跖侧趾屈肌（阴）时，跖趾关节跖背侧阴阳紊乱，就会使跖趾关节处于过度背伸状态，造成跖骨头下方疼痛不适，即出现筋（阳）与骨（阴）的失衡。

另外在中医理论中，骨错缝是指骨与骨的相对位置发生改变，筋出槽是指局部肌腱脱离了原有的正常位置。对于跖痛症患者而言，骨指局部的跖骨和趾骨，筋则是指足底的关节囊、韧带、肌肉、跖板、筋膜、脂肪组织及皮下组织等。此类患者的疼痛症状多是在长期负重行走后发生或加重，这是由于患者在负重行走时跖骨头下跖板及其周围软组织向跖趾关节远端滑动，造成跖趾关节跖侧软组织拉伸，稳定性较背侧减弱，发生跖趾关节脱位。由于局部跖骨序列发生改变，其周围相邻的跖骨序列与其位置关系亦发生改变，出现相对的跖骨头下沉，前足横弓形态发生改变，引发横弓塌陷。在这其中，足背部的软组织为阳，足底部的软组织为阴，当足背部的软组织肌力大于足底部软组织的肌力时，就会出

现“阳急则反折，阴急则俯不伸”，此时的跖趾关节出现过度背伸，即为“反折”，足底软组织无法维持正常的跖屈，即为“俯不伸”。由于局部软组织脱离了正常的轨迹，筋出槽后未能得到及时纠正，就会对局部骨骼的对位关系造成影响，出现骨错缝，打破了中医“筋束骨”理论的平衡关系，也就出现跖趾关节脱位、横弓塌陷等症状。这种理论，不仅对跖痛症的诊断有一定作用，对于其治疗也有一定的指导作用。“骨错缝，筋出槽”及“筋束骨”都阐明了一个观点：足部的正常功能是由“筋”与“骨”共同维持的，当任何一方出现问题时，都会导致另一方异常，这也就是中医骨伤科疾病治疗中“筋骨并重”的体现。而传统的手术治疗方法多以改变“骨”的异常为主，而忽视了“筋”的作用，且术后并发症较多。对于跖痛症患者，目前临床上多采用手术治疗方法，但是手术的适应证及手术方式的选择极其重要，若选择不当，很容易发生并发症，如跖骨过度短缩或延长，跖骨过度抬高或下沉，截骨后的感染、延迟愈合、畸形愈合甚至不愈合等。曾报道目前国内外常见的切开复位截骨治疗跖趾关节脱位的措施有：①Weil 截骨术；②Helal 截骨术；③近节趾骨近端（基底部）切除；④切开复位，克氏针固定；⑤人工跖趾关节置换术；⑥跖骨头全头切除（跖趾关节成形术）。上述截骨术均具有创伤性跖趾关节炎、骨不连、不稳、疼痛、足趾功能丧失、跖趾关节脱位复发等并发症。对于压迫性跖痛症，冯久成及张玉平等人对软组织手术进行了探讨，手术入路有两种：足背和足底。作者认为足底途径较浅，暴露清楚，容易发现其他病变，将其切除彻底，务必保证伤口的低位引流，避免引流不畅导致血肿机化或感染。所以对于跖痛症患者而言，应兼顾筋骨进行治疗。只有筋回槽，才能减轻或阻止骨错缝。而用于跖痛症治疗的动态三维个体化足垫是根据现代精密的物理仪器对足底压力分布进行采集测量并定制的个体化足垫，充分体现出中医学因人制宜的特点，通过量足定制的足垫来进行局部相关组织的重塑形，为“筋回槽”创造有利条件，减轻临床症状。

本课题中的动态三维个体化足垫会依据患者的不同情况进行量足定制。例如，对于存在横弓塌陷的患者，足垫会在跖趾关节近端设计有横弓支撑的凸起部分，将局部塌陷的横弓进行人为抬高，并有效防止塌陷的跖骨头在负重行走过程中继续塌陷，可以将其维持在相对正常的位置，保持前足横弓高度，起到一定的固定作用，使患者足部异常的软组织在使用足垫的过程中进行重新塑形，使出槽之筋“回槽”，纠正“骨错缝”状态。相对于手术治疗，动态三维个体化足垫无不良反应及并发症，风险较低；与其他保守治疗相比，又能很好地起到局部固定作用，且症状的改善可持续至负重行走的过程，简单而便捷，无时间、地点的限制；与局部封闭、针刀闭合松解等治疗措施相比，避免了激素类药物对局部肌腱组织的破坏及愈合后瘢痕组织的生成。

从现代医学的角度理解，动态三维个体化足垫其实是一个个体化定制的矫形器具，根据跖痛症患者步态周期足底压力分析结果及生物力学的不同特点进行量足定制，对相关软组织重塑形，调整跖骨序列，从而缓解跖骨头下方疼痛不适症状。

本课题中的动态三维个体化足垫是根据患者测得的 Footscan 数据特点分析进行制作的。由于不同患者的足部敏感程度有差异，可根据穿着足垫的不适反应进行修改。

（2）Footscan 足底压力分析系统的工作原理：该足底压力分析系统测试平板为多点压力金属传感器，可对任何接触之间的压力分布进行动态测量，并以每秒钟 100Hz 的动态扫描频率进行高速扫描，可测量支撑相自足跟着地起至足趾离开测试板瞬间各处的详细压力、压强、冲量等相关数值，其所测得的压力、压强及冲量等矢量的方向均为垂直压力板的方向。通过记录、计算及分析，在计算机中会显示出区域颜色不同的足印，其中红色部分为主要受力区域、蓝色部分为非主要受力区域，并从生物力学角度直观、形象地以二维、三维彩色图形显示压力分布的轮廓和数值（图 16-1、图 16-2），获取人行走过程中的步态特征和平衡特征。进而根据测试结果进行运动动作分析、平衡稳定性分析、3D 个体化足垫设计等。

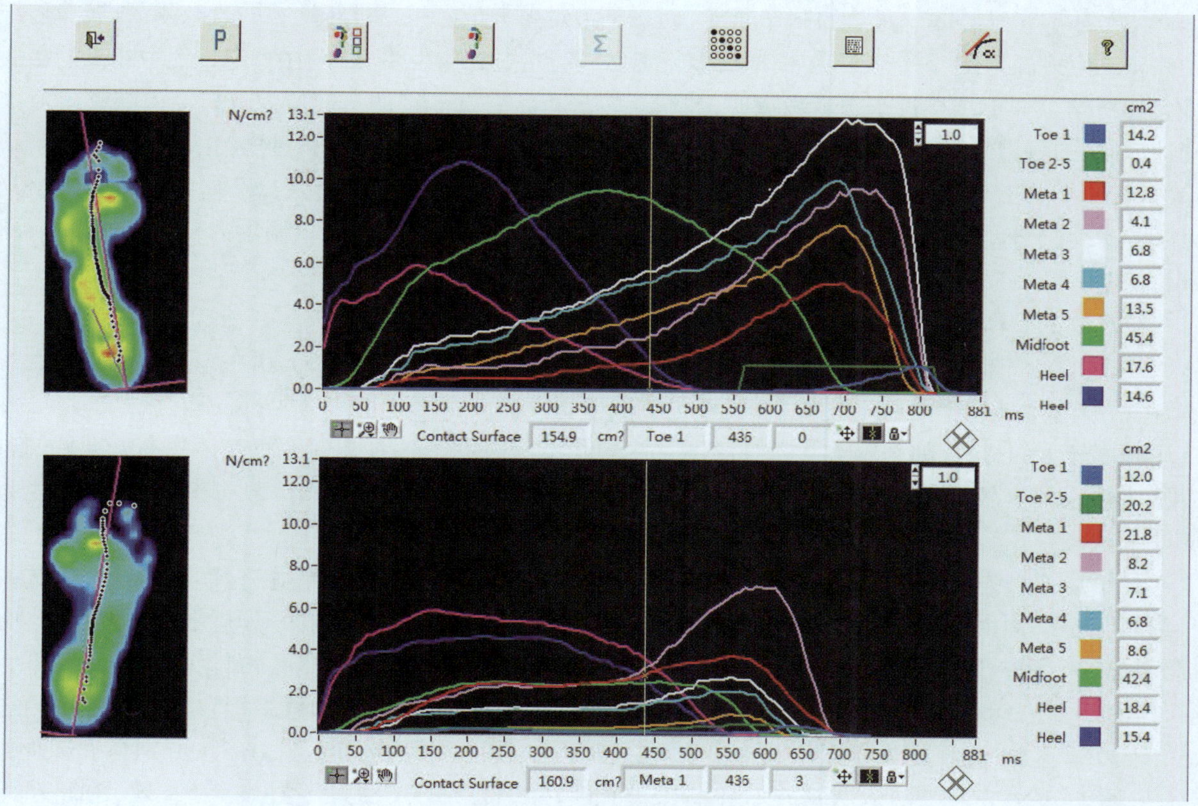

图 16-1　足底压力二维彩色图

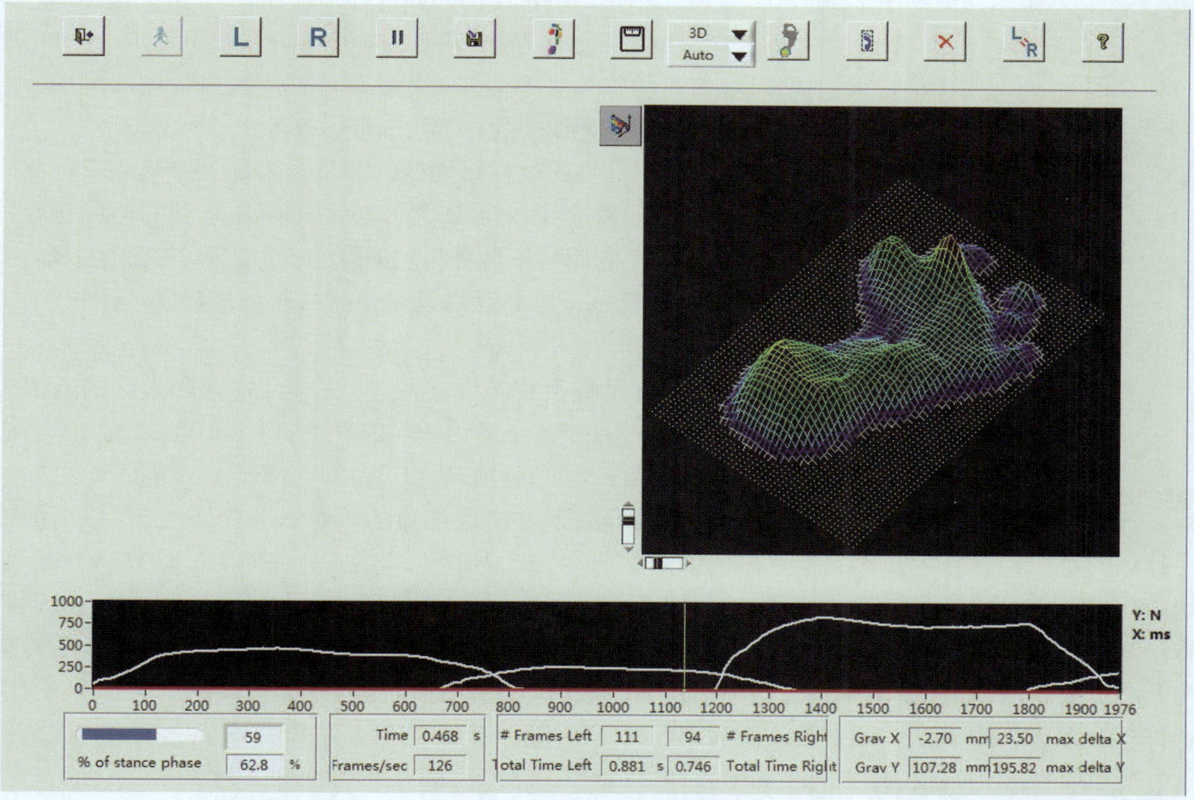

图 16-2　足底压力三维彩色图

（3）动态三维个体化足垫的制作原理：动态是指对患者足底压力进行动态的追踪测量，而非传统的静止感应式的检测，跖痛症多在长期负重行走后或行走过程中发生，所以在行走过程中测量的足底压力分析结果会更加接近于患者发病时的状态，较静止状态下测得的足底压力分析结果能够相对准确地反映出足底压力分布的改变。压力感应板采集完后，可以将所得信息数据转化成表格、曲线、动态的足底印记图像，甚至是三维立体的数据图像（图 16-2），更加直观地反映出跖痛症患者足底生物力学的改变趋势。个体化就是指不同患者步态测试的结果不同，根据结果定制出适合个人的足垫，即量足定制。

该足垫的制作主要分为两方面：材料的选择和局部形态的塑形。

动态三维个体化足垫的材料为乙烯 - 乙酸乙烯酯共聚物（EVA copoly-mer），由于其化学结构的特殊性，可以有效地调整足垫材料硬度，运动员或从事长期大负荷运动的患者足部的敏感程度较低，可选用硬度较大的材料，如硬度为 95 的材料。而对于足部敏感度较高的患者或存在溃疡高危区域的患者则应采用硬度较低、相对柔软的材料，一般选择硬度为 35 的材料。对于一般患者，多选用硬度为 65 的材料，在保持一定柔韧性的同时又兼顾一定的硬度塑形功能。

足垫局部形态的塑形一般多为使用局部垫片加厚或打薄，通过反复测量患者的步态周期，选取三组以上步态周期数据中较稳定的一组数据，调到特定界面，进行调整分区，分析足部平衡曲线，根据其异常表现，判断其局部的外翻或内翻状态。例如横弓塌陷的患者足垫在跖骨头近侧、跖骨下方会加用横弓垫，纠正在行走过程中前足横弓塌陷的状态，使局部的跖骨和软组织在规定的范围内进行相对运动。足垫下面放置矫正垫片的部位有 4 个（图 16-3），分别为大脚趾处（图 16-3A 区域）、小脚趾处（图 16-3D 区域）、足跟处（图 16-3C 区域）和足弓内侧（图 16-3B 区域）。其中 A 区域添加垫片是抗前足外翻；D 区域添加垫片是抗中前足内翻；B 区域添加垫片是抗足中部外翻；C 区域添加垫片是抗足跟部的翻转，抗外翻时 C 垫片内侧厚，抗内翻时 C 垫片外侧厚。在足垫上面，存在着足底 3 个足弓的固定区域，可根据患者不同部位塌陷的不同程度进行局部区域凸出构造，以充分地对足部在步态周期中的异常状态进行矫正。

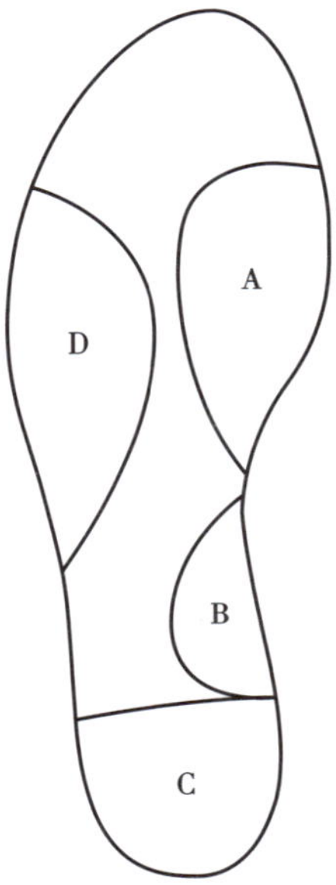

图 16-3　矫正垫片

所以动态三维个体化足垫通过材料硬度的调整及局部加厚垫片或打薄的手段，依据不同患者的不同需求，即足底压力分布情况的不同，进行不同程度及部位的局部塑形加工，以达到用足垫自身相对动静的状态来弥补患足相对动静状态不足的目的，维持在负重行走时足部及足垫这一整体的动静（阴阳）平衡状态。

（4）动态三维个体化足垫治疗跖痛症的疗效分析：本课题最终的入组患者均符合纳入标准，共 26 例患者，年龄为 30~83 岁，平均（63.00 ± 2.19）岁。病程 4~12 个月，平均（8.33 ± 0.55）个月。男性患者共 2 例（4 足），女性患者 24 例（47 足）。其中，第一跖骨头下方出现疼痛的共 5 例患者，6 处，占疼痛部位总数（97 处）的 6.19%；第二跖骨头下方出现疼痛的共 25 例患者，48 处，占疼痛部位总数（97 处）的 49.48%；第三跖骨头下方出现疼痛的共 18 例患者，26 处，占疼痛部位总数（97 处）的 26.80%；第四跖骨头下方出现疼痛的共 5 例患者，8 处，占疼痛部位总数（97 处）的 8.25%；第五跖骨头下方出现疼痛的共 7 例患者，9 处，占疼痛部位总数（97 处）的 9.28%。由上述数据可见，该病好发于中老年女性，这符合中医学中肝肾阴虚、筋弛骨软的病因病机。其好发部位多为第二跖骨头下方，占所有疼痛部位总数的 49.48%，在该部位周围有足阳明胃经之内庭穴，足厥阴肝经之行间穴，足少阴肾经之涌泉穴，其旁伴有相应的经筋，由于局部气血不调，经筋失养，加之肾主骨，脾主肉，肝主筋，当这些脏腑功能发生异常时，会直接影响到局部，验证了中医对跖痛症经筋、脏腑的辨证理论。现代医学认为，中老年人的肌肉韧带等发生退变，力量明显下降，而引发局部的关节位置紊乱，出现症状。由于足中部与第二跗跖关节为嵌入式结构，这种构造一定程度上限制了第二跖列的活动，从而使第二跖列比其相邻内侧和外侧的跖列更加稳定。所以在负重情况下，足的内外侧柱因为有相对较大的活动性，使其可以通过形变而缓冲一定能量，中柱则由于活动性相对较小，所以支撑了较多负荷，由于这种特点，使得跖痛症患者的疼痛部位多发生于第二跖骨头下方，符合统计结果。

本课题的测量指标大部分来自 Footscan 步态周期中的数据，通过统计软件 SPSS17.0 进行分析，得到的结果如下：

所有入组患者在使用动态三维个体化足垫前后进行足底压力测试，VAS 疼痛评分由治疗前的（6.35 ± 0.11）分降低到治疗后的（3.46 ± 0.19）分，$P<0.05$，差异具有统计学意义，说明使用动态三维个体化足垫治疗跖痛症后疼痛症状明显减轻。所有疼痛部位的最大压力治疗前为（140.88 ± 91.08）N，治疗后为（124.66 ± 71.63）N，较治疗前减小，中足的最大压力治疗前为（171.51 ± 14.90）N，治疗后为（195.62 ± 17.81）N，较前增大，后足最大压力治疗前为（392.87 ± 147.92）N，治疗后为（383.71 ± 142.27）N，较前减小，其中前两项数据统计结果 $P<0.05$，差异具有统计学意义，说明使用动态三维个体化足垫治疗跖痛症后前足压力明显减小，中足压力明显增大，前足的负荷部分向中足转移。所有疼痛部位最大压强治疗前为（21.61 ± 11.39）Pa，治疗后为（19.42 ± 9.58）Pa，较前减小，中足最大压强治疗前为（4.27 ± 0.35）Pa，治疗后为（4.81 ± 0.37）Pa，较前增大，后足最大压强治疗前为（23.59 ± 9.39）Pa，治疗后为（24.35 ± 10.56）Pa，较前增大，其中前一项统计结果 $P<0.05$，差异具有统计意义，说明使用动态三维个体化足垫治疗跖痛症后前足的压强明显减小，由于压强受接触面积的影响，内侧纵弓在中足部的形态使得在足底压力采集测量时会产生一定误差，可能影响统计结果。所有疼痛部位的冲量治疗前为（55.00 ± 3.13）N·s，治疗后为（46.33 ± 2.52）N·s，较前减小，中足冲量治疗前为（65.17 ± 7.07）N·s，治疗后为（79.53 ± 9.93）N·s，较前增大，后足冲量治疗前为（128.20 ± 10.37）N·s，治疗后为（126.13 ± 9.72）N·s，较前减少，其中前两项统计结果 $P<0.05$，差异具有统计意义，说明使用动态三维个体化足垫治疗跖痛症后前足冲量明显减小，中足冲量明显增大，前足的冲量部分向中足转移。治疗前 26 例患者中有 23 例患者伴有胼胝，3 例患者无胼胝发生，治疗后 23 例并发胼胝的患者当中 14 例胼胝面积减小，占 60.87%；无患者胼胝面积增大；9 例患者胼胝面积无明显改变，占 39.13%。痛性胼胝是由于局部的过度摩擦等因素产生，可见当足底患处的负荷减轻时，局部的摩擦力也会随之减小，减轻对局部软组织等的刺激，从而达到减轻胼胝症状的目的。

综上所述，所有疼痛部位的压力、压强及冲量都较前有明显减轻，而所有患足中足的压力、压强及冲量较前明显增加，差异具有统计学意义，这些数据说明了动态三维个体化足垫将足底的负荷进行了重新分配，将前足的部分负荷转移至中足。此处最为突出的就是跖痛症患者的足垫大都会有一支撑凸起区域位于跖骨头近端，同时内侧足弓有相应的纵弓支撑凸起部位，依据患者的足底压力测试进行加减打磨。由于足底的三条足弓在形态上组成了类似三角形的相对位置关系，任何一者发生长度或空间位置的改变时，都会牵动另外两个足弓。同理，在对足底负荷进行调整重新分配时，也会发生同样情况，前足过多的负荷会向后方转移，从而减轻前足疼痛不适的症状，局部的压力减轻，角质层及软组织的摩擦力也随之减轻，所以部分患者的胼胝面积也会减小。

四、微创跖骨头颈截骨抬高术治疗无脱位型跖痛症临床疗效初探

1. 目的　探讨微创跖骨头颈截骨抬高术治疗无脱位型跖痛症的临床疗效。

2. 方法　对 2013 年 6 月至 2015 年 3 月于中国中医科学院望京医院骨关节二科接受微创跖骨

头颈截骨抬高术治疗的无脱位型跖痛症患者长期随访，资料完整者 24 例 26 足（纳入 28 例 32 足，脱落 4 例 6 足，脱落病例均为失访所致），共 55 个跖骨，左足 17，右足 9，其中男 3 例 3 足，女 21 例 23 足；年龄 47~78 岁，平均 56.3 岁。采用微创跖骨头颈截骨抬高术治疗，第二跖骨 21 个、第三跖骨 21 个、第四跖骨 13 个，随访时间 6~18 个月，平均 13 个月。受试者均于手术前及手术后 3 个月、6 个月、12 个月时测量记录责任趾跖趾关节活动度、视觉模拟评分法（VAS）、责任跖骨头下压痛指数，采用美国足踝外科医师学会（ACFAS）前足评分系统对受试者进行评估，同时使用 Footscan 足底压力分析仪测量、记录正常行走步态周期中相应跖骨头下所承受最大压力、最大压强及冲量的前后变化，并且拍摄患者足部 X 线片（包括负重位片与非负重位片），并对其中的指标进行临床研究。术前告诉患者详情，签署知情同意书，符合病例纳入条件、无手术禁忌证的患者纳入本研究中。为确立病例纳入质量，由 3 名副高及以上职称从事足踝外科的专家评定病例的纳入，采取简单多数原则，对于有争议的进行三方协商确定，最后符合 X 线分度为 0~1 度的病例纳入本研究。

3. 结果　微创跖骨头颈截骨抬高术治疗无脱位型跖痛症 VAS 评分术前为（4.23 ± 0.96）分，术后为（1.55 ± 1.05）分，ACFAS 评分术前为（56.47 ± 8.16）分，术后为（84.51 ± 4.39）分，压痛指数术前为（2.09 ± 0.67）分，术后为（0.38 ± 0.49）分，差异均有统计学意义（P<0.05）；责任跖趾关节活动度术前为 57.42° ± 8.41°，术后为 31.07° ± 6.34°，责任跖骨头下最大压力术前为（136.25 ± 19.42）N，术后为（75.13 ± 13.87）N，最大压强术前为（15.15 ± 2.34）Pa，术后为（9.25 ± 2.63）Pa，冲量术前为（49.70 ± 12.09）N·s，术后为（23.95 ± 6.59）N·s，差异均有统计学意义（P<0.05）。术后转移性跖骨头下疼痛 2 个，占 3.64%，术后跖骨无骨折不愈合；截骨端延迟愈合 4 个跖骨，占 7.27%，其中第二跖骨 2 个，第三跖骨 1 个，第四跖骨 1 个，嘱其减少负重，口服补肾壮骨中药颗粒剂后均于术后 7~11 个月内愈合。术后足跖皮肤麻木 3 足，占 11.54%，未经特殊处理，于术后 3~5 个月内恢复正常皮肤感觉。本组研究中未出现足趾切口皮肤坏死、足部软组织感染、胼胝复发、深静脉血栓等其他并发症。

4. 结论　基于跖痛症 X 线分度标准确定的微创跖骨头颈截骨抬高术治疗无脱位型跖痛症（X 线分度 0~1 度），可明显改善跖骨头下疼痛症状，对于临床治疗有一定指导意义。

5. 讨论

（1）微创跖骨头颈截骨抬高术的提出背景：我们团队通过对正常足与外翻足足底压力研究得出结论，正常人前足第一跖骨头下压力最高，并向外侧递减。同时根据正常足部压力测试得出：负重情况下，第一跖骨头到第五跖骨头下的压力比为 1 : 0.76 : 0.44 : 0.29 : 0.21。跖骨头下疼痛患者的足底压力的分布发生改变，责任跖骨头塌陷，跖骨头下压力显著增加。跖骨头塌陷导致相应跖骨关节囊及周围韧带形态发生改变，同时趾长、短屈肌腱和趾长、短伸肌腱的动态平衡发生改变，负重过度的跖骨头因足底压力过大而摩擦形成痛性胼胝，进一步发展则导致跖趾关节背伸、趾间关节屈曲畸形。由于前期的畸形改变较轻，关节囊及周围韧带组织尚未挛缩，趾长、短伸肌腱也未发生挛缩现象，故患者可自行手法复位。但若是塌陷的跖骨头未抬高，随着时间的发展，关节囊及周围韧带长期处于拉伸状态，关节囊及周围韧带发生挛缩现象，此时长期的拉伸作用使得趾长、短伸肌肌力失去平衡，继而导致趾长伸肌腱挛缩，出现跖趾关节背伸，趾长、短屈肌的作用使趾间关节屈曲，形成爪状趾畸形，最后发展为近节趾骨完全脱位于跖骨头的背侧。本术式是根据跖痛症的发展机制设计的，从责任跖骨头颈部横行截骨，手法抬高，恢复塌陷跖骨头，从而恢复关节囊及周围韧带的正常关系，以及趾长、短伸肌腱和趾长、短屈肌腱的动态平衡关系，避免跖痛症进一步发展，因跖骨头上抬，相应跖骨负重减小，跖骨头下压力降低，继而痛性胼胝逐渐变小消失。

（2）微创跖骨头颈截骨抬高术的疗效：本组患者术后跖骨头下痛性胼胝均消失，VAS 疼痛较术前显著降低，压痛指数也较之前明显下降，ACFAS 评分较术前明显增加。以上结果表明该手术方案治疗跖骨下疼痛（X 线分级 0~1 度）疗效肯定，同时，从 Footscan 步态测试结果得出术后责任跖骨头下压力、压强及冲量较术前明显减低，也验证了该术式的有效性。术后出现转移性跖骨头下疼痛 2 足，占 7.69%，原因分析主要是由于责任跖骨上抬过高后出现相邻跖骨负重增加，其次是因为跖骨截骨后跖骨稍有短缩。术后截骨端延迟愈合 4 个跖骨，占 7.27%，因本术式为微创手术，损伤小、恢复快、住院时间短，故术后患者负重活动过多后出现截骨端延迟愈合。门诊复查发现后嘱其减少负重活动，同时口服愈骨 2 号中药颗粒剂后均于术后 7~11 个月内愈合，无跖骨截骨端不愈合情况。术后足趾皮肤麻木 3 足，占 11.54%，考虑为手术切口损伤相应皮神经所致，未经特殊处理，于术后 3~5 个月内恢复正常皮肤感觉。本组研究中术后患者跖趾关节活动度较术前均明显减小，原因为术后绷带固定导致跖趾关节功能锻炼不足，故术后应早期加强功能锻炼。本组研究中未出现足趾切口皮肤坏死、足部软组织感染、胼胝复发、深静脉血栓等其他并发症，原因为本术式为微创手术，手术时间短，出血量少。综上所述，微创跖骨头颈截骨抬高术对于跖痛症（X 线分度 0~1 度）具有实用性，手术方式简单，时间短，并发症少，临床疗效显著，费用低廉，适合于基层医院推广实施。本组手术方案的制订是通过跖痛症分度标准确定的，选择对应术式，亦证明跖痛症分度标准的科学性及实用性，具有临床指导意义。

（3）微创跖骨头颈截骨抬高术注意事项：①剥离骨膜时应注意在跖骨与骨膜之间进行，避免损伤跖间血管、神经。②截骨时因磨钻高速旋转产生极大热量，故需要用注射器对准切口位置注射生理盐水以降低表面热量，避免灼伤皮肤及软组织。③截骨时要准确且迅速，避免反复操作造成截骨过度短缩。④术后需要尽可能充分地挤出骨髓屑，避免残留的骨髓屑不利于截骨端愈合。⑤术后包扎时责任跖骨头下放置的方纱大小约为 2cm × 2cm，厚度为 0.5cm 左右，避免方纱过薄或过厚，方纱过薄导致跖骨上抬不够，术后出现跖骨头下疼痛未能完全缓解；方纱过厚则导致跖骨上抬过度，继而相邻跖骨出现转移性跖骨头下疼痛。

（4）中度及重度跖痛症的研究：早期无明显疼痛患者可采用保守疗法，到了疼痛明显或者跖趾关节脱位保守治疗无效时则采取手术治疗，以从根本上解决问题。本研究的术式对无脱位型跖痛症（X 线分度 0~1 度）疗效较好，但对于中、重度跖痛症，则无法矫正跖趾关节的脱位。我们团队通过临床研究将跖痛症分度为 0~3 度，对于 X 线分度为 2 度或 3 度的跖痛症需要选择其他相应的术式进行治疗。2 度跖痛症采用 Weil 截骨术治疗，Weil 截骨术是由美国的 Weil LS 医师提出的，属于跖骨头、颈部截骨，随后 Barouk 于 1996 年对 Weil 术式进行了改良和推广。本术式通过摆锯截骨后将跖骨头推向近端，通常短缩 3~5mm，从而实现跖骨短缩，因截骨平行于足底即可确保跖骨头推移过程中不出现跖骨头的上抬或下降，从而使前足的应力得到重新分布，改变前足责任跖骨头的过度负重，还可恢复脱位的跖趾关节。对于 X 线 3 度的重度跖痛症伴有跖趾关节脱位、畸形严重，Weil 截骨术无法复位的，温建民教授团队采用跖骨近端短缩跖趾关节复位术，该术式于跖骨近端斜行截骨两次，取出截骨片，截骨厚度根据跖趾关节脱位的程度而定，短缩后复位跖趾关节，截骨端用 3 枚 2.0 可吸收钉固定。对于有锤状趾畸形、跖趾关节复位不稳的，自截骨端穿入 1 枚 1.5mm 克氏针固定复位跖趾关节；合并固定性锤状趾的，可在穿入克氏针前，行近节趾间关节成形术。

跖痛症的临床治疗，主要是恢复正常足底负重。因此，不同阶段跖痛症采用不同术式是治疗的关键，所以有必要明确跖痛症的分度，采取相应术式，以利于指导临床。

（5）中医学理论基础：中医学认为，“筋” 属阴，“骨” 属阳，二者相互依存，共同维持前足负重。“骨离缝、筋出槽” 同时存在，相互影响。所以，对于跖痛症的治疗必须同时兼顾 “筋” 和 “骨” 两方面，中医学强调 “筋骨并重”，只有筋归槽后骨才能合缝，彻底解除跖痛症的发生与发展。

（6）中药的运用：本组患者术前 7 天以中药外洗方浴足，可预防术后感染。术后第 2 天因局部肿胀疼痛，则以消肿散瘀、舒筋通络药物为主，同时行关节主、被动功能锻炼，加强气血畅通，促进关节功能恢复。术后 2 周以活血化瘀、补益肝肾、续筋接骨方药为主，可明显促进截骨端愈合。

五、跖骨截骨术治疗跖痛症合并跖趾关节脱位临床疗效分析初探

1. 目的　探讨跖骨截骨术治疗跖痛症合并跖趾关节脱位的临床疗效，验证和评价跖痛症分度标准的科学性及实用性。

2. 方法　2010 年 10 月至 2013 年 3 月采用跖骨截骨术治疗的跖痛症合并跖趾关节脱位患者 49 例 72 足，男 11 例 19 足，女 38 例 53 足；年龄 51~70 岁，平均 62.3 岁。共 124 个跖骨，根据跖痛症分度标准确定手术方案，采用 Weil 截骨术治疗 49 个跖骨、跖骨近端短缩跖趾关节复位术治疗 75 个跖骨。随访时间 12~36 个月，平均 22 个月。患者均于手术前、后测量并记录责任跖骨头下胼胝大小及术趾跖趾关节活动度，应用美国足踝外科医师学会（ACFAS）前足评分系统、视觉模拟评分法（VAS）对治疗前后情况进行评估，采用 Footscan 足底压力分析仪测量步态周期中责任跖骨头下最大压力、最大压强及冲量的变化，拍摄患足负重、非负重位 X 线片，并对相关指标进行评估研究。

3. 结果　Weil 截骨术后跖骨头下痛性胼胝消失及明显减轻率达 96%；跖骨近端短缩跖趾关节复位术后跖骨头下痛性胼胝消失及明显减轻率达 94.7%；两种术式术后 VAS 评分、ACFAS 评分，责任跖骨头下最大压力、最大压强、冲量，以及术足跖趾关节间隙、跖趾骨夹角等指标与术前相比，均明显改善，差异有统计学意义（$P<0.05$）；两种术式术后跖趾关节活动度均较术前明显减小，差异有统计学意义（$P<0.05$）。术后出现转移性胼胝疼痛 6 足，占 8.3%；出现术趾皮肤麻木 12 例，均于术后 6~12 个月内恢复正常，未特殊处理；术趾皮肤坏死 3 例，经换药痊愈；有 3 足 5 个跖骨出现截骨端延迟愈合，减少负重活动及口服中药后愈合；本组未发现截骨端移位、关节脱位复发、深静脉血栓、排异反应等并发症。术前所有责任跖趾关节间隙负重位较非负重位明显减小，差异有统计学意义（$P<0.05$）。

4. 结论　跖骨截骨术治疗跖痛症合并跖趾关节脱位，可显著改善前足底疼痛症状，有效复位跖趾关节，并发症少、临床疗效确切；跖痛症的分度标准具有一定科学性及实用性，具有临床指导意义。

5. 讨论　跖痛症合并跖趾关节脱位手术治疗的重点是消除跖骨头下疼痛，复位跖趾关节，恢复关节功能。本组 Weil 截骨术、跖骨近端短缩跖趾关节复位术术后跖骨头下痛性胼胝消失及明显减轻率分别达 96%、94.7%，VAS 评分较术前显著降低，表明该手术方案缓解跖骨下疼痛有一定效果；Footscan 步态测试结果从足底压力角度进行了客观验证，两术式可显著减轻责任跖骨头下压力，从根本上改善跖骨下疼痛。体现关节复位情况的 X 线测量指标与术前相比明显改善，表明跖趾关节脱位情况较术前得到恢复。ACFAS 评分与术前相比有显著统计学意义，表明术后在患者满意度、X 线评估及关节功能方面均有明显改善，手术方案综合疗效良好。

Weil 截骨术属于跖骨颈部水平截骨，能恢复跖骨相对长度，减小责任跖骨头下压力，同时纠正跖趾关节脱位或半脱位，手术效果良好。所以对于 2 度患者，我们选择了 Weil 截骨术。但对于 3 度患者，Weil 截骨术存在短缩长度不足、复位困难等问题，术后跖趾关节不稳定，易出现脱位的复发。既往对于此类重度患者，临床多采用跖骨头切除术或人工跖趾关节置换术。跖骨头切除术可在一定程度上改善疼痛症状，但此术式破坏了关节的正常结构，常会出现转移性跖痛症、前足不稳、推进动力降低，以及足趾挛缩等并发症，远期效果并不好。人工跖趾关节置换术远期效果肯定，但对年轻、活动量大的患者关节置换要慎重，因为存在假体断裂、二次翻修、跖趾关节破坏、软组织剥离大等缺点。

我们团队根据重度跖痛症合并跖趾关节脱位的特殊病情，以“筋出槽、骨离缝”“高者就其平，陷者升其位”理论为指导，结合中西医学优势，设计出跖骨近端短缩跖趾关节复位术。该手术采用跖骨近端斜行截骨方式，可根据复位跖趾关节时阻力的大小，通过推移滑动跖骨近端截骨面，更加灵活地

控制跖骨短缩量，调整跖骨长度。还能方便地根据患足情况调整跖骨头高度，使跖骨头下压力重新分布，调节改善局部跖骨头下压力。缓解跖趾关节趾长、短屈肌的紧张情况，恢复趾长、短屈肌功能，减少术后对足趾抓地力的影响。对于截骨后跖趾关节脱位仍难以恢复或合并严重锤状趾者，采用克氏针维持关节的稳定性，可有效矫正关节畸形，预防术后脱位的复发。

六、跖骨近端斜形截骨短缩复位术治疗重度跖趾关节脱位合并跖痛症的临床研究

1. 目的　通过回顾性研究，分析跖骨近端斜形截骨短缩复位术治疗重度跖趾关节脱位合并跖痛症的有效性、安全性。

2. 方法　研究观察自 2005 年 10 月至 2011 年 3 月间，于中国中医科学院望京医院关节二科接受跖骨近端斜形截骨短缩复位术治疗的重度跖趾关节脱位合并跖痛症患者。年龄（66.97 ± 9.03）岁，男女比例 2∶21；共 69 例，80 足（左足 40，右足 40），89 个跖趾关节，其中 74 个第二跖趾关节（左 39，右 35），15 个第三跖趾关节（左 5，右 10），术后随访时间 12~72 个月，平均时间 32 个月，其中经长期随访，资料完整的共 65 例，74 足（左 36，右 38），83 个跖趾关节，68 个第二跖趾关节（左足 35，右足 33），15 个第三跖趾关节（左足 5，右足 10），脱落病例均为失访所致。所有患者均于术前及术后拍摄足部负重位 X 线片，并测量手术前后相关临床指标。按照手术前后自身对照的方法进行统计，观察分析拇外翻角度（HVA），第一、二跖骨间角（IMA），跖骨长度，跖趾关节间隙，跖趾关节夹角等指标，应用美国足与踝关节协会（AOFAS）、美国足踝外科医师学会（ACFAS）、视觉模拟评分法（VAS），对术前及术后临床观察指标进行统计学分析，验证该技术的有效性。

3. 结果

（1）X 线指标：取术前及术后足部负重位进行 X 线测量，HVA、IMA、跖骨长度、跖趾骨夹角、跖趾关节间隙等临床观察指标经统计学分析有差异，有统计学意义（$P<0.05$）。

（2）临床疗效：经临床验证并长期随访，疗效肯定。手术前后 AOFAS、ACFAS、VAS 等评分经统计学分析，均有差异，具有统计学意义（$P<0.05$）。

术前 AOFAS 评分为（35.49 ± 6.01）分，术后为（91.29 ± 3.77）分，术后与术前 AOFAS 评分经统计学分析有差异，具有统计学意义（$P<0.05$）。

术前 ACFAS 评分为（34.06 ± 7.54）分，术后为（90.43 ± 3.88）分，术后与术前 ACFAS 经统计学分析有差异，具有统计学意义（$P<0.05$）。

术前 VAS 评分为（8.14 ± 0.97）分，术后为（1.14 ± 0.73）分，术后与术前 VAS 经统计学分析有差异，具有统计学意义（$P<0.05$）。

4. 结论　跖骨近端斜形截骨短缩复位术治疗重度跖趾关节脱位合并跖痛症，疗效确切，安全性高，具有临床指导意义。该手术最大程度地纠正了患者跖趾关节脱位畸形，改善前足底疼痛症状，患者满意度较高。

5. 讨论

（1）中医正骨手法的应用：手法作为中医骨伤科重要的诊疗方法，是治疗各种损伤（筋伤、内伤等）的重要手段。术前手法松解重度脱位的跖趾关节，若跖趾关节复位良好，可选择不行跖趾关节切开术，直接术中克氏针复位跖趾关节；若术前手法复位跖趾关节，跖趾关节复位效果欠佳，则选择术中予以跖趾关节切开，克氏针复位跖趾关节。通过手法复位跖趾关节，对跖趾关节的复位情况进行评估，最大程度降低对跖趾关节的损伤程度，减少不必要的跖趾关节切开，最大范围内保护软组织。术中跖骨斜形截骨短缩时，根据中医正骨手法复位跖趾关节的阻力大小，确定截骨长度，跖骨斜形的截骨面通过中医正

骨手法的推移，可灵活调节跖骨截骨段的固定，通过截骨面的滑动，直接调解术后跖骨长度，寻找利于跖趾关节复位的跖骨长度。斜形截骨面最大程度地提高截骨面的接触面积，成为保持截骨端稳定及促进骨折愈合的有利因素，术后通过中医理筋手法松解部分粘连的跖趾关节，恢复足跖趾关节的跖屈背伸功能，防止术后出现跖趾关节粘连，恢复足趾在行走过程中的功能，改善足跖趾关节功能。

（2）手术治疗分析：跖趾关节的跖屈背伸功能在足行走的过程中起到推进协调作用，关节功能的好坏直接影响患者的治疗效果，对跖趾关节脱位合并跖痛症的治疗，应以对跖趾关节的保护及恢复足部的跖趾关节功能为主要目的，手术方式的选择也应以此为第一治疗准则。

（3）跖骨斜形截骨术式分析：跖骨近端斜形截骨短缩复位术治疗重度跖趾关节脱位合并跖痛症，保留了原跖趾关节的解剖结构，恢复了跖趾关节周围软组织平衡，术中可依据截骨斜形面调节跖骨长度，通过术后主动功能锻炼及被动手法松解，恢复跖趾关节功能。

1）跖趾关节复位克氏针内固定：不破坏跖趾关节，对跖趾关节复位。根据跖趾关节术前检查手法复位的情况，若手法复位跖趾关节良好，不行跖趾关节切开复位，克氏针直接进行跖趾关节复位固定；若术前手法复位跖趾关节不理想，应联合行跖趾关节切开，对跖趾关节腱帽切开，解除腱帽过度悬吊近节趾骨的拉力，复位跖趾关节，通过克氏针固定跖趾关节 4 周，利于跖趾关节周围跖趾长伸肌腱、跖趾短伸肌腱、跖趾长屈肌腱、跖趾短屈肌腱建立新的力学平衡，解除引起跖趾关节脱位的软组织不平衡因素。

2）跖骨斜形截骨短缩跖骨：术前通过足部 X 线片测量跖骨序列，同时评估跖趾关节脱位的畸形程度及软组织张力，确定截骨长度，通过跖骨斜形截骨，短缩跖骨，解除趾长伸肌、趾长屈肌、趾短伸肌、趾短屈肌紧张痉挛的程度，利于跖趾关节复位，对跖趾关节术后康复及建立新的平衡起到重要作用，通过跖骨短缩建立新的足底跖骨序列，足底应力重新排列，缓解足底压力，解除跖痛症的病因。

3）中西医微创技术解除䠂外翻对邻趾压迫形成的跖趾关节脱位合并跖痛症的诱发因素：重度跖趾关节脱位合并跖痛症，足部畸形比较复杂，临床常继发于重度䠂外翻疾病，因䠂外翻对相邻跖趾关节的压迫形成。临床研究发现，䠂外翻对跖趾关节压迫形成重度跖趾关节脱位常最早发生于第二跖趾关节。分析原因，第二跖骨头下压力部分由䠂收肌支撑，这一解剖特点决定了各种原因引起的䠂收肌疲劳或肌力下降均会影响第二跖骨头下正常负荷。不论是静态还是动态应力变化，䠂外翻足底第一跖骨头下压力明显低于正常足，相比较第二跖骨头下压力明显较正常足增高，跖骨头下应力增大。随着䠂外翻角的增加，前足横弓塌陷随之发生，足部横弓结构的改变，引起足部力学的改变，第一跖骨头下压力降低，其余跖骨头下压力逐渐增高，以第二跖骨头下压力增加最为明显。䠂外翻是跖趾关节脱位合并跖痛症的明显诱因，对跖趾关节脱位合并跖痛症的治疗，应解除诱因，对䠂外翻进行足部矫形。通过䠂外翻矫形手术，复位第一跖趾关节，使䠂内收肌肌力恢复正常，解除对相邻跖趾关节的压迫。

（4）临床指标分析

1）VAS 评分指标分析：患者术前 VAS 为（8.14 ± 0.97）分，其中轻度疼痛 0 足，中度疼痛 0 足，重度疼痛 60 足，极重度疼痛 14 足。术后 VAS 为（1.14 ± 0.73）分，疼痛较术前改善 74 足，有 8 足术前极重度疼痛患者，4 足重度疼痛患者，术后残留轻度疼痛。经临床验证，本术式能有效治疗跖趾关节脱位合并跖痛症，现代疼痛学认为，肌肉、肌腱、关节及骨骼均有丰富的伤害性感受器，包括两类传入纤维，主要是 C 类，少数为 Aδ 纤维。这类感受器对机械性刺激和化学致痛物的刺激敏感。在炎性期时，患者的痛阈明显降低，跖骨头下压力增高，会对跖骨头下各种组织产生机械性刺激。长时间或者超过正常组织承受的机械性刺激，可引起组织无菌性炎症，释放致痛物质，引起疼痛。疼痛产生后，局部肌肉发生反应性痉挛，血供减少，炎性物质释放增多，进一步加重疼痛。过高的跖骨头下压力会加重跖骨头下脂肪垫磨损及跖趾关节软骨退变，加重病情进展。足部跖骨头下疼痛多由足底压力的明显增高引起，在足部负重行走时疼痛明显，综合因素分析，降低足底压力是解决跖骨头疼痛的最直接方式。通过跖骨斜形截骨短缩术，复位跖趾关节，恢复跖趾关节功能，足部应力重新分布，减轻跖骨头下压力，消除致病因素，减少了机械刺激及炎性物质释放，缓解足部疼痛。

2）ACFAS、AOFAS 评分系统分析：患者术前 ACFAS 为（34.06 ± 7.54）分，术后为（90.43 ± 3.88）分，AOFAS 术前为（35.49 ± 6.01）分，术后为（91.29 ± 3.77）分，74 足足部评分较术前均明显改善，8 足评分较术前明显增高，但明显低于平均值。分析原因：跖骨短缩，足底压力较前减小，但压力仍高于正常值，术后足底跖骨头下残留疼痛，足部胼胝较术前明显改善，但残留未消失，术后跖趾关节粘连，跖趾关节活动度欠佳，足趾麻木，不能穿鞋底过硬的鞋，均影响临床的综合评分。予中药足外洗 2 号方泡足，手法松解跖趾关节，矫正鞋垫，患者临床症状进一步改善或消失。

综合分析，本术式更加符合临床，对于治疗重度跖趾关节脱位合并跖痛症有明显优势，对提高患者的生活质量效果显著。

七、跖趾关节置换术配合中医疗法治疗重度跖趾关节炎的临床研究

1. 目的　总结评价人工跖趾关节置换术配合中医疗法治疗重度跖趾关节炎的疗效，为重度跖趾关节炎的临床治疗开拓新思路。

2. 方法　收集自 2011 年 2 月至 2014 年 8 月，于中国中医科学院望京医院骨关节二科接受跖趾关节置换术配合中医综合疗法治疗的重度跖趾关节炎患者，共 30 例，41 足，平均年龄 64.93 岁，男女比例 1∶9。对重度跖趾关节炎患者采用跖趾关节置换术，假体采用 Swanson 硅胶假体。并在手术治疗前后配合中医综合疗法：①中药口服。术后第 1 天至术后 2 周口服术后 1 号方，活血化瘀、消肿止痛。术后第 3 周开始口服术后 2 号方，接骨续筋、补肾壮骨。②中药外洗。术前 3 天开始使用足外洗 1 号方泡足，清热解毒杀虫，预防感染。术后 3 周去除外固定后，使用足外洗 2 号方泡足，消肿止痛、舒筋活络。③中医手法。术后 3 天开始用手法，循序渐进，直到跖趾关节活动度达到正常范围。并对下肢进行理筋手法按摩，促进血液循环，防止下肢静脉血栓形成。④功能锻炼。嘱患者术后当天卧床即开始进行踝关节功能锻炼以及足趾跖屈背伸活动，术后 2 周开始进行患趾被动活动的功能锻炼，直至跖趾关节活动度达到正常范围。对患者术前、术后随访的跖趾关节活动度（被动跖屈 + 背伸）、AOFAS 评分、VAS 评分进行总结评价。

3. 结果　术前 AOFAS 评分为（28.09 ± 1.42）分，术后为（84.06 ± 1.13）分，术后与术前 AOFAS 评分经统计学分析有差异，具有统计学意义（$P<0.05$）。术前 VAS 评分为（6.87 ± 0.84）分，术后为（0.96 ± 0.12）分，术后与术前 VAS 评分经统计学分析有差异，具有统计学意义（$P<0.05$）。术前跖趾关节活动度为 28.48° ± 1.30°，术后为 59.46° ± 1.15°，术后与术前跖趾关节活动度经统计学分析有差异，具有统计学意义（$P<0.05$）。

4. 结论　重度跖趾关节疾病患者采用跖趾关节置换术能够有效改善跖趾关节功能；跖趾关节置换术结合系统规范的中医疗法，能够更好地促进跖趾关节功能恢复，可在临床上进一步推广使用。

参考文献

［1］喻飞，杨波，鲁英，等．Ludloff 截骨和基底斜楔形截骨治疗中重度拇外翻的结果比较［J］．中国骨与关节外科，2011，4（1）：36-39.

［2］孙超，王智，张建中．第一跖趾关节融合术后 16 例患者第 1、2 跖骨间角的改变及随访评分［J］．中国医药导报，

2012，9（1）：149-151.
［3］常程，乔治，温冠楠，等．拇外翻术后行“裹帘法”外固定对截骨端稳定性的影响［J］．中华中医药杂志，2017，32（5）：2325-2328.
［4］孙卫东，温建民．微创截骨治疗拇趾外翻稳定与愈合原理分析［J］．中国骨伤，2016，29（3）：228-231.
［5］温建民，孙卫东，成永忠，等．基于CT图像踇外翻足有限元模型的建立与临床意义［J］．中国矫形外科杂志，2012，20（11）：1026-1029.
［6］金立夫，胡海威，温建民，等．第1跖楔关节失稳与踇外翻术后转移性跖骨痛相关性-前足跖骨头下压力的有限元研究［J］．中国矫形外科杂志，2013，21（9）：908-913.
［7］毕春强，温建民，孙卫东，等．静态有限元法分析基于“裹帘”法外固定拇外翻术后截骨端的稳定性［J］．中国组织工程研究，2016，20（22）：3294-3300.
［8］陈宝兴．踇外翻的治疗［J］．中华骨科杂志，2001，21（3）：4.
［9］温建民，陈宝兴．小切口在足骨科的运用［J］．中国骨伤，1998（5）：56-57.
［10］周宇宁，张宏，陈相春，等．建立足部三维有限元数字模型［J］．中国组织工程研究，2015，19（5）：662-666.
［11］XIAO J R，KONG L，CHEN Y X，et al. Selection of optimal expansion angle and length of an expandable implant in the osteoporotic mandible：a three-dimensional finite element analysis［J］. International Journal of Oral & Maxillofacial Implants，2013，28（2）：e88-97.
［12］ISVILANONDA V，DENGLER E，IAQUINTO J M，et al. Finite element analysis of the foot：model validation and comparison between two common treatments of the clawed hallux deformity［J］. Clinical Biomechanics，2012，27（8）：837-844.
［13］魏峰．基于CT图像的人体腰椎有限元模型构建与力学分析［D］．南京：南京理工大学，2015.
［14］张荣．四面体与六面体网格特征比较［J］．企业技术开发，2012，31（23）：101-102.
［15］边蔷，胡海威，温建民，等．足部相关肌肉、肌腱组织材料弹性模量的测定［J］．中国组织工程研究，2015，19（12）：1919-1923.
［16］王慰慰．基于步态分析的滑跌概率预测模型优化研究［D］．天津：天津科技大学，2012.
［17］苏海龙．步态失稳行为机理及其综合评价性态指标研究［D］．天津：天津大学，2013.
［18］梁其彬，姜自伟，黄枫，等．中医筋骨并重理论在牵张成骨技术中的应用［J］．广州中医药大学学报，2015，32（2）：342-344.
［19］孙卫东，吴寿长，温建民．拇外翻术后拇外翻角和第1-2跖骨间角X射线测量方法评价［J］．中国组织工程研究，2013，17（4）：678-682.
［20］龚浩，桑志成．拇趾外翻X线片观测指标及应用进展［J］．中国骨伤，2013，26（2）：171-174.
［21］殷勇，梁翠梅，谢利民，等．拇外翻足正位X线片负重与非负重HVA和IMA变化趋势及临床意义［J］．CT理论与应用研究，2012，21（3）：571-575.
［22］龚浩，桑志成，温建民，等．拇趾外翻足负重位和非负重位下X线测量指标与跖骨头下疼痛的相关性分析［J］．中国骨伤，2014，27（4）：303-307.
［23］孙卫东，胡海威，温建民，等．第1跖骨颈部微创截骨联合分趾垫和“8”字绷带外固定治疗拇外翻的有限元分析［J］．中医正骨，2014，26（4）：3-6.
［24］孙卫东，温建民，胡海威，等．拇外翻第1跖骨颈部不同截骨角度截骨端稳定性有限元分析［J］．中华损伤与修复杂志（电子版），2012，7（5）：492-496.
［25］BOTTLANG M，FITZPATRICK D C，SHEERIN D，et al. Dynamic fixation of distal femur fractures using far cortical locking screws：a prospective observational study［J］. Journal of Orthopaedic Trauma，2014，28（4）：181-188.
［26］GIANNINI S，FALDINI C，NANNI M，et al. A minimally invasive technique for surgical treatment of hallux valgus：simple，effective，rapid，inexpensive（SERI）. International Orthopaedics.2013，37（9）：1805-1813.
［27］ZHANG H，LIU H，LIN Q，et al. Effects of intermittent pressure imitating rolling manipulation on calcium ion homeostasis in human skeletal muscle cells［J］. BMC Complementary and Alternative Medicine，2016，16（1）：314.
［28］周敏，闻娟，李煌．Flexcell系统加载周期性张应变对不同细胞增殖凋亡活性的影响［J］．现代生物医学进展，2015，15（13）：2535-2539.
［29］李晏乐，常程，岳肖华，等．拇外翻微创截骨联合“8”字绷带外固定的生物力学分析［J］．中国组织工程研究，2018，22（23）：3659-3664.

附录

"温氏法"微创治疗踇外翻的学术研究汇总

1993 年以来我们对微创治疗踇外翻的相关问题进行研究，包含了基础研究和临床研究，分别从踇外翻的解剖与手术安全、遗传因素与基因、病因病理学、生物力学、截骨端愈合、中药促进骨折愈合等方面研究 20 余项，研究课题如下：

1. 小切口手法治疗踇外翻临床研究（立项单位：国家中医药管理局，立项时间：1997 年）。

2. 跖骨头下疼痛的生物力学定量及治疗标准化研究［立项单位：国家中医药管理局，立项时间：2000 年，课题编号：国中医药科 00-01L（zPMQL）XX］。

3. 踇外翻微创治疗技术器械的研制及临床运用研究（立项单位：国家中医药管理局，立项时间：2001 年）。

4. 踇趾外翻足足底松弛与跖痛症的相关性研究（立项单位：中国中医科学院，立项时间：2014 年，课题编号：ZZ0708090）。

5. 中医骨折三期治则的实验研究及合理分期（立项单位：国家中医药管理，立项时间：2005 年，课题编号：04-05JP67）。

6. 中西医结合治疗踇外翻规范化研究（立项单位：中国中医科学院，立项时间：2006 年，课题编号：CACMS05Y-0028）。

7. 中医骨折三期治则对骨折愈合作用机制的实验研究［立项单位：国家自然科学基金委员会（面上项目），立项时间：2007 年，课题编号：30672704］。

8. 中西医结合治疗拇趾外翻生物力学机制的有限元分析［立项单位：国家自然科学基金委员会（面上项目），立项时间：2008 年，课题编号：30772815］。

9. 中西医结合治疗踇趾外翻术后跖骨痛机制的有限元分析（立项单位：北京市自然科学基金委员会，立项时间：2010 年，课题编号：7102167）。

10. 中医骨折不同分期治疗对骨折愈合的作用及其机制的实验研究［立项单位：国家自然科学基金委员会（面上项目），立项时间：2010 年，课题编号：30973762］。

11. 中西医结合治疗踇外翻微创技术的推广应用（立项单位：北京市科学技术委员会，立项时间：2012 年，课题编号：Z121100005512012）。

12. 中西医结合微创技术治疗踇外翻截骨端稳定性生物力学机制的有限元研究［立项单位：国家自然科学基金委员会（面上项目），立项时间：2013 年，课题编号：81273981］。

13. 跖痛症分度与手术治疗方案的临床研究［立项单位：北京市科学技术委员会，立项时间：2013 年，课题编号：Z131107002213057］。

14. 跖痛症分级治疗临床研究（立项单位：中国中医科学院，立项时间：2013 年，课题编号：

ZZ07086)。

15. 跖骨头下压力的临床定量研究[立项单位:中国中医研究院(苗圃工程项目),立项时间:1999 年]。

16. 踇外翻畸形家族系谱遗传分析及 X 染色体基因的前期研究[立项单位:国家中医药管理局(中医药留学回国人员科技活动择优资助课题),立项时间:2003 年,课题编号:国中医药科 2002LHR07]。

17. 踇外翻踇趾跖籽关节炎与跖骨头下疼痛及畸形程度的相关性研究(立项单位:国家中医药管理局,立项时间:2008 年,课题编号:06-02P45)。

18. 中西医结合治疗踇外翻截骨有限元模型应力诱导下成骨机理研究[立项单位:国家自然科学基金委员会(面上项目),立项时间:2016 年,课题编号:81573800]。

19. 中西医结合微创技术治疗踇外翻维持截骨愈合力学环境的试验研究与有限元分析(立项单位:国家自然科学基金委员会,立项时间:2014 年,课题编号:81373802)。

20. 中西医结合治疗踇外翻术后转移性跖痛症危险因素研究(立项单位:北京市科学技术委员会,立项时间:2019 年,课题编号:Z191100006619024)。

21. 跖痛症分度与手术治疗方案的临床研究(立项单位:北京市科学技术委员会,立项时间:2013 年,课题编号:Z131107002213057)。

22. 正骨手法与微创治疗踇外翻截骨端位移与跖痛症量化关系的有限元研究(立项单位:北京市自然基金委员会,立项时间:2017 年,课题编号:7172244)。

23. 中西医结合改良微创技术治疗中重度踇外翻的随机对照试验与多中心应用研究(立项单位:中国中医科学院望京医院,立项时间:2023 年,课题编号:WJYY-XZKT-2023-18)。